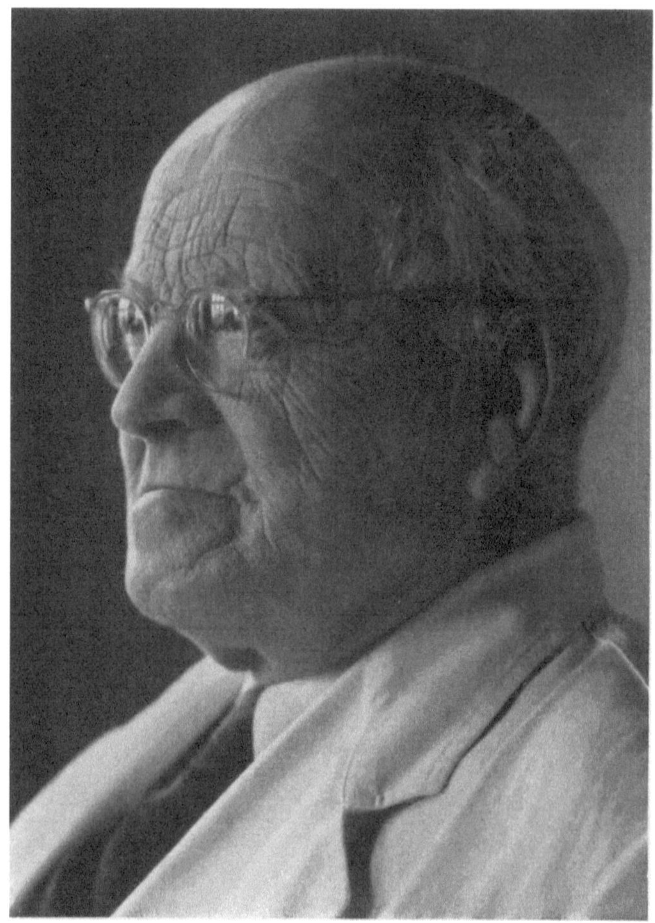

phot. Weiss & Böhm

Springer-Verlag Berlin Heidelberg GmbH

FESTSCHRIFT

ZUM 75. GEBURTSTAG

VON

WOLFGANG HEUBNER

DR. MED., DR. MED. VET. H. C., DR. MED. H. C., DR. MATH. NAT. H. C.

O. PROFESSOR DER PHARMAKOLOGIE

AN DER FREIEN UNIVERSITÄT BERLIN

AM 18. JUNI 1952

GEWIDMET VON SEINEN SCHÜLERN, FREUNDEN UND KOLLEGEN

REDIGIERT VON

L. HEILMEYER   H. HERKEN
FREIBURG/BR.   BERLIN

L. LENDLE
GÖTTINGEN

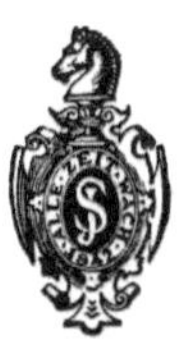

SPRINGER-VERLAG BERLIN HEIDELBERG GMBH 1952

UNTER DEM REKTORAT

DES ORDENTLICHEN PROFESSORS DER INNEREN MEDIZIN

DR. DR. h. c. HANS FREIHERR v. KRESS

VERLEIHT

DIE

MATHEMATISCH-NATURWISSENSCHAFTLICHE FAKULTÄT

DER

FREIEN UNIVERSITÄT BERLIN

UNTER DEM DEKANAT

DES ORDENTLICHEN PROFESSORS DER ZOOLOGIE

DR. WERNER ULRICH

DEM

ORDENTLICHEN PROFESSOR DER PHARMAKOLOGIE

DR. MED. DR. MED. VET. h. c.

WOLFGANG HEUBNER

IN ANSEHUNG SEINER ÜBERRAGENDEN NATURWISSENSCHAFTLICHEN LEISTUNG
AUF THEORETISCHEM WIE ANGEWANDTEM GEBIET, IN VEREHRUNG SEINES VOR
BILDLICHEN AKADEMIKERTUMS SOWIE SEINER DEM LEBEN ZUGEWANDTEN UND
ZU ALLEN ZEITEN BEWAHRTEN PERSÖNLICHKEIT

DIE WÜRDE EINES

DOCTOR RERUM NATURALIUM HONORIS CAUSA

GEGEBEN ZU BERLIN AM 11. JUNI 1952

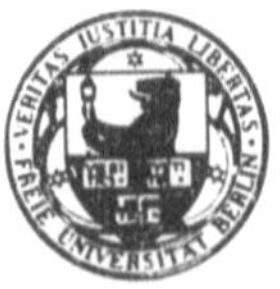

DER DEKAN

Q. B. F. F. F. S.

RECTORE MAGNIFICO

JOANNE JOACHIMO DEVTICKE

MEDICINAE DOCTORE AC PHYSIOLOGICAE CHEMIAE PROFESSORE PVBL. ORD

DECANO ORDINIS MEDICORVM

LVDOVICO LENDLE

MEDICINAE DOCTORE AC PHARMACOLOGIAE ET TOXICOLOGIAE PROFESSORE PVBL ORD.

VNIVERSITATIS GEORGIAE AVGVSTAE ORDO MEDICORVM

WOLFGANGO LEONARDO HEVBNER

LIPSIENSI
MEDICINAE DOCTORI, MEDICINAE VETERINARIAE DOCTORI H C.
VNIVERSITATIS LIBERAE BEROLINENSIS PHARMACOLOGIAE ET TOXICOLOGIAE
PROFESSORI PVBLICO ORDINARIO
ORDINIS MEDICORVM H. T DECANO

QUONDAM VNIVERSITATIS GEORGIAE AVGVSTAE GOTTINGENSIS
ET STVDIOSO MEDICINAE ET PROFESSORI ET RECTORI MAGNIFICO

QVI DE INDAGANDIS CELLVLARVM MVTATIONIBVS STIMVLATIONE VEL
IRRITATIONE EFFECTIS, IMPRIMIS DE HAEMOGLOBINI IN HAEMIGLOBINVM
TRANSITV VENENIS INDVCTIS PERFECTO OPTIME MERITVS EST,
QVI ARTIS MEDICAE NOTIONES ACVTA DISTINCTIONE MVLTIFARIAM EXCOLVIT,
QVI STRENVO ET IMPERTERRITO ANIMO PERICVLA PESSIMI VSVS IN
CONFICIENDIS ET VENDENDIS MEDICAMINIBVS OBVIA PVBLICE INDICAVIT,
QVI CONSCIENTIAM SCIENTIS SEMPER PRO SVMMO INDAGANTIS, DOCENTIS,
MEDICI OFFICIO HABVIT,

MEDICINAE DOCTORIS JVRA DIGNITATEMQVE
HONORIS CAVSA

DIE XVIII MENSIS JVNII MCMLII
VNANIMO CONSENSV CONTVLIT,
QVAM REM HOC PVBLICO DIPLOMATE SIGILLO ORDINIS MEDICORVM IMPRESSO
DECANVS PROPRIA MANV TESTATVR.

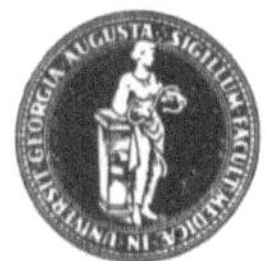

Lendle

DECANVS ORDINIS MEDICORVM

ISBN 978-3-642-49610-3   ISBN 978-3-642-49902-9 (eBook)
DOI 10.1007/978-3-642-49902-9
Softcover reprint of the hardcover 1st edition 1952

Inhaltsverzeichnis.

Heubner als 75-jähriger*.

Am 18. Juni dieses Jahres vollendet HEUBNER sein 75. Lebensjahr, nicht in der stillen Muße eines sorgenlos reichen Lebensabends, sondern in voller Amtstätigkeit als Lehrstuhlinhaber und derzeitiger Dekan der Medizinischen Fakultät der Freien Universität Berlin. In seiner Hand ruht heute das Erbe aller Gründer der deutschen Pharmakologie von SCHMIEDEBERG und BOEHM über H. H. MEYER und STRAUB. Zu ihm blicken heute verehrungsvoll und dankbar eine große Schar von Freunden und Schülern, darüber hinaus aber zahlreiche Fachgelehrte und Ärzte in aller Welt, denn sein Name ist weithin bekannt, nicht nur als Vertreter seines Faches, sondern als akademische Persönlichkeit, die sich auch während schicksalsschwerer Zeit im öffentlichen Leben bewährt hat.

Das Bild des vielseitig begabten und wirkungsreichen Mannes in immer neuer Betrachtung zu erfassen und es der jüngeren Generation lebendig zu erhalten, ist uns schon anläßlich seiner früheren Jubelfeste keine leichte Aufgabe gewesen[1, 2]. Der Jubilar selbst hat sich nur grollend oder leicht spottend mit diesen gutgemeinten Versuchen einer „zergliedernden" Ehrung seiner Persönlichkeit abgefunden, aber er muß verstehen, daß er als ein Überlebender seiner eigenen Generation das Recht einbüßte, von seinesgleichen beurteilt zu werden.

Wer HEUBNER in den letzten Jahren bei Vorträgen und Diskussionen auf Kongressen begegnet ist, der wird die körperliche Spannkraft und das klare, kritische Denkvermögen an dieser ehrwürdigen, aber keineswegs greisenhaften Gestalt bewundert haben. Auch aus den Krisen der Nachkriegsjahre, als er in verantwortlicher Tätigkeit auch gegenüber der Diktatur des Ostens unbeugsam Recht und Freiheit zu verteidigen wußte, erstand er wieder mit neuen Kräften. Man muß sich die Frage vorlegen, welche Anlagen seines Wesens für die erstaunliche Leistungsfähigkeit eine ursächliche Bedeutung haben mögen. Daß er sich nicht etwa geschont und daß er auch vor schweren krankhaften Zwischenfällen nicht bewahrt blieb, wissen seine Freunde. Alle sogenannte „Vitalität" und „gesunde Lebensführung" allein hielten auch bei anderen Männern der Wissenschaft oft genug nicht das Absinken schon in geringeren Altersjahren auf. Man wird sagen, daß ein so arbeitsbesessener Mensch wie HEUBNER sich durch das Verbleiben im Amt, durch die Übernahme vieler Aufgaben, durch die ständige Begegnung mit dem Leben der

---

* Klin. Wschr. 1952, 574.

Universität und Öffentlichkeit jung erhielt. Gewiß ist das richtig, aber man muß die Frage dann noch anders wiederholen: Wie vermochte er die gestellten Anforderungen des Amtes so zu erfüllen, daß man ihm solche Aufgaben noch zumuten durfte? Ich glaube, man wird die erstaunliche Arbeitsleistung HEUBNERS daraus verstehen können, daß gerade die Grundzüge seiner Begabung und Persönlichkeit, nämlich der kritische Verstand und die Kraft des sittlichen Willens, mit dem Alter eine geringere Einbuße erleiden, als andere Fähigkeiten.

In einer früheren Würdigung[2] von HEUBNERS Werk und Persönlichkeit habe ich diese beiden Elemente seines Wesens darzulegen versucht und dafür auch seine indirekte Zustimmung aus seinen eigenen Betrachtungen über Aufgaben der Wissenschaft und aus biographischen Abhandlungen über seine Fachkollegen abgeleitet. Dieses philologische Verfahren des ,,Selbstbezeugenlassens'' des sonst in persönlicher Zurschaustellung so spröden Jubilars mag heute noch an zwei Beispielen ergänzt werden.

In einem Nachruf[3] auf HEFFTER, den früheren Berliner Pharmakologen, hat HEUBNER in seiner Würdigung es als eine leise Kritik einklingen lassen, daß er in öffentlichen Aufgaben und in der systematischen Literaturverarbeitung erstickte und schließlich die Verbindung zur lebendigen experimentellen Wissenschaft verlor. Man fühlt hier eine deutliche Distanzierung HEUBNERS, und jeder weiß, in welchem Maß er selbst in Berlin für alle öffentlichen Behörden, akademischen Stellen und wissenschaftliche Gesellschaften tätig war als Ratgeber von bester Urteilsfähigkeit und unbeugsamer Aufrichtigkeit. Auch als Nachfolger in der Herausgabe des HEFFTERschen Handbuches der experimentellen Pharmakologie hat er die gleichen Aufgaben weitergeführt. Aber nie verlor er den Kontakt mit der praktischen Laboratoriumstätigkeit. Es ist vorbildlich, wie er, der doch einen großen Kreis von Mitarbeitern zur Verfügung hat, immer noch selbständig eigene experimentelle Untersuchungen ausführt, und wie er allen methodischen Neuerungen aufgeschlossen ist. Daß er über eine außerordentliche Literaturkenntnis (nicht nur medizinisch!) verfügt und als Herausgeber des Handbuches der experimentellen Pharmakologie, sowie seit STRAUBS Tod auch als Herausgeber des Archivs für experimentelle Pathologie und Pharmakologie eine mühevolle und für die Erziehung junger Wissenschaftler besonders segensreiche Tätigkeit entfaltet, wissen besonders seine Fachkollegen zu würdigen. Aber er meistert souverän diese literarischen Aufgaben, ohne in der ordnenden Systematik Genüge zu finden, denn HEUBNERS Geist ist nicht rezeptiv genügsam, sondern kritisch, wißbegierig und immer auf der Suche nach der Erkennung von Zusammenhängen. So empfängt er gerade aus dem Literaturstudium und dem Austausch mit Fachkollegen auf Kongreßreisen im Inland und Ausland, die er heute noch unermüdlich pflegt, Anregungen zur Weiterarbeit und zur Vermittlung von Aufgaben an seine Schüler. Ich habe in diesem Sinne seine Arbeitsweise schon einmal als eine „reaktive, systematisierende" bezeichnet. Wäre sie eine vielleicht originellere, nur aus der Fantasie gespeiste, dann wäre heute ihre Schöpfungskraft wohl schon vermindert. So aber steht HEUBNER noch überall, wo er Kongresse und Vortragsabende wissenschaftlicher Gesellschaften besucht, im Mittelpunkt, wenn er den Kern eines Problems sofort kritisch erfaßt und Anregungen aus seinem reichen Wissen zu bieten vermag.

Der Pharmakologenkongreß in Nauheim 1950 brachte ihm unter seinen Kollegen in Deutschland eine höchste Ehrung. Er durfte (oder mußte?) diesen Kongreß als Ehrenvorsitzender leiten und hatte dabei die besondere Aufgabe, die Gedenkrede auf den verstorbenen Vorsitzenden der Gesellschaft, Professor RIESSER, zu halten. Diese eindrucksvolle Rede, die mit einer großen Wärme des Gefühls gesprochen wurde und eine Meisterschaft des Wortes bewies, die HEUBNER[4] nicht nur in der Schärfe der Diskussion, sondern auch in der Verlebendigung eines Charakterbildes gegeben ist, entzündete sich im Falle RIESSERs am Wesen eines Menschen, der in Vielem gegensätzlicher Natur war, aber dessen gütige und reine Art HEUBNER zutiefst achtete, ja liebte. In seiner Totenehrung konnte HEUBNER ein von RIESSER aufgenommenes Thema „Moralische Voraussetzungen und Grenzen des wissenschaftlichen Strebens" erneut selbst weiterführen.

In seinen Ausführungen klingt dabei eine treffliche und ihn selbst kennzeichnende Formulierung auf: „Ich liebe das Wort ‚*Gewissenhaftigkeit*'; in ihm steckt der unabdingbare Zusammenhang von Wissen und Verantwortung." Unser Wissen verpflichte uns daher auch, gerade auf dem Gebiet des Arzneimittelwesens Mißständen entgegenzutreten. HEUBNER sprach — psychologisch wieder sehr bezeichnend — weiter von „der sittlichen Pflicht zum Widerspruch" und empfahl allen Mitgliedern der Gesellschaft, „tätigen Anteil an allgemeinen Fragen des Gesundheitswesens zu nehmen". Schließlich stellte er die Tagung im Sinne RIESSERs unter die Forderung, sich dem „Dienst an der Wissenschaft mit reinem Herzen zu widmen".

Könnte man HEUBNERs hohes Ethos, das auch seine Tätigkeit und Haltung stets bestimmt hat, treffender kennzeichnen als mit diesen Worten, die er uns verpflichtend zurief? „Verstand und Redlichkeit", die Goethe einmal Schlüssel zu jeglichem Schatz der Erde genannt hat, sind auch in HEUBNERs Wesen zu einer verpflichtenden Verbundenheit verschmolzen. Gerade darin beruht seine vorbildliche menschliche Größe.

Überall in seinen Schriften findet man diese kritische Bewußtheit und Gewissenhaftigkeit wieder. Es mögen nur noch seine Worte wiederholt werden, die er vor 25 Jahren dem ärztlichen Nachwuchs zurief (Praemedicus 1927, Nr. 8):

,,Ethik und Logik sind nicht kommensurabel. Aber das schließt nicht aus, daß zur ärztlichen Ethik außer dem warmen Herzen für die kranken Menschen genau ebenso die intensivste Anspannung der logischen Kräfte zur Aneignung möglichst tiefer wissenschaftlicher Schulung gehört. Wer es wagt, Arzt zu sein auf der alleinigen Basis der ‚Liebe zum Menschen‘, ist leichtfertig, verantwortungslos und um kein Haar höher zu bewerten, als wer allein aus ‚Krämergeist‘ handelt.‘‘

Wenn man an Heubner allein den kritischen Verstand (und gelegentlich auch einen spöttischen Sarkasmus) als das Kennzeichnende betrachtet, ohne das Selbstkritische, Zuchtvolle, Verantwortungsbereite seiner Haltung zu beachten, dann tut man ihm Unrecht, ebenso wenn man das Vorwiegen des kritischen Verstandes als Mangel an Fantasie bezeichnet. Gewiß, zur hypothesenreichen Deutung und zur eigenwillig, monomanen Auffassung von Lebensvorgängen neigt er nicht. Seine Kritik ist gerade ein Ausdruck seines umfassenden und vergleichend wertenden Vorstellungsvermögens, also einer ,,Fantasie des Möglichen‘‘ um es pointiert zu bezeichnen.

Wenn man Heubners wissenschaftliches Lebenswerk zu überblicken versucht, dann wird man aus seiner Wesensart verstehen können, daß er kein eigenes Spezialgebiet in Einzelfällen erschlossen hat oder einen einzelnen Fragebereich in eigenwilliger Deutung abgeschlossen hat. Er hat vielmehr auf vielen Gebieten entscheidende Beiträge zur Klärung von Tatsachen und Begriffen und als Grundlagen für praktische ärztliche Entscheidungen beigebracht. Wo er sich mit seinem Wissen und seiner Arbeitskraft einsetzte, wo er seine zahlreichen Schüler zur Mitarbeit anspornte und erzog, da ist seine Leistung auch international anerkannt worden, und wo er selbst mit der Kraft seiner Persönlichkeit für eine Aufgabe oder eine Entscheidung eintrat, da wichen kleinere Geister, gelegentlich kläffend über die Rauheit des Mannes, dem naturgemäß auch Kanten und Ecken des Wesens nicht fehlen. Er verbirgt sie nicht um der Bequemlichkeit willen und er läßt sie vielleicht auch manchmal in blitzender Kampflust seine Gegner verspüren.

Wenn wir nun zum Abschluß einen Geburtstagswunsch für den Jubilar vortragen sollen, dann wagen wir es nicht so recht mit dem ,,ad multos annos‘‘ oder mit dem ,,otium cum dignitate‘‘. Soll man Heubner Entlastung aus Amt und Aufgaben wünschen, wo sie ihm doch so lieb sind und seine geistige Kraft erhalten? Soll man es nicht vielleicht lieber wie die Jugend machen, die sich selbst vom Alter beschenken läßt und nehmend den Alten Freude bereitet?

So mag heute zum 75. Geburtstag dem Jubilar — wohl unter Zustimmung der jüngeren Pharmakologengeneration — der Wunsch vorgetragen werden, daß er uns eine Geschichte der ,,Pharmakologie als experimentelle Wissenschaft‘‘ schreiben möge, in ihrer ideengeschichtlichen Entwicklung und in ihren führenden Persönlichkeiten. Ansätze dazu liegen schon in seinen zahlreichen biographischen Würdigungen von Fachkollegen und in Stellungnahmen zu allgemeinen Aufgaben seines Faches vor. Heubner ist der letzte einer Generation, der diese geschichtliche Entwicklung noch übersieht, der eine große Darstellung wagen kann. Er wird darin gewiß auch manches Autobiographische einbauen und eine kritisch-lebendige Wissenschaftsgeschichte um diese Zeitwende bringen. Welche Begegnungen hatte doch gerade Heubner seit frühester Jugend in allen Gebieten des Kulturlebens erfahren!

Wenn Heubner uns ein solches wissenschaftsgeschichtliches Werk schreibt, dann wird es auch ein literarisches Ereignis sein, denn er ist ein Meister der Gestaltung und der Sprache. Aber es wird auch ein echtes Zeugnis ablegen für das Wesen und die Aufgaben derjenigen Wissenschaft, der er sich seit früher Jugend mit Herz und Hirn verschrieben hat: Der Pharmakologie.

Literatur:

[1] Lendle, L.: Zu Heubners 70. Geburtstag. Klin. Wschr. 1947, 479. — [2] Lendle, L.: Autobiographisches in Wolfg. Heubners Biographischen Beiträgen. Ärztl. Wschr. 1947, 786. — [3] Heubner, W.: Nachruf auf Arthur Heffter. Zbl. Gewerbehyg., N. F. 2, H. 5 (1925). — [4] Heubner, W.: Eröffnungsrede zur 17. Tagg der Dtsch. Pharmak. Ges. in Bad Nauheim 1950. Arch. exper. Path. u. Pharmakol. 212, 1 (1950).

L. Lendle, Göttingen.

Arch. exper. Path. u. Pharmakol., Bd. 215, S. 1—7 (1952).

Aus dem Pharmakologischen Institut der Freien Universität Berlin.

Die enterale Resorption des g-Strophanthins, k-Strophanthols-γ und Digitoxins bei der Katze*.

Von

HARALD REINERT.

Mit 4 Textabbildungen.

(Eingegangen am 7. Januar 1952.)

Zweck der Untersuchung war, die Resorption der beiden Komponenten des „Strophoral Boehringer" an einem größeren Tiermaterial zu untersuchen. Strophoral besteht nach Angaben der Firma zu 90% aus g-Strophanthin und zu 10% aus k-Strophanthol-γ. Um für die Methode einen Vergleichsmaßstab zu haben, wurde außerdem Digitoxin „Merck" untersucht, von dem bekannt ist, daß es vom Darm aus annähernd quantitativ resorbiert wird. Dabei ergab sich außerdem die Gelegenheit, die in ihren Ergebnissen differierenden Befunde v. NYARYS und ŠVECS über die enterale Resorption des g-Strophanthins und Digitoxins nachzuprüfen.

Aus Gründen der Ersparnis begannen wir die Untersuchungen am Meerschweinchen**. Die Tiere erhielten durch eine Magensonde 40 mg/kg Strophoral. Nach 2 Std konnte man ein starkes Zittern und starke Erregbarkeit nachweisen. Diese Symptome sind wahrscheinlich als Ausdruck einer zentralen Intoxikation aufzufassen. Nach 2—3 Std kamen sämtliche Tiere ad exitum. 20 mg/kg führten nach 48 Std bei allen Tieren ad exitum. Auch hier waren wieder Zeichen gesteigerter Erregbarkeit zu beobachten. Bei allen Tieren wurde laufend das EKG aufgenommen, jedoch traten keine zeitlichen oder formalen Veränderungen auf, die man als charakteristisches oder konstant auftretendes Zeichen einer Strophoralintoxikation hätte werten können. Wir gaben nun über 3 Wochen lang täglich 2 Gruppen von Meerschweinchen 5 mg/kg und 10 mg/kg Strophoral mit der Magensonde und nahmen von jedem Tier täglich ein EKG auf. Das EKG wies keine typischen Veränderungen auf. Die Tiere machten auch sonst einen normalen Eindruck und nahmen an Gewicht zu, soweit es sich um jüngere handelte.

Da sich somit das Meerschweinchen für die Beurteilung der Resorption und Kumulation bei oraler Applikation als ungeeignet erwies, wurde mit Versuchen an der Katze begonnen.

Methodik.

Benutzt wurden Katzen beiderlei Geschlechts im Gewicht zwischen 1500 und 3500 g. G-Strophanthin wurde an 40 Katzen untersucht, k-Strophanthol-γ an 62 und Digitoxin „Merck" an 30 Katzen.

---

* Herrn Professor Dr. WOLFGANG HEUBNER zum 75. Geburtstag gewidmet.

** Die Versuche am Meerschweinchen wurden zusammen mit Dr. K. BARTMANN durchgeführt.

Die Tiere bekamen am Vormittag vor dem Versuchstag das letzte Futter.
Zur Narkose wurde Urethan in der Dosierung von 1,25 g/kg intraperitoneal injiziert. Das Duodenum wurde in der Höhe des Pylorus abgebunden und die jeweilige intravenös tödliche Dosis, in 5 cm³ Wasser gelöst, mit einer feinen Kanüle
in das Dünndarmlumen injiziert. Die Operationsdauer von der Eröffnung bis zum
Schluß der Bauchhöhle durch eine Muskel- und Hautnaht betrug etwa 3 min. Die
Tiere wurden auf einem geheizten Operationsbrett operiert und anschließend in
einen Raum gebracht, der erwärmt war, so daß keine Unterkühlung eintreten
konnte. In gewissen Zeitabständen nach der intraduodenalen Injektion wurde
intravenös mit g-Strophanthin aufgefüllt. Zur intravenösen Infusion wurde die

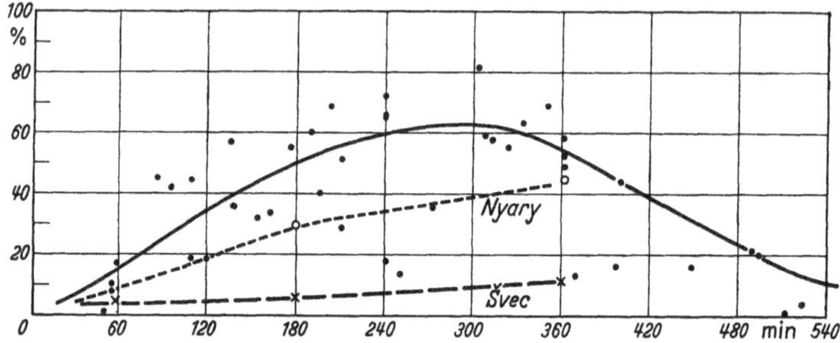

Abb. 1. Resorption des g-Strophanthins aus dem Dünndarm.

Vena jugularis präpariert, eine Trachealkanüle eingelegt und vom Beginn der
Infusion an künstlich beatmet. Für die Infusion wurde eine Motorspritze benutzt,
die auf eine Ausflußmenge von 5 cm³ in 50 min eingestellt war. In diesem Volumen
von 5 cm³ war die intravenös tödliche Dosis g-Strophanthin von 0,1 mg/kg enthalten, so daß nach einem Vorschlag von Haferkorn und Lendle[1] stets die
gleiche Infusionsgeschwindigkeit in mg/kg/50 min benutzt wurde.

Die Feststellung des Herztodes erfolgte mit Hilfe eines Kathodenstrahl-Oszillo-
graphen. Als Herztod wurde das Verschwinden der Kammerschwankung und Auftreten der isoelektrischen Linie gewertet, und zwar bei Dauerbeobachtung des
EKG und eingeschalteter Kippfrequenz.

Aus der Differenz der errechneten und benötigten Auffülldosis wurde die prozentuale Resorption aus dem Darm berechnet.

Ergebnisse.

1. Die Dosierung für g-Strophanthin betrug 0,1 mg/kg. Die bis zum
Eintritt des Herztodes gebrauchten Dosen zeigten eine Streuung von
±7,2%. Um den Einfluß der Operation, Ligatur und Injektion in das
Duodenum auf die Lebensdauer zu bestimmen, wurde an 3 Katzen eine
Leerinjektion in das Duodenum vorgenommen und gleichzeitig die intravenöse tödliche Dosis g-Strophanthin (0,1 mg/kg/50 min) in die Vena
jugularis infundiert. Die mittlere Abweichung der Lebensdauer, die
50 min betragen sollte, zeigte eine Streuung von ±8,7%.

Die Differenz zwischen erwarteter und gebrauchter Dosis ist in
Prozent auf der Ordinate und die Zeit auf der Abszisse aufgetragen.
Aus dem Kurvenverlauf (Abb. 1) ist ersichtlich, daß nach 2—3 Std

schon durchschnittlich 40% der intravenös tödlichen Dosis aus dem Dünndarm resorbiert wurden. Das Maximum der Resorption liegt mit etwa 60% bei 5 Std, dann überwiegt die Elimination, und nach 8 bis 9 Std muß mit der gesamten intravenös tödlichen Dosis aufgefüllt werden. Aus der Abbildung sind die starken Streuungen ersichtlich, denen die Resorption des g-Strophanthins bei oraler Applikation unterworfen ist. Die Elimination bei intraduodenaler Injektion berechnet sich aus den Resorptionswerten nach dem Resorptionsmaximum mit

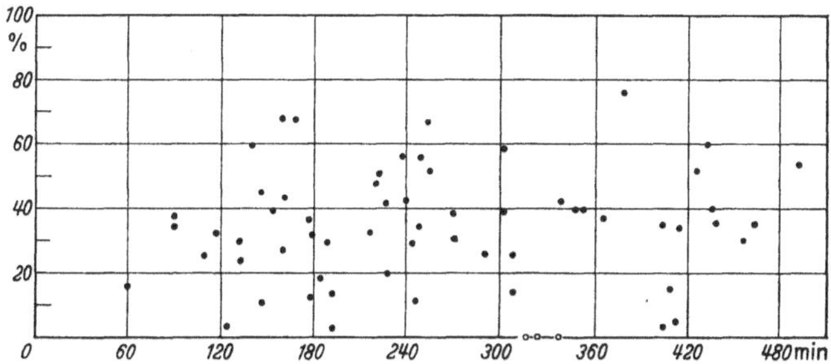

Abb. 2. Resorption des k-Strophanthols aus dem Dünndarm.

0,017 mg/kg/Std, wobei die Voraussetzung zu machen ist, daß von der Auffülldosis während der intravenösen Infusion nichts eliminiert wurde.

2. K-Strophanthol-γ, das zu 10% im Strophoral enthalten sein soll, ist ein am C18 reduziertes k-Strophanthin-γ (k-Strophanthosid). Die intravenös tödliche Dosis wurde an 10 Katzen bestimmt. Sie beträgt nach meinen Feststellungen 0,16 mg/kg/50 min mit einer mittleren Dosenabweichung von ±8,2%. Die ermittelte tödliche Dosis wurde wiederum in das zum Magen hin abgebundene Duodenum injiziert und in verschiedenen Zeitabständen intravenös mit g-Strophanthin aufgefüllt. Aus der Differenz der intravenösen Auffülldosis und der L.D.100 läßt sich die prozentuale Resorption des k-Strophanthols errechnen. Bei 60 Einzelbestimmungen konnte, wie aus der Abb. 2 ersichtlich ist, festgestellt werden, daß die Streuung sehr stark ist, daher läßt sich eine Resorptionskurve nicht konstruieren. Die Hälfte der Werte liegt für die Zeit zwischen 90 und 460 min um 30—40%.

3. Digitoxin: Wir injizierten 30 Katzen 0,345 mg/kg Digitoxin intraduodenal und bestimmten wie in den vorhergehenden Versuchen aus der intravenösen g-Strophanthin-Auffülldosis die prozentuale Resorption (Abb. 3). Schon nach 60 min ergab sich im Durchschnitt eine Resorption von etwa 45%. Der höchste Einzelwert betrug 84%. Nach 80—100 min waren meist 100% resorbiert. Zwischen 100 und 200 min traten erheblichere Streuungen auf, so z. B. bei 180 min an 7 Katzen fünf verschiedene Resorptionswerte im Bereich zwischen 50 und 100%.

1*

4. a) Da sich bei unseren Versuchen eine hohe Resorption des g-Strophanthins aus dem Dünndarm nachweisen läßt, war die Frage zu klären,
ob diese Resorptionsgröße auch bei Magenpassage des g-Strophanthins
bestehen bleibt. Bei duodenaler Injektion beträgt die Resorption des
g-Strophanthins nach 5 Std 56,9% $\pm$ 8,0 ($\sigma \pm$ 12,2% $\cdot$ ε 4,1%) bei 8 Katzen
(Abb. 4a). Da nun der 5-Std-Wert das Maximum der Resorption dar-
stellt, wurden die folgenden Versuche zu dieser Zeit vorgenommen.

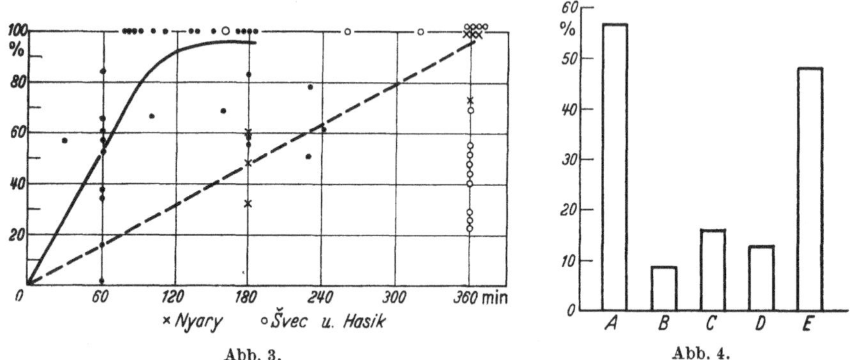

Abb. 3.   Abb. 4.

Abb. 3. Resorption des Digitoxins aus dem Dünndarm.

Abb. 4. Resorptionsgröße des g-Strophanthins nach 5 Stunden. A. Bei intraduodenaler Injektion.
B. Bei Magenpassage. C. Bei Magenpassage und „Laparotomie". D. Bei Vorbehandlung mit
saurem Magensaft und intraduodenaler Injektion. E. Bei Vorbehandlung mit neutral reagierendem
Magensaft und intraduodenaler Injektion.

b) 11 Katzen wurde die intravenös tödliche Dosis mit einer Sonde
in den Magen gegeben; um das Erbrechen der Tiere zu verhindern,
wurde der Ösophagus am Halse unterbunden. Aus der intravenösen
Auffülldosis nach 5 Std errechnete sich eine Resorption von 8,4%
$\pm$ 7,2 ($\sigma \pm$ 10,6% ε 3,2%) (Abb. 4b).

c) Bei gleicher Methodik, d. h. Laparotomie und Injektion einer
RINGER-Lösung in das Duodenum, konnte an 7 Katzen nach Applikation des g-Strophanthins mit der Magensonde eine Resorption von
16,2% $\pm$ 8,5 ($\sigma \pm$ 10,5% ε 3,9%) berechnet werden (Abb. 4c).

d) In weiteren Versuchen wurde die intravenös tödliche Dosis
g-Strophanthin mit normalem Magensaft im Verhältnis 1 : 1 gemischt
und 2 Std bei 37° inkubiert. Dann wurde diese Lösung in das zum Magen
hin abgebundene Duodenum injiziert. An 4 Katzen konnte eine Resorption von 13,2% $\pm$ 6,6 ($\sigma \pm$ 8,8%) bestimmt werden (Abb. 4d).

e) Wird nun aber g-Strophanthin in derselben Weise mit normalem,
jedoch neutralisiertem Magensaft vorbehandelt und in das abgebundene
Duodenum injiziert, so ergab sich bei 4 Katzen eine Resorption von
48% $\pm$ 6,7 ($\sigma \pm$ 9%) (Abb. 4e).

Besprechung.

Die unterschiedlichen Befunde v. NYARYS[2] und ŠVECS[3] beruhen meiner Meinung nach auf dem geringen Tiermaterial, mit dem die beiden Autoren ihre Befunde erhoben hatten, wobei die individuellen Empfindlichkeitsschwankungen, die erhebliche Ausmaße annehmen können (LENDLE[4]), nicht voll zur Auswirkung kommen.

Der Methodenfehler liegt mit $\pm 7{,}2\%$ für die HATCHER-Titration und mit $\pm 8{,}7\%$ für die Titration plus operativen Eingriff innerhalb der biologischen Streuung.

Vergleicht man meine Ergebnisse mit denen von v. NYARY und ŠVEC, so wird man auch hier Werte feststellen können, die mit den ihren übereinstimmen, aber bei Untersuchung einer größeren Tierreihe nicht mehr als repräsentativ angesehen werden können. Auch meine Kurven geben bei der starken Streuung nur ein annäherndes Bild des Resorptionsverlaufes, lassen jedoch zwischen Digitoxin und g-Strophanthin eindeutige Unterschiede erkennen.

Die Elimination bei intraduodenaler Injektion von g-Strophanthin beträgt nach meinen Berechnungen 0,017 mg/kg/Std. Bei intravenöser Infusion werden nach LENDLE[5] 0,006 mg/kg/Std eliminiert, also nur ein Drittel davon. Die höhere Elimination bei intraduodenaler Injektion wird wahrscheinlich durch Zerstörung des Glykosides im Magen-Darm-Kanal, Adsorption an den Magen-Darm-Inhalt und geringe Resorption bedingt sein. k-Strophanthol ist im Vergleich zum g-Strophanthin wesentlich leichter wasserlöslich. Auch das Strophoral zeigt eine bedeutend leichtere Wasserlöslichkeit als g-Strophanthin, so daß vielleicht die Frage zu klären ist, ob die Kombination der beiden Glykoside eine Vergrößerung der Resorption des g-Strophanthins vom Darm aus bewirken könnte. Jedenfalls ist die Resorption des k-Strophanthols stark streuend und äußerst unsicher. Diese Labilität des k-Strophanthols im Magen-Darm-Kanal entspricht den bekannten Erfahrungen, daß k-Strophanthin leichter zerstört wird als g-Strophanthin (JOHANNESSOHN[6], NEUMANN[14]).

Eine wesentliche Beeinflussung der Resorption des g-Strophanthins durch die Operation glaube ich ausschließen zu können. In 2 Versuchsreihen wurde g-Strophanthin mit der Magensonde gegeben, in der einen Reihe mit und in der anderen ohne Laparatomie (Abb. 4 b und c). Die ermittelten Resorptionswerte zeigten keine signifikante Differenz. HILDEBRANDT und DÖRNER[7] konnten in ihren Versuchen ebenfalls keinen zeitlichen Unterschied der letalen Endreaktion feststellen, wenn sie Strophoral unmittelbar in das zum Pylorus hin abgebundene Duodenum injizierten oder mit der Schlundsonde in den Magen gaben. Aus beiden Befunden kann also geschlossen werden, daß durch Operation und Ligatur keine Änderung der Resorption erfolgt.

HILDEBRANDT und DÖRNER stellten weiterhin fest, daß bei längerer Verweildauer des Strophorals im Magen, infolge temporärer Abklemmung des Pylorus, die letale Wirkung des Strophorals herabgesetzt wird. Welcher Vorgang diese Wirkungsminderung verursacht, ist nicht geklärt (Johannessohn[6], Lhotak v. Lhota[8], Cushny[9], Hatcher und Eggleston[10], Th. v. Brücke[11], Švec[3], Švec und Hasik[12], Neumann[13]).

Die Resorptionsminderung des g-Strophanthins bei Magenpassage von 56% auf 10% ist durch einen Faktor bedingt, der in saurem Magensaft vorhanden ist. Die Versuche 4 BCDE zeigten dies deutlich, denn nur bei Magenpassage oder Vorbehandlung des g-Strophanthins mit saurem Magensaft ist eine verminderte Resorption nachweisbar. Neutral reagierender Magensaft (Versuche 4 E) zeigt diesen Effekt nicht. Dieser resorptionsmindernde Faktor ist jedoch nicht die HCl allein, denn nach Untersuchungen Neumanns[14] ist eine Zerstörung des g-Strophanthins durch 0,18% HCl während einer Einwirkungsdauer von 1—48 Std nicht nachweisbar. Auch ich konnte keine signifikante Resorptionsminderung feststellen, wenn mit 0,1 n HCl 2 Std bei 37° inkubiertes g-Strophanthin in das Duodenum injiziert wurde.

Man könnte fermentative Hydrolysen zu Aglukonen als Erklärung der Resorptionsminderung annehmen. Fermente, die die β-glucosidisch gebundene Glucose des k-Strophanthins und die spezifischen Zucker des Cymarins und g-Strophanthins hydrolysieren könnten, sind im Tierreich nicht bekannt. Auch die Annahme, daß die Lipoid- oder Wasserlöslichkeit der Herzglykoside für die Resorption eine Rolle spielen könnte, ist nicht zutreffend. Wenn man auch geneigt wäre, die quantitativ bessere Resorption des Digitoxins gegenüber dem g-Strophanthin durch die 3 Zucker des Digitoxins oder seine Lipoidlöslichkeit zu erklären, so steht dazu die Tatsache im Widerspruch, daß

1. g-Strophanthin mit 1 Zucker besser resorbiert wird als k-Strophanthol-γ mit 3 Zuckern und

2. daß Digitoxin fast zu 100% resorbiert wird im Gegensatz zum Gitoxin, das kaum resorbiert wird (Hotovy[16]), obwohl es lipoidlöslich ist und dieselben 3 Zuckermoleküle enthält. Allein die Unterschiede am Steringerüst können diesen Unterschied erklären, denn Gitoxin besitzt eine OH-Gruppe am C_{16} mehr als Digitoxin. Veränderungen am Steringerüst und vielleicht noch adsorptive Bindung an Eiweiß (Mucin?) können die Ursachen des Unwirksamwerdens der verschiedenen Herzglykoside im Magen-Darm-Kanal sein.

Zusammenfassung.

1. An etwa 200 Katzen wurde in Urethannarkose die intravenös tödliche Dosis g-Strophanthin, k-Strophanthol-γ und Digitoxin-Merck in das Duodenum injiziert und in verschiedenen Zeitabständen intravenös mit g-Strophanthin (0,1 mg/kg/50 min) bis zum Augenblick des Herzstillstandes aufgefüllt. Aus der Dosendifferenz wurde die prozentuale Resorption berechnet.

2. Die enterale Resorption des g-Strophanthins zeigt einen langsam ansteigenden Verlauf mit einem Resorptionsmaximum von etwa 60% nach 5 Std. Später überwiegt die Elimination, so daß nach 8—9 Std die ganze HATCHER-Dosis gegeben werden muß. Die Elimination bei intraduodenaler Injektion berechnet sich auf 0,017 mg/kg/Std.

3. Die intravenös tödliche Dosis k-Strophanthol-γ beträgt 0,16 mg-kg/50 min, mit einer mittleren Abweichung von $\pm 8,2\%$. Die Resorption des k-Strophanthols streut äußerst stark. Im groben Durchschnitt beträgt sie etwa 30—40% der intravenös tödlichen Dosis.

4. Die intravenös tödliche Dosis Digitoxin wird relativ schnell resorbiert. Nach 60 min betrug die Resorption im Durchschnitt 45%. Nach 80—100 min sind 100% resorbiert. Jedoch ergibt sich eine merkliche Streuung, so daß die Annahme einer quantitativen Resorption innerhalb einer bestimmten Zeit in Frage zu stellen ist.

5. Die Resorption einer intravenös tödlichen Dosis g-Strophanthin aus dem Darm der Katze zeigte eine Streuung, die größer ist, als bisher angenommen wurde. Die stark voneinander abweichenden Befunde von ŠVEC und v. NYARY liegen innerhalb der an umfangreicherem Tiermaterial beobachteten Streuungen.

6. Mit der Magensonde gegebenes g-Strophanthin zeigte nach 5 Std eine Resorption von 8,4%. Wird g-Strophanthin nach Vorbehandlung mit normalem Magensaft in das Duodenum injiziert, so ergibt sich eine Resorption von 13,2%. Mit neutralisiertem Magensaft vorbehandeltes g-Strophanthin, das in das Duodenum injiziert worden war, wird zu 48,2% resorbiert.

7. Die Ursachen des Unwirksamwerdens des g-Strophanthins im Magen-Darm-Kanal werden diskutiert.

Literatur.

¹ HAFERKORN u. LENDLE: Arch. exper. Path. u. Pharmakol. **175**, 248 (1934). — ² v. NYARY: Arch. exper. Path. u. Pharmakol. **165**, 432 (1932). — ³ ŠVEC: Arch. exper. Path. u. Pharmakol. **185**, 57 (1937). — ⁴ LENDLE: Heffter-Heubner, Hdb. d. exp. Pharmakol. Erg. Bd. I, 11 (1935). — ⁵ LENDLE: Arch. exper. Path. u. Pharmakol. **169**, 392 (1933). — ⁶ JOHANNESSOHN: Arch. exper. Path. u. Pharmakol. **78**, 83 (1915). — ⁷ HILDEBRANDT u. DÖRNER: Klin. Wschr. **29**, 372 (1951). — ⁸ v. LHOTA, L.: Arch. internat. Pharmacodynamie **22**, 61 (1912); **23**, 307 (1913). — ⁹ CUSHNY: "The actions and uses in medicine of Digitalis and its allies". London: Longmans 1925. — ¹⁰ HATCHER and EGGLESTON: J. of Pharmacol **12**, 405 (1919). — ¹¹ v. BRÜCKE, F. Th.: Arch. exper. Path. u. Pharmakol. **182**, 444 (1936). — ¹² ŠVEC u. HASIK: Arch. exper. Path. u. Pharmakol. **185**, 57 (1937). — ¹³ NEUMANN, W.: Arch. exper. Path. u. Pharmakol. **201**, 468 (1943). — ¹⁴ NEUMANN, W.: Diss. Würzburg 1934. — ¹⁵ NEUMANN, W.: Arch. exper. Path. u. Pharmakol. **208**, 46 (1949). — ¹⁶ HOTOVY, R.: Arzneimittelforschung **1**, 160—164 (1951).

Dr. H. REINERT, Berlin-Dahlem, Thielallee 69—73, Pharmakologisches Institut.

Arch. exper. Path. u. Pharmakol., Bd. 215, S. 8—18 (1952).

Aus dem Pharmakologischen Institut der Universität Mainz
(Direktor: Prof. Dr. G. Kuschinsky).

Über eine „paradoxe" Atropinwirkung an isolierten Organen und ihre statistische Erfassung*

Von

Heinz Lüllmann, Werner Förster und Erik Westermann.

Mit 3 Textabbildungen.

(Eingegangen am 3. Februar 1952.)

Einleitung.

Im Rahmen einer anderen Fragestellung waren wir vor die Aufgabe gestellt, verschiedene Cholinester nebeneinander an biologischen Testobjekten auszuwerten. Bei der Untersuchung des spezifischen Verhaltens einzelner Ester gegenüber den zwei Alkaloiden Atropin (Atr) und Eserin stießen wir am Blutegelmuskel auf einen ungewöhnlichen Befund, nämlich einen Synergismus zwischen Atr und Acetylcholin (ACh). Vorliegende Untersuchung dient der näheren Charakterisierung dieses Phänomens.

Methodik.

1. Isolierte Organe.

a) Rückenmuskel des Blutegels und M. rect. abd. des Frosches.

Die Organe wurden in der üblichen, von Magnus beschriebenen Methode aufgehängt, als Hebel dienten weitgehend isotonisch arbeitende Suspensionsschreiber.

Um möglichst exakte Bedingungen zu gewährleisten, wurde darauf geachtet, daß die Muskeln vor Beginn des Versuches einen konstanten Tonus erlangten. Wir ließen deshalb mindestens 5, häufig bis zu 10 Std zwischen Einhängen der Organe und Beginn der Experimente verstreichen. Aus dem gleichen Grunde hielten wir den Abstand von Effekt zu Effekt (jeweils 1 Std) und die Häufigkeit des Spülens zwischen ihnen streng ein.

Die Versuche wurden in den Monaten Mai bis August durchgeführt; es kamen ausschließlich Ranae esculentae zur Verwendung.

b) Nerv-Muskel-Präparat der Ratte.

Wir verwandten die von Bülbring[1] angegebene Versuchsanordnung. Das Zwerchfell konnte sowohl direkt wie auch indirekt gereizt werden; der Nervus phrenicus lag in einer Schnabelelektrode zwei Platindrähten an, während der Muskel von zwei Platinstiften, die beiderseits der Muskelplatte parallel zueinander gelagert waren, quer durchströmt wurde.

---

* Herrn Prof. Dr. W. Heubner zu seinem 75. Geburtstag in Verehrung gewidmet.

Die Stromstöße wurden von einem Rechteckimpulsgenerator geliefert, der nach Angaben von SCHÄFER[2] gebaut worden war. Die Impulsdauer betrug 1 oder 2 msec, die Impulsintensität war supramaximal, die Reizfrequenz wurde in diesen Versuchen zwischen $^1/_5$—3 Hz variiert.

2. Cholinesterasebestimmung.

Die Messung der Fermentaktivität erfolgte manometrisch mit der WARBURG-Apparatur. ACh-Chlorid* als Substrat der verschiedenen Esterasepräparate wurde in einer Endkonzentration von $^1/_{100}$ m angewandt. Als Fermentquelle dienten das Serum des Menschen, gewaschene Erythrocyten des Menschen, Extrakte aus Hunde- und Kaninchenhirn und aus Blutegelmuskulatur. Zur Herstellung dieser Extrakte wurde das Gewebe homogenisiert und 24 Std bei 0° C unter gelegentlichem Schütteln mit folgender Salzlösung: 0,7% NaCl, 0,3% $NaHCO_3$ und 0,03% KCl extrahiert. Darauf wurde dieser Ansatz scharf zentrifugiert und die überstehende Lösung für die Versuche verwendet.

3. Statistische Auswertung der Ergebnisse am Blutegelmuskel und am M. rect. abd.

Will man den Synergismus oder Antagonismus zweier Substanzen an isolierten Organen exakt nachweisen, müssen statistische Methoden herangezogen werden. Einer solchen Auswertung stellen sich prinzipielle Schwierigkeiten entgegen:

a) Die außerordentlich hohe Gesamtstreuung der Reaktionsgröße aller Organpräparate auf die gleiche Dosis einer Substanz ist bedingt durch Empfindlichkeitsunterschiede von Tier zu Tier (konstitutionelle Faktoren) und durch wechselnde experimentelle Bedingungen, die nie absolut konstant gehalten werden können.

b) Infolge der schlechten Auswaschbarkeit vieler Pharmaka und der beschränkten Lebensdauer isolierter Organe ist die Zahl der an einem Organ mit derselben Dosis hervorzurufenden Effekte beschränkt. Für eine statistische Auswertung ist diese Zahl im allgemeinen zu gering und die Streuung der Werte zu groß, um einen signifikanten Unterschied zwischen dem Kombinationseffekt zweier Pharmaka und den Kontrolleffekten erhalten zu können.

c) Selbst unter optimalen Versuchsbedingungen ist es nicht bei allen Organpräparaten möglich, mehrere annähernd gleichgroße Reaktionen auf eine bestimmte Dosis eines Pharmakons zu erhalten.

Eine Möglichkeit, diese Schwierigkeiten von der statistischen Seite her zu überwinden, sahen wir in der von E. GRANDJEAN und A. LINDER[3] angegebenen Methodik der Streuungszerlegung und der Eliminierung der konstitutionellen Streuung. Das Prinzip der Methode beruht darauf, daß man die Abweichungen der für jedes Organpräparat typischen Reaktionshöhe von der durchschnittlichen Reaktionshöhe aller Präparate (konstitutionelle Streuung) aus der Gesamtstreuung eliminiert und auf diese Weise eine von der konstitutionellen Streuung bereinigte Streuung der Vorversuche erhält. Für diese bereinigte Streuung wird je nach der Fragestellung die entsprechende Fehlerbreite errechnet. Aus ihr ergibt sich, ob die durchschnittliche Reaktionshöhe der Kombinationseffekte innerhalb oder außerhalb der Zufallsgrenzen liegt.

---

* Die Substanz wurde uns freundlicherweise von der Fa. Hoffmann-La Roche A.-G. zur Verfügung gestellt.

(Einzelheiten der Berechnung siehe die ausführliche Darstellung von Grandjean und Linder.)

Unser experimentelles Vorgehen paßte sich der beabsichtigten statistischen Auswertung an. Nachdem für jedes Organpräparat eine mittlere wirksame Dosis ermittelt worden war, wurden im allgemeinen 3—8 Effekte mit der gleichen Dosis („Vorversuche") abgewartet, ehe der Agonist mit der antagonistisch bzw. synergistisch wirkenden Substanz kombiniert wurde. Jeder unserer Vorversuche entspricht in dem Beispiel von Grandjean und Linder dem Mittelwert der 10 an der gleichen Versuchsperson am gleichen Tage ermittelten Werte. Dadurch, daß wir vor jedem Kombinationseffekt möglichst viele Vorversuchswerte bestimmten und wir alle Vorversuchswerte der mit einer bestimmten Kombination zweier Pharmaka untersuchten Organpräparate gemeinsam auswerten konnten, war es möglich, für die Berechnung der bereinigten Streuung der Vorversuchswerte bis über 200 Einzelwerte heranzuziehen. Selbst geringe Beeinflussungen durch einen Syn- oder Antagonisten lagen so außerhalb der statistischen Fehlerbreite der Vorversuche und wurden damit exakt nachweisbar.

Bei der Auswertung unserer Versuchsergebnisse stellte sich heraus, daß für die Art der Beeinflussung bei Kombinationseffekten nicht die absolute Höhe der Dosis des Agonisten (ACh) maßgebend war, sondern entweder das Dosenverhältnis zwischen Agonisten und Antagonisten bzw. Synergisten (Atr) oder die absolute Höhe der Dosis des Antagonisten bzw. Synergisten oder bei den Versuchen mit Eserinzugabe die Höhe der Eserindosis in Verbindung mit der Höhe der Atropindosis. Es war dadurch möglich, die entsprechend dem eben erwähnten Einteilungsschema zusammengehörigen Effekte ohne Rücksicht auf die Höhe der Dosis des Agonisten in einer Gruppe zusammenzufassen. Die Dosishöhe des Agonisten richtete sich nach der Empfindlichkeit des Organs und wurde so gehalten, daß ein mittlerer Ausschlag erzielt wurde.

Wie bei allen statistischen Auswertungen mußten auch wir prüfen, welche Funktion unserer Variablen (Kontraktionshöhe in mm) der Gaussschen Normalverteilung entsprach. Sowohl für den Blutegel wie für den Froschmuskel wies die logarithmische Klasseneinteilung keine signifikante Abweichung von der Normalverteilung auf, während die lineare Klasseneinteilung diesem Test nicht immer genügte[4]. Alle Meßwerte wurden deshalb in Logarithmen transformiert.

Ergebnisse.

Isolierte Organe.

A. Blutegelmuskel.

a) Blutegelmuskel ohne Eserinzusatz.

Die ACh-Empfindlichkeit unserer ohne Eserinzusatz untersuchten Blutegelmuskeln lag zwischen $1:5 \cdot 10^3$ und $1:10^6$. Dabei fiel auf, daß die Empfindlichkeit des Muskels gegenüber ACh relativ schnell abnahm. Atropin. sulfur. wurde in Konzentrationen zwischen $1:10^2$ und $1:10^7$ mit

ACh kombiniert. Atr selbst hatte in den verwendeten Konzentrationen keine Eigenwirkung. Insgesamt wurden 148 Vorversuche mit ACh durchgeführt, aus denen die Fehlerbreite der bereinigten Vorversuche berechnet wurde. Die 53 Kombinationseffekte zwischen ACh und Atr zeigten keine einheitliche Wirkung. Die Mehrzahl (35 Effekte = 66%) wiesen keinen Unterschied der Kontraktionshöhe gegenüber den ACh-Vorversuchen auf ($P > 0{,}05$). 12 Kombinationseffekte = 22,6% waren signifikant kleiner als der zufälligen Fehlerbreite der bereinigten Vorversuche entsprach ($P < 0{,}001$). 6 Kombinationseffekte = 11,4% waren größer als die ACh-Vorversuche ($P < 0{,}001$).

Die Art der Atropinwirkung ist nicht abhängig von der Höhe der ACh-Dosis. Ordnet man dagegen die gesamten Effekte nach der Atr-Dosis, erhält man die in Tab. 1 aufgeführten Ergebnisse.

Tabelle 1.

Atropindosis	ACh-Wirkung in % der Gesamtzahl der Effekte		
	unbeeinflußt	gehemmt	gefördert
$1:10^2$—$1:10^3$	53	47	—
$1:2 \cdot 10^3$—$1:10^4$	55	20	25
$1:2 \cdot 10^4$—$1:10^5$	85	7,5	7,5
$1:2 \cdot 10^5$—$1:10^7$	100	—	—

Aus Tab. 1 geht hervor, daß man eine Hemmung der ACh-Wirkung mit sehr hohen Atr-Dosen erhalten kann und eine Förderung nur innerhalb des Dosenbereiches von Atr $1:2 \cdot 10^3$ — $1:10^5$ auftritt, während ein mit fallender Atr-Dosis zunehmender Prozentsatz aller Atr-Gaben unwirksam bleibt.

b) Blutegelmuskel mit Eserinzusatz (gleich oder weniger als 10^{-8} g/cm^3).

An schwach eserinisierten Blutegelmuskeln ergab sich aus 94 ACh-Vorversuchen die Fehlerbreite der bereinigten Vorversuche (ACh-Empfindlichkeit zwischen $1:2 \cdot 10^3$ und $1:2 \cdot 10^7$). Von den 37 Atr-Gaben waren 18 = 49% ohne verstärkende Wirkung auf den ACh-Effekt ($P < 0{,}05$), während 19 = 51% eine signifikante Verstärkung des ACh-Effektes hervorriefen ($P < 0{,}001$).

Die Anordnung der Kombinationseffekte nach der verwendeten Atr-Dosis zeigt Tab. 2.

c) Blutegelmuskel mit Eserinzusatz (mehr als 10^{-8} g/cm^3).

Ähnliche Versuche mit ACh-Atr-Kombinationen wurden am stark eserinisierten Blutegelmuskel durchgeführt. Die Empfindlichkeit des Blutegels für ACh lag zwischen $1:5 \cdot 10^6$ und $1:10^{10}$. Aus 46 Vorversuchen

Tabelle 2.

Atropindosis	ACh-Wirkung in % der Gesamtzahl der Effekte	
	unbeeinflußt	verstärkt
$1 : 10^3 - 1 : 10^4$	18	82
$1 : 3,7 \cdot 10^4 - 1 : 10^5$	100	—
$1 : 2 \cdot 10^5 - 1 : 10^6$	84	16
$1 : 2 \cdot 10^6 - 1 : 10^7$	100	—
$1 : 10^8$	100	—

wurde für die 19 Kombinationseffekte die bereinigte Streuung der Vorversuche errechnet. Von diesen 19 Effekten waren $8 = 42\%$ ohne
unterschiedliche Wirkung gegenüber den Vorversuchen ($P > 0{,}05$),
während $11 = 58\%$ eine verstärkende Wirkung auf den ACh-Effekt
zeigten ($P < 0{,}01$, Abb. 1). Eine ähnliche Aufschlüsselung der Effekte
nach der Höhe der Atr-Dosis wie in Tab. 1 und 2 gibt Tab. 3.

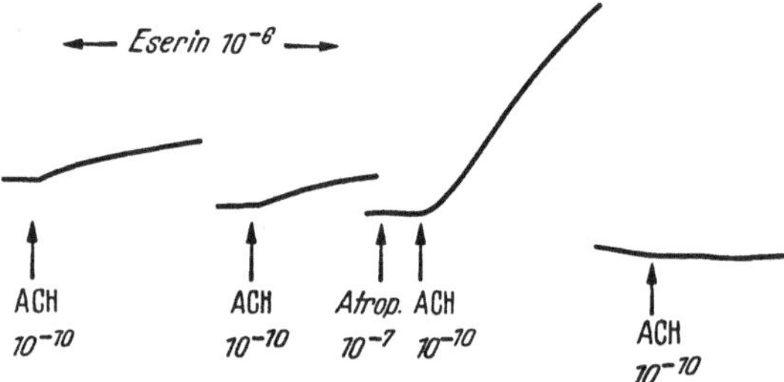

Abb. 1. Verstärkung des Acetylcholineffektes durch Atropin am eserinisierten Blutegelmuskel
ACh Acetylcholinchlorid, *Atrop.* Atropin. sulfur.

Tab. 2 und 3 zeigen, daß eserinisierte Blutegelmuskel leichter und
öfter eine durch Atr verstärkbare ACh-Kontraktion ergeben als nicht
eserinisierte. Bei Zusatz hoher Dosen Eserin sind Atr-Konzentrationen
bis zu $1 : 10^6$ verstärkend wirksam, während bei geringem Eserinzusatz
nur hohe Atr-Dosen den ACh-Effekt verstärken. Eserin und Atr wirken
am Blutegelmuskel synergistisch und sind in einem bestimmten Ausmaß
untereinander ersetzbar. Das Verhältnis der Wirkungsstärke von Eserin
und Atr verhält sich ungefähr wie $1 : 1000 - 1 : 10000$.

Tabelle 3.

Atropindosis	ACh-Wirkung in % der Gesamtzahl der Effekte	
	unbeeinflußt	verstärkt
$1 : 10^3 - 1 : 10^4$	—	100
$1 : 3,7 \cdot 10^4 - 1 : 10^5$	—	100
$1 : 2 \cdot 10^5 - 1 : 10^6$	—	100
$1 : 2 \cdot 10^6 - 1 : 10^7$	73	27

Wie beim nichteserinisierten Blutegelmuskel gab es auch beim eserinisierten (Eserin $1:10^7$) unter der großen Zahl der von uns untersuchten ACh-Atr-Kombinationen (58 Effekte) 5 Kombinationen, bei denen der Zusatz von Atr $1:10^3$—$1:10^7$ eine signifikante Hemmung (P $<$ 0,001) der ACh-Kontraktion bewirkte. Aber der erste ACh-Effekt nach dem Ausspülen des Atr war in diesen Fällen signifikant verstärkt (P $<$ 0,001). Diese Befunde sind unserer Meinung nach insofern besonders bemerkenswert, als hier an denselben Organen hintereinander zwei entgegengesetzte Wirkungen des Atr zu beobachten waren, die wir dahingehend deuten möchten, daß dem hemmenden und dem fördernden Effekt des Atr zwei verschiedene Wirkungsmechanismen zugrunde liegen.

B. Musculus rectus abdominis des Frosches.

Nachdem wir am Blutegelmuskel eine je nach Atr-Dosis verschiedene Reaktionsweise gesehen hatten, untersuchten wir, ob eine fördernde Wirkung des Atr auf den ACh-Effekt auch am Froschrectus zu sehen ist. Da bekannt ist, daß der Froschrectus im Gegensatz zum Blutegel seine Empfindlichkeit gegenüber ACh durch Eserinzugabe kaum steigert, führten wir die Versuche am nichteserinisierten M. rectus durch. Die ACh-Empfindlichkeit lag sehr konstant zwischen $1:5 \cdot 10^5$ und $1:10^7$. Die Abnahme der Kontraktionshöhe auf mehrere gleiche ACh-Dosen, wie sie für den Blutegel charakteristisch war, trat beim Rectus nicht oder kaum in Erscheinung. Die Atr-Dosis wurde zwischen $1:10^4$ und $1:10^3$ variiert. Aus den 238 Vorversuchen wurde für die 61 Kombinationseffekte in der beschriebenen Art die Fehlerbreite der bereinigten Streuung der Vorversuche errechnet. Die Auswertung erfolgte wieder unter Gruppierung nach der Atr-Dosierung. Es zeigte sich, daß die je 24 Kombinationseffekte mit Atr $1:10^4$ und $1:5 \cdot 10^3$ eine signifikante Hemmung aufwiesen (P $<$ 0,001), während die 13 mit Atr $1:2 \cdot 10^3$—$1:10^3$ kombinierten ACh-Effekte völlig aufgehoben waren. Nicht in einem einzigen Falle war eine verstärkende Wirkung des Atr auf die ACh-Kontraktion am Froschrectus zu sehen.

Fermentansätze.

Hemmung der Cholinesterase durch Atropin.

Durch den am Blutegel demonstrierbaren Synergismus zwischen ACh und Atr wurde uns der Gedanke nahegelegt, die Hemmung der Cholinesterase als Ursache dieses Effektes anzunehmen, zumal das umgekehrt proportionale Verhalten von Eserin und Atr zueinander auf einen gemeinsamen Angriffspunkt dieser beiden Alkaloide schließen ließ. Wir untersuchten aus diesem Grunde nochmals die Hemmwirkung des

Atr auf die Cholinesteraseaktivität verschiedener Fermentpräparate, obwohl in der Literatur[5, 6, 7, 8, 9] schon eine Reihe von Arbeiten über diese Fragestellung vorliegt. Wir fanden in guter Übereinstimmung mit diesen, daß folgende Atr-Dosen zu einer deutlichen Hemmung führten: Pseudoesterase aus menschlichem Serum etwa 75% gehemmt durch 0,003 m; Erythrocytenesterase des Menschen etwa 65% durch 0,03 m, Kaninchenhirnesterase etwa 30% durch 0,01 m, Hundehirnesterase etwa 30% durch 0,01 m und die Cholinesterase aus Blutegelmuskulatur etwa 50% durch 0,01 m Atropin. sulfur. Diese Werte schwanken allerdings unter veränderten Versuchsbedingungen (Extraktionsdauer, Alter des Esterasepräparates usw.) erheblich, so daß eine Übertragung der durch die Warburg-Methodik ermittelten absoluten Konzentrationen auf andere experimentelle Anordnungen, wie sie z. B. isolierte Organe darstellen, nur bedingt möglich ist. Wesentlich scheint uns zu sein, daß Atr überhaupt Anticholinesterase-Eigenschaften besitzt und daß das Wirkungsverhältnis von Atr zu Eserin auch hier wie gleichermaßen am isolierten Blutegelmuskel 1000:1—10000:1 beträgt.

Phrenicus-Zwerchfellpräparat der Ratte.

Die Cholinesterase-Hemmversuche mit Atr hatten uns weiterhin in der Annahme bestärkt, daß der am Blutegel beobachtete „paradoxe" Atr-Effekt durch Hemmung der Cholinesterase zu deuten sei. Wir suchten nach einem weiteren isolierten Organ, an dem dieses Phänomen zu reproduzieren sein würde. Folgende Bedingungen mußten gestellt werden:

1. Eine große Atr-Unempfindlichkeit der „eigentlichen ACh-Receptoren",

2. Eine relativ hohe Cholinesteraseaktivität.

Geeignet schien uns die Skeletmuskulatur des Warmblüters. Hohe Dosen ACh führen am Phrenicus-Zwerchfellpräparat der Ratte zu einer Erschwerung der neuromuskulären Übertragung, während die durch direkte Reizung ausgelösten Kontraktionen keine Abnahme ihrer Amplitude zeigen (mit Ausnahme des kleinen Abschnittes, um den die direkt ausgelösten Kontraktionen bei intakter Endplatte die indirekt ausgelösten überragen). Wir wählten ACh-Konzentrationen, die einen schwach ausgeprägten Effekt bedingten ($1:2 \cdot 10^3$—$1:10^4$). Atr in der Dosierung $1:2 \cdot 10^4$—$1:10^5$ zeigte keine Beeinflussung oder eine leichte Vergrößerung der Kontraktionen. Wurde nun dieser „unterschwelligen" Atr-Dosis ACh zugefügt, so führte dieses zu einer neuromuskulären Hemmung, die um ein Vielfaches stärker war als vor der Atr-Gabe (Abb. 2). Dieser Effekt war reversibel, denn nach dem Ausspülen trat die ACh-Wirkung wieder in dem Ausmaß wie vor der Atropinisierung in Erscheinung.

Um die unphysiologisch hohen ACh-Dosen zu umgehen, versuchten wir den Synergismus zwischen ACh und Atr mit dem endogen an der

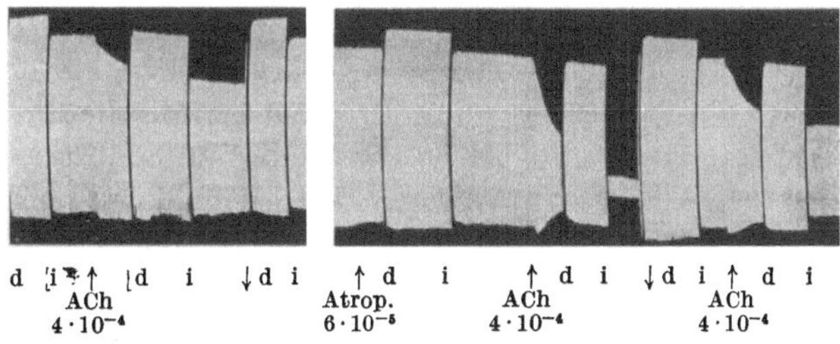

Abb. 2. Synergismus zwischen Acetylcholin und Atropin am Phrenicus-Zwerchfellpräparat der Ratte. Reizung: Frequenz $^1/_3$ Hz, Impulsdauer 1 msec, Intensität supramaximal. d direkte Reizung, i indirekte Reizung, ACh Acetylcholinchlorid, $Atrop.$ Atropin. sulfur. ↓ = 3mal Badwechsel.

Endplatte entstehenden ACh zu zeigen. Zu diesem Zweck erhöhten wir die Reizfrequenz bis auf einen Wert, bei dem nach einer vorübergehenden Verbesserung eine Verschlechterung der Überleitung auftrat (Abb. 3). Unter unseren experimentellen Bedingungen genügte die Frequenz von 2—3 Hz, um den Beginn einer WEDENSKY-Hemmung, deren Ursache in

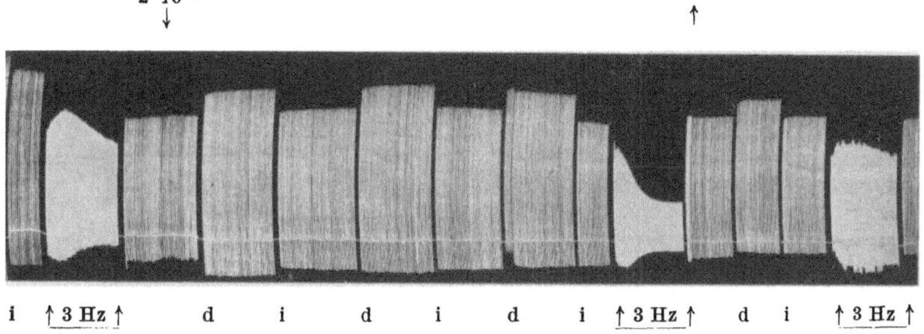

Abb. 3. Verstärkung der „WEDENSKY-Hemmung" durch Atropin am Phrencus-Zwerchfellpräparat der Ratte. Reizung: Frequenz $^1/_3$ Hz und 3 Hz, Impulsdauer 1 msec, Intensität supramaximal. d direkte Reizung, i indirekte Reizung, $Atrop.$ Atropin. sulfur. ↓ = 3mal Badwechsel.

einer Anhäufung von ACh an der Endplatte gesucht wird, zu erreichen. Fügten wir dem Bade eine „unterschwellige" Menge Atr zu und erhöhten nach etwa 15 min Einwirkungszeit wieder die Reizfrequenz, so setzte sofort eine starke Hemmung der neuromuskulären Übertragung ein. Auch dieser Effekt war reversibel. Die eben beschriebene Beeinflussung der ACh-Effekte durch Atr ist identisch mit den Wirkungen, die Eserin bzw. Prostigmin auf ACh unter denselben Bedingungen ausüben.

Besprechung der Versuchsergebnisse.

Zwischen Atr und ACh kann ein synergistisches Verhalten an isolierten Organen gezeigt werden. Am Blutegelmuskel werden die ACh-Kontraktionen durch Atr verstärkt. Dieser Effekt wird um so deutlicher und leichter demonstrierbar, je mehr die Cholinesterase durch Zusatz von Eserin gehemmt ist. Am Phrenicus-Zwerchfellpräparat der Ratte entspricht die Beeinflussung der ACh-Effektes durch Atr der durch Eserin, d. h. die durch ACh ausgelöste Hemmung wird verstärkt. Sowohl das dem Präparat zugesetzte ACh als auch das an der Endplatte entstehende unterliegt dieser Atr-Wirkung. Diese Befunde weisen stark auf die bekannte Anticholinesterase-Eigenschaft des Atr hin, die wir mittels Warburg-Methodik gegenüber verschiedenen Esterasepräparaten bestätigen konnten. Es ergab sich dabei, daß die Pseudoesterase aus menschlichem Serum eine ausgeprägte Hemmung durch 0,003 m und die echten Esterasepräparate durch etwa 0,01 m Atr erfuhren. Für das Wirkungsverhältnis zwischen Atr und Eserin ergibt sich in diesen Versuchen eine ähnliche Relation wie aus den Experimenten am isolierten Blutegelmuskel, nämlich 1000:1—10000:1.

Zur Erklärung des „paradoxen" Atr-Effektes glauben wir folgende Befunde zur Verfügung zu haben:

1. Das umgekehrt proportionale Verhalten von Atr und Eserin gegenüber der ACh-Verstärkung am Blutegel.

2. Die Identität der Atr- und Eserinwirkung auf die durch ACh bedingte Erschwerung der neuromuskulären Übertragung am Nerv-Muskelpräparat.

3. Die Anticholinesterase-Eigenschaft des Atr in vitro.

4. Die Atr-Unempfindlichkeit der „ACh-Receptoren" der untersuchten Organe.

Da uns kein entgegenstehender Befund bekannt ist, folgern wir aus den genannten Gründen, daß der Synergismus zwischen ACh und Atr durch die Hemmung der Cholinesterase zustande kommt. Voraussetzung dafür, daß dieses Phänomen sichtbar wird, ist eine starke Unempfindlichkeit der „ACh-Receptoren" des betreffenden Organs gegenüber Atr. Diese ist bei allen Drüsen, glatten Muskeln und dem Herzmuskel nicht vorhanden, denn für diese ist die Aufhebung der ACh-Wirkung durch Atr typisch. Ob auch hier eine Hemmung der Cholinesterase durch Atr auftritt, läßt sich nicht entscheiden, da Atr in einer Konzentration, bei der die Fermenthemmung wirksam würde, schon zu einer völligen Blockade des ACh-Receptoren führt. Aus der etwa gleichen Empfindlichkeit der

Cholinesterasen gegenüber Atr läßt sich aber vielleicht der Schluß ziehen, daß Atr generell seine Anticholinesterasewirkung entfaltet. Die Seltenheit des „paradoxen" Atr-Effektes liegt darin begründet, daß die ACh-Receptoren des Gewebes eine größere Atr-Empfindlichkeit aufweisen als die Cholinesterase. Das Vorkommen dieser Atr-Wirkung wurde aber erst vor kurzem von HEUBNER[10] betont und auch die „curious observations" von BÜLBRING[1] und DUTTA[11] am Phrenicus-Zwerchfellpräparat der Ratte fänden so ihre Deutung. Die Tatsache, daß der Synergismus am M. rect. abd. nicht zu zeigen war, ist wohl bedingt durch die geringe Fermentaktivität des Froschmuskels.

Um die Schwierigkeiten, die einer exakten Auswertung von Substanzen an isolierten Organen entgegenstehen, weitgehend zu überwinden, wandten wir eine von LINDER angegebene statistische Methode auf unsere Versuchsanordnung an. Durch die Eliminierung der konstitutionellen Streuung aus der Gesamtstreuung der Vorversuche erhält man die bereinigte Streuung mit den entsprechenden Sicherheitsgrenzen für $P = 0,05$ und $P = 0,001$. Der Mittelwert der Kombinationseffekte ist signifikant gehemmt bzw. gefördert, wenn sein Mittelwert außerhalb der Grenzen von $P = 0,001$ liegt und unbeeinflußt, wenn dieser sich innerhalb der Grenzen $P = 0,05$ befindet.

Da die Überprüfung der Häufigkeitsverteilung der Effekte für eine bestimmte Dosis ACh sowohl für den Blutegel wie auch den M. rect. abd. eine bessere Anpassung an die GAUSSsche Normalverteilung ergab, wenn eine logarithmische Klasseneinteilung vorgenommen wurde, legten wir der gesamten statistischen Rechnung logarithmische Zahlen zugrunde.

Zusammenfassung.

1. Am Blutegelmuskel und am Phrenicus-Zwerchfellpräparat der Ratte wirken Atropin und Acetylcholin unter bestimmten Bedingungen synergistisch.

2. Der Acetylcholineffekt am M. rect. abd. des Frosches wird durch Atropin gehemmt.

3. Atropin ist ein Hemmstoff der Pseudo- und der echten Cholinesterase, wie Versuche mittels WARBURG-Apparatur ergaben.

4. Der „paradoxe" Atropineffekt beruht wahrscheinlich auf einer Hemmung der Cholinesterase.

5. Zur exakten Erfassung der Kombinationseffekte an isolierten Organen wird eine von LINDER für eine andere Versuchsanordnung angegebene statistische Methode übernommen.

Literatur.

[1] Bülbring, E.: Brit. J. Pharmacol. 1, 38 (1946). — [2] Schäfer, H.: Pflügers Arch. 244, 475 (1941). — Schäfer, H., E. Bleicher u. F. Eckervogt: Pflügers Arch. 251, 491 (1949). — [3] Grandjean, E., et A. Linder: Helvet. physiol. Acta 5, 441 (1947). — [4] Weber, E.: Grundriß der biol. Statistik. Jena: Fischer 1948. — [5] Ammon, R.: Pflügers Arch. 233, 486 (1935). — [6] Keeser, E.: Klin. Wschr. 17, 1811 (1938). — [7] Kaswin: C. r. Soc. Biol. Paris 130, 859 (1939). — [8] Schaller, K.: Z. klin. Med. 141, 565 (1942). — [9] Frey, E.: Arch. exper. Path. u. Pharmakol. 205, 137 (1948). — [10] Heubner, W.: Diskussionsbemerkung Pharmakologenkongreß 1951. — Dutta, N. K.: Brit. J. Pharmacol. 4, 197 (1949).

Dr. Heinz Lüllmann, Mainz,
Pharmakol. Institut der Universität, Langenbeckstr. 1.

Arch. exper. Path. u. Pharmakol., Bd. 215, S. 19—24 (1952).

Aus dem Pharmakologischen Institut der Universität des Saarlandes,
Saarbrücken/Homburg.

Zur Auswertung hustenstillender Arzneimittel* **.

Von

R. DOMENJOZ.

Mit 3 Textabbildungen.

(Eingegangen am 29. Januar 1952.)

Eine quantitative Auswertung hustenstillender Pharmaka ist mit den
verschiedensten Methoden versucht worden. Hierbei wu de sowohl der
Hustenreflex selbst, als seine Auswirkung auf die Expektoration als
Kriterium der Wirksamkeit benutzt. Eine gewisse Beurteilung, wenn
auch nicht des Hustens und der Hustenstillung, so doch der Summe
aller an der Expektoration beteiligten Vorgänge erlauben die
röntgenologischen Methoden (GORDONOFF), bei denen gemessen wird,
in welcher Zeit und unter welchen Umständen ein experimentell
in die Trachea oder in die Lunge eingeführtes Kontrastmittel wieder
entleert wird.

Die bisher beschriebenen Methoden zur Prüfung spezifischer Hustenmittel
sind charakterisiert durch die Art und Weise, wie der als Test benützte Hustenreflex ausgelöst wurde. Von ERNST wurde bei Katzen, durch Injektion von LUGOL-
scher Lösung in die Thoraxwand, eine chronische Pleuritis gesetzt; durch mechanische Reizung im Gebiet der Injektion bzw. an der Trachea konnte dann jeweils
ein Hustenanfall ausgelöst werden. Diese Versuchsbedingungen haben eine enge
Beziehung zum Husten bei Pleuritis, lassen sich aber mit dem physiologischen
Reflexablauf weniger gut vergleichen.

Bei der Methode von EICHLER und SMIATEK wird Husten beim Meerschweinchen
durch Einatmung reizender Gase und Nebel ausgelöst. Die Autoren konnten nach
Inhalation von Schwefelsäureaerosol eine hustenstillende Wirkung von Morphin
und Dicodid demonstrieren. Für Morphin und Dicodid wurde dabei die Schwelle
der Wirksamkeit mit 0,5 mg/kg angegeben; erst höhere Dosen ergaben eine deutliche Unterdrückung des Reizhustens. Als Kritik dieser Methode darf gesagt
werden, daß der chemische Reiz durch ein Schwefelsäureaerosol dem physiologischen Hustenreiz nicht adäquat ist. In neuerer Zeit wurde von HOEGLUND und
MICHAELSSON und von TRENDELENBURG versucht, mit Hilfe chemischer Reizung
am Menschen eine Auswertung hustenstillender Pharmaka durchzuführen, wobei

---

* Nach Versuchen aus dem Pharmakologischen Laboratorium der J. R. Geigy-
A.-G., Basel.

** Herrn Professor Dr. W. HEUBNER zum 75. Geburtstag gewidmet.

der Reflex durch Einatmung genau dosierter Mengen von Ammoniakdämpfen ausgelöst wird. Die Autoren konnten mit ihrer Methode einen quantitativen Vergleich
bekannter Hustenmittel am Menschen durchführen.

Von Kroepfli wurde gezeigt, daß der bei der Katze nach Einblasen von
Seifenpulver in die Trachea auftretende Reizhusten zum pharmakologischen Nachweis hustenstillender Wirkungen benutzt werden kann; für Morphin ergab sich
bei der Katze eine sichere Hemmung des Hustenreflexes mit Dosen von 0,25 mg/kg,
intravenös.

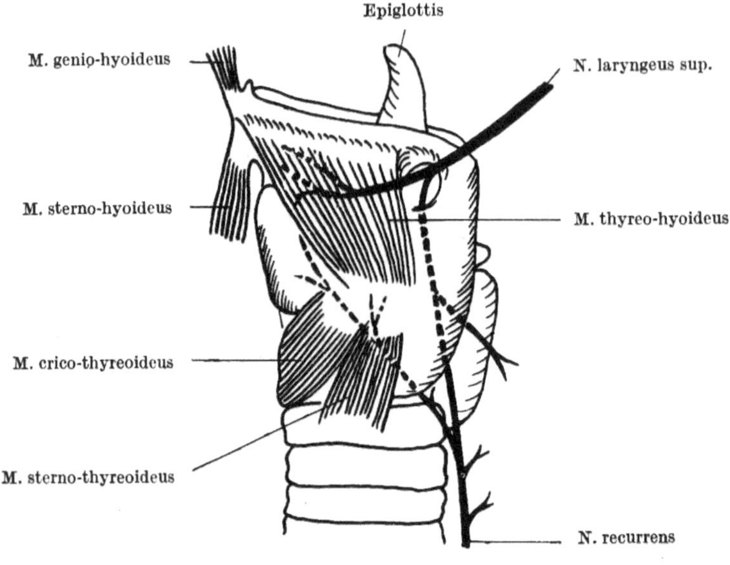

Abb. 1.

Topographie des N. laryngeus superior bei der Katze nach Jackson, Experimental Pharmacology
and Materia Medica, Mosby Cy., St. Louis 1939, S. 402.

Besondere Beachtung verdient die vor kurzem von Schroeder beschriebene
Wertbestimmung hustenstillender Substanzen am Vagusschlingenhund. Als besondere Vorteile seiner Methode hebt der Autor mit Recht hervor: die Auswertung
am nichtnarkotisierten Tier, die genaue Dosierbarkeit des elektrischen Reizes und
die Möglichkeit einer wiederholten Verwendung des gleichen Tieres.

Die Publikation von Schroeder gab uns Veranlassung, *unsere Auswertungsmethode* zu beschreiben, die wir seit rund 3 Jahren mit gutem
Erfolg verwenden. Aus der Physiologie ist bekannt, daß die wichtigste
reflexogene Zone für den Hustenvorgang, die Trachealschleimhaut unterhalb der Stimmbänder, ihre afferenten Impulse über den N. laryngeus
superior zum N. vagus und zum Hustenzentrum schickt. Durch elektrische
Reizung des N. laryngeus sup. gelingt es, in beliebigen Zeitintervallen
intensitätsgleiche Hustenstöße hervorzubringen.

Unsere Versuche wurden an gesunden Katzen im normalen Gewicht durchgeführt. Interessant ist, daß beim narkotisierten Hund die elektrische Reizung des N. laryngeus sup. nicht zu einem Hustenanfall führt, wohl aber die Reizung des N. vagus. Wichtig für das Gelingen der Methode ist die Wahl eines geeigneten Narkoticums und das Einhalten einer relativ oberflächlichen Narkose. Unsere Versuche wurden mit Numal „Roche" durchgeführt, wobei üblicherweise 55 mg/kg intraperitoneal verabreicht wurden. Wie wir uns in einer Reihe von Experimenten

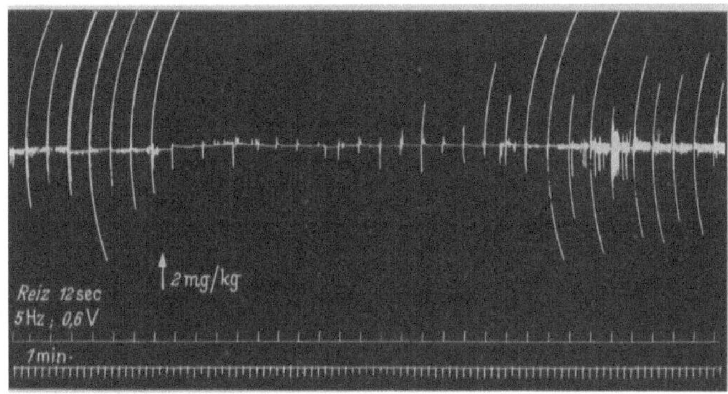

Abb. 2.
Husten bei elektrischer Reizung des N. laryngeus superior an der Katze. Wirkung von 2 mg/kg Taoryl, i.v. (Versuch Nr. 54, Katze 2,13 kg, Numal, 55 mg/kg i.p.).

überzeugen konnten, gelingt der Versuch, d. h. die Auslösung des Hustenreflexes nicht, wenn man z. B. Chloralose als Narkoticum verwendet.

Etwa 45 min nach der Injektion des Narkoticums wird mit der Präparation des N. laryngeus sup. begonnen. Der N. laryngeus ist im Bereich des M. thyreo-hyoideus leicht aufzufinden und muß sorgfältig, ohne Zerrung, präpariert werden (Abb. 1). Die Reizelektrode muß beweglich montiert sein, damit sich auch während der Hustenanfälle keine Zerrung des Nerven ergibt. Zur Reizung verwendeten wir ein Gerät der Fa. Silenic. Es handelte sich dabei um einen Gleichstromgenerator, der erlaubt, mit rechteckigen Stromstößen beliebiger Frequenz und Intensität zu reizen. Die Reizfrequenz betrug in unseren Versuchen 5 Hz, bei einer Reizintensität zwischen 0,15 und 3 V. Die Reizdauer betrug zwischen 5 und 15 sec wurde aber während des Versuches nicht geändert. Das Zeitintervall zwischen zwei Reizen lag zwischen 60 und 180 sec. Unsere Reizanlage war mit einer automatischen Schaltvorrichtung versehen, die in dem gewählten Zeitintervall selbsttätig den gleichen Reizstrom lieferte.

Zur Registrierung des Hustenstoßes wurde eine MAREYsche Kapsel benutzt. Die Hustenanfälle lassen sich dabei sehr gut von der eigentlichen Atmungstätigkeit unterscheiden. Eine Voraussetzung für das Zustandekommen des Hustens liegt darin, daß die Trachealkanüle *per os* bis an den Larynx herangeführt wird. Die Stimmritze selbst muß beweglich bleiben, damit das Tier durch Kontraktion der

Atmungsmuskulatur und Verschluß der Stimmritze den charakteristischen Thoraxinnendruck produzieren kann.

Die Applikation der Versuchssubstanzen erfolgte intravenös; Injektionsvolumen: etwa 0,5 cm³, Injektionsgeschwindigkeit: 1 cm³/min.

Die Untersuchung einiger Pharmaka mit hustenstillendem Effekt ergab folgende *Schwellenwerte der Wirkung* (Zähler = Zahl der Tiere mit deutlicher Hustenstillung; Nenner = Gesamtzahl der untersuchten Tiere).

Tabelle 1.

Dosen	0,03	0,1	0,25	0,3	1,0	3,0 mg/kg i.v.
2-Dimethylamino-4-4-diphenylheptanon (Polamidon) . .	0/5	4/5		5/5		
Morphin HCl	0/5	3/6	5/5			
Codeinphosphat				0/5	5/6	2/2
Taoryl*				0/2	5/6	

* Taoryl = Bis (1-carbo-β-diäthylaminoäthoxy-1-phenyl-cyclopentan) äthandisulfonat.

Unsere Schwellenwerte für den hustenstillenden Effekt von Polamidon, Morphin und Codein liegen niedriger, als die von anderen Autoren mit anderen Methoden gewonnenen Resultate, was für den Wert unserer Technik spricht. Von Schroeder wurden leider keine Angaben gemacht über die in seinen Versuchen am nichtnarkotisierten Tier festgestellten minimalen wirksamen Dosen; es ist wahrscheinlich, daß am normalen Tier eine Hustenstillung schon mit niedrigeren Dosen nachweisbar ist. Wir möchten die Bedeutung der Narkose und die aus ihr resultierenden Nachteile bei unserer Auswertungsmethode nicht unterschätzen, glauben aber, daß gerade für pharmakologische Vergleiche und Reihenuntersuchungen die Verwendung narkotisierter Tiere eher einen praktischen Vorteil bedeutet.

Im Zusammenhang mit der Untersuchung des Taoryls, dessen wirksame Base sich auch im Parpanit findet, prüften wir zur Ergänzung noch Atropin und Papaverin. Es ist interessant, daß mit beiden Spasmolytica eine quantitativ ähnliche, wenn auch weniger eindrucksvolle Hustenstillung möglich ist. Mit Papaverin konnte, allerdings erst mit Dosen von 10 mg/kg, eine kurzdauernde Hemmung des Hustenreflexes erzielt werden. Bei Atropin lag die untere Grenze der noch erfaßbaren hustenhemmenden Wirkung bei Dosen zwischen 1,0 und 3,0 mg/kg.

Daß unsere Versuchsanordnung dem physiologischen Husten adaequat ist, konnten wir in einem Experiment mit Parpanit rein zufällig erkennen. Wir hatten eine Katze für einen Blutdruckversuch in üblicher Weise mit Numal narkotisiert, als uns auffiel, daß dieses Tier einen außerordentlich starken, regelmäßigen spontanen Husten zeigte, der wahrscheinlich auf eine Tracheabronchitis zurückzuführen war. Nach Einsetzen der Tracheakanüle konnten wir diesen andauernden spontanen Husten registrieren. Eine i. v. verabreichte Dosis von 1 mg/kg Parpanit

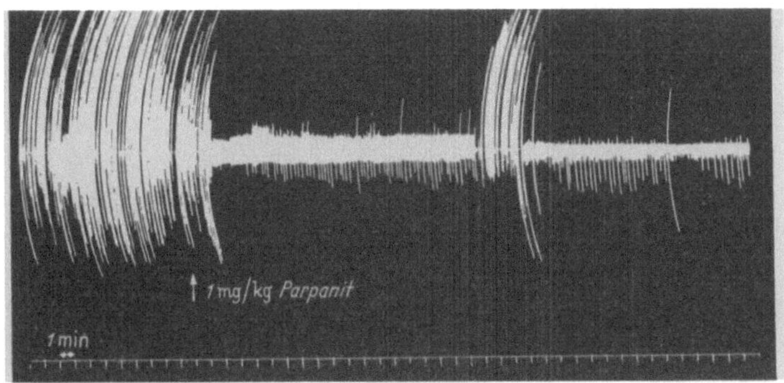

Abb. 3.
Spontanhusten bei einer Katze mit Tracheo-Bronchitis. Hustenstillende Wirkung von
1 mg/kg Parpanit i.v. (Versuch Nr. 2328, Katze 4,2 kg, Numal 55 mg/kg i.p.).

ergab auf sehr lange Zeit hinaus eine vollständige Sistierung der Anfälle (Abb. 3). Wir sehen in diesem Zufallsbefund eine interessante Ergänzung unserer Auswertungsmethode und, darüber hinaus, eine einwandfreie Demonstration der hustenstillenden Wirkung des Parpanits.

Auch bei den Antihistaminica Benadryl und Synopen konnten wir mit unserer Methode eine deutliche hustenstillende Wirkung erfassen (DOMENJOZ), eine Komponente, die im Falle des Benadryls auch therapeutisch verwendet wird. Daß hier etwa nur ein unspezifischer sedativhypnotischer Effekt vorliegt, ist deshalb unwahrscheinlich, weil beide Antihistaminica an der Katze erregend wirken, und weil Synopen, das auch am Menschen nur gelegentlich sedative Eigenschaften zeigt, sogar in niedrigerer Dosierung (ab 3,0 mg/kg) wirksam ist als Benadryl (3,0 bis 10,0 mg/kg).

Zusammenfassung.

Der durch elektrische Reizung des N. laryngeus superior an der mit Numal narkotisierten Katze auslösbare Hustenreflex wird zur Auswertung von hustenstillenden Arzneimitteln empfohlen.

Literatur.

Domenjoz, R.: Kongreßbericht Internationaler Allergiekongreß Zürich, September 1951 (im Druck). — Eichler, O., u. A. Smiatek: Arch. exper. Path. u. Pharmakol. 194, 621 (1940). — Ernst, A. M.: Arch. internat. Pharmacodynamie 58, 363 (1938); 61, 74 (1939). — Gordonoff, T.: Fortschr. Ther. 1931, 549. — Hoeglund, N. J., u. M. Michaelsson: Acta physiol. scand. 21, 168 (1950). — Kroepfli, P.: Helvet. Physiol. Acta 8, 33 (1950). — Schroeder, W.: Arch. exper. Path. u. Pharmakol. 212, 433 (1951). — Trendelenburg, U.: Acta physiol. scand. 21, 174 (1950).

Prof. Dr. R. Domenjoz, Pharmakol. Institut
Homburg/Saarland.

Arch. exper. Path. u. Pharmakol., Bd. 215, S. 25—28 (1952).

Aus dem Hauptlaboratorium der SCHERING-A.-G., Berlin-West.

Die myotrope Wirkung der Nebennieren-Androgene*.

Von

HEDWIG LANGECKER.

(Eingegangen am 15. Januar 1952.)

Zu den Einflüssen der männlichen Sexualhormone anf den Stoffwechsel gehört eine für den Menschen und die Laboratoriumstiere nachgewiesene eiweißaufbauende Wirkung (KOCHAKIAN[1], KENYON[2]).

So konnten PAPANICOLAOU und FALK[3] zeigen, daß der Temporalmuskel des weiblichen Meerschweinchens, der nach Kastration an Größe abnimmt, unter Behandlung mit androgenen Steroiden wieder normale Größe erreicht.

WAINMANN[4] fand, daß nach Kastration bei der Ratte der perineale Muskelkomplex atrophiert und Testosteron diese Wirkung antagonistisch beeinflußt. Unter den Muskeln ist der Levator ani technisch der bestzugängliche und wird daher nach dem Vorschlag von EISENBERG[5] für die Feststellung einer myotropen Wirkung benutzt. Der Levator ani ist bei der männlichen kastrierten Ratte viel kleiner als beim normalen Männchen. Testosteron und andere Steroide mit anaboler Wirkung gleichen die Größe des Kastratenmuskels der Norm an bzw. führen zu seiner Hypertrophie. Der myotrope Effekt geht nicht parallel mit dem androgenen.

DAVIDSON[6] gelang es, an kastrierten Ratten eine Vergrößerung von Samenblase und Prostata mit Hypophysenextrakten unter gleichzeitiger Hypertrophie der Nebennieren herbeizuführen. Da diese Wirkung in Abwesenheit der Nebenniere ausbleibt, ist erwiesen, daß die Nebenniere Androgene sezerniert.

Kranke mit Überproduktion an androgenen Steroiden zeigen Überentwicklung der Muskulatur und Wachstumsbeschleunigung (Tumoren der interstitiellen Zellen des Hodens und Nebennierentumoren). ALBRIGHT[7] nimmt an, daß im Adrenogenitalsyndrom eine vermehrte Bildung von N-Hormon der Nebenniere vorliegt, das zu Plasma-Aufbau führt. Es scheint daher von Interesse, den Einfluß der Nebenniere auf die Größe des Levator ani bei der Ratte zu verfolgen.

An 3 Gruppen von je 20 männlichen Ratten im Gewicht von 130—200 g wurden die Nebennieren einzeitig exstirpiert. Die Tiere saßen im Wärmeschrank und wurden mit Kochsalz getränkt. Die erste Gruppe blieb als Kontrollgruppe unbehandelt.

---

* Herrn Prof. Dr. W. HEUBNER zum 75. Geburtstag gewidmet.

Tabelle 1. *Die Gewichte von Keimdrüsen, Prostata, Samenblase und Levator ani bei der nebennierenlosen Ratte.*

Behandlung	Zahl der Tiere	Tage nach Operation	Hoden			Mittelwert normaler Ratten mg/100 g	Prostata			Mittelwert normaler Ratten mg/100 g	Samenblase			Mittelwert normaler Ratten mg/100 g	Levator ani			Mittelwert normaler Ratten mg/100 g
			mg/100 g	M	ε		mg/100 g	M	ε		mg/100 g	M	ε		mg/100 g	M	ε	
ohne	1	5	1280	1280			65	65			323	323				21		
	8	7	1080—1624	1384	64		228—350	287	15		207—517	324	37		14—72	44	5	
	11	14	1135—1582	1297	56	1244	115—413	296	55	383	203—516	375	50	413	9—62	28	5,7	87
	3	19	1387—1565	1440	53		58—138	106	24		74—192	135	33		16—32	24,8		
	3	20	1156—1504	1292	34		258—354	295	30		300—398	345	28		27—56	38	8,9	
Doca 1mg/Tg und Ratte	11	7	649—1237	1019	60		69—552	286	40		121—561	168	36		26—84	57	4,4	
	10	14	301—1148	767	97		99—593	202	33		19—361	172	34		38—138	63	10,3	
Testosteron-propionat 1 mg/Tg und Ratte	9	7	606—1762	1243	112		152—842	503	84		513—1086	822	58		75—121	94	6,8	
	5	12	968—1488	1230	88		633—853	672	43		789—1055	939	43		82—135	114	9,3	

Die Tiere der zweiten Gruppe erhielten täglich 1 mg Desoxycorticosteronacetat, die dritte Gruppe 1 mg Testosteronpropionat subcutan. Die Tiere wurden nach einer bzw. zwei Wochen getötet und das Gewicht der Hoden, Samenblasen, Prostata und des Levator ani bestimmt.

In Tab. 1 ist für die einzelnen Rattengruppen das Mittel (m) und die mittlere Abweichung (ε) der Gewichte zusammengestellt und zu den Werten normaler Rattenorgane in Beziehung gesetzt.

Das Gewicht der Hoden ist bei unbehandelten, nebennierenlosen Ratten gleich dem normaler Tiere. Das Gewicht von Prostata und Samenblase nimmt bereits nach einer Woche ab, ebenso das des Levator ani. Unter gleichzeitiger Testosteronbehandlung sind die Hoden nebennierenloser Tiere vom gleichen Gewicht wie die der Kontrolle. Die Gewichte von Samenblase und Prostata sind wesentlich höher als die der normalen Tiere. Der Levator ani zeigt gleichfalls Hypertrophie. Unter Desoxycorticosteron-Behandlung liegen die Hodengewichte etwas niedriger als die der unbehandelten Tiere. Auch Prostata und Samenblase sind kleiner. Das gleiche gilt für den Levator ani.

Die Nebennieren-Exstirpation ist zwar bei der Ratte nicht als eine vollkommene anzusehen, und man kann daher diese Tiere nur als Nebennieren-Schwächlinge bezeichnen. Sie zeigen jedoch eine deutliche Gewichtsabnahme der akzessorischen Geschlechtsdrüsen und des Levator ani. Es sind demnach die Nebennierenandrogene bei der Ratte auch bei intakten Keimdrüsen an der Aufrechterhaltung sowohl der akzessorischen Geschlechtsdrüsen als auch der perinealen Muskulatur beteiligt.

Eine myotrope Wirkung der Nebennieren-Androgene geht auch aus Versuchen von GORDON[8] hervor, der an der kastrierten Ratte mit ACTH eine Hypertrophie der Samenblase und des Levator ani erzeugen konnte.

Aus der Gruppe der Mineralocorticoide ist Desoxycorticosteron nicht imstande, den Ausfall der Nebennierenandrogene wettzumachen, ja im Gegenteil, die so behandelten Tiere zeigen auch eine Reduktion ihrer Keimdrüsen, vielleicht infolge von Hypophysen-Hemmung.

Testosteron vermag auch den Ausfall der Nebennierenandrogene hinsichtlich myotroper Wirkung zu ersetzen.

Zusammenfassung.

Es wird an nebennierenlosen männlichen Ratten 1—2 Wochen nach der Operation das Gewicht von Hoden, Prostata, Samenblase und Levator ani ermittelt, und zwar bei unbehandelten Tieren und nachdem sie mit Desoxycorticosteron bzw. Testosteron behandelt worden waren. Bei den nebennierenlosen Ratten nimmt das Gewicht der akzessorischen Geschlechtsdrüsen ab, ebenso das des Levator ani. Die Hoden bleiben im Gewicht unverändert. Testosteron normalisiert sowohl die Gewichte von Prostata und Samenblase als auch das des Levator ani. Desoxycorticosteron ist ohne Einfluß. Die Nebennierenandrogene sind bei der Ratte bei intakten Keimdrüsen an der Aufrechterhaltung der akzessorischen Geschlechtsdrüsen beteiligt und entfalten auch eine myotrope Wirkung.

Literatur.

[1] Kochakian, Ch. D.: Schweiz. med. Wschr. Nr. 41, S. 985. — [2] Kenyon, A. T., I. Sandiford, A. H. Bryan, K. Knowlton and F. C. Koch: Endocrinology 23, 135 (1938). — Kenyon, A. T., K. Knowlton, I. Sandiford, F. C. Koch and G. Lotwin: Endocrinology 26, 26 (1940). — [3] Papanicolaou, G. N., and E. A. Falk: Science (Lancaster, Pa.) 87, 238 (1938). — [4] Wainmann, P., and G. C. Shipomoff: Endocrinology 29, 275 (1941). — [5] Eisenberg, Eugene, and S. Gordan: Gilbert J. of Pharmacol. 99/1, 38 (1950). — Davidson, C. S., and H. D. Moon: Proc. Soc. Exper. Biol. a. Med. 35, 281 (1936). — Davidson, C. S.: Proc. Soc. Exper. Biol. a. Med. 36, 703 (1937). — [7] Albright, F.: The Harvey Lecture Series 38, 123 (1942/43). — [8] Gordon, E. S., Rec. progr. Horm. Res. Vol. V, 1950, 437.

Prof. Dr. Hedwig Langecker, Berlin N 65, Schering A.-G.

Arch. exper. Path. u. Pharmakol., Bd. 215, S. 29—38 (1952).

Dept. of Pharmacology, State University of New York at Syracuse,
College of Medicine, USA.

Renal vascular changes produced by the mercurial diuretic salyrgan.

By
ALFRED FARAH* **.

With 3 Figures in the Text.

(Eingegangen am 21. Januar 1952.)

It is generally stated that mercurial diuretics do not change the hemodynamics of the kidney[1, 2]. On the other hand, reductions in kidney volume, renal blood flow and glomerular filtration have been described by a number of independent investigators[3, 4, 5], while DICKER[6] has shown that in rats salyrgan increases the diodrast and inulin clearances. A study of the available literature indicates that mercurials can produce several qualitatively and quantitatively different effects on the renal hemodynamics. In the present study an attempt will be made to characterize these mercurial-induced renal vascular changes in the dog and to elucidate the importance of these changes in the response of the kidney to these diuretics.

Methods: The mercurial employed was salyrganic acid*** (2- [(2-hydroxy-mercuri-3-methoxy-propyl) carbamyl] phenoxyacetic acid) which was dissolved in an equivalent amount of sodium hydroxide. Anaesthetized dogs weighing 8 to 17 kgms. were used in the present experiments. Pentobarbital anesthesia was induced with 30 mgm. per kgm. given intravenously fallowed by a continuous infusion of 0,03 to 0,06 mgm. of pentobarbital per kgm. per minute. The animals received either isotonic (0,86 per cent), hypertonic (2 per cent), or hypotonic 0,2 per cent in 3 per cent glucose) sodium chloride infusions into the external jugular or femoral vein. For purposes of renal clearance determinations the saline infusions contained adequate amounts of creatinine or inulin and para-aminohippurate. The clearance rate of para-aminohippurate, at low plasma concentrations (0,5—2 mg. per cent) was considered to be the effective renal plasma flow while glomerular filtration was measured by the renal clearance of inulin or creatinine. Details of the theoretical and practical considerations for these determinations have been discussed by SMITH[7] and GOLDRING and CHASIS[8]. Creatinine was determined by the method of FOLIN and WU[9] while inulin was measured by SCHREINERS method[10]. Para-aminohippurate was determined in plasma and urine by the method of SMITH, et al[11]. Sodium and potassium in plasma and urine were determined by means of

---

* In honor of Professor WOLFGANG HEUBNER on his 75th birthday.

** Supported by a grant from the Hendricks Research Fund, Syracuse N. Y. and Ciba Pharmaceutical Company, Summit, New Jersey.

*** Kindly supplied by Sterling-Winthrop Research Institute, Rensselaer, N. Y.

an internal standard flame photometer. Clearance determinations were usually begun about 60 minutes after the priming injections and constant infusion had been started. All blood samples were obtained from the femoral artery by means of an inlying arterial needle and heparin was the anticoagulant used in all the blood samples. Blood pressure was continuously recorded by means of a mercury manometer attached to the common carotid artery. Urine was collected by means of an inlying bladder catheter or by cannulating the individual ureters. The latter procedure made it possible to determine renal clearances on individual kidneys.

Direct renal blood flow was determined with a bubble flow meter[12] interposed between the left common carotid and left renal artery. The anticoagulant used was heparin and 5 mg. per kgm. was given initially followed by a constant infusion of approximately 0,5 mg. to 1 mgm. per kgm. per hour. The largest possible cannulae were introduced into the vessels and in most instances renal blood flow was interrupted for less than two minutes for introducing the cannula into the renal artery. The bubble flow meter was standardized after each experiment and details concerning the use and limitations of this apparatus have been described[13].

In the present studies the assumption is made that glomerular filtrate is an ultrafiltrate of plasma. The evidence available indicates that urinary sodium excretion is determined by the relation of sodium filtered in the glomeruli and the amounts of sodium reabsorbed by the renal tubules.

The following abbreviations will be used:

GFR	= glomerular filtration rate determined either by inulin or creatinine clearance.
PNa	= Plasma sodium concentration (mM/l).
GFRNa	= Sodium filtration rate.
GFRNa	= GFR X PNa.
UNa	= Urinary sodium concentration (mM/l).
V	= Urine volume (cc per min).
UNa X V	= Sodium excretion (mM per min).
GFRNa- (UNa X V)	= Sodium reabsorbed by the tubules.
RPF	= Renal plasma flow determined by the paraamino-hippurate (PAH) clearance at low plasma concentrations.

All values have been calculated on the basis of one m^2 of body surface. Surface area was calculated by the formula:

$$\text{Wt. } {}^{2/3}_{\text{kgm.}} \text{ X } 0.107 = \text{M.}$$

Results: The action of salyrgan on renal blood flow: Moeller[3] has shown that salyrgan reduces the kidney volume and that this decrease usually precedes the diuresis. Farah and Maresh[4] have confirmed this observation and have described an acute depression of renal blood flow in dogs. Duggan and Pitts[5] have described a depression of the renal circulation produced by the mercurial diuretic mercuhydrin, which could be prevented by infusions of isotonic sodium chloride. Differences in the mechanisms of production of these effects were probable and thus a restudy of these phenomena was indicated.

Three distinct types of depressions of renal blood flow could be characterized. The first or early type of depression of renal blood flow was studied by direct renal blood flow determinations by means of a bubble flow meter. The intravenous injection of 5 to 10 mg. per kg. of salyrgan produced a pronounced fall in renal blood flow 10 to 15 seconds after the injection of the mercurial (Fig. 1). This usually lasted für 5 to 15 minutes whereafter the blood flow was again normal. There was no fall in the blood pressure during the above changes. Monothiols such as cysteine or gluthathione or the dithiol 2,3 dimercaptopropanol (BAL) prevented or rapidly corrected this reduction in renal blood flow when given either

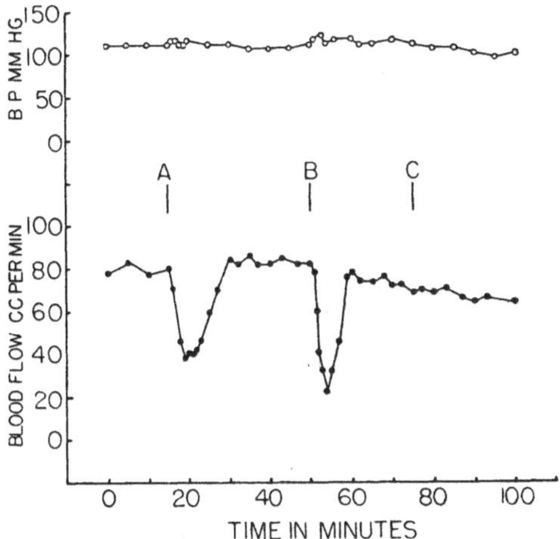

Fig. 1. The Action of Salyrgan on Blood-Flow in the Left Kidney. — Male dog 9.8 kg. Pentobarbital anesthesia, heparinized. Bubble flow meter placed between the left common carotid and left renal artery. ○—○ Blood pressure. ●—● Blood flow through the left renal artery. A. Intravenous injection of 10 mg. per kg. of salyrgan. B. Injection of 4 mg. salyrgan into the left renal artery. C. Simultaneous injection of 4 mg. of salyrgan and 10 mg. of glutathione into the left renal artery.

before or after the injection of the mercurial. It could be shown that about one tenth the intravenous dose was still effective when given into the renal artery (Fig. 1). This clearly indicated that this effect of the mercurial was due to a direct constrictor action on the renal vessels. The demonstration of these early effects of the mercurial on RPF and GFR by the clearance method was difficult since it is usually only an effect of short duration and is accompanied by a reduction in urine flow, or even an anuria. However, in 3 of our experiments on early reduction in RPF and GFR could be demonstrated. The reduction in GFR was roughly proportional to the reduction in RPF. This early and transient type of reduction in blood flow was not abolished either by the infusion of isotonic hypotonic or hypertonic saline.

A second type of reduction in renal blood flow occurs when toxic doses of the mercurial are injected into the animal. This type of reduction of RPF and GFR is related to the cardiotoxic action of the mercurial and is associated with severe electrocardiographic changes, a rise in central venous pressure and a precipitous fall in systemic arterial pressure. Mono or dilthiols will rapidly correct the above cardiac changes[14, 15] and will also reverse these acute changes in RPF and GFR.

The third type of reduction in renal blood flow and glomerular filtration occurs after diuresis has set in. Figure 2 illustrates this effect. 25 mg. per kgm. of salyrgan was injected together with gluthatione intravenously into a nonhydrated dog, there was first a slight increase in

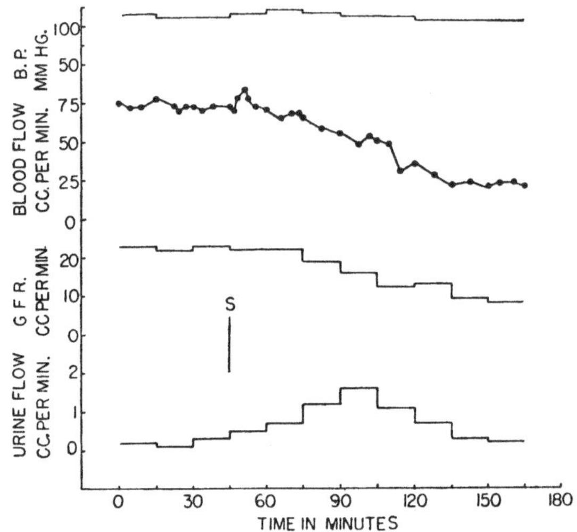

Fig. 2. The Action of Salyrgan on Blood-Flow Glomerular Filtration Rate and Urine Flow of the Left Kidney. — Pentobarbital anesthesia and heparinized. Bubble flow meter placed between the left common carotid and renal arteries. Infusion of 3% glucose solution containing inulin at a rate of 0.28 cc. per minute. Tracings from above downwards represent blood pressure, blood flow in left renal artery, glomerular filtration rate of the left kidney, urine flow of the left kidney. At S injection of 25 mg. per kg. of salyrgan with glutathione (1 : 1 molar ratio).

renal blood flow and glomerular filtration. Diuresis increased by nearly 1000 per cent and at the same time renal blood flow and glomerular filtration showed a progressive reduction. Blood pressure was not changed appreciably all through the period. It is clear from Fig. 2 that gluthathione which readily protects against the two acute types of reduction in renal blood flow was unable to prevent this delayed type (Fig. 2). On the other hand, if BAL is given in conjunction with or just after the mercurial the diuresis[4, 16, 17, 18] and the delayed fall in renal blood flow are prevented. Duggan and Pitts[5] have shown that the reduction in RPF and GFR can be readily elicited in nonhydrated animals but was prevented if the animals received adequate amounts of isotonic saline infusions. The latter finding has been confirmed in our laboratory. Since either the sodium chloride or water or both are essential for preventing this decrease, 0,25 per cent sodium chloride in 3 per cent glucose was infused at a rate of 13,5—17,5 cc. per minute per m² of body surface but was unable to prevent this phenomenon.

Infusions of 2 per cent sodium chloride at a comparable rate as the isotonic saline were also unable to prevent this delayed depression of the renal hemodynamics caused by salyrgan.

It has been shown that the diuresis produced by mercurials is more pronounced and more prolonged if the experimental animal received isotonic sodium chloride infusions. This action of sodium chloride is not due to any humoral or nervous reflex changes but is due to the sodium

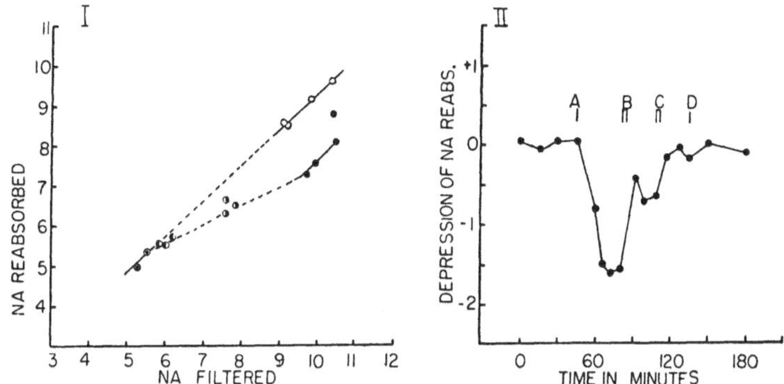

Fig. 3. The Effect of Reduction in Blood Volume on the Depression of Tubular Sodium Reabsorption Produced by Salyrgan. — All values are calculated on the basis of one m² of body surface. Female dog 11.2 kg. Pentobarbital anesthesia. Isotonic sodium chloride containing para-aminohippurate and creatinine was infused at a rate of 16 cc. per m² per minute. — Abscissa: sodium filtered, ordinate: sodium reabsorbed I ○ Control values before salyrgan injection. ● Values after 30 mg. per kg. of salyrgan given with cysteine (1 : 1 molar ratio). ◑ After removal of 200 cc. of blood. ◐ After removal of another 100 cc. of blood. ⊘ Following the injection of 5 mg. per kg. of 2,3-dimercaptopropanol given intravenously. — II Same data as Figure 4 I but plotted against time. Abscissa Time in minutes, ordinate: the depression of tubular sodium reabsorption produced by salyrgan. A. Injection of 30 mg. per kg. of salyrgan and cysteine (1 : 1 molar ratio) intravenously. B. Removal of 200 cc. of blood. C. Removal of another 100 cc. of blood. D. Intravenous injection of 5 mg per kg of 2,3-dimercaptopropanol.

chloride infusion per se[19]. PITTS and DUGGAN[20] have shown that if blood flow and renal blood pressure are reduced by clamping the aorta above the renal vessels, the effectiveness of the mercurial is markedly reduced. Our own experiments have shown that a reduction of glomerular filtration and renal plasma flow produced by reducing the blood volume by approximately 10 to 15 per cent by means of hemorrhage prevents the diuretic effects of the mercurial. Figure 3 is an illustration of such an experiment. In this figure the amount of sodium reabsorbed by the tubules is plotted against the amount of sodium filtered per unit of time. During the control period the GFR was increased by an infusion of isotonic saline at a rate of 18 cc. per minute per m². When GFRNa was plotted against sodium reabsorbed a straight line relationship was obtained (for a further discussion of this relationship see[21]). Following the injection of the 25 mg. per kgm. of salyrgan with cysteine (1:1 molar ratio) this straight line relationship was shifted downwards by about

1,6 milliequivalents of sodium. This downward shift is a measure of the effectiveness of the mercurial on renal tubular sodium reabsorption (for further details see Farah, Cobbey and Mook[19]). The removal of 150 cc. of blood reduced this depression to about 0,5 mM of sodium while a further reduction of blood volume by 100 cc. practically abolished the mercurial induced depression of sodium reabsorption. If the results of Pitts and Duggan[20] are plotted in a similar manner as in Fig. 3 it can be shown that the reduction of glomerular filtration depresses the mercurial effects on tubular sodium reabsorption. It must be thus concluded that a reduction of glomerular filtration and renal plasma flow will reduce the effectiveness of the mercurial as a diuretic.

In the above experiments either the reduction of renal blood flow or glomerular filtration could be the cause of the refractoriness to the mercurial. By means of epinephrine injections it was possible to reduce renal blood flow to a much greater extent than the glomerular filtration[22]. An assay procedure for mercurial diuretics has been described by Farah, Cobbey and Mook[19] which measures mercurial effects on tubular sodium reabsorption. A similar procedure has been applied in the present study. Dogs received isotonic saline by continuous infusion at a rate of 15—17 cc.

Table I. *Effect of Epinephrine Infusion on Salyrgan Diuresis.*

Anesthetized dogs 12—16 kgm. in body weight. Constant infusion of isotonic saline at a rate of 15—17 cc. per minute per m^2. In dog experiments 5, 6, 7 and 8 epinephrine HCl was infused at a rate of 45—65 micrograms per m^2 per minute. Salyrgan was given by vein in a dose of 30 mgm. per kgm. with cysteine (1:1 molar ratio).

Exp.	Change in RPF following epinephrine infusions	Change in GFR following epinephrine infusions	Maximum depression of sodium reabsorption mM of sodium per min. per m^2	Remarks
	per cent	per cent		
1	—	—	1,9	Saline infusion
2	—	—	2,2	Saline infusion
3	—	—	1,9	Saline infusion
4	—	—	2,0	Saline infusion
Average	—	—	2,0	
5	— 47	5	2,4	Saline & epinephrine infusions
6	— 54	— 4	1,90	Saline & epinephrine infusions
7	— 40	10	2,1	Saline & epinephrine infusions
8	— 31	— 6	2,0	Saline & epinephrine infusions
Average	43	+1,2	2,1	

per minute per m^2. In addition epinephrine was infused at a rate of 1,75 to 2,5 micrograms per m^2 per minute. Following the control periods salyrgan was given in a dose of 30 mg. per kg. together with cysteine (1:1 molar ratio). This dose of salyrgan produced a maximum effect on renal tubular sodium reabsorption[19]. The epinephrine infusion produced a reduction of 30 to 50 per cent in renal plasma flow while glomerular filtration was not changed significantly. The injection of salyrgan produced a depression of sodium reabsorption equal to 2,0 mM per minute per m^2 while in the control experiments the same dose of mercury produced a depression of 1,95 mM of sodium per minute per m^2 of body surface (see Table 1). It must be concluded that a reduction in renal plasma flow without a change in glomerular filtration does not inhibit the effects of the mercurial on sodium reabsorption. It is thus probable that in the experiments where both blood flow and glomerular filtration were reduced, the factor which determined the refractoriness to the mercurial was the reduction in glomerular filtration.

Discussion.

From the above results it is apparent that the mercurial diuretic salyrgan produces renal hemodynamic changes of 3 distinct types: 1. the early type produced by a direct constrictor effect on the renal vessels 2. a reduction in blood flow produced by toxic doses of the mercurial referable mainly to the cardiotoxic effects of salyrgan and 3. a delayed type of reduced RPF and GFR not related to either of the above causes. In table II the properties of each of these 3 types of effects have been summarized.

The first type of reduction is temporary and may play a role in the latency of action of the mercurials as well as in the antidiuresis occasionally observed before the diuresis sets in[4]. The second type is a manifestation of the collapse of the circulation due to the mercurial induced cardiac failure and can be readily prevented by the simultaneous administration of monothiols such as cysteine or gluthathione[14, 15]. The third or delayed type of reduced RPF and GFR occurred only if a diuresis was produced by the mercurial. A number of investigators have shown that mercurial diuretics can produce an appreciable reduction in plasma volume[23, 24, 25]. Other investigators have demonstrated a hemoconcentration following mercurials[26, 27]. This hemoconcentration and reduction in plasma volume can be readily explained on the basis of the diuresis produced by the mercurial and relatively slower replacement of plasma fluid from interstitial fluid. It is known that a reduction in plasma volume reduces glomerular filtration. The observations of PITTS and DUGGAN and the experiments described in this paper have shown that a reduction in glomerular filtration markedly reduced the diuretic effects of the mercurial. It is thus probable that salyrgan produced the following sequence of events: Diuresis — reduction in plasma volume and hemoconcentration — reduction in glomerular filtration — reduction in mercurial induced diuresis. A mercurial diuresis is thus self-limiting.

The fact that isotonic sodium chloride infusions potentiate mercurial diuresis[19] is in support of this theory. Isotonic saline infusions essentially replace the fluid loss, prevent the reduction in plasma volume and glomerular filtration and thus prolong the mercurial diuresis.

The inability of glucose infusions to prevent this vicious circle is probably caused by the fact that glucose solutions will be distributed both intra- and extracellularly and are thus less effective in supporting plasma volume. Furthermore, glucose infusions will tend to reduce the plasma sodium concentration. It has been observed that a reduction in plasma sodium results in a reduction of glomerular filtration[29, 30]. This is probably a second factor which tends to limit the effectiveness of mercurials during glucose infusions.

Hypertonic sodium chloride infusions result in a negative fluid balance. The administration of salyrgan will result in a further increase of this negative fluid balance with a concomitant reduction in plasma volume

Table II. *A Comparison of the Different Effects of Salyrgan on Renal Blood Flow and Glomerular Filtration.*

| | Reduction in RPF and GFR | | |
| | Type 1 | Type 2 | Type 3 |
	Early reduction small doses of salyrgan	Reduction produced by cardiotoxic doses of salyrgan	Delayed reduction
Time of occurrence	early, before diuresis	early, before diuresis	delayed, after diruesis sets in
Blood pressure changes	none	reduced	none
Central venous pressure changes	none	increased	reduced
Effect of intrarenal arterial injection	increased	same as intravenous injection	same as intravenous injection
Effects of monothiols	abolished	abolished	not affected
Effect of BAL	abolished	abolished	abolished if given with salyrgan. Cannot reverse depression once it has occurred
Isotonic saline infusions	present	present	abolished or reduced
Hypotonic saline infusions	present	present	present
2 per cent sodium chloride infusions	present	present	present or exaggerated

and thus of glomerular filtration. This sequence in events will in turn reduce the effectiveness of the mercurial as a diuretic.

When hypertonic sodium chloride was infused the plasmasodium concentrations increased above normal levels. Since under these conditions, salyrgan still reduced glomerular filtration it must be concluded that an increase in plasma sodium concentration above normal is unable to prevent this phenomenon. It is thus probable that both sodium chloride and water in an isotonic ratio are essential for preventing the mercurial induced reduction in glomerular filtration.

The question arises why a reduction in glomerular filtration should inhibit mercurial diuresis. FARAH et al[31] have produced a reduction in plasma sodium concentration to about 80 mM per liter by means of glucose infusions. Under these conditions the mercurial has none or only minimal effects on the tubular sodium and water reabsorptive mechanisms. At this point the tubules were still reabsorbing sodium and an injection of a small dose of cyanide increased sodium excretion. It has been postulated that at least two sodium reabsorptive mechanisms are operative in the kidney. The first is mercury sensitive and was eliminated by reducing the plasma sodium concentration to about 80 mM per l. This residual sodium mechanism was mercury insensitive but cyanide sensitive. It is thus conceivable that at high rates of glomerular filtration two sodium reabsorbtive mechanisms, a mercury and a cyanide sensitive one, are active. As glomerular filtration of sodium is reduced the mercury sensitive mechanism becomes less operative and thus mercurials are less effective as diuretics and natriuretics. An alternative explanation is that under the above conditions of reduced sodium filtration the mercurial does not get to the tubules or is not transformed to an active compound. This is less likely since under the conditions where the mercurial produces no increase in sodium excretion it still either increases or decreases potassium excretion[31].

Attempts have been made to localise the action of mercurials in the distal[5], or the proximal convoluted tubules[32]. The evidence so far available is based on many assumptions and does not allow a final localization of the action of the mercurials in any specific part of the renal tubules.

Patients with cardiac edema and a severe impairment of renal hemodynamics do not respond too well to mercurial diuretics. Furthermore, the repeated administration of mercurials in edematous patients, especially when on low sodium intake, will result in a reduction in plasma sodium concentration and concomitantly the responsiveness of the patient to the mercurial is reduced[33]. In some of these cases the administration of sodium chloride will restore the mercurial sensitivity. It is possible that the above clinical observations may have some relation to the findings in dogs discussed in this paper.

Summary.

The mercurial diuretic salyrgan produced 3 distinct types of reduction in renal blood flow and glomerular filtration. The reduction in glomerular filtration and renal plasma flow produced by hemorrhage or clamping of the aorta above the renal arteries resulted in a marked decrease in the effectiveness of the mercurial as a diuretic. The reduction in glomerular filtration is probably the more important factor in this refractoriness to the mercurial.

In the light of these findings and others brought out in the discussion, the refractory state of the kidney to mercurial diuretics has been discussed.

Bibliography.

[1] WALKER, A. M., C. F. SCHMIDT, L. A. ELSON and C. G. JOHNSTON: Amer. J. Physiol. 118, 95 (1937). — [2] SMITH, H. W.: The Kidney, Structure and Function in Health and disease. New York: Oxford University Press 1951. Page 892. — [3] MOELLER, K. O.: Arch. exper. Path. u. Pharmakol. 148, 67 (1930). — [4] FARAH, A., and G. MARESH: J. of Pharmacol. 92, 73 (1948). — [5] DUGGAN, J. J., and R. F. PITTS: J. Clin. Invest. 29, 365 (1950). — [6] DICKER, S. F.: Brit. J. Pharmacol. 1, 194 (1946). — [7] SMITH, H. W.: The Kidney, Structure and Function in Health and Disease. Oxford University Press 1951. Part I, Chapter 3. — [8] GOLDRING, W., and H. CHASIS: Hypertension and Hypertensive Disease. New York: The Commonwealth Fund 1944. Page 195. — [9] FOLIN, O., and H. WU: J. of Biol. Chem. 38, 81 (1919). — [10] SCHREINER, G. E.: Proc. Soc. Exper. Biol. a. Med. 74 117 (1950). — [11] SMITH, H. W., H. FINKELSTEIN, L. ALIMINOSA, B. CRAWFORD and M. GRABER: J. Clin. Invest. 24. 388 (1945). — [12] DUMKE, P. R., and C. F. SCHMIDT: Amer. J. Physiol. 138, 421 (1943). — [13] BRUNER, H. D.: Methods in Medical Research. Chicago, Ill. The Year Book Publishers, Inc. Page 80. — [14] LONG, W. K., and A. FARAH: Science (Lancaster, Pa.) 104, 220 (1946). — [15] LONG, W. K., and A. FARAH: J. of Pharmacol. 88, 388 (1946). — [16] MARESH, G., and A. FARAH: Fed. Proc. 6, 354 (1947). — [17] EARLE, D. P., and R. W. BERLINER: Amer. J. Physiol. 151, 215 (1947). — [18] HANDLEY, C. A., and M. LaFORGE: Proc. Soc. Exper. Biol. a. Med. 65, 74 (1947). — FARAH, A., T. C. COBBEY and W. MOOK: J. of Pharmacol. 104, 31, (1951). — [20] PITTS, R. F., and J. J. DUGGAN: J. Clin. Invest. 29, 372 (1950). — [21] WESSON, L. G., W. P. ANSLOW and H. W. SMITH: Bull. N. Y. Ac. of Med. 24, 586 (1948). — [22] SMITH, H. W.: The Kidney, Structure and Function in Health and Disease. New York: Oxford University Press 1951. Page 424. — [23] EVANS, W. A. Jr., and J. G. GIBSON: Amer. J. Physiol. 118, 251 (1937). — [24] LYONS, R. H., N. C. AVERY and S. C. JACOBSON: Amer. Heart J. 28, 247 (1944). — [25] LYONS, R. H., S. D. JACOBSON and N. L. AVERY: Amer. J. Med. Sci. 211, 460 (1946). — [26] BRYANS, A. H., W. A. EVANS, M. N. FULTON and E. A. STEAD: Arch. Int. Med. 55, 735 (1935). — [27] DECHERD, G. M., D. B. CALVIN and G. HERRMANN: J. Clin. Invest. 19, 777 (1940). — [28] CALVIN, D. B., G. DECHERD and G. HERMANN: Proc. Soc. Exper. Biol. a. Med. 44, 529 (1940). — [29] McCANCE, R. A., and E. M. WIDDOWSON: J. of Physiol. 91, 222 (1937). — [30] CHASIS, H., W. GOLDRING, E. S. BRAD, G. E. SCHREINER and A. A. BOLOMEY: J. Amer. Med. Assoc. 142, 711 (1950). — [31] FARAH, A., T. C. COBBEY, W. MOOK and F. KODA: J. of Pharmacol. (in press). — [32] MUDGE, G. H., J. FOULKS and A. GILMAN: Amer. J. Physiol. 158, 218 (1949). — [33] SCHROEDER, H. A.: J. Amer. Med. Assoc. 141, 117 (1949).

Dr. A. FARAH, Dep. of Pharmacology, State University of New York at Syracuse, College of Medicine.

Arch. exper. Path. u. Pharmakol., Bd. 215, S. 39—47 (1952).

Aus dem Pharmakologischen Institut der Universität Mainz
(Direktor: Professor Dr. G. Kuschinsky).

Über die Wirkung von Adrenochrom an isolierten Organen*.

Von

G. Kuschinsky, U. Hille und R. Emmerich.

Mit 3 Textabbildungen.

(Eingegangen am 21. Januar 1952)

In zahlreichen Untersuchungen, die bisher über die physiologischen Wirkungen von Adrenochrom (ACHR) durchgeführt wurden, haben sich nur wenige sichere Effekte zeigen lassen (Übersicht siehe bei Bacq[1]). Derouaux und Roskam[2] haben nachgewiesen, daß am mit Locke-Lösung durchströmten Kaninchenohr der Gefäßeffekt der Sympathicusreizung durch Wiederholung des Reizes fortschreitend vermindert werden konnte und diese Verminderung durch Zugabe von ACHR zur Perfusionsflüssigkeit wieder zu beseitigen war. Sie schließen daraus, daß ACHR möglicherweise ein Vorläufer des Sympathin sein könnte. Minz und Thibault[3] haben gefunden, daß ACHR am isolierten Dünndarm normaler Kaninchen in Konzentrationen 10^{-4}—10^{-6} eine Kontraktion erzeugt und daß diese Wirkung am Darm schilddrüsenloser Kaninchen nicht eintritt.

Da von Munro[4] die Beobachtung gemacht wurde, daß Adrenalin in verschiedenen Darmabschnitten am Meerschweinchen teils erschlaffende, teils erregende Wirkung haben kann, entstand die Frage, ob wohl ein Teil dieser Adrenalineffekte auf dem Oxydationsprodukt ACHR beruhen könnte. Wenn möglich, sollte dabei geklärt werden, ob die zu erwartende Kontraktion des Darmes auf einem cholinergischen oder einem anderen Mechanismus beruht.

Methodik.

Die Versuche wurden in der üblichen Weise nach Magnus am isolierten Duodenum von Kaninchen und Ileum von Meerschweinchen durchgeführt. Die ACHR-Lösungen wurden jeweils vor der Zugabe zur Badflüssigkeit neu hergestellt, so daß im allgemeinen nur Lösungen Verwendung fanden, welche vor einigen Minuten hergestellt waren. In einer Reihe von Versuchen wurde auch das Semicarbazon des Adrenochrom = Adrenoxyl (AX) verwendet**. Zur Prüfung auf eventuelle Histaminfreisetzung wurden verschiedene Antihistaminica (AH) verwendet, um einen zufälligen Antagonismus gerade eines Präparates zu vermeiden. Verwendung fanden zu diesem Zweck Antistin** = 2-Phenyl-benzylaminomethylimidazolin und Casantin** = Diaethylaminoaethylphenothiazin-hydrochl. Eine Reihe von Versuchen wurde auch an isolierten Arterien-Ringpräparaten vom Rind durchgeführt. Die Ringe wurden jeweils zu 5 Stück zu einer Kette verbunden, um die Ausschläge

---

* Herrn Professor Dr. Wolfgang Heubner zum 75. Geburtstag gewidmet.

** ACHR und das Semicarbazon des ACHR (Adrenoxyl) wurden uns in entgegenkommender Weise von der Firma LABAZ, Brüssel, zur Verfügung gestellt, die Antihistaminica von den Firmen CIBA A. G., Wehr i. B. und CASSELLA Farbwerke, Frankfurt.

deutlich sichtbar zu machen. Nachdem die oben geschilderten Versuchsreihen die Wahrscheinlichkeit ergaben, daß ACHR über eine Histaminfreisetzung wirken könnte, wurden in einer weiteren Serie von Versuchen die Hinterextremitäten von Mäusen mit Warmblütertyrodelösung durchströmt. Im einzelnen wurde nach der Methode von Kuschinsky, Dupont und Hennes[5] verfahren. Die Ödemzunahme wurde gemessen und die abströmende Flüssigkeit am Meerschweinchendarm auf ihren Histamingehalt getestet. Die statistische Auswertung erfolgte nach den Formeln der Regression in „Statistische Methoden" von Arthur Linder. 2. Auflage 1951, S. 101, Birkhäuser Verlag, Basel. Die Regressionslinie wurde durch Berechnung der Regressionskoeffizienten festgelegt und der Unterschied zweier Regressionskoeffizienten nach t aufgelöst.

Versuchsergebnisse.

Versuche am isolierten Darm.

1. *Wirkungen von ACHR auf das Meerschweinchenileum.* ACHR (in Konzentrationen 10^{-4}) erzeugte in 51 von 53 Versuchen eine Kontraktion (vgl. Tab. 1). Um festzustellen, ob diese Kontraktion etwa auf einem

Tabelle 1. *Versuche mit Adrenochrom am Meerschweinchenileum.*

Zahl der Versuche	Testsubstanz	Konzentration	Effekt Kontraktion	ohne Effekt
53	Adrenochrom	10^{-4}	51 mal	2 mal

Beeinflussung der Adrenochrom-Kontraktion durch Atropin.

			Kontraktion	keine Beeinflussung
8	Adrenochrom 10^{-4} Atropin	10^{-9} $10^{-8}*$		5 mal 3 mal

Beeinflussung der Adrenochrom-Kontraktion durch Casantin.

			Aufhebung der Kontraktion	keine Beeinflussung
16	Adrenochrom 10^{-4} Casantin	10^{-9} 5×10^{-9} 10^{-8}	5 mal — 9 mal	1 mal 1 mal

* Atropin zeigt geringe Eigenwirkung.

cholinergischen Mechanismus beruhte bzw. auf einer Freimachung von Acetylcholin, oder ob die Freimachung von Histamin eine Rolle spielen könnte, wurde zunächst mit Acetylcholin 10^{-9} eine der ACHR-Kontraktion äquivalente Kontraktion des Darmes erzeugt. Atropin 10^{-9} bzw. 2×10^{-9} war imstande, diesen Acetylcholineffekt zu beseitigen. Die entsprechende ACHR-Wirkung war dagegen durch Atropin nicht aufzuheben, vielleicht etwas vermindert. Um die Beteiligung von Histamin zu prüfen, wurde in weiteren Versuchen eine der ACHR-Kontraktion entsprechende Histamin-Konzentration von 10^{-7} angewendet. Diese Histaminwirkung ließ sich durch Casantin 10^{-8} aufheben. In derselben Weise wurde auch die entsprechend durch ACHR 10^{-4} erzeugte Kontraktion des Darmes durch Casantin aufgehoben (vgl. Abb. 1).

2. *Wirkungen des Semicarbazons des ACHR auf das Meerschweinchenileum.* Auch mit AX ließ sich in Verdünnungen 10^{-5} bis 10^{-6} in etwa zwei

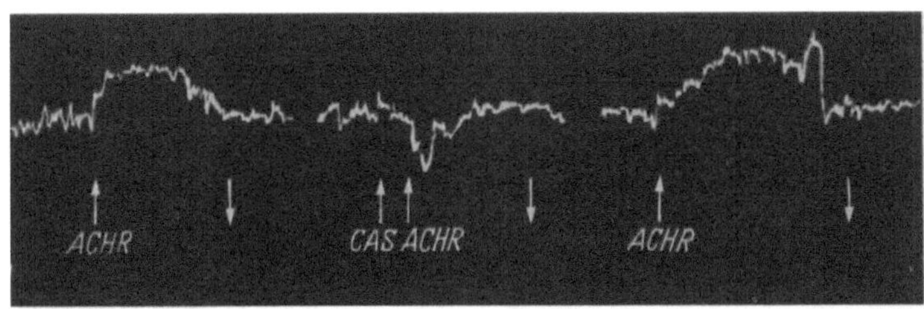

Abb. 1. ACHR-Effekt von 10^{-4} Adrenochrom am Meerschweinchenileum. CAS ACHR Aufhebung des Effektes durch Casantin 10^{-8}. Nach Auswaschen Wiederholung des ACHR-Effektes.

Drittel der Fälle von 28 Versuchen ein Tonusanstieg zeigen (vgl. Tab. 2). Diese Tonussteigerung entwickelte sich langsam, so daß das Maximum auch nach 20—30 min unter AX noch nicht erreicht war. In 7 weiteren Versuchen wurde der antagonistische Effekt von Casantin 10^{-7} bis 10^{-9} untersucht. In den meisten Fällen ließ sich eine Verminderung des gesteigerten Tonus durch Casantin bewirken. Allerdings ist der Effekt des

Tabelle 2. *Versuche mit Adrenoxyl am Meerschweinchenileum.*

Zahl der Versuche	Testsubstanz	Konzentration	Effekt	ohne Effekt
9	Adrenoxyl	10^{-5}	Tonusanstieg	33%
19	Adrenoxyl	10^{-6}	Tonusanstieg	31%

Beeinflussung des Adrenoxyl-Tonusanstieges durch Casantin.

Zahl der Versuche	Testsubstanz	Konzentration	Effekt	ohne Effekt
1	Adrenoxyl (10^{-5}) Casantin	10^{-9}	Tonussenkung	
6	Adrenoxyl (10^{-6}) Casantin	10^{-9}		2mal Tonusanstieg nicht unterbrochen
		10^{-8}	2mal Tonussenkung	
		5×10^{-8}	2mal Tonussenkung um ⅓	

Verhinderung der Adrenoxyl-Tonussteigerung durch Casantin.

Zahl der Versuche	Testsubstanz	Konzentration	Effekt	ohne Effekt
3	Casantin Adrenoxyl	10^{-9} 10^{-5}	3mal Tonusanstieg verhindert	
1	Casantin Adrenoxyl	2×10^{-9} 10^{-6}	1mal Tonusanstieg verhindert	

AX anhaltender als der des ACHR, so daß Casantin in diesen Fällen nur vorübergehend den Tonus senken konnte.

3. *Wirkungen von ACHR auf das Kaninchenduodenum.* Die Ergebnisse am Kaninchenduodenum waren ähnlich wie am Meerschweinchenileum. Allerdings ließ sich die kontrahierende Wirkung von ACHR 10^{-4} nur in 40 von 86 Fällen nachweisen (vgl. Abb. 2). In 35 Fällen war ACHR wirkungslos, in 11 Fällen zeigte sich eine Erschlaffung. Nach ACHR 10^{-3} trat gleichfalls in den 3 untersuchten Fällen eine Erschlaffung ein, während nach 10^{-5} in 5 von 15 untersuchten Fällen eine Kontraktion des Darmes eintrat.

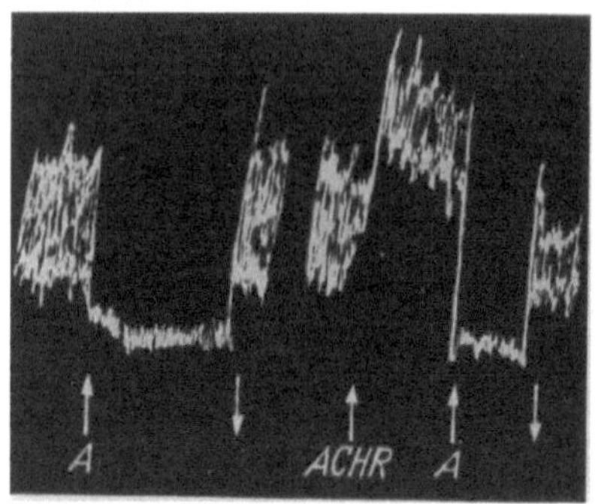

Abb. 2. A-Effekt von 10^{-6} Adrenalin am Kaninchenduodenum. ACHR-Effekt von Adenochrom 10^{-4} und A unveränderter Effekt von Adrenalin 10^{-6} ↓ Auswaschen.

4. *Wirkungen von ACHR auf das Rattenileum.* Am Rattenileum zeigte sich in 8 von 16 Fällen eine Kontraktion nach ACHR 10^{-4} und nur in 1 Fall eine Erschlaffung, in 7 Fällen keine Wirkung.

5. *Wirkungen von ACHR auf den Dünndarm des Goldhamsters.* Am Dünndarm des Goldhamsters war nur in 3 von 15 Fällen ein Tonusanstieg nach ACHR 10^{-4} zu beobachten.

Versuche an isolierten Arterien-Ringpräparaten.

Auch an isolierten Gefäßringpräparaten erhöhte ACHR in Verdünnungen von 10^{-4} den Tonus der Muskeln in 34 von 43 Fällen. In 3 von 14 Versuchen ließ sich der ACHR-Effekt durch die Antihistaminica Antistin bzw. Casantin 5×10^{-6} bzw. 10^{-5} aufheben, in 7 Versuchen abschwächen und war 4mal nicht zu beeinflussen.

Durchströmung von Mäusehinterextremitäten.

Bestimmung der Ödemzunahme. Um zu prüfen, ob unter der Einwirkung von ACHR 10^{-4} laufend Histamin freigemacht würde, wurden Mäusehinterextremitäten mit Warmblütertyrode durchströmt. Bei der Untersuchung der Ödembildung zeigte sich eine signifikante Steigerung der Ödembildung gegenüber den Kontrollen. Auch mit dem AX ließ sich in einer Verdünnung 10^{-4} und 10^{-9} derselbe Effekt erzeugen (vgl. Tab. 3).

Bestimmung der Gefäßweite. Gleichzeitig mit der Ödemvermehrung wurde auch die Gefäßweite gemessen. Dabei ließ sich nur in einer Serie von Versuchen (AX 10^{-9}) eine signifikante Verminderung der Abnahme

der Tropfenzahl gegenüber den Kontrollen feststellen (vgl. Tab. 4). Die
Abnahme betrug 0,13%/min gegenüber den Kontrollwerten von 0,41%/
min. In allen anderen Versuchen trat keine Veränderung der Tropfenzahl ein. Nach AX 10^{-4} war die Verminderung der Tropfenzahl in der
ersten Viertelstunde signifikant erhöht. Während des weiteren Verlaufes
des Versuches wurden die Werte wieder ausgeglichen.

Tabelle 3. *Ödemzunahme bei Durchströmung der Mäusehinterextremitäten mit
Adrenochrom und Adrenoxyl.*

Zahl d. Vers.	Testsubstanz in Tyrodelösung	Dosis	Gewichtszunahme in % nach min						Gewichtszunahme in %/min*
			30	60	90	120	160	180	
12	Adrenochrom	10^{-4}	19,1	43,5	82,2	127,4	157,7	182,3	1,15
21	Adrenoxyl	10^{-4}	28,3	61,4	89	114	143,3	180,2	0,99
22	Tyrodelösung	—	22,9	43,2	58,1	76,6	96,1	113,9	0,61
7	Adrenoxyl	10^{-9}	16,2	34,9	65,4	78,9			0,72
11	Tyrodelösung	—	22,8	33,9	41,8	50,1			0,29

* 100% = Anfangsgewicht der Hinterextremitäten.

Mit 99,9% Sicherheit ist die Gewichtszunahme bei Durchströmung Adrenoxyl
$10^{-4} + 10^{-9}$ und Adrenochrom 10^{-4} vermehrt gegenüber Kontrollen (P < 0,001).

Tabelle 4. *Bestimmung der Tropfenzahlabnahme in Prozent.*

Zahl d. Vers.	Testsubstanz	Konzentration	Tropfenzahlabnahme in % nach min								Abnahme %/min
			15	30	45	60	75	90	105	120	
7	Adrenoxyl	10^{-9}	—	18,8	22,2	27,6	32,1	32,3	33,4	40,6	0,13
11	Kontrolle	W-Tyrode	—	17,1	37,7	41,2	46,4	54,1	60,5	58,8	0,41
11	Adrenoxyl	10^{-7}	17,1	37,9	49,9	58,3	64,5	66,9	70,1	74,6	0,31
10	Kontrolle	W-Tyrode	25,3	42,9	57,3	64,9	70,0	69,4	68,6	66,8	0,43
21	Adrenoxyl	10^{-4}	27,2	48,7	56,7	64,4	—	—	—	—	0,79
22	Kontrolle	W-Tyrode	14,5	37,5	46,8	59,2	—	—	—	—	0,79

Bei Durchströmung mit Adrenoxyl 10^{-9} ist die Tropfenzahlabnahme mit
99% Sicherheit (P < 0,01) signifikant vermindert gegenüber Kontrollen. Bei den
übrigen Versuchen kein signifikanter Unterschied in der Tropfenzahlabnahme
(P > 0,1).

Prüfung der Durchströmungsflüssigkeit auf Histamingehalt. Die bei den
oben geschilderten Versuchen aus den Hinterextremitäten abströmende
Flüssigkeit wurde am Meerschweinchendarm auf pharmakologische Wirksamkeit getestet (vgl. Tab. 5). Wenn der Meerschweinchendarm eine
Empfindlichkeit gegen Histamin 10^{-9} bis 10^{-10} aufwies, ließ sich in allen
untersuchten Fällen nach Zugabe von 0,1—1 cm³ der Durchströmungsflüssigkeit zu 10 cm³ Badflüssigkeit ein histaminartiger Effekt am Darm

erzeugen (siehe Abb. 3). Ein Vergleich mit Histamin ließ einen Gehalt der Durchströmungsflüssigkeit von etwa 10^{-7} bis 10^{-10} Histamin vermuten, wenn der Durchströmungsflüssigkeit ACHR bzw. AX 10^{-4} zugesetzt war.

Tabelle 5. *Testung des Perfusates von Mäusehinterextremitäten mit Tyrodelösung am Meerschweinchendarm.*

Zahl der Mäuse	Zahl der Versuche	Testsubstanz	Eigenwirkung der Perfusatlösung	Effekt des Perfusates	Entspr. Histaminkonzentration	Bemerkungen
4	8	Adrenoxyl 10^{-4}	langsamer Tonusanstieg	Kontraktion	10^{-9} 10^{-10}	
6	10	Adrenochrom 10^{-4}	$\rightarrow 5\ cm^3$—	geringe Steigerung des Eigenrhythmus	—	
10	10	Adrenochrom 10^{-4}	—	Kontraktion	5×10^{-10}	andere Mäusesorte
	9	Adrenochrom 10^{-4}	—	Kontraktion	10^{-10}	
10	20	W-Tyrodelsg.	—	—	—	—

Aufhebung des Effektes des Perfusates von Adrenochrom 10^{-4} in W-Tyrodelösung durch Casantin.

Zahl der Versuche	Eigenwirkung der Perfusionslösung	Effekt des Perfusates	Entspr. Histaminkonzentration	Casantinkonzentration	Eigenwirkung d. Casantin	Effekt
2	—	Kontraktion	10^{-7}	10^{-8}	—	Abschwächung der Kontraktion um 50%
2	—	Kontraktion	3×10^{-8}	10^{-8}	—	Aufhebung der Kontraktion
1	—	Kontraktion	$1,5\times10^{-7}$	10^{-8}	—	Aufhebung der Kontraktion
2	—	Kontraktion	5×10^{-8}	10^{-8}	—	Aufhebung der Kontraktion

Tyrode-Lösung ergab nach Durchströmung keinen Effekt. Da die Auswertung einige Stunden nach der Perfusion stattfand, war mit einer Wirkung von etwa noch nicht oxydiertem ACHR in der Durchströmungsflüssigkeit nicht zu rechnen. AX 10^{-4} war unter diesen Umständen zwar selbst wahrscheinlich nicht zerstört, aber sein oben bereits geschilderter Eigeneffekt unterschied sich deutlich von der hier beobachteten Wirkung am Meerschweinchendarm. Der Anstieg des Tonus unter der Wirkung der Durchströmungsflüssigkeit zeigte denselben Verlauf wie nach Histamin (vgl. Abb. 3a). Vorbehandlung des Dünndarms mit Atropin 10^{-8} war nicht imstande, den geschilderten Effekt aufzuheben. Bei Verwendung einer Atropinkonzentration 10^{-7} war eine Abschwächung der Wirkung

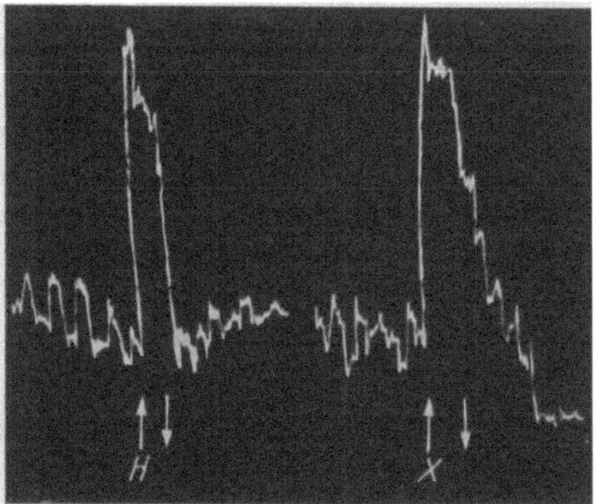

Abb. 3a. H-Effekt von 10^{-8} Histamin im Vergleich zum X-Effekt von 1 cm³ Perfusat der Mäuse-hinterextremitäten mit Adrenochrom 10^{-4} in W. Tyrode am Meerschweinchenileum.

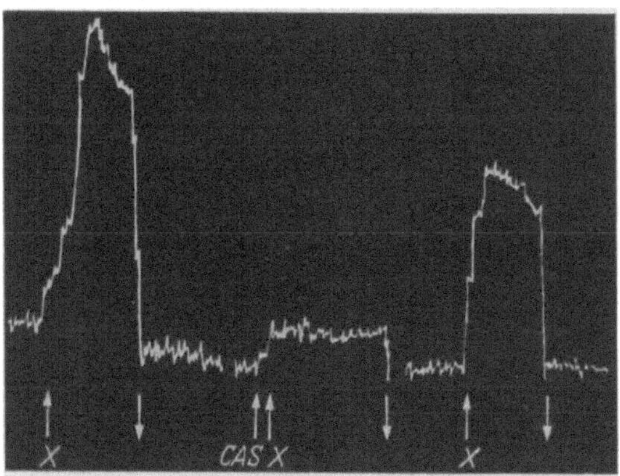

Abb. 3b. X-Effekt von 3 cm³ Perfusat der Mäusehinterextremitäten mit Adrenochrom 10^{-4} in W-Tyrode am Meerschweinchenileum. CAS-X-Aufhebung des Effektes durch Casantin 10^{-8}. X nach Auswaschen Effekt von 3 cm³ Perfusat.

des Perfusats zu erzielen, die aber auf die bei dieser Konzentration zu beobachtende Eigenwirkung des Atropins zu beziehen war. Durch Vorbehandlung mit dem Antihistaminicum Casantin 10^{-8} ließ sich die Wirkung des Perfusats von ACHR 10^{-4} in 5 von 7 Fällen aufheben, in den beiden übrigen Fällen um 50% abschwächen (vgl. Abb. 3b).

Besprechung der Ergebnisse.

Die Versuche sprechen dafür, daß unter der Einwirkung von ACHR an isolierten Organen eine Substanz entsteht, welche dem Histamin in seinen Wirkungen zum mindesten sehr ähnlich ist. Dafür sprechen nicht nur die Versuche am isolierten Meerschweinchenileum, sondern auch die am Kaninchenduodenum und am Rattenileum, sowie die Versuche an isolierten Arterien. Daß es sich bei der freiwerdenden Substanz nicht um Acetylcholin handelt, läßt sich durch die negative Wirkung von Atropin zeigen, daß in der verwendeten Konzentration imstande war, eine gleichgroße Acetylcholin-Kontraktion aufzuheben. Antihistaminica dagegen vermögen die Wirkung des ACHR in derselben Weise aufzuheben, wie eine entsprechende, zum Vergleich hinzugezogene Histaminwirkung. Nach AX war die Tonussteigerung am Meerschweinchendarm noch viel ausgesprochener, sie ließ sich nur vorübergehend durch ein Antihistaminicum aufheben. Eine Erklärungsmöglichkeit liegt vielleicht darin, daß in diesem Fall das Antihistaminicum nicht so leicht an den Ort der Entstehung des Histamins hingelangen kann (vgl. „intrinsic histamine" nach Dale). Auch die Ergebnisse nach Durchströmung der Mäusehinterextremitäten sprechen für das Freimachen von Histamin oder einer ähnlichen Substanz unter Einwirkung von ACHR bzw. AX. Die Beschleunigung der Ödembildung durch diese Substanzen ließ schon an die Möglichkeit denken, daß Histamin im Spiele sei. Bei der Untersuchung des Perfusates am Meerschweinchendarm zeigte sich, daß Atropin nicht imstande ist, die Wirkung aufzuheben, dagegen läßt sich dies durch eine Antihistaminsubstanz erreichen. Ob das hier beobachtete Freiwerden von Histamin eine physiologische Bedeutung hat, läßt sich aus diesen Versuchen noch nicht feststellen, zumal über die Funktionen des Histamins im Organismus auch sonst sehr wenig bekannt ist.

Zusammenfassung.

1. Am isolierten Meerschweinchenileum und Kaninchenduodenum bewirkte Adrenochrom (ACHR) in Konzentrationen 10^{-4} in fast allen Fällen eine Kontraktion. Durch Atropin in Konzentrationen von etwa 10^{-9} ließ sich der Effekt nicht aufheben, dagegen durch Antihistaminica, z. B. Casantin 10^{-8}.

2. Das Semicarbazon des Adrenochrom = Adrenoxyl (AX) hatte einen ähnlichen Effekt, allerdings von längerer Wirkungsdauer. Ein Antihistaminicum konnte den Tonus nur vorübergehend senken. Der gegen Histamin weniger empfindliche Darm der Ratte und des Goldhamsters zeigte nur in der Hälfte bzw. $^1/_5$ der Fälle eine Kontraktion nach ACHR 10^{-4}.

3. Versuche an isolierten Arterien-Ringpräparaten zeigten nach ACHR eine Erhöhung des Tonus der Muskeln.

4. Die Durchströmung von Mäusehinterextremitäten mit ACHR 10^{-4} bzw. AX 10^{-4} bewirkte eine Zunahme des Ödems gegenüber den Kon-trollen. In der abströmenden Flüssigkeit ließ sich Histamin oder eine ähnliche Substanz in Konzentrationen von 10^{-7} bis 10^{-10} nachweisen. Der Effekt der hier freigemachten Substanz am Meerschweinchendarm ließ sich durch geeignete Konzentrationen eines Antihistaminicum aufheben, aber nicht durch Atropin.

Literatur.

[1] BACQ, Z. M.: J. of Pharmacol. **95**, 1 (1949). — [2] DEROUAUX, G., and J. ROSKAM: J. of Physiol. **108**, 1 (1949). — [3] MINZ, B., et O. THIBAULT: C. r. Soc. Biol. Paris **143**, 151 (1949); zit. nach Ber. Physiol. **142**, 218 (1951). — [4] MUNRO, A. F.: J. of Physiol. **112**, 84 (1951). — [5] KUSCHINSKY, G., W. DUPONT u. R. HENNES: Arch. exper. Path. u. Pharmakol. **204**, 138 (1949).

Prof. Dr. G. KUSCHINSKY, Mainz Pharmakol. Institut, Langenbeckstr. 1.

Arch. exper. Path. u. Pharmakol., Bd. 215, S. 48—51 (1952).

Aus dem Pharmakologischen Institut der Universität Mainz
(Direktor: Professor Dr. G. Kuschinsky).

Über Histamin als Mittler-Substanz bei der Wirkung von Adrenochrom auf die Blutungszeit*.

Von

G. Kuschinsky, U. Hille und **H. Schimassek.**

(Eingegangen am 21. Januar 1952.)

Derouaux[1] hat gezeigt, daß Adrenalin und Adrenalin-Verwandte in nicht blutdruckwirksamen Dosen imstande sind, die Blutungszeit beim Kaninchen zu verkürzen. Roskam und Mitarbeiter[2,3] haben ferner eine gleichartige Wirkung auch für Adrenochrom (ACHR) und das Semicarbazon des Adrenochrom = Adrenoxyl (AX) beschrieben. Kuschinsky, Hille und Emmerich[4] haben nachgewiesen, daß unter der Einwirkung von ACHR und AX Histamin oder eine ähnlich wirksame Substanz freigemacht wird. Daraufhin entstand die Frage, ob Histamin etwa als Mittlersubstanz bei der Wirkung der obengenannten Stoffe auf die Blutungszeit in Betracht käme. Zur Lösung des Problems war es wichtig, festzustellen, ob die Verkürzung der Blutungszeit durch ACHR durch Antihistaminica aufzuheben wäre und ob auch Histamin in geeigneter Dosierung imstande wäre, die Blutungszeit zu verkürzen.

Methodik.

Für die Versuche wurden Kaninchen beiderlei Geschlechts, anfangs mit dem Gewicht von 2—3 kg, später ausschließlich von 1—1,5 kg verwendet. Die Bestimmung der Blutungszeit geschah nach der Methode von Derouaux[1]. Allerdings wurden folgende Modifikationen eingeführt: Als Spülflüssigkeit wurde nicht Leitungswasser, sondern physiologische Kochsalzlösung verwendet. Die Versuchstiere erhielten 1 Std vor Versuchsbeginn 0,6 g/kg Urethan s.c. An jedem Versuchstag wurde 1 Ohr verwendet, im Abstand von 1—2 Wochen evtl. das andere. An einem Ohr wurden niemals zwei Versuche gemacht. Die Schnitte wurden mit in Paraffin eingebetteten Rasierklingen ausgeführt. Von ACHR** wurde stets kurz vor der Injektion eine frische Lösung hergestellt. Als Antihistamin-Präparate wurden verwendet: Avil** (p-aminosalicylsaures Salz des 1-phenyl-1-pyridyl-[2]-3-dimethyl-aminopropan), Casantin** (Diäthylaminoäthyl-phenothiazin-hydrochlorid) und Luvistin** (Pyrrolidyl-äthyl-phenyl-benzylamin).

Die unbehandelten Kontrolltiere zeigten innerhalb der normalen Streuungsbreite keinerlei Veränderung der Blutungszeit. Sämtliche Versuchsergebnisse wurden statistisch nach dem T-Test ausgewertet[5].

---

* Herrn Professor Dr. Wolfgang Heubner zum 75. Geburtstag gewidmet.

** ACHR und AX wurden uns in freundlicher Weise von der Fa. Labaz, Brüssel, die Antihistaminica AVIL, CASANTIN und LUVISTIN von den Firmen Farbwerke Hoechst, Farbwerke Cassella, Frankfurt, und Ch. Boehringer, Mannheim, zur Verfügung gestellt.

Versuchsergebnisse.

Verhalten der Blutungszeit nach ACHR. In Übereinstimmung mit
Roskam und Derouaux konnten auch wir eine Verkürzung der Blutungszeit um etwa 35% nach i.v. Injektion von 50 γ ACHR beobachten.
Die Mittelwerte fielen dabei von 93 sec auf 68 bzw. 60 sec nach ½ bzw.
1 Std ab. Nach 1½ bzw. 2 Std lag der Mittelwert bei 73 bzw. 75 sec
(vgl. Tab. 1).

Verhalten der Blutungszeit nach AX. Auch AX bewirkte in einer
Dosis von 300 γ einen qualitativ gleichartigen, aber länger anhaltenden
und stärkeren Effekt.

Verhalten der Blutungszeit nach Histamin. 50—100 γ Histamin erzeugten einen Effekt, der qualitativ größer war als die Wirkung von
50 γ ACHR.

Aufhebung der Verkürzung der Blutungszeit durch Antihistaminica.
Wurde auf der Höhe der ACHR-Wirkung (z. B. nach ½ Std) ein Antihistaminicum (Casantin bzw. Avil) verabreicht, so ließ sich der Einfluß
des ACHR auf die Blutungszeit wieder aufheben. Auch der Effekt von
AX war in ähnlicher Weise beeinflußbar. Antihistaminica (Casantin bzw.
Luvistin) sind nicht imstande, die Wirkung von Histamin auf die Blutungszeit aufzuheben, wenn der Höhepunkt der Wirkung bereits erreicht
st (vgl. Tab. 1).

Verhinderung der Verkürzung der Blutungszeit. Nach der Applikation
eines Antihistaminicum (Casantin bzw. Avil) 1 Std vor ACHR war
überhaupt kein Einfluß von ACHR auf die Blutungszeit zu verzeichnen.
Der ACHR-Effekt war also völlig zu verhindern. Wurde das Antihistaminicum (Casantin und Avil) 1 Std vor dem Histamin appliziert,
so hatte auch Histamin keinen Einfluß mehr auf die Blutungszeit. Aus
den beiden letztgenannten Versuchsreihen geht ferner hervor, daß die
Antihistaminica keinen Eigeneffekt auf die Blutungszeit haben.

Besprechung der Ergebnisse.

Die Versuchsergebnisse zeigen, daß die Wirkung von ACHR und
AX auf die Blutungszeit mit großer Wahrscheinlichkeit über eine Freisetzung von Histamin zu erklären ist. Die verwendeten Antihistaminica
waren imstande, die Wirkung auf die Blutungszeit aufzuheben bzw. zu
verhindern. Die Verwendung von mehreren, chemisch verschiedenen
Antihistaminica läßt einen zufälligen Antagonismus ausschließen, der
etwa nicht auf der spezifischen Antihistaminwirkung der Substanz beruhen würde. Auch Histamin selbst hat einen Effekt auf die Blutungszeit wie ACHR. Wenn die Blutungszeit durch Histamin einmal verkürzt
ist, so läßt sie sich nicht mehr durch Antihistaminica aufheben. Dies

      G. KUSCHINSKY, U. HILLE und H. SCHIMASSEK:

Tabelle 1. *Bestimmungen der Blutungszeit in Sekunden am Kaninchen.*

Alle Testsubstanzen i.v.	Zahl der Vers.	Blutungszeit, gemessen vor und nach Applikation der Testsubstanz (Angaben in Stunden)						Bemerkungen (P-Werte)
		vorher	½ h	1 h	1½ h	2 h	2½ h	
Kontrollen	7	99	100	103	91	92		$P_x = > 0,3$
Adrenochrom 50 γ in physiol. NaCl-Lösung	6	93	68	60	73	75		$P_x = < 0,01$
Adrenoxyl 300 γ in phys. NaCl-Lösung .	5	100	58	59	56	40		$P_x = < 0,001$
Histamin 50—100 γ .	6	107	—	62	55	66		$P_x = < 0,01$

Aufhebung der Verkürzung der Blutungszeit durch Antihistaminica.

Alle Testsubstanzen i.v.	Zahl der Vers.	vorher	½ h	1 h	1½ h	2 h	2½ h	Bemerkungen (P-Werte)
Adrenochrom 50 γ ↓ , Casantin 12,5 mg bzw. Avil 25 mg ↓ ↓ . . .	6	93 ↓	58 ↓ ↓	75	88	87		$P_x = < 0,001$ $P_* < 0,001$
Adrenoxyl 300 γ ↓ , Casantin 10 mg bzw. Avil 12,5 mg ↓ ↓ . .	5	101 ↓	70	72 ↓ ↓	85	95		$P_x = < 0,01$ $P_* = 0,01$
Histamin 50—100 γ ↓ , Casantin 10 mg bzw. Luvistin 25 mg ↓ ↓ .	4	101 ↓	—	70	63 ↓ ↓	60	64	$P_x = < 0,01$ $P_* > 0,5$

Verhinderung der Verkürzung der Blutungszeit durch Antihistaminica.

Alle Testsubstanzen i.v.	Zahl der Vers.	vorher	½ h	1 h	1½ h	2 h	2½ h	Bemerkungen (P-Werte)
Casantin 12,5 mg ↓ ↓ Adrenochrom 50 γ ↓ .	3	99 ↓ ↓	97	↓	97	93		$P_0 = > 0,5$ $P_= = > 0,5$
Avil 25 mg ↓ ↓ , Adrenochrom 50 γ ↓	2	83 ↓ ↓	78	↓	100	80		$P_0 = > 0,5$ $P_= = > 0,3$
Casantin 10 mg ↓ ↓ bzw. Avil 12,5 mg ↓ ↓ Histamin 50—100 γ ↓	6	86 ↓ ↓	—	68 ↓	—	76	77	$P_0 = > 0,05$ $P_= = > 0,2$

P_x = Werte zeigen den Grad der Signifikanz zwischen den Werten der normalen Blutungszeit und der nach Applikation der Substanz verkürzten Blutungszeit.

P_* = Werte zeigen den Grad der Signifikanz an bei einem Vergleich der Werte der durch ACHR, AX und Histamin verkürzten Blutungszeit mit den Werten der Blutungszeit bei maximaler Beeinflussung durch Antihistaminica.

P_0 = Werte zeigen, daß Antihistaminica keinen Eigeneffekt haben.

$P_=$ = Die Werte von ACHR und Histamin nach Vorbehandlung mit Antihistaminica liegen im Bereich der Streuung.

↓   = Jeweilige Injektion von ACHR, AX, Histamin.

↓ ↓ = Injektion von Antihistaminica.

spricht dafür, daß Histamin zwar durch ACHR auch unter diesen Versuchsbedingungen in ähnlicher Weise freigesetzt wird, wie wir es in früheren Versuchen an isolierten Organen beobachtet haben[4], daß es aber selbst noch nicht die zuletzt im Sinne der Verkürzung der Blutungszeit wirksame Substanz ist. Die Unwirksamkeit der Antihistaminica in diesem Stadium spricht vielmehr dafür, daß hier bereits ein weiterer Prozeß angelaufen ist, der nicht mehr durch Antihistaminica gehemmt werden kann. EICHLER und BARFUSS[6] sowie STAUB[7] beobachteten bei Menschen nach i.v. Injektion von Adrenalin eine Freisetzung von Histamin. Nach unseren Befunden ist zu erwägen, ob nicht auch in jenen Versuchen die Histaminfreisetzung unter dem Einfluß des Oxydationsproduktes des Adrenalin geschehen ist. Ähnliches gilt für die anfangs erwähnten Versuche von DEROUAUX[1] mit Adrenalin und adrenalinverwandten Substanzen.

Zusammenfassung.

1. Die durch Adrenochrom (ACHR) und das Semicarbazon des Adrenochrom = Adrenoxyl (AX) eingetretene Verkürzung der Blutungszeit läßt sich durch Antihistaminica aufheben.

2. Durch vorherige Applikation eines Antihistaminicum läßt sich der Einfluß des ACHR auf die Blutungszeit völlig verhindern.

3. Histamin hat eine analoge, verkürzende Wirkung auf die Blutungszeit wie ACHR. Durch vorherige Gabe eines Antihistaminicum läßt sich die Histamin-Wirkung verhindern.

4. Antihistaminica können die einmal eingetretene Wirkung von Histamin im Sinne der Verkürzung der Blutungszeit nicht aufheben.

5. Antihistaminica selbst haben keinen Einfluß auf die Blutungszeit.

6. Aus den Versuchen wird geschlossen, daß ACHR und AX ihre Wirkung auf die Blutungszeit in Analogie zu den Versuchen an isolierten Organen über eine Freisetzung von Histamin ausüben. Dabei spielt Histamin eine Mittlerrolle, ist aber anscheinend nicht selbst die letzte für die Verkürzung der Blutungszeit verantwortliche Substanz.

Literatur.

[1] DEROUAUX, G.: Arch. internat. Pharmacodynamie **65**, 125 (1941). — [2] ROSKAM. J., et G. DEROUAUX: Bull. Acad. Méd. Belg. 6me Série 7, 227 (1942). — [3] ROSKAM, J., G. DEROUAUX, L. MEYS et L. SWALUË: Arch. internat. Pharmacodynamie **74**, 162 (1947). — [4] KUSCHINSKY, G., U. HILLE u. R. EMMERICH: Arch. exper. Path. u. Pharmakol. **215**, 32 (1952) — [5] SNEDECOR, G. W.: Statistical Methods. The Jowa State College Press. 1946. 4. Aufl. S. 82. — [6] EICHLER, O. u. F. BARFUSS: Arch. exper. Path. u. Pharmakol. **196**, 245 (1940). — [7] STAUB, H.: Helvet. Physiol. Acta 4, 539 (1946).

Arch. exper. Path. u. Pharmakol., Bd. 215, S. 52—57 (1952).

Aus dem Pharmakologischen Laboratorium der Firma C. H. Boehringer Sohn, Ingelheim am Rhein.

Zwerchfellspannung und Bronchialweite* **.

Von

Helmut Wick.

Mit 5 Textabbildungen.

(Eingegangen am 22. November 1951.)

Bei der Auswertung bronchodilatatorisch wirksamer Substanzen wurde eine Reihe von Beobachtungen von allgemeinerem Interesse gemacht. Ausgangspunkt war die Beobachtung, daß bei der Registrierung der Bronchial - Alveolar - Weite nach der Methode von Konzett und Rössler [12] eine gelegentlich auftretende Spontanatmung des Versuchstieres auch *dann* zu Veränderungen in der Höhe der Pistonrekorderausschläge in deutlicher Abhängigkeit von den Willküratembewegungen führte, wenn eine *mechanische* Beeinflussung des Lungenvolumens durch Atembewegungen des Zwerchfells und der Rippenstummel ausgeschlossen war. Diese wellenförmige Deformation der Pistonrekorderausschläge ist zuweilen recht erheblich (Abb. 1a) und zeigt stets folgenden zeitlichen Zusammenhang zwischen Atemhub der Starling-Pumpe und der willkürlichen Atembewegung des Tieres: fällt der Einatmungshub der Atempumpe mit der Einatmungsbewegung des Tieres zusammen, so nehmen Tracheobronchialbaum und Alveolen mehr Volumen als vorher auf und

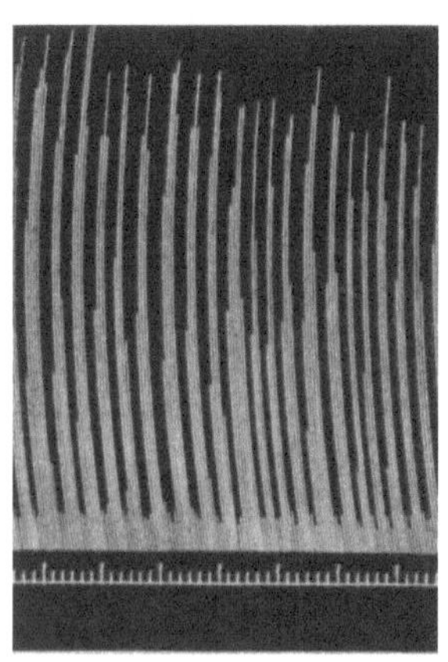
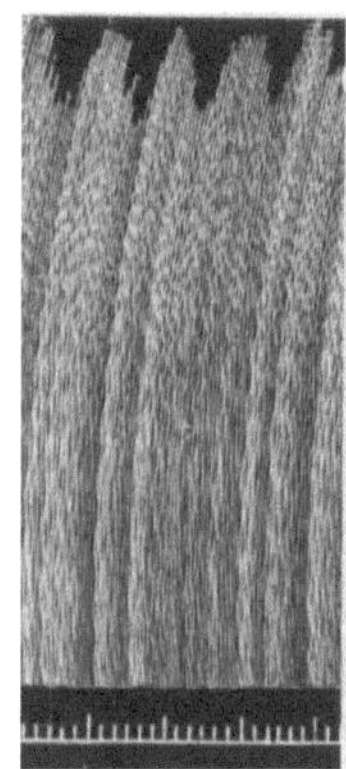

Abb. 1a.　　　　Abb. 1b.

Abb. 1a. Hund, 8,8 kg, Morphin-Chloralose. Bivagotomie. Bronchial-Alveolar-Volumen nach Konzett-Rössler, Beatmungsfrequenz 20/min, Aufblasdruck 14 cm H_2O. Vor 20 min 0,5 mg/kg Pilocarpin. Zeitschreibung 10 sec. Starke Spontanatmung (22. 11. 1949).

Abb. 1b. Hund, 10 kg, Morphin-Chloralose. Vagi intakt. Bronchial-Alveolar-Volumen nach Konzett-Rössler, Beatmungsfrequenz F_1 = 20/min, Aufblasdruck 10 cm H_2O. Willküratmung des Tieres F_2 = 21/min. Interferenzwelle $F_2 - F_1$ = 1/min. Zeitschreibung 10 sec (15. 6. 1949).

sammenhang zwischen Atemhub der Starling-Pumpe und der willkürlichen Atembewegung des Tieres: fällt der Einatmungshub der Atempumpe mit der Einatmungsbewegung des Tieres zusammen, so nehmen Tracheobronchialbaum und Alveolen mehr Volumen als vorher auf und

---

* Herrn Prof. Dr. W. Heubner zum 75. Geburtstag gewidmet.
** Auszugsweise auf dem XVIII Int. Physiol. Kongreß 1950 in Kopenhagen vorgetragen.

die Ausschläge des Pistonrekorders nehmen ab (Bronchodilatation); fällt jedoch der Einatmungshub der STARLING-Pumpe mit der Ausatmungsbewegung des Tieres zusammen („Gegenatmung"), so geht weniger Luftvolumen in die intrapulmonalen Luftwege und die Pistonrekorderbewegungen werden größer (Bronchokonstriktion). Bei konstanter Frequenz der Spontanatmung läßt sich die Welleninterferenz leicht zeigen (Abb. 1 b). Zur Klärung der Frage, ob der Tonus der Einatmungsmuskulatur mit dieser Änderung der Bronchialweite in einem

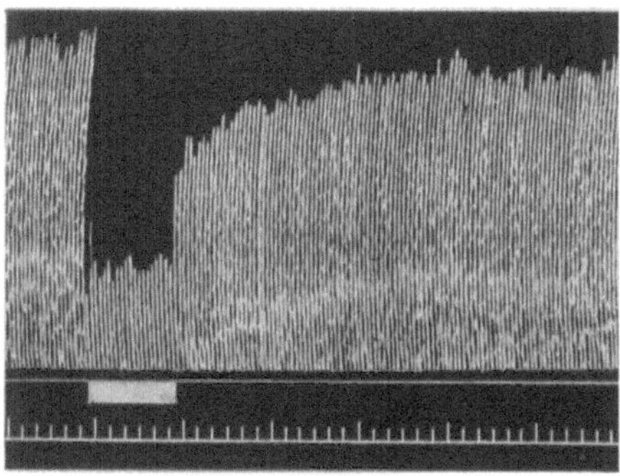 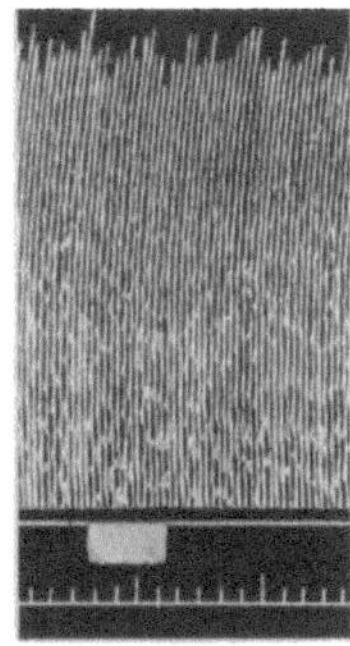 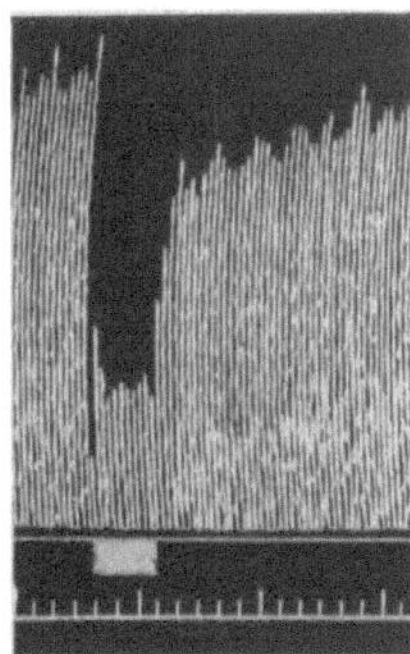

Abb. 2a   Abb. 2b   Abb. 2c

Abb. 2. Hund, 7 kg, Morphin-Chloralose. Vagi intakt. Bronchial-Alveolar-Volumen nach KONZETT-RÖSSLER, Beatmungsfrequenz 20/min, Aufblasdruck 10 cm H_2O.
a Reizelektroden an den undurchschnittenen Nn. phrenici zwischen Herz und Diaphragma. Beim Signal: Reizung beider Nn. phrenici mit rechteckigen Impulsen von 0,5 Volt, 1 msec Dauer und 40 Hz. Zeitschreibung 10 sec.
b 15 min nach Durchtrennung beider Nn. phrenici etwa 3 cm oberhalb des Zwerchfells. Beim Signal: Reizung der *zentralen* Enden beider Nn. phrenici mit den gleichen Impulsen wie in Abb. 2a.
c Etwa 10 min nach Abb. 2b. Beim Signal: Reizung der *peripheren* Enden beider Nn. phrenici, Reizimpulse wie in Abb. 2a und b (30. 10. 1951).

Zusammenhang steht, wurden die nachstehend beschriebenen Versuche über den Einfluß des Zwerchfelles als wichtigstem und experimentell am leichtesten zugänglichen Einatmungsmuskel durchgeführt.

Methodik.

Die Versuche wurden an Hunden in Morphin-Chloralose-Narkose nach der Methode von KONZETT und RÖSSLER[12] durchgeführt, wobei der größte Wert darauf gelegt wurde, daß in keinem Fall eine mechanische Rückwirkung von Atembewegungen des Tieres auf das Lungenvolumen stattfinden konnte. Deshalb wurde der Thorax des Tieres möglichst breit eröffnet und das Beatmungsvolumen und der Aufblasdruck so einreguliert, daß die Lungen beim Einatmungshub der Starlingpumpe nicht mit dem Zwerchfell in Berührung kamen. Ließ sich dies nicht erreichen, dann wurden die Zwerchfellhälften durch Holzbrettchen, die gut fixiert wurden, herabgedrängt und so ein fester Abschluß der unteren Thoraxapertur erreicht.

Die Nn. phrenici wurden sowohl am Hals als auch im Thoraxraum zwischen Herz und Zwerchfell mit rechteckigen Stromstößen eines elektronischen Impulsgenerators gereizt; die Reizelektroden bestanden aus abgeschirmten Platindrähten. Die direkte Reizung der Zwerchfelle wurde so ausgeführt, daß in jede Zwerchfellhälfte möglichst lateral je ein Drahthaken aus rostfreiem Stahl eingehakt wurde.

Diese Reizungen wurden teils mit rechteckigen Stromstößen, meist aber mit technischem Wechselstrom von 50 Hz und rund 2 Volt eff. durchgeführt.

Die reizlose temporäre Ausschaltung der Nn. phrenici wurde in bekannter Weise durch Lagerung auf feine Metall-Thermoden, die im Bedarfsfall durch Eiswasser durchströmt wurden, ausgeführt.

Ergebnisse.

Die Wirkung einer Phrenicusreizung auf das Bronchial-Alveolar-Volumen zeigt Abb. 2a; es ist hierbei gleichgültig, ob die Nn. phrenici

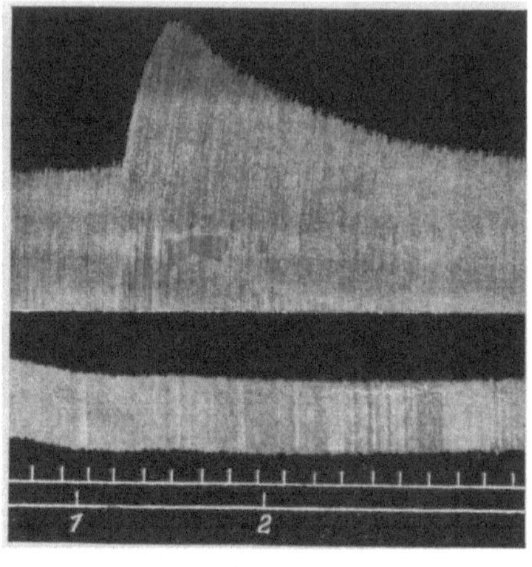
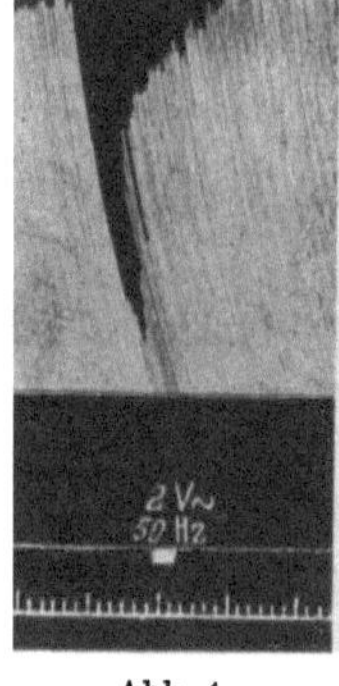

Abb. 3.   Abb. 4.

Abb. 3. Hund, 12 kg, Morphin-Chloralose. Bivagotomie. Oben: Bronchial-Alveolar-Volumen nach KONZETT-RÖSSLER, Beatmungsfrequenz 20/min, Aufblasdruck 9,5 cm H_2O. Unten: Blutdruck aus A. femoralis, Membranmanometer. Zwerchfelle beiderseits im Thorax durch Holzbrettchen herabgedrängt und fixiert. Beide Nn. phrenici am Hals auf Thermoden gelagert, die durch Wasser von 37° C durchströmt werden. Bei 1 wird auf Durchströmung mit Eiswasser umgeschaltet; beim Beginn der Bronchokonstriktion ist eine Ausflußtemperatur von 17° C erreicht. Bei 2 wieder Durchströmung mit Wasser von 37° C. Zeitschreibung 60 sec (22. 6. 1949).

Abb. 4. Hund, 9,5 kg, Morphin-Chloralose, Vagi intakt. Bronchial-Alveolar-Volumen nach KONZETT-RÖSSLER, Beatmungsfrequenz 20/min, Aufblasdruck 9 cm H_2O. Beim Signal: Direkte Reizung des Zwerchfells mit sinusförmigen Wechselstrom von 50 Hz und 2 Volt. Reizelektroden aus rostfreiem Stahl. Zeitschreibung 10 sec (24. 4. 1950).

am Hals oder im Thorax zwischen Lunge und Zwerchfell gereizt werden. Reizung des zentralen Endes des durchschnittenen N. phrenicus, sowohl am Hals als auch im Thoraxraum zwischen Lunge und Zwerchfell (Abb. 2b), führt zu keiner Veränderung des Bronchial-Alveolar-Volumens. Reizt man jedoch das periphere Ende des durchschnittenen N. phrenicus am Hals oder auch unmittelbar vor dem Zwerchfell (Abb. 2c), so kommt es zu einer Bronchodilatation. Die reizlose Ausschaltung der Nn. phrenici führt dementsprechend zu einer Bronchokonstriktion (Abb. 3). Trennt man das ganze Zwerchfell von der Körperwandung ab, wobei man die Leber durch Holzbrettchen vom Hochgleiten in den

Brustraum zurückhält, so ergibt die Reizung beider Nn. phrenici keine Bronchodilatation mehr.

Eine Bronchodilatation wird auch erhalten, wenn das Zwerchfell direkt tetanisch gereizt wird (Abb. 4); diese Bronchodilatation tritt auch auf, wenn beide Nn. phrenici durchschnitten sind. Auch einfache mechanische Spannung des Zwerchfells, die man durch Zug am Zwerchfell oder Torsion der Zwerchfellkuppeln erzeugen kann, führt eine Bronchodilatation herbei (Abb. 5), gleichgültig ob die Phrenici intakt oder durchschnitten sind. Alle oben beschriebenen Bronchodilatationen und die Bronchokonstriktion bei Ausschaltung der Nn. phrenici sind in gleicher Weise bei intakten und durchschnittenen Nn. vagi auszulösen.

Diskussion.

Die mitgeteilten Versuche stehen in guter Übereinstimmung mit Befunden, die schon vor längerer Zeit von HEINBECKER[6] und HUIZINGA[10] erhoben werden konnten. Beide fanden bei Röntgenuntersuchungen der Bronchialweite, daß am Ende der Inspiration der Tracheobronchialbaum weit und am Ende der Exspiration eng war und HUIZINGA[10] weist noch darauf hin, daß diese Lumenveränderungen auch dann auftreten, wenn Druckunterschiede nicht von Bedeutung sein können; das Lumen ändere sich entsprechend den Volumenänderungen der Lunge. Nach seiner Ansicht sei diese atmungsgekoppelte Kaliberänderung des Tracheobronchialbaumes von Bedeutung für die Hinausbeförderung von Sekret usw. aus den Luftwegen, da die Luftgeschwindigkeit bei der Einatmung durch die Bronchodilatation wesentlich geringer als bei der Ausatmung sei.

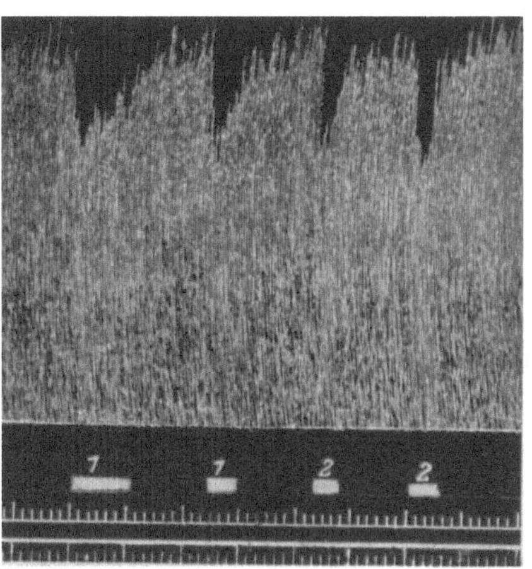

Abb. 5. Hund, 15,5 kg, Morphin-Chloralose. Vagi intakt. Bronchial-Alveolar-Volumen nach KONZETT-RÖSSLER, Beatmungsfrequenz 20/min, Aufblasdruck 7 cm H$_2$O. Biphrenicotomie dicht oberhalb des Zwerchfelles. Bei *1*: direkte Reizung des Zwerchfelles mit sinusförmigem Wechselstrom von 50 Hz und 2 Volt; Reizelektroden aus rostfreiem Stahl. Bei *2*: mechanische Spannung des Zwerchfells durch Torsion von Arterienklemmen, die zu Versuchsbeginn in die Zwerchfellkuppeln angeklemmt wurden. Zeitschreibung 10 sec (13. 9. 1950).

Neu an den mitgeteilten eigenen Befunden ist daher nur der sichere experimentelle Nachweis, daß die Bronchodilatation bei der Einatmung auf dem *Reflexwege* erfolgt. Der N. phrenicus ist hierbei nur mittelbar ein bronchodilatatorischer Nerv; im N. phrenicus verlaufende sympathische Fasern[11] spielen hierbei keine Rolle. Eine zentrale Stellung bei dieser Reflexbronchodilatation nimmt das Zwerchfell ein: wird die Spannung des Zwerchfells durch Kontraktion seiner Muskelfasern oder passiv durch Dehnung erhöht, so tritt eine reflektorische Bronchodilatation ein. Vermutlich stammen diese bronchodilatatorischen Impulse aus Dehnungsreceptoren des Diaphragmas; der Verfasser glaubt, daß das Zwerchfell für die Regulierung der Bronchialweite in gleicher Weise eine *reflexogene Zone* ist wie es die bekannten pressoreceptorischen Stellen des Gefäßsystems für die Blutdruckregulation sind. Über den weiteren Verlauf dieser Reflexbahn kann noch nichts Näheres ausgesagt werden; mit Sicherheit kommt dieser Reflex nicht über eine Verminderung eines im Vagus verlaufenden bronchokonstriktorischen Dauertonus zustande, da auch nach Vagotomie die Reflexbronchodilatation des Zwerchfells ausgelöst werden kann.

Von Interesse ist die Gegenüberstellung dieser Bronchialerweiterung mit den Befunden von Hess[7], daß eine Zunahme des intrapulmonalen Drucks eine Erregung von Dehnungsreceptoren in der Lunge hervorruft, deren Impulse im sensiblen Vagus afferent verlaufen und die eine Abnahme des Zwerchfelltonus herbeiführen. Diese Abnahme des Zwerchfelltonus führt nun nach unseren Versuchen zu einer Verengerung der intrapulmonalen Luftwege, so daß der Tracheobronchialbaum dem Aufblasdruck einen vermehrten Widerstand entgegensetzen müßte.

Der Zusammenhang von Zwerchfellspannung („Tonus") und reflektorischer Bronchodilatation scheint noch für folgende physiologische Anpassungsvorgänge von Bedeutung zu sein:

1. Die Tonuszunahme der Muskulatur und besonders des Zwerchfells bei der Geburt[2, 9] unterstützt die Erweiterung der Luftwege.

2. Die Verschiebung der Atemmittellage bei körperlicher Belastung zur Inspiration hin geht mit einem vermehrten Tonus der Einatmungsmuskulatur einher und vergrößert auf reflektorische Weise den sogenannten toten Raum[1, 3, 4], wenn auch das Ausmaß dieser Vergrößerung diskutiert wird[5].

Schon früher ist die Vermutung geäußert worden, daß auch die Weite des Tracheobronchialbaumes auf reflektorische Weise reguliert und an die besonderen Bedürfnisse des Organismus angepaßt wird[8]; in der vorliegenden Arbeit ist der erste experimentelle Beitrag für die Richtigkeit dieser Ansicht erbracht worden.

Zusammenfassung.

1. Durch Versuche an Hunden mit der Methode von Konzett-Rössler kann gezeigt werden, daß die Reizung der undurchschnittenen Nn. phrenici und die Reizung der peripheren Enden der Nn. phrenici

eine reflektorische Bronchialerweiterung hervorruft; reizlose Ausschaltung der Phrenici wird mit einer Bronchokonstriktion beantwortet. Reizung der zentralen Enden der durchtrennten Nn. phrenici ist ohne Einfluß auf die Bronchialweite.

2. Sowohl direkte Reizung als auch mechanische Spannung des Zwerchfelles ruft die reflektorische Bronchodilatation hervor. Die Ergebnisse werden so gedeutet, daß das *Zwerchfell eine reflexogene Zone für die Regulation der Bronchialweite* darstellt; ihr Spannungszustand beeinflußt die Weite der intrapulmonalen Luftwege in analoger Weise wie der Spannungszustand der Carotissinuswand die Weite der Blutgefäße.

Literatur.

[1] AITKEN, R. S., and A. E. CLARK-KENNEDY: J. of Physiol. **65**, 389 (1928). — [2] BARCROFT, J., and D. H. BARRON: J. of Physiol. **88**, 56 (1936). — [3] ENGHOFF, H.: Skand. Arch. Physiol. (Berl. u. Lpz.) **63**, 15 (1931). — [4] FLEISCH, A.: Erg. Physiol. **36**, 249 (1934). — [5] GROSSE-BROCKHOFF, F., u. W. SCHOEDEL: Pflügers Arch. **238**, 213 (1937). — [6] HEINBECKER, P.: J. Clin. Invest. **4**, 459 (1927). — [7] HESS, W. R.: Pflügers Arch. **226**, 198 (1931). — [8] HESS, W. R.: Die Regulierung der Atmung. Leipzig 1931. — [9] HENDERSON, Y.: Adventures in Respiration. Baltimore. 1938. — [10] HUIZINGA, E.: Nederl. Tijdschr. Geneesk. **1937**, 3829. — Pflügers Arch. **238**, 767 (1937). — [11] KEN KURÉ u. M. SHIMBO: Z. exper. Med. **26**, 190 (1922). — [12] KONZETT, H., u. R. RÖSSLER: Arch. exper. Path. u. Pharmakol. **195**, 71 (1940).

Dr. HELMUT WICK, Ingelheim a. Rhein, Pharmakol. Laboratorium der Firma C. H. Boehringer Sohn.

Arch. exper. Path. u. Pharmakol., Bd. 215, S. 58—74 (1952).

Aus dem Pharmakologischen Institut der Universität Rostock
(Direktor: Professor Dr. med. P. HOLTZ).

Der Adrenalin- und Arterenolgehalt des vom Nebennierenmark bei Carotissinusentlastung und elektrischer Splanchnicusreizung abgegebenen Inkretes* **.

Von

PETER HOLTZ, ALBRECHT ENGELHARDT, KURT GREEFF
und HANS-JOACHIM SCHÜMANN.

Mit 4 Textabbildungen.

(Eingegangen am 17. Dezember 1951.)

In einer früheren Arbeit[1] haben wir Belege dafür gegeben, daß die bei einer Druckentlastung des *Carotissinus* erfolgende reflektorische Hormonabgabe aus dem Nebennierenmark sich so auswirkt, als bestehe sie überwiegend aus *Arterenol* (Nor-adrenalin): in Versuchen an Katzen kam es während der Carotissinusentlastung (C.S.E.) durch Abklemmung beider Carotiden zu einer Milzkontraktion, während der Darm unter unseren Versuchsbedingungen fast unbeeinflußt blieb. Demgegenüber führte die intravenöse Injektion einer Adrenalindosis von vergleichbarer Milzwirksamkeit zu einer deutlichen Darmhemmung. Arterenol in geeigneter Dosierung verursachte wie die Carotissinusentlastung eine Kontraktion der Milz, ohne den Darm nennenswert zu beeinflussen. — Wir hielten es für wahrscheinlich, daß auch die sogenannte Ruhesekretion des Nebennierenmarks überwiegend aus Arterenol bestehe.

Gegen die unseren Versuchsresultaten gegebene Deutung im Sinne einer Arterenolabgabe aus dem Nebennierenmark läßt sich der auch von uns selbst gemachte Einwand erheben, die durch Carotidenabklemmung ausgelöste Milzkontraktion sei nicht ausschließlich hormonal vom Nebennierenmark aus verursacht, sondern wenigstens zum Teil direkt nervös-reflektorisch, d. h. durch das örtliche Freiwerden von „Sympathin" an den Endigungen der Milznerven im Organ. In einer weiteren Arbeit[2] konnten wir jedoch zeigen, daß die durch den Entlastungsreflex hervorgerufene Milzkontraktion in den meisten Fällen zwar überwiegend direkt nervös-reflektorisch bedingt ist, daß aber auch nach Ausschaltung des nervös-reflektorischen Anteils durch Denervierung der Milz noch

---

* Herrn Professor Dr. WOLFGANG HEUBNER zum 75. Geburtstag gewidmet.
** Die Ergebnisse dieser Arbeit wurden auf der Mainzer Tagung der Dtsch. Pharmakol. Ges. (H. J. SCHÜMANN) und auf dem „Symposion neuro-vegetativum" in Überlingen (P. HOLTZ) im September 1951 mitgeteilt.

eine Kontraktion des Organs auftrat, wenn man durch Vagotomie die Wirkung des Reflexes verstärkte.

Wir haben damals darauf hingewiesen, wie zweckmäßig es sei, daß es bei dem vom sinus caroticus auslösbaren pressorischen Kreislauf- reflex in gleicher Weise, wie an den Endigungen der „arterenergischen" Gefäßnerven, so auch im Nebennierenmark zur Freisetzung eines Stoffes komme, der geradezu spezifisch pressorisch, d. h. gefäßverengernd und blutdrucksteigernd wirkt, der keine Tachykardie, sondern eine Brady- kardie verursacht[3], und bei dem alle anderen Wirkungsqualitäten — die Hemmungswirkung auf Darm und Uterus, die glykämische[4] und oxydationssteigernde, grundumsatzerhöhende Wirkung[3] — schwächer ausgeprägt sind als beim Adrenalin — daß demgegenüber das hormonale *Adrenalin* der eigentliche Wirkstoff des ergotropen Systems sei, indem immer dann, wenn es zu einer allgemeinen Erregung des gesamten sympathischen Nervensystems kommt, aus den Nebennieren Adrenalin ausgeschüttet würde.

Um diese Annahme und unsere früheren Befunde weiterhin experi- mentell zu stützen und Stellung nehmen zu können zu kürzlich er- schienenen Arbeiten anderer Autoren[5, 6] mit abweichenden Ergebnissen, haben wir einmal das während der *Carotissinusentlastung*, sodann das bei *elektrischer Reizung des Splanchnicus* aus der Nebenniere abfließende Blut bei Katzen direkt auf seinen Arterenol- und Adrenalingehalt untersucht.

Methodik.

1. Blutgewinnung. Bei heparinisierten Katzen (2 mg/kg Vetren i.v.) von 3 bis 4 kg Gewicht wurde in Pernoctonnarkose (0,7 cm³/kg 10%ige Pernoctonlösung*) eine Glaskanüle in die linke Vena suprarenalis eingebunden, wenn diese direkt in die V. cava mündete. In Fällen, in denen die V. suprarenalis in die V. renalis einmündete, wurde die Kanüle in die Nierenvene eingebunden, nachdem vorher Nierenarterie und -vene sowie alle Nebengefäße abgebunden worden waren. Die Einmündungsstellen der Kanüle sowie der Nieren- bzw. Nebennierenvene in die V. cava waren mit Fäden umschlungen, so daß durch eine schonende temporäre Abschnürung der venöse Blutstrom abwechselnd in die Kanüle resp. in die V. cava geleitet werden konnte. Das Blut wurde mit Hilfe einer Injektionsspritze aus der Kanüle entnommen, im allgemeinen 3—5 cm³, in Reagensgläser gegeben, die vorher mit je 0,1 cm³ (0,2 mg) Vetren-Lösung** beschickt worden waren, und sofort aus- getestet.

2. Testung des Adrenalin- und Arterenolgehalts. Das heparinisierte Nebennieren- venenblut, das vor und während der Carotissinusentlastung bzw. der Splanchnicus- reizung entnommen war, wurde gleichzeitig a) am Katzenblutdruck, b) am Küken- rectum gegen Adrenalin und Arterenol ausgetestet.

Zu a): Die Testkatze war mit Pernocton narkotisiert und hatte vor Beginn des Versuchs 1 mg/kg Atropin sulfur. und 8 mg/kg Cocain. hydrochl. erhalten.

---

* Für die Überlassung von Pernocton sind wir der Fa. Riedel-De Haen zu Dank verpflichtet.

** Für die Überlassung von Vetren danken wir der Fa. Promonta in Hamburg.

Unter diesen Versuchsbedingungen war l-Arterenol 3—7 mal stärker blutdruck-
wirksam als l-Adrenalin.

Zu b): Das Kükenrectum stammte von 3—6 Wochen alten Tieren. Es wurde
in 10 cm³ Tyrodelösung bei 30° C suspendiert. Adrenalin war in unseren Versuchen
an diesem Testobjekt 20—100 mal wirksamer als Arterenol.

Versuche.

Von den insgesamt 5 verwertbaren Versuchen ist einer als Beispiel
in den Abb. 1—3 dargestellt.

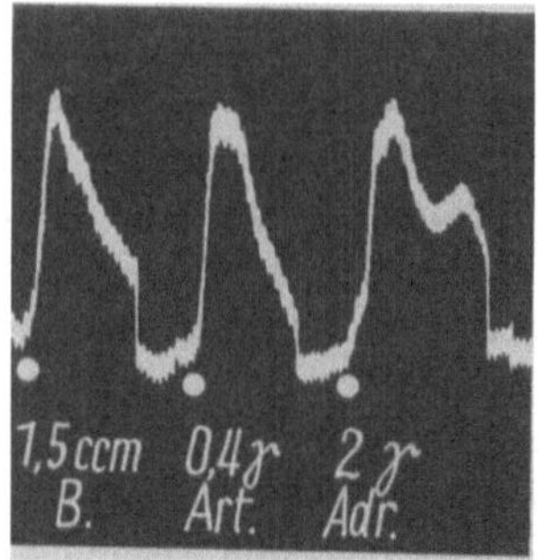

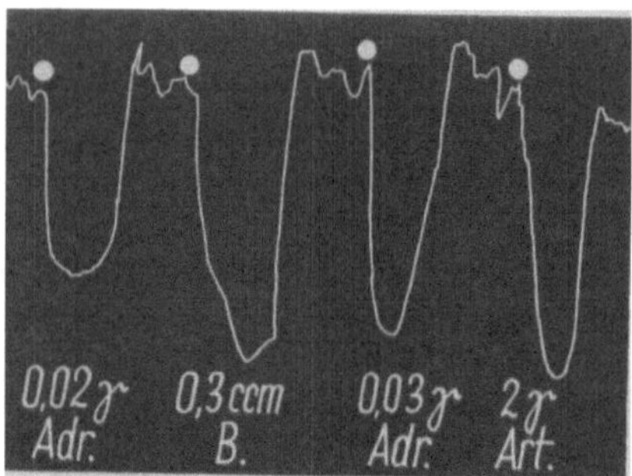

Abb. 1. *Adrenalin- und Arterenolgehalt des Nebennierenvenenblutes („Ruhesekretion")*. Austestung
des Blutes am Katzenblutdruck und Kükenrectum: das Blut enthält überwiegend Arterenol (siehe
Text). Art = l-Arterenol; Adr = l-Adrenalin; B = Nebennierenvenenblut.

1. „*Ruhesekretion*". In diesem Versuch wurden ungefähr 30 min nach
Beendigung der Operation 4 cm³ Blut aus der Nebennierenvene entnommen. Hierzu waren 5 min erforderlich, so daß durchschnittlich
0,8 cm³ Blut pro Minute abflossen.

1,5 cm³ Blut entsprachen am *Blutdruck* 2 γ l-Adrenalin bzw. 0,4 γ
l-Arterenol (Abb. 1). Am *Darm* riefen 0,3 cm³ Blut eine deutliche Hemmung hervor. Wäre die blutdrucksteigernde Substanz des Blutes Adrenalin gewesen, so hätten 0,3 cm³ Blut am Darm 0,4 γ Adrenalin entsprechen müssen. Tatsächlich aber waren sie nur so wirksam wie 0,03 γ
Adrenalin. Das Wirksamkeitsverhältnis Adrenalin:Arterenol betrug am
Blutdruck 1:5 (2 γ Adrenalin = 0,4 γ Arterenol); am Darm 60:1 (0,03 γ
Adrenalin = 2 γ Arterenol). Am Darm wirkte sich deshalb praktisch
nur das im Blut vorhandene Adrenalin aus.

Die Berechnung des Adrenalin- und Arterenolgehaltes erfolgte wie
in früheren Arbeiten[7] und ergab in *absoluten Werten* 0,0985 γ Adrenalin
und 0,252 γ Arterenol pro Kubikzentimeter, d. h. 28% Adrenalin und
72% Arterenol.

2. *Carotissinusentlastung*. Auf Grund unserer früheren Erfahrungen[2],
daß meistens nur nach Vagotomie und dadurch verstärkter Wirkung des
Entlastungsreflexes milzwirksame Hormonmengen aus dem Nebennierenmark abgegeben wurden, haben wir zu Beginn des Versuches die

Vagi durchschnitten. Die Abklemmung der Carotiden verursachte einen starken Blutdruckanstieg (Abb. 2); ähnlich wie in den späteren Versuchen mit elektrischer Splanchnicusreizung floß das Nebennierenblut 20—25$^0/_0$ schneller aus der Vene ab als vorher. 1 cm³ des während der Carotissinus-

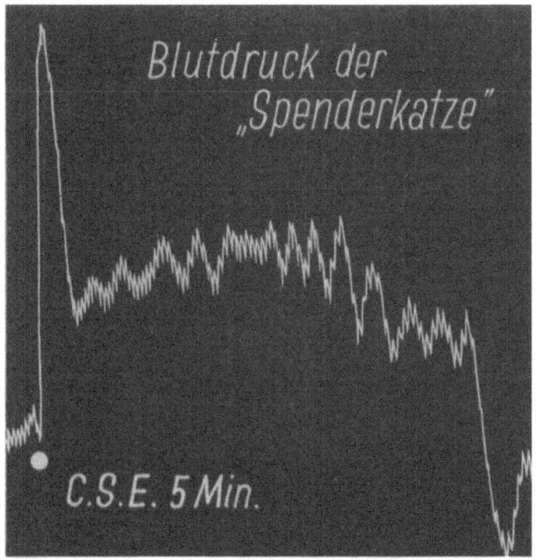

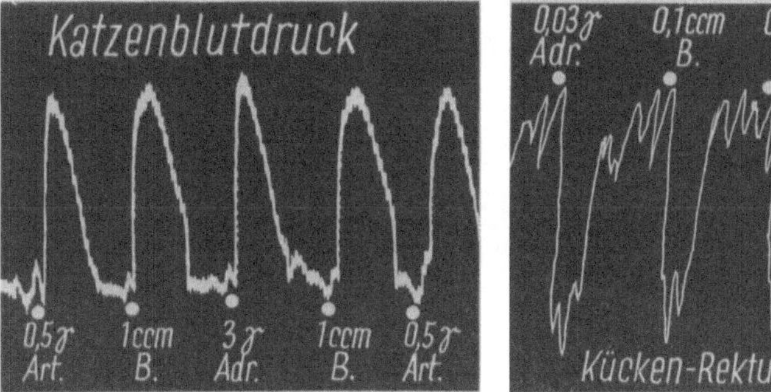

Abb. 2. *Adrenalin- und Arterenolgehalt des Nebennierenvenenblutes während der Carotissinusentlastung (C.S.E.).* Auch während der C.S.E. enthält das Nebennierenblut mehr Arterenol als Adrenalin (siehe Text).

entlastung entnommenen Nebennierenblutes entsprach: am *Blutdruck* der Testkatze der Wirkung von 3 γ Adrenalin bzw. 0,5 γ Arterenol (Wirksamkeitsverhältnis Adrenalin : Arterenol = 1 : 6); am *Darm* war 0,1 cm³ Blut, das am Blutdruck mit 0,3 γ Adrenalin äquivalent gewesen wäre, nur so wirksam wie 0,03 γ Adrenalin. Adrenalin hatte, wie in der voraufgegangenen Auswertung, wiederum eine 60 mal größere Wirksamkeit als Arterenol.

Die Berechnung ergab: 1 cm³ Blut enthält 0,282 γ Adrenalin und 0,48 γ Arterenol, d. h. 37% Adrenalin und 63% Arterenol.

3. *Splanchnicusreizung.* Der intakte linke N. splanchnicus wurde, da uns kein anderes Reizgerät zur Verfügung stand, mit Hilfe eines Schlitten-

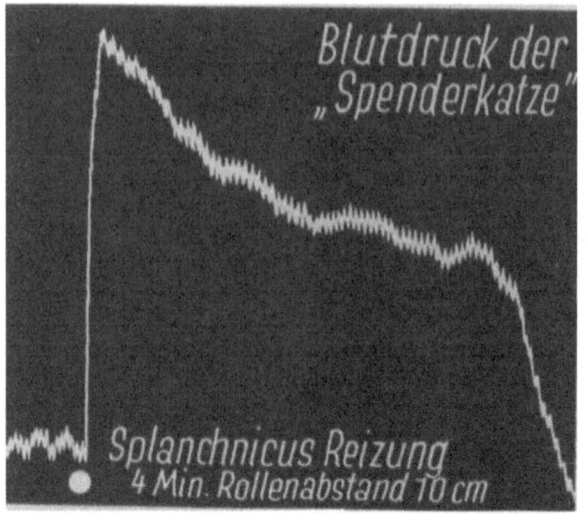

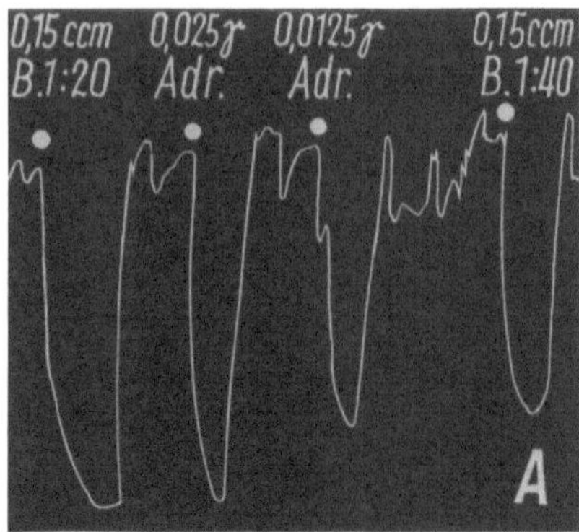

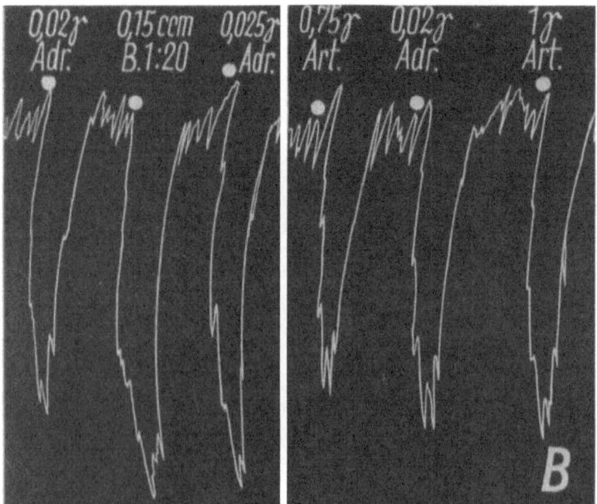

Abb. 3. *Adrenalin- und Arterenolgehalt des Nebennierenvenenblutes bei elektrischer Splanchnicusreizung.* Das Nebennierenvenenblut enthält fast ausschließlich Adrenalin (siehe Text). A und B: Kükenrectum. -- C: Katzenblutdruck.

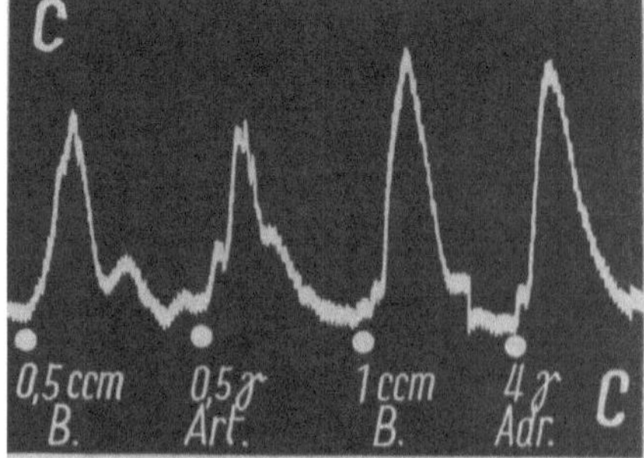

induktoriums nach du Bois-Reymond 4 min lang (2 Volt, 10 cm Rollenabstand) unmittelbar vor dem Ganglion coeliacum gereizt, so daß beide Nebennieren von der Reizung betroffen wurden (siehe Abb. 3). Das während der Reizperiode entnommene Blut mußte wegen seiner hohen Wirksamkeit am Kükendarm auf das 20fache verdünnt werden. 0,15 cm³ des so verdünnten Blutes entsprachen dann ungefähr der Wirkung von 0,025 γ Adrenalin bei einer „ratio" Adrenalin:Arterenol von 60:1 (Abb. 3a). Am Blutdruck (Abb. 3c) stimmte die Wirkung von 1 cm³ unverdünnten Blutes mit derjenigen von 4 γ Adrenalin oder 1 γ Arterenol überein („ratio" also 1:4). Die Berechnung ergab: 1 cm³ Blut

$= 3{,}297\,\gamma$ Adrenalin (95%) und $0{,}18\,\gamma$ Arterenol (5%). — Die Auswertung an einem zweiten Darmpräparat hatte das gleiche Ergebnis (Abb. 3 b).

Die Innervation des Nebennierenmarks durch den N. splanchnicus ist eine „cholinergische", d. h. Acetylcholin ist der chemische Vermittler. Die durch die Injektion von Acetylcholin verursachte Hormonausschüttung müßte deshalb ähnlich wie die bei elektrischer Reizung des Splanchnicus überwiegend aus Adrenalin bestehen. — Die Abb. 4 stellt einen Versuch am Hund mit Aufzeichnung von Blutdruck und Milzvolumen dar, in dem der Milchsäureester* des Cholins, der nach unseren Untersuchungen bei relativ starker „ganglionärer" eine weit schwächere parasympathische Wirksamkeit als Acetylcholin besitzt, dem atropinisierten Versuchstier intravenös injiziert wurde und nicht mehr blutdrucksenkend wirkte, sondern auf Grund der im Nebennierenmark verursachten Hormonausschüttung zu einer Blutdrucksteigerung führte, die mit der nach $10\,\gamma$ Arterenol bzw. Adrenalin auftretenden ungefähr übereinstimmt. Die milzentspeichernde Wirkung des Arterenols, über die in einer anderen Arbeit[8] ausführlich berichtet wird, ist weit schwächer als die des Adrenalins, so daß mit Hilfe des Blutdruck- und

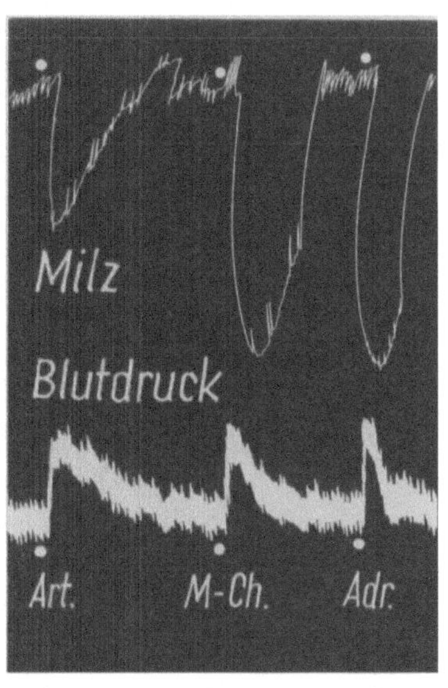

Abb. 4. *Hormonausschüttung aus dem Nebennierenmark durch intravenöse Injektion eines Milchsäure-Cholinesters.* Hund, 14 kg. Pernoctonnarkose. Atropin. sulfur. 0,5 mg/kg. Art. = 10 γ l-Arterenol; M-Ch = 5 mg Milchsäure-Cholinester; Adr. = 10 γ Adrenalin. Das unter dem Einfluß des M-Ch von den Nebennieren abgegebene Hormon hat die gleiche Milzwirkung wie Adrenalin (s. Text).

Milztestes eine Unterscheidung der beiden Hormone möglich ist. Es kann keinem Zweifel unterliegen, daß das durch den Cholinester ausgeworfene Nebennierenmarkhormon praktisch reines Adrenalin ist (Abb. 4), wie es auch bei elektrischer Splanchnicusreizung von der Inkretdrüse abgegeben wird.

4. *Hormongehalt der Nebennieren.* Im Anschluß an die elektrische Splanchnicusreizung wurden beide Nebennieren der „Spenderkatze" exstirpiert und mit Salzsäure und Natriumacetat nach der von FROWEIN[9] angegebenen Methode extrahiert. Die Auswertung der Extrakte

---

* Das Präparat wurde uns von Herrn Dr. K. CREDNER, Hannoversch-Münden (Diwag), zur Untersuchung übersandt. Über die Ergebnisse wird später berichtet.

an den gleichen Testobjekten, an denen das Nebennierenvenenblut untersucht wurde, ergab für die linke Nebenniere 38% Adrenalin, 62% Arterenol, für die rechte 40% Adrenalin und 60% Arterenol.

Die Tabelle gibt eine Übersicht über sämtliche Versuche. Das wesentliche Ergebnis scheint uns folgendes zu sein:

Tabelle 1. *Adrenalin- und Arterenolgehalt des Nebennierenvenenblutes von Katzen vor und während der Carotissinusentlastung (C.S.E.) und elektrischen Splanchnicusreizung.*

Vers. Nr.	Vor C.S.E. (,,Ruhesekretion")		Während C.S.E.		Splanchnicus-reizung		Nebennierenmark	
	γ Adr 1 cm³	γ Art 1 cm³	γ Adr 1 cm³	γ Art 1 cm³	γ Adr 1 cm³	γ Art 1 cm³	Adr.	Art.
1	0,05 (21,7%)	0,18 (78,3%)	0,18 (26,4%)	0,50 (73,6%)	2,6 (89%)	0,32 (11%)	66%	34%
2	0,078 (26,8%)	0,22 (73,2%)	0,11 (24%)	0,35 (76%)	—	—	—	—
3	0,015 (13,6%)	0,095 (86,4%)	0,08 (26,6%)	0,22 (73,4%)	3,12 (100%)	—	62%	38%
4	—	—	0,10 (31,2%)	0,22 (68,8%)	2,20 (93,6%)	0,15 (6,4%)	73%	27%
5	0,0985 (28%)	0,252 (72%)	0,282 (37%)	0,48 (63%)	1. 3,30 (95%) 2. 1,48 (71%)	0,18 (5%) 0,6 (29%)	38%	62%
Mittel	22,5%	77,5%	29%	71%	89,7%	10,3%	59,75%	40,25%

Die unter unseren Versuchsbedingungen als ,,*Ruhesekretion*" anzusprechende Hormonabgabe aus dem Nebennierenmark besteht überwiegend in einer Abgabe von Arterenol. Im Durchschnitt aller Versuche enthält das Nebennierenvenenblut 22,5% Adrenalin und 77,5% Arterenol (siehe Tabelle).

Während der *Druckentlastung* des sinus caroticus kommt es zu einer vermehrten Inkretabgabe. Das ist zuerst von Heymans[10] an anastomosierten Hunden — ,,anastomose surrénale-jugulaire" — nachgewiesen worden: die Abklemmung der Carotiden des ,,Spenders" verursachte beim ,,Empfänger" eine Milzkontraktion. Unsere Untersuchungen bestätigen das, indem sie direkt beweisen, daß das während der Carotissinusentlastung aus den Nebennieren abfließende Blut hormonreicher und deshalb am Blutdruck und Darm wirksamer ist als vorher. Adrenalin sowohl als Arterenol werden vermehrt abgegeben, wobei sich in einigen Versuchen das Mengenverhältnis der beiden Hormone etwas zugunsten des Adrenalins verschiebt: das Nebennierenblut enthält im Durchschnitt aller Versuche während der Carotissinusentlastung 29% Adrenalin und 71% Arterenol. Auch jetzt ist also der Arterenolgehalt noch mehr als doppelt so hoch wie der Adrenalingehalt. Damit erklärt sich die frühere Beobachtung[1], daß die während der Carotissinusentlastung erfolgende Inkretabgabe des Nebennierenmarks sich an Milz und Darm so auswirkte, als würde überwiegend Arterenol abgegeben.

Umgekehrt nun wie bei Carotissinusentlastung enthält das Nebennierenblut während der elektrischen Reizung des Splanchnicus ganz überwiegend Adrenalin: im Durchschnitt 89,7%.

Im Versuch 3 der Tabelle konnten wir bei einem Adrenalingehalt von $3,12 \gamma/cm^3$ kein Arterenol im Blut nachweisen, im Versuch 5 lag bei einem Adrenalingehalt von $3,3 \gamma/cm^3$ der Arterenolwert mit $0,18 \gamma/cm^3$ tiefer als bei der Carotissinusentlastung und sogar tiefer als während der „Ruhesekretion“. Der negative Befund im einen Fall und der unwahrscheinlich niedrige Arterenolwert im anderen Fall dürften methodisch bedingt sein, d. h. durch die Schwierigkeit, wenig Arterenol in Gegenwart von viel Adrenalin nachzuweisen. Dieser Nachweis ist deshalb schwierig und unsicher, weil wir kein Testobjekt haben, das auf Arterenol wesentlich empfindlicher reagiert als auf Adrenalin, während das Umgekehrte sehr wohl zutrifft. Es ist deshalb anzunehmen, daß die bei Splanchnicusreizung vom Nebennierenmark sezernierten Arterenolmengen größer sind als die von uns ermittelten, und auch größer als diejenigen, die während der „Ruhesekretion“ abgegeben werden. Sie dürften mindestens so groß sein wie bei der Carotissinusentlastung, allerdings wohl auch nicht wesentlich größer.

Die zur Bestimmung des Adrenalin- und Arterenolgehaltes des Nebennierenvenenblutes von uns benutzten Testobjekte waren der Katzenblutdruck, an dem Arterenol 3—7 mal wirksamer war als Adrenalin, und das Kükenrectum, das umgekehrt auf *Adrenalin* 20—100 mal empfindlicher ansprach als auf Arterenol. — In einer kürzlich erschienenen Arbeit von BRAUNER, BRÜCKE, KAINDL und NEUMAYR[6] über die Sekretion des Nebennierenmarks in Ruhe und beim Abklemmen beider Carotiden, in der der Adrenalin- und Arterenolgehalt im Nebennierenvenenblut am isolierten Kaninchendarm und an der pilomotorischen Reaktion der Katzenschwanzhaare auf die intraarterielle Injektion von Blut zu bestimmen versucht wird, kommen die Autoren zu dem Ergebnis, daß ihre Auswertungsbefunde gegen die von uns[1, 2] gemachte Annahme sprechen, die Ruhesekretion und die Sekretion während der pressorischen Reflexe sei vorwiegend Noradrenalin (Arterenol). Mit der von BRÜCKE entwickelten Katzenschwanzhaarmethode, bei der Adrenalin 4—6 mal wirksamer sein soll als Arterenol, haben wir keine Erfahrung. Der Kaninchendarm ist aber nach unseren Erfahrungen, abgesehen davon, daß an ihm das Wirksamkeitsverhältnis von Arterenol und Adrenalin nur 1 : 2 beträgt und in der gleichen Richtung wie am Katzenschwanzhaar liegt, gerade für die Auswertung von Nativblut ungeeignet. Unter Verwendung geeigneterer Testobjekte scheinen die Wiener Autoren neuerdings in noch nicht veröffentlichten Versuchen zu prinzipiell gleichen Resultaten wie wir gekommen zu sein[11]. — Im Gegensatz zu unseren Befunden sowie zu der schon weiter zurückliegenden Beobachtung

Heymans[10] an anastomosierten Hunden, daß die Carotissinusentlastung eine vermehrte Nebennierenmarksekretion veranlaßt, kommt Marthe Vogt[5] bei der Untersuchung des aus Nebennierenblut gewonnenen Plasmas zu dem gänzlich negativen Ergebnis, daß die Nebennieren auch während der Carotissinusentlastung keine nachweisbaren Hormonmengen abgeben. Dieses negative Ergebnis ist wahrscheinlich dadurch bedingt, daß die Vagi nicht durchschnitten wurden und nicht Nativblut, sondern Plasma untersucht wurde.

Bemerkungen zu den Versuchsergebnissen.

1. Der von den Carotissinusnerven aufrechterhaltene vagale Dauertonus, der mit einer zentralen Sympathicushemmung gekoppelt ist, schwindet, wenn der für die Pressoreceptoren adäquate Reiz — der durch die auf den Sinuswandungen lastende Blutsäule ausgeübte Druck- und Dehnungsreiz — beim Abklemmen der Carotiden wegfällt; gleichzeitig damit kommt es zu einer Enthemmung des bisher gedrosselten Sympathicus. — Der Carotissinusreflex steht vornehmlich im Dienste der Kreislaufregulation, insbesondere der Regulation des Blutdrucks: eine Druckabnahme im Sinusgebiet führt zu einer „reflektorischen" Erhöhung des allgemeinen Blutdrucks. Die mit der Betätigung des Reflexes verbundene Sympathicusenthemmung wirkt sich elektiv am Gefäßsystem aus, das enthemmte Sympathicuszentrum entsendet vermehrt Impulse auf sympathischen gefäßverengernden Nervenbahnen zu den Gefäßen; es muß also ein *Vasomotorenzentrum* sein.

Von dieser elektiv im Bereich des Gefäßsystems erfolgenden Auswirkung der Enthemmung des sympathischen Vasomotorenzentrums werden andere Sympathicusfunktionen, z. B. die glykämische[12], und andere sympathisch innervierte Organe und Organsysteme, wie z. B. Darm[5, 6], Uterus, Bronchialmuskulatur und Dilatator pupillae, nicht oder doch nur ganz unerheblich betroffen. Das gilt auch für das Nebennierenmark. An der akuten pressorischen Auswirkung des Carotissinusreflexes sind, wie Heymans und Bouckaert[13] gezeigt haben, die Nebennieren nicht nennenswert beteiligt; sie sind für das Ausmaß der sogenannten „pressorischen Reserve"[14] fast bedeutungslos.

Immerhin ist bei der Carotissinusentlastung die Inkretabgabe aus der Nebenniere vermehrt und genügt, um an Hunden und Katzen eine Kontraktion der Milz hervorzurufen. Die abgegebenen Hormonmengen sind tatsächlich nur gering. Es kommt, wie unsere Untersuchungen gezeigt haben, nicht zu einer Hormon*ausschüttung*, sondern nur zu einer Steigerung der „Ruhesekretion" auf 2—5fach höhere Werte (siehe die Tabelle). Hierbei nimmt sowohl der Adrenalin- als der Arterenolanteil zu. Da die „Ruhesekretion" überwiegend aus Arterenol besteht, behält dieses auch bei der durch Carotissinusentlastung verursachten Steigerung der Hormonabgabe das Übergewicht: im Durchschnitt finden wir bei

Carotissinusentlastung im Nebennierenblut 71% Arterenol, 29% Adrenalin. — Wenn somit die Nebennieren auch nicht wesentlich am Zustandekommen der bei Carotidenabklemmung auftretenden und elektiv am Gefäßsystem in Form von Gefäßverengung und Blutdrucksteigerung sich abspielenden Effekte beteiligt sind, so stellen sie doch wenigstens überwiegend in vermehrter Sekretion den gleichen Stoff zur Verfügung, der während der Carotissinusentlastung auch an den Endigungen der — „arterenergischen"[15] — Vasoconstrictoren in den Gefäßwänden als chemischer Überträger constrictorischer Nervenimpulse vermehrt in Freiheit gesetzt wird[16], und dessen vermehrtes Freiwerden hier die wesentliche Ursache der auftretenden Blutdrucksteigerung ist: *Arterenol*, bei dem gerade die gefäßverengernde, blutdrucksteigernde Wirkung eine elektive Ausprägung erfahren hat, und das, wie wir in früheren Veröffentlichungen[17] dargelegt haben, alle anderen dem *Adrenalin* zukommenden Wirkungen — die tachykardische und Minutenvolumen erhöhende, die glykämische und die inhibitorische Wirkung auf glattmuskelige Organe — nicht oder nur in geringem Maße besitzt.

2. Während somit die mit der Auslösung des Carotissinusreflexes verbundene Enthemmung eines sympathischen „Vasomotorenzentrums" sich vornehmlich und sinngemäß auf eine Auswirkung im Bereich des Gefäßsystems beschränkt, wobei das Nebennierenmark nur zu einer geringfügigen Mehrsekretion des gleichen Stoffes veranlaßt wird, der auch an den Endigungen der Vasoconstrictoren vermehrt in Freiheit gesetzt wird und hier die chemische Übertragung der Nervenerregung übernimmt, führt die z. B. psychische Erregung höherer übergeordneter sympathischer Zentren, wie in den bekannten Untersuchungen CANNONs, oder die direkte elektrische Stimulierung hypothalamischer Zentren, wie in den Versuchen von W. R. HESS, zu einer Erregung des gesamten sympathischen Systems, in die alle sympathisch innervierten Organe und Funktionen einbezogen sind — auch die Nebennieren. Denn auch sie werden jetzt in erheblichem Maße auf dem Wege der Splanchnici von nervösen Impulsen getroffen und antworten mit einer wirklichen Hormon*ausschüttung*, die wesentlich am Zustandekommen der Gesamtwirkung beteiligt ist. Das zur Ausschüttung gelangende Inkret besteht jetzt aber, wie aus unseren Versuchen mit elektrischer Splanchnicusreizung zu schließen ist, praktisch fast ausschließlich aus Adrenalin, dem Arterenol nur in ganz kleinen Mengen, die nicht nennenswert über den Werten der „Ruhesekretion" liegen, beigemischt ist, selbst wenn, wie ein Blick auf die Tabelle zeigt, das *Nebennierenmark* mehr Arterenol als Adrenalin enthält. Auch das ist sinnvoll, wenn man die pharmakologischen Unterschiede[17] der beiden Sympathicusstoffe berücksichtigt und sich vergegenwärtigt, daß die Erregung des sympathischen „ergotropen" Systems den Organismus zu erhöhter Leistung befähigen soll.

F. Brücke[18] hat in mehreren Arbeiten der letzten Zeit den Unterschied zwischen „reflektorischer" — durch Carotissinusentlastung verursachter — und „zentraler" Sympathicuserregung, wie sie bei der elektrischen Stimulierung hypothalamischer Sympathicuszentren zustande kommt, betont. Er meint, die *reflektorische* Erregung gleiche in ihrer Auswirkung der Arterenolwirkung, die *zentrale* mehr der Adrenalinwirkung. Diese Auffassung steht im Einklang mit unseren Befunden, daß bei der Carotissinusentlastung *Arterenol* vermehrt in Aktion tritt: das *hormonale* Arterenol der Nebennieren, vor allem aber das *Sympathin*funktion ausübende Arterenol der vasoconstrictorischen Gefäßnerven; daß dagegen bei der Splanchnicusreizung, die wohl einen wichtigen Teilfaktor zentral-hypothalamischer Erregungen darstellt, ganz überwiegend *Adrenalin* von den Nebennieren ausgeworfen wird. Nur möchten wir glauben, daß die Differenzierung zwischen „reflektorischer" und „zentraler" Erregung das Wesen des Unterschiedes nicht trifft. Denn es ist vielleicht, wenigstens zunächst, nur von untergeordneter Bedeutung, ob die sympathische Erregung „reflektorisch" oder direkt „zentral" erfolgt, wesentlicher dürfte sein, *welches* Zentrum — gleichgültig, ob *reflektorisch* oder *direkt* — erregt wird. Das bei der Carotissinusentlastung „reflektorisch" *erregte* oder — besser gesagt — *enthemmte* Sympathicuszentrum dürfte nach allem, wie sich diese Enthemmung auswirkt, ein Vasomotorenzentrum sein, d. h. ein Zentrum, dessen peripheriewärts verlaufende Neurone die Gefäße innervieren. Die bei Hypothalamusreizung betroffenen Zentren sind aber keine oder doch zumindest nicht nur „Vasomotorenzentren"; das geht schon aus der von Brücke[19] selbst mitgeteilten Beobachtung hervor, daß die elektrische Stimulierung dieser hypothalamischen Zentren unter Umständen ohne nennenswerte Blutdrucksteigerung zu ausgesprochenen Sympathicuswirkungen, z. B. an der Pupille, am Darm und an der Bronchialmuskulatur, führt. Die von diesen Zentren ausgehenden und peripheriewärts verlaufenden Neurone ziehen also offenbar weniger zu den Gefäßen als zu anderen sympathisch innervierten Organen: dem Darm, dem Uterus, den Bronchien, dem Dilatator pupillae, den arrectores pilorum — und im N. splanchnicus zu den Nebennieren. Hier kommt es dann wie in unseren Versuchen mit elektrischer Splanchnicusreizung zu einer „Ausschüttung" von Adrenalin, das sicher in weit erheblicherem Maße als das bei Carotissinusentlastung von den Nebennieren etwas vermehrt abgegebene Arterenol zum Zustandekommen der Gesamtwirkung beiträgt, andererseits aber auch wohl nicht allein verantwortlich zu machen ist für die sich an den verschiedensten Organen abspielenden Sympathicuseffekte, da die elektrische Reizung des Hypothalamus auch noch nach Entfernung der Nebennieren z. B. zu einer Darmlähmung führt[19]. Die an den einzelnen Organen in Erscheinung tretenden

Sympathicuswirkungen dürften vielmehr wesentlich durch das in diesen selbst — örtlich an den Nervenenden — freiwerdende „Sympathin" bedingt sein, das seinerseits auf Grund unserer heutigen Kenntnisse von der stofflichen Natur des chemischen Überträgers sympathischer Nervenerregungen nicht Adrenalin, sondern wenigstens überwiegend Arterenol ist.

Die sympathicomimetischen Wirkungen des Arterenols stimmen in den meisten Punkten mit denen des Adrenalins überein, nur sind sie — besonders die Hemmungswirkungen auf glattmuskelige Organe — im allgemeinen schwächer. Es ist deshalb einer „Sympathicus"-Wirkung nicht ohne weiteres anzusehen, ob sie durch Arterenol oder durch Adrenalin verursacht ist. Die Herz- und Kreislaufwirkung ist allerdings bei beiden Stoffen verschieden: *Adrenalin* wirkt tachykardisch und erhöht das Minutenvolumen des Herzens, es setzt den peripheren Widerstand herab und ermöglicht auf diese Weise eine vermehrte Durchblutung vor allem der Muskulatur; *Arterenol* wirkt bradykardisch und stets gefäßverengernd, es erhöht den Blutdruck und drosselt die Blutversorgung der Muskulatur. In der Ausübung von Sympathicuswirkungen kann Arterenol überall Adrenalin ersetzen, nur nicht in der Kreislaufwirkung. — GOLDENBERG[20] hat in Versuchen am Menschen gezeigt, daß der durch eine intravenöse Arterenolinfusion erhöhte periphere Widerstand durch eine gleichzeitig eingeschaltete, richtig dosierte Adrenalininfusion herabgesetzt wird. So hat bei einer allgemeinen zentralen Erregung des sympathischen Systems die in der Ausschüttung von Adrenalin bestehende Mitwirkung der Nebennieren ihren physiologischen Sinn vielleicht nicht nur in einer *hormonal-hämatogenen* Verstärkung und Unterstützung der durch Arterenol vermittelten „*nervösen*" Wirkungen auf die glatte Muskulatur und den Stoffwechsel, sondern auch darin, daß die der erstrebten Leistungssteigerung am Herzen und an den Gefäßen entgegenarbeitende bradykardische und gefäßconstrictorische, durchblutungsdrosselnde Wirkung des vagotropen und „histiotropen" „Sympathins" Arterenol durch die tachykardische und gefäßdilatatorische, durchblutungssteigernde Wirkung des „ergotropen" hormonalen Nebennierenadrenalins durchbrochen wird.

Bei der Betätigung des pressorischen Carotissinusreflexes, dessen spezifische physiologische Aufgabe die Erhöhung des Blutdruckes durch eine zwangsläufig mit Steigerung des peripheren Widerstandes und Durchblutungsdrosselung verbundene Gefäßverengerung besteht, ist eine erheblichere Mitwirkung der Nebennieren nicht nur unnötig, da das „vasomotorische" Reflexzentrum offenbar in genügendem Umfange nervöse Impulse durch die Vasoconstrictoren zu den Gefäßen entsendet; sie wäre sogar sinnwidrig, wenn sie wie bei der Splanchnicusreizung und der Erregung hypothalamischer Sympathicuszentren in einer Ausschüttung von *Adrenalin* bestände, das der beabsichtigten — arterenolbedingten — Gefäßverengung vasodilatatorisch entgegenwirken würde. So finden wir denn auch, daß die pressorische Wirkung des Carotissinusreflexes von seiten der Nebennieren nur in Form einer geringfügigen Mehrsekretion von Arterenol eine nicht einmal notwendige Unterstützung erfährt — ähnlich sinnvoll, wie die glykämische und glykosurische Wirkung der Piqûre, d. h. einer Reizung des am Boden des IV. Ventrikels gelegenen sympathischen Zuckerzentrums, das seine nervösen Impulse auf dem Wege der *Lebernerven* zu den hepatischen Glykogendepots, auf dem Wege des *Splanchnicus* aber auch zum Nebennierenmark entsendet, von seiten der Nebennieren eine unterstützende Steigerung erfährt, indem diese jetzt allerdings *Adrenalin*, das glykämisch weit wirksamere Hormon, in vermehrter Sekretion dem ungefähr 10 mal schwächeren, mit Arterenol identischen „Lebersympathin" zu Hilfe schicken.

Mit der Feststellung, daß die Methoden, mit denen die Natur ihre Ziele verwirklicht, sinnvoll und zweckmäßig sind, ist aber keine Erklärung im naturwissenschaftlichen Sinne gegeben. Wir haben deshalb die Aufgabe, die Frage nach dem *Mechanismus* der beobachteten Wirkungen zu stellen und zu versuchen, sie zu beantworten.

3. Der Unterschied zwischen der verhältnismäßig schwachen reflektorischen Erregung des Nebennierenmarks durch Druckentlastung des sinus caroticus und der starken Erregung durch elektrische Reizung des Splanchnicus betrifft weniger die Arterenol- als vielmehr die Adrenalinabgabe. Bei direkter elektrischer Stimulierung des N. splanchnicus ist der die Nebennieren treffende Reiz sicher weit stärker als bei der Carotissinusentlastung und dürfte wohl sämtliche Faserqualitäten des Nerven in Erregung versetzen. Der stärkere Reiz wird ja denn auch mit einer wirklichen Hormon*ausschüttung* beantwortet. So nahe es läge, anzunehmen, daß diese in ihrer Zusammensetzung aus Adrenalin und Arterenol dem Mischungsverhältnis der beiden Hormone im Nebennierenmark entspräche, trifft diese Annahme doch nicht zu: die durch Splanchnicusreizung verursachte hormonale Ausschüttung besteht fast ausschließlich aus Adrenalin, selbst wenn das Nebennierenmark mehr Arterenol als Adrenalin enthält (Tabelle). Die gerade entgegengesetzten Prozentzahlen für den Adrenalin- bzw. Arterenolgehalt des Nebennierenvenenblutes bei Carotissinusentlastung und elektrischer Splanchnicusreizung weisen ja schon darauf hin, daß das Mengenverhältnis der beiden Hormone in der *Inkretdrüse* nicht entscheidend sein kann für die prozentuale Zusammensetzung des tatsächlich *abgegebenen* Inkretes. — Während die Adrenalinwerte des abfließenden Nebennierenblutes bei der Splanchnicusreizung — offenbar in Abhängigkeit von der Reizintensität — mitunter auf das 50- und 100fache der Ruhewerte ansteigen, liegen die Arterenolwerte nicht nennenswert höher als bei der nur schwachen „reflektorischen" Erregung vom Carotissinus aus. Die Adrenalinabgabe scheint demnach in weit höherem Maße nervös beeinflußbar zu sein, als es die Abgabe von Arterenol ist. Ein noch so starker Reiz vermag keine Arterenol*ausschüttung*, sondern nur eine geringfügige Vermehrung der an sich schon vorhandenen Grundsekretion zu verursachen.

Auch das ist wieder sinnvoll, wenn man sich den verschiedenen pharmakologischen und physiologischen Habitus der beiden Sympathicomimetica vor Augen hält, wie wir ihn früher gekennzeichnet haben: *Adrenalin* mit der akuten Dynamik seiner Herz- und Kreislaufwirkung sowie der Stoffwechselwirkungen: der Wirkstoff des „ergotropen" Systems; *Arterenol* mit seinem mehr chronisch-statischen, „vagotropen" oder „histiotropen" Wirkungscharakter, dem nicht die Ausschüttung, sondern die Dauersekretion adäquat ist. Diese unterschwellige, innerhalb enger Grenzen steigerungsfähige Dauersekretion von Arterenol aus dem Nebennierenmark, die wir unter den Bedingungen unserer Versuche sicher viel zu hoch finden, ist offenbar von physiologischer Bedeutung, da sie erst die Grundlage abzugeben scheint für die kreislaufregulatorischen, insbesondere gefäßerweiternden Wirkungen des Adrenalins. Das geht aus Untersuchungen von MEIER und BEIN [21] an akut adrenalektomierten Hunden hervor: die nach Adrenalin auftretende Durchblutungszunahme in der art. femoralis bleibt aus, wenn die Nebennieren exstipiert werden. Die Infusion kleinster, unterschwelliger Arterenolmengen stellt die normale Gefäßreaktion auf Adrenalin wieder her. — Es wäre möglich, daß die „Ruhesekretion" des Nebennierenmarks, die unter unseren Versuchsbedingungen zu ungefähr 80% aus Arterenol, zu 20% aus Adrenalin besteht, im intakten Organismus ausschließlich aus Arterenol bestände; daß auch der kleine Prozentsatz an Adrenalin, den wir im Nebennierenblut nachweisen, unter wirklich physiologischen Verhältnissen sich nicht finden und in unseren Versuchen nur wegen der praktisch nicht zu vermeidenden Insultierung der Nebenniere durch Narkose, Operation, Einbinden der Venenkanüle und Blutentnahme abgeben würde.

Zur Beantwortung nun der Frage nach dem Sekretions*mechanismus*, der es auf der einen Seite ermöglicht, daß die auf nervösem Wege nicht oder doch nur wenig steigerungsfähige physiologische Ruhesekretion des Nebennierenmarks überwiegend, wenn nicht ausschließlich aus Arterenol besteht, die auf dem Nervenwege ausgelöste Hormonausschüttung aber praktisch aus reinem Adrenalin, möchten wir folgendes zu bedenken geben:

Das sekretorische Verhalten des Arterenols erinnert an das anderer „echter" Hormone, z. B. der ja auch räumlich benachbarten Nebennierenrindenhormone. Wie die sekretorische Funktion der Nebennierenrindenzellen, so ist auch offensichtlich diejenige der arterenolbildenden und arterenolhaltigen Zellen des Nebennierenmarks nicht nervös, sondern vielleicht wie jene nur *hormonal* beeinflußbar, wobei zuzugeben wäre, daß wir von einem „medullotropen" Hormon des Hypophysenvorderlappens weniger gesicherte Kenntnisse besitzen als von seinem corticotropen Hormon. Die elektrische oder „nervöse" Erregung des

N. splanchnicus veranlaßt weder die Rindenzellen noch die arterenolhaltigen Markzellen zu einer Hormonausschüttung, wohl aber die
adrenalinhaltigen chromaffinen Zellen des Marks. Damit ergäbe sich die
Forderung, daß es im Nebennierenmark zwei verschiedene Zelltypen,
einen arterenol- und einen adrenalinhaltigen gibt und daß wie die
Rindenzellen, so auch die Arterenolzellen des Marks im Gegensatz zu
den Adrenalinzellen keine sekretorische Innervation besitzen.

Von besonderer Bedeutung dürfte sein, daß der chemische Vermittler und Überträger der nervösen Impulse, die dem Nebennierenmark
durch den cholinergischen N. splanchnicus zugeführt werden, *Acetylcholin* ist und dieses hier zwei Wirkungen ausüben könnte: einmal eine
zu Auflockerung und Permeabilitätssteigerung der Zellmembranen
führende *depolarisierende* Wirkung, welche die Abgabe von Adrenalin
aus den adrenalinhaltigen Zellen ermöglichen würde, sodann eine
Methylierung des in die entleerten Adrenalinspeicher vorrückenden
Nor-adrenalins oder Arterenols durch das bei der Spaltung entstandene
Cholin. Diese an sich mögliche Doppelfunktion des Acetylcholins würde
dann auch erklären, daß die Nebennieren unter dem Einfluß nervöser
Reize in kurzer Zeit Adrenalinmengen abzugeben vermögen, welche
die ursprünglich in der Drüse vorhandenen um das Mehrfache übersteigen.

Die Annahme zwei verschiedener Zellarten des Nebennierenmarks,
einer arterenol- und einer adrenalinhaltigen, findet eine Stütze in den
Untersuchungen Bänders[22], dem der färberische Nachweis zwei verschiedener chromaffiner Zelltypen des Nebennierenmarks solcher Tierarten — z. B. Maus, Katze, Hund — gelang, die beide Hormone in erheblichem Prozentsatz besitzen, der aber nur einen Zelltyp bei den drei
Tierarten fand — Kaninchen, Meerschweinchen, Ratte —, deren Nebennierenmark nach unseren Untersuchungen[23] praktisch nur Adrenalin
enthält. Auch bei diesen Tierarten dürfte Arterenol biochemisch die
letzte Vorstufe des Adrenalins und deshalb immer in kleinen Mengen,
die sich im Gemisch mit einer großen Adrenalinmenge nur leicht dem
Nachweis entziehen, vorhanden sein, so daß auch hier die für eine
physiologische Dauer- und Ruhesekretion erforderlichen geringfügigen
Mengen zur Verfügung ständen. Andererseits darf man vielleicht in dem
Befund, daß das Markinkret der erwähnten drei Tierarten fast nur aus
Adrenalin besteht und Arterenol nur in kleiner Beimengung enthält,
einen weiteren Beleg für die Richtigkeit der aus unseren experimentellen
Ergebnissen gezogenen Folgerung erblicken, daß es auch bei den Tierarten, die neben Adrenalin reichlich Arterenol im Nebennierenmark
haben, unter physiologischen Verhältnissen zwar zu einer Adrenalinausschüttung, nicht aber zu einer „Ausschüttung" von Arterenol
kommt, die dem physiologischen „Habitus" des Arterenols auch nicht

entsprechen würde. Denn bei Kaninchen, Meerschweinchen und Ratte wäre sie schon wegen des Fehlens eines ausschüttbaren Arterenoldepots gar nicht möglich.

Zusammenfassung.

1. Die unter den Versuchsbedingungen dieser Arbeit als „Ruhesekretion" anzusprechende Inkretabgabe des Nebennierenmarks von Katzen besteht im Durchschnitt aller Versuche zu 77,5% aus Arterenol (Nor-adrenalin), zu 22,5% aus Adrenalin. Es wird die Ansicht begründet, daß die *physiologische* Ruhesekretion am intakten Tier ausschließlich aus Arterenol besteht.

2. Das während der *Carotissinusentlastung* vermehrt abgegebene Inkret enthält die beiden Hormone in einem etwas zugunsten des Adrenalins verschobenen Mengenverhältnis: im Mittel 71% Arterenol, 29% Adrenalin. — Die durch elektrische Reizung des *N. splanchnicus* verursachte Hormonausschüttung besteht demgegenüber fast ausschließlich aus Adrenalin; sie enthält nur einige Prozent Arterenol.

3. Aus den Versuchsergebnissen wird gefolgert, daß — im Gegensatz zur Adrenalinsekretion — die Sekretion von Arterenol ähnlich wie diejenige anderer „echter" Hormone, z. B. der Nebennierenrindenhormone, die *hormonal* vom Hypophysenvorderlappen aus gesteuert wird, nicht oder doch nur in geringem Maße *nervös* beeinflußbar ist. Im Gegensatz zu den „Adrenalinzellen" dürften die „Arterenolzellen" des Nebennierenmarks keine sekretorische Innervation besitzen. Dem vagotropen und histiotropen Wirkungscharakter des Arterenols ist nicht die „Ausschüttung", sondern die „Dauersekretion" adäquat. Die physiologische Bedeutung dieser Dauersekretion wird erörtert.

4. Der Unterschied zwischen einer durch Carotissinusentlastung verursachten Sympathicuserregung bzw. -enthemmung, die sich vornehmlich am Gefäßsystem auswirkt, und einer bei Reizung hypothalamischer Zentren auftretenden, sich auf alle sympathisch innervierten Organe und Funktionen erstreckenden allgemeinen Erregung des sympathischen Systems wird nicht, wie das von anderer Seite geschah, als ein Unterschied zwischen „reflektorischer" und „zentraler" Sympathicuserregung aufgefaßt, sondern als ein Unterschied der — gleichgültig, ob „reflektorisch" oder „direkt zentral" — in Erregung versetzten *Zentren*: im ersten Fall eines „vasomotorischen" Reflexzentrums, das bei seiner vom sinus caroticus aus erfolgenden Enthemmung nervöse Impulse hauptsächlich auf dem Wege „arterenergischer" Vasoconstrictoren zu den Gefäßen, daneben auch in geringem Umfange zu den Nebennieren entsendet — im zweiten Fall höherer, übergeordneter sympathischer Zentren, von denen Erregungsimpulse weniger zu den Gefäßen als zu

anderen sympathisch innervierten Organen, wie z. B. Darm, Bronchien, Dilatator pupillae, arrectores pilorum und Leber, entsandt werden, sowie zu den Nebennieren, die jetzt anders als im ersten Fall durch Ausschüttung von Adrenalin maßgeblich an der Gesamtwirkung beteiligt sind.

Literatur.

[1] HOLTZ, P.: Arch. exper. Path. u. Pharmakol. **208** 168 (1949). — HOLTZ, P., u. H. J. SCHÜMANN: Naturwiss. 1948, 159, 191. — Schweiz. med. Wschr. **1948**, 252. — Arch. exper. Path. u. Pharmakol. **206**, 49 (1949). — [2] HOLTZ, P., u. H. J. SCHÜMANN: Arch. exper. Path. u. Pharmakol. **211**, 1 (1950). — [3] KRONEBERG, G.: Arch. exper. Path. u. Pharmakol. **208**, 169 (1949). — Klin. Wschr. **1950**, 353. — HOLTZ, P.: Angew. Chemie **1949**, 260. — BARCROFT, H., and H. KONZETT: J. of Physiol. **110**, 194 (1949). — [4] SCHÜMANN, H. J.: Dissertation Rostock 1945. — Klin. Wschr. **1948**, 604. — Arch. exper. Path. u. Pharmakol. **206**, 164 (1949); **208**, 169 (1949). — [5] DRIVER, R. L., and M. VOGT: Brit. J. Pharmacol. **5**, 505 (1950). — [6] BRAUNER, F., F. BRÜCKE, F. KAINDL et A. NEUMAYR: Arch. internat. Pharmacodynamie **83**, 505 (1950). — BRÜCKE, F.: Dtsch. med. Wschr. **1950**, 1547. — [7] Zum Beispiel HOLTZ, P., u. H. J. SCHÜMANN: Arch. exper. Path. u. Pharmakol. **210**, 1 (1950). — [8] HOLTZ, P., K. GREEFF, A. ENGELHARDT u. F. BACHMANN: Pflügers Arch. (im Druck). — [9] FROWEIN, B.: Biochem. Z. **134**, 558 (1923). — [10] HEYMANS, C., et P. REGINERS: Arch. internat. Pharmacodynamie **36**, 116 (1929). — Le Sinus Carotidien. Paris 1933. — [11] BRÜCKE, F.: Verh. dtsch. pharmak. Ges. Mainz 1951, Diskussionsbemerkung. — [12] THELEN, P.: Z. exper. Med. **86**, 231 (1933). — BRAUCH, F.: Arch. exper. Path. u. Pharmakol. **175**, 104 (1934). — v. EULER, U. S.: Skand. Arch. Physiol. (D) **71**, 73 (1935). — [13] HEYMANS, C., et J. J. BOUCKAERT: Arch. internat. Pharmacodynamie **48**, 191 (1934). — [14] HEYMANS, C., et J. VERSTRAETE: Arch. internat. Pharmacodynamie **76**, 432 (1948). — [15] HOLTZ, P.: Klin. Wschr. 1849, 64. — [16] HOLTZ, P., G. KRONEBERG u. H. J. SCHÜMANN: Arch. exper. Path. u. Pharmakol. **204**, 228 (1944—47). — SCHMITERLÖW, C. G.: Act. physiol. scand. **16**, Suppl. 56 (1948). — [17] Übersicht bei HOLTZ, P.: Pharmazie **5**, 49 (1950). — Klin. Wschr. **1950**, 145. — [18] BRÜCKE, F.: Wien. klin. Wschr. **61**, Nr. 35/36 (1949). — Bull. Schweiz. Akad. d. Medizin. Wiss. **6**, 234 (1950). — [19] BRÜCKE, F.: Verh. dtsch. pharmak. Ges. Mainz 1951. — [20] GOLDENBERG, M., K. L. PINES, E. F. BALDWIN, D. G. GREENE and G. E. ROH: Amer. J. Med. Sci. **5**, 792 (1948). — [21] MEIER, R., u. H. J. BEIN: Experientia (Basel) **4**, 358 (1948). — [22] BÄNDER, A.: Verh. anat. Ges. Kiel 1950. S. 172. — [23] HOLTZ, P., u. H. J. SCHÜMANN: Arch. exper. Path. u. Pharmakol. **210**, 1 (1950). — Nature (Lond.) **165**, 683 (1950). — Arch. internat. Pharmacodynamie **87**, 212 (1951). — Experientia (Basel) **7**, 192 (1951).

Prof. Dr. P. HOLTZ, Rostock, Pharmakol. Institut, Gertrudenstr. 9.

Arch. exper. Path. u. Pharmakol., Bd. 215, S. 75—84 (1952).

Aus dem Pharmakologischen Institut der Universität München
(Direktor: Professor Dr. A. W. Forst).

Über den Wirkungsmechanismus des Knollenblätterpilzgiftes α-Amanitin.

I. Mitteilung*.

Von

Otto Wieland, Hans Erhard Fischer und Melchior Reiter**.

Mit 6 Textabbildungen.

(Eingegangen am 12. Januar 1952.)

Die ersten Isolierungsversuche von Knollenblätterpilzgiften sind mit den Namen von Kobert (1906), Abel und Ford (1907) verbunden. Diese Autoren konnten aus Extrakten von Knollenblätterpilzen eine thermostabile, säurefeste Giftfraktion und einen thermolabilen, säureempfindlichen Stoff mit hämolytischer Wirkung gewinnen. F. Lynen und U. Wieland (1937) gelang die Krystallisation eines thermostabilen Giftstoffes mit dem Molekulargewicht 673, dessen letale Dosis für die Maus 6,6 Gamma/g beträgt. Nach H. Wieland und Witkop handelt es sich bei diesem als „Phalloidin" bezeichneten Stoff um ein ringförmiges Hexapeptid mit den Aminosäuren Cystein (1), Oxyprolin (2), Alanin (2) und dem hier erstmalig in der Natur aufgefundenen Oxytryptophan (1). Phalloidin tötet bei der sicher letalen Dosis die Tiere innerhalb von 24 Std.

Neben dem relativ rasch wirkenden Phalloidin wurde von F. Lynen noch eine langsam wirkende Giftfraktion nachgewiesen, aus der H. Wieland und Hallermayer (1941) „Amanitin" isolierten, das sich als giftiger erwies als Phalloidin und das im Pilz auch in größerer Menge als dieses vorlag. Außer diesem später als „α-Amanitin" bezeichneten Giftstoff ist von Th. Wieland, Wirth und Fischer (1949) ein dem α-Amanitin chemisch nahe verwandtes „β-Amanitin" isoliert worden. Beide Amanitine sind ebenfalls Polypeptide. Im alkalischen Hydrolysat von „α-Amanitin" (Th. Wieland) wurden die Aminosäuren Cystein, Lysin, Arginin, Glycin und Alanin neben einem noch nicht näher identifizierten indolartigen Bestandteil nachgewiesen. Der ringartige Aufbau

---

* Herrn Professor Dr. Wolfgang Heubner zum 75. Geburtstag gewidmet.

** Ein Teil der Ergebnisse dieser Veröffentlichung ist enthalten in der Habilitationsschrift zur Erlangung der venia legendi für innere Medizin von O. Wieland „Zum Wirkungsmechanismus der Knollenblätterschwammgifte", München 1951, ein anderer Teil in der Dissertation von H. E. Fischer „Zum Wirkungsmechanismus des Knollenblätterpilzgiftes Amanitin", München 1950.

auch dieses Peptids ist sehr wahrscheinlich. Sein Molekulargewicht beträgt 764. Bei der sicher letalen Dosis tötet α-Amanitin Mäuse in 5 bis 6 Tagen.

Die Wirkung des Phalloidins ist von Marguerite Vogt (1938) studiert worden. Sie konnte zeigen, daß der von Versuchen mit Gesamtextrakten des Pilzes bekannte Vergiftungsablauf (siehe Neuhann 1941): charakteristische Latenzzeit, nachfolgende Adynamie und terminaler Blutzuckerabfall, verbunden mit fettiger Degeneration besonders der Leber, grundsätzlich auch für die Vergiftung mit diesem schneller wirkenden Anteil der Knollenblätterpilzgifte gilt.

In der vorliegenden Arbeit untersuchten wir die Vergiftung durch das langsam wirkende Knollenblätterpilzgift Amanitin, insbesondere seine Wirkung auf das Verhalten von Leberglykogen und Blutzucker, sowie die Frage einer etwaigen Beeinflussung der Vergiftung durch parenterale Glucosezufuhr. Das bei dieser Untersuchung verwendete α-Amanitin verdanken wir Herrn Prof. Theodor Wieland. Es hat einen Schmelzpunkt von 254—255° C.

Methoden.

Es erwies sich als notwendig, die für die Untersuchung der Giftwirkung auf den Glykogengehalt der Leber verwendeten Mäuse unter sehr konstanten Temperatur- und Fütterungsbedingungen zu halten. Nur so konnte erreicht werden, daß die Normaltiere zu allen Zeiten des Tages einen annähernd gleichen Glykogengehalt der Leber aufwiesen. Auf diese Bedingungen ist von Bomskov und v. Kaulla (1942) bereits hingewiesen worden. Die Glykogenbestimmung erfolgte nach der entsprechend Sahyun (1933) variierten Methode von Good, Kramer und Somogyi (1933). Die Glykogenwerte wurden in Glucoseäquivalenten angegeben; Glucose wurde nach der Methode von Nelson (1944) bestimmt. Für die Untersuchung des Harnzuckers wurden an Stelle von Mäusen Ratten verwendet. Der Urin wurde für die Zuckerbestimmung in der von Hallmann (1948) angegebenen Weise vorbereitet.

Die einzelnen Werte des Glykogengehaltes der Leber sowie des Blutzuckers wurden in einer Serie von mindestens 10 Tieren gewonnen, die unter den gleichen Bedingungen und zur selben Zeit vor der Bestimmung vergiftet worden waren. α-Amanitin wurde den Tieren in wäßriger Lösung meist intravenös, vereinzelt auch subcutan injiziert. Bei den Versuchen der Abb. 5 und 6 wurde ein Substanzgemisch verwendet, das je zur Hälfte α-Amanitin und Phalloidin enthielt. Bei der Dosierung von 0,8 Gamma/g ist die Phalloidinkonzentration weit unterschwellig, so daß sie vernachlässigt werden kann. Bei beiden Versuchen wurde dementsprechend als Giftdosis 0,4 Gamma/g α-Amanitin angegeben.

Ergebnisse.

I. Abhängigkeit des Vergiftungsablaufes von der Dosis.

Die 100%ig tödliche Dosis von α-Amanitin für die Maus beträgt bei subcutaner Applikation 0,2 Gamma/g. Bei dieser Dosis sterben die Tiere nach einer Zeit von 2—10 Tagen, im Mittel nach 5 Tagen. Durch

Erhöhen der Dosis wird die mittlere Lebenszeit abgekürzt, doch auch bei 25facher Erhöhung nicht unter eine Zeit von 21 Std. Die Gegenüberstellung der Dosis mit der Zeit, nach der von einer Serie von 10 Tieren die Hälfte tot ist, erfolgt in der Abb. 1. Aus dieser „Zeit-Konzentrationskurve" geht hervor, daß auch bei den höchsten Dosierungen eine Zeit von etwa 12 Std bis zum Tode des Tieres vergehen würde. Eine Maus, die mit der 200fachen letalen Dosis (40 Gamma/g) vergiftet wurde, starb nach 15 Std.

Einige orientierende Versuche ergaben, daß die letale Dosis für Ratten wesentlich (etwa 10mal) höher liegt als bei Mäusen.

Alle Tiere verhielten sich äußerlich lange Zeit nach der Vergiftung auch hinsichtlich der Nahrungsaufnahme völlig normal. Erst in der zweiten Hälfte des Vergiftungsablaufes wurden die Tiere ruhiger, bis sie in den letzten Stunden vor dem Tod einen schwergeschädigten Eindruck machten und ziemlich bewegungslos waren. Durchfälle, die bei der Knollenblätterpilzvergiftung des Menschen regelmäßig auftreten, wurden bei den vergifteten Tieren nie beobachtet. Kurz vor dem Tode traten bei der Mehrzahl der Tiere in mehr oder weniger starker Form klonische Krämpfe der Extremitäten auf.

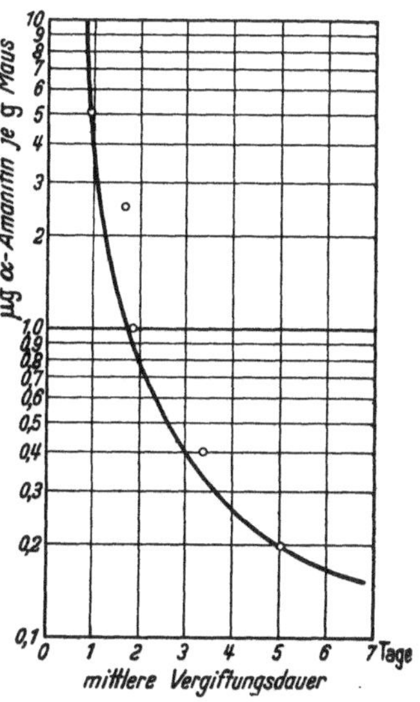

Abb. 1. *Abhängigkeit der Vergiftungsdauer von der Dosis.* Abszisse: Zeit, nach der 5 von 10 mit gleicher Dosis vergifteten Mäusen tot sind. Ordinate: Gamma α-Amanitin pro Gramm Maus.

II. Verhalten von Blutzucker, Glykogengehalt der Leber und Glucoseausscheidung während der Amanitinvergiftung.

Für die Untersuchung von Blutzucker und Glykogengehalt der Leber wurden die Mäuse mit 1 Gamma/g α-Amanitin vergiftet. Das ist die 5fache sicher letale Dosis, bei der 50% der Tiere nach 42 Std (siehe Abb. 1) verstorben sind. Die Kurvenwerte der Abb. 2 stellen die Mittelwerte von je 10 Untersuchungen dar. Wie aus der Abbildung hervorgeht, kommt es innerhalb der ersten 8 Std nach Vergiftung zu einem *Absinken des Leberglykogens* auf etwa 10% des Ausgangswertes und von diesem Wert aus zu einem weiteren langsamen Schwinden bis auf kaum meßbare Werte kurz vor dem Tode. Völlig anders verhält sich der *Blutzucker.* Die Mittelwerte liegen 4 und 8 Std nach Vergiftung — wenn auch nicht besonders hoch —, so doch deutlich über dem Ausgangswert. Danach

bleibt der Blutzucker noch lange in normaler Höhe, bis er zwischen der
26. und 30. Stunde auf hypoglykämische Werte absinkt. Die bei der
Mehrzahl der Tiere terminal auftretenden Krämpfe dürften durch diese
Hypoglykämie ausgelöst sein. Verschiedene Blutzuckerbestimmungen
während der Krämpfe ergaben jedesmal Werte weit unter 40 mg%.
Makroskopisch boten die Lebern zur 16. Std nach Vergiftung keinen
auffälligen Befund. Dagegen zeigte sich nach 30 Std ausnahmslos eine

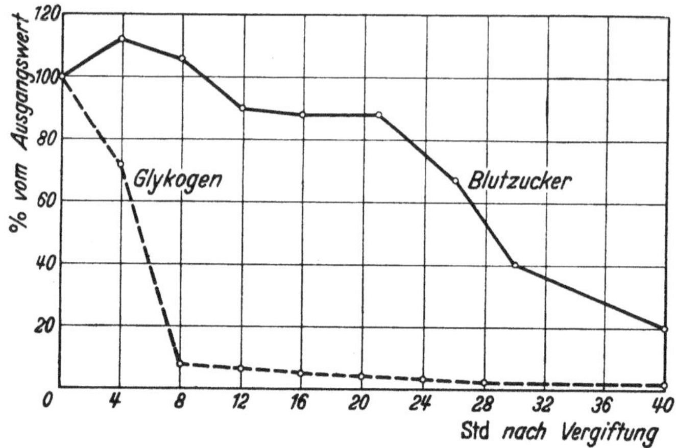

Abb. 2. *Verhalten von Blutzucker und Leberglykogen der Maus nach Vergiftung mit 1 Gamma/g
α-Amanitin.* Die einzelnen Punkte stellen die Mittelwerte von 10 Tieren dar. × — × Blutzucker;
× - - - × Leberglykogen.

hochgradige Verfettung. Die Lebern sahen hellgelb aus und hatten eine
teigige, morsche Beschaffenheit.

In einigen Fällen, in denen vor dem Tod der Tiere genügend Urin
erhalten werden konnte, wurde darin Zucker nachgewiesen. Eine Zuckerausscheidung konnten wir jedoch nicht nachweisen bei Mäusen, die mit
hohen Amanitindosen vergiftet waren und dementsprechend nach relativ kurzer Zeit starben. Diese Mäuse hatten auch häufig keine Fettleber. Um eine Zuckerausscheidung im Harn zeitlich und quantitativ
besser erfassen zu können, wurden 5 Ratten mit 2 Gamma/g α-Amanitin
vergiftet, ihr Urin in 3-Std-Portionen gesammelt und im gesamten Urin
der Zuckergehalt bestimmt (Abb. 3). Die Tiere starben nach einer Zeit
von 120—140 Std. Während bis zu 48 Std nach der Vergiftung kein
Zucker im Sammelurin nachzuweisen war, setzte nach dieser Zeit eine
beträchtliche Zuckerausscheidung ein, mit den höchsten Werten in der
zweiten Hälfte des Vergiftungsablaufes. Zu dieser Zeit sinkt der Blutzucker auf hypoglykämische Werte (siehe Abb. 2 und 3, deren Blut-
zuckerkurve von einer Ratte gewonnen wurde).

Setzt man die in den Versuchen der Abb. 2 und 3 gemessenen Daten in zeitliche Beziehung zu dem äußeren Erscheinungsbild der vergifteten Tiere, so lassen sich deutlich zwei Abschnitte abgrenzen. Der in der zweiten Hälfte der Vergiftung gemessenen Hypoglykämie und der hier auftretenden Zuckerausscheidung durch die Niere entsprechen die zunehmende Bewegungslosigkeit, der sichtbare Verfall und schließlich das Auftreten von Krämpfen. Während des Abfalles des Glykogengehaltes der Leber und des Ansteigens des Blutzuckers zu Beginn der Vergiftung

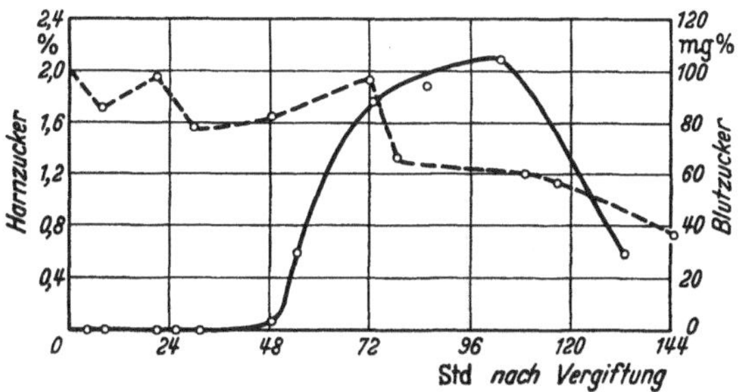

Abb. 3. *Zuckerausscheidung im Harn bei Amanitinvergiftung.* × — × prozentualer Zuckergehalt im Sammelurin von 5 Ratten, die mit 2 Gamma/g α-Amanitin vergiftet waren. × - - - - × Blutzuckerverlauf bei einer dieser Ratten.

ist das Verhalten der Tiere dagegen völlig unauffällig. Die Verminderung des Leberglykogens fällt in die äußerlich symptomlose Latenzzeit.

III. Hemmung der Glykogensynthese in der Leber.

Da die Nahrungsaufnahme der vergifteten Tiere zur Zeit des Glykogenschwundes gegenüber den Kontrolltieren unverändert ist, muß an die Möglichkeit einer durch die Giftwirkung verursachten Resorptionshemmung gedacht werden. Um dies zu entscheiden, haben wir die Glykogenbildung in der Leber aus parenteral zugeführter Glucose zu verschiedenen Zeiten nach der Vergiftung gemessen. Normale Mäuse hatten nach 24stündigem Hunger einen Leberglykogengehalt von 0,55%. Bekamen sie nach 24stündigem Hunger im Abstand von ½ Std je 0,5 ml einer 20%igen Traubenzuckerlösung subcutan gespritzt, so betrug der durchschnittliche Glykogengehalt der Leber 1 Std nach der ersten parenteralen Zuckerzufuhr 1,9%, er hatte also in 1 Std über 200% zugenommen. In der Abb. 4 ist das in gleicher Weise gemessene Glykogenbildungsvermögen von Mäusen dargestellt, die mit 2 Gamma/g α-Amanitin vergiftet wurden.

Neben den Säulen, die den von 8 Mäusen gewonnenen durchschnittlichen Leberglykogengehalt repräsentieren, ist noch das Mittel der gemessenen Blutzuckerwerte angegeben. Es geht aus der Abbildung hervor, daß 5 Std nach der Vergiftung mit 2 Gamma/g α-Amanitin *die Leber trotz reichlichem Blutzuckerangebot nicht mehr in der Lage ist, Glykogen zu bilden.* 15 Std nach der Vergiftung beträgt der Leberglykogengehalt sogar um 50% weniger als der normale Hungerwert.

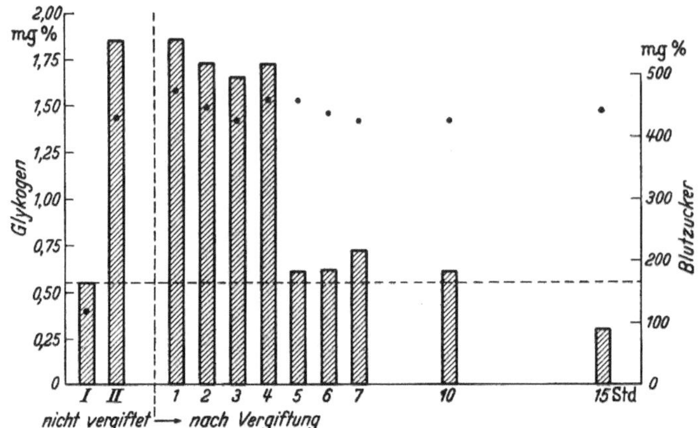

Abb. 4. *Glykogenbildung in der amanitinvergifteten Mäuseleber bei parenteraler Glucosezufuhr.* Die Säulen vertreten den mittleren Glykogengehalt von 8 Mäusen (linke Ordinate). I = mittlerer Glykogengehalt der Leber nach 24stündigem Hunger; II = mittlerer Leberglykogengehalt von Mäusen, denen nach 24stündigem Hunger 2mal im Abstand von ½ Std 0,5 ml einer 20%igen Traubenzuckerlösung subcutan gespritzt wurde und die ½ Std nach der letzten Injektion getötet wurden. Die weiteren Säulen stellen die Mittelwerte von vergifteten Tieren dar (2 Gamma/g α-Amanitin), die wie die Tiere unter II behandelt wurden. Abszisse: Zeit der Vergiftung vor der ersten Glucoseinjektion in Stunden. Rechte Ordinate: mittlerer Blutzuckergehalt.

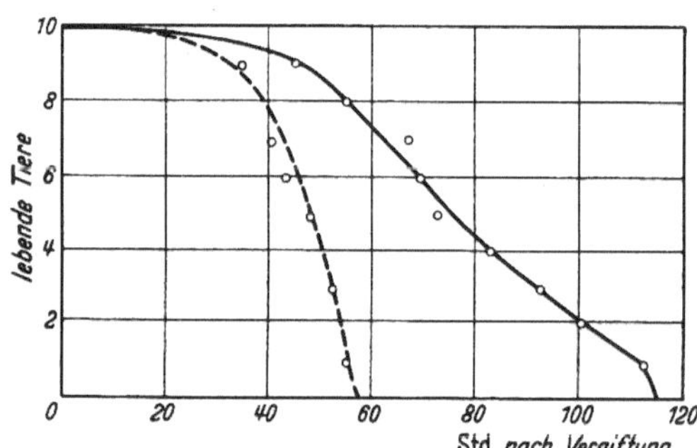

Abb. 5. *Einfluß des Hungers auf den Vergiftungsablauf.* × — × normal ernährte Mäuse; ×----× Mäuse, die vor der Vergiftung 15 Std hungerten und 30 min in der Trommel liefen. Vergiftung mit 0,4 Gamma/g α-Amanitin.

IV. Beziehung zwischen Glykogengehalt und Vergiftungsablauf.

Das Vorhandensein ausreichender Glykogenmengen in Muskel und Leber ist für das normale Leben von großer Bedeutung. Wenn die Fähigkeit zur Glykogenbildung aber schon zu Beginn der Vergiftung verlorengeht, ist es denkbar, daß der anfängliche Glykogengehalt der Tiere den

Vergiftungsablauf beeinflußt. Wir machten eine Gruppe von 10 Mäusen glykogenarm, indem wir sie 15 Std hungern und danach noch ½ Std in einer Trommel laufen ließen, worauf die Mäuse mit 0,4 Gamma/g α-Amanitin vergiftet wurden. Aus der Abb. 5 ist ersichtlich, daß die so behandelten Tiere früher starben als die ohne Hunger vergifteten. Aus dieser Abbildung geht aber hervor, daß die beiden „Zeit-Aktionskurven" nicht einfach parallel verschoben sind. Die Kurve der Hungermäuse ver-

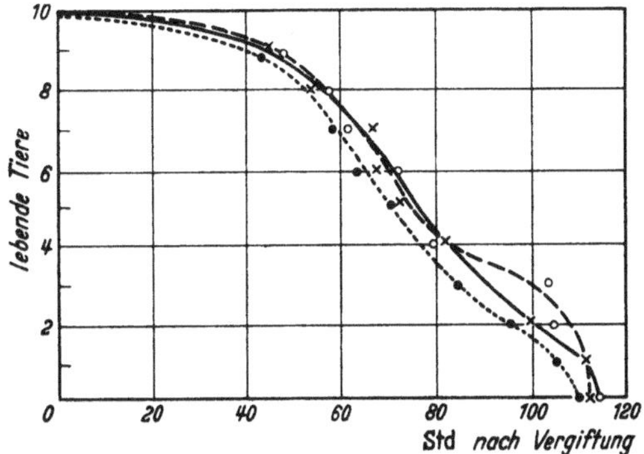

Abb. 6. *Einfluß parenteraler Zuckerzufuhr auf den Vergiftungsablauf.* Je 10 Mäuse mit 0,4 Gamma/g α-Amanitin vergiftet. ×——————× unbehandelt; o - - - - -o in 4stündigem Abstand 0,25 ml einer 10%igen Glucoselösung subcutan; ●- - - - - -● in 4stündigem Abstand 0,25 ml einer 10%igen Glucoselösung subcutan mit 1 mg Desoxycorticosteron-acetat (Percorten).

läuft wesentlich steiler als die der Kontrolltiere, der Beginn der Kurve ist aber nur geringförmig nach links verschoben. Die Zeit zwischen dem Tod des ersten und des letzten Tieres ist von 70 auf 20 Std verkürzt, ohne daß dabei der Zeitraum zwischen Vergiftung und Tod des ersten Tieres wesentlich kürzer ist. Durch das Hungern muß demnach die Ursache für die große Streuung der Vergiftungszeit bei gleicher Giftdosis beseitigt werden, die unseres Erachtens auf die normalerweise bestehende Variation des Glykogengehaltes der Tiere zu Beginn der Vergiftung zurückzuführen ist. Während nämlich bei Hungertieren der Glykogengehalt von Leber und Muskulatur gleichmäßig niedrig ist, streuen die Glykogenwerte bei normal ernährten Tieren. So schwankte der Glykogengehalt der Leber bei 10 Mäusen zwischen 0,6 und 3,0%, bei einem Durchschnittswert von 1,9%. Ähnliche Verhältnisse gelten sicherlich auch für die Muskulatur.

V. Einfluß laufender parenteraler Zuckerzufuhr auf den Vergiftungsablauf.

Auf Grund der terminalen Hypoglykämie liegt der Gedanke einer parenteralen Zuckerzufuhr mit dem Ziel einer Verzögerung oder Verhinderung des Todes nahe. Die Glucosezufuhr bei Amanitinvergiftung wird dementsprechend in der klinischen wie experimentellen Literatur sehr ausführlich behandelt (Neuhann 1941). Wir haben deshalb Mäusen, die mit 0,4 Gamma/g α-Amanitin vergiftet wurden, im Abstand von 4 Std 0,25 ml einer 10%igen Glucoselösung subcutan injiziert. Einer weiteren Gruppe von 10 Mäusen spritzten wir mit dem Zucker zusammen 1 mg Desoxycorticosteron-acetat (Percorten). Die Letalitätskurven beider Gruppen sowie einer Kontrollserie sind in Abb. 6 wiedergegeben. Weder laufende parenterale Glucosegaben allein noch in Kombination mit Desoxycorticosteron-acetat hatten einen Einfluß auf den Verlauf der Vergiftung.

Diskussion.

Die vorliegenden Ergebnisse zeigen, daß zwischen α-Amanitin und dem von M. Vogt (1938) untersuchten Phalloidin hinsichtlich der Wirkungsart kein prinzipieller Unterschied besteht. Beide Substanzen führen erst nach einer für die Knollenblätterpilzvergiftung charakteristischen Latenzzeit zur Beeinträchtigung des Allgemeinbefindens. Und beide Substanzen verursachen nach einer anfänglichen Blutzuckererhöhung eine terminale Hypoglykämie, die bei der Mehrzahl der Tiere Krämpfe verursacht. Sie unterscheiden sich aber wesentlich in der für die tödliche Vergiftung erforderlichen Dosis wie in der Geschwindigkeit des Vergiftungsablaufes. α-Amanitin mit einer letalen Dosis von 0,2 Gamma/g Maus ist etwa 30mal toxischer, wirkt aber wesentlich langsamer als Phalloidin. Für beide Substanzen gilt, daß die Vergiftungszeit durch Erhöhen der Dosis nicht unter eine bestimmte Grenze abgekürzt werden kann. M.Vogt ermittelte für die höchsten von ihr angewendeten Phalloidindosen eine Vergiftungszeit von 3 Std, während sich für α-Amanitin eine „kürzeste Vergiftungszeit" von etwa 12—15 Std ergibt (Abb. 1). Beide Substanzen brauchen also zur Entfaltung ihrer tödlichen Wirkung beträchtliche Zeit.

Über den eigentlichen Mechanismus der Giftwirkung läßt sich nach den vorliegenden Versuchen noch nichts aussagen. Die Giftstoffe stehen ihrer molekularen Größenordnung und ihrer Toxizität nach zwischen Alkaloiden und hochtoxischen Eiweißstoffen. Sie stellen ringförmige Polypeptide dar und besitzen keine freien NH_2- oder COOH-Gruppen und sind elektrisch neutral. Sie sind aufgebaut wie normale Bausteine von Eiweißkörpern, sind aber Verdauungsfermenten gegenüber resistent. Man muß daran denken, daß sie ihre für das Leben „negative" und „destruierende" Wirksamkeit auf Grund ihrer unangreifbaren, ringförmigen Struktur entfalten. Sie mögen gleich anderen ringförmigen Polypeptiden als Eiweißbausteine verwandt werden, aber doch nicht alle dazu erforderlichen Voraussetzungen besitzen.

Aus unseren Versuchen ist ersichtlich, daß lange vor einer sichtbaren Allgemeinschädigung — während der sogenannten „Latenzzeit" — eine erhebliche Veränderung der Leberfunktion erfolgt: die Leber vermindert ihren Glykogenbestand und verliert gleichzeitig die Fähigkeit zur Glykogenbildung. Dies ist das erste für uns feststellbare Zeichen der Vergiftung überhaupt. Sei es nun, daß Amanitin spezifisch auf die Glykogensynthese einwirkt und der übrige Verlauf der Vergiftung eine Folge davon ist, oder aber die Glykogenbildung nur der empfindlichste und zuerst getroffene Stoffwechselvorgang ist: in jedem Fall erscheint das nähere Studium der Glykogensynthesehemmung für das Verständnis der Giftwirkung von wesentlicher Bedeutung.

Erst im späteren Verlauf der Vergiftung entwickelt sich die fettige Degeneration des Parenchyms, besonders der Leber. Bei höheren Dosen kommt es jedoch dem rascheren Vergiftungsablauf entsprechend häufig nicht mehr zur Ausbildung einer Fettleber. Die sich aus den Versuchen ergebende Abhängigkeit der Vergiftungsdauer vom Glykogengehalt zu Beginn der Vergiftung möchten wir ansehen als ein Beispiel für die wohl allgemein geltende Beziehung zwischen dem vom Ernährungszustand abhängigen Glykogengehalt eines Organismus und seiner Widerstandsfähigkeit gegenüber Stoffen, die fettige Degeneration des Parenchyms verursachen.

Die am Ende des Vergiftungsablaufes bei niedrigem Blutzucker auftretende Zuckerausscheidung im Harn ist mit Sicherheit auf ein in diesem Stadium auftretendes Versagen der Rückresorption in den Nieren zurückzuführen. Diese renale Glucosurie ist nur zum geringen Teil am Zustandekommen des terminalen Blutzuckersturzes beteiligt, da die Hypoglykämie regelmäßig auch bei raschem Vergiftungsablauf ohne Glucosurie auftritt. Im hypoglykämischen Stadium muß nicht nur die Neubildung von Zucker, sondern auch seine Verwertung gehemmt sein, sonst könnten nicht die Versuche der parenteralen Zuckerzufuhr ohne jeden Einfluß auf den Vergiftungsablauf bleiben (Abb. 6). Unsere Ergebnisse stimmen dabei überein mit den „Glucosetherapie"-Versuchen von M. Vogt bei der Phalloidinvergiftung. Im Gegensatz dazu steht die Mitteilung von Binet und Marek (1936), die bei Hunden, die mit tödlichen Mengen Pilzextrakt vergiftet waren, durch Zuckerzufuhr Heilung gesehen haben.

Laufende Gaben von Desoxycorticosteron-acetat (Abb. 6) sind ebenfalls ohne Einfluß auf die Vergiftung, wie bereits von Cheymol und Pfeiffer (1948) für die Vergiftung durch Pilzextrakte festgestellt wurde. Desgleichen ist Cholin, wie wir früher gezeigt haben (Reiter und Wieland 1950) ohne Einfluß auf die Vergiftung. Eine schützende Wirkung von Cholin gegenüber der experimentellen Vergiftung mit Pilzextrakt ist von Verne (1950) berichtet worden. Nach Vernes (1949) histologischen Untersuchungen ist die Giftwirkung der Knollenblätterpilze durch einen Hyperinsulinismus zu erklären, der durch Hyperplasie der B-Zellen der Pankreasinseln bei gleichzeitiger Atrophie der A-Zellen entsteht.

B. Stampfl hat an den von uns vergifteten Mäusen und Ratten diese Befunde nicht bestätigen können. Wir müssen daher wenigstens für das α-Amanitin diese Erklärung der Giftwirkung ablehnen.

Zusammenfassung.

Das kristallisierte Knollenblätterpilzgift α-Amanitin tötet bei der sicher letalen Dosis von 0,2 Gamma/g Mäuse in durchschnittlich 5 Tagen. Diese Vergiftungszeit wird bei 200facher letaler Dosis auf 15 Std abgekürzt. Die bei gleicher Dosis bestehende große Streuung der Vergiftungszeit fehlt bei Tieren, deren Glykogenbestände durch Hunger auf gleichmäßig niedrige Werte gebracht wurde.

Ausgeprägte Verfettung der Leber findet sich regelmäßig bei länger dauernden Vergiftungen, fehlt aber häufig bei kurzem Vergiftungsablauf nach hoher Giftdosis.

Wenige Stunden nach der Vergiftung sinkt der Glykogengehalt der Leber auf minimale Werte ab. Die Leber ist dann nicht mehr in der Lage, aus parenteral zugeführter Glucose Glykogen aufzubauen.

Während des Glykogenschwundes steigt der Blutzucker vorübergehend an, um einige Stunden vor dem Tod auf hypoglykämische Werte abzufallen. In diesem Stadium treten bei den meisten Tieren Krämpfe auf.

Bei längerem Vergiftungsablauf entwickelt sich am Ende der Vergiftungszeit eine renal bedingte Glucosurie.

Parenterale Zuckerzufuhr allein oder in Verbindung mit Desoxycorticosteron-acetat hat keinen Einfluß auf den Vergiftungsablauf.

Literatur.

Abel, J. J., and W. W. Ford: J. of Biol. Chem. 2, 273 (1907). — Binet, L.: et J. Marek: Presse méd. 1936, 1417. — Bomskov, Chr., u. K. N. v. Kaulla, Z. exper. Med. 110, 603 (1942). — Cheymol, J., et A. Pfeiffer: Arch. internat. Pharmacodynamie 79, 273 (1949). — Good, Kramer and Somogyi: J. of Biol. Chem. 100, 485 (1933). — Hallmann, L.: Klin. Chemie u. Mikroskopie, S. 138. Stuttgart: Georg Thieme 1948. — Kobert, R.: Lehrbuch der Intoxikationen, I. Aufl. Stuttgart: Enke 1906. — Lynen, F., u. U. Wieland: Liebigs Ann. 533, 93 (1937). — Nelson, N.: J. of Biol. Chem. 153, 375 (1944). — Neuhann, W.: Slg v. Vergiftungsfällen 12, C 59 (1941). — Reiter, M., u. O. Wieland: Klin. Wschr. 28, 615 (1950). — Sahyun, M.: J. of Biol. Chem. 103, 203 (1933). — Stampfl, B.: 1951 in Vorbereitung. — Vogt, M.: Arch. exper. Path. u. Pharmakol. 190, 406 (1938). — Verne, J.: C. R. de la Soc. de Biol. 143. 668 (1949). — Verne, J., et S. Hébert: C. r. Soc. Biol. Paris 144, 741 (1950). — Wieland, H., u. B. Witkop: Liebigs Ann. 543, 171 (1940). — Wieland, H., u. R. Hallermayer: Liebigs Ann. 548, 1 (1941). — Wieland, Th., L. Wirth u. E. Fischer: Liebigs Ann. 564, 152 (1949).

Dr. Melchior Reiter, München 15, Nußbaumstr. 28, Pharmakol. Institut.

Arch. exper. Path. u. Pharmakol., Bd. 215, S. 85—92 (1952).

Aus dem Hauptlaboratorium der Schering-A.-G., Berlin-West.

Über protrahiert wirksame Androgene*.

Von
KARL JUNKMANN.

Mit 5 Textabbildungen.

(Eingegangen am 28. Januar 1952.)

Die praktische Durchführung einer klinischen Behandlung mit androgenen Wirkstoffen hat mit einer Reihe von Schwierigkeiten zu kämpfen. Diese ergeben sich besonders daraus, daß es zur Erzielung optimaler Wirkungen notwendig ist, kleine häufige Einzeldosen über meist recht lange Behandlungszeiträume anzuwenden. Seltene große Einzelgaben erreichen lange nicht die gleichen Wirkungsausbeuten. Es hat daher nicht an Versuchen gefehlt, diesen Unbequemlichkeiten der Hormontherapie durch Schaffung mehr oder weniger protrahiert wirksamer Präparate oder durch geeignete Behandlungstechniken auszugleichen. Die Beobachtung, daß unreine Hodenextrakte stärker wirksam waren als ihrem Androgengehalt entsprach[6, 7, 25, 26, 27, 30, 31], eine Tatsache, die auf der Beimischung bestimmter Fettsäuren beruht, scheint in der Praxis kaum wesentliche Verwertung gefunden zu haben.

Umfangreicher hat sich dagegen die Anwendung von Krystallsuspensionen eingebürgert, für deren Zweckmäßigkeit zahlreiche Forscher[8, 12, 15, 16, 17, 19, 20, 22, 36, 37] überzeugende Argumente vorgebracht haben. Ihre Wirksamkeit hinsichtlich Protraktion hängt im wesentlichen von der Krystallgröße ab. Bei ihrer Anwendung ergeben sich gewisse Unzuträglichkeiten in Form von Verstopfungen der Injektionsnadeln oder schlechter Aspiration der Injektionsflüssigkeit in die Spritzen. Außerdem ist auch mit Schwankungen in der Wirksamkeit zu rechnen, bedingt durch Rekrystallisationen, die leicht eintreten können, wenn die Hormonampullen öfter wechselnden Temperaturen ausgesetzt werden. Für den Fabrikanten bedeutet die sterile Herstellung von Krystallsuspensionen außerdem eine zusätzliche, keineswegs zu vernachlässigende Schwierigkeit. Suspensionen von kleinen Krystallen haben keine Protraktionswirkung im Vergleich mit den Wirkungen der Injektion der üblichen öligen Lösungen der Hormonester. Allerfeinste Suspensionen werden sogar erheblich rascher resorbiert als die allgemein verwendeten öligen Lösungen. Nur mit ihnen lassen sich, wie auch eigene Erfahrungen bestätigen, die narkotischen Wirkungen der Steroidhormone nach intraperitonealer Injektion im Tierversuch auslösen.

---

* Herrn Professor Dr. WOLFGANG HEUBNER zum 75. Geburtstag gewidmet.

Suspensionen feiner Kristalle entsprechen in ihrer Wirksamkeit hinsichtlich Protraktionswirkung auch etwa der Wirksamkeit eines anderen Lösungsversuchs des vorliegende Problems. Man hat Lösungen der Hormone in organischen Lösungsmitteln, wie Mischungen aus Benzylalkohol oder Phenoxyäthylalkohol mit Äthanol, kurz vor der Injektion mit wäßrigen Lösungsmitteln gemischt und die dadurch entstehenden Suspensionen verwendet[12, 15, 17, 36]. Meist fallen die Hormone bei diesem Vorgehen fein kristallin aus und die Wirksamkeit einer so erhaltenen Suspension entspricht etwa dem Erfolg der Injektion öliger Lösungen. Verschiedene Umstände können jedoch Kristallgröße und Wirksamkeit derartiger Präparate beeinflussen und damit die Zuverlässigkeit der Präparate in Frage stellen.

Man hat weiter versucht, durch Adsorption der Niederschläge, die beim Verdünnen von Lösungen in organischen Lösungsmitteln mit wäßrigen Lösungsmitteln entstehen, an Aluminiumphosphat[5, 12, 19, 36] höhere Protraktionseffekte zu erzielen, doch scheint dieses Prinzip keine ausgedehntere Anwendung gefunden zu haben. Jedenfalls werden damit nicht die Erfolge erreicht, wie sie durch die subcutane oder besser intramuskuläre Implantation von Steroidhormon-Tabletten erzielbar sind[1, 2, 8, 9, 11, 13, 14, 16, 35]. Durch die Einpflanzung von Tabletten wird zwar bei fast allen Steroidhormonen eine ausreichende Protraktion, zum Teil, wie besonders bei den Oestrogenen und beim Desoxycorticosteronacetat, eine außerordentlich lange Wirkungszeit und damit gute Wirkungsausbeute erhalten. Nachteile sind: die Notwendigkeit eines, wenn auch kleinen, operativen Eingriffes, gelegentliche Ausstoßung der Implantate und bindegewebige Abkapselung[13], wodurch erhebliche Resorptionsschwierigkeiten und Wirksamkeitsverlust eintreten können.

Die geschilderten Unzuträglichkeiten, die den einzelnen Lösungsversuchen des Problems gut und protrahiert wirksamer Androgenpräparate anhaften, und das dringende Bedürfnis nach derartigen Präparaten im Rahmen der Behandlung von Mamma-Carcinomen und von Tumoren des weiblichen Genitales, schließlich auch zur Behandlung des männlichen Kastraten und Hypogenitalen, ließen es angebracht erscheinen, zu untersuchen, ob nicht unter den Estern der Androgene Präparate mit den gewünschten Wirkungsqualitäten zu finden sind. Die Wirkungsverstärkung der Steroidhormone durch Veresterung ist seit langem bekannt und durch viele Nachuntersuchungen bestätigt[3, 4, 7, 21, 23, 24, 25, 27, 28, 29, 32, 34, 35].

In Ausnutzung des Veresterungsprinzips werden die meisten Steroidhormone in Form ihrer Ester verwendet. Erwähnt seien Oestradiolbenzoat bzw. -propionat und -dipropionat, Testosteronpropionat und -dipropionat sowie Desoxycorticosteronacetat. Das Testosteronpropionat hat sich unter den Androgenen auf Grund der Wirkungsbeurteilung meist am Kapaunenkamm, seltener an den Samenblasen oder der Prostata der Ratte allgemein eingebürgert. Von den höheren Fettsäureestern sind nur wenige (27) untersucht. Ester mit halogenierten Fettsäuren oder Aminosäuren[23] zeigen keine Vorteile und unter den Diestern des Testosterons zeichneten sich besonders das 3-Acetat-17-butyrat[21] durch gute Wirksamkeit aus. Veresterung des Testosterons mit verschiedenen Alkoxy- und Alkylmercaptosäuren[28] lieferte keine Vorteile. Neuerdings wird beim Cyclopentylpropionsäureester des Testosterons[18] über besonders gute Wirksamkeit bei ausreichender Protraktion berichtet[33].

Eine neuerliche Untersuchung verschiedener Testosteronester an der Ratte erschien daher aussichtsreich. Außerdem haben wir auch noch eine Anzahl funktioneller Derivate des Testosterons in unsere Versuche einbezogen, von denen allenfalls eine Protraktionswirkung erwartet werden könnte.

Versuchstechnik.

Zu den Versuchen dienten männliche weiße Ratten im Gewicht zwischen 60 und 80 g. Die Tiere wurden in Äthernarkose kastriert und 1 Woche danach in den Versuch genommen. Sie erhielten, jeweils in 0,4 cm³ Sesamöl gelöst, die gewünschte Hormondosis einmalig. In Wochenabständen nach der Injektion wurden Tiergruppen von mindestens 5 Tieren durch Chloroforminhalation getötet und die sofort präparierten Organe (Thymus, Milz, Samenblase mit Inhalt, Prostata + Koagulationsdrüse und in einigen Versuchen auch der Levator ani ([10, 33]) frisch gewogen. Die Mittelwerte der Organgewichte, berechnet auf 100 g Tier, wurden den nachfolgenden Betrachtungen zugrunde gelegt:

Bei unbehandelten kastrierten Ratten ist nach 1 Woche das Gewicht von Samenblase und Prostata schon fast auf den Kastratenwert abgesunken, der zwischen 20 und 30 mg je 100 g Tier liegt. Samenblase- und Prostatagewicht ging in unseren Versuchen weitgehend auch in der Größenordnung parallel, so daß auf die Wiedergabe der Werte für die Prostata verzichtet werden kann.

Tabelle 1.

Substanz	Fp in °C	$[\alpha]_D$
1. Testosteronacetat	139,5—140,5	
2. Testosteronpropionat	119—120	
3. Testosteronbutyrat	112—113	
4. Testosteronvalerianat	109—111	
5. Testosteroncapronat	44,5— 46	+ 80° (Dioxan)
6. Testosteronoenanthat	36— 37,5	+ 78° (Dioxan)
7. Testosteroncaprylat	47— 48	+ 76° (Dioxan)
8. Testosterondiacetat	153—157	
9. Testosteron-3,17-enolbenzoat	190—193	
10. Testosteron-3-enoläther	117—121	
11. Testosteronäthylenketal (3)	183—184,5	
12. 17-Methyltestosteron-17-monoacetat . .	172—174	
13. 17-Methyl-testosteron-3,17-Diacetat . . .	109—114	
14. 17-Methylen-Δ^5-Androsteron (3)	138—140°	
15. Δ^5-Androstendion-3-monoenoltäher . . .	149—153,5	

Erwähnt muß werden. daß das Gewicht des Thymus ziemlichen Schwankungen unterlag, daß aber trotzdem ein eindeutiger Gang des Einflusses der Steroidhormone auf das Thymusgewicht erkennbar war.

Die Schwankungen des Milzgewichtes waren dagegen derartig groß, daß im Rahmen der relativ kleinen Tierkollektive ein eindeutiger Einfluß der Hormonbehandlung sich nicht äußern konnte. Dagegen verliefen die Wirkungen auf Samenblase, Prostata und Levator ani mit bedeutend geringerer Streuung und guter Reproduzierbarkeit. Zu den Untersuchungen wurden die in der Tab. 1 aufgeführten Präparate herangezogen*.

Versuchsergebnisse.

Auf die Wiedergabe der einzelnen Versuche in Tabellenform kann verzichtet werden. Ich gebe die wesentlichen Versuchsergebnisse in nachstehenden Kurvenbildern.

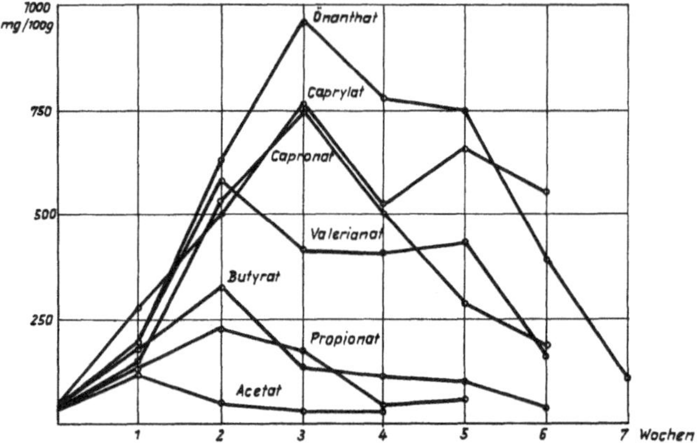

Abb. 1. Vergleich der Wirksamkeit der Fettsäureester des Testosterons am Samenblasengewicht der kastrierten Ratte nach einmaliger subcutaner Injektion von je 20 mg in 0,4 cm³ Sesamöl.

In Abb. 1 ist ein Vergleich der Fettsäureester des Testosterons bei einmaliger subkutaner Injektion von 20 mg an der Wirkung auf das Gewicht der Samenblase zur Darstellung gebracht. Aus dieser Zusammenstellung geht hervor, daß das Wirkungsmaximum beim Acetat nach einer Woche beim Propionat, Butyrat und Valerianat nach zwei Wochen und beim Capronat, Oenanthat und Caprylat nach drei Wochen erreicht ist. Das Ausmaß der Gewichtszunahme der Samenblase steigt bis zum Oenanthat und nimmt beim Caprylat mit weiterer Verlängerung der Kette der veresternden Säure schon wieder ab. Der Wirkungsabfall nach Erreichen des Maximums dauert vom Acetat bis zum Caprylat zunehmend länger.

Um den Vergleich des hinsichtlich Wirkungsausbeute optimal erscheinenden Testosteronoenanthats mit dem üblicherweise verwendeten Testosteronpropionat zu vertiefen, haben wir beide Stoffe in verschiedener Dosierung mit Hilfe der gleichen Versuchstechnik geprüft.

---

* Ein Teil der Versuche wurde von Frl. Barbara Keil durchgeführt und als Doktorarbeit an der Universität Tübingen vorgesehen.

Das Ergebnis ist in Abb. 2 für einmalige Gaben von 5, 10 und 20 mg Testosteronoenanthat in 0,4 cm³ Sesamöl subcutan dargestellt und in Abb. 4 für Gaben von 10, 20 und 40 mg Testosteronpropionat in derselben Darreichungsweise.

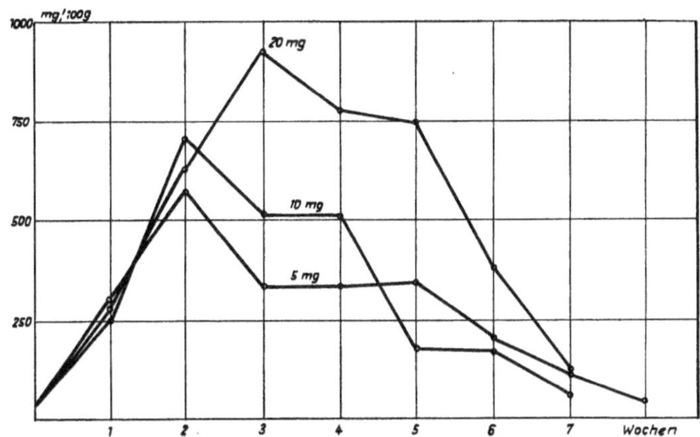

Abb. 2. Vergleich der Wirksamkeit verschiedener Gaben von Testosteronoenanthat bei einmaliger Injektion in je 0,4 cm³ Sesamöl am Samenblasengewicht der kastrierten Ratte.

Aus dem Vergleich der beiden Abbildungen geht hervor, daß durch 40 mg Testosteronpropionat noch nicht dieWirkungsausbeute von 5 mg

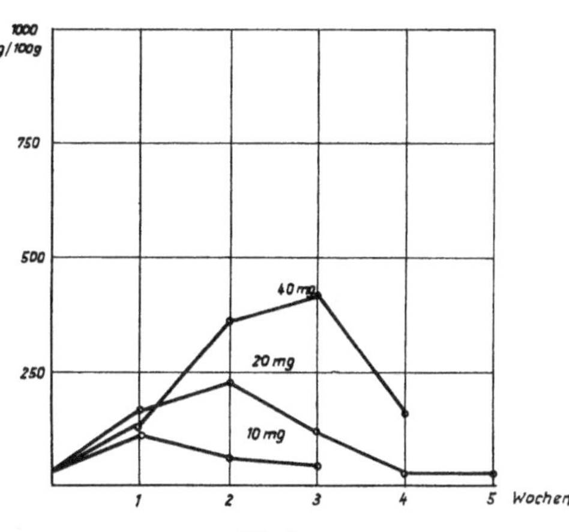

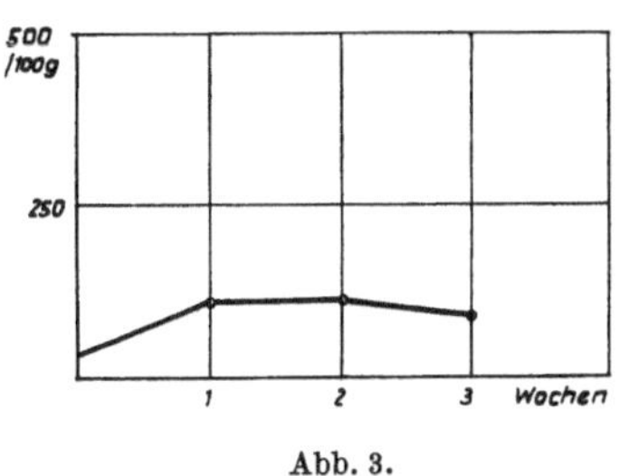

Abb. 3.

Abb. 4.

Abb. 3. Wirkung der einmaligen Injektion von 10 mg Testosteronpropionat in Form eines Emulsionshandelspräparates am Samenblasengewicht der kastrierten Ratte.

Abb. 4. Vergleich der Wirksamkeit verschiedener Gaben von Testosteronpropionat bei einmaliger Injektion in 0,4 cm³ Sesamöl am Samenblasengewicht der kastrierten Ratte.

Testosteronoenanthat erreicht wird. Die Wirkungsdauer ist besonders im abfallenden Teil der Kurve beim Oenanthat länger als beim Propionat.

Als weiterer Vergleich sei in Abb. 3 der Erfolg der Injektion eines ausländischen Handelspräparates, bei dem durch Mischen der Lösung des Hormons in einem organischen Lösungsmittel mit Wasser die Ausfällung von Kristallen kurz vor der Injektion vollzogen wird, nach der Injektion von 10 mg Testosteronpropionat in dieser Form dargestellt. Man erkennt leicht, daß die Wirkungsverstärkung und die Erhöhung der Wirkungsdauer gegenüber der in Abb. 4 gezeigten Wirkung von 10 mg Testosteronpropionat in Sesamöl bei dieser Darreichungsform unbedeutend ist. Ergänzend sei noch in Abb. 5 der Verlauf der Gewichtskurve

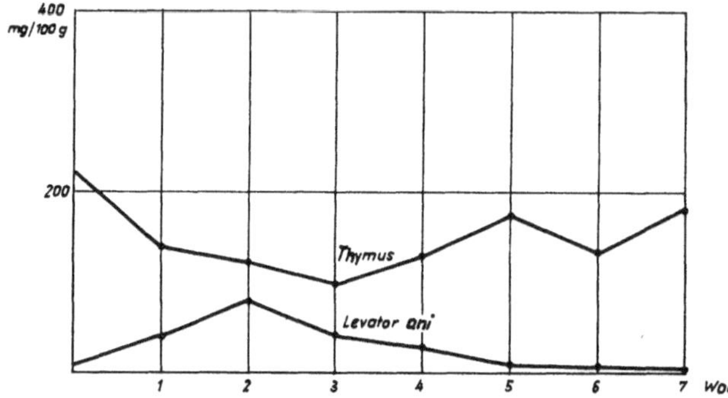

Abb. 5. Wirkung der einmaligen Injektion von 10 mg Testosteronoenanthat in 0,4 cm³ Sesamöl auf das Gewicht von Thymus und Levator ani der kastrierten Ratte.

des Thymus und des Levator ani nach einmaliger Injektion von 10 mg Testosteronoenanthat in 0,4 cm³ Sesamöl wiedergegeben.

Von den übrigen untersuchten Estern war das Testosterondiacetat in einer einmaligen Gabe von 20 mg in 0,2 cm³ Sesamöl etwa so stark wirksam wie Testosteronvalerianat, die Wirkungsdauer war jedoch vielleicht etwas kürzer. Das Testosteron-3,17-enolbenzoat, das 17-Methyltestosteron-17-monoacetat und das 17-Methyltestosteron-3,17-diacetat waren in der gleichen Dosierung praktisch ohne androgene Wirkung. Der Testosteron-3-enoläther war nur höchstens schwach androgen wirksam und zeigte keinerlei Protraktion. Das gleiche gilt für das Testosteronäthylenketal-(3), den Δ5-Androstendion-3-monoenolätherund das 17-Methylen-Δ5-androstenon-(3).

Orientierend wurde auch das psycho-sexuelle Verhalten der Tiere im Verlauf der Reaktion nach einmaliger Injektion von 10 mg und von 5 mg Testosteronoenanthat während 7 bzw. 8 Wochen verfolgt. Dazu wurden kastrierte Weibchen 4 Tage vor dem Versuch durch einmalige Injektion von 25 γ Oestradiolbenzoat brünstig gemacht, dann wurde in einem Vorversuch ermittelt, ob diese Tiere von einem leistungsfähigen normalen Bock angenommen wurden. Hierauf wurden die so vorbereiteten Weibchen mit den zu testenden behandelten kastrierten Männchen jeweils ½ Std zusammengebracht und festgestellt, ob von seiten des Männchens kein Interesse oder erhöhtes Interesse vorlag und ob das Männchen Kohabitationsversuche machte oder tatsächlich die Kohabitation ausführte. Nach 10 mg Testosteronoenanthat wurde 1 mal keinerlei Interesse, 21 mal erhöhtes Interesse, 8 mal

Kohabitationsversuche und 8 mal vollzogene Kohabitation festgestellt. Nach 5 mg Testosteronoenanthat wurde 8 mal kein Interesse, 15 mal erhöhtes Interesse, 3 mal Kohabitationsversuche und 7 mal durchgeführte Kohabitation notiert.

Besprechung der Versuchsergebnisse.

Unter den untersuchten Testosteronestern erwies sich demnach das Testosteronoenanthat hinsichtlich Wirkungsstärke und Wirkungsdauer als optimal. Das Testosteroncaprylat und -capronat stehen ihm nur wenig nach. Diese 3 Ester des Testosterons zeichnen sich, wie aus der Tab. 1 hervorgeht, auch besonders durch ihre niedrigen Schmelzpunkte aus, die mit einer außerordentlich hohen Löslichkeit in fetten Ölen parallel gehen. Dadurch wird es möglich, große Mengen dieser Ester in wenig Lösungsmittel zu applizieren.

Durch geeignete Mischung der drei Ester können auch Eutektika hergestellt werden, die bei Zimmertemperatur flüssig und injizierbar sind, so daß die Möglichkeit gegeben wäre, gewissermaßen flüssige Implantate durch intramusculäre Injektion beizubringen. Leider ist diese Möglichkeit begrenzt, da bei größeren Mengen unverdünnter Ester lokale Reizwirkungen auftreten können. Dagegen haben sich Lösungen von 250 mg Oenanthat oder von Gemischen der drei genannten Ester ad 1 cm^3 in Sesamöl sowohl im Tierversuch wie auch am Menschen als tadellos verträglich erwiesen und orientierende klinische Versuche, die von anderer Seite mitgeteilt werden, haben die hohe Wirksamkeit und die lange Dauer der Wirkung nahezu in dem Ausmaß, wie es nach den geschilderten Tierversuchen zu erwarten war, bestätigt.

Es ist zu hoffen, daß diese bequeme und sichere Applikationsform des männlichen Keimdrüsenhormons die Durchführung hoch dosierter Hormonbehandlungen, besonders in der Carcinomtherapie, wesentlich erleichtern wird.

Im Testosteronoenanthat scheint somit ein Optimum hinsichtlich Wirkungsstärke und Wirkungsdauer verwirklicht zu sein. Die Wirkungsintensität nimmt schon bei Capronat ab, während die Wirkungsdauer noch zunimmt. Aus den Versuchen von MIESCHER[27] geht hervor, daß die Wirkungsdauer auch noch mit weiterer Längenzunahme der veresternden Säure (n-Decansäure, Palmitinsäure, Stearinsäure) zunimmt, das Ausmaß der Vergrößerung der Samenblasen und Prostata jedoch weiter abnimmt.

Ich möchte es offen lassen, ob die gut wirksamen Androgenester ihre hohe Wirksamkeit nur der verzögerten Resorption verdanken oder ob nicht etwa die Resorption doch erfolgt, Verteilung und Verseifungsgeschwindigkeit im Gesamtorganismus jedoch im wesentlichen die Besonderheiten ihrer Wirkungsweise bestimmen.

Den übrigen untersuchten funktionellen Derivaten des Testosterons und einigen verwandten Steroiden kommt nach den geschilderten Untersuchungen zunächst keine praktische Bedeutung zu.

Zusammenfassung.

1. Es wurde eine Anzahl von Estern des Testosterons mit normalen Fettsäuren hinsichtlich ihrer Wirkung und Wirkungsdauer an der kastrierten Ratte geprüft. Als besonders stark und anhaltend wirksam wurde dabei das Testosteronoenanthat erkannt.

2. Eine Anzahl funktioneller Derivate des Testosterons hat keine praktische Bedeutung.

Literatur.

[1] Bishop, P. M. F., and S. J. Folley: Lancet 6/II, 229 (1951). — [2] Brock, N., u. H. Druckrey: Klin. Wschr. 17, 23 (1938). — [3] Butenandt, A.: Hoppe-Seylers Z. 191, 140 (1930). — [4] Butenandt, A., u. K. Tscherning: Hoppe-Seylers Z. 229, 185 (1934). — [5] Carlinfanti, E., F. D'Alo and L. Cutolo: Lancet 256, 6551 (1949). — [6] David, K., E. Dingemanse, J. Freud u. E. Laqueur: Hoppe-Seylers Z. 233, 281 (1935). — [7] Deanesly, R., and A. S. Parkes: Lancet 230, 837 (1936). — [8] Deanesly, R., and A. S. Parkes: Proc. Roy. Soc. Lond. 124, 279 (1937). — [9] Deanesly, R., and A. S. Parkes: Chemistry and Industry 56, 447 (1937). — [10] Eisenberg, E., and G. S. Jordan: J. of Pharmacol. 99, 38 (1950). — [11] Emmens, C. W.: Endocrinology 28, 633 (1941). — [12] Eversole, W. J., J. H. Leathem and H. Schraer: Endocrinology 47, 448 (1950). — [13] Falley, S. J.: Nature 150, 403 (1942). — [14] Forbes, T. R.: Endocrinology 29, 70 (1941). — [15] Hamburger, C.: Schweiz. med. Wschr. 81, 995 (1951). — [16] Hamburger, C., u. S. Kaae: Acta endocrinol. Danica 2, 257 (1949). — [17] Lens, J., G. A. Overbeek u. J. Poldermann: Acta endocrinol. Danica 2, 396 (1949). — [18] Lloyd, C. W., and J. Fredericks: J. Clin. Endocrinol. 11, 1724 (1951). — [19] Meier, R., P. Gasche u. H. Frey: Schweiz. med. Wschr. 76, 107 (1946). — [20] Meier, R., u. F. Gross: Dtsch. med. Wschr. 75, 1150 (1950). — [21] Miescher, K., H. Kägi, C. Scholz, E. Tschopp u. A. Wettstein: Biochem. Z. 294, 39 (1937). — [22] Miescher, K., P. Gasche et II. Frey: Helvet. physiol. Acta 2, 515 (1944). — [23] Miescher, K., H. Kägi, C. Scholz u. E. Tschopp: Hoppe-Seylers Z. 294, 39 (1937). — [24] Miescher, K., C. Scholz and E. Tschopp: Biochemic. J. 32, 141, 725, 1273 (1938). — [25] Miescher, K., E. Tschopp et A. Wettstein: J. suisse Méd. 66, 310 (1936). — [26] Miescher, K., E. Tschopp and A. Wettstein: Biochemic. J. 30, 1970 (1936). — [27] Miescher, K., E. Tschopp and A. Wettstein: Biochemic. J. 30, 1977 (1936). — [28] Mandian, A., A. J. Bergmann, C. J. Cavallito, E. J. Lawson and C. M. Suter: J. Amer. Chem. Soc. 71, 3372 (1949). — [29] Parkes, A. S.: Lancet 231, 674 (1936). — [30] Polak, J. J., E. Dingemanse u. J. Freud: Acta brev. neel. Physiol. 6, 53 (1936). — [31] Polak, J. J., E. Dingemanse u. J. Freud: Med. Tijdschr. Geneesk. 80, 2175 (1936). — [32] Ruzicka, L., M. W. Goldberg et J. Meyer: Helvet. chim. Acta 18, 994 (1935). — [33] Sakamoto, W., E. Eisenberg and G. S. Gordan: Proc. Soc. Exper. Biol. a. Med. 76, 406 (1951). — [34] Schoeller, W., M. Dohrn u. W. Hohlweg: Arch. Gynäk. 150, 126 (1932). — [35] Schoeller, W., u. M. Gehrke: Klin. Wschr. 17, 694 (1938). — [36] Tschopp, E.: Schweiz. med. Wschr. 80, 673 (1950).

Professor Dr. Karl Junkmann, Berlin N 65, Müllerstraße 170—172, Hauptlaboratorium der Schering-A.-G.

Arch. exper. Path. u. Pharmakol., Bd. 215, S. 93—99 (1952).

Aus dem Pharmakologischen Institut der Freien Universität Berlin.

Zum Nachweis
von Funktionsänderungen im Zentralnervensystem
durch elektrisch und chemisch induzierte Krämpfe*.

Von

H. Kewitz und **H. Reinert.**

Unter Mitarbeit von **G. Schaeffer** und **F. Massberg.**

Mit 1 Textabbildung.

(Eingegangen am 4. Februar 1952.)

Über die Hemmung chemisch ausgelöster Krämpfe und ihre Differenzierungsmöglichkeit mit Hilfe der α-, β-, γ- und δ-Isomeren des Hexachlorcyclohexans (HCH) hat Herken[1] ausführlich berichtet. Er fand dabei Unterschiede im Wirkungsmechanismus von Krampfmitteln, die bei der Anwendung der bisher bekannten antikonvulsiven Pharmaka nicht hervortraten. Es konnte z. B. gezeigt werden, daß die nach Cardiazol und Pikrotoxin auftretenden Krämpfe, denen bisher der gleiche Angriffspunkt zugeordnet wurde, durch Hexachlorcyclohexane ganz verschieden beeinflußt werden. Dagegen ist das erheblich voneinander abweichende Verhalten elektrisch und chemisch ausgelöster Krämpfe auf krampfhindernde Pharmaka schon lange bekannt. Nur wenige Substanzen hemmen beide Krampfformen in gleicher Stärke, dazu gehört nach einer Aufstellung von Toman und Goodman[2] das Prominal. Andere Barbiturate sind vorzugsweise, die Hydantoine fast ausschließlich gegen Elektrokrämpfe, die Oxazolidine Trimethadion und Paradion mehr gegen Cardiazolkrämpfe gerichtet. Daraus geht eindeutig hervor, daß im Wirkungsmechanismus elektrisch und chemisch induzierter Krampfanfälle beachtliche Differenzen bestehen. Die praktische Bedeutung dieser Tatsache liegt in folgender Feststellung: Die im Experiment den Elektrokrampf hindernden Pharmaka sollen beim großen Krampfanfall der Epileptiker und die stärker Cardiazolkrämpfe hemmenden beim petit mal günstig wirken. Deshalb haben wir die Wirkung der HCH gegenüber Elektrokrämpfen zur weiteren Charakterisierung der durch sie gesetzten Funktionsänderungen im Zentralnervensystem untersucht.

Zum Vergleich wurde mit der angegebenen Methode der krampfhindernde Effekt von Natriumphenylaethylbarbiturat (Luminalnatrium) und Diphenylhydantion (Dilantin) geprüft.

---

* Herrn Professor Dr. W. Heubner zum 75. Geburtstag gewidmet.

Im Verlauf der Versuche erschien es uns wichtig, den Funktionszustand des Zentralnervensystems nach einem eben abgelaufenen Krampfanfall zu studieren.

Methodik.

Es wurden weiße Ratten beiderlei Geschlechts im Gewicht von 120—200 g benutzt. Sehr bald stellte sich allerdings heraus, daß mittelgroße Tiere im Gewicht von 120—140 g am besten geeignet sind, weil bei den älteren Tieren die Elektrokrampfschwelle von vornherein relativ hoch liegt.

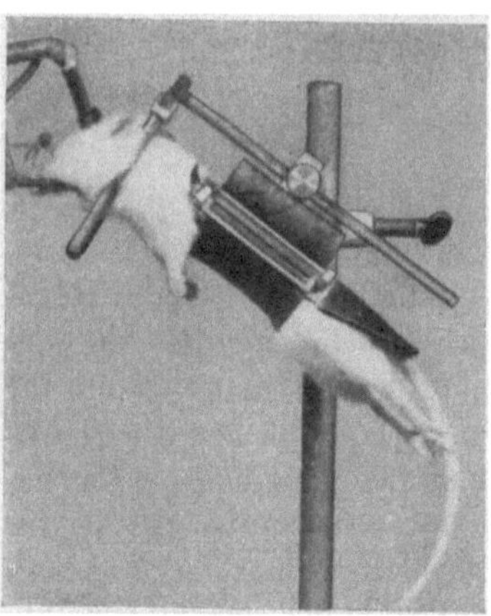

Abb. 1. Versuchsanordnung zur Auslösung von Elektrokrämpfen (Streckkrampf).

Die Versuche wurden jeweils 24 Std nach der letzten Fütterung durchgeführt, die aus Hafer, Kartoffeln, Rüben, Fisch oder Heringen und etwas Fleischbeigabe bestand.

Zur Auslösung des Elektrokrampfes wurden die Tiere in einen Halter* eingespannt, der in Abb. 1 dargestellt ist. Das Gerät läßt die Extremitäten vollkommen frei, stellte aber den Kopf ruhig, ohne ihn zu verdecken. Die zangenförmig angeordneten Elektroden wurden am harten Gaumen und in der Mitte des Schädeldaches angelegt. Sie bestanden aus Messingkugeln von 3 mm Durchmesser, die mit kochsalzlösunggetränktem Wildleder überzogen waren. Die Haare des Kopfes wurden vorher kurz geschnitten und die Haut ebenfalls mit Salzlösung durchfeuchtet.

Wir verwendeten periodische Rechteckimpulse von 10 msec Dauer und einer Frequenz von 50 Hertz. Die Reizdauer betrug 1 sec. Bei dieser Anordnung bekamen mit 12 mA alle Tiere einen ausgeprägten Krampf, der einwandfrei in eine tonische und eine klonische Phase unterteilt war. Nur selten findet man unter den Tieren der angegebenen Gewichtsklasse solche, die weniger empfindlich sind.

In den Versuchen wurde so vorgegangen, daß von 50 behandelten Tieren 10 Tiere täglich oder jeden 2. Tag daraufhin geprüft wurden, ob sie auf 12 mA mit einem typischen Krampfanfall reagieren oder nicht. Dadurch wurde der Abstand zwischen 2 Elektrokrämpfen für jedes Tier auf 5—10 Tage ausgedehnt.

Verwendete Substanzen: α-HCH 1%ige Lösung in Rapsöl; oral. β-HCH 1%ige Lösung in Rapsöl und Aceton wie 5:1; oral. γ-HCH 1%ige Lösung in Rapsöl; oral. δ-HCH 1%ige Lösung in Rapsöl; oral. Pentamethylentatrazol (Cardiazol**) 2%ige wäßrige Lösung; i.v. Pyridin-β-Carbonsäure-dimethylamid** (Cormed, Coramin) 5%ige wäßrige Lösung; i.v. Pikrotoxin 0,1%ige wäßrige Lösung; i.v. Diphenylhydantoin (Dilantin) 2,5%ige wäßrige Lösung (pH 9); i.p. Natriumäthylphenylbarbituricum (Luminal-Natrium) 0,2%ige wäßrige Lösung; i.p.

---

* Der Rattenhalter wurde gemeinsam mit dem Mechanikermeister Herrn Helmut Dietz in der Werkstatt des Institutes angefertigt.

** Cardiazol wurde uns liebenswürdigerweise von der Fa. Knoll A.-G., Cormed von der Fa. Dr. Rudolf Reiss zur Verfügung gestellt.

Versuchsergebnisse.

Versuche mit α-, γ- und δ-HCH: Nach 150 mg/kg α-HCH oder 100 mg/ kg γ-HCH oder 100 mg/kg δ-HCH zeigte sich bis zum 10. Tag keine Erhöhung der Elektrokrampfschwelle.

Versuche mit β-HCH: Anders verhielten sich die mit 200 mg/kg β-HCH behandelten Tiere. Aus Tab. 1 ist zu ersehen, daß schon 24 Std nach der Applikation die maximale krampfhindernde Wirkung erreicht war. Dieser Effekt hielt sich etwa 4 Tage auf gleicher Höhe und nahm

Tabelle 1. *Hemmung von Elektrokrämpfen durch 200 mg/kg β-HCH oral (10. Aug. 51).*

	Zahl der Tiere	Auf 12 mA reagierten		Zahl der nicht krampfenden Tiere in %
		mit Krämpfen	ohne Krämpfe	
1. Tag	20	7	12	65
2. Tag	20	8	12	60
3. Tag	19	6	13	68
4. Tag	8	3	5	63
6. Tag	9	5	4	44
7. Tag	10	7	3	30
8. Tag	9	7	3	33
10. Tag	8	5	3	37
11. Tag	17	17	0	0

dann bis zum 10. Tage allmählich ab. In erster Linie wurde die tonische Phase des Krampfanfalles verhindert, und da wieder bevorzugt der Streckkrampf der hinteren Extremitäten. So hatten mehrere Tiere an den Vorderbeinen tonische und klonische Krämpfe, an den Hinterbeinen nur klonische. In unserer Aufstellung sind auch die rein klonischen Konvulsionen als Krämpfe gewertet. Die bevorzugte Wirkung auf die tonische Phase ist nicht spezifisch für die Hexachlorcyclohexane, sondern auch von den meisten anderen krampfhindernden Pharmaka bekannt.

Versuche mit der Kombination von β- und γ-HCH: Gaben wir den Ratten zunächst 200 mg/kg β-HCH und 4 Tage später 100 mg/kg γ-HCH, dann blieb die krampfhindernde Wirkung etwa doppelt solange bestehen, in unseren Versuchen, die in Tab. 2 zusammengefaßt sind, etwa 21 Tage. Deutlich war die am 1. und 2. Tag nach γ-HCH auftretende Senkung der Krampfstromschwelle, die auch von SCHNEIDER[3] gefunden wurde. Außer der Verlängerung führte die Kombination zu einer Verstärkung der Wirkung des β-Isomeren.

Versuche mit Dilantin: Mit unserer Methode war das Maximum der Wirkung von 40 mg/kg Dilantin nach 1½—2 Std erreicht. Die Tiere waren nicht schläfrig, sondern eher erregt. Von 9 Ratten bekam bei 18 mA nur eine tonisch-klonische Krämpfe, alle anderen reagierten überhaupt nicht.

Tabelle 2. *Hemmung von Elektrokrämpfen durch Vorbehandlung mit 200 mg/kg β-HCH oral (11. Okt. 51) und am 4. Tag danach 100 mg/kg γ-HCH oral (15. Okt. 51).*

Datum	Zahl der Tiere	Auf 12 mA reagierten		Zahl der nicht krampfenden Tiere in %
		mit Krämpfen	ohne Krämpfe	
15. 10.	15	6	9	60
γ-HCH				
16. 10.	9	8	1	11
17. 10.	10	6	4	40
19. 10.	14	5	9	64
20. 10.	10	5	5	50
22. 10.	9	3	6	67
25. 10.	9	1	8	89
26. 10.	8	2	6	75
29. 10.	14	5	9	64
31. 10.	10	6	4	40
2. 11.	12	8	4	33
5. 11.	10	7	3	30
7. 11.	10	9	1	10
8. 11.	10	9	1	10
10. 11.	16	15	1	6

Versuche mit Luminalnatrium: Nach 10 mg/kg waren die Tiere somnolent, aber leicht erweckbar. Der Höhepunkt der krampfhindernden Wirkung fiel mit dem der schlafmachenden zusammen und war nach etwa 2 Std erreicht. Zu diesem Zeitpunkt reagierten auf 25 mA von 10 Tieren nur 2 mit klonischen Zuckungen, die anderen 8 blieben ohne Krämpfe.

Krampfhemmung durch Elektroschock: Bis zu 15 min nach einem Elektrokrampf konnte regelmäßig mit der gleichen Stromstärke ein zweiter Anfall ausgelöst werden.

Ebenso war in den ersten 15 min nach einem Cardiazolkrampf die Elektrokrampfschwelle nicht nachweisbar erhöht.

Tabelle 3. *Hemmung der Cardiazolkrämpfe durch vorangegangenen Elektrokrampf. Cardiazoldosis: 50 mg/kg i.v. (2%ige Lösung).*

Zeit nach Elektrokrampf in min	Zahl der Tiere	Streckkrämpfe	klon. Krämpfe ohne Seitenlage	keine Krämpfe
5	6	0	2	4
10	6	0	1	5
15	6	0	1	5
30	6	1	0	5
45	5	5	0	0

Wurde aber umgekehrt nach Ablauf eines Elektrokrampfes ein zweiter Krampf durch eines der typischen Krampfgifte ausgelöst, dann fanden wir die Schwellendosis sowohl für Cardiazol als auch für Cormed und

Pikrotoxin erhöht. Tab. 3 zeigt, daß erst 45 min nach einem Elektroschock mit der weit über der KD 100 liegenden Cardiazoldosis von 50 mg/
kg i. v. bei allen Tieren Krämpfe auftraten. Gegenüber Cormed war die
Hemmung zwar deutlich schwächer ausgebildet, hielt aber etwa 1 Std
an (Tab. 4). Genau wie beim Cormed setzte auch gegenüber Pikrotoxin —
in Tab. 5 dargestellt — die Erschwerung der Krampfauslösung nicht
sofort ein, sondern stieg allmählich zu einem Maximum an und war hier
mit über 2½ Std am längsten nachweisbar.

Tabelle 4. *Hemmung von Coraminkrämpfen durch vorangegangenen Elektrokrampf.*
Coramindosis: 95 mg/kg i.v. (5%ige Lösung).

Zeit nach Elektrokrampf in min	Zahl der Tiere	mit	ohne
		Krämpfe(n) reagierend	
1—2	6	6	0
15	6	5	1
30	6	2	4
45	6	2	4
60	6	4	2
75	6	6	0

Tabelle 5. *Hemmung der Pikrotoxinkrämpfe durch vorangegangenen Elektrokrampf.*
Pikrotoxindosis: 3 mg/kg i.v. (0,1%ige Lösung).

Zeit nach Elektrokrampf in min	Zahl der Tiere	mit	ohne
		Krämpfe(n) reagierend	
1—2	5	5	0
15	6	3	3
30	6	3	3
45	6	1	5
60	6	1	5
75	7	4	3
120	7	5	2
150	7	5	2
180	6	6	0

Besprechung.

In den geschilderten Versuchen tritt wiederum die beachtliche Spezifität
der Isomeren hervor. Elektrokrampfhindernd wirkt allein das β-HCH,
das γ-Isomere führt dagegen in den ersten Tagen zu einer Erniedrigung
der Krampfschwelle. Für die Frage des Angriffspunktes der HCH ist
durch diese Feststellung insofern ein Beitrag geliefert worden, als es sich
unmöglich um die Beeinflussung von Faktoren ganz allgemeiner Bedeutung handeln kann, wie z. B. die stärkere oder geringere Freisetzung
von Acethylcolin. Vielmehr unterstützen unsere Ergebnisse die schon aus

den bisherigen Untersuchungen mit chemisch ausgelösten Krämpfen hervorgegangene Vermutung eines sehr elektiven Angriffspunktes an ganz bestimmten Funktionseinheiten des Zentralnervensystems.

Der bemerkenswerte Synergismus zwischen β-HCH und Gammexan, der sich vor allen Dingen in einer erheblichen Verlängerung der krampfhindernden Wirkung zeigt, spricht unseres Erachtens dafür, daß die HCH allobiotisch wirken im Sinne von W. Heubner[4]. Zu dem gleichen Ergebnis kamen auch Coper, Herken und Klempau[5], die diesen Synergismus zwischen den β- und γ-Isomeren gegenüber Cardiazol beschrieben haben.

Sehr eindrucksvoll ist der Gegensatz dieser langanhaltenden Funktionsänderungen zu den nur wenige Stunden wirkenden Substanzen Dilantin und Luminal. Unsere Erfahrungen mit diesen beiden Pharmaka stimmen überein mit den Angaben von Merrit und Putnam[6]. Sie stehen allerdings im Widerspruch zu Befunden von Toman und Goodman[2], die das Auftreten von Erregungsströmen im Elektroencephalogramm als Kriterium benutzten und Dilantin gegenüber Elektrokrämpfen unwirksam fanden. Wir wissen aber aus einer Arbeit von Coper, Herken, Rosenkötter und Selbach[7], daß trotz typischer Krampfstromabläufe im Gehirn der klinische Krampfanfall verhindert sein kann.

Die nach einem Elektrokrampf eintretende Erschwerung der Krampfauslösung mit chemischen Mitteln ist leicht zu deuten durch die Annahme einer Erregung von heute allgemein anerkannten Hemmungsmechanismen. Offenbar überwiegt in den ersten Minuten nach dem Elektroschock noch die Erregung stimulierender Zentren, in der zweiten Phase diejenige dämpfender Funktionen. Eine Erschöpfung in irgendeiner Form dürfte dabei kaum eine Rolle spielen, denn diese müßte gegenüber allen krampfauslösenden Einwirkungen etwa gleich sein, sowohl in der Stärke als auch in der Dauer. Aber gerade die bestehenden Unterschiede weisen auf Differenzen im Wirkungsmechanismus der untersuchten Krampfgifte und des Elektroschocks hin.

In diesem Zusammenhang ist ein Vergleich der Tab. 3—5 mit einer in Tab. 6 aufgeführten Zusammenstellung interessant, die einer Arbeit

Tabelle 6.

Vorbehandelt mit	% der mit Krämpfen reagierenden Tiere auf:		
	250 mg/kg Coramin s.c.	80 mg/kg Cardiazol s.c.	60 mg/kg Pikrotoxin s.c.
80 mg/kg γ-HCH	0	40	47
100 mg/kg β-HCH	0	73	100
150 mg/kg β-HCH		30	50
150 mg/kg α-HCH	0	0	100
200 mg/kg α-HCH		10	100
100 mg/kg δ-HCH	38	88	75

von HERKEN, KEWITZ und KLEMPAU[8] entnommen ist. Dabei zeigt sich, daß die von allen HCH am stärksten gehemmten Coraminkrämpfe durch den Elektrokrampf am wenigsten beeinflußt werden. Die durch den Elektrokrampf am meisten gehinderten Pikrotoxinkrämpfe andererseits sind am unempfindlichsten gegenüber den Cyclohexanen. Cardiazol nimmt in beiden Fällen eine Mittelstellung ein.

Unsere Versuche zeigen erneut die besondere Stellung der HCH innerhalb der Gruppe der krampfhindernden Pharmaka. Sie wirken zwar nicht ganz so intensiv, aber unvergleichlich länger als die bisher bekannten Wirkstoffe dieser Reihe.

Zusammenfassung.

Es wird über die Hemmung von Elektrokrämpfen durch β-HCH und eine Verstärkung mit wesentlicher Verlängerung dieser Wirkung durch Kombination mit dem γ-Isomeren berichtet.

Außerdem wurden Funktionsänderungen des ZNS nach Elektrokrämpfen mit Hilfe chemisch ausgelöster Krämpfe nachgewiesen.

Literatur.

[1] HERKEN, H.: Arzneimittelforschung 1, 356 (1951). — [2] TOMAN, E. P., and L. S. GOODMAN: Physiologic. Rev. 28, 409 (1948). — [3] SCHNEIDER: Arch. exper. Path. u. Pharmakol. 212, 159 (1950). — [4] HEUBNER, W.: Kongreß ther. Union Bern 1937 u. Nachr. Ges. Wiss. Göttingen 1922, 96. — [5] COPER, H., H. HERKEN u. J. KLEMPAU: Klin. Wschr. 1951, 264. — [6] MERRIT, H. H., and T. J. PUTNAM: Arch. of Neur. 39/II, 1003 (1938). — [7] COPER, H., H. HERKEN, L. ROSENKÖTTER u. H. SELBACH: Klin. Wschr. (im Druck). — [8] HERKEN, H., H. KEWITZ u. J. KLEMPAU: Arch. exper. Path. u. Pharmakol. (im Druck).

Dr. H. KEWITZ, Berlin-Dahlem, Thielallee 69—73, Pharmakol. Institut.

Arch. exper. Path. u. Pharmakol., Bd. 215, S. 100—102 (1952).

Institut J. F. Heymans de Pharmacologie de l'Université de Gand (Belgique).

Actions de l'Ephédrine et de la Néosynéphrine (Sympatol) sur le Sinus Carotidien*.

Par

C. HEYMANS et H. MAZZELLA**.

Avec 2 figures.

(Eingegangen am 11. Januar 1952.)

Des travaux antérieurs[1,2,3] ont montré que l'application locale, au niveau des sinus carotidiens du chien, d'adrénaline, de nor-adrénaline ou de pitressine provoque une chute réflexe de la pression artérielle générale et une abolition des réflexes vasopresseurs d'origine sino-carotidienne. Ces actions sont dues à une stimulation des presso-récepteurs du sinus carotidien, provoquée par la contraction des parois artérielles de ce dernier[1,2,3,4].

Ces faits expérimentaux ont mis en évidence que le facteur principal dans la régulation réflexe de la pression artérielle est constitué par le tonus et la résistance à la distension des parois artérielles où sont situés les presso-récepteurs des nerfs régulateurs et frénateurs de la pression artérielle générale.

Nous avons recherché les effets de l'application locale au niveau des sinus carotidiens de l'éphédrine et de la néosynéphrine (Sympatol).

Technique Expérimentale.

Les expériences furent effectuées sur des chiens anesthésiés à la morphine-chloralosane. Les nerfs vagues-aortiques cervicaux sont sectionnés afin de limiter la régulation réflexe de la pression artérielle aux sinus carotidiens. La pression artérielle générale est enregistrée à l'artère fémorale au moyen d'un manomètre à mercure. Les réflexes hypertenseurs d'origine sino-carotidienne sont déclenchés par l'occlusion des deux carotides communes (hypotension dans les sinus carotidiens). Les substances pharmacologiques sont appliquées localement sur les parois artérielles des sinus carotidiens par injection de solutions de ces substances dans l'espace conjonctival qui entoure les sinus carotidiens.

Expériences.

L'application locale de 0,2 cc d'*éphédrine — HCl* à 1% au niveau des deux sinus carotidiens entraîne une hypotension artérielle progressive;

---

* Herrn Professor Dr. WOLFGANG HEUBNER zum 75. Geburtstag gewidmet.

** Boursier de la Faculté de Médecine de l'Université de Montevideo (Uruguay).

la pression artérielle descend de 150 mm Hg à 100 mm Hg (fig. 1). Les réflexes hypertenseurs déterminés par l'occlusion des carotides communes, sont fortement diminués, jusqu'à disparaître pratiquement (fig. 1. 3—4, 5—6, 7—8). La section des deux nerfs sino-carotidiens au moment où la pression artérielle est notablement diminuée (fig. 1, 9), déclenche une forte hypertension.

L'application locale de 0,2 cc de *néosynéphrine (Sympatol)* á 20% au niveau des deux sinus carotidiens, provoque une faible chute de la pression artérielle (fig. 2). Les réflexes hypertenseurs, déterminés par l'occlu-

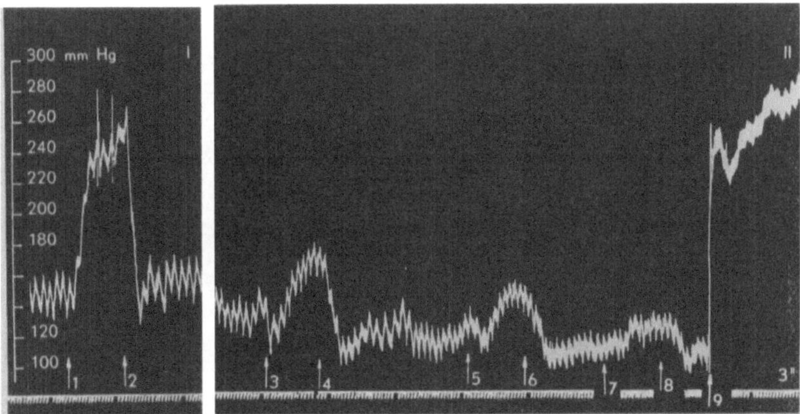

Fig. 1. Chien 15 kgr., anesthésié à la morphine-chloralosane. Nerfs vagues sectionnés au cou. Enregistrement de la pression artérielle fémorale. ↑1— ↑ 2: Occlusion et désocclusion des carotides communes. Hypertension réflexe. Entre I et II: application locale de 0,2 cc. d'éphédrine-HCl à 1% au niveau des sinus carotidiens. Diminution de la pression artérielle. ↑3— ↑ 4: Occlusion et désocclusion carotidiennes. ↑5— ↑ 6: idem. ↑7— ↑ 8: idem. Les réflexes hypertenseurs diminuent progressivement. ↑9: Section des deux nerfs sino-carotidiens. Hypertension artérielle.

sion des carotides communes, sont fortement diminués (fig. 2, 4—5, 6—7). La section des deux nerfs sino-carotidiens déclenche une élévation très marquée de la pression artérielle (fig. 2, 8).

Discussion.

Les observations expérimentales montrent que l'éphédrine et la néosynéphrine (Sympatol) appliquées au niveau des sinus carotidiens, provoquent une stimulation des presso-récepteurs et de la sorte une diminution réflexe de la pression artérielle, ainsi qu'une diminution ou une suppression des réflexes hypertenseurs normalement déclenchés par l'occlusion des carotides communes. L'éphédrine et la néosynéphrine (Sympatol) possèdent donc les mêmes effets que l'adrénaline et la noradrénaline, tout en étant moins actives que ces dernières.

Cette action de l'éphédrine et de la néosynéphrine au niveau des sinus carotidiens, est due, comme pour les autres substances examinées antérieurement, à leur effet contracturant des parois artérielles du sinus carotidien.

Conclusion.

1.— L'éphédrine ou la néosynéphrine (Sympatol) appliquée au niveau des sinus carotidiens, entraîne une hypotension artérielle réflexe et une diminution ou suppression des réflexes hypertenseurs normalement déclenchés par l'occlusion des carotides communes.

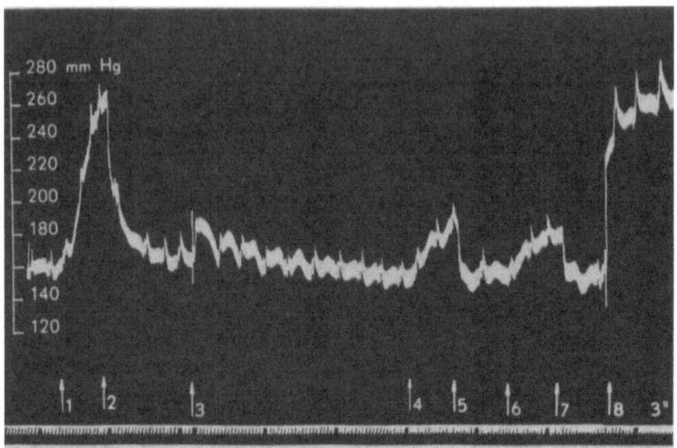

Fig. 2. Chien 12,5 kgr., anesthésié à la morphine-chloralosane. Nerfs vagues aortiques sectionnés au cou. Enregistrement de la pression artérielle fémorale. ↑1— ↑2: Occlusion et désocclusion des carotides communes. Hypertension réflexe. ↑3: Application locale de 0,2 cc. de néosynéphrine (Sympatol) à 20% au niveau des sinus carotidiens. Chute légère de la pression artérielle. ↑4— ↑5: Occlusion et désocclusion des carotides communes. Les réflexes hypertenseurs sont diminués. ↑6—7:↑ idem. ↑8: Section des deux nerfs sino-carotidiens. Hypertension artérielle.

2. — L'éphédrine et la néosynéphrine déterminent, comme l'adrénaline et la noradrénaline, une stimulation des presso-récepteurs du sinus carotidien, en conséquence de la contraction des parois artérielles du sinus carotidien que ces substances provoquent.

3. — Ces faits expérimentaux confirment que le facteur primordial qui affecte et stimule les presso-récepteurs, qui règlent et freinent, par voie réflexe, la pression artérielle générale, est constitué par l'état de tonus et ainsi par la résistance à la distension des parois artérielles où ces presso-récepteurs sont localisés.

Bibliographie.

[1] Heymans. C., et G. van den Heuvel-Heymans: Arch. internat. Pharmacodynamie **83**, 320 (1950). — [2] Heymans, C., et G. van den Heuvel-Heymans: Circulation **4**, 581 (1951). — [3] Heymans, C., G. R. de Vleeschhouwer et G. van den Heuvel-Heymans: Arch. internat. Pharmacodynamie **85**, 188 (1951). — [4] Heymans, C., et A. L. Delaunois: Science (Lancaster, Pa.) **114**, 546 (1951).

Prof. Dr. C. Heymans, Gent (Belgien), Pharmakol. Institut der Universität.

Arch. exper. Path. u. Pharmakol., Bd. 215, S. 103—118 (1952).

Aus dem Pharmakologischen Institut der Universität in Wien
(Vorstand: Prof. Dr. F. BRÜCKE).

Die Wirkungsweise
einiger α, ω — bis — quaternärer Ammoniumverbindungen an der Skeletmuskulatur*.

Von
K. H. GINZEL, H. KLUPP und **G. WERNER.**

Mit 9 Textabbildungen.

(Eingegangen am 16. Januar 1952.)

Das Wirkungsbild von neuromuskulär lähmenden Stoffen an der Skeletmuskulatur von Vögeln gestattet eine Unterscheidung in solche Verbindungen, die wie Decamethonium (C 10) eine Kontraktur auslösen (2,7), und in solche, die wie Tubocurarin (d-TC) die indirekte Erregbarkeit des Muskels herabsetzen und Kontrakturen verhindern bzw. aufheben[16]. Für den Bis-Cholinester der Adipinsäure (M 111) haben wir festgestellt, daß er ebenso wie einige seiner Homologen in unserer Versuchsanordnung an der Taube[17] eine Kontraktur des Musc. gastrocnemius verursacht; die dem M 111 entsprechende N-bis-Triäthylverbindung (M 106) wirkt hingegen wie d-TC. Wir konnten nun auch für andere Bis-Trimethylammoniumverbindungen dieselbe Änderung des Wirkungscharakters durch Äthylsubstitution an den Stickstoffatomen feststellen und berichten darüber im folgenden.

Auf Grund des Vorhandenseins von pharmakologisch gleichartigen Wirkungen an verschiedenen Versuchsobjekten[13, 14, 15] nahmen wir für die Bis-Cholinester an, daß sie in Analogie zu C 10[5, 6, 19] durch Depolarisation wirken. Für die depolarisationshemmende Wirkung der Bis-*Triäthyl*-Verbindungen andererseits sprach die Ähnlichkeit ihrer pharmakologischen Eigenschaften mit jenen von d-TC. Messungen des Ruhepotentials sowie Versuche über den Einfluß von An- und Katelektrotonus auf die Wirkungen der genannten Körper bestätigen nunmehr diese Auffassung und werden ebenfalls in der vorliegenden Arbeit besprochen.

Die bei diesen Untersuchungen verwendeten Verbindungen sowie deren Kurzbezeichnungen sind in der nachstehenden Formelübersicht angeführt**:

---

* Herrn Professor Dr. WOLFGANG HEUBNER zum 75. Geburtstag gewidmet.

** Für die Synthese und Überlassung dieser Substanzen danken wir den Österr. Stickstoffwerken, Linz. M 115 wurde als Chlorid, alle anderen Substanzen als Jodide verwendet.

		R_1	R_3	R_2		

$$R_1\backslash$$
$$R_2-N\!-\!\!\!-\!\!\!-\!\!\!-(CH_2)_{10}\!\!\!-\!\!\!-\!\!\!-\!\!\!-N-R_2$$
$$R_3/\;|\qquad\qquad\qquad\qquad\quad|\;\backslash R_3$$
$$J\qquad\qquad\qquad\qquad\qquad J$$

R_1	R_3	R_2	
CH_3	CH_3	CH_3	C 10
CH_3	CH_3	C_2H_5	M 129
CH_3	C_2H_5	C_2H_5	M 128
C_2H_5	C_2H_5	C_2H_5	M 127

$$R_1\backslash$$
$$R_2-N\text{-}CH_2\text{-}CH_2\text{-}O\text{-}CO\text{-}(CH_2)_n\text{-}CO\text{-}O\text{-}CH_2\text{-}CH_2\text{-}N-R_2$$
$$R_3/\;|\qquad\qquad\qquad\qquad\qquad\qquad\qquad|\backslash R_3$$
$$J\qquad\qquad\qquad\qquad\qquad\qquad\qquad\qquad J$$

R_1	R_3	R_2	$n = 2$	$n = 4$
CH_3	CH_3	CH_3	M 115	M 111
CH_3	CH_3	C_2H_5	M 126	M 114
CH_3	C_2H_5	C_2H_5	M 131	M 124
C_2H_5	C_2H_5	C_2H_5	M 130	M 106

Methodik.

1. Die Versuche an Tauben wurden nach der in[16] und[17] angegebenen Methode durchgeführt. Bei der Decerebrierung der Tiere bewährte sich zur Blutstillung an Stelle der üblichen Tamponade der Schädelhöhle das Einbringen von Thrombin-schwamm*. In einigen Versuchen verwendeten wir Tiere, bei denen der N. ischiadicus einer Seite 2—3 Wochen vorher aseptisch durchschnitten worden war; an diesen Tauben wurden Zuckungen bzw. Kontrakturen des Musc. gastrocnemius des chronisch denervierten und auch des normal innervierten Beines gleichzeitig registriert. Zur Längsdurchströmung des Musc. gastrocnemius mit Gleichstrom (geglätteter Gleichstrom eines Röhrengleichrichtergerätes) wurde die folgende Elektrodenanordnung gewählt: als differente Elektrode, die wahlweise als Kathode oder Anode des Polarisationsstromes geschaltet werden konnte, diente ein in den Muskelbauch eingestochener Silberstift; die dazugehörige indifferente Elektrode wurde in Form eines feinen Silberdrahtes unter der Haut um den Unterschenkel geschlungen. Überwiegend anodische Polarisation des Muskels wurde dann erreicht, wenn die differente Elektrode mit dem positiven Pol der Stromquelle verbunden war; vorwiegend kathodische Polarisation kam bei Umkehr der Richtung des Stromflusses zustande. Über die gleichen Elektroden wurden die Impulse zur direkten Reizung des Muskels zugeleitet; da der innere Widerstand der Polarisationsstromquelle den Muskelwiderstand bei weitem übertraf, konnten die Reizströme ohne nennenswerte Verluste dem Polarisationsstrom überlagert werden. Dieser war in seiner Stärke durch einen in Serie geschalteten Widerstand so regulierbar, daß ein Einschleichen des Stromes möglich war.

2. Die Versuche am Musc. rectus abdominis des Frosches sowie am isolierten Zwerchfell-Phrenicuspräparat der Ratte wurden in der in einer früheren Mitteilung[13] beschriebenen Weise durchgeführt.

3. Die Messung des Verletzungsstromes erfolgte am Musc. gracilis von Katzen nach der Methode von BURNS und PATON[6]: es wurde das sehnennahe Ende des Muskels teilweise verbrannt und die Potentialdifferenz zwischen dieser Stelle und der Muskeloberfläche in der Nähe des Nerveneintrittes gemessen. Der Muskel war in einem Paraffinbad eingebettet, das mittels einer mit warmem Wasser durchströmten Glasspirale auf konstanter Temperatur gehalten wurde. Wir beschränkten uns darauf, die Änderungen des Potentials bei naher arterieller Injektion der Versuchskörper in die Art. femoralis zu untersuchen.

Potentialmessungen wurden außerdem noch an Fröschen am Musc. sartorius (als Beispiel für einen Zuckungsmuskel) und am Musc. ileofibularis (gemischter

---

* Die Firma Hoffmann-La Roche stellte uns Versuchsmengen des Präparates Topostasin in dankenswerter Weise zur Verfügung.

Muskel mit Tonusbündel[23]) durchgeführt. Unsere Versuchsanordnung entsprach dabei im wesentlichen jener von KUFFLER[22] bzw. von FATT[9]: der Muskel war in einem 50 cm³ RINGER-Lösung enthaltenden Gefäß in vertikaler Lage eingehängt; die Lösung war mit Paraffinöl überschichtet. Eine Meßelektrode wurde am oberen Ende des Muskels, das aus der Badeflüssigkeit herausragte, angebracht; die zweite Elektrode tauchte in die RINGER-Lösung ein, ohne den Muskel zu berühren. Die Eintauchtiefe des Muskels in die RINGER-Lösung konnte durch Heben und Senken des Gefäßes beliebig variiert werden. In der Mehrzahl der Versuche wurde der Muskel mit dem distalen Ende nach oben eingehängt und dieses oberflächlich verbrannt: in diesen Fällen bestand zunächst zwischen den beiden Elektroden eine Potentialdifferenz, deren Verhalten unter dem Einfluß der Versuchskörper gemessen wurde. In anderen Versuchen wurde der Muskel mit dem proximalen Ende nach oben ohne Verletzung eines Endes eingehängt, wobei im Ausgangszustand keine oder nur eine geringgradige Potentialdifferenz zu messen war. Die Versuchslösungen wurden dem RINGER-Bad zugesetzt.

In sämtlichen Versuchen verwendeten wir zur Potentialmessung mit physiologischer Kochsalzlösung getränkte Wollfäden; diese standen über physiologische Kochsalzlösung mit chlorierten Silberdrähten in Verbindung. Die Potentialdifferenz zwischen den beiden Meßelektroden überschritt niemals einen Wert von 2—3 mV; dieser Wert blieb während der Versuchsdauer konstant und wurde bei den jeweiligen Ablesungen in Rechnung gestellt. Um die Messung störungsfrei zu gestalten, wurde eine Anordnung* benützt, bei der Meßröhre und Gitterschalter, die beide in einem abgeschirmten Gehäuse untergebracht waren, nahe an das Meßobjekt herangebracht werden konnten. Zu diesem Zwecke wurden auch die Elektroden in Trolitul-Isolierung direkt am Meßkopf befestigt. Durch Verwendung einer Subminiaturröhre D L 71 in Verbindung mit einem in Trolitul gefaßten Gitterschalter, der mit einem Photoauslöser betätigt werden konnte, gelang es, die Anordnung entsprechend klein zu halten. Die Röhre besitzt den Vorteil eines sehr geringen Gitterstromes (unter unseren Betriebsbedingungen $2,10^{-11}$ A), wenn die Betriebsspannung 35—40 V beträgt und die Gittervorspannung auf freies Gitterpotential eingestellt ist. Infolge der stärkeren Krümmung der Kennlinie unter diesen Betriebsbedingungen besteht zwischen Gitterspannungs- und Anodenstromänderung nur in einem Bereich bis zu 50 mV eine lineare Beziehung, die aber für den hier geforderten Meßzweck ausreicht. Die übrige Schaltung entsprach der eines ruhestromkompensierten Röhrenvoltmeters. Zur Ablesung wurde ein Galvanometer mit $1,2 \cdot 10^{-7}$ A pro Skalenteil Empfindlichkeit verwendet: das bedeutet, bezogen auf Änderungen der Gittervorspannung, im angegebenen Meßbereich eine Empfindlichkeit von 1 mV/Skt.

Ergebnisse.

1. Neuromuskuläre Wirkungen:

Das Monoäthylderivat von C 10 (M 129) wirkt an der Taube ebenso wie C 10 selbst kontrakturauslösend (Abb. 1); zur Erzielung gleich starker Wirkungen sind etwa 4fach höhere Dosen von M 129 erforderlich. Sowohl das Di- als auch das Triäthylsubstitutionsprodukt von C 10 (M 128 bzw. M 127) zeigen keine Kontrakturwirkung, sondern setzen die indirekte Erregbarkeit des Muskels herab: das Kurvenbild (Abb. 1,

---

* Die hierbei verwendete Meßanordnung wurde von R. PATZAK (Institut für Medizin. Chemie, Wien) angefertigt.

Abschn. 2) entspricht also jenem von d-TC. Eine weitere Analogie zu d-TC besteht darin, daß M 128 und M 127 die muskelerregende Wirkung von Kontrakturstoffen vermindern. An Hand der kurzdauernden Kontrakturwirkung des Adipinbischolin (M 111) sind diese Verhältnisse für M 128 in Abb. 1 dargestellt. Die gegensätzliche Natur des Mono- und

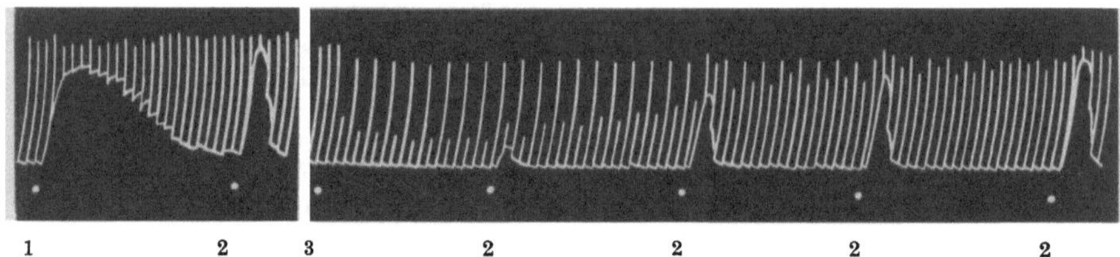

Abb. 1. Taube, 280 g; in Äthernarkose decerebriert, künstlich beatmet. Direkte und indirekte Reizung des Musc. gastrocnemius mit supramaximalen Einzelreizen; Intervall zwischen je zwei aufeinanderfolgenden Reizen: 9 sec. Die Injektionen erfolgen in die Flügelvene. Die Dosen sind pro 100 g Tiergewicht angegeben. Bei 1: 30 μg M 129; bei 2: 10 μg M 111; bei 3: 200 μg M 128.

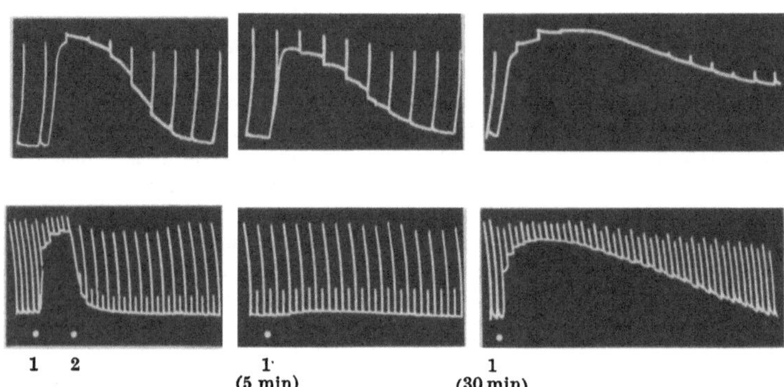

Abb. 2. Taube, 320 g; Versuchsanordnung wie bei Abb. 1; zusätzlich werden die Verkürzungen des chronisch denervierten Musc. gastrocnemius (obere Kurve) registriert; der Muskel wird in Intervallen von je 20 sec direkt gereizt. Untere Kurve: normal innerviertes Bein; Intervall zwischen den einzelnen Kontraktionen nach direkter und indirekter Reizung: 6 sec. Bei 1: 40 μg M 129; bei 2: 250 μg M 128. Die in Klammer beigefügten Zeitangaben geben den zeitlichen Abstand von der bei 2 erfolgten Injektion von M 128 an.

Diäthylderivates tritt besonders augenfällig in Erscheinung, wenn M 128 auf der Höhe der Kontraktur durch M 129 injiziert wird (Abb. 2, untere Kurve): es kommt zu einer augenblicklichen Lösung dieser Kontraktur bei gleichzeitiger Herabsetzung der indirekten Erregbarkeit. Für die Dauer dieser curareartigen Lähmung durch M 128 löst die vorher wirksame Dosis von M 129 keine Kontraktur aus. Erst nach etwa 30 min ist die anfängliche Empfindlichkeit des Muskels für M 129 wieder hergestellt.

Prinzipiell die gleichen Verhältnisse finden wir für Succinylbischolin (M 115) und dessen Bis-Äthylsubstituenten in der Versuchsanordnung an der Taube. Bezüglich der lähmenden Wirkung auf den Säugetiermuskel beschrieb BOVET[3] einen Antagonismus des Triäthylderivates gegen Succinylcholin.

Chronisch denervierte Taubenmuskel sind gegenüber der Wirkung von kontrakturauslösenden Stoffen aus der Reihe der bisquaternären Ammoniumverbindungen etwa 5—20mal empfindlicher als normal innervierte Muskel (Abb. 3). Etwa derselbe Grad der Empfindlichkeitssteigerung wurde für Acetylcholin beschrieben[4, 22]. Auch am denervierten Bein verhindern bzw. unterdrücken curareartig lähmende Substanzen Kontrakturen; dabei werden die durch direkte supramaximale Einzelreize

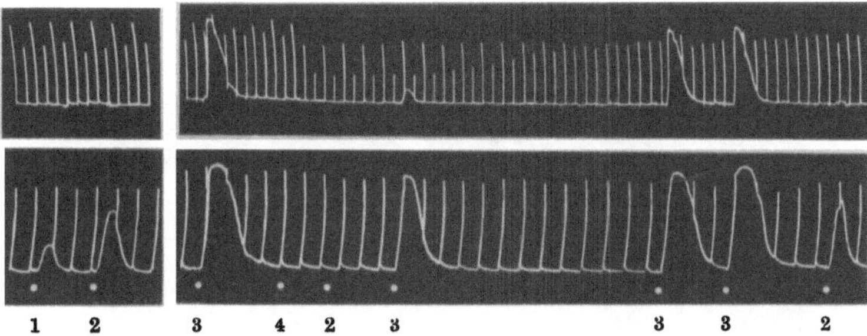

Abb. 3. Taube, 350 g; Versuchsanordnung wie bei Abb. 2. Obere Kurve: innerviertes Bein, untere Kurve: denerviertes Bein. (Die höheren Ausschläge in der Kurve des innervierten Beines entsprechen den Kontraktionen nach indirekter Reizung.) Bei 1: 0,5 μg M 111; bei 2: 1,0 μg M 111; bei 3: 10 μg M 111; bei 4: 200 μg M 127. (Alle Dosen pro 100 g Tiergewicht.)

bewirkten Muskelzuckungen ebenso wie auf der innervierten Seite nicht beeinflußt (Abb. 3): im abgebildeten Versuch wurde das Triäthylderivat von C 10 (M 127) als Kontrakturantagonist und M 111 als Kontraktursubstanz verwendet. Intravenöse Injektion von 1 μg/100 g M 111, die am innervierten Bein völlig wirkungslos bleibt, verursacht am denervierten Bein eine Kontraktur, deren Ausmaß etwa 75% einer maximalen Muskelverkürzung bei direkter Einzelreizung beträgt. Dieselbe Dosis von M 111 ist nach 200 μg/100 g M 127 auch am denervierten Bein wirkungslos. Bei höheren Dosen von M 111 (10 μg/100 g) erscheint die kontrakturhemmende Wirkung von M 127 an der denervierten Extremität allerdings weniger ausgeprägt als an der normal innervierten. Denselben Eindruck gewinnt man aus Abb. 2, in welcher der Antagonismus von M 128 gegen M 129 dargestellt ist. Da es sich jedoch in beiden Fällen um weitaus supramaximale Kontrakturen des denervierten Beines handelt, kann die jeweilige Stärke der antagonistischen Wirkung hier nicht beurteilt werden. Wir haben hingegen in anderen Versuchen gesehen, daß am denervierten Muskel das Verhältnis der Wirksamkeit von Kontrakturstoffen zu jener von Kontrakturantagonisten eher zugunsten der muskelerregenden Wirkungen verschoben ist, d. h. die Empfindlichkeit für erregende Stoffe ist gesteigert, die für lähmende Stoffe bleibt gleich oder ist herabgesetzt. Ähnliche Befunde wurden bereits von Altamirano et al.[1] für Nickhaut sowie Ganglion cervicale sup. und von Konzett, Moe und Rothlin[21] bei isolierter Durchströmung des Ganglion cervicale der Katze erhoben.

In einigen Versuchen an der Taube konnte mit d-TC bzw. mit ähnlich wirkenden Stoffen ein Kontrakturantagonismus bereits gefunden

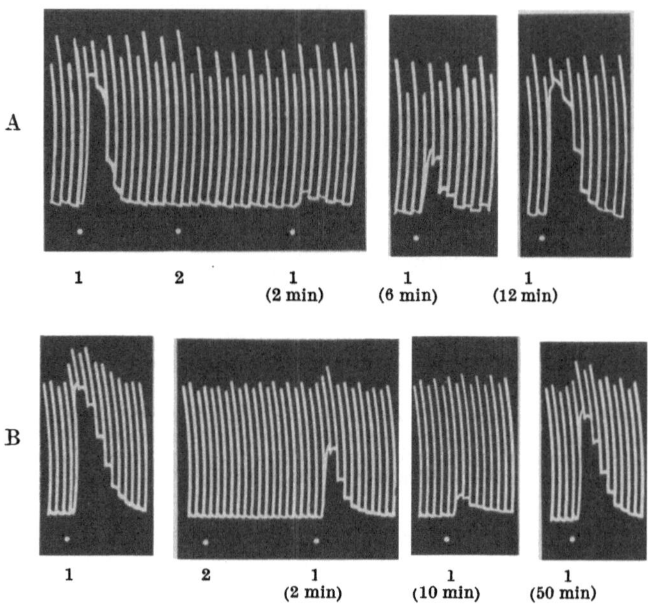

Abb. 4. A: Taube, 270 g; Versuchsanordnung wie in Abb. 1. Bei 1: 10 μg M 111; bei 2: 200 μg M 128. — B: Taube, 300 g; bei 1: 10 μg M 111; bei 2: 20 μg d-TC. Die in Klammer beigefügten Zeitangaben beziehen sich auf den zeitlichen Abstand von der jeweils unter 2 erfolgten Injektion.

werden, ohne daß die hierzu verwendeten Dosen einen Einfluß auf die indirekte Erregbarkeit des Muskels zeigten (Abb. 4). Als Kontraktursubstanz wurde auch in diesem Versuch wieder M 111 verwendet. Der zeitliche Verlauf dieser kontrakturunterdrückenden Wirkung entspricht dabei weitgehend dem Ablauf der muskellähmenden Wirkung, wie er aus anderen Versuchen bekannt ist: dementsprechend erreicht die kontrakturhemmende Wirkung des d-TC ihr Maximum erst nach einer Latenzzeit von einigen Minuten (vgl. dazu Abb. 9 aus[16]), während der Kontrakturantagonismus z. B. des Diäthylderivates von C 10 (M 128) bereits viel früher sein Maximum erreicht und die Wirkung überhaupt nur 10 min andauert (vgl. dazu Abb. 1). Merkwürdigerweise beobachten wir diese der „lissive action" von West[24] (d. h. Kontrakturantagonismus ohne Lähmung der indirekten Erregbarkeit) entsprechende Wirkung nur an einer verhältnismäßig geringen Zahl von Versuchstieren. Wir fanden in einem Versuch sogar, daß die gleiche Dosis von M 128 zu zwei verschiedenen Zeitpunkten des Versuches, die etwa 1 Std auseinanderlagen, einmal das eben geschilderte Wirkungsbild zeigte, das andere Mal jedoch die indirekte Erregbarkeit um etwa 50% herabsetzte; in beiden Fällen war der Kontrakturantagonismus von gleichem Ausmaße.

Auch am M. rectus abdom. des Frosches können Substanzen des C 10-Typus von jenen mit curareartiger Wirkung auf Grund ihrer kontrakturauslösenden bzw. -hemmenden Wirkung unterschieden werden. Wie wir an einer Reihe von homologen Bis-Cholinestern zeigen konnten[15], geht die Kontrakturwirksamkeit an der Taube jener am M. rectus nicht

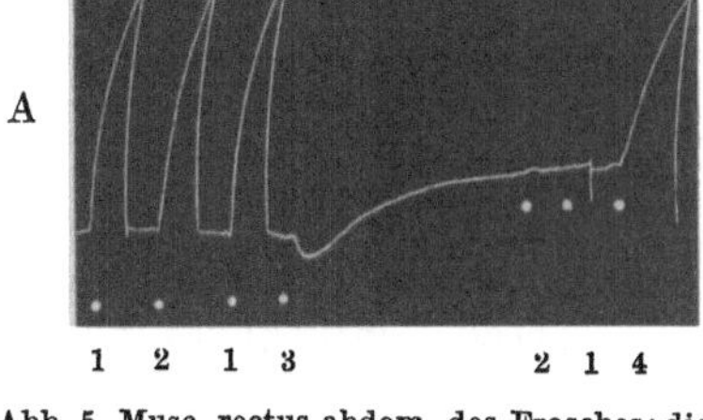
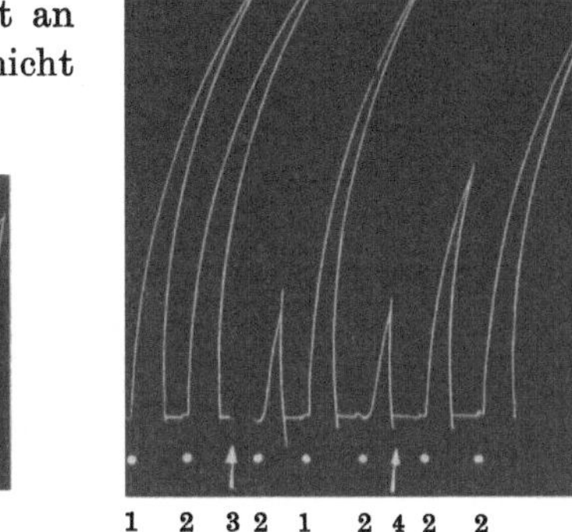

Abb. 5. Musc. rectus abdom. des Frosches; die Dosen sind in μg bzw. mg pro cm³ RINGER-Lösung angegeben. Einwirkungsdauer, wenn nicht anders angegeben, 30 sec; Intervall zwischen den einzelnen Dosen 10 min. — A: bei 1: 2 μg Acetylcholin (ACh); bei 2: 100 μg C 10; bei 3: 1 mg M 129 (3 min Einwirkungsdauer); bei 4: 10 μg ACh. — B: bei 1: 3 mg KCl; bei 2: 1 μg ACh; zwischen 3 und 4 enthält die RINGER-Lösung 100 μg M 128/cm³.

parallel, d. h. also Kontrakturwirkungen an diesen beiden Präparaten entsprechen einander nicht völlig: wir untersuchten daher das Verhalten der Äthylsubstitutenten von C 10 und M 115 auch am M. rectus.

In der Reihe der Äthylsubstitutenten von C 10 zeigt bereits das Monoäthylderivat (M 129) eine kontrakturantagonistische Wirkung (Abb. 5A), allerdings erst in einer Konzentration von 1:1000; in niedrigeren Konzentrationen bewirkt M 129 lediglich eine sehr geringgradige Verkürzung des Muskels von etwa demselben Ausmaße, wie es für die hohe Konzentration aus der Abb. 5 ersichtlich ist. Der Kontrakturantagonismus von M 129 wurde in diesem Versuch gegenüber C 10 und Azetylcholin geprüft. Die Kontraktur durch M 129 ist nach Auswaschen rasch reversibel und daher nicht als Schädigungskontraktur[12] aufzufassen. Die Unabhängigkeit der Kontraktionshöhe von der Dosis oberhalb einer Grenzkonzentration ist offenbar dadurch bedingt, daß in höheren Konzentrationen die kontrakturantagonistische Wirkung in den Vordergrund tritt. Damit steht das Verhalten von M 129 bezüglich seiner Wirkung am M. rectus in enger Analogie zur Wirkung des Diäthylderivates von

M 111 (M 124) an der Taube [16] (siehe dort Abb. 6). Hingegen wirkt M 129 an der Taube noch ebenso wie C 10 rein kontrakturauslösend. Demnach muß der Übergang von C 10artiger zu curareartiger Wirkung bei bisquaternären Ammoniumverbindungen an den beiden Testobjekten nicht notwendigerweise beim gleichen Äthylierungsgrad erfolgen. Dem Di- und Triäthylderivat von C 10 (M 128 und M 127) ist erwartungsgemäß nur eine kontrakturantagonistische Wirkung zu eigen. Diese erfüllt auch insofern die Kriterien der typischen Curarewirkung, als sie nicht die Kontrakturwirkung von KCl (Abb. 5B) betrifft[8].

Bei den symmetrischen Äthylderivaten von M 115 finden wir nur insofern von den entsprechenden C 10-Derivaten abweichende Verhältnisse, als die Monoäthylverbindungen M 126 noch rein kontrakturauslösend und erst die Diäthylverbindung M 131 curareartig wirkt (Abb. 6).

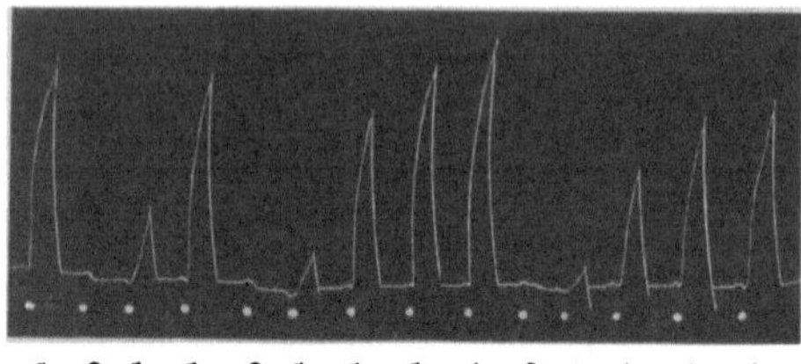

Abb. 6. Musc. rectus abdom. des Frosches; Dosenangaben pro cm³ RINGER; bei 1: jedesmal 0,5 µg ACh; bei 2: 200 µg M 131 (Einwirkungsdauer 10 min); bei 3: 200 µg M 130 (Einwirkungsdauer 10 min); bei 4: 40 µg M 126. Bei 1 und 4 beträgt die Einwirkungsdauer 30 sec; Intervalle zwischen den einzelnen Dosen je 10 min.

Neben dem Einfluß der fortschreitenden Äthylsubstitution auf die Wirkungsweise der untersuchten Substanzen besteht auch eine Beziehung zur Wirkungsstärke, wie zunächst aus den von BOVET[2] für die Äthylderivate von Adipin- und Succinylbischolin angegebenen mittleren Head-drop-Dosen am Kaninchen hervorgeht: es kommt zu einer Abnahme der Wirksamkeit, die wir auch am isolierten Zwerchfell-Phrenicuspräparat der Ratte feststellen konnten. Ganz besonders stark ausgeprägt ist der durch Äthylierung herbeigeführte Wirkungsabfall bei den Bernsteinsäureverbindungen; bei den C 10-Derivaten hingegen ist er demgegenüber relativ gering.

Wir untersuchten ferner am isolierten Zwerchfellpräparat der Ratte, ob die lähmende Wirkung der in den Versuchen an der Taube und am Musc. rectus als curareartig charakterisierten Substanzen durch Hemmkörper der Cholinesterase aufgehoben werden kann. Es gelang uns in keinem dieser Versuche, die Wirkung einer zu 50% lähmenden Dosis von M 127 bzw. M 128 durch Eserin, Prostigmin (1—10 µg in 60 cm³ Tyrodelösung) oder Tetraäthylpyrophosphat auch nur abzuschwächen. Wir beschränkten uns dabei auf die Äthylderivate des C 10, da sich jene von M 115 wegen ihrer überaus geringen Wirksamkeit am Rattenzwerchfell für derartige Untersuchungen nicht eignen. Der Einfluß von Eserin auf die Wirkung von M 106 wurde bereits in einer früheren Mitteilung beschrieben[15].

2. Messung des Verletzungsstromes (Versuche mit R. Patzak).

Am Musc. gracilis der Katze konnten wir unter unseren Versuchsbedingungen ein Ruhepotential von 14—28 mV messen. Der jeweilige Ausgangswert des Ruhepotentials wurde in allen 21 Versuchen, in denen M 111 intraarteriell injiziert wurde, erniedrigt. Die Dosen von M 111 variierten zwischen 10 und 30 μg (in 0,1—0,3 cm³ physiol. Kochsalzlösung). Das Ausmaß der Potentialänderung war sowohl in den einzelnen Versuchen als auch bei wiederholter Injektion der gleichen Dosis bei demselben Versuchstier verschieden. In insgesamt drei Fällen beobachteten wir eine vollständige Aufhebung des Ruhepotentials, in anderen Versuchen blieb zum Zeitpunkt des maximalen Effektes eine Potentialdifferenz von 6—13 mV (entsprechend etwa 40—80% des Ausgangswertes) bestehen. Das Wirkungsmaximum wurde bereits etwa 30 sec nach der Injektion erreicht, nach etwa 8—10 min war das Ausgangspotential im allgemeinen wieder hergestellt. In einigen dieser Versuche wurde auch C 10 in Dosen von 5—20 μg mit ähnlichem Effekt injiziert, nur bestand die Depolarisation für wesentlich längere Dauer. Für C 10 sind diese Verhältnisse eingehend von Burns und Paton[6] beschrieben worden. Bezüglich des Ausmaßes der Depolarisation besteht bei C 10 und M 111 ein analoges Verhalten; wir beschränkten uns dabei allerdings auf die Messung der Potentialdifferenz zwischen einer distalen verletzten Stelle und der Muskeloberfläche in der Nähe des Nerveneintrittes; die Ausbreitung der Änderung des Membranpotentials entlang der Muskeloberfläche wurde nicht bestimmt.

Die depolarisierende Wirkung von M 111 kann durch vorangehende Injektion von d-TC verhindert werden: in einem derartigen Versuch war M 111 in Dosen von 20—40 μg (intraarteriell injiziert), die vor der Curareinjektion um 66% depolarisierten, nach 150 μg d-TC während 2 Std vollkommen unwirksam; erst nach Ablauf dieser Zeit stellte sich die depolarisierende Wirkung des M 111 allmählich wieder ein. Die lange Dauer des Antagonismus von Curare gegen depolarisierende Einflüsse ist von Jarcho et al.[19] am Beispiel des C 10 demonstriert worden. M 111 und C 10 verhalten sich also auch in dieser Hinsicht gleichartig. Die die Depolarisation des Muskels verhindernde Wirkung von d-TC ist von keiner Veränderung des Membranpotentials begleitet.

Die Versuche mit M 106, einer jener Substanzen, die ihrem pharmakologischen Verhalten nach als curareartig wirkend zu bezeichnen sind, haben am M. gracilis der Katze keine so eindeutigen Ergebnisse geliefert wie die eben beschriebenen Versuche mit d-TC. Wir fanden nämlich in der Mehrzahl der Versuche, daß M 106 in muskellähmenden Dosen von 0,5—7 mg (intraarteriell injiziert) eine geringe depolarisierende Eigenwirkung besitzt: die Potentialänderungen betrugen 2—3 mV; sie überschritten damit niemals 20—25% des Ausgangswertes. Die depolarisierende Wirkung von nachfolgend injiziertem M 111 ist wohl wesentlich abgeschwächt, war aber nur nach den hohen Dosen von M 106 in einigen Versuchen völlig aufgehoben. Zum Unterschied von d-TC ist die depolarisationsverhindernde Wirkung von M 106 sehr flüchtig; sie ist nur für wenige Minuten nachweisbar.

Am isolierten Froschmuskel (siehe Methodik) ist das Verhalten von M 106 vollkommen mit jenem des d-TC übereinstimmend: M 106 hat an diesem Objekt in einer Konzentration von 300 μg/cm^3 keine Wirkung auf den Ladungszustand der Muskelmembran; es verhindert aber vollständig die depolarisierende Wirkung von zugesetztem M 111 (30 μg/cm^3). Die Wirkung von M 106 ist durch Wechsel der Ringerlösung rasch auswaschbar, so daß schon wenige Minuten später die gleiche Konzentration von M 111 wieder depolarisiert. Auch das Triäthylderivat von C 10 (M 127, 30 μg/cm^3), dessen Wirkungsweise im vorangehenden Abschnitt als curareartig charakterisiert wurde, verhindert die Depolarisation in derselben Weise wie M 106 bzw. d-TC, ohne selbst eine Potentialänderung zu verursachen; selbst nach mehrmaligem Auswaschen muß 1—2 Std abgewartet werden, bis die Wirkung depolarisierender Substanzen wieder in Erscheinung tritt.

Das Ausmaß der maximalen Depolarisation durch M 111 beträgt 8—12 mV und ist unabhängig davon, ob die Messung an einem unverletzten Muskel durchgeführt wird, oder ob von vornherein durch Verbrennung des einen Endes ein Verletzungsstrom meßbar ist; im ersten Fall wird das Auftreten einer Potentialdifferenz gemessen, im zweiten Fall vermindert sich das schon bestehende Ruhepotential. Dieses war in unseren Versuchen 30—40 mV. Auch die von Kuffler[22] und von Fatt[9] mitgeteilte und in eigenen Versuchen bestätigte maximale Depolarisation des Froschmuskels durch Acetylcholin ist nicht größer als der für M 111 angegebene Wert. Zusatz von Eserin (Endkonzentration 10^{-6}) hatte keinen Einfluß auf die maximale Größe des Depolarisationseffektes durch M 111. Hydrolyse von M 111 durch Cholinesterase im Verlauf der Diffusion in das Innere des Muskels scheidet daher als Ursache für den im Vergleich zum Demarkationspotential relativ geringen Grad der Depolarisation aus. Auch C 10 depolarisiert nicht stärker als M 111.

Die Substanz M 124 hatte in den Versuchen an der Taube sowohl kontrakturauslösende als auch curareartige Wirkungen gezeigt. Wir haben daraus geschlossen, daß diese Substanz je nach dem Wirkungsort am Muskel depolarisiert bzw. die Depolarisation hemmt. Potentialmessungen an Froschmuskeln mit M 124 haben nun folgende Ergebnisse geliefert: Zunächst depolarisiert M 124, wobei allerdings das Ausmaß der Depolarisation nur etwa den halben Wert der maximalen Depolarisation durch M 111 beträgt. Eine Erhöhung der Konzentration von 100 μg auf 300 μg/cm³ RINGER-Lösung hat keine Zunahme der Depolarisation mehr zur Folge. Auch Zusatz von M 111 (30 μg/cm³) hat keinen weiteren Einfluß auf den Meßwert. Das aus den Versuchen an der Taube gefolgerte gleichzeitige Vorhandensein von depolarisierenden und depolarisationsverhindernden Eigenschaften ist damit am Froschmuskel direkt nachzuweisen.

3. Versuche mit polarisierenden Strömen am Musc. gastrocnemius der Taube (Versuche zusammen mit H. STORMANN).

Bei Durchströmung des Musc. gastrocnemius mit Gleichstrom derart, daß die differente Elektrode die Kathode des Polarisationsstromes ist, beobachteten wir Kontraktur: mit Zunahme der Stromstärke von 1 bis etwa 7 mA nimmt auch die Höhe der Kontraktur zu. Die Verkürzung erreicht ein maximales Ausmaß, das etwa der halben Kontraktionshöhe bei supramaximaler direkter bzw. indirekter Reizung des Muskels entspricht. Eine weitere Verstärkung der Kontraktur kann durch Erhöhung des polarisierenden Stromes nicht erzielt werden (Abb. 7 und 8). Dies beruht offenbar darauf, daß bei Durchströmung eines gesamten in situ belassenen Muskels mit Gleichstrom auch die Gegenelektrode ihren Einfluß ausübt. Durch Wahl entsprechender

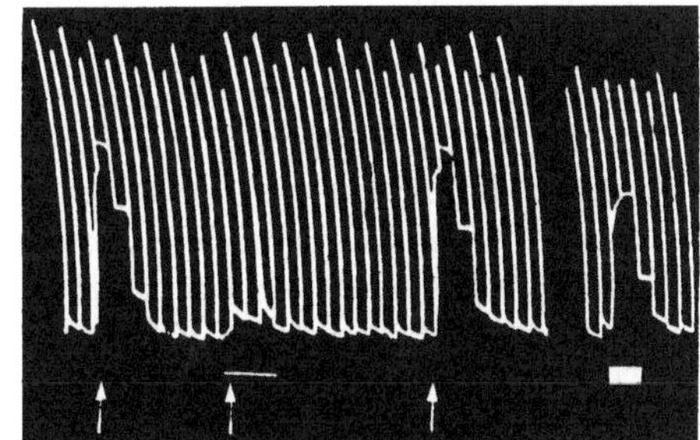

Abb. 7.Abb. 8.

Abb. 7. Taube, 310 g; in Äthernarkose decerebriert, künstlich beatmet. Registrierung der Verkürzungen des Musc. gastrocnemius. Beim Pfeil: intravenöse Injektion von 7 μg/100 g C 10. Bei —: anodische Polarisation des Muskels (4 mA), bei ▬: kathodische Polarisation (6 mA).

Abb. 8. Taube, 330 g; Versuchsanordnung wie in Abb. 1. Die Pfeile weisen auf die Injektionen von je 6 μg M 111/100 g Tier. Bei —: Anelektotonus (2 mA), bei ▬: Katelektrotonus (5 mA).

Dosen kontrakturauslösender Stoffe bzw. entsprechender Stromstärken und Stromflußzeiten können einander völlig identische Kurvenbilder erzeugt werden. Der elektrischen Kontraktur sind ebenso wie der chemischen die Zuckungen nach direkter und indirekter Reizung unter Beibehaltung des oberen Konturs des Kurvenzuges aufgesetzt. Abb. 8 gibt ein Beispiel für einen derartigen Versuch, in dem M 111 als Vergleichssubstanz verwendet wurde. Auch auf Grund der in diesen Versuchen gefundenen Ähnlichkeit zwischen reversibler chemischer und elektrischer Kontraktur ist die von FLECKENSTEIN [10, 12] für kontrakturwirksame Substanzen dieser Art vorgeschlagene Bezeichnung „Katelektrotonica" berechtigt. Ein Unterschied allerdings besteht, der schon in den Versuchen von Fleckenstein[11] (l. c. Abb. 10) zum Ausdruck kommt und den auch wir in unseren Versuchen an der Taube nachweisen konnten: die kontrakturantagonistische Wirkung von depolarisationshemmenden Stoffen erstreckt sich nämlich nur auf die Kontraktur durch C 10-artige Substanzen; eine katelektrotonische Kontraktur hingegen wird nicht unterdrückt. Die elektrische Kontraktur hat demnach gemeinsame Eigenschaften mit der Kontraktur durch Kalium-Ionen.

Anelektrotonische Polarisation vermag Kontrakturen durch C 10 und ähnliche auf den Skeletmuskel nikotinartig wirkende Substanzen

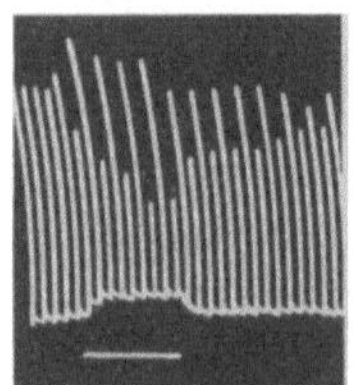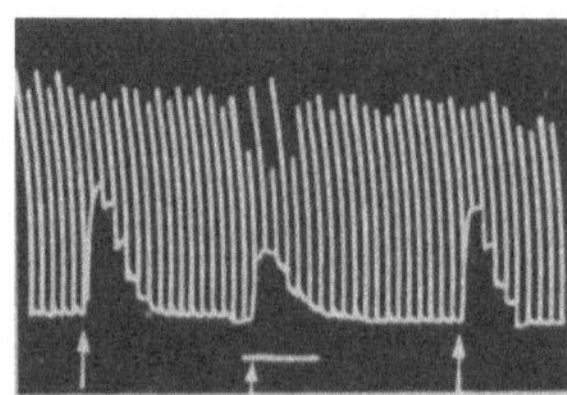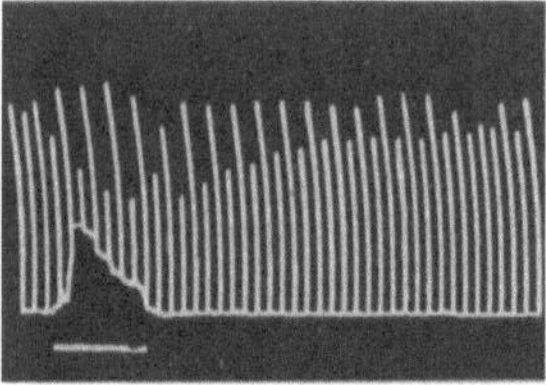

Abb. 9. Taube, 280 g; Versuchsanordnung wie in Abb. 1. Die Pfeile weisen auf die Injektionen von je 5 μg M 111/100 g Tier. Bei — : Anelektrotonus (im ersten und letzten Abschnitt der Kurve betrug die Stromstärke 6 mA, im mittleren Kurvenstück 4 mA).

zu durchbrechen (Abb. 7) bzw. zu verhindern (Abb. 8). Dazu genügen in den meisten Fällen Stromstärken von 2—3 mA, die in einigen Versuchen die direkte und indirekte Erregbarkeit des Muskels nicht beeinflussen (Abb. 8), in anderen wieder beide geringgradig herabsetzen. Gelegentlich sahen wir eine Herabsetzung nur der indirekten Erregbarkeit, so daß ein an eine Curarelähmung erinnerndes Kurvenbild entstand (Abb. 8); eine Verstärkung einer unvollständigen curareartigen Lähmung durch Anelektrotonus wurde von Katz[20] am Froschmuskel gefunden, wenn sich die Anode in der Endplattengegend befand. Offenbar ist die Lage der Anode in bezug auf das Gebiet der motorischen Endplatten für das Zustandekommen bzw. Ausmaß dieses Effektes bestimmend. Der in unseren Versuchen als differente Elektrode in den Muskelbauch eingestochene Silberstift konnte naturgemäß nicht in eine von Versuch zu Versuch reproduzierbare Position in bezug auf die Endplattengegend gebracht werden. Je nach der Lage der Elektrode vermag also anodische Polarisation, sofern sie überhaupt einen Einfluß auf die Erregbarkeit nimmt, einmal direkte und indirekte Erregbarkeit gleichzeitig, das andere Mal nur die indirekte Erregbarkeit herabzusetzen. In dem einen Fall wird zumindest die Muskelmembran, im anderen Falle anscheinend nur die Endplatte gegenüber depolarisierenden Wirkungen, also auch gegenüber der Überträgersubstanz Acetylcholin, weniger empfindlich.

In Abb. 9 ist einer jener Versuche dargestellt, in dem die Wirkung des Anelektrotonus in einer Erniedrigung der Kontraktionshöhe des Musc. gastrocnemius nach indirekter Reizung besteht; zusätzlich dazu tritt in diesem Versuche während der Dauer des Stromflusses eine geringgradige Kontraktur in Erscheinung. Diese ist offenbar der Ausdruck der gleichzeitig mit der vorwiegend anodischen Polarisation bestehenden Kathodenwirkung auf den Muskel. Das Bild erinnert damit an die Wirkung der Substanz M 124[16] (l. c. Abb. 6), die am Taubenmuskel ebenfalls gleichzeitig zu Kontraktur und curareartiger Lähmung führt. Noch ausgeprägter wird diese Ähnlichkeit, wenn zu Beginn einer anodischen Polarisation ein Kontrakturstoff injiziert wird (Abb. 9).

Besprechung der Versuchsergebnisse.

Fortschreitende Äthylierung von bisquaternären aliphatischen Ammoniumverbindungen führt zu einer charakteristischen Änderung der Wirkungsweise: wir haben dies bereits für Adipinbischolin (M 111) in einer früheren Mitteilung[16] festgestellt und können nunmehr sowohl für einen weiteren Bis-Cholinester (M 115) als auch für die bisquaternäre Polymethylenverbindung C 10 ein analoges Verhalten beschreiben. Die Wirkung der Triäthylderivate auch der beiden letztgenannten Substanzen an Skeletmuskeln von Frosch und Taube entspricht bezüglich Kontrakturantagonismus bzw. Lähmung der indirekten Erregbarkeit jener von d-TC an diesen Objekten; die depolarisationshemmende Wirkung wurde am Froschmuskel direkt gemessen. Nicht in Übereinstimmung mit der typischen Wirkung von d-TC steht der Befund, daß die Lähmung durch Hemmkörper der Cholinesterasen nicht aufgehoben werden kann (Versuche mit M 127 und M 128). Auch am Musc. gracilis der Katze finden wir ein von d-TC abweichendes Verhalten: die Triäthylverbindung M 106 wirkt dort wohl ebenso wie d-TC depolarisationshemmend, zeigt aber zunächst eine geringgradige Eigendepolarisation. Obwohl Unterschiede der angegebenen Art in der Wirkung von Triäthylverbindungen und d-TC nachweisbar sind, zeigen diese Verbindungen am Säugetiermuskel den gleichen Antagonismus gegenüber Lähmung durch Trimethylverbindungen wie d-TC selbst; für Succinylbischolin und dessen Triäthylderivat wurde dieser Antagonismus von Bovet et al.[3] demonstriert.

Das Fehlen des Antagonismus von Cholinesterasehemmkörpern gegen Di- bzw. Triäthylderivate von C 10 in bezug auf deren lähmende Wirkung bedeutet zunächst, daß die Lähmung nicht auf einem kompetitiven Antagonismus dieser Stoffe gegenüber der Überträgersubstanz an der Endplatte beruhen kann. Es kann sich vielmehr — wenn überhaupt eine curareähnliche Endplattenwirkung vorliegt — nur um einen nicht kompetitiven Antagonismus gegen Acetylcholin handeln; in diesem

Falle müßte das Endplattenpotential genau so wie durch d-TC erniedrigt werden. Eine andere Möglichkeit sehen wir darin, daß nur die Empfindlichkeit der Muskelmembran gegenüber depolarisierenden Einflüssen und damit auch gegenüber einem unveränderten Endplattenpotential vermindert wird. Der Depolarisationsbereitschaft der Muskelmembran kommt sicher eine wesentliche Bedeutung für den Vorgang der neuromuskulären Erregungsübertragung zu. Aus den Untersuchungen von Hutter und Pascoe[18] geht dies sehr eindrucksvoll hervor: bei Erniedrigung des Endplattenpotentials unter seinen kritischen Wert durch Curare ist ein Übertritt der Erregungswelle auf den Muskel auch dann möglich, wenn gleichzeitig entsprechende Dosen von einem zumindest Teile der Muskelmembran depolarisierenden Stoff (C 10) einwirken. Auch die Anticurarewirkung kleiner Kaliumdosen kann auf diese Weise erklärt werden. Der entgegengesetzte Zustand, nämlich Hemmung der Depolarisierbarkeit der Muskelmembran bei normal hohem Endplattenpotential, kann als eine mögliche Ursache für neuromuskulären Block durch die Triäthylverbindungen angenommen werden.

Diese Überlegungen ergeben jedenfalls, daß die Wirkungen der Triäthylderivate nur insofern als „curareartig" bezeichnet werden können, als sie mit Curare eine depolarisationsverhindernde Wirkung gemeinsam haben, die aber hinsichtlich entweder der Art oder des Ortes der Wirkung unterschieden ist. Dabei erscheint uns die zuletzt erwähnte Möglichkeit wahrscheinlicher, da wir zeigen konnten, daß die kontrakturantagonistische Wirkung der Äthylierungsprodukte kompetitiver Natur ist[16].

Der Übergang von der depolarisierenden Wirkung der Trimethylverbindungen zu den eben charakterisierten Wirkungen der Triäthylderivate erfolgt bei den hier beschriebenen drei Reihen von Versuchskörpern bei verschiedenem Äthylierungsgrad: am Froschrectus liegt der Übergang bei den Reihen M 111 und M 115 zwischen den Mono- und Diäthylanalogen, d. h. in beiden Fällen verursachen die Monoäthylverbindungen eine Kontraktur, die Diäthylderivate hingegen wirken kontrakturverhindernd. In der Reihe von C 10 wirkt schon das Monoäthylderivat vorwiegend kontrakturhemmend. Etwas anders liegen die Verhältnisse am Skeletmuskel der Taube: hier tritt die Wirkungsänderung in der C 10- und M 115-Reihe zwischen Mono- und Diäthylderivat in Erscheinung. Die Substanz M 124 als Zwischenglied in der Reihe der M 111-Analogen zeigt das von uns schon früher beschriebene Wirkungsbild, in dem Kontraktur und Lähmung der indirekten Erregbarkeit vereinigt sind[16]. Der nur partiellen Kontraktur durch M 124 am Taubenmuskel entspricht am Froschmuskel eine Depolarisation, deren Höchstausmaß nur etwa 50% der maximalen Depolarisation durch M 111 ausmacht. Andererseits entspricht der kontrakturlösenden Wirkung von M 124 (siehe Abb. 10 in [16]) am Froschmuskel der Umstand, daß zugesetztes M 111 keine weitere Depolarisation mehr verursacht. Ähnliche Meßergebnisse finden wir mit M 106 am Musc. gracilis der Katze, obwohl diese Substanz am Froschmuskel lediglich eine Depolarisation verhindert. Diese Verschiedenheit ist offenbar im Rahmen der eben erwähnten Unterschiede in der Beziehung zwischen Versuchsobjekt, Tierspecies und Äthylierungsgrad zu verstehen.

Für das Verständnis des eigenartigen Wirkungsbildes von M 124 an der Taube liefert die schon früher erwähnte Beobachtung von HUTTER und PASCOE [18] wesentliche Anhaltspunkte: aus der dort wiedergegebenen Abb. 4 geht hervor, daß verschiedene Anteile eines Muskels gleichzeitig einer Depolarisationshemmung bzw. Depolarisationsförderung unterliegen können. Eben diesen Zustand hatten wir zur Erklärung von gleichzeitigem Bestehen von Kontraktur und Lähmung der indirekten Erregbarkeit nach M 124 an der Taube gefordert [16]. Wir sehen um so mehr eine Berechtigung zu dieser Auffassung, als es an der Taube auch möglich ist, an einem vorwiegend anelektrotonisch polarisierten Muskel durch Injektion eines depolarisierenden Stoffes das für M 124 charakteristische Kurvenbild zu erzeugen.

Wir können demnach einige Beobachtungen anführen, die einen Einblick in das Verhältnis von Endplattengebiet zu umgebender Muskelmembran ermöglichen: HUTTER und PASCOE [18] beobachten über den Muskel fortgeleitete Erregungswellen auch bei erniedrigtem Endplattenpotential, wenn der Muskel unter der Einwirkung von depolarisierenden Stoffen steht. Wir können das komplizierte Wirkungsbild einer Substanz M 124 an der Taube durch einen Anelektrotonus des Muskels nachahmen, wenn auf diesen eine depolarisierende Substanz einwirkt. Am Froschmuskel ist das gleichzeitige Vorhandensein von partieller Depolarisation und Depolarisationshemmung für M 124 durch Messung des Ruhepotentials nachzuweisen. M 106 wirkt offenbar ähnlich auf den Säugetiermuskel.

Diese Beobachtungen weisen darauf hin, daß der Zustand von motorischer Endplatte einerseits und von Teilen der Muskelfaser bzw. Muskelmembran andererseits in bezug auf Depolarisierbarkeit bzw. Polarisationsgrad voneinander unabhängig, unter Umständen sogar gegensätzlich verändert werden kann. Dabei nehmen offenbar d-TC einerseits und C 10 andererseits Extremstellungen infofern ein, als jede dieser Substanzen auf motorische Endplatte und Muskelmembran gleichsinnig (d. h. depolarisationshemmend bzw. depolarisationsfördernd) wirkt. Dazwischen gibt es offensichtlich verschiedene Übergangs- bzw. Mischformen, für die hier Beispiele gebracht wurden.

Zusammenfassung.

Succinyl- bzw. Adipinbischolin und Decamethonium sowie deren symmetrische N-Äthylderivate werden hinsichtlich ihrer Wirkungsweise auf die Skeletmuskulatur vergleichend untersucht. Fortschreitende Äthylierung führt bei den genannten Substanzreihen zum Verlust der Kontrakturwirkung an Tauben- und Froschmuskeln gleichlaufend mit der Abnahme der depolarisierenden Wirkung (Messungen am Säugetier- und Froschmuskel). Die Kontraktur des Musc. gastrocnemius der Taube ist durch Anelektrotonus zu beheben.

Mit zunehmendem Äthylierungsgrad gewinnen die hier untersuchten Substanzen depolarisationshemmende Eigenschaften, die als Kontrakturantagonismus bzw. Lähmung der indirekten Erregbarkeit in Erscheinung treten. Für zwei Äthylderivate (M 124 und M 106) werden an verschiedenen Versuchsobjekten gleichzeitig depolarisierende und depolarisationshemmende Wirkungen nachgewiesen.

Literatur.

[1] ALTAMIRANO, M., E. FERNÀNDEZ and J. V. LUCO: Amer. J. Physiol. **156**, 280 (1949). — [2] BOVET, D., F. BOVET-NITTI, S. GUARINO, V. G. LONGO u. M. MAROTTA: Rendic. Ist. Sup. di Sanità **12**, 106 (1949). — [3] BOVET, D., F. BOVET-NITTI, S. GUARINO, V. G. LONGO et R. FUSCO: Arch. internat. Pharmacodynamie **88**, 1 (1951). — [4] BROWN, G. L., and A. M. HARVEY: J. of Physiol. **94**, 101 (1938). — [5] BROWN, G. L., W. D. M. PATON and M. V. DIAS: J. of Physiol. **109**, 15P (1949). — [6] BURNS, D., and W. D. M. PATON: J. of Physiol. **115**, 41 (1951). — [7] BUTTLE, G. A. H., and E. J. ZAIMIS: Brit. J. Pharmacol. **1**, 991 (1949). — [8] COWAN, S. L.: J. of Physiol. **88**, 3P (1937). — [9] FATT, P.: J. of Physiol. **111**, 408 (1950). — [10] FLECKENSTEIN, A.: Klin. Wschr. **28**, 452 (1950). — Verh. dtsch. pharmak. Ges., 17. Tgg., 1950. — [11] FLECKENSTEIN, A., H. HILLE u. W. E. ADAM: Pflügers Arch. **253**, 264 (1951). — [12] FLECKENSTEIN, A., E. WAGNER u. K. H. GÖGGEL: Pflügers Arch. **253**, 38 (1951). — [13] GINZEL, K. H., H. KLUPP et G. WERNER: Arch. internat. Pharmacodynamie **86**, 385 (1951). — [14] GINZEL, K. H., H. KLUPP et G. WERNER: Arch. internat. Pharmacodynamie **87**, 79 (1951). — [15] GINZEL, K. H., H. KLUPP et G. WERNER: Arch. internat. Pharmacodynmaie **87**, 351 (1951). — [16] GINZEL, K. H., H. KLUPP u. G. WERNER: Arch. exper. Path. u. Pharmakol. **213**, 453 (1951). — [17] GINZEL, K. H., H. KLUPP u. G. WERNER: Verh. dtsch. pharmak. Ges., 18. Tgg., 1951. — [18] HUTTER, O. F., and J. PASCOE: Brit. J. Pharmacol. **6**, 691 (1951). — [19] JARCHO, L. W., C. EYZAGUIRRE, S. A. TALBOT and J. L. LILIENTHAL: Amer. J. Physiol. **162**, 475 (1950). — [20] KATZ, B.: J. of Physiol. **95**, 286 (1939). — [21] KONZETT, H., G. K. MOE u. E. ROTHLIN: Helv. Physiol. Acta 8, C 25 (1950). — [22] KUFFLER, ST. W.: J. Neurophysiol. **6**, 99 (1943). — [23] SOMMERKAMP, H.: Arch. exper. Path. u. Pharmakol. **128**, 99 (1928). — [24] WEST, R.: Arch. internat. Pharmacodynamie **56**, 81 (1937).

Dr. K. H. GINZEL, Wien IX/71, Währingerstr. 13 A,
Pharmakol. Institut der Universität.

Arch. exper. Path. u. Pharmakol., Bd. 215, S. 119—123 (1952).

Aus den biologischen Laboratorien der CIBA-Aktiengesellschaft Basel.

Die Hemmung vagaler Receptoren durch Fagarin*.

Von

R. Meier und **H. J. Bein.**

Mit 4 Textabbildungen.

(Eingegangen am 31. Januar 1952.)

Die pharmakologische Bearbeitung des Kreislaufs und der Atmung hat nicht nur in manchen Fällen zur Entdeckung autonomer Reflexe geführt und zur Bestimmung ihrer Bahnen beigetragen, sondern war auch geeignet, das Verhalten der eigentlichen autonomen Receptoren der Peripherie zu charakterisieren. So ist bekannt, daß durch Veratrin bestimmte periphere Receptoren erregt werden, deren Erregungsgröße durch direkte Untersuchung ihrer zentripetal verlaufenden Nervenfasern bestimmt werden konnte, z. B. in bestimmten Fasern des cardialen[2, 6, 7] und des pulmonalen Vagus[3, 5, 9, 10], des Carotis-Sinus-Nerven[6, 11], von sensiblen Darm-[3, 10] und Sehnennerven[6]. Auf Grund dieser Befunde folgerte man, daß durch das Veratrin ein System von Receptoren getroffen werden kann, das eine gleichartige pharmakologische Spezifität aufweist[10].

Wir haben früher mitgeteilt, daß die Erregungseffekte des Veratrin auf die sogenannten Lungendehnungsreceptoren durch das Novocain und durch andere Stoffe mit lokalanästhetischer Wirkung aufgehoben werden[9, 10]. Die Erregbarkeit dieser Dehnungsreceptoren wird allgemein durch Stoffe herabgesetzt, die Lokalanaesthetica sind[3, 4, 9, 10]; quantitativ jedoch wird beim veratrinisierten Tier die Receptoren-Aktivität durch kleinere Dosen eines solchen Lokalanaestheticum unterdrückt als beim normalen Tier notwendig wären. So hemmt z. B. das Antistin, das beim nicht veratrinisierten Tier nur eine relativ geringe Hemmwirkung auf Lungendehnungsreceptoren besitzt, gleichwohl auch in relativ niedrigen Dosen die durch Veratrin erregten Receptoren deutlich. Diese könnten somit unter dem Einfluß des Veratrin für Stoffe mit lokalanaesthetischer Wirkung empfindlicher geworden sein, oder durch das Veratrin könnte, neben einer vielleicht bestehenden zusätzlichen „Anti-Veratrin"-Wirkung, auf solche Receptoren eine Hemmwirkung sichtbar werden, die nicht unbedingt mit einer „Lokalanaesthesie" gekoppelt zu sein braucht.

---

* Herrn Professor Dr. Wolfgang Heubner zum 75. Geburtstag gewidmet.

Es ist nun bekannt, daß die durch Aconitin hervorgerufenen Rhythmusstörungen des isolierten Kaninchenherzens durch Novocain und durch Fagarin* aufgehoben werden, wobei die Wirkung des Novocain mit seiner lokalanaesthetischen Wirkung irgendwie vergesellschaftet zu sein scheint, während das Fagarin bei eher höherer Wirksamkeit ohne Beziehung zu lokalanaesthetischen Eigenschaften seinen Effekt auszuüben scheint[12]. Bei der bestehenden Ähnlichkeit der pharmakologischen Wirkung von Aconitin und Veratrin[8] schien es interessant zu untersuchen, ob eine Analogie der antagonistischen Wirkung von Fagarin an den veratrinerregten Lungendehnungsreceptoren vorhanden ist. Dieses schien auch wichtig, weil vorläufig keine Anhaltspunkte für die Deutung des Mechanismus der Herzwirkung von Novocain und Aconitin vorhanden sind.

Methodik.

Die Versuche wurden am Kaninchen mit Hilfe der isolierten Einzelfaser des zentripetalen Hals-Vagus durchgeführt, die während der Inspiration vom Lungenvolumen abhängige Impulse vermitteln[1]. Verwendet wurden ca. 2 kg schwere mit Urethan (1,4 g/kg s.c.) narkotisierte Kaninchen. Zur Ableitung der Aktionsstrompotentiale wurden einzelne Fasern unter der binokulären Lupe mit Präpariernadeln aus dem Vagusstamm isoliert und die Potentialschwankungen über eine feine chlorierte Silberelektrode über einen Widerstand-Kapazität-Verstärker mit Kathodenstrahlröhren registriert. Die Atmung wurde nach Tracheotomie mit einer Marey-Kapsel mit Frankschem Spiegel aufgezeichnet.

Um die pharmakologische Beeinflußbarkeit einzelner Lungendehnungsreceptoren quantitativ erfassen zu können, wurden die Tiere bei eröffnetem Thorax mit der Atempumpe beatmet, so daß die Entladungsfrequenz der Receptoren unmittelbar mit dem Einatmungsvolumen in Korrelation gesetzt werden konnte (Abb. 2).

Ergebnisse.

In Bestätigung unserer früheren Versuche steigt nach intravenöser Injektion von Veratrin die Entladungsfrequenz einer einzelnen während der Inspiration aktiven Lungenvolumenfaser, wobei auch während der sonst normalerweise „stummen" Exspirationsphase eine ausgeprägte Aktivität herrschen kann (Abb. 1 und 2)[3, 9, 10]. Gleichzeitig findet sich eine Verlangsamung von Atmung und Herzschlag. Die durch Veratrin gesteigerte Impulstätigkeit des Lungendehnungsreceptors wird mit Fagarin (beginnend mit einer Dosis von etwa 1 mg/kg i. v.) gehemmt; mit höheren Dosen kann die Impulstätigkeit unter diejenige des Normaltieres fallen (Abb. 2) und in einzelnen Versuchen vollständig aussetzen. Es ist somit ein dem Novocain bzw. ein z. B. dem Antistin formal ähnliches Verhalten festzustellen. Injiziert man das Fagarin vor dem

---

* Wir verwendeten α-Fagarin, ein Alkaloid von Fagaro coco, das mit α-allo-Cryptopin identisch ist. (Siehe hierzu: Redemann, E. C., B. B. Wisegarver u. G. A. Alles: J. Am. Chem. Soc.: 71, 1030, 1949.) Herrn Professor Dr. E. Schlittler danken wir auch an dieser Stelle für das α-Fagarin.

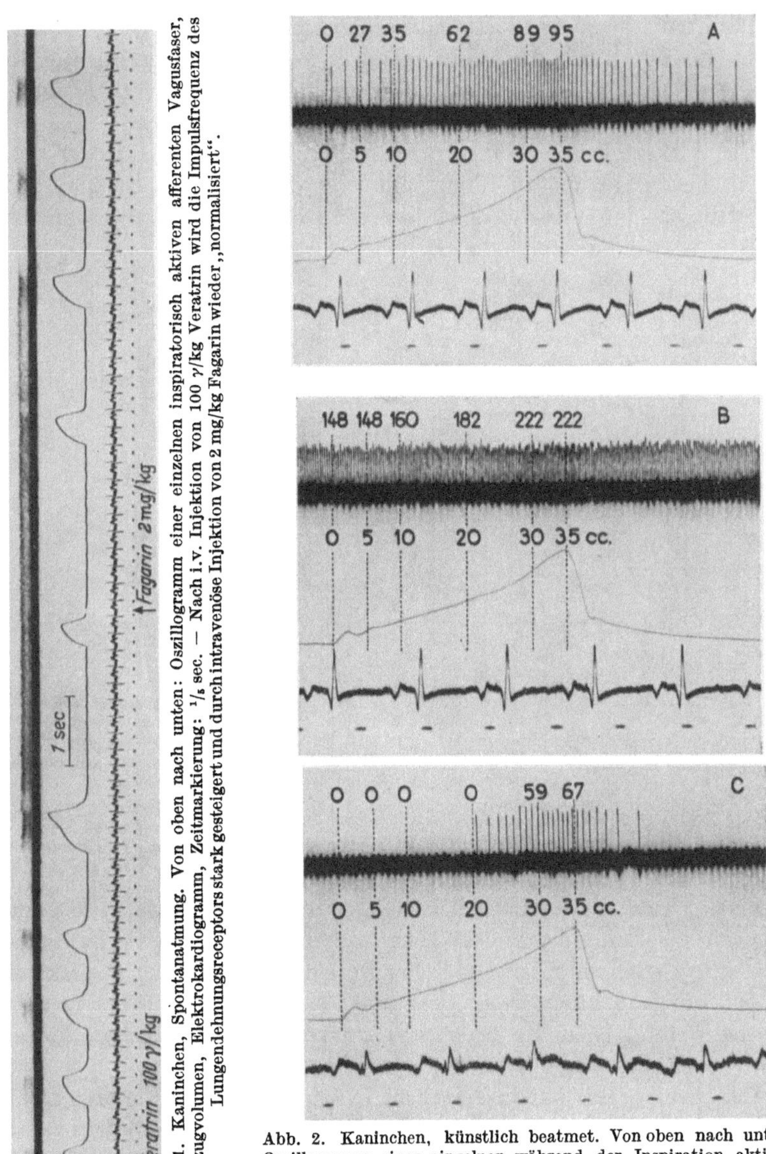

Abb. 1. Kaninchen, Spontanatmung. Von oben nach unten: Oszillogramm einer einzelnen inspiratorisch aktiven afferenten Vagusfaser, Atemzugvolumen, Elektrokardiogramm, Zeitmarkierung: $^1/_5$ sec. — Nach i.v. Injektion von 100 γ/kg Veratrin wird die Impulsfrequenz des Lungendehnungsreceptors stark gesteigert und durch intravenöse Injektion von 2 mg/kg Fagarin wieder „normalisiert".

Abb. 2. Kaninchen, künstlich beatmet. Von oben nach unten: Oszillogramm einer einzelnen während der Inspiration aktiven afferenten Vagusfaser, Atemzugvolumen, Elektrokardiogramm, Zeitmarkierung: $^1/_5$ sec. — Die obere Zahlenreihe gibt die Impulsfrequenz/sec des Lungendehnungsreceptors an, das Atemzugvolumen wird durch die untere Zahlenreihe ausgedrückt. — 20 sec nach 100 γ/kg i.v. Veratrin (Abb. B) ist die Impulsfrequenz des Lungendehnungsreceptors gegenüber dem Normalverhalten (A) stark erhöht (die Maximalfrequenz steigt durch das Veratrin von 95 auf 222 /sec). Diese Veratrinerregung wird durch 2 mg/kg i.v. Fagarin (Abb. C: 20 sec nach der Fagarininjektion bzw. 40 sec nach der Veratrininjektion) wieder gehemmt. Aus dem Elektrokardiogramm ist ersichtlich. daß durch das Veratrin die bekannte Bradykardie hervorgerufen wird, und daß das Fagarin in dieser Dosis bereits herztoxisch wirken kann.

Veratrin, so wird, obwohl die Impulsfrequenz durch das Fagarin nicht signifikant verändert ist, die Wirkung einer folgenden Veratrin-Injektion blockiert. Dieser blockierende Fagarineffekt hält meist relativ lange an und kann in einzelnen Versuchen über rund 1 Std dauern.

Die Wirksamkeit von Fagarin zu Novocain verhält sich in der oben beschriebenen Versuchsanordnung am veratrinisierten Tier etwa wie 1:1, sofern die absoluten intravenös injizierten Dosen verglichen werden; das Antistin ist rund zweieinhalb mal weniger wirksam.

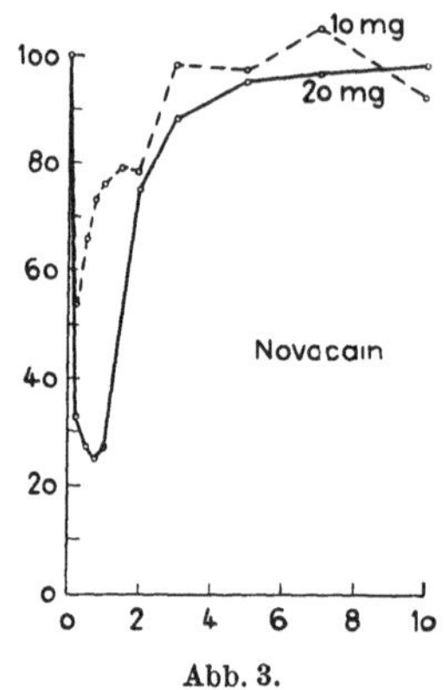

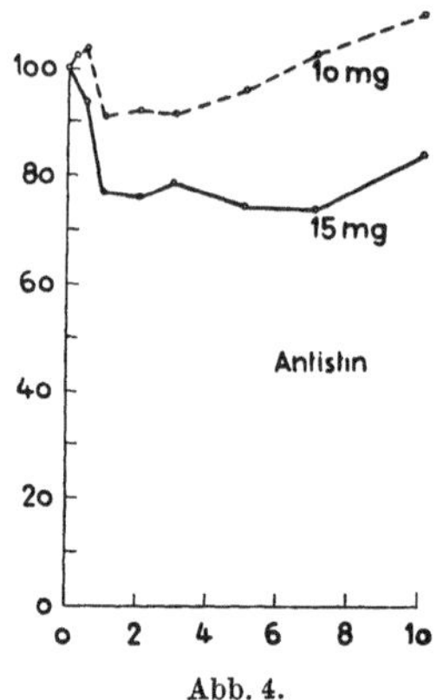

Abb. 3.Abb. 4.

Abb. 3. Verminderung der Entladungsfrequenz von einzelnen Lungendehnungsreceptoren durch 10 mg/kg bzw. 20 mg/kg intravenös injiziertes Novocain. — Ordinate: Entladungsfrequenz von inspiratorisch aktiven Lungenvolumenfasern, gemessen bei einem Atemzugvolumen von 20 cm³ und ausgedrückt in Prozent. — Abscisse: Zeit in Minuten nach i.v. Injektion. Die angegebenen Werte entsprechen dem Durchschnitt von 9 Versuchen.

Abb. 4. Verminderung der Entladungsfrequenz von einzelnen Lungendehnungsreceptoren durch intravenöse Gabe von 10 mg/kg bzw. 15 mg/kg Antistin. — Legende wie Abb. 3 (Durchschnittswerte aus je 8 Versuchen). Im Vergleich mit dem Novocain ist die Wirkung des Antistin weniger stark ausgeprägt, jedoch länger anhaltend.

Bei der quantitativen Betrachtung ergibt sich im Vergleich mit dem Novocain insofern ein grundsätzlicher Unterschied, als dieses bei intravenöser Injektion entsprechend hoher Dosen, z. B. 10 mg/kg, die Aktivität der Lungendehnungsreceptoren auch ohne vorherige Veratringabe deutlich hemmt (Abb. 3), bedeutend stärker als entsprechende Dosen z. B. des Antistin (Abb. 4).

Fagarin dagegen war in derselben Dosis, die nahe der letalen Dosis liegt, in vier von sieben Versuchen ohne Wirkung auf die Impulsfrequenz der Lungendehnungsreceptoren, steigerte sie in einem Versuch und hemmte — allerdings nur in geringem Ausmaß — in zwei Versuchen.

Es läßt sich auf Grund dieser Versuche nicht mit Sicherheit entscheiden, ob der eigentliche Wirkungstyp der beschriebenen Fagarin-Wirkung von einer „lokalanaesthetischen" Wirkungskomponente vollständig unabhängig ist, wenn ein Zusammenhang auch wenig wahrscheinlich sein dürfte. Es scheint somit zwischen der Erregung der vagalen Lungendehnungsreceptoren und dem Substrat, das für die Aconitinwirkung am isolierten Herzen verantwortlich ist (möglicherweise auch einem nervösen?), eine pharmakodynamische Analogie zu bestehen, was jedoch nicht sagen will, daß das Substrat am Herzen einen „zentripetalen" nervösen Mechanismus umfaßt.

Immerhin liegt der „pharmakologischen" Analogie nicht selten eine „physiologische" Analogie zugrunde. Deshalb scheinen solche Versuchsanordnungen ein allgemeineres Interesse zu beanspruchen, da sie geeignet sind, auch bisher nicht in ihrer Eigenart charakterisierbare Funktionen mit Hilfe von pharmakologischen Wirkstoffen „zumindest" in pharmakologischem Sinne einem abgrenzbaren Funktionsverhalten zuzuordnen.

Zusammenfassung.

Mit Hilfe oscillographischer Untersuchung der Lungendehnungsreceptoren wurde festgestellt, daß die durch Veratrin erregbaren und durch Novocain und andere Lokalanaesthetica hemmbaren Impulse auch durch Fagarin gehemmt werden. Novocain und Fagarin hemmen somit sowohl die durch Aconitin ausgelösten Fibrillationen des Herzens als die durch Veratrin erregten Dehnungsreceptoren, obgleich im übrigen der pharmakologische Wirkungstypus dieser Substanzen verschieden ist.

Herrn H. Helmich sei auch an dieser Stelle für seine sorgfältige technische Mitarbeit gedankt.

Literatur.

[1] Adrian, E. D.: J. of Physiol. 79, 332 (1933). — [2] Amann, A., u. H. Schaefer: Pflügers Arch. 246, 757 (1943). — [3] Bein, H. J.: Helvet. Physiol. Acta 9, C 15 (1951). — [4] Bucher, K.: Helvet. Physiol. Acta 5, 348 (1947). — [5] Dawes, G. S.: Acta Physiol. Scand. 22, 77 (1951). — [6] Jarisch, A., u. Y. Zottermann: Acta Physiol. Scand. 16, 31 (1948). — [7] Kaindl, F., A. Marko, K. Polzer & G. Werner: Arch. internat. Pharmacodynamie 83, 540 (1950). — [8] Keller, Ch. J., u. A. Loeser: Z. Biol. 89, 373 (1930). — [9] Meier, R., H. J. Bein u. H. Helmich: Experentia 5, 484 (1949). — [10] Meier, R., u. H. J. Bein: Bull. Schweiz. Akad. Med. Wiss. 6, 209 (1950). — [11] Eigene, nicht veröffentlichte Befunde. — [12] Tripod, J.: Arch. internat. Pharmacodynamie 85, 121 (1951).

Dr. R. Meier, Biol. Laboratorium der Ciba-A.G., Basel.

Arch. exper. Path. u. Pharmakol., Bd. 215, S. 124—128 (1952).

Aus dem Pharmakologischen und dem Pharmakognostischen Institut
der Universität Innsbruck.

Der Adrenalingehalt der Nebennieren nach Abkühlung und Histaminschock*.

Von

A. Jarisch und **W. Schaumann.**

(Eingegangen am 4. Februar 1952.)

Die *Steigerung der Kälteresistenz durch Abkühlung* ist eine seit langem bekannte Erscheinung, die schon 1901 von Durig und Lode[1] in der Weise näher untersucht wurde, daß sie Hunde mehrmals in kaltem Wasser badeten. Bei einer Übertragung dieser Versuche auf Mäuse (Jarisch und Richter[2]) ergab sich, daß nur eine *energische* Abkühlung mit Sicherheit diesen Effekt zur Folge hat. Zum Vergleich wurde die Wirkung eines Histaminschocks untersucht, wobei ebenfalls eine Resistenzerhöhung eintrat. Da Abkühlung und Histamin die Adrenalinsekretion steigern und U. S. v. Euler[3] bei einem Kaninchen in kühlerer Umgebung einen höheren Adrenalingehalt fand als bei warm gehaltenen, lag es nahe zu prüfen, ob die Resistenzsteigerung gegen Abkühlung nicht mit einer Erhöhung des Adrenalinvorrates in den Nebennieren einhergeht. Die vorliegenden Untersuchungen sollen zur Klärung dieser Frage beitragen.

Zur *Bestimmung des Adrenalins* diente die von Shaw[4] angegebene Methode, die bei sorgfältigem Arbeiten verläßliche Resultate gibt. Allerdings wird neben dem Adrenalin auch eine gewisse Menge Arterenol im Extrakt vorhanden sein, das nach den Arbeiten von Euler und nach Untersuchungen von Holtz und Schürmann[5] zu 25% in den Nebennieren der Maus erwartet werden darf. Diese gibt bei der Methode von Shaw qualitativ dieselbe Farbreaktion wie Adrenalin. Ob und wie stark auch das Arterenol in den Nebennieren zunimmt, bleibt daher eine offene Frage, dürfte aber für die vorliegende Fragestellung ohne prinzipielle Bedeutung sein. Leider kam eine neue fluorimetrische Methode von Lund[6] zur gleichzeitigen Bestimmung von Adrenalin und Arterenol erst nach Beendigung der Versuche zu unserer Kenntnis. Sie stellt eine wertvolle Bereicherung der alten, von demselben Autor angegebenen Methode[7] dar. Es wird interessant sein, welche Erfahrungen spätere Untersucher mit ihr machen.

In den vorliegenden Versuchen wurde die Adrenalinbestimmung folgendermaßen durchgeführt: Die Tiere wurden durch Genickschlag getötet, die Nebennieren in 3 cm³ Trichloressigsäure eingebracht und mit Sand verrieben. Nach 30 min wurde mit 2—7 cm³ Wasser verdünnt, so daß eine Konzentration von etwa 1 : 1 Million resultierte. Nun wurde zentrifugiert und die Adrenalinmenge in 1 cm³ des Extraktes gegen 1 cm³ einer Vergleichslösung 1 : 1 Million nach Shaw bestimmt. Da der Adrenalingehalt der Nebennieren relativ hoch ist und der „Denominator" in allen Fällen über 2 lag, kann angenommen werden, daß wirklich

---

* Herrn Prof. Dr. W. Heubner zum 75. Geburtstag gewidmet.

Adrenalin zur Bestimmung kam. Mit Rücksicht auf die Fragestellung wurde eine eventuelle Gewichtszunahme der Nebennieren nicht berücksichtigt und der Gehalt an Adrenalin in mg/kg Körpergewicht ausgedrückt. Ein gewisser Fehler durch den wechselnden Füllungszustand der Eingeweide wurde gegen den Vorteil in Kauf genommen, die Nebennieren schnell in Trichloressigsäure einbringen und damit eine Zerstörung des Adrenalins verhindern zu können.

Durchführung der Versuche.

8 Kontrolltiere wurden bei einer konstanten Temperatur von 18° gehalten und dann der Adrenalingehalt der Nebennieren bestimmt.

In einer zweiten Serie wurden 13 Mäuse in Wasser von 6° auf 15° Rektaltemperatur abgekühlt und nach 4 Tagen Aufenthalt bei 18° wurde der Adrenalingehalt bestimmt.

In einer dritten Serie erhielten 7 Mäuse an 7 aufeinanderfolgenden Tagen 30 mg/kg Histamin subcutan und wurden ebenfalls am 4. Tage getötet.

Unter diesen Bedingungen hatten JARISCH und RICHTER[2] eine starke Erhöhung der Resistenz gegen Abkühlung festgestellt, was wir bestätigen konnten.

Die Adrenalinbestimmung ergab folgende Werte:

    8 Kontrolltiere   0,34 $\pm$ 0,009 mg/kg
   13 gebadete Tiere   0,46 $\pm$ 0,010 mg/kg
   7 Tiere nach Histamin 0,44 $\pm$ 0,014 mg/kg.

Durch das Bad wurde also eine prozentuale Vermehrung des Adrenalingehaltes der Nebennieren um 36 $\pm$ 3,5% bewirkt. Die Erhöhung durch das Histamin betrug 32 $\pm$ 4,2% gegenüber den Kontrolltieren, was gegen die gebadeten Tiere keinen signifikanten Unterschied bedeutet. Da das bei der Bestimmung nach SHAW miterfaßte Arterenol eine wesentlich schwächere Farbreaktion gibt als das Adrenalin, würde sich die Differenz noch bedeutend vergrößern, falls die Vermehrung vorwiegend durch Arterenol bedingt sein sollte.

Um festzustellen, welche Bedeutung die *Geschwindigkeit der Abkühlung* hat, wurde eine langsame Abkühlung auf 15° Rektaltemperatur in etwa 2 Std im Luftstrom von 6° durchgeführt und wiederum der Adrenalingehalt am 4. Tag bestimmt. Unter diesen Versuchsbedingungen waren die Werte teils normal, teils erhöht. Da JARISCH und RICHTER in ihren Versuchen die Beobachtung gemacht hatten, daß auch langsame Abkühlung in manchen Fällen eine Resistenzerhöhung zur Folge hat, ergab sich die Frage, ob auch in diesen Fällen ein Zusammenhang zwischen Adrenalingehalt und Kälteresistenz besteht. Es wurden darum andere Mäuse nach 4 Tagen einer zweiten langsamen Abkühlung im Luftstrom von 6° unterzogen, die bei einigen Tieren in Übereinstimmung mit den Ergebnissen von JARISCH und RICHTER eine Resistenzsteigerung bewirkte. Die Adrenalinbestimmung nach weiteren 4 Tagen ließ jedoch keinen Zusammenhang zwischen dieser Resistenzerhöhung und einer Erhöhung des Adrenalingehaltes feststellen, wie sie wieder bei einem Teil der Tiere eingetreten war.

Diskussion.

Die *Erhöhung der Kälteresistenz durch Abkühlung* war schon aus früheren Versuchen bekannt und wurde bestätigt. Gleichzeitig damit ließ sich eine beachtliche *Vermehrung des Adrenalingehaltes der Nebennieren* feststellen. Aus Versuchen von Ekström c. s.[8] an der denervierten Katzenpupille nach der Methode von Hartmann c. s.[9] geht hervor, daß ein Kältereiz eine erhöhte Adrenalinausschüttung bewirkt. Sie konnten durch lokale Kälteeinwirkung auf nervös-reflektorischem Wege eine vermehrte Sekretion von Adrenalin (Abgabe von Adrenalin aus den Nebennieren) erzielen. Zunahme und Ausschüttung lassen bei der hohen physiologischen Bedeutung des Adrenalins darauf schließen, daß sie in ursächlichem Zusammenhang mit den anderen durch das Bad hervorgerufenen Veränderungen stehen.

Die Beobachtung, daß die Adrenalinmenge in den Nebennieren noch nach 4 Tagen stark erhöht ist, spricht dafür, daß dies nicht als Folge der Kälteeinwirkung schlechthin, sondern eher als eine Reaktion im Sinne des Adaptationssyndroms nach Selye aufzufassen ist. In diesem Zusammenhang wäre das kalte Bad eine Art „stress".

Darum wurde der Histaminschock als Gegenprobe benützt, denn auch das Histamin löst nur für die Dauer seiner Wirkung eine Ausschüttung von Adrenalin aus[10]. Die Erhöhung nach 4 Tagen kann wiederum nur als Reaktion auf den „stress" aufgefaßt werden.

Es ist anzunehmen, daß durch die Zunahme des Adrenalins in den Nebennieren eine Reserve gebildet wird, die bei erhöhtem Bedarf den Organismus länger vor einer Erschöpfung schützt. Dies könnte durch eine Verbesserung der chemischen oder der physikalischen Wärmeregulation erfolgen, da das Adrenalin 1. den Stoffwechsel steigert und 2. eine vasokonstriktorische Wirkung auf die Hautgefäße ausübt.

Zu 1. Boothby und Sandiford prägten 1922 den Begriff der calorigenic action des Adrenalins, wie sie in neueren Arbeiten, z. B. von Bunnell und Griffith[11] demonstriert wurde. Sie injizierten Ratten 0,2 mg/kg Adrenalin s.c. und fanden eine Erhöhung des Sauerstoffverbrauches mit einem Maximum von $+30$ bis 35% nach einer halben Stunde. Die Bedeutung der calorigenic action im Rahmen des Gesamtorganismus wird durch Ergebnisse von Ring[12] unterstrichen. Durch steigende Dosen von Thyroxin und Adrenalin allein konnte er den Grundumsatz nie so stark steigern wie mit einer Kombination von beiden, woraus er auf eine Potenzierung der Adrenalinwirkung durch das Schilddrüsenhormon schloß. Auch ist es bekannt, daß Adrenalin in physiologischen Dosen eine rasche Ausschüttung von Nebennierenrindenhormon bewirkt. Diese war in den Experimenten von M. Vogt[13] um so stärker und anhaltender, je höher die angewandten Adrenalindosen waren. Bei unphysiologisch hohen Dosen trat jedoch keine Steigerung der Wirkung mehr ein.

Andererseits ist die calorigenic action des Adrenalins gerade bei Hypothermie nicht unbestritten geblieben. So fanden HALL und GOLDSTONE[14] an der Katze im kalten Bad, daß eine Dauerinfusion von 0,004 mg/kg in der Minute das Kältezittern nach einer initialen Zunahme unterdrückt sowie den Sauerstoffverbrauch und die Körpertemperatur senkt. Unterstrichen werden diese Ergebnisse durch Versuche von GIAJA und DIMITRIJEVIC (zit.[15]), die mit 0,2—3 mg/kg Adrenalin s.c. in normal temperierter Umgebung eine Hyperthermie, bei Kälteeinfluß jedoch eine Hypothermie erhielten. Die Erklärung dafür suchten sie darin, daß das Adrenalin den Stoffwechsel auf einem Niveau etwas über dem Grundumsatz fixiere, dessen Höhe jedoch von der Außentemperatur unabhängig sei. HALL und GOLDSTONE betonten aber ausdrücklich, daß die angewandten Dosen über den physiologischen Mengen liegen, die in Antwort auf einen Kältereiz sezerniert werden. Dasselbe gilt auch für die anderen zitierten Versuche. ,,Daher kann man nicht erwarten, daß das (nach dem Kältereiz) sezernierte Adrenalin die physiologische Abwehr gegen Unterkühlung behindert[14]." MORIN[15] wiederholte deshalb die Versuche von GIAJA mit i.m. Dosen von nur 0,035 mg/kg. Es resultierte eine Steigerung im Sauerstoffverbrauch, die zwar mit sinkender Umgebungstemperatur abnahm, nie jedoch eine Hypothermie oder Senkung des Stoffwechsels durch das Adrenalin. Kritisch wäre außerdem dazu zu sagen, daß die Kälte allein eine weit stärkere Zunahme des Sauerstoffverbrauches verursachte als selbst das bei Zimmertemperatur injizierte Adrenalin. Auch HALL und GOLDSTONE erzielten mit den kleinen Dosen von MORIN die von ihnen beschriebenen Wirkungen nicht.

Als entscheidend in dieser Kontroverse kann man Ergebnisse von GRIFFITH c.s.[16] ansehen. In ihren Versuchen an Katzen fanden sie eine Zunahme der calorigenic action mit steigender Dosis bis zu einem Maximum bei 0,004 mg/kg in der Minute, von da an wieder ein Absinken. Da sie ein Adrenalinchlorhydrat verwendeten, liegt ihre Dosis gewichtsmäßig etwas höher als die in der Wirkung entsprechende von HALL und GOLDSTONE, die mit der Base arbeiteten. Was die Wirkungsweise der calorigenic action angeht, sei auf die umfassende Darstellung von GRIFFITH[17] verwiesen.

Zu 2. DURIG und LODE sprachen sich dahin aus, daß die Steigerung der Kälteresistenz auf einer Verminderung der Wärmeabgabe beruhe, weil die CO_2-Abgabe nicht mit der Resistenz anstieg und ergo, so schlossen sie, auch nicht der Stoffwechsel. Da die Tiere in ihren Versuchen jedoch gewaltsam mehr oder weniger still gehalten wurden und die CO_2-Abgabe nach ihren eigenen Angaben ganz davon abhing, wie sehr sich diese dagegen wehrten, läßt sich auf diese Weise kein Gegenbeweis gegen eine Stoffwechselsteigerung durch das Adrenalin führen, die durch so viele andere Untersucher erwiesen wurde. Wenn aber nach wiederholten Bädern bei den kräftigen Hunden in den Versuchen von DURIG und LODE trotz behinderter Willkürbewegung (und damit Stoffwechselsteigerung) eine wenn auch geringere Erhöhung der Resistenz als bei unseren Versuchen zu verzeichnen war, so spricht das unbedingt für eine starke Beteiligung der physikalischen Wärmeregulation.

In diesem Sinne scheinen auch Versuche von WHITCHER und GRIFFITH[18] an narkotisierten Katzen zu sprechen, von denen sie den größten Teil der Haut entfernt hatten. Bei der optimalen Adrenalindosis von 0,004 mg/kg in der Minute konnten sie die stoffwechselsteigernde Wirkung, gemessen am Sauerstoffverbrauch, in vermindertem Ausmaß nachweisen. Die Körpertemperatur stieg jedoch nicht an wie beim normalen Tier, sondern fiel, obwohl die Tiere sich vor der Injektion im thermischen Gleichgewicht befanden. Die Erklärung dafür findet sich in der erhöhten Durchblutung der Muskulatur, die eine Wärmeabgabe erleichtert. Trotz der wärmeerzeugenden Wirkung des Adrenalins wäre darum ohne die regulierende Funktion der Haut auch beim normalen Tier ein Sinken der Körpertemperatur zu erwarten.

Da somit die stoffwechselsteigernde und die vasokonstriktorische Wirkung des Adrenalins auf die Hautgefäße erwiesen ist, darf angenommen werden, daß seine *Mitwirkung bei der Resistenzsteigerung gegen Abkühlung sowohl auf dem Wege der chemischen als auch der physikalischen Wärmeregulation zustande kommt.*

Zusammenfassung.

In Versuchen an Mäusen wurde eine starke Zunahme des Adrenalingehaltes der Nebennieren nach rascher Unterkühlung und Histaminschock festgestellt. Da unter diesen Bedingungen auch eine Steigerung der Kälteresistenz eintritt, ist zu vermuten, daß zwischen den beiden Erscheinungen ein innerer Zusammenhang besteht.

Langsame Abkühlung hat weder eine Steigerung der Kälteresistenz noch eine Erhöhung des Adrenalingehaltes mit Sicherheit zur Folge.

Literatur.

[1] Durig, A., u. A. Lode: Arch. f. Hyg. 39, 46 (1901). — [2] Jarisch, A.: Klin. Wschr. 1944, 213. — [3] v. Euler, U. S.: Pflügers Arch. 234, 216 (1934). — [4] Shaw, F. H.: Biochemic. J. 32, 19 (1938). — [5] Holtz, P., u. H. J. Schürmann: Experentia 7, 192 (1951). — [6] Lund, A.: Acta Pharmacol. Toxicol. 6, 137 (1950). — [7] Lund, A.: Acta Pharmacol. Toxicol. 5, 231 (1949). — [8] Ekström, T., N. Lundgren u. C. G. Schmiterlöw: Acta Physiol. Scand. 6, 52 (1943). — [9] Hartmann, F. A., H. A. McCordock and M. M. Loder: Amer. J. Physiol. 64, 1 (1923). — [10] Masao Wada c. s., Tohoku: J. Exper. Med. 37, 442 (1940). — [11] Bunnell, I. L., and F. R. Griffith: Amer. J. Physiol. 138, 669 (1943). — [12] Ring, G. C.: Amer. J. Physiol. 137, 582 (1942). — [13] Vogt, M.: J. of Physiol. 103, 317 (1944). — [14] Hall, V. E., and P. B. Goldstone: J. of Pharmacol. 68, 247 (1940). — [15] Morin, G.: C. r. Soc. Biol. Paris 137, 488 (1943). — [16] Griffith, F. R., F. E. Emery and J. E. Lockwood: Amer. J. Physiol. 128, 281 (1940). — [17] Griffith, F. R.: Physiologic. Rev. 31, 151 (1951). — [18] Whitcher, C. E., and F. R. Griffith: Amer. J. Physiol. 156, 114 (1949).

Prof. Dr. A. Jarisch, Innsbruck, Pharmakolog. Institut der Universität, Peter-Mayer-Straße 1.

Arch. exper. Path. u. Pharmakol., Bd. 215, S. 129—132 (1952).

Aus dem Physiologischen Institut der Universität Debrecen
(Direktor: Prof. Dr. St. Went).

Über eine „sympathomimetische" Wirkung des Histamins*.

Von

St. Went, E. Varga, E. Szücs und O. Fehér.

Mit 2 Textabbildungen.

(Eingegangen am 9. Januar 1952.)

Bekanntlich übt das Histamin auf die künstlich durchströmten, isolierten Katzen-, Hunde-, Kaninchen- und Meerschweinchenherzen[1-8] eine fördernde Wirkung aus. Dies zeigt sich hauptsächlich in einer Steigerung der Reizbildung (positiv chronotrope Wirkung) und in der Verstärkung der Herzmuskelleistung (positiv inotrope und tonotrope Wirkung).

Die zu besprechenden Versuche wurden an isolierten Meerschweinchen- und Rattenherzen durchgeführt. Zur Durchströmung mit Locke-Lösung diente eine mehrfach modifizierte Methode von Langendorff. Die Wirkstoffe wurden in die Herzkanüle eingeführt.

Wenn man in die Herzkanüle eines isolierten Meerschweinchenherzens verschiedene in Locke gelöste Histaminmengen (von 0,1 γ bis 100 γ) injiziert, so entsteht — unabhängig von der Konzentration der injizierten Lösung — ein charakteristischer Effekt, der in allen Hinsichten mit dem des Adrenalins vergleichbar ist (Abb. 1, a, b, g).

Diese Parallelität zwischen Histamin- und Adrenalinwirkung am isolierten Meerschweinchenherz kann aber auch weitergeführt werden. Wenn das Perfusat in einer Verdünnung von 1:20000 Ergotamin enthält, so wird dadurch sowohl die Wirkung des Histamins wie die des Adrenalins vollkommen gehemmt (Abb. 1, c, d). Nach Umschaltung der Perfusion auf nicht ergotaminisierte normale Locke-Lösung ist die Hemmung der Histamin- und Adrenalinwirkung noch 10—15 min lang zu beobachten. Nach längerer Durchwaschung mit Locke-Lösung kehrt aber die Histamin- und Adrenalinempfindlichkeit des Herzens parallel zurück (Abb. 1, e, f). Perfusion mit Locke-Lösung, die in einer Verdünnung von 1:50000 Atropin enthält, beeinflußt die Histamin- und Adrenalin-Reaktion des isolierten Meerschweinchenherzens überhaupt nicht; dieselbe hemmt dagegen vollständig die Reaktion auf 0,1—10 γ Acetylcholin.

Es fragt sich nun, ob man berechtigt ist, von einer adrenalinähnlichen „sympathomimetischen" Wirkung des Histamins auf das isolierte

---

* Herrn Professor Dr. Wolfgang Heubner zum 75. Geburtstag gewidmet.

Meerschweinchenherzpräparat zu sprechen. Es ist allerdings zu beachten, daß das künstlich durchströmte isolierte Meerschweinchenherz keinesfalls das einzige Organ ist, auf dem das Histamin eine adrenalinähnliche Wirkung ausübt.

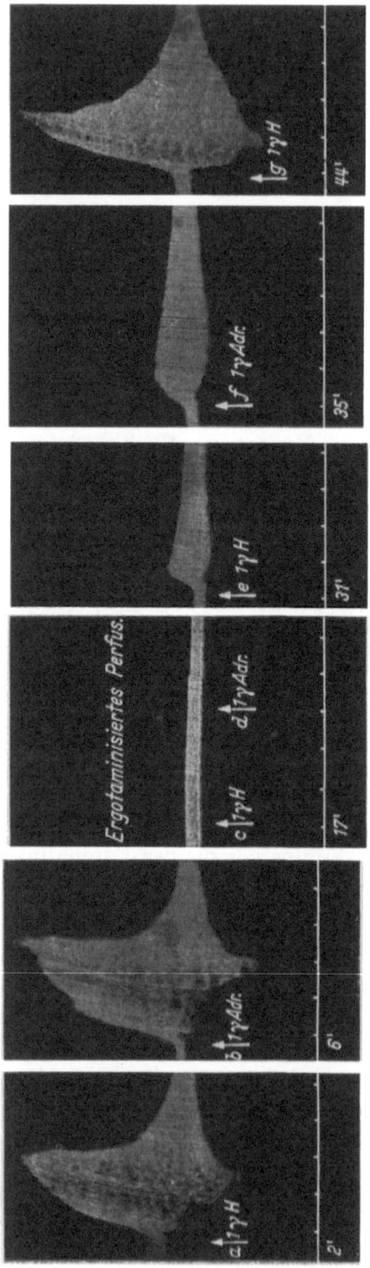

So konnten Dale und Laidlaw[1] plethysmographisch zeigen, daß das Histamin auf die Katzenmilz kontrahierend wirkt. Dale[9] hat ferner beobachtet, daß die durch Entfernung des obersten Halsganglions gegen Adrenalin überempfindlich gewordene Pupille sich nach intravenöser Injektion von 0,01—0,1 mg Histamin erweitert. Dale hat gleichzeitig darauf hingewiesen, daß diese Pupillenerweiterung nicht auf einer direkten Wirkung des Histamins, sondern auf einer vermehrten Adrenalinausschüttung aus den Nebennieren beruht. Tatsächlich konnten Kellaway und Cowell[10] zeigen, daß nach Entfernung der beiden Nebennieren die Pupillenerweiterung auf kleine intravenöse Histamindosen ausblieb, ja sogar, daß der Grad der eventuell entstandenen Reaktion als Maß für die vorhandene Menge funktionierenden Nebennierenmarkes angesehen werden könnte. Das Histamin scheint auf die Nebennieren zum Teil auch direkt einzuwirken, nachdem die Pupillenerweiterung tritt bei Katzen mit intakten Nebennieren nach Durchschneidung beider Splanchnicusnerven ein.

Ist es nun vorstellbar, daß auch im Falle eines isolierten künstlich durchströmten Herzens der beobachtete sympathomimetische Effekt nicht unmittelbar durch das Histamin selbst, sondern indirekt durch das Freiwerden des Adrenalins oder adrenalinähnlicher Stoffe bewirkt wird? Wenn man eine direkte sympathomimetische Wirkung des Histamins von vornherein ausschließt,

Abb. 1. Wirkung des Histamins und des Adrenalins auf das isolierte, künstlich durchströmte Meerschweinchenherz während Perfusion mit normaler und mit Ergotamin enthaltender Locke-Lösung. Zeit: 30 sec.

so stellt eine solche Vorstellung zwingend die Annahme im Vordergrund, daß der auf Einwirkung des Histamins innerhalb des durchströmten Organs entstehende, durch Ergotamin hemmbare Wirkstoff bei den adrenergischen Nervenendigungen freigesetzt wird. Die Natur dieser antagonistisch wirksamen Substanz soll allerdings näher untersucht werden. Solche Experimente sind im Gange.

Ähnliche Versuche, die an isolierten, künstlich durchströmten Rattenherzen durchgeführt waren, wiesen auf die Möglichkeit eines solchen Mechanismus hin. Es ist bekannt[11], daß die Empfindlichkeit des isolierten Rattenherzens dem Histamin gegenüber stark herabgesetzt ist,

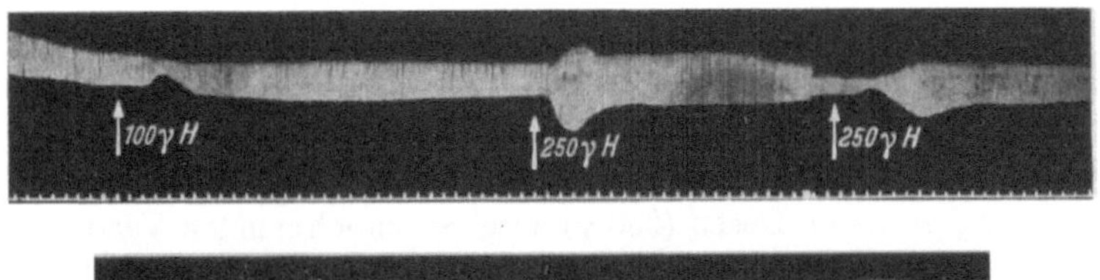

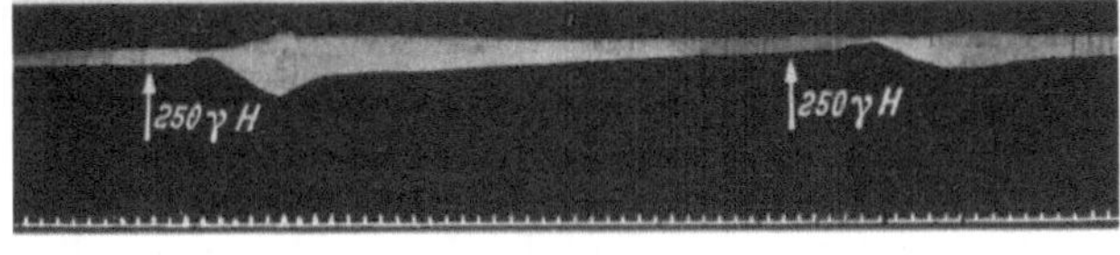

Abb. 2. Wirkung von 100 und 250 γ Histamin auf das isolierte, künstlich durchströmte Rattenherz. Zeit: 6 sec.

so daß an diesem Präparat die kleinsten wirksamen Mengen des Wirkstoffes viel höher liegen, als diejenige an künstlich durchströmten Meerschweinchenherzen. Wenn man in die Herzkanüle eines isolierten Rattenherzens 50—100 γ nicht überschreitende Histaminmengen injiziert, so entsteht — im Gegensatz zum Meerschweinchenherz — eine konsequente negativ inotrope Wirkung. — Abb. 2 zeigt aber, daß bei Anwendung größerer Histaminmengen (250 γ) dieser Effekt ziemlich rasch vergeht und einer zunehmenden Verstärkung der Amplitude weicht (positiv inotrope Wirkung). Eine ähnliche Wirkung des Histamins beobachtete TIFFENEAU[12] bei an STRAUBscher Kanüle suspendierten Froschherzen. Auch hier bewirkte das Histamin zunächst eine Verminderung der Amplitude, was aber allmählich zu einer positiv inotropen Wirkung überging. Auf Grund dieser Versuche wurde die Entstehung einer antagonistisch wirksamen Substanz im Herzen angenommen.

Die von uns an Rattenherzen beobachtete negativ inotrope Wirkung des Histamins konnte durch Atropin nicht gehemmt werden, wogegen der darauf folgende adrenalinähnliche Effekt — ebenso wie an Meerschweinchenherzen — durch Ergotamin gehemmt wurde. Dies scheint die Annahme zu unterstützen, daß der negativ inotrope Effekt unmittelbar durch das Histamin selbst bewirkt wird, wogegen die fördernde, positiv inotrope Wirkung sekundär durch das Freiwerden adrenalinähnlicher Stoffe zustande kommt. Es ist nämlich bekannt, daß die auf die glatten Muskelapparate ausgeübte Histaminwirkung vom Atropin nicht beeinflußt wird[1] und ebenfalls bleiben die durch Histamin ausgelösten Reaktionen nach Ergotamin und Ergotoxin erhalten[13]. Die an isolierten künstlich durchströmten Meerschweinchen- und Rattenherzen nach Histamin auftretende positiv inotrope Wirkung ist also aller Wahrscheinlichkeit nach auf die Freisetzung und den sekundären Effekt adrenalinähnlicher Stoffe im Herzen zurückzuführen.

Zusammenfassung.

0,1—100 γ Histamin bewirkt bei isolierten künstlich durchströmten Meerschweinchenherzen eine Zunahme der Amplitude (positiv inotrope Wirkung), die durch Ergotamin gehemmt wird. An Rattenherzen entsteht auf Histamin (50—100 γ) eine negativ inotrope Wirkung, die bei Anwendung größerer Dosen (250 γ) zu einer zunehmenden Verstärkung der Amplitude (positiv inotrope Wirkung) übergeht. Die an Rattenherzen beobachtete negativ inotrope Wirkung blieb nach Atropin erhalten, wogegen der darauf folgende adrenalinähnliche Effekt — ebenso wie am Meerschweinchenherzen — durch Ergotamin gehemmt wurde. Die Versuche weisen darauf hin, daß durch das Histamin selbst an isolierten Säugetierherzpräparaten eine Abnahme der Herzmuskelleistung bewirkt wird, wogegen die fördernde positiv inotrope Wirkung sekundär durch das Freiwerden adrenalinähnlicher Stoffe zustande kommt.

Literatur.

[1] DALE, H. H., and P. P. LAIDLAW: J. of Physiol. **41**, 318 (1910). — [2] RABE, F.: Z. exper. Path. u. Ther. **11**, 175 (1912). — [3] EINIS, W.: Biochem. Z. **52**, 96 (1913). — [4] ABE, K.: Tohoku J. of Exper. Med. **1**, 389 (1920). — [5] ROTHLIN, E.: Pflügers Arch. **185**, 111 (1920). — [6] GUNN, J. A.: J. of Pharmacol. **29**, 325 (1926). — [7] TRIBE-OPPENHEIMER, E.: Amer. J. Physiol. **90**, 656 (1929). — [8] WENT, S., u. K. LISSÁK: Arch. exper. Path. u. Pharmakol. **179**, 609 (1935). — [9] DALE, H. H.: Brit. J. Exper. Med. **1**, 103 (1920). — [10] KELLAWAY, C. H., and S. J. COWELL: J. of Physiol. **57**, 82 (1923). — [11] WENT, S., u. J. MARTIN: Arch. exper. Path. u. Pharmakol. **191**, 545 (1939). — [12] TIFFENEAU, R.: C. r. Soc. Biol. Paris **135**, 1031 (1941). — [13] GANTER, G., u. A. SCHRETZENMAYR: Arch. exper. Path. u. Pharmakol. **147**, 123 (1929).

Professor Dr. ST. WENT, Debrecen (Ungarn), Physiolog. Institut der Universität.

Arch. exper. Path. u. Pharmakol., Bd. 215, S. 133—147 (1952).

Aus der Standard-Abteilung der Medizinischen Forschungsanstalt der Max-Planck-Gesellschaft zur Förderung der Wissenschaften, Göttingen
(Leiter: Prof. Dr. Dr. W. KOLL).

Die Auswertung von Hypophysenhinterlappen-Extrakten am isolierten Meerschweinchen-Uterus mit Hilfe der mittleren Kontraktionshöhen in der Endeinstellung*.

Von
WERNER KOLL und HANS KALLER.

Mit 3 Textabbildungen.

(Eingegangen am 9. Februar 1952.)

Bei der Methode von DALE und LAIDLAW[6] zur Wirksamkeitsbestimmung von Hypophysenhinterlappen-Extrakten wird ein isolierter Meerschweinchen-Uterus durch geeignete Dosen von HHL.-Hormon zu „submaximalen Kontraktionen" angeregt. Es sind im wesentlichen die Höhen dieser Kontraktionen, welche als Maß für die Wirksamkeit von Standard und unbekanntem Extrakt dienen. Die Erregung durch relativ sehr hohe Hormondosen ist notwendig, damit auf dem Gipfel jeder Kontraktion die Bewegungen des Uterus genügend frequent und klein sind und sich als eine feinzackige, möglichst glatte Linie darstellen; denn nur so erhält man hinreichend sicher ablesbare Meßhöhen.

Die Methode ist in mehreren Beziehungen nicht sehr befriedigend: 1. Im Bereich der submaximalen Kontraktionen verläuft die Dosis-Wirkungskurve sehr flach, und so ist es verständlich, daß *günstigstenfalls* nur Wirksamkeitsdifferenzen von über 10% festgestellt werden können. — 2. Selbst bei sorgfältiger Auswahl der Versuchstiere ist nur *ein Teil* der Uteri für die Standardisierung brauchbar. Die unbrauchbaren Uteri zeigen entweder in der Entspannungslage Spontanmotorik, andere bilden auf der Höhe der Kontraktion nicht genügend frequente Pendelbewegungen aus, so daß man keine genauen Meßhöhen erhält. — 3. BURN[4] erwähnt eine periodische Empfindlichkeitsänderung, die auch bei den eigenen Versuchen mehrmals beobachtet werden konnte. — 4. Die Höhe der Kontraktionen hängt zu einem Teil von schwer kontrollierbaren Einflüssen ab, wie z. B. von der Größe der vorhergehenden Dosis, der Dauer der Erholungszeit zwischen den einzelnen Kontraktionen oder von der Geschwindigkeit des Einpipettierens des Extraktes in das Versuchsgefäß. — Diese Unzulänglichkeiten ließen — wie KNAFFL-LENZ[9] 1925 schreibt — manche Untersucher an der Brauchbarkeit der Methode zweifeln.

Es ist verständlich, daß die Methode mehrmals modifiziert wurde (HAMBURGER[7], BACHINSKI, ALLMARK und MORRELL[1]) oder daß man sich um andere Verfahren, z. B. am Schafsuterus (TRENDELENBURG[10])

---

* Herrn Professor Dr. WOLFGANG HEUBNER zum 75. Geburtstag gewidmet.

oder am Rattenuterus (Holton[8]), bemühte. Das gemeinsame Prinzip der Mehrzahl dieser verbessernden Abwandlungen liegt in dem Bestreben, innerhalb *eines* Versuches möglichst viele gleichwertige Einzelmessungen auszuführen, um so durch die größere Zahl der Bestimmungen zu gesicherteren Mittelwerten und damit auch zu im allgemeinen genaueren Ergebnissen zu kommen.

Der andere noch mögliche Weg zur Verbesserung liegt in einer Erhöhung der Genauigkeit der *Einzelmessung*. Dieser Weg wurde bei der im folgenden beschriebenen Methode beschritten.

Ausgangspunkt war die Analyse des Bewegungsablaufes des isolierten Uterus-Präparates während seiner Erregung durch HHL.-Hormon.

Der Bewegungsablauf am isolierten Meerschweinchen-Uterus unter der Wirkung von HHL.-Hormon.

Wird der Suspensionsflüssigkeit eines isolierten Meerschweinchen-Uterus eine Dosis HHL.-Extrakt zugesetzt, die eine mittelstarke Reaktion auslöst, so schreibt der Uterus häufig eine Kurve, die als Grundtypus gelten kann, und in der der Kontraktionsablauf folgende Phasen aufweist (Abb. 1):

1. Phase: Rascher Anstieg der Kurve, auf der Höhe eine mehr oder weniger feinzackige, verhältnismäßig frequente rhythmische Motorik.

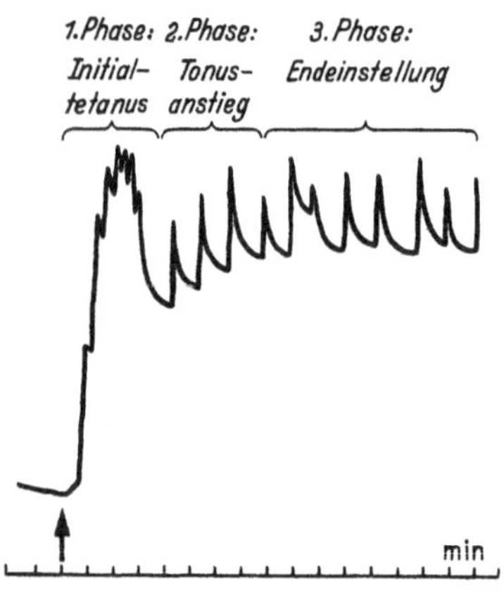

Abb. 1. Grundtypus der Kontraktion eines isolierten Meerschweinchenuterus nach Zugabe von Hypophysenhinterlappen-Extrakt (mittelstarke Reaktion).

Dieser initiale Vorgang erinnert an eine tetaniforme Kontraktion: Noch bevor der Effekt des einen Impulses abgeklungen ist, folgt der nächste Impuls. Diese Form der rhythmischen Bewegung soll hier als initialer inkompletter Tetanus oder kurz als „*Initialtetanus*" bezeichnet werden. Die eingangs erwähnten „submaximalen Kontraktionen" in der Methode von Dale und Laidlaw[6] sind solche Initialtetani. Gleichzeitig, also überlagert von den tetanoiden Bewegungen, setzt eine langsamer verlaufende tonische Verkürzung des Uterusmuskels ein, die jedoch während dieser 1. Phase oft noch nicht ihren Endwert zu erreichen

scheint. Das ergibt sich aus dem gelegentlich sichtbaren Kurvenbild der nächsten Phase.

2. Phase: Die Frequenz der rhythmischen Bewegungen nimmt ab. Die abfallenden Schenkel ihrer Zacken laufen *zunehmend bogenförmig* in eine tonisch erhöhte Fußpunktlinie aus. Letztere liegt wesentlich tiefer als das Kontraktionsmaximum der 1. Phase. Beide, die Fußpunktlinie und das Band der langsamer gewordenen rhythmischen Kontraktionen, zeigen dann öfter noch eine Fortsetzung des während der 1. Phase beginnenden Tonusanstieges. Die 2. Phase ist vielfach nur kurz und nicht deutlich ausgebildet. Es erfolgt dann aus der 1. Phase ein schneller Übergang in die nachstehend beschriebene 3. Phase.

3. Phase: Tonus und rhythmische Kontraktionen haben sich auf einen ziemlich konstanten Endwert eingestellt: Die Fußpunkte und das Band der rhythmischen Motorik verlaufen *im Mittel* horizontal. Beobachtungen bis zu 45 min haben gezeigt, daß in dieser 3. Phase eine *„Endeinstellung"* vorliegt, an welcher sich nichts wesentliches mehr ändert.

Dieser Grundtypus einer mittelstarken Reaktion auf HHL.-Hormon erfährt nun durch Versuchsbedingungen gewisse Abwandlungen, denen verschiedene Grade der Veränderung in den 3 Komponenten — Frequenz und Amplitude der rhythmischen Kontraktionen, Höhe der tonischen Verkürzung — zugrunde liegen. Sie sind am gleichen Uterus von folgenden Faktoren abhängig:

1. Von der Größe der Hormondosis. Genügend *hohe Dosen* lösen immer den „Initialtetanus" der 1. Phase aus, der bei maximalen Reaktionen den glatten Kurvengipfel eines kompletten Tetanus ergibt. Mit sinkenden Dosen setzen sich die Einzelkontraktionen des „Tetanus" auf dem Kurvengipfel immer deutlicher voneinander ab. *Niedrige Dosen* rufen keinen Initialtetanus hervor. Die Kontraktion beginnt dann gleich mit der 2. Phase, dem langsamen Tonusanstieg, auf welchen sich einzelne rhythmische Kontraktionszacken aufsetzen. In der Endeinstellung sind die rhythmischen Bewegungen bei hohen Dosen frequenter als bei niedrigen.

2. Von der Dicke der Präparate. Die Frequenz und die Amplitude der rhythmischen Motorik in der Endeinstellung sind bei dicken Uteri (schwere Tiere) größer als bei dünnen (kleine Tiere). Häufig fehlt bei dünnen Präparaten in der Endeinstellung überhaupt jegliche rhythmische Tätigkeit. Die Kurve der tonischen Verkürzung verläuft dann als glatte horizontale Linie.

3. Von der Zeit, die nach Tötung des Tieres verflossen ist. (Hierbei ist es gleichgültig, ob sich das Uterus-Präparat in der belüfteten RINGER-Lösung befindet oder in einer feuchten Kammer unter sonst gleichen Bedingungen aufbewahrt wird.) Die rhythmische Motorik der Endeinstellung hat nach längerer Zeit eine niedrigere Frequenz als am Anfang. Die Amplituden dagegen werden mit fortschreitender Zeit größer.

4. **Ferner** zeigen sich bei verschiedenen Uteri individuelle Unterschiede, die sich besonders auch in der mehr oder weniger vorhandenen Regelmäßigkeit der rhythmischen Bewegungen zu erkennen geben.

Alle Uteri zeigen im Laufe des Versuches in der Endeinstellung eine langsam und stetig *zunehmende Empfindlichkeit gegen HHL.-Hormon*, die sich in dem Grad der tonischen Verkürzung äußert.

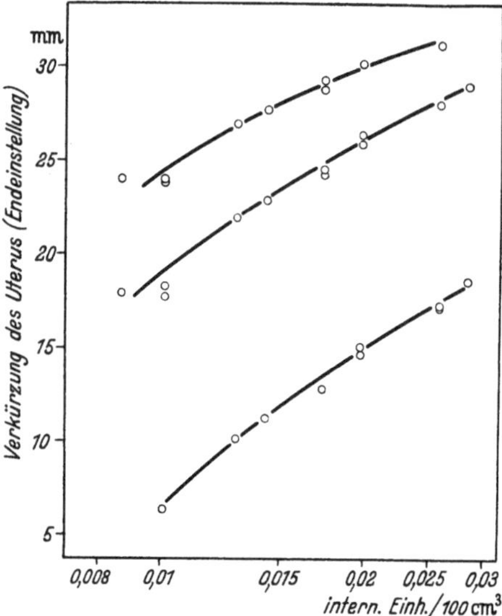

Abb. 2. Dosis-Wirkungskurven (Endeinstellungen) eines isolierten Meerschweinchenuterus am Anfang (10,30 Uhr, untere Kurve), in der Mitte (14 Uhr, mittlere Kurve) und am Ende (17,30 Uhr, obere Kurve) des Versuches. Abszisse logarithmisch geteilt. Wenn man sich die Kurven in gleichen Abständen hintereinander gestaffelt vorstellt, erhält man den Eindruck der Dosis-Wirkungs-Zeit-Fläche.

Zur Ursache dieser Empfindlichkeitssteigerung kann gesagt werden, daß es sich sicher nicht um eine Sensibilisierung durch das Hormon handelt: Die beiden Uterushörner eines Tieres zeigen die gleiche Empfindlichkeitszunahme, wenn das eine Horn über 1—2 Std durch HHL.-Extrakt zu Kontraktionen angeregt wurde, während das andere während dieser Zeit ohne Reiz in der Ringer-Lösung hing.

Der Empfindlichkeitszuwachs pro Minute zu verschiedenen Zeiten eines Versuches läßt sich zahlenmäßig definieren. Man kann dann jede Endeinstellungshöhe, die von einer bestimmten Dosis in einem bestimmten Zeitpunkt ausgelöst wurde, auf einen beliebigen anderen Zeitpunkt des Versuches umrechnen. Man gelangt so zur Konstruktion einer Dosis-Wirkungs-Zeit-Fläche eines isolierten Meerschweinchenuterus (Koordinaten: log Dosis, mittlere Verkürzung in der Endeinstellung, Zeit). Sie stellt sich als eine in beiden Ebenen schwach gekrümmte Fläche dar (siehe Abb. 2). Die Berechnung hat rein theoretisches Interesse und soll deshalb an dieser Stelle nicht näher abgehandelt werden.

Das Prinzip der Methode.

Die Endeinstellung ist ein Gleichgewichtszustand von Hormon-Konzentration im Organ und Reaktionsfähigkeit, während in dem Initialtetanus ein Konzentrationseffekt („Anflutung") der zugesetzten Hormondosis sowie eine „Entladung" der rhythmischen und tonischen Kontraktionsfähigkeit des vorher mehr oder weniger lange in Ruhe gewesenen Organes zusammentreffen. Bei der hier beschriebenen Methode werden die „*mittleren Höhen*" *der Endeinstellungen* als Wirksamkeitsmaße für die zugehörigen Dosen genommen. Diese umfassen *beide* durch das Hormon beeinflußten Vorgänge am Uterus, nämlich die tonische

Verkürzung und die rhythmischen Bewegungen. Die mittleren Höhen werden mit Hilfe planimetrischer Messungen bestimmt: Aus der Endeinstellungskurve wird ein geeignetes Stück durch zwei senkrechte Begrenzungslinien herausgeschnitten. Diese beiden Begrenzungslinien laufen nach unten auf eine horizontale „Meßbasis". Es entsteht eine Fläche, die begrenzt wird: oben durch das Kurvenstück, unten durch die Meßbasis, an den Seiten durch die Begrenzungslinien. Der Inhalt dieser Fläche wird planimetrisch ermittelt, durch den Abstand der Begrenzungslinien dividiert, und es resultiert die mittlere Höhe des Kurvenstücks über der Meßbasis. Wenn also im folgenden von „Höhen" gesprochen wird, so sind immer die mittleren Höhen der Endeinstellungen über der Meßbasis gemeint.

Bei der Standardisierung handelt es sich um eine Relativmessung. Bei derartigen Messungen ist die „Null-Lage des Meßinstrumentes", d. h. die Entspannungslage des Uterus, bedeutungslos, wesentlich sind nur die *Differenzen* der Ausschläge. Es besteht kein zwingender Grund, die Höhen der Endeinstellungen auf die Entspannungslage des Uterus zu beziehen. Endeinstellung und Entspannungslage des Uterus sind zwei verschiedene Zustände des Organs, worauf z. B. das verschiedene Verhalten von Entspannungslage und Endeinstellung im Laufe des Versuches hinweist: Die Entspannungslage sinkt in den ersten 2—3 Std nach Tötung des Tieres leicht ab, um dann wieder etwas anzusteigen; die Endeinstellung auf eine bestimmte Dosis zeigt dagegen von Anfang an eine stetig zunehmende Erhöhung (Empfindlichkeitssteigerung). Es erscheint daher berechtigt, *nur die Endeinstellungen als gleiche Funktionszustände* (ohne Berücksichtigung der Entspannungslage) miteinander zu vergleichen. Dies geschieht, indem man alle Höhenmessungen auf eine für alle Kontraktionen einer Auswertungsgruppe gemeinsame horizontale Meßbasis bezieht, die in willkürlicher Höhe unter den Kurven der Kontraktionen gezogen wird. (Voraussetzung ist natürlich, daß während einer aus mehreren Kontraktionen bestehenden Auswertungsgruppe keine Lageveränderungen des registrierenden Systems an der Kymographion-Trommel eintreten.)

Betrachtet man die Endeinstellung als einen Gleichgewichtszustand in dem oben definierten Sinne, so ergibt sich die Konsequenz, daß man die Erholungs- bzw. Erschlaffungszeiten zwischen den einzelnen Reaktionen fortlassen kann. Man kommt dann zu einem „pausenlosen Versuch", d. h. es wird nach *einmaligem gründlichen Auswaschen* des RINGER-Bades *sofort* die nächste Hormondosis zugesetzt. Der Uterus hat dann nach spätestens 5—10 min die neue Endeinstellung erreicht. Man spart durch das Fortlassen der Erschlaffungszeiten 30—50% der Versuchsdauer. Der größere Zeitaufwand durch das Abwarten der „Endeinstellung" wird also durch den Fortfall der Erschlaffungszeiten reichlich wieder eingebracht.

Die *Dosen*, die bei diesem Verfahren verwendet werden, liegen größenordnungsmäßig etwa bei $^1/_3$—$^1/_{10}$ derjenigen, welche bei der Methode von Dale und Laidlaw[6] erforderlich sind. Das Wirksamkeitsverhältnis zweier verschiedener HHL.-Präparate wird nach dem Prinzip des sogenannten „4-Punkte-Verfahrens" (4-point design) bestimmt. (Näheres siehe bei Burn[2, 5].)

Tiermaterial.

Alle Meerschweinchen im Gewicht von 180—280 g sind für die Standardisierung brauchbar, soweit sie nicht älter als 6 Wochen sind. Bei kleineren Tieren (bis 150 g) kann es vorkommen, daß die Uteri zu schwach sind, den Schreibhebel zu ziehen, bei größeren oder älteren Tieren (bis 350 g) können die „zu reifen" Uteri manchmal von der oben beschriebenen Reaktion auf HHL.-Hormon abweichen und dadurch für den Versuch unbrauchbar sein. Ein zu reifer Uterus zeigt folgende allgemeine Reaktionsweise: Die Amplituden der Rhythmusbewegungen sind relativ hoch. Nach Überschreiten der HHL.-Hormonschwellendosis werden weitere Dosiserhöhungen vorwiegend mit Frequenz- und Amplitudenerhöhung und nur zögernd mit Tonusanstieg beantwortet.

Besondere Maßnahmen in der Aufzucht der Tiere brauchen nicht beachtet zu werden. Ebenso ist es gleichgültig, ob ein Präparat im Entspannungszustand Spontanmotorik zeigt oder nicht.

Organ-Isolierung, Apparatur.

Das Herauspräparieren der Uteri erfolgt in der üblichen Weise (siehe Burn[3]). Befestigungsstellen für Klammern, Häkchen oder Fäden sind das Ovar und die gespaltene Kommissur der beiden Uterushörner. Sehr sorgfältig muß eine Dehnung der Präparate vermieden werden.

Auch die Apparatur hat den üblichen Aufbau. Die Temperatur soll nicht mehr als 0,5° C schwanken. Bei Präparaten mit sehr unruhigen und frequenten Rhythmusbewegungen kann man versuchen, die Bewegungen dadurch zu beruhigen, daß man die Temperatur von normalerweise 37° C bis zu etwa 30° C erniedrigt. (Die tonische Reaktion wird dabei empfindlicher!) — Die durch das Versuchsgefäß perlende Luft (bzw. das O_2-CO_2-Gemisch) soll das Präparat nicht direkt treffen, da die Gasperlen einen zusätzlichen bewegungsauslösenden Reiz darstellen. Wichtig ist, daß das Versuchsgefäß zur „reizlosen Spülung" eingerichtet ist: völlig temperaturgleiche frische Ringer-Lösung strömt unten ein, während oben gleichzeitig Flüssigkeit abgesaugt wird. Das Präparat wird also nie von temperaturgleicher Ringer-Lösung entblößt. — Die Papiergeschwindigkeit des Kymographions beträgt 0,3—0,5 cm/min. Die Hebelübersetzung liegt zweckmäßig zwischen 1 : 2,5 und 1 : 3.

Als Anhalt für die *Belastung* der Uteri mag die Angabe gelten, daß jedes Uterushorn mit dem 1—1½fachen seines eigenen Gewichtes (einschließlich Ovar) belastet wird. Bei den kleinsten Uteri beträgt die Belastung etwa 100 mg (Belastung = Kraft, die im Aufhängepunkt des Präparates wirksam wird). Bei einiger Erfahrung kann man nach dem Aussehen des Uterus sofort die richtige Belastung abschätzen.

Der Aufbau der Auswertungsgruppen. Fehlerquellen und ihre Vermeidung.

Bei dem 4-Punkte-Verfahren benötigt man für eine Auswertung 2 Reaktionen mit höheren und 2 Reaktionen mit niedrigeren Dosen des Standard- und des unbekannten Präparates. Das Verhältnis der höheren zur niedrigeren Dosis ist für beide Wirkstoff-Präparationen (HHL.-Extrakte) gleich ($ST : st = U : u$*). (Nähere Erläuterungen finden sich bei BURN [2,5].) Bei den hier zugrunde liegenden Versuchen hat sich für alle Auswertungsgruppen das konstante Dosenverhältnis von 1,4 : 1 als zweckmäßig erwiesen ($ST : st = 1,4$; $U : u = 1,4$).

Eine Fehlerquelle, die nicht vernachlässigt werden darf, ist die Empfindlichkeitssteigerung des Uterus. Dadurch werden die zeitlich später liegenden Kontraktionen gegenüber den vorhergehenden relativ zu hoch. Der hieraus entstehende mögliche Fehler läßt sich bei der rechnerischen Auswertung des Versuches praktisch vollkommen ausgleichen, wenn die verschiedenen Dosen der beiden zu vergleichenden HHL.-Präparate in geeigneter zeitlicher Aufeinanderfolge gegeben werden. Es ist zweckmäßig, die Auswertungsgruppen nach folgendem Schema aufzubauen*:

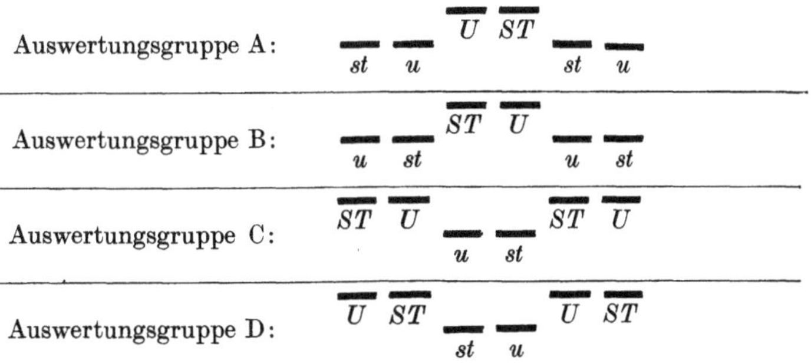

Auswertungsgruppe A:	$st \quad u \quad \overline{U}\ \overline{ST} \quad st \quad u$	
Auswertungsgruppe B:	$u \quad st \quad \overline{ST}\ \overline{U} \quad u \quad st$	
Auswertungsgruppe C:	$\overline{ST}\ \overline{U} \quad u \quad st \quad \overline{ST}\ \overline{U}$	
Auswertungsgruppe D:	$\overline{U}\ \overline{ST} \quad st \quad u \quad \overline{U}\ \overline{ST}$	

Während des Versuches wechseln diese 4 Anordnungstypen ständig miteinander ab.

Jede der Auswertungsgruppen enthält 6 Einzelreaktionen oder 3 Kontraktionspaare. Bei der Auswertung nimmt man aus den beiden äußeren Kontraktionspaaren die durch jeweils gleiche Dosen ausgelösten Höhen und bildet aus ihnen die zwei Mittelwerte. Das sich ergebende Mittelwertspaar verhält sich so, als ob es gleichzeitig (d. h. bei gleichem Empfindlichkeitszustand) mit dem mittleren Kontraktionspaar ausgelöst worden wäre.

Danach kann sich also nur noch die Empfindlichkeitsdifferenz zwischen der ersten und zweiten Kontraktion eines Paares störend bemerkbar machen. Auch diese Möglichkeit wird ausgeschaltet, und zwar dadurch, daß man innerhalb einer Auswertungsgruppe die zeitliche Aufeinanderfolge von ST (st) und U (u) bei den höheren und niedrigeren Dosen immer umkehrt. Wird z. B. bei den niedrigeren Dosen die durch

---

* Es bedeuten: ST höhere Dosis des Standard-Extraktes, st niedrigere Dosis des Standard-Extraktes, U höhere Dosis des unbekannten Extraktes, u niedrigere Dosis des unbekannten Extraktes.

u ausgelöste Kontraktion relativ zu hoch, da sie zeitlich nach der st-Kontraktion liegt, so wird bei den höheren Dosen die U-Kontraktion relativ zu niedrig, da sie zeitlich vor der ST-Kontraktion steht.

Da die Empfindlichkeitssteigerung kurze Zeit nach Tötung des Tieres am größten ist, beginnt man zweckmäßig erst nach ½—2 Std mit der Schreibung der Auswertungsgruppen. Die Länge dieser Vorperiode richtet sich nach der Beschaffenheit des Uterus: Dünne Uteri haben im Anfang einen sehr starken Empfindlichkeitszuwachs pro Minute, so daß bei ihnen meist eine längere Vorperiode notwendig ist als bei dicken Uteri, bei denen sich auch der anfängliche Empfindlichkeitszuwachs in Grenzen hält, die es gestatten, schon nach 30 min mit dem eigentlichen Versuch zu beginnen.

Eine zweite Fehlerquelle könnte in einer Krümmung der Dosis-Wirkungs-Kurve liegen. Einen Weg zur Verkleinerung eines derartigen Fehlers zeigt die Überlegung auf, daß dieser Fehler am kleinsten wird, wenn die je 2 zusammengehörenden Dosen des Standard- und unbekannten Extraktes möglichst wirkungsgleich sind. Etwa wirkungsgleiche Dosen des unbekannten Extraktes ermittelt man, indem man die Dosen des Standard-Extraktes durch einen „vorläufigen Wert für das Wirksamkeitsverhältnis" dividiert.

Das Wirksamkeitsverhältnis (ratio) R ist folgendermaßen definiert:

$$R = \frac{\text{Wirksamkeit des unbekannten Extraktes}}{\text{Wirksamkeit des Standard-Extraktes}} .$$

$$R_{\text{(bei wirkungsgleichen Dosen)}} = \frac{\text{Dosis } ST}{\text{Dosis } U} .$$

Der vorläufige Wert für R wird während der *Vorperiode* bestimmt: Durch abwechselnde Einwirkung verschiedener Dosen des Standard- und unbekannten Extraktes werden ungefähr wirkungsgleiche Dosen festgestellt. (Empfindlichkeitszunahme beachten.) Dann dividiert man die Dosis des Standard-Extraktes durch die etwa wirkungsgleiche Dosis des unbekannten Extraktes. Bei einiger Erfahrung gelingt es meist schon nach 4—6 Kontraktionen, den vorläufigen Wert für R mit weniger als 20% Abweichung von dem wahren Wirksamkeitsverhältnis zu schätzen. Der vorläufige Wert wird während des ganzen Versuches von Auswertungsgruppe zu Auswertungsgruppe korrigiert, indem man bestrebt ist, die je 2 zusammengehörenden Kontraktionen möglichst gleichgroß zu machen. Sind die U (u)-Höhen relativ zu klein bzw. die ST-(st)-Höhen zu hoch, wird der Wert um 5, 10 oder 20% verkleinert, je nach Lage der Höhen. Bei relativ zu großen U-(u)-Höhen bzw. zu kleinen ST-(st)-Höhen wird der Wert entsprechend vergrößert.

Einen möglicherweise durch die Krümmung der Dosis-Wirkungs-Kurve aufgetretenen Fehler, der in einer Auswertungsgruppe entstanden sein könnte, die mit einem wenig genauen vorläufigen Wert für R geschrieben wurde, kann man dadurch ausgleichen, daß man für die dann folgende Auswertungsgruppe den vorläufigen Wert für R „überkorrigiert". Nach einer solchen „Überkorrektur" hat dann der möglicherweise entstehende Fehler die umgekehrte Richtung. Man wird sich also am besten mit nicht zu kleinen Schritten, die jeweils etwas über das Ziel hinausgehen, bei der Korrektur des vorläufigen Wertes für R „einpendeln".

Hat man nach 1—3 Auswertungsgruppen den vorläufigen Wert für R genügend weit korrigiert, so kann man „große" Auswertungsgruppen schreiben, bei denen auch das zweite Kontraktionspaar noch einmal wiederholt wird. Eine solche „große" Auswertungsgruppe wird zur Auswertung in zwei ineinandergeschobene „kleine" Auswertungsgruppen geteilt. Zum Beispiel:

$$\boxed{2.\ \text{Auswertungsgruppe}}$$

$$\overline{U}\ \ \overline{ST}\qquad \overline{U}\ \ \overline{ST}$$

$$\overline{st}\ \ \overline{u}\qquad \overline{st}\ \ \overline{u}$$

$$\boxed{1.\ \text{Auswertungsgruppe}}$$

Die Dosisberechnung. Die Dosierung.

Vor Beginn des Versuches stellt man sich die passenden Verdünnungen des Standards und des unbekannten Extraktes her, die dem RINGER-Bad zugesetzt werden sollen. Von dem üblichen $0{,}1\,^0/_{00}$ igen internationalen Standard-Extrakt ($0{,}2$ I.E./cm³) werden in der Regel Verdünnungen von ($^1/_{10}$) $^1/_{40}$—$^1/_{400}$ ($^1/_{1000}$) gebraucht.

Das Dosenverhältnis der höheren zu den niedrigeren Dosen ist immer $1{,}4:1$. Man kann sich die Dosisberechnung dadurch erleichtern, daß man sich bereits *vor* Versuchsbeginn von den beiden Extrakten ST und U je zwei Verdünnungsreihen herstellt, die im Verhältnis $1{,}4:1$ stehen. Man wird also z. B. zunächst den üblichen 10^{-4}-Standard-Extrakt in einer Reihe $^1/_{10}$, $^1/_{40}$, $^1/_{100}$, $^1/_{400}$ verdünnen, und ebenso wird man mit dem unbekannten Extrakt verfahren. Jede einzelne Stufe dieser beiden Reihen ST und U wird dann im Verhältnis $1:1{,}4$ weiterverdünnt, und man erhält die entsprechenden Reihen st und u. Die Glieder der Reihen st und u erhalten — trotz des Verdünnungsunterschiedes — die Verdünnungs-Bezeichnungen der entsprechenden ST- und U-Verdünnungen. Gibt man im Versuch dann die gleichen Mengen von ST und st bzw. von U und u, so resultiert ohne besondere Umrechnung immer das gewünschte Dosenverhältnis von $1{,}4:1$.

Am Ende der Vorperiode wird diejenige Dosis st ermittelt, die die kleinere Kontraktion der ersten Auswertungsgruppe auslösen soll. Die mittlere Höhe der kleinsten Kontraktion einer Auswertungsgruppe soll am Anfang des Versuches etwa $^2/_{10}$—$^4/_{10}$ *der maximalen Kontraktions-fähigkeit* (maximaler Initialtetanus) betragen, gegen Ende des Versuches bis zu $^5/_{10}$ ($^6/_{10}$). Die höchste Kontraktion soll $^7/_{10}$ am Anfang bzw. $^8/_{10}$ am Ende des Versuches nicht überschreiten. Diese obere Grenze wird kaum jemals erreicht, wenn die Dosen für die kleineren Kontraktionen richtig gewählt wurden.

Die ermittelte Dosis *st* wird durch den vorläufigen Wert für R dividiert, und man erhält die Dosis u. Die einzupipettierenden Mengen

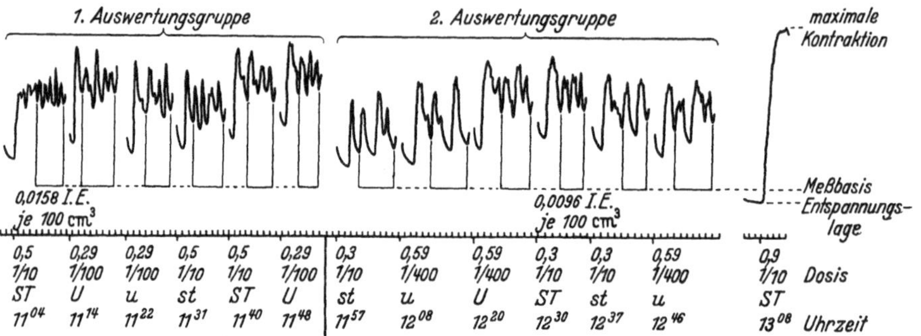

0,5	0,29	0,29	0,5	0,5	0,29	0,3	0,59	0,59	0,3	0,3	0,59	0,9	
1/10	1/100	1/100	1/10	1/10	1/100	1/10	1/400	1/400	1/10	1/10	1/400	1/10	Dosis
ST	U	u	st	ST	U	st	u	U	ST	st	u	ST	
11^{04}	11^{14}	11^{22}	11^{31}	11^{40}	11^{48}	11^{57}	12^{08}	12^{20}	12^{30}	12^{37}	12^{46}	13^{08}	Uhrzeit

Abb. 3. Zwei (kleine) Auswertungsgruppen (Original). Tiergewicht 250 g. Belastung 300 mg. Versuchsgefäß 23 cm³. $ST = 0{,}1^0/_{00}$ iger Haus-Standard-Extrakt mit 0,074 I.E. pro cm³, $st = ST/1{,}4$. U = unbekannter Extrakt, $u = U/1{,}4$. Für das Beispiel wurde absichtlich ein Versuch ausgewählt, bei dem der Uterus relativ unregelmäßige Rhythmusbewegungen und nicht sehr gutes Differenzierungsvermögen zeigte.

von ST und U entsprechen nach dem oben Gesagten den Mengen von *st* bzw. *u*.

Nach jeder Auswertungsgruppe werden die ST- bzw. *st*-Dosen um 20—40% gesenkt (je nach dem Grad der Empfindlichkeitssteigerung). Nach Korrektur des vorläufigen Wertes für R werden dann die U- bzw. *u*-Dosen für die folgende Auswertungsgruppe berechnet.

Beispiel (siehe Abb. 3): In der Vorperiode wurde ein vorläufiger Wert für das Wirksamkeitsverhältnis von 17 ermittelt. Die Dosis *st* der ersten Auswertungsgruppe soll bei 0,5 cm³ 1/10 *st* liegen. Für die 1. Auswertungsgruppe werden folgende Dosen festgesetzt:

$$\text{1. Auswertungsgruppe} \quad \left\| \begin{array}{l} st = 0{,}5 \text{ cm}^3 \, ^1/_{10} \\ ST = 0{,}5 \text{ cm}^3 \, ^1/_{10} \end{array} \right.$$

$$u = \frac{st}{\text{vorl. } R} = \frac{0{,}5 \cdot {}^1/_{10}}{17} = 0{,}029 \cdot {}^1/_{10} = 0{,}29 \cdot {}^1/_{100}$$

$$\text{1. Auswertungsgruppe} \quad \left\| \begin{array}{l} u = 0{,}29 \text{ cm}^3 \, ^1/_{100} \\ U = 0{,}29 \text{ cm}^3 \, ^1/_{100} \end{array} \right.$$

$$\text{Gruppentyp:} \quad \overline{ST} \;\; \overline{U} \quad \underset{u}{\underline{}} \;\; \underset{st}{\underline{}} \quad \overline{ST} \;\; \overline{U}$$

Für die folgende Gruppe werden wegen der Empfindlichkeitssteigerung zunächst die *st*- und *ST*-Dosen um 40% gesenkt.

$$0,5 \cdot {}^1/_{10} - 40\% = 0,3 \cdot {}^1/_{10}.$$

2. Auswertungsgruppe $\left\|\begin{array}{l} st = 0,3 \text{ cm}^3 \; {}^1/_{10} \\ ST = 0,3 \text{ cm}^3 \; {}^1/_{10} \end{array}\right.$

Die durch *u* bzw. *U* ausgelösten Kontraktionen der 1. Auswertungsgruppe waren relativ zu hoch. Deshalb wird der vorläufige Wert für R um 20% von 17 auf 20,4 erhöht.

$$u = \frac{st}{\text{vorl. } R} = \frac{0,3 \cdot {}^1/_{10}}{20,4} = 0,0147 \cdot {}^1/_{10} = 0,147 \cdot {}^1/_{100} = 0,59 \cdot {}^1/_{400}$$

2. Auswertungsgruppe $\left\|\begin{array}{l} u = 0,59 \text{ cm}^3 \; {}^1/_{400} \\ U = 0,59 \text{ cm}^3 \; {}^1/_{400} \end{array}\right.$

Mit einem Uterus lassen sich 3—6 Auswertungsgruppen schreiben. Das Unbrauchbarwerden des Präparates erkennt man an der Form der Motorik in der Endeinstellung: Bei den niedrigeren Kontraktionen wechseln Zeiten ruhiger oder fehlender rhythmischer Bewegungen mit heftigen tetanoiden Bewegungen ab. In einem etwas höheren Meßbereich (Dosen weniger stark herabsetzen!) kann man dann manchmal noch eine Auswertungsgruppe schreiben.

Manchmal verläuft bei den niedrigen Dosen die Endeinstellung nicht horizontal, sondern zeigt eine zwar langsame, aber stetig ansteigende Tendenz. Dies ist wahrscheinlich auf die oben beschriebene Empfindlichkeitssteigerung zurückzuführen, die im Schwellenbereich besonders stark in Erscheinung tritt. Man darf in einem solchen Falle die Reaktion schon bei *angenähert* horizontalem Kurvenverlauf abbrechen (nach etwa 20—25 min) und die nächste Dosis geben, ohne daß hieraus ein nicht mehr tragbarer Fehler entstünde.

Die Auswertung der Versuche.

Nach dem Fixieren wird zuerst für jede Auswertungsgruppe die gemeinsame Meßbasis eingezeichnet: Unter den Kontraktionskurven wird eine horizontale Linie in beliebiger Höhe gezogen, so daß die zu messenden Flächen eine bequeme Größenordnung erhalten. Dann werden in einem geeigneten Bereich der Endeinstellung die seitlichen senkrechten Begrenzungslinien der Meßflächen eingezeichnet, und zwar treffen die beiden Linien die Kurve jeweils in 2 Punkten, in denen sich die rhythmische Motorik des Uterus in der gleichen Bewegungsphase befand. Beide Schnittpunkte der Begrenzungslinien mit der Kurve sollen dabei in etwa der gleichen Höhe liegen. Gut geeignet als Begrenzungspunkte sind die Stellen, an denen der steile Anstieg zu einer Zacke beginnt. Bei unregelmäßiger Motorik wählt man aus den Endeinstellungskurven einer Auswertungsgruppe möglichst korrespondierende Bewegungskomplexe.

Der Abstand der beiden Begrenzungslinien soll bei regelmäßiger Motorik einem Zeitraum von mindestens 3—4 min entsprechen. Er muß um so größer sein, je unregelmäßiger die Bewegungen in der Endeinstellung sind. Das Einzeichnen dünner Linien geschieht am besten mit einer Nadel.

Bei der nun folgenden planimetrischen Messung der Flächen ist besonders darauf zu achten, daß während der Messung Kurvenpapier und Planimeterpol nicht gegeneinander verschoben werden. Das fixierte glatte Kurvenpapier ist keine sehr geeignete Lauffläche für die Meßrolle des Planimeters. Man kann folgende Anordnung treffen: Ein Bogen hartes Zeichenpapier wird an seiner oberen Kante mit einigen Reißnägeln auf der Unterlage befestigt. Das Kurvenpapier wird unter diesen Bogen bis an die Reißnägel herangeschoben, und zwar so, daß die jeweils zu messende Fläche unter dem rechten Rand des Zeichenpapiers herausragt. Die Meßrolle läuft auf dem Zeichenpapier.

Man kann die Flächenmessung auch in einer anderen Weise durchführen: Von der fixierten Kurve wird eine direkte photographische Kontaktkopie (Negativ) hergestellt. In die Kopie werden die Meßlinien eingezeichnet. Die Meßflächen werden mit der Schere ausgeschnitten und gewogen. Ihr Gewicht ist direkt proportional dem Flächeninhalt. Diese Art der Flächenmessung nimmt zwar mehr Zeit in Anspruch, hat aber den Vorteil, daß das Kopieren, Ausschneiden und Wägen von jeder beliebigen Hilfsperson durchgeführt werden kann.

Die gefundenen Flächenwerte werden durch den jeweiligen Abstand der seitlichen Begrenzungslinien dividiert. Die sich ergebenden mittleren Höhen h der Endeinstellungskurven über der Meßbasis stellt man sich am besten in der Art zusammen, wie es hier für die 2 Auswertungsgruppen des Beispiels angegeben ist*.

Auswertungsgruppe Nr.	$\dfrac{ST}{U}$	Uhrzeit	$h_{ST\,1}$; $h_{ST\,2}$; $h_{U\,1}$; $h_{U\,2}$; $h_{st\,1}$; $h_{st\,2}$; $h_{u\,1}$; $h_{u\,2}$;	h_{ST} h_{U} h_{st} h_{u}	$\dfrac{ST}{st}$	Ergebnis log R (Rechnung siehe nachstehend)
1	$\dfrac{0,5 \cdot {}^{1}/_{10}}{0,29 \cdot {}^{1}/_{100}} = 17,25$	11^{04}; 11^{40} 11^{14}; 11^{48} 11^{31} 11^{22}	4,13; 4,71 4,58; 4,96 — — — —	4,42 4,77 3,52 4,05	1,4	1,3161
2	$\dfrac{0,3 \cdot {}^{1}/_{10}}{0,59 \cdot {}^{1}/_{400}} = 20,34$	12^{30} 12^{20} 11^{57}; 12^{37} 12^{08}; 12^{46}	— — — — 2,49; 3,64 2,87; 3,58	4,23 4,34 3,07 3,23	1,4	1,3257

* Es bedeuten: h_{ST} Höhe der durch Dosis ST ausgelösten Kontraktion in Zentimeter; h_{st} Höhe der durch Dosis st ausgelösten Kontraktion in Zentimeter; h_{U} Höhe der durch Dosis U ausgelösten Kontraktion in Zentimeter; h_{u} Höhe der durch Dosis u ausgelösten Kontraktion in Zentimeter.

Die Indicies$_1$ und$_2$ beziehen sich auf die Kontraktionen der beiden äußeren Kontraktionspaare, aus denen Mittelwerte gebildet werden.

Als Rechenbeispiel sei hier die Ausrechnung der 1. Auswertungsgruppe durchgeführt.

Formel:

$$\log R = \log \frac{ST}{U} - \frac{[(h_{ST} - h_U) + (h_{st} - h_u)]}{[(h_{ST} + h_U) - (h_{st} + h_u)]} \cdot \log \frac{ST}{st}.$$

Die Überlegungen, die zur Ableitung dieser Formel führten, können bei BURN[2,5] nachgelesen werden.

$$\log R = \log 17,25 - \frac{[(4,42 - 4,77) + (3,52 - 4,05)]}{[(4,42 + 4,77) - (3,52 + 4,05)]} \cdot \log 1,4$$

$$\log R = 1,2367 - \left[\frac{-0,88}{1,62} \cdot 0,1461\right] = 1,2367 + 0,0794$$

$$\log R = 1,3161.$$

In der gleichen Weise werden auch die übrigen Auswertungsgruppen des Versuches ausgerechnet. Zur abschließenden Mittelwertsbildung werden die Logarithmen der Werte für das Wirksamkeitsverhältnis, die aus den einzelnen Auswertungsgruppen gefunden wurden, addiert und durch ihre Anzahl dividiert. (Geometrisches Mittel der Werte für R.) Der zugehörige Numerus R_M stellt das Ergebnis des Versuches dar. Für die 2 Auswertungsgruppen des Beispiels würde sich ergeben:

$$\begin{aligned} &1{,}3161 \\ + &1{,}3257 \\ \hline &2{,}6418 : 2 = 1{,}3209 \end{aligned}$$

$$\log R_M = 1,3209 \qquad R_M = 20,94.$$

Den Gehalt des unbekannten Extraktes an internationalen Einheiten erhält man, wenn man den Gehalt des Standard-Extraktes mit dem Wirksamkeitsverhältnis R_M multipliziert.

Für das Beispiel gilt dann:

$$ST = 0{,}1^0/_{00}\text{iger Haus-Standard-Extrakt mit } 0{,}074 \text{ I.E./cm}^3,$$
$$0{,}074 \text{ I.E./cm}^3 \cdot 20{,}94 = 1{,}55 \text{ I.E./cm}^3.$$

Der unbekannte Extrakt enthielte also bei Zugrundelegung dieser beiden Auswertungsgruppen 1,55 I.E. pro Kubikzentimeter.

Die Genauigkeit der Methode.

Zur Prüfung der Methode wurden Testversuche angestellt: Der Untersucher hatte die Aufgabe, den Verdünnungsgrad einer ihm unbekannten Extraktverdünnung möglichst genau festzustellen, und zwar an *einem* Versuchstag und mit *einem* Meerschweinchen (Doppelapparatur). In Tab. 1 sind die Ergebnisse dieser Testversuche zusammengestellt.

In der folgenden Tab. 2 sind die Ergebnisse der Testversuche von BACHINSKI, ALLMARK und MORRELL[1] und HAMBURGER[7] (Einzelversuche) den eigenen Testversuchen summarisch gegenübergestellt.

Tabelle 1. *Testversuche.*

Versuch Nr.	Verdünnung (richtiger Wert)	Gefundener Wert	aktueller Fehler %	Anzahl der Ausw.-Gruppen	Mittl. Abw. der Einzelwerte für R von R_M	Tiergewicht g
1	1 : 1,874	1 : 1,932	— 3,1	8	× 1,038	175
2	1 : 1,500	1 : 1,467	+ 2,2	7	× 1,030	195
3	1 : 2,500	1 : 2,392	+ 4,6	8	× 1,057	175
4	1 : 2,650	1 : 2,778	— 4,6	8	× 1,053	165
5	1 : 3,150	1 : 3,113	+ 1,2	8	× 1,066	180
6	1 : 1,733	1 : 1,736	— 0,2	5	× 1,084	175
7	1 : 1,750	1 : 1,669	+ 4,9	7	× 1,028	190
8	1 : 1,850	1 : 1,824	+ 1,4	8	× 1,049	230
9	1 : 1,900	1 : 1,875	+ 1,3	9	× 1,068	225
10	1 : 1,333	1 : 1,352	— 1,4	9	× 1,061	280
11	1 : 10,170	1 : 10,490	— 3,0	8	× 1,032	235
12	1 : 1,750	1 : 1,740	+ 0,7	7	× 1,131	270

Tabelle 2. *Vergleich der Testversuche verschiedener Autoren*
(Meerschweinchen-Methoden).

Aktueller Fehler %	BACHINSKI, ALLMARK u. MORRELL[1]	HAMBURGER[7]	eigene Versuche
± 0— 5	9	10	12
± 5—10	8	5	—
± 10—15	3	4	—
± 15—20	2	4	—
± 20—25	1	3	—
Anzahl der Testversuche . .	23	26	12

Die Vorteile der Methode liegen in der großen Genauigkeit des Einzelversuches (mittlere Abweichung der Einzelwerte für R von R_M nur selten über × 1,1) und in der Tatsache, daß die Uteri *aller* verwendeten Tiere gleichgut für die Standardisierung brauchbar sind. Ein Nachteil ist die etwas zeitraubende Auswertung der Versuche.

In der „Endeinstellung" reagiert der Uterus viel weniger empfindlich auf Histamin als im Initialtetanus. Diese Tatsache kann als Vorteil gelten bei der Standardisierung von Extrakten, die mit Histamin verunreinigt sind. Es wurde folgender Versuch angestellt: Dem $0,1^0/_{00}$igen internationalen Standard-Extrakt wurde $0,1^0/_{00}$ Histamin beigemischt. Dieser künstlich „verunreinigte" Extrakt wurde nun gegen den reinen Standard-Extrakt ausgewertet, und zwar mit dem einen Uterushorn nach der Methode von DALE und LAIDLAW, mit dem anderen Uterushorn des *gleichen* Tieres nach der hier beschriebenen Methode. Die Ergebnisse: Auswertung nach der Methode von DALE und LAIDLAW $R = 1,60$; Auswertung nach der hier beschriebenen Methode $R = 1,18$. Durch die in diesem Versuch gegebene Verunreinigung mit Histamin

wird also bei Verwendung der Initialtetani der Wert für den Hormongehalt um $+60\%$ gefälscht, bei Verwendung der „Endeinstellungen"
jedoch nur um $+18\%$.

Die angegebene Methode hat außerdem den Vorteil, daß eine Verunreinigung des unbekannten Extraktes mit Histamin sofort während
des Versuches zu erkennen ist: Ein unbekannter Extrakt ist verdächtig
auf Histaminbeimischung, wenn bei den von ihm ausgelösten Kontraktionen der Bewegungstyp des Uterus sich von den durch den Standard-
Extrakt ausgelösten deutlich unterscheidet, d. h. häufigere und stärkere
initiale Erregungen sowie frequentere rhyhtmische Motorik zeigt.

Zusammenfassung.

Der isolierte Meerschweinchenuterus reagiert auf HHL.-Extrakt mit
initialen tetanoiden Bewegungen, die nach einiger Zeit in eine „Endeinstellung" mit ruhigeren rhythmischen Bewegungen übergehen. Die
Beobachtung, daß das Unterscheidungsvermögen des Uterus für verschiedene Dosen in der Endeinstellung weit besser ist als im Initialeffekt,
führte zur Entwicklung einer Standardisierungsmethode auf dieser
Basis. Die mittleren Höhen der Endeinstellungskurven werden planimetrisch bestimmt. Vorteile der Methode sind: Größere Genauigkeit,
Verwendbarkeit aller Tiere eines bestimmten Gewichtsbereiches, geringe
Histaminempfindlichkeit.

Literatur.

[1] BACHINSKY, W. M., M. G. ALLMARK and MORRELL: Canad. J. of Research
23/E, 126 (1945). — [2] BURN, J. H.: Biologische Auswertungsmethoden, S. 37.
Berlin: Springer 1937. — [3] BURN, J. H.: Biologische Auswertungsmethoden, S. 50.
Berlin: Springer 1937. — [4] BURN, J. H.: Biologische Auswertungsmethoden, S. 52.
Berlin: Springer 1937. — [5] BURN, J. H.: Biological Standardisation, S. 17, 185,
212. Oxford University Press 1950. — [6] DALE, H. H., and LAIDLAW: J. of
Pharmacol. 4, 75 (1912). — [7] HAMBURGER: Acta Pharmacol. a. Toxicol. 1, 112
(1945). — [8] HOLTON, P.: Brit. J. of Pharmacol. 3, 328 (1948). — [9] KNAFFL-LENZ,
E.: Abderhaldens Handb. d. biol. Arbeitsmethoden, Abt. IV Teil 7B, S. 1521
(1925). — [10] TRENDELENBURG, P.: Arch. exper Path. u. Pharmakol. 138, 301 (1928).

Prof. Dr. Dr. WERNER KOLL, Göttingen. Standard-Abteilung der Med. Forschungsanstalt der Max-Planck-Gesellschaft zur Förderung der Wissenschaften.

Arch. exper. Path. u. Pharmakol., Bd. 215, S. 148—162 (1952).

Aus dem Pharmakologischen Institut der Freien Universität Berlin
(Direktor: Prof. Dr. W. Heubner).

Zur Lösung metallischen Eisens im Magen-Darmkanal *.

Von
Herbert Wendel.

Mit 1 Textabbildung.

(Eingegangen am 23. Januar 1952.)

Die Richtigkeit der allgemeinen Ansicht, daß metallisches Eisen im Magen-Darm-Kanal ausschließlich durch die Magensalzsäure gelöst wird, erscheint aus mehreren Gründen zweifelhaft. Einmal spricht die klinische Erfahrung dagegen. Namhafte Kenner der Blutkrankheiten (Naegeli, Morawitz, Faber, Minot, Seyderhelm, Schulten u. a.) haben immer wieder betont, daß bei der Behandlung von Eisenmangelanämien mit metallischem Eisen zur Sicherung eines therapeutischen Effektes entschieden hohe Dosen (bis zu 6—10 g Ferrum reductum täglich) gegeben werden müssen. Wird das Metall nur durch die Magensalzsäure gelöst, dann ist die Notwendigkeit so hoher Dosen unverständlich.

Nach den Angaben der Physiologie entspricht der Magensaft einer n/10 Salzsäurelösung mit einem p_H von ungefähr 1. Dieser Wert gilt für reinen, aus Magenfisteln gewonnenen Magensaft. Im Mageninhalt, wie er nach Nahrungsaufnahme vorhanden ist, ist die Acidität geringer. Durch den bei der Nahrungsaufnahme verschluckten Speichel, durch Schleim, durch die Eiweißkörper und Basen des Verdauungsbreies wird ein Teil der HCl gebunden bzw. sie wird verdünnt[1, 2]. So entspricht die Salzsäure im Magenbrei tatsächlich einer n/100 HCl-Lösung mit einem p_H von 2[3], was auch mit dem p_H-Optimum des Pepsins übereinstimmt. 1½ Liter Magensaft — die durchschnittliche Tagesproduktion eines erwachsenen Menschen — könnten bei diesem Säurewert in 24 Std knapp ½ g metallisches Eisen in das lösliche Ferrochlorid umwandeln. Dabei ist nicht berücksichtigt, daß in praxi das Eisen nur zu bestimmten Zeitpunkten und relativ selten gegeben wird, so daß eine beträchtliche Menge der in 24 Std produzierten HCl für eine Einwirkung auf das Eisen nicht in Frage kommt, und weiterhin, daß eine einmal zugeführte Eisenmenge wegen der Weiterbeförderung des Mageninhaltes mit der für die Lösung zur Verfügung stehenden Salzsäure nur begrenzte Zeit in Berührung ist. Wenn auch diese Einflüsse quantitativ nicht zu erfassen sind, so kann doch als sicher angenommen werden, daß die Menge an metallischem Eisen, die bei Durchführung der Eisentherapie durch die Magensalzsäure gelöst werden kann, beträchtlich unter obigem Wert liegt.

Wenn also die Magensalzsäure in 24 Std höchstens nur Bruchteile eines Grammes von metallischem Eisen zu lösen vermag und die HCl

---

* Herrn Professor Dr. W. Heubner zum 75. Geburtstag gewidmet.

das alleinige Lösungsmittel ist, dann ist es unverständlich, warum Eisendosen, die weit über diese Menge hinausgehen, eine bessere Wirkung haben als kleinere Dosen.

Eine Erklärung für diesen Widerspruch glaubte BAUER[4] in der Feststellung gefunden zu haben, daß mit steigender Eisenmenge bei gleicher Säuremenge das Metall schneller gelöst wird. Da die Resorptionsmöglichkeit im Magen-Darm-Kanal zeitlich begrenzt ist, soll somit die bessere Wirksamkeit großer Eisendosen auf dem steileren Anstieg der Zeit-/Lösungskurve beruhen.

Es liegen aber überzeugende Beobachtungen vor — und das ist der zweite Einwand —, nach denen auch bei Fehlen der Magensalzsäure mit metallischem Eisen eine deutliche Heilwirkung erzielt werden kann.

So berichtet SCHULTEN[5], daß bei einer Patientin mit achylischer Chloranämie mit nachgewiesen fehlender Magensalzsäure 10 g Ferrum reductum täglich zur Heilung führten. KAZNELSON, REIMANN und WEINER[6] beobachteten in mehreren Fällen von achylischer Chloranämie, wo im ausgeheberten Magensaft keine freie Salzsäure nachweisbar war, daß mehrere Gramm von Ferrum reductum täglich eine zur Heilung führende Blutregeneration bewirkten, ohne daß zusätzlich Salzsäure gegeben worden wäre. REIMANN, FRITSCH und KOHN[7] betonen, daß bei ihren Patienten metallisches Eisen trotz mangelnder Magensäure zu einem „oft bedeutenden" Anstieg des Bluteisenspiegels führte. Weiter berichteten HEILMEYER und PLÖTNER[8] über sicher beobachtete Eisen-Resorption nach Ferrum-reductum-Gaben bei Achylie. Nach REIMANN und FRITSCH[9] wird der Anstieg des Bluteisenspiegels bei Anämischen nach Ferrum reductum von einem Vorhandensein oder Fehlen der Magensalzsäure überhaupt nicht beeinflußt. Im ausgeheberten Mageninhalt von Normaziden war zwar von zugesetztem Ferrum reductum nach 30 min deutlich mehr in die Ferroform übergeführt als bei Anaziden, bei der Behandlung von anämischen Patienten zeigte sich aber, daß der Bluteisenspiegel auf Ferrum reductum bei Norm-, An- und Hyperaciden in die Höhe ging; in den angeführten Fällen bei Anacidität sogar um durchschnittlich 25% mehr als bei Hyperacidität.

Bei einer Patientin mit achylischer Chloranämie wurde Ferrum reductum in Kapseln zugeführt, die sich erst im alkalischen Darmsaft lösten und dann ihren Inhalt freigaben, so daß also eine Berührung mit eventuell vorhandener Magensäure auf alle Fälle ausgeschlossen war. Einige Tage nach derartiger Zufuhr von 5 g trat eine deutliche Hb-Neubildung auf.

Auch SKOUGE[10] fand bei Verfolgung des Serumeisenspiegels nach Ferrum reductum-Zufuhr bei Versuchspersonen mit verschiedenem Säuregrad, daß auch bei totaler, histaminrefraktärer Achylie eine den Verhältnissen bei Norm- oder Hyperacidität durchaus vergleichbare Eisenresorption erfolgt, wenn auch nur in vereinzelten Fällen.

An der Tatsache, daß metallisches Eisen innerhalb des Verdauungskanales nicht *nur* durch die Magensalzsäure gelöst werden kann, ist demnach nicht zu zweifeln. Offen bleibt die Frage nach den quantitativen Verhältnissen. Nach den erwähnten klinischen Beobachtungen scheint Salzsäure, ja überhaupt saure Reaktion mitunter nicht notwendig zu sein. Zur näheren Klärung dieser Frage wurden die nachstehend beschriebenen Versuche durchgeführt*.

---

* Auf die dem entgegenstehende bekannte klinische Erfahrung, daß man bei Achylien recht häufig erst bei gleichzeitiger HCl-Zufuhr eine Wirkung von metallischem Eisen sieht, wird am Schluß näher eingegangen.

I.

Versuche.

Es sollte zunächst einmal festgestellt werden, ob bei der Passage des Verdauungskanales metallisches Eisen stöchiometrisch über die Salzsäure hinaus gelöst wird und in welchem Ausmaß das der Fall ist. Gleichzeitig wurde durch Verabreichung verschiedener Dosen erforscht, ob eine Beziehung zwischen der Menge des zugeführten und des davon gelösten Eisens besteht. Zur Feststellung der gelösten Eisenmenge wurde die Differenz zwischen dem oral gegebenen und mit den Faeces wieder ausgeschiedenen metallischen Eisen bestimmt. Im Kot erscheinen zwar neben dem nicht gelösten Metall noch unlösliche Eisenverbindungen. Da diese aber, soweit sie aus dem zugeführten Metall stammen, nur entstanden sein können, nachdem das Metall einmal in eine lösliche Form übergeführt worden war, stellt die Differenz zwischen dem zugeführten und wieder ausgeschiedenen Metall Eisen dar, das einmal gelöst war und so auch die Voraussetzung zur Resorption hatte. Zur Feststellung eines eventuellen Einflusses der Nahrung wurden Versuche der gleichen Art bei verschiedener Ernährung durchgeführt. In Experimenten mit Faeces bzw. wäßrigen Extrakten daraus in vitro wurde versucht, näheres über die im Magen-Darm-Kanal außer der Salzsäure noch in Betracht kommenden Lösungsfaktoren zu erfahren.

Methode: Die Versuche wurden an Ratten im Gewicht von 180—200 g vorgenommen. Die Tiere waren schon einige Tage vor Beginn der Versuche auf das gleiche Futter gesetzt worden und wurden einzeln in Glasaquarien gehalten. Sie bekamen am gleichen Tag verschiedene Dosen von Ferrum reductum, das nach Analyse mit der Sublimatmethode nach Wilmer-Merck (siehe Treadwell, Kurz. Lehrbuch der analytischen Chemie, Bd. II, S. 527, Leipzig und Wien 1923) 91,8% metallisches Eisen enthielt. Kleine Pillen wurden mit einer Pinzette so weit in den aufgesperrten Rachen gebracht, daß sie nach Wegnahme der Sperre sofort in toto geschluckt wurden. Zerkauen und damit verbundene unkontrollierbare Verluste wurden so verhindert. Für das Sammeln des Kotes, der zur quantitativen Bestimmung des darin enthaltenen metallischen Eisens benötigt wurde, hat es sich am zweckmäßigsten erwiesen, den Boden der Aquarien ½ cm hoch mit feinem, trockenem Sägemehl zu bestreuen. Die abgesetzten Kotportionen wurden davon sofort eingehüllt und getrocknet. So wurde Luftoxydation des im Kot enthaltenen Metalls und ein Verschmieren vermieden. Auf diese Weise konnte der Kot quantitativ durch Absuchen des Sägemehls mit einer Pinzette gesammelt werden. Dieses Vorgehen erwies sich dem üblichen Verfahren gegenüber, wo die Tiere auf Drahtnetzen gehalten werden, überlegen, da Kotteile am Netz hängen bleiben, antrocknen und Ungenauigkeiten unvermeidlich sind. Das Sägemehl hatte den weiteren Vorteil, daß der Harn sofort nach Entleerung aufgesaugt wurde, so daß Faeces und Urin nicht vermischt wurden. Der Kot wurde bis 5 Tage nach der letzten Eisengabe gesammelt und auf seinen Gehalt an metallischem Eisen analysiert. Durch vorherige Versuche war festgestellt worden, daß das im Darm nicht gelöste Metall nach dieser Zeit sicher ausgeschieden ist.

Die quantitative Bestimmung des in den Faeces enthaltenen Metalls erwies sich schwieriger, als zunächst anzunehmen war. Mit den einfachen Methoden —

magnetische Extraktion und Zentrifugieren — ließ sich das Metall nicht mit der gewünschten Genauigkeit von dem Kot trennen. Gegen die magnetische Extraktion des Eisens, wie sie FOLKMAR und ULRICH[11] vorgenommen haben, ist grundsätzlich einzuwenden, daß das im Ferrum reductum enthaltene säureunlösliche Eisen(II,III)-Oxyd auch in den Faeces erscheint und, da es ebenfalls magnetisch ist, mit dem Metall extrahiert wird, so daß eine exakte Bestimmung des Metalls durch Wägen nicht möglich ist. Abgesehen davon gelang es nicht, mit dieser Methode die feinen, mit den Faeces innig vermischten Eisenpulverteilchen restlos zu erfassen. Die von den Autoren vorgenommene Auflösung der organischen, das Eisen umhüllenden Kotbestandteile mit Kalilauge bedingt wegen schneller Oxydation des Eisens ebenfalls zu große Ungenauigkeiten. Beim Zentrifugieren sedimentierten sowohl Kotteile mit den eingeschlossenen Eisenpartikeln, wie auch Eisen in den oben schwimmenden Kotmassen eingeschlossen blieben. Auch die Verwendung von Suspensionsmedien, wie Tetrachlorkohlenstoff, Chloroform, Glycerin, die spezifisch schwerer als Wasser, die Trennung der schweren Eisenteile von den leichten Kotteilen im Schwerefeld der Zentrifuge begünstigen sollten, hatte nicht den erwarteten Effekt. Bei der Suche nach einem geeigneten chemischen Verfahren mußte einmal beachtet werden, daß nur das in metallischer und nicht in anderer Form vorliegende Eisen bestimmt werden sollte, was alle Veraschungsmethoden ausschloß. Es sollte weiter eine schmutzig verfärbte Kotsuspension analysiert werden, so daß colorimetrische Verfahren nicht angewandt werden konnten.

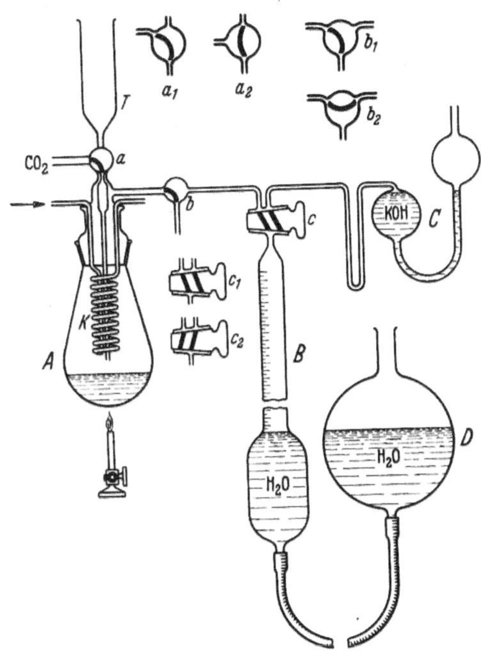

Abb. 1. *A* Reaktionsgefäß (etwa 150 cm³) mit Schliffansatz, *B* Meßbürette, *C* Absorptionspipette (HEMPEL-Pipette) mit 50%iger KOH gefüllt. *A*, *B* und *C* sind durch weites Capillarrohr und Druckgummimuffen miteinander verbunden. *D* Hebebirne mit Wasser gefüllt, *K* Kühler, *T* Einfülltrichter, *a*, *b* Dreiweghähne mit 120°-Bohrung, *c* Zweiweghahn. *a₁*, *a₂*, *b₁*, *b₂*, *c₁*, *c₂* verschiedene Hahnstellungen.

Als Ergebnis der verschiedenen versuchten Wege hat sich das nachstehend beschriebene Verfahren als brauchbar erwiesen. Alle den angegebenen Ergebnissen zugrunde liegende Analysen wurden danach ausgeführt.

Das Prinzip dieser Methode: Das metallische Eisen in den Faeces wird durch Behandlung mit heißer Salzsäure und volumetrischer Messung des entsprechend der Reaktion

$$\mathrm{Fe} + 2\,\mathrm{HCl} = \mathrm{FeCl_2} + \mathrm{H_2}$$

frei werdenden Wasserstoffs bestimmt. Zur restlosen Erfassung des Eisens reichte auch vielstündiges Schütteln nicht aus. Erst nach Hydrolyse der organischen Kotbestandteile durch zusätzliches Erhitzen kam das gesamte Eisen in etwa 20—30 min zur Umsetzung, was durch Versuche mit Kot normaler Tiere und eingewogenen Ferrum reductum-Mengen kontrolliert wurde. Der gesamte lufttrockene Kot einer Ratte aus einer Versuchsperiode wurde im Mörser zerrieben, gewogen und ein Teil davon analysiert. Aus dem gefundenen Wert wurde sodann die im gesamten Kot enthaltene Menge metallischen Eisens berechnet. Die Abb. 1 gibt die benutzte Apparatur schematisch wieder.

Im einzelnen verlief der Gang einer Analyse folgendermaßen: Absorptionspipette und Verbindung B-C sind bis zum Hahn c mit Kalilauge, die Meßbürette und Verbindung B-A bis zu Hahn b mit Wasser aus der Hebebirne gefüllt. Hahnstellungen a_1, b_1, c_1. — 4 g des Kotpulvers wurden mit 10 cm³ Wasser zu einem Brei angerührt und in das abgenommene Reaktionsgefäß A gebracht, das dann über den gefetteten Schliff luftdicht mit der Apparatur verbunden wurde. Dann wurde aus einem Kippapparat Kohlensäure über Hahn a (Einstrom) und b (Ausstrom) solange durch die Apparatur geleitet, bis sämtliche Luft aus A und der Verbindung A-B vertrieben war, was dadurch festgestellt wurde, daß gelegentlich Gas aus A über B so oft in C eingeleitet wurde, bis es von der Kalilauge vollständig absorbiert wurde. War die Apparatur luftfrei, wurde der CO_2-Zustrom an Hahn a unterbrochen und gleichzeitig A mit der Bürette B über Hahnstellung b_2 verbunden. Durch den Trichter T wurden sodann über a_2 40 cm³ konzentrierte Salzsäure bis auf einen kleinen Rest, so daß keine Luft mitkam, in A gefüllt und Hahn a wieder geschlossen. Die Hebebirne D war dabei tiefgestellt. Der Inhalt von A wurde unter häufigem Schütteln zum Sieden gebracht, wobei sich die Kohlensäure und freiwerdenden Gase in A und B ausbreiteten. Nach 45 min wurde die Wärmezufuhr unterbrochen und durch Einfüllen von Wasser durch T das gesamte Gas aus A und der Rohrverbindung A-B in die Meßbürette B und von hier nach Umstellung des Hahnes c zu c_2 durch Heben der Birne D in die Absorptionspipette verdrängt. Diese wurde einige Zeit geschüttelt, nach Zurückholen des nicht absorbierten Gases in die Meßbürette sein Volumen bestimmt und dies mehrmals wiederholt, bis sich das Gasvolumen nicht mehr änderte. Die gefundene Wasserstoffmenge wurde dann unter Berücksichtigung von Temperatur und Luftdruck in Gewichtsteile metallisches Eisen umgerechnet.

Die Menge des aus dem Wasser, der Salzsäure und dem Kot freiwerdenden Gases, die die Kalilauge nicht absorbierte, entsprach nach Blindversuchen im Mittel 7,8 mg Eisen. Diese Zahl war dann als Leerwert von den ermittelten Eisenwerten abzuziehen. Nach Kontrolluntersuchungen mit Ferrum reductum-Einwaagen läßt sich auf diese Weise das metallische Eisen mit einem Fehler von $\pm 0{,}5\%$ genau bestimmen.

Als günstigste Dosen haben sich Einzelmengen von 10—100 mg Ferrum reductum erwiesen. Damit ließ sich die Gesamtdosis in einer bestimmten Zeit weitgehend variieren. Die Steigerung der Gesamtdosis wurde durch das Auftreten von gastro-intestinalen Störungen begrenzt, die sich in diarrhoischen Erscheinungen bis zur Entleerung von dünnflüssigen Stühlen äußerten. Daher sind Resultate, die mit täglichen Dosen von etwa 300 mg und mehr erhalten wurden, mit solchen bei geringerer Dosierung nicht mehr streng quantitativ vergleichbar.

Ergebnisse.

Die Versuche wurden an Serien von mehreren Ratten durchgeführt. Die in den Tabellen angegebenen Gesamtmengen Ferrum reductum wurden bei den einzelnen Versuchsserien in verschiedenen Zeiträumen gegeben. So bekamen die Tiere in Tab. 1, die die Ergebnisse einer solchen Serie wiedergibt, die angegebene Einzeldosis 2 mal täglich 5 Tage lang.

Tabelle 1.

Nr. der Ratte	Verabreichte Fe-Menge		Mit d. Faeces wieder aus-geschied. met. Fe in mg	Im Magen-Darm gelöst. met. Fe mg	Gelöst. Fe in % d. zuge-führten
	als Fe red. mg	als met. Fe mg			
1	10 × 10 = 100	91,8	16,0	75,8	82,6
2	10 × 25 = 250	229,5	41,0	188,5	82,2
3	10 × 50 = 500	459,0	115,0	344,0	74,9
4	10 × 100 = 1000	918,0	283,0	635,0	69,2

Tab. 2 und 3 zeigen 2 Versuchsserien, wo Ferrum reductum nur an einem Tag gegeben worden war.

Tabelle 2.

Nr. der Ratte	Verabreichte Fe-Menge		Mit d. Faec. wieder aus-geschied. met. Fe in mg	Im Magen-Darm gelöst. met. Fe mg	Gelöst. Fe in % d. zuge-führten
	als Fe red. mg	als met. Fe mg			
5.	3 × 10 = 30	27,5	2,5	24,0	87,3
6	3 × 25 = 75	68,8	15,0	53,8	78,2
7	3 × 50 = 150	137,7	35,5	102,2	74,3
8	3 × 100 = 300	275,4	107,1	168,3	61,2

Tabelle 3.

Nr. der Ratte	Verabreichte Fe-Menge		Mit d. Faec. wieder ausge-schied. met. Fe in mg	Im Magen-Darm gelöst. met. Fe mg	Gelöst. Fe in % d. zu-geführten
	als Fe red. mg	als met. Fe mg			
9	3 × 10 = 30	27,5	1,3	26,2	95,3
10	3 × 25 = 75	68,8	13,7	55,1	80,1
11	3 × 50 = 150	137,7	45,6	92,1	66,9
12	3 × 75 = 225	206,5	66,1	140,4	68,0
13	3 × 100 = 300	275,4	65,7	209,7	76,1

In den angegebenen Versuchen waren die Tiere nur mit Hafer ge-füttert worden. Zur Feststellung, ob und inwieweit die Art des Futters einen Einfluß auf die Lösung des Eisens hat, wurden einige Versuche bei Eiweißernährung durchgeführt. Die Tiere wurden schon einige Tage vor Verabreichung des Eisens ausschließlich mit Abfallfleisch gefüttert. Tab. 4 gibt die Ergebnisse aus einer solchen Serie wieder.

Tabelle 4.

Nr. der Ratte	Verabreichte Fe-Menge		Mit. d. Faec. wieder aus-geschied. met. Fe in mg	Im Magen-Darm gelöst. met. Fe mg	Gelöst. Fe in % d. zu-geführten
	als Fe red. mg	als met. Fe mg			
14	3 × 10 = 30	27,5	4,8	22,7	82,5
15	3 × 25 = 75	68,8	13,1	55,7	80,8
16	3 × 50 = 150	137,7	32,4	105,3	76,6
17	3 × 75 = 225	206,5	37,8	168,7	81,3
18	3 × 100 = 300	275,4	57,2	218,2	79,3

Von der in 24 Std produzierten Magensalzsäure einer 200 g schweren Ratte können bei der Annahme, daß die Menge ihres Magensaftes zu der des Menschen im gleichen Verhältnis wie die Körpergewichte steht und daß er die gleiche Acidität hat, bestenfalls einige Milligramm Eisen gelöst werden. Auch hier gilt das bereits über die Verhältnisse beim Menschen Gesagte, daß nämlich in vivo von oralem Eisen sicher weit weniger durch die Magensalzsäure gelöst werden kann, als sich bei stöchiometrischer Berechnung ergibt.

II.

Die Ergebnisse zeigen, daß tatsächlich im Verdauungstrakt über die Salzsäure des Magens hinaus metallisches Eisen gelöst werden kann. Wenn auch die der gleichen Dosis entsprechenden Mengen an gelöstem Eisen bei verschiedenen Tieren variieren, so zeigen doch alle Versuchsreihen eine gewisse Abhängigkeit der gelösten Menge von der zugeführten: die gelöste Menge nimmt mit steigender Dosis zu, relativ zur Dosisgröße wird sie aber meist etwas geringer. Die naheliegende Frage, bei welcher Dosis ein Lösungsmaximum erreicht wird, konnte aus den besprochenen Gründen nicht untersucht werden.

Diarrhöe bei großen Dosen war übrigens die einzige beobachtete intestinale Störung. Von einer obstipierenden Wirkung des Ferrum reductum, wie sie in Lehrbüchern oft erwähnt wird, wurde nichts gesehen. Es ist möglich, daß die Ansicht über die stopfende Wirkung des Ferrum reductum aus einer Zeit stammt, wo wesentlich kleinere Mengen gegeben wurden. Bei den heute üblichen großen Dosen und der hier festgestellten hohen Löslichkeit von Ferrum reductum entstehen offenbar im Darm so hohe Konzentrationen von Eisenverbindungen, daß eine reizende und peristaltikanregende Wirkung zustande kommt[12], die den mit der Bindung des Schwefelwasserstoffes verbundenen obstipierenden Effekt, der bei kleinen Dosen auftritt, überkompensiert.

Die Ergebnisse der Versuche bei Eiweißernährung sind grundsätzlich die gleichen wie bei ausschließlicher Fütterung mit Hafer. Die Lösungskraft für das Metall scheint demnach durch einen Überschuß an Eiweiß oder Kohlenhydraten in der Nahrung nicht beeinflußt zu werden.

Zur Erklärung der, wie oben erwähnt, schon wiederholt beobachteten Tatsache, daß zur Lösung metallischen Eisens im Intestinaltrakt die Salzsäure nicht unbedingt erforderlich ist, haben vor allem Starkenstein[13] und seine Mitarbeiter auf eine Reihe von Faktoren hingewiesen.

So wurde den im Magen noch vorkommenden organischen Säuren und sauren Valenzen verschiedener Salze (z. B. saurer Phosphate) eine gewisse Bedeutung zugeschrieben. Reimann und Fritsch[9] haben zur Erklärung ihrer Beobachtung, daß Eisen auch im Dünndarm Lösungsmöglichkeiten finden muß, auf die Reaktionsverhältnisse in den tieferen Darmabschnitten hingewiesen, wo nach neueren Untersuchungen zumindest zeitweise und von der Speisenaufnahme und Verdauungstätigkeit abhängend saure Reaktion (p_H 4,5—6,5) herrschen soll, die sich bis ins Ileum erstrecken kann. Im Dickdarm herrscht zwar in der Regel eine schwach alkalische Reaktion, die aber auch saure p_H-Werte von 4,4—6,0 erreichen kann. Es wurde angenommen, daß die im Dünndarm sezernierten organischen Säuren, vor allem die Gallensäuren, eine Lösung von Eisenmetall bewirken können. Ferner wird für möglich gehalten, daß selbst bei alkalischer Reaktion im Darm, da dieselbe minimal sei und mehr durch Puffer als freie Hydroxyde zustande käme, also stets alkalische und saure Valenzen vorhanden seien, Eisen gelöst werden könne. Daraus würde die Beobachtung von REIMANN und FRITSCH, daß alkalisch reagierende Faeces aus metallischem Eisen diffusible Ferro-Ionen freimachen, verständlich. In dem von Eisensulfid schwarz gefärbten Stuhl sind nach STARKENSTEIN immer noch freier Schwefelwasserstoff und damit auch freie saure Valenzen vorhanden, welche auch bei alkalischer Reaktion mit dem Eisensulfid in einem Gleichgewichtsverhältnis stehen. Durch die Wechselwirkung zwischen FeS und H_2S könnten so intermediär immer freie Ferro-Ionen entstehen.

Diese Faktoren dürften die Tatsache an sich, daß über die Salzsäure hinaus Eisen im Verdauungskanal gelöst werden kann, verständlich machen. Es ist aber unwahrscheinlich, daß sie allein mengenmäßig eine solche Rolle spielten, daß damit die Versuchsergebnisse erklärt werden könnten. Das Überraschende daran ist vor allem das Ausmaß, in dem Eisen gelöst wird. Die gelösten Mengen überschreiten das stöchiometrische Verhältnis zur Salzsäure um das Hundertfache und mehr, so daß der Eindruck entsteht, als ob die Salzsäure quantitativ nur eine untergeordnete oder überhaupt keine Rolle spielte. Es liegt die Annahme nahe, daß es sich dabei um einen von der üblichen Lösung in Säure verschiedenen Prozeß handelt.

Die Lösung von Eisen ist immer ein Übergang von der atomaren in die Ionenform unter Abgabe von Elektronen, d. h. eine Oxydation:

$$Fe \rightarrow Fe^{+2} + 2\,e^-.$$

Es betätigt sich dabei ein galvanisches Element, an dessen Anode das Metall unter Elektronenabgabe als Ferroion frei wird und an dessen Kathode das Oxydationsmittel durch die Bindung der Elektronen wirksam wird. Demnach können alle die Stoffe Eisen lösen, die Elektronen aus dem Metall aufzunehmen vermögen. Das Problem der Lösung von Eisen ist somit eine Frage des geeigneten Elektronenacceptors.

Als solcher spielt im allgemeinen Sauerstoff die größte Rolle. Seine Wirkung bei der Eisenoxydation kann etwa folgendermaßen formuliert werden:

$$Fe + O \rightarrow Fe^{+2} + O^{-2} \tag{1}$$

$$O^{-2} + H_2O \rightarrow 2\,(OH)^-. \tag{2}$$

Steht der Sauerstoff unbegrenzt zur Verfügung, dann geht der Prozeß zum 3-wertigen Eisen weiter:

$$Fe^{+2} + {}^1/_2O \rightarrow Fe^{+3} + {}^1/_2O^- \tag{3}$$

$${}^1/_2O^- + {}^1/_2\,H_2O \rightarrow (OH)^-. \tag{4}$$

Eisen steht demnach in der 3-wertigen Form mit Sauerstoff im Gleichgewicht. Daß im Verdauungskanal, wie aus der resorptiven Wirkung ersichtlich ist, aus metallischem Eisen nicht nur kein Fe(III) entsteht, sondern Fe(III)-Verbindungen zu solchen mit 2-wertigem Eisen reduziert werden (Starkenstein[11]), zeigt, daß Sauerstoff im Darmlumen nur begrenzt, wenn überhaupt, vorhanden ist. Damit stimmt überein, daß das Redoxpotential im Magen-Darm-Kanal mit $+80$ bis $+160$ mV[12] zwischen dem des metallischen Eisens (-440 mV) und des Ferri-Ions ($+771$ mV) liegt, woraus schon hervorgeht, daß der Magen-Darm-Kanal auf metallisches Eisen oxydierend, auf 3-wertiges dagegen reduzierend wirken muß. Aber trotz des Fehlens von gasförmigem Sauerstoff wird ein Teil des Metalls im Darm durch den Sauerstoff der Oxydschicht auf der Oberfläche angegriffen, zumal dieser Prozeß bis zu p_H 10 von der Reaktion unabhängig ist[15]. Bei der durch die Pulverform des Ferrum reductum bedingten weitgehenden Oberflächenvergrößerung und der dauernden Durchmischung bei der Darmpassage spielt dieser Vorgang mengenmäßig eine weit größere Rolle, als dies bei kompaktem Eisen der Fall ist.

Über die Rolle des Sauerstoffes geben Parallelversuche einen Anhalt, die mit wäßrigem Kotextrakt und Wasser an der Luft und bei Sauerstoffausschluß vorgenommen wurden.

15 g lufttrockener Rattenkot wurde zu einem feinen Pulver zerrieben und mit 100 cm³ Wasser extrahiert. Zu 10 cm³ des Extraktes, der ein p_H von 6,6 hatte, wurden 100 mg Ferrum reductum gegeben und nach einigem Schütteln 24 Std stehen gelassen. In einem anderen Versuch wurde vor Zugabe des Ferrum reductum durch mehrstündiges Durchleiten von Stickstoff die Luft ausgetrieben und das Reaktionsgemisch unter Luftabschluß gehalten. Parallelversuche mit reinem Wasser wurden unter den gleichen Bedingungen angesetzt. Tab. 5 zeigt die Ergebnisse:

Tabelle 5.

Bedingung	Fe red. mg	Met. Fe mg	Nach 24 Std noch vorhand. met. Fe in mg	Gelöst. met. Fe mg	Gelöst. Fe in % des zugesetzten
An der Luft					
Kotextrakt. .	100	91,8	63,1	28,7	30,8
Wasser . . .	100	91,8	87,1	4,7	5,1
Sauerstoffrei					
Kotextrakt. .	100	91,8	76,5	15,3	16,7
Wasser . . .	100	91,8	91,3	0,5	0,5

Auch wäßriger Extrakt aus den Faeces löst demnach wesentlich mehr Eisen als Wasser, bei dem nur der Luftsauerstoff und der auf dem Eisen vorhandene Oxydsauerstoff wirksam sein konnten. Unter der Abwesenheit von gasförmigem Sauerstoff sinkt die Lösung in Wasser stark ab und auch die Wirkung des Kotextraktes wird deutlich vermindert. Sie liegt aber immer noch wesentlich höher als die von Wasser bei Sauerstoffgegenwart. Es müssen somit außer dem Oxydsauerstoff noch andere Faktoren wirksam sein.

Als solche kommen vor allem Wasserstoff-Ionen in Frage. Protonen greifen Eisen nach dem Vorgang an:

$$Fe + 2\,H^+ \rightarrow Fe^{+2} + H_2.$$

Die Arbeit, die zur Ionisation des Metalls aufzuwenden ist, d. h. die Leichtigkeit, mit der das atomare Eisen Elektronen abzugeben vermag, ist durch die Potentialdifferenz des Metalls gegenüber einer Lösung von Fe(II)-Ionen gegeben. Sie wird nach der NERNSTschen Formel (bei 25° C)

$$E_{Fe} = E^0_{Fe} + \frac{0{,}059}{2} \log [Fe^{+2}] \qquad (1)$$

durch die Konzentration der Fe(II)-Ionen bestimmt. Da das Normalpotential des Eisens E_{Fe} negativ ist, wird der „Lösungsdruck" des Eisens um so höher, je geringer die Fe^{+2}-Konzentration ist. Mit abnehmender Ionenkonzentration wird das Metall unedler und umgekehrt. Die Potentialdifferenz ist dafür ein zahlenmäßiger Ausdruck. Für die Vereinigung von Protonen mit Elektronen (Entionisierung des Wasserstoffs) gilt entsprechend:

$$E_H = E^0_H + 0{,}059 \log [H^+]. \qquad (2)$$

Je stärker die Wasserstoff-Ionenkonzentration ist, desto größer ist die „Entladungstendenz", d. h. um so leichter und schneller nehmen die Protonen Elektronen auf. Bei der Lösung von Eisen durch Protonen wird demnach die Geschwindigkeit der Reaktion durch die Potentialdifferenz zwischen Wasserstoff und Eisen bestimmt, die sich aus Subtraktion von Gleichung (1) von (2) ergibt:

$$E = E_H - E_{Fe} = E^0_H + 0{,}059 \log [H^+] - E^0_{Fe} - \frac{0{,}059}{2} \log [Fe^{+2}] =$$
$$= E^0_H - E^0_{Fe} + \frac{0{,}059}{2} \log \frac{[H^+]^2}{[Fe^{+2}]}. \qquad (3)$$

Die Reaktionsgeschwindigkeit hängt also vom Verhältnis der Konzentrationen der Fe(II)-Ionen und Wasserstoff-Ionen ab. Da bei der Reaktion erstere immer mehr zu- und letztere abnimmt, wird die Potentialdifferenz immer geringer, bis sie ganz verschwindet. Entsprechend wird der Lösungsvorgang bis zum Stillstand verlangsamt. Bei einem bestimmten Verhältnis von $[Fe^{+2}]$ zu $[H^+]$ herrscht Lösungsgleichgewicht.

Bei einer gegebenen Wasserstoffionenkonzentration kann die Einstellung des Gleichgewichtes durch Niedrighalten der Fe^{+2}-Konzentration verhindert und so der Lösungsvorgang unterhalten bzw. die Verlangsamung der Lösungsgeschwindigkeit vermieden werden. Daher kann auch bei niedriger Protonenkonzentration wie in neutralem oder alkalischem Milieu Eisen relativ schnell gelöst werden. So löst z. B. konzentrierte Natronlauge trotz ihrer außerordentlich niedrigen H^+-Konzentration metallisches Eisen stärker als z. B. eine n-Säure, da durch die Bildung von Hydroxoferrat(II) die Fe^{+2}-Konzentration gleichzeitig auf einen minimalen Betrag heruntergedrückt wird. Eisen hat gegenüber der NaOH immer noch ein negatives Potential von -86 mV [16]. Im Verdauungstrakt sind Möglichkeiten zu einem Abfangen der freien Fe^{+2} in den Eiweißen, Eiweißspaltprodukten, Aminosäuren und anderen organischen Säuren durch Bildung von Komplexen oder auch von Doppelsalzen mit anorganischen Salzen reichlich gegeben, soweit nicht schon durch Resorption Fe^{+2} beseitigt werden.

Eine andere Möglichkeit zur Unterhaltung des Lösungsvorganges besteht in der Vermehrung bzw. Nachlieferung der bei der Reaktion verschwindenden H^+. In diesem Sinne wirken die Puffer des Darminhaltes. Durch den Verbrauch von H-Ionen wird das Puffergleichgewicht gestört, was eine Dissoziation der vorhandenen schwachen Säuren auslöst. Es können so größere Eisenmengen gelöst werden, als der aktuellen, durch die augenblicklich vorhandene Wasserstoffionenkonzentration bestimmten Reaktion entspricht.

Eisen müßte entsprechend seiner Stellung in der Spannungsreihe der Metalle noch bei neutraler Reaktion durch Protonen gelöst werden, da das Oxydationspotential des Wasserstoffs bei p_H 7 (u. 25° C) mit 0,059 V. $(-7) = -0,413$ V immer noch edler ist als das Normalpotential von Eisen $(-0,44$ V). Daß dies im allgemeinen nicht geschieht, wird durch die Bildung von unlöslichem Eisenhydroxyd, das als Schutzschicht das Metall umgibt, und die Wasserstoffüberspannung bedingt.

Nach den oben erwähnten Untersuchungen über die Reaktion des Darminhaltes ist eigentlich immer die Voraussetzung gegeben, daß entweder aus den entstandenen Fe(II)-Ionen sich überhaupt kein Eisenhydroxyd bildet, oder, wenn solches entstanden sein sollte, immer mit der Gelegenheit gerechnet werden kann, daß daraus wieder Fe^{+2} freiwerden. Aber selbst wenn eine saure Reaktion auch nicht einmal zeitweise beim Durchwandern des Verdauungskanales auftreten sollte, ist es möglich, daß durch die sauren Valenzen der Puffer das Eisen in Lösung gehalten wird.

Das Wesen der Wasserstoffüberspannung wird darin gesehen, daß die Vereinigung der aus dem Elektrolyten kommenden Protonen mit den im Metall freiwerdenden Elektronen durch eine elektrische, wie ein Kondensator wirkende Doppelschicht an der Phasengrenzfläche Metall-Lösung erschwert wird. Die Umsetzung

$$2\,H^+ + 2\,e^- = H_2$$

verläuft in folgenden Teilschritten [17]:

H^+ (im Elektrolyten als H_3O) $+\; e^-$ (im Metall) $=$ H (adsorbiert oder im Metall gelöst)   (a)

2 H (adsorbiert oder im Metall gelöst) $=\; H_2$ (adsorbiert)   (b)

H_2 (adsorbiert) $=\; H_2$ (Gas).   (c)

Der für die Reaktionsgeschwindigkeit wichtigste Vorgang ist (a). Die Überspannung verringert die eigentliche Lösungsspannung und bringt so den Lösungsvorgang schon vor Erreichen des durch das Verhältnis $\dfrac{[H^+]^2}{[Fe^{+2}]}$ bestimmten Gleichgewichtes zum Stillstand. Ihre Größe hängt von einer Reihe von Faktoren ab, von denen die Beschaffenheit des Metalls am wichtigsten ist. Die Pulverform ist, abgesehen von der Vergrößerung der reagierenden Oberfläche, auch insofern wichtig, als durch die Kanten, Ecken und Einbuchtungen sogenannte „aktive Zentren" geschaffen werden, wo die Überspannung minimal ist.

Lösungsbeschleunigend wirken weiter Inhomogenitäten und Fremdkörpereinschlüsse des Metalls, weil dadurch die Bildung von Lokalelementen begünstigt und die Entladung der Protonen erleichtert wird. In diesem Sinne wirkt z. B. das im Ferrum reductum enthaltene Fe_3O_4; ferner bilden bei der großen Oberfläche die mit Oxyd beladenen Stellen solche die Lösung beschleunigenden Kathoden, und schließlich können die bei der Fortbewegung im Darm und bei der Durchmischung mit dem Darminhalt auftretenden „Verunreinigungen" auf diese Weise für die Lösung wirksam werden.

Weiter verstärken Neutralsalze die elektrochemische Lösung des Eisens, wofür die im Vergleich zu Süßwasser stärkere Korrosionswirkung des salzhaltigen Meerwassers ein bekanntes Beispiel ist. Salze erhöhen nicht nur durch eine größere Leitfähigkeit die Wirksamkeit der Lokalelemente, sondern setzen auch durch Verdrängung der die elektrische Doppelschicht an der Phasengrenzfläche bildenden Ionen von der Metalloberfläche die Überspannung herab. Vergleichende Untersuchungen über die Einwirkung von Wasser, physiologischer NaCl-Lösung und Kotextrakt vor und nach Dialyse ergaben die in Tab. 6 aufgeführten Ergebnisse.

Tabelle 6.

Eiseneinwaage		Nach 24 Std noch vorhand. met. Fe in mg	Gelöstes met. Fe mg	Gelöst. met. Fe in % des zugesetzten
als Fe red. mg	als met. Fe mg			
Aqua dest. 100	91,8	87,2	4,6	5,1
Physiol. NaCl-Lösung 100 . .	91,8	82,2	9,6	10,5
Kotextrakt 100	91,8	69,4	22,4	24,4
Kotextrakt nach Dialyse 4 mal 24 Std 100	91,8	78,2	13,6	14,8

Die Lösungskraft des Kotextraktes wird nach Entfernung der Salze deutlich verringert, so daß anzunehmen ist, daß auch im Intestinaltrakt die Salze auf diese Weise wirken.

Freiwerden von Wasserstoffgas bei der elektrochemischen Lösung von Eisen, wie sie bei der Reaktion in starken Säuren beobachtet wird, braucht nicht zu erfolgen, wenn die Möglichkeit gegeben ist, daß der nach der Protonen-Elektronen-Vereinigung entstandene, naszierende, atomare Wasserstoff anderweitig gebunden wird. Atomarer Wasserstoff ist bekanntlich sehr aktiv und reagiert leicht mit vielen Stoffen des Darminhaltes. So kann der Wasserstoff vor der Vereinigung zur Molekel, z. B. durch Hydrierung ungesättigter Verbindungen, die reduktive Spaltung von Disulfidgruppen usw., gebunden werden. In diesem Sinne können vor allem die auch im Darm vorhandenen Vitamine, Fermente

und Hormone, biologischen Farbstoffe und andere biologische Redox-
systeme (z. B. Maleinsäure/Bernsteinsäure) wirken. Da die Potentiale
dieser Substanzen gegenüber dem Potential des Eisens meist stark
positiv sind, ist es auch möglich, daß derartige Stoffe den ionisierten
Wasserstoff als Elektronenacceptor überhaupt ersetzen, indem sie direkt
Elektronen aus dem Metall aufnehmen und bei ihrer reversiblen Natur
wieder weitergeben.

Das Zusammenwirken der geschilderten mannigfachen Faktoren
läßt es verständlich erscheinen, daß entgegen der üblichen Vorstellung
relativ große Mengen von in Pulverform in den Darm gebrachtem
metallischem Eisen auch ohne stark saure Reaktion oder sogar bei
alkalischer Reaktion gelöst und, wenn auch nur zeitweise, in eine re-
sorbierbare Form gebracht werden können. Der Einfluß einiger dieser
Faktoren ist dabei von solcher Art, daß zum Teil eine katalyseähnliche
Wirkung zustande kommt. Der Angriff pulverisierten metallischen Eisens
im Verdauungstrakt unterscheidet sich daher wesentlich von der Auflösung kompakten Eisens in einer Mineralsäure in vitro, und die dafür
geltenden Vorstellungen können auf den erstgenannten Prozeß nur
bedingt angewandt werden.

Nun ist es eine vielfache klinische Erfahrung, daß bei Salzsäure-
mangel sehr oft der therapeutische Effekt metallischen Eisens gering
ist und eine Wirkung erst nach Zugabe von HCl sichtbar wird. Dieser
Widerspruch zu der hier getroffenen Feststellung von einer untergeordneten Bedeutung der Salzsäure für die Lösung metallischen Eisens
erklärt sich auf verschiedene Weise. Einmal ist es möglich, daß die an
der Ratte regelmäßig gemachte Beobachtung beim Menschen nur in
einem Teil der Fälle zutrifft. Klinische Belege liegen sowohl dafür vor,
daß die Salzsäure überhaupt nicht notwendig ist, wie auch dafür, daß
bei Fehlen der Salzsäure die Lösung des Eisenmetalls geringer ist als
unter normalen Verhältnissen. Die Befunde von Skouge[10] können so
gedeutet werden, daß individuell verschieden beides möglich ist: eine
bei HCl-Mangel gegenüber normalen Säureverhältnissen schlechtere
Eisenlösung im Verdauungskanal wie auch gleich gute Lösung. Andererseits ist es sehr wahrscheinlich, daß die Salzsäure mittelbar eine wichtige
Rolle bei der Eisenlösung im Verdauungskanal spielt. Eisenmetall wird
schon bei kurzer Berührung mit Luft durch Bildung einer Oxydhaut oder
durch Adsorption eines „Sauerstoffhäutchens" auf der Oberfläche pas-
siviert, d. h. sein Potential wird edler und es wird damit gegenüber An-
griffen beständiger. Diese Passivität wird vor allem durch Protonen,
d. h. Säuren, aufgehoben. Ferrum reductum wird immer in passivierter
Form zugeführt. Wenn nun die Magensalzsäure für die eigentliche Überführung des Metalls in die Fe(II)-Form nicht notwendig ist, so wird sie

diese doch durch Aktivierung des Metalles sehr erleichtern. Die Säure macht das Metall für die anderen Lösungsfaktoren angreifbarer. Gerade die geschilderten elektrochemischen Prozesse verlaufen bei nicht saurer Reaktion mit aktiviertem Eisen wesentlich besser als mit Eisen im passivierten Zustand. Schließlich ist die Bedeutung der Salzsäure darin zu sehen, daß sie die mit einer Achylie oft verbundenen und die Lösung und Resorption von Eisen beeinträchtigenden gastro-intestinalen Störungen (z. B. beschleunigte Darmpassage des Eisens infolge der gesteigerten Peristaltik und Diarrhöe) behebt.

Zusammenfassung.

Ferrum reductum ist in großen, das stöchiometrische Verhältnis zur Magensalzsäure übersteigenden Dosen besser wirksam als in kleinen Dosen. Diese und die weitere Tatsache, daß metallisches Eisen auch bei Fehlen der Magensalzsäure therapeutisch wirksam ist, steht mit der allgemeinen Ansicht, daß metallisches Eisen nur oder vorwiegend durch die Magensalzsäure gelöst wird, in Widerspruch.

In Versuchen an Ratten wurde die Differenz zwischen oral als Ferrum reductum zugeführten und mit den Faeces wieder ausgeschiedenem metallischen Eisen bestimmt und gefunden, daß während der Passage des Verdauungskanales Eisen weit über das stöchiometrische Verhältnis zur Magensalzsäure gelöst wird. Die Salzsäure spielt mengenmäßig nur eine untergeordnete Rolle. Die Menge des gelösten Eisens nimmt mit steigender Dosis zu, wird aber relativ geringer. Ein Unterschied im Einfluß überwiegender Kohlenhydrat- oder Eiweißernährung war nicht erkennbar.

Die Ergebnisse werden durch Anwendung elektrochemischer Vorstellungen und Berücksichtigung der Verhältnisse im Magen-Darm-Kanal zu erklären versucht. Danach ist die Lösung von Eisenpulver im Intestinaltrakt ein von der Lösung kompakten Eisens in Säure in vitro verschiedener Prozeß.

Die Bedeutung der Magensalzsäure für die Lösung metallischen Eisens kann in einer durch Aktivierung des Metalls bewirkten Erleichterung des Angriffes anderer Lösungsfaktoren und der Beseitigung mit Achylie verbundener gastro-intestinaler Störungen liegen.

Literatur.

[1] LEHNARTZ, E.: Chem. Physiol., 9. Aufl. Berlin-Göttingen-Heidelberg 1949. — [2] BRUGSCH, TH: Lehrbuch d. inn. Med., 11. und 12. Aufl., Bd. II. Berlin 1948. — [3] EGGERT, J.: Lehrbuch d. Physik. Chemie, 7. Aufl. Leipzig 1948. — [4] BAUER, F.: Arch. exper. Path. u. Pharmakol. 161, 400 (1930). — [5] SCHULTEN, H.: Münch. med. Wschr. 9, 355 (1930). — [6] KAZNELSON, P., F. REIMANN u. W. WEINER:

Klin. Wschr. 8, 1071 (1929). — [7] Siehe Bemerkung in 6. — [8] HEILMEYER: Die Eisentherapie und ihre Grundlagen. Leipzig 1944. — [9] REIMANN, F., u. F. FRITSCH: Z. klin. Med. 117, 313 (1931). — Med. Klin. 11 (1933). — [10] SKOUGE: Klinische und experimentelle Untersuchungen über das Serumeisen, Oslo 1939; zit. nach 8. — [11] FOLKMAR u. ULRICH: Ugeskr. Laeg. (dän.) 85, 957 (1923); ref. Zbl. inn. Med. 34 (1933). — [12] HENRIQUES, V., u. H. OCKELS: Biochem. Z. 210, 198 (1929). — [13] STARKENSTEIN, E.: Eisen, Handb. d. exp. Pharmakol. III/2, 827—830. Berlin 1934. — [14] BLADERGROEN, W.: Physikal. Chemie in Medizin und Biologie. Basel 1945. — [15] TÖDT, F.: Berlin-Dahlem, persönl. Mitt. — [16] REMY, H.: Lehrbuch der anorg. Chemie II, 253. Leipzig 1942. — [17] ULRICH, H.: Kurzes Lehrbuch der Physikal. Chemie. Dresden u. Leipzig 1948.

Dr. HERBERT WENDEL, Mainz, Langenbeckstr. 1, Pharmakol. Institut.

Arch. exper. Path. u. Pharmakol., Bd. 215, S. 163—176 (1952).

Aus dem Pharmakologischen Institut der Universität Heidelberg
(Vorstand: Prof. Dr. F. EICHHOLTZ)
und der Universitäts-Augenklinik Heidelberg
(Vorstand: Prof. Dr. E. ENGELKING).

Weitere Ergebnisse über die Blockierung der Bienengift- und Schlangengift-Wirkung durch Zinksalze*.

Von

A. FLECKENSTEIN und W. JAEGER.

Mit 6 Textabbildungen.

(Eingegangen am 11. Januar 1952.)

Auf welchen Schutzmechanismen die hohe Resistenz der Gift-schlangen gegenüber ihrem eigenen Sekret beruht, ist noch wenig er-forscht. Die einzige exakte Erklärungsmöglichkeit ergab sich bisher aus der Existenz natürlich vorkommender Antikörper: So konnte BOQUET[2] zeigen, daß z. B. das Toxin der Aspis-Viper durch das Blutserum der Aspis-Viper — ähnlich wie durch Immunsera vom Pferd — neutralisiert wird.

Eigene Untersuchungen[13] haben nun kürzlich Hinweise auf einen zweiten Schutzmechanismus ergeben, bei dem das — schon 1919 von DELEZENNE in den Schlangengiften aufgefundene — Zink eine wichtige Rolle spielt: Zink ist ein Schlangengift- und Bienengift-Inhibitor, der gleichzeitig mit den eigentlich toxischen Bestandteilen in der Giftdrüse der Schlangen sezerniert wird und die Toxizität des Sekrets — beurteilt nach der Prüfung in unseren neuen Schlangengift-Testen (Dotterkoagu-lations-Test und Dehydrasen-Test) — bedeutend herabsetzen kann; dies dürfte vor allem für Colubriden-Gifte gelten, deren Zinkgehalt besonders hoch ist. Die im folgenden wiedergegebenen Untersuchungen sollten weiter klären,

a) welche Giftkonzentrationen durch wachsende Zinkkonzentrationen zu neutralisieren sind bzw. bis zu welchem Grade Cobragift durch die in der Drüse herrschende Zinkkonzentration als inaktiviert gelten kann;

b) ob die bei einzelnen Giften beobachtete Reversibilität der Zink-hemmung auch für weitere Schlangen-Toxine zutrifft;

c) ob und in welcher Konzentration sich Zinksalze auch bei lokaler Anwendung am Kaninchenauge als Schlangengift- bzw. Bienengift-Inhibitoren erweisen.

---

* Herrn Professor Dr. W. HEUBNER zum 75. Geburtstag gewidmet.

I. Versuche mit Eidotter-Emulsionen.

a) Über das Ausmaß der Cobragift-Inaktivierung durch den natürlichen Zinkgehalt.

Schon in den vorausgegangenen Untersuchungen (vgl. Fleckenstein und Gerkhardt[13]) ist die hemmende Wirkung von Zink gegenüber Cobragift von verschiedenen Gesichtspunkten aus bearbeitet worden. Dabei erwies sich der Dotterkoagulations-Test für das Studium des Zink-effektes als besonders geeignet. Bei diesem neuen Test wird die hemmende Wirkung zahlreicher Schlangengifte* auf die Hitzekoagulation des Ei-dotters[10] zur quantitativen in vitro-Bestimmung der Gift-Aktivitäten benutzt. Auch bei den jetzigen Versuchen bewährte sich der Dotter-koagulations-Test wieder.

Methode: Jeweils 4 cm³ einer 40%igen Eidotter-Emulsion in 0,9%iger NaCl-Lösung wurden in schmale Reagensgläschen (Länge 10 cm, innere Weite 1,1 cm, Wanddicke 1 mm) gegeben und dann Cobragift (ebenfalls in 0,9%iger NaCl-Lösung) in verschiedenen Konzentrationen (1:100000, 1:10000, 1:1000, 1:100) zugesetzt. Daneben wurden 40%ige Eidotter-Emulsionen in 0,9%iger NaCl-Lösung mit einem zusätzlichen Zinkacetat-Gehalt von 0,0025—0,06 mol/Liter zubereitet und in glei-cher Weise vergiftet. Die Inkubationszeit des Cobragiftes betrug wieder 2 Std bei 37° C. Anschließend wurden die Koagulationszeiten im Wasserbad von 93° C wie üblich bestimmt. Die einzige Modifikation gegenüber unserer früheren Versuchs-anordnung bestand in der Verwendung kleinerer Mengen Dotter-Emulsion und kleinerer Reagensgläschen. Diese Änderung war bei den Versuchen mit starken Cobragift-Konzentrationen aus Gründen der Gift-Ersparnis nicht zu umgehen. Da die Dotter-Emulsion unter diesen Umständen im Wasserbad von 93° C rascher als bei unserer früheren Versuchsanordnung auf die kritische Koagulations-Temperatur erhitzt wird, ist die normale Koagulationszeit des unvergifteten Dotters gegenüber früher (7—10 min) auf etwa 4—5 min verkürzt.

Nach Delezenne[4] (1919) ist im getrockneten Cobragift bis 0,56% Zink, nach Ray[19] (1940) 0,46—0,55% Zink enthalten. Nimmt man den Trockenrückstand mit etwa 30% an, so wäre im flüssigen, frischen Sekret rund 0,02—0,03 mol Zink/Liter. Abb. 1 zeigt, daß diese Zink-Konzen-tration zu einer weitgehenden Hemmung der Cobragift-Wirkungen auf den Eidotter führt. Bei einem Zinkgehalt von 0,02 mol und einer Cobra-gift-Konzentration von 1:1000 tritt z. B. nach 26 min Koagulation ein. Etwa die gleiche Koagulationszeit ergibt sich nach früheren Versuchen in zinkfreiem Eidotter bei Einwirkung der Cobragift-Konzentration 1:1 Million. *Die Toxizität des Cobragiftes* wäre *also in diesem Falle auf* etwa $^{1}/_{1000}$ *der Norm reduziert.* Aus Abb. 1 ergibt sich weiterhin für einen Zinkgehalt von 0,03 mol und eine Cobragift-Konzentration 1:100

---

* Der Dottertest ist anscheinend für Bienengift und eine Reihe von Schlangen-giften spezifisch; Bakterientoxine (Fränkel-, Novy-, Diphtherie-, Scharlach- und Tetanustoxin) ließen nach 24 Std Inkubation im Eidotter auch in relativ starker Konzentration keine Hemmung der Dotterkoagulation erkennen.

eine Koagulationszeit von 79 min. Zahlreiche Bestimmungen haben gezeigt, daß in zinkfreiem Eidotter eine Cobragift-Konzentration 1:400000 etwa die gleiche Wirkung hat. *Durch 0,03 mol Zink wäre also eine Abschwächung der Toxizität auf etwa* $^1/_{4000}$ *eingetreten.* Zu einer vollen Inaktivierung starker Cobragift-Konzentrationen reicht der natürliche Zinkgehalt nicht aus.

Diese Zahlen geben natürlich nur Hinweise auf die Größenordnung der Zink-Hemmung im frischen Giftsekret der Cobra; denn weder die Eidotter-Emulsionen noch das Giftsekret der Cobra stellen homogene Lösungen dar. Es könnten daher —

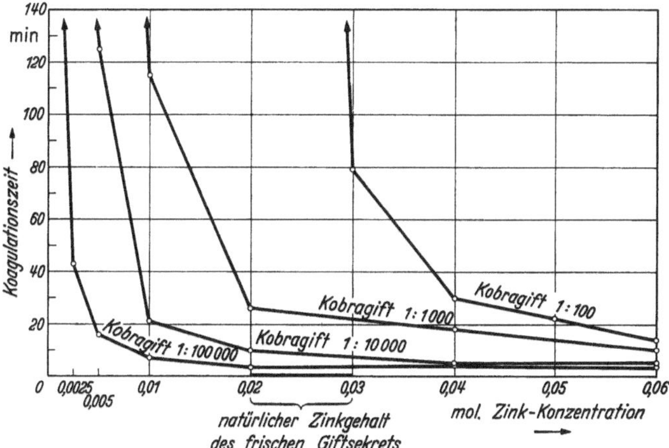

Abb. 1. *Hemmung des dotterkoagulations-verzögernden Effektes von Cobragift durch Zinkacetat bei verschiedenen Cobragift- und Zinkacetat-Konzentrationen.*

trotz scheinbar gleicher Zink-Konzentrationen — verschiedene Verteilungsverhältnisse von Zink in Cobragift bzw. Eidotter vorliegen. So ist es z. B. gut denkbar, daß ein Teil des in die Dotter-Emulsionen gegebenen Zinks Reaktionen eingeht, die für die Entgiftung der Schlangen-Toxine bedeutungslos sind; es würde dann im Eidotter u. U. nur ein mehr oder weniger großer Bruchteil des zugesetzten Zink im Sinne einer Gift-Blockierung wirken. Der volle Zinkeffekt würde in diesem Falle aus den Eidotter-Versuchen gar nicht erkennbar sein. Entscheidend für das Ausmaß der Gift-Blockierung in der Drüse der Cobra ist wohl letzten Endes auch gar nicht die Zink-Konzentration im Giftsekret, sondern die Zink-Konzentration im Drüsenepithel selbst. Hierüber liegen jedoch bisher keine Untersuchungen vor.

b) Zur Kinetik der Cobragift-Inaktivierung durch Zink.

Die Zink-Konzentrationen, welche für eine völlige Normalisierung der Koagulationszeit benötigt werden, sind — wie aus Abb. 1 ersichtlich — wegen der Abflachung der Kurven nicht sehr genau definiert. Besser lassen sich aus den Kurven von Abb. 1 diejenigen Zink-Konzentrationen durch Extrapolieren entnehmen, welche die Koagulationszeit des vergifteten Eidotters jeweils auf 30 bzw. 20 min reduzieren. Für die Aufstellung der Wirkungs-Konzentrations-Kurven in Abb. 2 waren daher diese besser definierten Zinkwerte (Kurve A für 30 min Koagulationszeit, Kurve B für 20 min Koagulationszeit) maßgebend.

Die Kurven in Abb. 2 zeigen, daß zwischen den zu neutralisierenden Cobragift-Konzentrationen und dem Zinkgehalt des Eidotters keine Proportionalität besteht; die zu blockierenden Gift-Konzentrationen steigen vielmehr mit wachsender Zink-Konzentration geradezu sprunghaft an. Dieser Kurvenverlauf dürfte für die Cobra von besonderer physiologischer Bedeutung sein; denn schon relativ geringfügige Änderungen in der Zink-Konzentration können so maximale Änderungen in der Toxizität des Sekrets zur Folge haben: Bei einer mäßigen Steigerung der Zink-Konzentration nimmt die Hemmung schnell zu, wie umgekehrt beim Sinken der Zink-Konzentration rasch ab (vgl. hierzu Kap. I c).

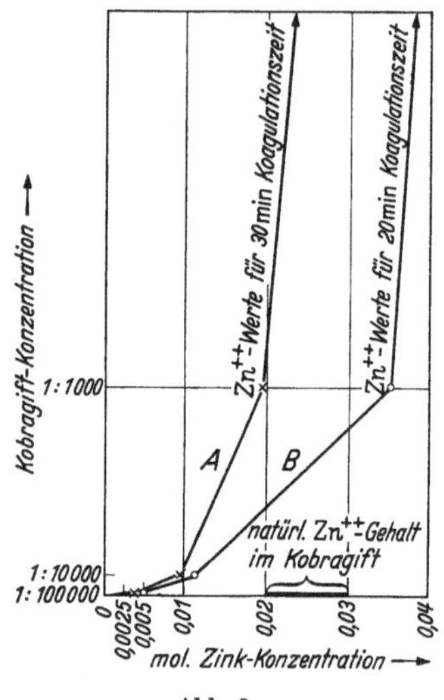

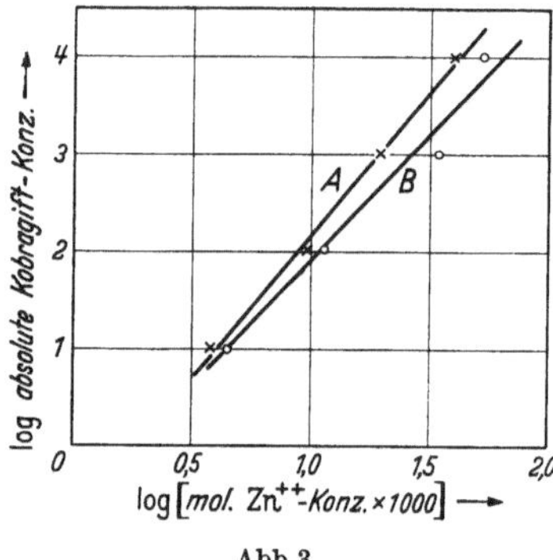

Abb. 2. *Abhängigkeit der zu neutralisierenden Kobragift-Konzentrationen im Eidotter von der Zink-Konzentration.* Es sind diejenigen durch Extrapolieren aus Abb. 1 entnommenen Zink-Konzentrationen aufgetragen, welche die Koagulationszeit jeweils auf 30 min (Kurve A) bzw. 20 min (Kurve B) reduzieren.

Abb. 3. *Logarithmische Darstellung der Kurven A und B aus Abb. 2.* Kobragift-Konzentration 1 : 100000 = 10.

Bei der Hemmung der Schlangengifte durch Zink sind vor allem zwei prinzipiell verschiedene Wirkungsmechanismen denkbar.

a) eine Reaktion mit bestimmten „toxiphoren" Gruppen des Schlangengiftes,

b) eine Blockierung der Reaktionsorte.

Die Kinetik der Zink-Wirkung scheint mehr für Mechanismus (b) zu sprechen; denn der Verlauf der Wirkungs-Konzentrations-Kurven läßt sich am einfachsten in der Weise deuten, daß mit wachsender Zink-Konzentration immer mehr Reaktionsorte (Gift-Receptoren) blockiert werden. Von einer bestimmten Zink-Konzentration an, welche zur Sättigung aller Reaktionsorte ausreicht, würden dann beliebig große Toxin-Mengen wirkungslos bleiben. Solche Sättigungserscheinungen werden in ihrer Kinetik durch die FREUNDLICHsche bzw. LANGMUIRsche Adsorptions-Isotherme wiedergegeben. Von Interesse ist, daß tatsächlich die Kurven A und B in Abb. 2 auch im einzelnen dieser Kinetik folgen. Trägt man die Zink- und Cobragift-Konzentrationen von Kurve A und B (unter Einbeziehung der Werte für die Cobragift-Konzentration 1:100) logarithmisch auf, dann ergeben sich annähernd zwei Gerade, so wie dies für die FREUNDLICHsche Adsorptions-Isotherme charakteristisch ist (vgl. Abb. 3).

c) Über die Reversibilität des Zink-Effektes.

Schon bei den früheren Untersuchungen[13] ist gefunden worden, daß Bienengift, Cobragift und Crotalus viridis-Gift durch Zinksalze weder zerstört noch irgendwie bleibend abgeschwächt werden. Auch in einer 0,3 mol $ZnCl_2$-Lösung bewahrten diese Gifte ihre volle Wirksamkeit. Es erschien uns wichtig, diese Tatsache durch weitere Versuche auch mit anderen Schlangengiften zu erhärten. Mit jedem Gift wurden drei verschiedene Versuchsreihen (A, B und C) durchgeführt (vgl. Tab. 1). Dabei wurde jeweils Ansatz I mit Ansatz II in einem weiten Reagensglas gemischt und dann nach 2 Std Inkubationszeit bei 37° C im Wasserbad von 93° C wie üblich die Koagulationszeit bestimmt.

Tabelle 1. *Ansätze in den Versuchsreihen A, B und C.*

		A	B	C
Ansatz I	Giftlösung 1:1000	0,05 cm³	0,05 cm³	0,05 cm³
(1—72 Std Stehen	Zinkacetatlösung 1,0 mol	0,025 cm³	—	—
bei Zimmertemp.)	NaCl-Lösung 0,9%ig	—	0,025 cm³	—
Ansatz II	NaCl-Lösung 0,9%ig	5,92 cm³	5,9 cm³	5,95 cm³
	Eidotter	4,0 cm³	4,0 cm³	4,0 cm³
	Zinkacetatlösung 1,0 mol	—	0,025 cm³	—

In Versuchsreihe A enthielt Ansatz I 0,05 cm³ der Giftstammlösung 1:1000 + 0,025 cm³ 1,0 mol Zinkacetatlösung; dieses Zinkacetat-Giftgemisch (Zink-Konz. 0,33 mol) wurde jeweils erst nach 1—72 Std Stehen bei Zimmertemperatur mit Ansatz II zusammengegeben.

In Versuchsreihe B enthielt Ansatz I Gift ohne Zinkacetat, dafür war Zinkacetat in Ansatz II. Nach Mischung von Ansatz I und II enthalten die Reagensgläschen in Versuchsreihe A und B völlig gleiche Konzentrationen an Zink, Gift, Eidotter und NaCl. In den Ansätzen I und II von Versuchsreihe C war kein Zink, sodaß hier das Gift jeweils voll zur Wirkung kam.

Für den Fall, daß Zink in Ansatz I von Versuchsreihe A eine bleibende Giftabschwächung verursachen würde, müßte in Versuchsreihe A eine schnellere Koagulation des Dotters eintreten als in Versuchsreihe B. Dagegen müßte für den Fall, daß Zink ohne nachhaltigen Einfluß auf das Gift ist, in Versuchsreihe A und B die Dotterkoagulation zur gleichen Zeit erfolgen. Tab. 2 zeigt nun, daß in Versuchsreihe A und B entsprechend der Anwesenheit von Zink die Giftwirkung gegenüber den zinkfreien Kontrollen der Versuchsreihe C abgeschwächt ist und *daß zwischen den Koagulationszeiten der Versuchsreihe A und B keinerlei Unterschiede bestehen.* Selbst durch einen 72 Std dauernden Kontakt der Gifte mit einer 0,33 mol Zinkacetat-Konzentration wird also keine bleibende Abschwächung der Giftwirkung verursacht. Entscheidend für die Hemmung der Schlangengifte ist demnach nur die Zink-Konzentration im Eidotter selbst nach Mischen der Ansätze I und II. Auch diese Befunde weisen darauf hin, daß Zink wahrscheinlich nicht mit dem Gift

Tabelle 2. *Koagulationszeiten in den Versuchsreihen A, B und C.*

Gifte (Endkonz. jeweils 1 : 200 000)	A Koagulationszeit bei Einwirkung zinkhaltigen Giftes auf zinkfreien Dotter min	B Koagulationszeit bei Einwirkung zinkfreien Giftes auf zinkhaltigen Dotter min	C Koagulationszeit bei Einwirkung zinkfreien Giftes auf zinkfreien Dotter min
Bienengift. . .	61	59	> 140
	71*	71*	> 180
Crotalus viridis	45	45	> 140
	49*	48*	170
Agkistrodon contortrix. . .	56	55	> 140
	49*	49*	> 180
Crotalus atrox .	47	48	> 140
	48*	48*	160
Sepedon haemachates .	105	101	> 180
	139*	169*	> 180

In den mit * bezeichneten Fällen wurde Ansatz I jeweils erst nach 72 Std Stehen bei Zimmertemperatur mit Ansatz II gemischt.

selbst reagiert, sondern die Angriffspunkte der Schlangengifte im Eidotter blockiert. Falls trotzdem eine Bindung von Zink an toxiphoren Gruppen der Schlangengifte eintritt, ist diese Anlagerung sehr locker und völlig reversibel. Diese Folgerungen erscheinen uns wichtig, weil Delezenne[4] an eine stabile Komplexbindung von Zink an Schlangengift glaubte und weil in anderen Fällen z. B. bei der Reaktion von Zinksalzen mit Insulin dauernde Veränderungen der Aktivität die Folge sind.

II. Versuche am Kaninchenauge*.

a) Zusammenhänge zwischen dehydrasenhemmender und entzündungserregender Wirksamkeit von Bienengift und Schlangengiften.

Bienengift[9, 15] und eine Reihe von Schlangengiften[9-11] *(Cobra, Sepedon haemachates, Agkistrodon contortrix, Agkistrodon piscivorus, Ammodytes ammodytes* usw.) können nach unseren früheren Befunden noch in

---

* Die folgenden Untersuchungen wurden in der Universitäts-Augenklinik Heidelberg von Dr. W. Jaeger durchgeführt. Eine ausführliche Publikation der mehr ophthalmologisch interessierenden Ergebnisse erfolgt in Graefes Archiv.

millionenfacher Verdünnung Dehydrierungsprozesse im Muskelbrei hemmen. Andere Schlangengifte, z. B. die Toxine von *Bitis arietans, Naja nivea, Crotalus terrificus, Crotalus horridus*, hatten dagegen geringere Dehydrasen-Schädigungen zur Folge. Bei zahlreichen Entzündungsgiften von bekannter chemischer Konstitution ist in vorausgegangenen Untersuchungen (FLECKENSTEIN[6-8]) ein enger Zusammenhang zwischen Dehydrasen-Hemmung und örtlicher Reizwirkung aufgefunden worden. Es war daher zu erwarten, daß auch die Entzündungseffekte der einzelnen Schlangengifte am Kaninchenauge den dehydrasen-hemmenden Wirkungsstärken im großen und ganzen parallel gehen*. Diese Vermutung hat sich im Prinzip bestätigt.

In Tab. 3 sind die Ergebnisse bei Einträufelung der verschiedenen Gifte in den Conjunctival-Sack von 65 Kaninchen (jeweils 0,3 cm³ Giftlösung 1:200 in 0,9%iger NaCl-Lösung) zusammengefaßt dargestellt. *Dabei zeigt sich zunächst, daß Bienengift als stärkstes Dehydrasen-Gift auch die schwersten Schädigungen am Auge verursacht, während die schwachen Dehydrasen-Gifte (Crotalus terrificus, Crotalus horridus, Bitis arietans) praktisch wirkungslos sind.* Im einzelnen würde für die dehydrasenhemmenden Wirkungsstärken etwa folgende Reihe gelten: Bienengift > Agkistrodon contortrix, Agkistrodon piscivorus > Cobra, Sepedon haemachates, Ammodytes ammodytes > Crotalus viridis > Crotalus atrox, Crotalus basiliscus > Crotalus horridus, Crotalus terrificus, Naja nivea > Bitis arietans. Die Reihenfolge der entzündungserregenden Wirkungsstärken in Tab. 2 ist nur insofern deutlich anders als dort die Colubriden-Gifte *(Cobra, Sepedon haemachates, Naja nivea)* mehr nach vorn gerückt sind. Diese relativ stärkere Entzündungswirkung erklärt sich wohl ohne Schwierigkeit aus der geringeren Molekülgröße der Colubriden-Gifte (Mol.-Gew. 1500—2000 nach WIELAND u. Konz.[21], Mol.-Gew. 2500 bis 4000 nach MICHEEL und JUNG[18]). Colubriden-Gifte vermögen daher wohl besser durch das Epithel einzudringen als die großmolekularen, nicht dialysablen Viperiden-Gifte (vgl. MICHEEL und BÖSSER[17]). Dementsprechend konnten auch bei rektaler Applikation am Meerschweinchen (BONSMANN[3]) nur Colubriden-Gifte die Schleimhaut in tödlicher Menge durchdringen, während die in gleicher Weise geprüften Viperiden-Gifte resorptiv wirkungslos blieben. Auffällig ist auch, daß nur Cobra- und Sepedon haemachates-Toxin sowie Bienengift, dessen Mol.-Gew. nach FASSBENDER[5] in der Größenordnung von 1000 liegt, eine Keratitis verursachen. Hierbei ist wohl ebenfalls die bessere Diffusion dieser Gifte entscheidend.

---

* Dagegen besteht zwischen den dehydrasen-hemmenden Wirkungsstärken und den tödlichen i. v.-Dosen für die weiße Ratte keinerlei Parallelismus (vgl. FLECKENSTEIN, BERG, GAYER und SCHÖNIG[9]).

Tabelle 3. *Entzündungserregende Wirkung von Bienengift und Schlangengiften* am Kaninchenauge. Die Gifte sind in der Reihenfolge der Wirksamkeit bei conjunctivaler Applikation an 65 Kaninchen geordnet. Maßgebend war die Wirksamkeit von 0,3 cm³ Giftlösung 1 : 200.*

Gift	Konzen-tration	Conjuncti-vale Injektion	Tränenfluß	Schleim-sekretion	Chemosis	Keratitis
Bienengift. . .	1: 200	++++	++++	++++	++++	++++
	1: 500	++++	++++	++++	+++	++
	1:1000	+++	+++	++	++	(+)
	1:2000	++	++	++	+	0
Cobra	1: 200	+++	++++	++++	++++	+++
	1: 500	+++	++++	++++	+++	+
Sepedon	1: 200	+++	++++	+++	++++	++
haemachates .	1: 500	+++	+++	+++	+++	(+)
Agkistrodon piscivorus . . .	1: 200	+++	+++	++	+++	0
Crotalus atrox .	1: 200	+++	++	+++	+++	0
Agkistrodon contortrix . . .	1: 200	++	++	++	++	0
Naja nivea . .	1: 200	++	++	++	++	0
Ammodytes	1: 200	+	+	(+)	+	0
ammodytes . .	1: 500	+	+	(+)	0	0
Crotalus viridis	1: 200	+	(+)	+	0	0
Crotalus basiliscus . . .	1: 200	+	(+)	(+)	0	0
Crotalus terrificus . . .	1: 200	(+)	0	0	0	0
Crotalus horridus . . .	1: 200	0	0	0	0	0
Bitis arietans .	1: 200	0	0	0	0	0

* Die Giftlösungen wurden jeweils in den Conjunctival-Sack gegeben und so unter Anhebung des Unterlides 1 min lang zur Einwirkung gebracht. Die Tiere waren dabei in einem engen Kasten immobilisiert und wurden erst 1 Std nach der Giftapplikation wieder in gewöhnliche Käfige gesetzt.

Die vorliegenden Befunde weisen darauf hin, daß die Membranen der intakten Zelle dem Eindringen der großmolekularen Gifte einen erheblichen Widerstand entgegensetzen. Auch bei Bienengift und Cobragift dürfte dieses Diffusions-Hindernis nicht zu vernachlässigen sein; denn die am Auge zur Entzündung führenden Konzentrationen sind jeweils viel stärker als die dehydrasen-hemmenden Konzentrationen im zerstörten Gewebe (Muskelbrei). Dementsprechend tritt am intakten Corneal-Epithel auch die Dehydrasen-Hemmung erst bei Applikation relativ starker Giftlösungen ein (Jaeger[16]). Auch unsere früheren Untersuchungen (Fleckenstein, Tippelt und Kroner[15]) über die atmungshemmende Wirkung von Bienengift an intakter Frosch-Muskulatur und an Froschhaut ließen diese höhere Resistenz des unbeschädigten Gewebes gut erkennen.

b) Die Neutralisation von Bienengift und Schlangengiften am Kaninchenauge durch Zinksalze.

Auch die Schmerz- und Entzündungswirkungen von Bienengift und Schlangengiften am Kaninchenauge werden durch Zinksalze unterdrückt. Einträufelung von 0,3 cm³ der Bienengift-Lösung 1:200 *ohne Zinkzusatz*

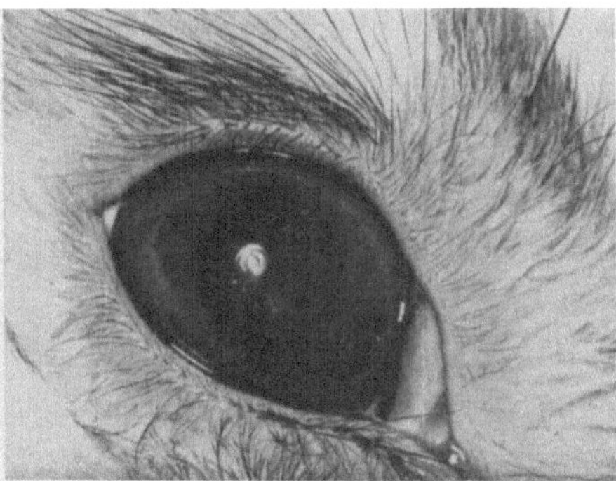

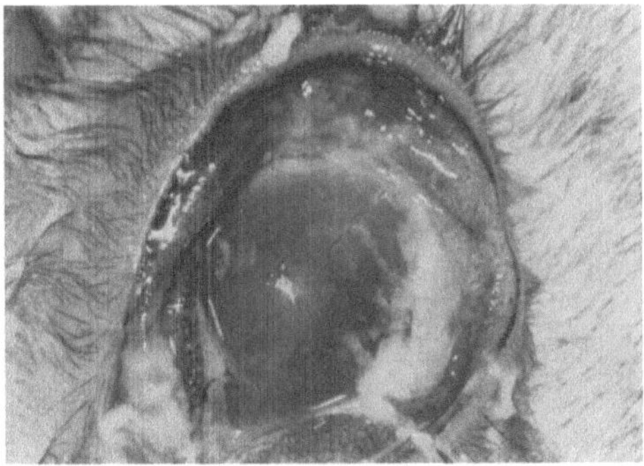

Abb. 4.   Abb. 5.

Abb. 4. Rechtes Kaninchen-Auge vom gleichen Kaninchen wie in Abb. 5. Zustand 18 Std nach Applikation von 0,3 cm³ Bienengift-Lösung 1 : 200 mit 1%igem Zinkacetat-Zusatz. Das Auge ist nach 18 Std wieder völlig reizlos.

Abb. 5. Linkes Kaninchen-Auge 18 Std nach Applikation von 0,3 cm³ Bienengift-Lösung 1 : 200 ohne Zinkzusatz. Die Lider waren geschlossen und verklebt.

in den Conjunctivalsack des Kaninchens verursacht sofortigen Lidschluß, heftige Schmerzreaktionen, Tränenfluß, Schleim-Sekretion sowie anschließend eine schwere Conjunctivitis mit hochgradiger Chemosis. Öffnet man am folgenden Tag die verklebten Lider, so findet man (vgl. Abb. 5) Schleimhautnekrosen, reichlich Eiter und eine milchig getrübte Cornea. Diese schwere Keratitis bleibt auch nach Abklingen der conjunctivalen Reaktionen für 8 bis 10 Tage unverändert bestehen (vgl. Abb. 6 nach 5 Tagen) und bildet sich dann meist in der 3. und 4. Woche mit Vascularisation vom Cornealrand her beginnend zurück. Cobra- und Sepedon haemachates-Gift (Konzentration 1:200) verursachen ganz ähnliche — wenn auch etwas weniger schwere — Erscheinungen. Ein Unterschied gegenüber Bienengift besteht nur darin, daß der Lidschluß und die ersten Schmerzreaktionen beim Cobra- und Sepedon haemachates-Toxin nach einer Latenzzeit von einigen Minuten eintreten.

Völlig anders ist das Bild, wenn die Gift-Lösungen zusätzlich 0,5% — 1% Zinkacetat oder Zinksulfat enthalten: *Außer einer leichten conjunctivalen Reizung ohne deutliche Schmerzreaktion sind dann keine Veränderungen am Auge zu beobachten.* Diese Reizung geht in wenigen Stunden vorüber und ist meist nicht stärker als bei Anwendung einer reinen 1% igen Lösung von Zinkacetat oder Zinksulfat allein. (0,5% Zinkacetat entspricht etwa der Zink-Konzentration im frischen flüssigen Cobragift.)

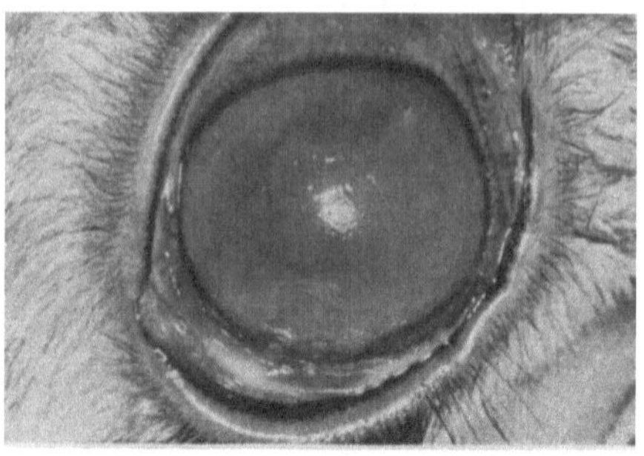

Abb. 6. Das gleiche Auge wie in Abb. 5 nach 5 Tagen: Rückgang der Chemosis und Conjunctivitis. Fortdauer der schweren Keratitis mit völliger Trübung der Hornhaut.

Abb. 4 gibt das rechte Auge, Abb. 5 das linke Auge des gleichen Kaninchens 18 Std nach der Applikation von 0,3 cm³ Bienengift-Lösung mit bzw. ohne Zinkzusatz wieder: Das rechte Auge (1% Zinkacetat in der Giftlösung) ist nach 18 Std völlig reizlos, das linke Auge ohne Zink zeigt dagegen die bereits besprochenen schweren Veränderungen. Sämtliche in Tab. 3 aufgeführten entzündungswirksamen Gifte werden durch Zinkacetat in prinzipiell gleicher Weise für das Kaninchenauge unschädlich gemacht.

c) Der Einfluß von CoCl₂, CaCl₂, MnCl₂ und MgCl₂ auf Bienengift,
Cobra- und Sepedon haemachates-Gift am Kaninchenauge.

Bienengift und Schlangengifte konnten im Dotterkoagulations-Test nur durch Zinksalze blockiert werden; äquimolare Konzentrationen von $MgCl_2$, $MnCl_2$, $CoCl_2$ und $CaCl_2$ waren im Eidotter ohne Entgiftungseffekt[13]. Dagegen wirkte Co^{++} und Mg^{++} im Dehydrasen-Test meist ähnlich wie Zink. Diese etwas uneinheitlichen Befunde veranlaßten uns, auch am Kaninchenauge den Einfluß der genannten Salze zu prüfen.

Das etwas überraschende Ergebnis dieser Untersuchung ist in Tab. 4 zusammengefaßt: *Bienengift läßt sich am Kaninchenauge praktisch nur durch Zink inaktivieren. Dagegen ist gegenüber Cobra- und Sepedon haemachates-Gift auch Mn^{++}, Co^{++} und Ca^{++} wirksam.* Im Vergleich zu einer 1% igen Zinkacetat-Lösung haben $CoCl_2$, $MnCl_2$ und $CaCl_2$ in äquimolarer Konzentration meist nur wenig schwächere Schutzeffekte*. Auch

---

* In den vorausgegangenen Untersuchungen an Muskelpräparaten[13] konnten nur relativ geringe Konzentrationen dieser Salze — ohne Schädigung der Dehydrasen-Aktivität — geprüft werden. Die jetzt am Auge angewandten Konzentrationen von Co^{++} und Mn^{++} waren mehr als 10 mal, von Ca^{++} mehr als 100 mal stärker als in diesen Dehydrasen-Versuchen. Die beim Ca^{++} in Erscheinung tretende Diskrepanz (Förderung der Cobragiftwirkung durch Ca^{++} im Dehydrasen-Versuch, Hemmung der Cobragiftwirkung am Auge durch Ca^{++}) dürfte wegen der verschiedenen Konzentrationsbereiche, in denen diese Wirkungen beobachtet werden, ohne prinzipielle Bedeutung sein.

Tabelle 4. *Neutralisierende Wirkungsstärken äquimolarer* Konzentrationen von Zn^{++}, Co^{++}, Mn^{++}, Ca^{++}, Mg^{++} gegenüber Bienen-, Cobra- und Sepedon haemachates-Gift am Kaninchenauge.*

Gifte	Zn^{++}	Co^{++}	Mn^{++}	Ca^{++}	Mg^{++}
Bienengift	+++	0	+	0	0
Cobra	+++	++	++	++	+
Sepedon haemachates	+++	++	++	++	(+)

* Zn^{++} wurde als Acetat, Co^{++}, Mn^{++}, Ca^{++} und Mg^{++} jeweils als Chlorid in äquimolarer Konzentration — bezogen auf 1% Zinkacetat — angewendet.

$MgCl_2$ hat einen geringen antagonistischen Einfluß. Damit finden alte Befunde von BANG und OVERTON[1] eine Bestätigung, die schon 1911 in Versuchen an Kaulquappen eine erhebliche Herabsetzung der Cobragift-Toxizität durch $CaCl_2$ fanden; gegenüber Bienengift war dagegen $CaCl_2$ weit weniger wirksam.

Die Deutung dieser Befunde ist nicht ganz einfach. Die Annahme liegt aber nahe, daß die 2 wertigen Kationen Ca^{++}, Co^{++}, Mn^{++} und Mg^{++} das Eindringen von Cobra- und Sepedon haemachates-Gift in die Schleimhaut hemmen können. Beim Bienengift scheint dagegen die Affinität zum Gewebe größer als beim Cobragift zu sein, sodaß hier der „Dichtungseffekt" von Ca^{++}, Mn^{++}, Co^{++} und Mg^{++} nicht mehr ausreicht. Für eine stärkere Affinität von Bienengift zum Gewebe spricht vor allem auch die sofortige Wirkung am Auge, während Cobra- und Sepedon haemachates-Gift — wie bereits erwähnt — immer erst nach einer Latenzzeit Schmerz und Entzündung verursachen.

Die — in vitro aktiven — Schlangengift-Inhibitoren[10, 13] wie Natriumfluorid ($\frac{1}{2}$%), Natriumoxalat ($\frac{1}{2}$%), Natriumcitrat (2,5%), Phloridzin ($\frac{1}{2}$—1%) konnten die Cobragift-Chemosis und -Keratitis nicht hemmen: Natriumfluorid, Natriumoxalat und Phloridzin verursachen in diesen Konzentrationen schon von sich aus Reizerscheinungen; Citrat, das im Eidotter und im Dehydrasen-Test als relativ starker Antagonist gegen Bienengift und Schlangengifte wirken kann, vermag wahrscheinlich — wegen seiner Eigenschaft als Anion — nicht genügend in intakte Zellen einzudringen.

Besprechung.

a) Zink als natürlicher Schutzfaktor im Schlangengift.

Die vorliegenden Befunde zeigen, daß Zink nicht nur in Eidotter-Emulsionen und in Muskelbrei, sondern auch am Kaninchenauge gegenüber Bienengift und Schlangengiften als stärkster Antagonist fungiert. Eine *Zink-Konzentration, die dem natürlichen Zink-Gehalt des frischen, unverdünnten Giftsekrets der Cobra entspricht, setzt nach den Ergebnissen des Dotter-Koagulations-Testes die Toxizität von Cobragift u. U. auf $\frac{1}{1000}$ der Norm herab.* Das Sekret liegt also in der Giftdrüse in abgeschwächtem Zustand vor, so daß es für die Cobra vermutlich keine Gefährdung mehr bedeutet. Die verbleibende Rest-Aktivität ist aber immer noch beträchtlich. Zink stellt offenbar einen Schutz gegen örtliche Schädigungen in der Drüse dar, während die Antikörper im Blutserum der Schlange resorptive Schädigungen verhüten dürften.

Nach Delezenne[4] *weisen nur die Colubriden-Gifte diese hohen Zinkwerte auf; die Viperiden-Gifte sind dagegen zinkärmer.* Der Grund hierfür könnte darin liegen, daß die Colubriden (Cobra, Sepedon haemachates) mehr Zink zur Neutralisation ihres Giftes benötigen,

a) weil nach unseren Ergebnissen Cobra- und Sepedon haemachates-Gift ein tieferes Eindringungsvermögen in das Epithel und stärkere örtliche Entzündungswirkungen besitzen als Viperiden-Gifte,

b) weil die Colubriden mit ihrem Sekret in engere Berührung kommen als die Viperiden; denn die Giftzähne der Colubriden („Furchenzähner") haben bekanntlich keinen geschlossenen Kanal, dagegen können die Viperiden („Röhrenzähner") ihr Sekret ähnlich wie mit einer Injektionsnadel direkt bis in die Bißwunde spritzen.

Vielleicht trägt der hohe Zinkgehalt im konzentrierten Cobragift mit dazu bei, daß die örtlichen Erscheinungen nach dem Biß der Cobra auffallend wenig ausgeprägt sind.

Der Zink-Schutzmechanismus ist für die Schlange nur deshalb sinnvoll, weil das Gift durch Zink keine bleibende Abschwächung erfährt. Sobald die Zink-Konzentration sinkt, z. B. während der Resorption des Giftes nach dem Biß, wird eine schnelle Aktivierung eintreten.

b) Zum Wirkungsmechanismus.

Die Kinetik der Zink-Hemmung spricht dafür, daß Zink nach dem Prinzip der „competitive inhibition" die Angriffspunkte von Bienengift und Schlangengiften blockiert. Beim Bienengift ist diese Auffassung besonders plausibel; denn nach bisher unveröffentlichten Versuchen von Th. Wieland und Fleckenstein[20] zeigt die dehydrasen-hemmende, d.h. entzündungs-erregende Wirkungskomponente im Bienengift eine kathodische Wanderung. *Zn^{++} könnte also mit dem Toxin-Kation um negative Gruppen an den Membranen der Zelle und in der Zelle selbst bzw. im Eidotter konkurrieren.* Auch die relativ starken Schutzwirkungen von Ca^{++}, Co^{++} und Mn^{++} gegenüber Cobra- und Sepedon haemachates-Toxin am Kaninchenauge lassen sich vielleicht als eine Verdrängung des Giftes von der Zelloberfläche durch diese 2wertigen Kationen deuten. *Sehr wesentlich ist, daß nach unseren Beobachtungen auch stark adsorbierbare organische Kationen vom Typ der Lokalanästhetica und Antihistaminkörper* (vgl. Fleckenstein, Günther *und* Winker[12]) *antagonistische Effekte gegenüber Cobragift besitzen.*

Die Dotterwirkung von Cobragift (Konz. 1:200000) kann z. B. durch einen ½%igen Zusatz von Pantinesin, Pantocain, Tutocain, Pyribenzamin, Antistin, Thephorin, Soventol zum Teil erheblich abgeschwächt werden. Besonders deutlich war der Einfluß von Thephorin und Soventol, die in dieser Konzentration das Schlangengift fast völlig neutralisierten; auch ⅛% Thephorin und Soventol im Eidotter war noch sehr deutlich wirksam. Am Kaninchenauge ließ sich Cobragift bisher nur durch Pyribenzamin und Thephorin hemmen; Novocain und Tutocain (jeweils 1% Konz.) zeigten hier keinen Effekt; Pantocain, Phenergan und Soventol waren am Auge in höherer Konzentration schon von sich aus schädigend. Eine Wirksamkeit von Thephorin gegenüber injiziertem Cobragift konnten wir in einigen orientierenden Versuchen an Ratten nicht nachweisen.

Wir glauben also, daß alle diese Antagonismen zwischen Schlangengiften und fest adsorbierbaren Kationen letzten Endes auf dem Prinzip einer „competitive inhibition" beruhen könnten. *Dieses Prinzip vermag a) eine adsorptive Verdrängung der Gifte von der Zelloberfläche, b) eine „Dichtung" gegen das Eindringen der Gifte in die Zelle und c) eine Hemmung des Giftes am Wirkungsort selbst zu erklären.* Im einzelnen sind jedoch diese Antagonismen noch recht wenig durchsichtig: Ob ein solches Kation einen Verdrängungseffekt ausüben kann oder nicht, scheint nicht nur von der Natur der Gifte (Molekülgröße, Affinität zum Gewebe), sondern auch von den Besonderheiten der anatomischen Substrate abzuhängen, auf welche die Gifte einwirken (Eidotter, Muskelbrei, intaktes Gewebe usw.). *Als universeller Antagonist gegen Bienengift und Schlangengifte hat sich in unseren bisherigen Testen jedenfalls nur Zn⁺⁺ erwiesen, während die anderen Kationen schwächer bzw. nicht an allen Substraten wirksam waren.*

Zusammenfassung.

1. Der hohe Zinkgehalt im frischen unverdünnten Giftsekret der Cobra setzt die Toxizität bedeutend herab. Zink stellt offenbar einen natürlichen Schutzmechanismus der Giftschlangen gegen örtliche Schädigungen in der Drüse durch das produzierte Sekret dar.

2. Nach Versuchen an Eidotter-Emulsionen steigen die zu neutralisierenden Cobragift-Konzentrationen mit wachsender Zink-Konzentration sprunghaft an. Zn^{++} scheint die Reaktionsorte von Bienengift und Schlangengiften zu blockieren.

3. Bienengift und Schlangengifte bewahren auch in starken Zinksalz-Lösungen ihre volle Wirksamkeit. Sobald die Zink-Konzentration sinkt, z. B. während der Resorption des Giftes nach dem Biß, wird eine schnelle Aktivierung eintreten.

4. Am Kaninchenauge gehen die entzündungs-erregenden Wirkungsstärken von Bienengift und Schlangengiften mit den früher an Muskelbrei ermittelten dehydrasen-hemmenden Wirkungsstärken im großen und ganzen parallel; die Colubridengifte (Cobra, Sepedon haemachates,

Naja nivea) besitzen jedoch ein tieferes Eindringungsvermögen durch das Epithel und damit stärkere Entzündungswirkungen als Viperiden-Gifte.

5. Auch die Schmerz- und Entzündungswirkungen von Bienengift und Schlangengiften am Kaninchenauge werden durch Zinksalze unterdrückt. Bienengift läßt sich am Auge nur durch Zn^{++} inaktivieren; gegen Cobra- und Sepedon haemachates-Toxin sind jedoch auch Mn^{++}, Co^{++}, Ca^{++} und Mg^{++} wirksam. Diese 2 wertigen Kationen scheinen das Eindringen von Cobra- und Sepedon haemachates-Toxin in die Schleimhaut zu beeinträchtigen.

6. Stark haftende organische Kationen vom Typ der Lokalanästhetika und Antihistaminkörper können ebenfalls die Schlangengift-Wirkungen im Eidotter (und zum Teil auch am Auge) hemmen. Diese Befunde deuten darauf hin, daß der Antagonismus zwischen Schlangengift und fest adsorbierbaren Kationen letzten Endes auf dem Prinzip der „competitive inhibition" beruhen dürfte.

Literatur.

[1] Bang, I., u. E. Overton: Biochem. Z. 31, 243 (1911). — [2] Boquet, P.: Ann. Inst. Pasteur 71, 340 (1945). — [3] Bonsmann, M. R.: Arch. exper. Path. u. Pharmakol. 200, 167 (1942); 201, 155 (1943). — [4] Delezenne, C.: Ann. Inst. Pasteur 33, 68 (1919). — [5] Fassbender, W.: Biochem. Z. 317, 246 (1944). — [6] Fleckenstein, A.: Die periphere Schmerzauslösung und Schmerzausschaltung. D. Steinkopff 1950. — [7] Fleckenstein, A.: Arch. exper. Path. u. Pharmakol. 208, 189 (1950). — [8] Fleckenstein, A., u. G. Berg: Arch. exper. Path. u. Pharmakol. 212, 184 (1951). — [9] Fleckenstein, A., G. Berg, J. Gayer u. S. Schönig: Arch. exper. Path. u. Pharmakol. 213, 265 (1951). — [10] Fleckenstein, A., u. B. Fettig: Z. Naturforsch. 6b, 213 (1951). — [11] Fleckenstein, A., u. J. Gayer: Klin. Wschr. 28, 789 (1950). — [12] Fleckenstein, A., H. Günther u. H. J. Winker: Arch. exper. Path. u. Pharmakol. 214, 38 (1951). — [13] Fleckenstein, A., u. H. Gerkhardt: Arch. exper. Path. u. Pharmakol. 214, 135 (1951). — [14] Fleckenstein, A., u. W. Schneiter: Arch. exper. Path. u. Pharmakol. 213, 537 (1951). — [15] Fleckenstein, A., H. Tippelt u. H. Kroner: Arch. exper. Path. u. Pharmakol. 210, 380 (1950). — [16] Jaeger, W.: unveröffentlicht. — [17] Micheel, F., u. E. Bösser: Z. physiol. Chem. 239, 225 (1936). — [18] Micheel, F., u. F. Jung: Z. physiol. Chem. 239, 217 (1936). — [19] Ray, P.: J. Indian Chem. Soc. 17, 681 (1940). — [20] Wieland, Th., u. A. Fleckenstein: unveröffentlicht. — [21] Wieland, H., u. W. Konz: Sitzgsber. bayer. Akad. Wiss., Math.-physik. Kl. 2, 177 (1936).

Dozent Dr. A. Fleckenstein,
zur Zeit Oxford/England, Dep. of Pharmacology, South Parks Road.
Dr. Wolfgang Jaeger, Heidelberg, Univ.-Augenklinik.

Arch. exper. Path. u. Pharmakol., Bd. 215, S. 177—180 (1952).

Aus dem Pharmakologischen Institut (Direktor: Prof. Dr. S. JANSSEN)
und der Chirurgischen Klinik (Direktor: Prof. Dr. E. REHN)
der Universität Freiburg i. Br.

Die Beeinflussung der Leberschädigung bei chronischer Thiopental- (Pentothal-)Vergiftung durch Methionin-Cholin (Hepsan)*.

Von
ALFRED ENDERS und FRIEDRICH KÖRNER.

Mit 2 Textabbildungen.

(Eingegangen am 24. Januar 1952.)

Im Verlauf von Untersuchungen am pankreaslosen Hund über das Insulin konnten erstmals HERSHEY, BEST, HERSHEY u. Mitarb. sowie weitere Untersucher[1-6] die Bedeutung des Cholins für den Fettstoffwechsel der Leber experimentell nachweisen. Andere Autoren (McKIBBIN u. Mitarb., CHAIKOFF u. Mitarb. sowie SIMMONDS u. Mitarb.[7, 8, 9]) zeigten, daß das Methionin bei Mäusen, Ratten, Hunden und wahrscheinlich auch beim Menschen eine wichtige Vorstufe des Cholins im Stoffwechsel darstellt und daß Methionin Cholin in der Nahrung ersetzen kann. Umgekehrt ist es jedoch nicht möglich, daß Cholin ohne weiteres Methionin ersetzt.

Auf Grund dieser Befunde wurden Methionin und Cholin mit wechselndem Erfolg zur Prophylaxe und zur Therapie von Leberschäden in der Klinik verwendet (BROWN G. O. und MUETHER, R. O.; RUSSAKOFF, A. H. und BLUMBERG, H.; GOLDSTEIN, M. R. und ROSAHN, P. D.; BEAMS, A. J. u. Mitarb.; WILSON u. Mitarb.; ORZECHOWSKY, G. u. a. m.[10-20]).

Experimentell konnte der Wert der Leberschutztherapie mit diesen beiden Stoffen bei experimentellen Leberschädigungen nur zum Teil bestätigt werden. So fanden REMY und GERLICH[21], daß Methionin nicht imstande ist, die Leberverfettung im Verlauf einer Tetrachlorkohlenstoffvergiftung zu verringern. Auf der anderen Seite berichtet BAXTER[22] von einer höheren Lebensdauer pyridinvergifteter Ratten bei gleichzeitiger oraler Verabreichung von Methionin. In eigenen Nachuntersuchungen mit Methionin-Cholin (Hepsan) konnten wir das Ergebnis von BAXTER[22] nicht bestätigen.

Die außerordentlich verschiedenen Untersuchungsergebnisse lassen sich zum Teil auf die sehr unterschiedliche Dosierung dieser beiden Medikamente zurückführen. So findet man z. B. für Cholin in der Literatur Dosen zwischen 1 g und 30 g als wirksam angegeben (bezogen auf den Menschen). Für Methionin schwanken diese Werte zwischen 1 g und 80 g.

---

* Herrn Professor Dr. W. HEUBNER zum 75. Geburtstag gewidmet.

Pentothal bewirkt an der Ratte und am Meerschweinchen nach ein- bis zweimaliger Injektion einer narkotischen Dosis eine zentrale Verfettung der Leberläppchen (Körner[23]). Bei chronischer Verabreichung dieser Thiobarbitursäure sterben die Tiere sehr rasch an dieser Leberschädigung. Angesichts der widersprechenden Ergebnisse der bisherigen Untersucher in bezug auf die Leberschutzwirkung von Methionin und Cholin versuchten wir die leberschädigende Wirkung des Pentothals

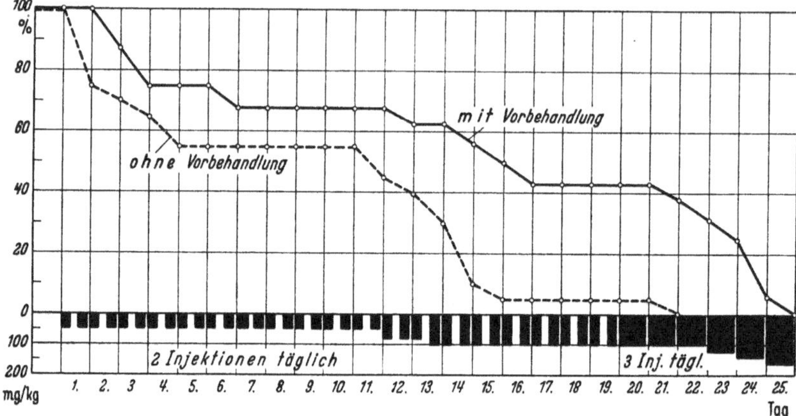

Abb. 1. Verlauf der Pentothalvergiftung bei Ratten mit und ohne gleichzeitige Methionin-Cholintherapie. Ordinate: Über der Null-Linie: Zahl der überlebenden Tiere in Prozent. Unter der Null-Linie: Dosis der Einzelinjektionen in mg/kg Körpergewicht. Abszisse: Zeit in Tagen. Überlebenskurve für nicht vorbehandelte Ratten, die Pentothal erhielten: — — —. Überlebenskurve für mit Hepsan vorbehandelte Ratten, die Pentothal erhielten: ————. Zahl der verwendeten Tiere: Ohne Vorbehandlung 20; mit Vorbehandlung 16. Durchschnittsgewicht der Tiere 110 g. Die vorbehandelten Tiere erhielten am Tage vor Beginn der Pentothalinjektionen zweimal 0,4 cm³ Hepsan i.P. sowie vor jeder Pentothalinjektion weitere 0,4 cm³ Hepsan.

durch diese beiden Stoffe abzuschwächen und die Überlebenszeit von Ratten und Meerschweinchen bei chronischer Pentothalvergiftung zu verlängern.

Als Leberschutzmittel wählten wir eine Kombination von Methionin und Cholin*, wie es in der Form des acetyl-methioninsauren Cholins mit Methionin als Präparat „Hepsan" vorliegt. Die Versuchstiere, 20 Meerschweinchen und 36 Ratten, wurden bei konstanter Temperatur in Drahtkäfigen gehalten. Die Meerschweinchen erhielten Rüben, die Ratten einen Futterbrei von folgender Zusammensetzung: 500 g Roggenschrot, 500 g Haferflocken, 100 g Trockenmilch, 50 g Lebertran, 10 g Trockenhefe, 20 g Salzgemisch nach McCollum auf 2 Ltr. Wasser, dazu Salat. Die Ratten hatten ein Anfangsgewicht von 80—120 g, die Meerschweinchen wogen bei Versuchsbeginn 200—300 g.

Die Ratten erhielten bei der Pentothalvergiftung (Körner[23]) täglich 2mal Pentothal-Na intraperitoneal injiziert, in steigenden Dosen von

---

* Wir sind den Chemischen Werken Minden für die Überlassung der erforderlichen Versuchsmengen „Hepsan" zu Dank verpflichtet.

0,05—0,15 g/kg Körpergewicht. Nach 15 Tagen lebte nur noch eine von 20 derart behandelten Ratten. Die anderen waren unter den Zeichen einer Leberschädigung gestorben. In einer zweiten Versuchsserie versuchten wir durch die Vorbehandlung mit methioninsaurem Cholin (Hepsan) die Überlebenszeit solcher mit Pentothal vergifteten Ratten zu verlängern. 16 Ratten erhielten täglich 2mal 0,4 cm³ der Originallösung (Hepsan) pro Tier intraperitoneal jeweils 5 min vor den Pentothalinjek-

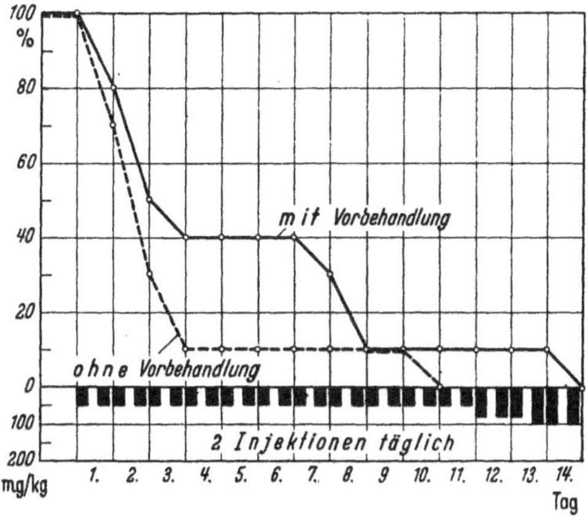

Abb. 2. Verlauf der Pentothalvergiftung bei Meerschweinchen mit und ohne gleichzeitiger Methionin-Cholintherapie. Ordinate: Über der Null-Linie: Zahl der überlebenden Tiere in Prozent. Unter der Null-Linie: Dosis der Einzelinjektion in mg/kg Körpergewicht. Überlebenskurve für nicht vorbehandelte Meerschweinchen, die Pentothal erhielten: — — —. Überlebenskurve für mit Hepsan vorbehandelte Meerschweinchen, die Pentothal erhielten: ————. Für jede Gruppe wurden je 10 Tiere von einem Durchschnittsgewicht von 220 g verwendet. Die vorbehandelten Tiere erhielten am Tage vor Beginn der Pentothalinjektionen zweimal 0,2 cm³ Hepsan i.P. sowie vor jeder Pentothalinjektion ebenfalls 0,2 cm³.

tionen injiziert. Die Verabreichung von Hepsan begann schon einen Tag vor der des Pentothals. Da 1 cm³ Hepsan 0,05 g acetylmethioninsaures Cholin und 0,25 g acetylmethioninsaures Natrium enthält, bekamen die Ratten täglich 2mal 0,2 g acetylmethioninsaures Cholin und 1 g acetylmethioninsaures Natrium pro kg Körpergewicht.

In den Versuchen an Meerschweinchen wurde entsprechend verfahren, nur waren die Methionin- und Cholingaben geringer: diese Tiere erhielten täglich 2mal 0,05 g acetylmethioninsaures Cholin und 0,25 g acetylmethioninsaures Natrium pro kg Körpergewicht. Durch diese Behandlung konnte die Sterblichkeit der Versuchstiere wesentlich verringert werden. Die Kurven 1 und 2 zeigen das Ergebnis für Ratten und Meerschweinchen.

Der Unterschied in der Überlebenszeit der Ratten konnte auch statistisch gesichert werden. Als Stichtag wurde der 15. Tag der Pentothalvergiftung gewählt. An diesem Tag waren 19 von 20 Ratten gestorben;

9 von 16 Tieren hatten bei der Vorbehandlung mit Hepsan überlebt. Die Differenz und ihr mittlerer Fehler wurde nach B. van der Waerden[24] berechnet; sie betrug 0,47 ± 0,13, war daher mit einer mehr als 99%igen Wahrscheinlichkeit gesichert. Bei den Meerschweinchen war das Ergebnis nicht signifikant; in diesen Versuchen hatten wir das Hepsan wahrscheinlich nicht hoch genug dosiert.

Zusammenfassung.

Mit einer an Sicherheit grenzenden Wahrscheinlichkeit schützt methioninsaures Cholin (Hepsan) Ratten vor einer subchronischen Vergiftung mit der Thiobarbitursäure Pentothal. Diese Schutzwirkung findet ihren Ausdruck in einer wesentlichen Heraufsetzung der Überlebensdauer von Ratten und Meerschweinchen.

Literatur.

[1] Hershey, J. M.: Amer. J. Physiol. **93**, 657 (1932). — [2] Hershey, J. M., and S. Soskin: Amer. J. Physiol. **98**, 74 (1931). — [3] Best, C. H., and J. M. Hershey: J. of Physiol. **75**, 49 (1932). — [4] Best, C. H., J. M. Hershey and M. E. Huntsman: J. of Physiol. **75**, 56 (1932). — [5] Best, C. H., J. M. Hershey and M. E. Huntsman: Amer. J. Physiol. **101**, 7 (1932). — [6] Best, C. H., G. C. Ferguson and J. M. Hershey: J. of Physiol. **79**, 94 (1933). — [7] McKibbin, J. M., B. A. Thayer and F. J. Stare: J. Labor. a. Clin. Med. **29**, 1109 (1944); zit. nach Jukes.— [8] Chaikoff, I., C. Enteman and M. L. Montgomery: J. of Biol. Chem. **160**, 489 (1945); zit. nach Jukes. — [9] Simmonds, S., and V. Vigneaud: J. of Biol. Chem. **146**, 685 (1942); zit. nach Jukes. — [10] Broun, G. O., and R. O. Muether: J. Amer. Med. Assoc. **118**, 1403 (1942). — [11] Russakoff, A. H., and H. Blumberg: Ann. Int. Med. **21**, 848 (1944); zit. nach Jukes. — [12] Goldstein, M. R., and P. D. Rosahn: Conn. State Med. J. **9**, 351 (1945); zit. nach Jukes. — [13] Beams, A. J.: J. Amer. Med. Assoc. **130**, 190 (1946). — [14] Beattie, J., and J. Marshall: Nature (Lond.) **154**, 547 (1944). — [15] Wilson, C., M. R. Pollack and A. D. Harris: Brit. Med. J. **1**, 399 (1945). — [16] Man, E. B., B. L. Kartin, S. H. Durlacher and J. P. Peters: J. Clin. Invest. **24**, 623 (1945); zit. nach Jukes. — [17] Barelay and Cooke: Lancet **1945**, Oct. 13, 458. — [18] Stepp, W., u. L. Penew: Pro Medico **1948**, H. 9, 239. — [19] Meusel, W., u. G. Orzechowski: Ärztl. Wschr. 1/2, 961 (1947). — [20] Orzechowski, G., u. Stolz: Med. Klinik **1947**, 289. — [21] Remy, R., u. Gerlich: Arch. exper. Path. u. Pharmakol. **212**, 542 (1950/51). — [22] Baxter, J. B.: J. of Pharmacol. **91**, 345 (1947). — [23] Körner, Fr.: Anesthésie et Analgésie **8**, 677 (1951). — [24] van der Waerden, B., zit. nach Czuber, E.: Die Statistischen Forschungsmethoden. Wien 1938. — [25] Jukes, Thomas H.: Annual Review of Biochemistry XVI, 193 (1947).

Dozent Dr. Alfred Enders, Freiburg i. Br., Pharmakologisches Institut.

Arch. exper. Path. u. Pharmakol., Bd. 215, S. 181—197 (1952).

Aus der I. Med. Abteilung des Allgemeinen Krankenhauses St. Georg, Hamburg
(Chefarzt: Prof. Dr. H. W. Bansi).

Stoffwechselprobleme der Fettsucht*.

Das Verhalten des Stickstoffhaushaltes.

Von

H. W. Bansi, O. Backhaus und G. Lohmeyer.

Mit 2 Textabbildungen.

(Eingegangen am 15. Januar 1952.)

Eine Klärung der Pathogenese der Fettsucht ist trotz unzähliger experimenteller Arbeiten bisher nicht möglich gewesen. Die Notwendigkeit eines therapeutischen Vorgehens jedoch gab Veranlassung, dazu überzugehen, gerade angesichts der noch unerkannten pathogenetischen Zusammenhänge *die Abbaumöglichkeiten der Fettansammlung* im Einzelfall näher zu betrachten. Das therapeutische Bemühen um eine Beeinflussung der Fettsucht ist auch heute noch wesentlich auf die Beschränkung der calorischen Zufuhr angewiesen, zumal die bisher bevorzugte Behandlung mit Schilddrüsensubstanz wegen ihrer unerwünschten gegenregulatorischen Wirkungen immer mehr, und zwar mit Recht, in Mißkredit gerät. Eine optimale Diät darf jedoch bei aller wünschenswerten Beschränkung die zur Erhaltung des physiologischen Gleichgewichtes erforderliche Eiweißzufuhr (hygienisches Eiweißminimum) nicht außer acht lassen.

Allem Anschein nach ist die Fettsucht nicht als eine Stoffwechselstörung einheitlicher Ätiologie anzusehen, sondern viel eher darf man in ihr den Ausdruck eines fehlgesteuerten Intermediärstoffwechsels vermuten, möglicherweise als die Folge abartiger neuro-endokriner Regulationen. Angesichts der hier vorstellbaren und möglichen Varianten erscheint es daher verständlich, daß auch der intermediäre Eiweißstoffwechsel individuellen Schwankungen unterliegt. Besonders, nachdem durch die Forschungen der letzten zwei Jahrzehnte, wie z. B. durch die Arbeiten von Gaebler, Albright, Ingle u. a., der Einfluß des HVL und der NNR auf die N-Bilanz immer deutlicher wurde, diese Inkretorgane andererseits pathogenetisch an der Entwicklung gewisser Fettsuchtsformen beteiligt sind, erscheint eine Kontrolle der N-Bilanz, insbesondere bei Durchführung strenger diätetischer Maßnahmen, unerläßlich.

Bekanntlich sind die Stoffumsetzungen des Organismus wesentlich von den energetischen Bedürfnissen bestimmt. Wie die klassischen Untersuchungen von Schönheimer und seinen Mitarbeitern ergeben haben, beruht die augenscheinliche Stabilität des Eiweißhaushaltes in Wirklichkeit auf einem dynamischen Gleichgewicht, das bei einem ständigen Wechsel der teilnehmenden Metaboliten sowohl die Eiweißkörper als auch die KH und Fette umfaßt. Es ist deshalb nicht möglich,

---

* Herrn Professor Dr. Wolfgang Heubner zum 75. Geburtstag gewidmet.

die Charakteristika des Eiweißstoffwechsels zu betrachten, ohne gleichzeitig auch
die übrigen Metaboliten zu berücksichtigen. Die Fähigkeit des Organismus, Eiweiß
zu stapeln, ist, wie schon Rubner zeigen konnte, nur sehr beschränkt. Lediglich
das Cytoplasma der Leber vermag anscheinend geringe Mengen Eiweiß einzulagern.
Diese wiederum leicht zu mobilisierende Fraktion wird deswegen auch als das
labile Cytoplasma bezeichnet (Kosterlitz, Campbell).

Der stoffwechselgesunde, ausgewachsene Organismus kann also nur sehr beschränkt überschüssiges Eiweiß anlagern, d. h. er setzt sich mit jeder zugeführten
Menge N, sofern sie das hygienische Eiweißminimum übersteigt, ins Gleichgewicht.

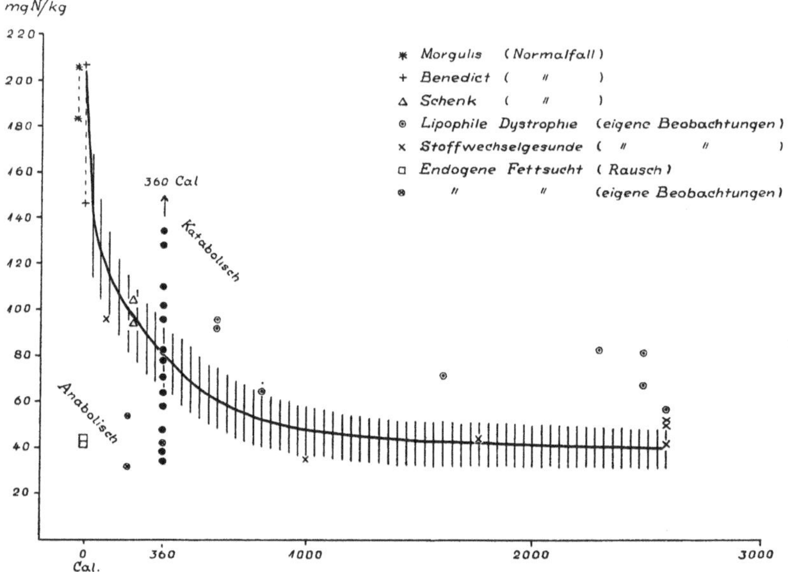

Abb. 1. N-Ausscheidung bei eiweißfreier Ernährung.

Andererseits sind im Hunger beträchtliche Verluste an N zu verzeichnen, die um
so größer sind, je mehr das Eiweiß neben seinen eigentlichen Aufgaben auch für
energetische Zwecke einspringen muß. So werden von Grafe im absoluten Hunger
Stickstoffverluste von 10—12 g bei Männern und 7—8 g bei Frauen angegeben,
und auch aus den Veröffentlichungen von Benedict sind je nach der Dauer des
Hungers durchschnittliche Stickstoffverluste von 8—10 g pro die zu entnehmen.

Die Beziehung des energetischen Bedarfs zum Eiweißhaushalt bei
fehlender Eiweißzufuhr wird in der Abb. 1 zur Anschauung gebracht.
Die Darstellung ist das Resultat zahlreicher Beobachtungen, die teils
dem Schrifttum (Benedict, Morgulis, Schenk, Rausch) entnommen
wurden, zum anderen Teil sich aus eigenen Untersuchungen herleiten.
Wie die Mittelwertskurve aus dem physiologischen Streubereich erkennen läßt, nähern sich einerseits die N-Verluste asymptotisch einem
Minimum, der Rubnerschen Abnutzungsquote, d. h. bei mangelnder
Eiweißzufuhr wird die unvermeidliche N-Katabolie auf ein Minimum

reduziert, sobald die energetischen Bedürfnisse des Organismus hinreichend durch KH und Fett abgedeckt werden (protein sparing action of carbohydrate and fat). Auf der anderen Seite ergibt sich jedoch, daß mit steigendem calorischen Defizit auch die N-Verluste stetig zunehmen, so daß schließlich im absoluten Hunger Verluste auftreten, die, auf 1 kg berechnet, bis zu einer N-Ausscheidung von 200 mg N und darüber pro Kilogramm ansteigen und etwa der Einschmelzung einer Muskelmasse von 250—300 g entsprechen.

Im Eiweißumsatz hat man demnach einen sehr feinen Indicator, um zu erkennen, wie weit die Nahrung den calorischen Erfordernissen entspricht.

Nicht nur zur Erfüllung energetischer Leistungen muß der Organismus bei Mangel an anderen Brennstoffen seine Eiweißbestände angreifen, sondern schon bei relativem Mangel an KH macht der vermehrte Anfall von Ketonkörpern aus der unvollständigen Verbrennung des Fettes die Bereitstellung antiketogener Substanzen aus dem Eiweiß zu einem dringenden Erfordernis. Wenn auch dem Fettsüchtigen, wie die Empirie zeigt, durch die Acidose keine Gefahr droht, so ist doch stets im Hunger, d. h. bei Mangel an KH, ein vermehrter Anfall von Ketonkörpern zu erwarten. Der Umfang der Ketonkörperproduktion kann den oxydativen Abbau übersteigen, d. h. die Utilisierung in der Peripherie vermag der vermehrten Entstehung in der Leber nicht mehr zu entsprechen (STADIE).

Der Organismus verfügt nur über relativ kleine, mobilisierbare Glucosebestände (body glucose pool); sie betragen nach SOSKIN beim Menschen (70 kg) etwa 370 g. Unter der Annahme eines energetischen Bedürfnisses von 2800 cal/die würde dieser Vorrat allenfalls den Zeitraum eines halben Tages zu überbrücken vermögen. Diese mit Hilfe der quantitativen Organanalyse gewonnenen Resultate finden durch die Forschungen der jüngsten Zeit eine wertvolle Ergänzung. Unter den mehr dynamischen Bedingungen des Tierexperimentes hat CHAIKOFF mit seinen Mitarbeitern unter Zuhilfenahme des isotopen Kohlenstoffes ein „body glucose pool" beim 7 kg schweren Hund von etwa 4 g errechnet. Auch hier sind also die Reserven so gering, daß der Organismus im Hunger ohne Rückgriff auf die Fette oder Eiweißkörper die Konstanz des thermodynamischen Gefälles nicht unterhalten könnte. Obgleich unter diesen Umständen besonders der fettreiche Organismus durch die Verbrennung einer maximalen Menge Fett das viel wesentlichere Eiweiß schonen würde, kann das Fett aus den genannten Gründen die KH doch nicht vollkommen ersetzen, so daß das Eiweiß intermediär den ketolytischen Effekt der KH übernehmen muß. Die Eiweißkörper sind daher als potentielle Kohlenhydrate anzusehen, und ein Mangel an Kohlenhydraten ist deshalb gleichbedeutend mit einem ständigen Sog am Zelleiweiß.

So ist es angesichts der Vielfalt der dem Eiweiß im Hunger zufallenden Aufgaben verständlich, daß schon sehr früh, beginnend mit der Erschöpfung des „body glucose pool", der katabolische N-Stoffwechsel einsetzt. Wie schon GRAFE betonte, sind im Verlaufe dieser N-Katabolie unterschiedliche Phasen zu beobachten. Nach der einleitenden, in manchen Fällen beträchtlich negativen Bilanz kommt es allmählich zu einer Adaptation des Organismus, die unter Umständen, zumal bei adipösen Individuen, so weit gehen kann, daß die N-Verluste auch bei völliger Karenz das endogene Minimum nur wenig überschreiten. Welche Mechanismen dieser Anpassung zugrunde liegen, ist bis heute nicht eindeutig erkannt. Eine im Laufe der Karenz anwachsende Potenz der Zelle, insbesondere der Muskelzelle, Ketonkörper zu utilisieren, mag an der Verbesserung der N-Bilanz beteiligt sein. Diese verbesserte Fettverbrennung wird schon von Folin und Denis (1915) erörtert, und auch spätere Beobachter, so besonders Strang, McClugage und Evans, haben bei ihren Fällen von Fettsucht nur minimale N-Verluste selbst bei strenger diätetischer Beschränkung feststellen können; und es bedarf nur geringer Zulagen an KH (144 cal/die), um bei einem Fortbestehen eines calorischen Defizits von etwa 2000 Cal. eine ausgeglichene Stickstoffbilanz zu erzielen.

Welches Verhalten zeigt nun der N-Haushalt des Fettsüchtigen unter verschiedenen Formen diätetischer Beschränkung? Wie weit vermag er selektiv bei einem calorischen Defizit sein Fett als Brennstoff zu mobilisieren und welche Kautelen sind zu beachten unter strengen diätetischen Maßnahmen, um eine Einschmelzung der Protoplasmabestände des Organismus zu vermeiden?

Methodik.

Die Untersuchungen des Stickstoffhaushaltes wurden wesentlich von zwei Gesichtspunkten bestimmt, einmal der Betrachtung des N-Haushaltes im Hunger bei völligem Fehlen einer Eiweißzufuhr, andererseits sein Verhalten bei erheblicher calorischer Beschränkung, aber Zufuhr einer ausreichenden Eiweißmenge. Es wurden daher in dieser Versuchsreihe, in der 60 fettleibige Patienten untersucht wurden, folgende Diätformen angewandt:

Diät I.

Safttage: Es wurden 800 cm³ Apfelmost oder verdünnten Obstsaftes mit einem Brennwert von 350—400 Cal. verabfolgt. Der Proteingehalt dieser Safttage war praktisch gleich Null (vgl. Tab. 1).

Diät II.

Das Prinzip dieser Diätform bestand, wie oben angedeutet, in einer ausreichenden Eiweißzufuhr (entsprechend dem hygienischen Eiweißminimum 60—65 g Eiweiß), jedoch erheblicher Beschränkung der Gesamtcalorienzufuhr auf 750 bis 800 Calorien. In der Regel verabfolgten wir eine Knäckebrot-Fleischkost (Diät IIa), bestehend aus 300 g magerem Fleisch, das ohne Fett zubereitet wurde, ferner 15 g Knäckebrot und 500 g Obst oder Gemüse. Da besonders bei längerer Entfettung eine solche Kost dem Patienten zu eintönig wurde, erhielt ein Teil dieser Patienten eine etwas abwechslungsreicher gestaltete Kost (Diät IIb), deren Eiweißgehalt von etwa 70 g einer N-Zufuhr von 11,4 g entsprach.

Während die Hungerdiät, abgesehen von 3 Fällen, nur in jeweiligen Perioden von 4 Tagen zur Durchführung gelangte, wurden die Diäten IIa und IIb meist über längere Zeit durchgeführt.

In den Fällen 1—38 der Tab. 2a wurde Diät II über einen Zeitraum von 10 Tagen verabfolgt, die Stickstoffausscheidung aber, um eine Einstellung auf das entsprechende Niveau abzuwarten, erst während der letzten 5 Tage bestimmt. An diese Periode wurde jeweils die unter I genannte Hungerphase angeschlossen. Die Bestimmung der N-Ausscheidung während dieser gewöhnlich über 4 Tage sich erstreckenden Zeit wurde in jeder 24-Std-Menge vorgenommen. Von einer Untersuchung der Stickstoffverluste im Stuhl sahen wir in der Regel ab und setzten, entsprechend den Angaben von PETERS und VAN SLYKE, in die Bilanzberechnung hierfür den mittleren Tageswert von 1 g ein.

Tabelle 1. Die verschiedenen Diätformen.

Diät I.	Most oder verdünnter Obstsaft	800 cm³	400 Cal.
Diät II a.	Mageres Fleisch.	300 g	
	Knäckebrot	15 g	
	Obst oder Gemüse	500 g	800 Cal. 10,0 N.
Diät II b.	1 Ei		
	Yoghurt	175 g	
	Schwarzbrot	50 g	
	Schmelzkäse, halbfett	60 g	
	oder Quark.	100 g	
	oder Hackfleisch	75 g	
	mageres Fleisch.	150 g	
	oder Fisch	200 g	
	Gemüse	400 g	
	Butter.	5 g	
	Obst.	100 g	800 Cal. 11,4 g N.
Diät III.	Kartoffelmehl.	200 g	
	Zucker.	150 g	
	Fett.	60 g	
	Marmelade	100 g	
	Fruchtsaft	200 g	
	1 Citrone		
	Apfelmus oder Äpfel.	100 g	2500 Cal. 0,3 g N.
Diät IV.	Knäckebrot	200 g	
	Hackfleisch.	250 g	
	Fett.	70 g	
	Äpfel oder Apfelmus.	250 g	
	Zucker.	100 g	
	Marmelade	100 g	
	1 Citrone		2500 Cal. 11,0 g N.

Bei Fall 39—60 wurde die Bilanzuntersuchung über mehrere derartige Perioden ausgedehnt. In diesen Fällen wurde teilweise auch der Stickstoffgehalt des Stuhles mit analysiert.

In einer weiteren Untersuchungsreihe wurden 22 Fälle von lipophiler Dystrophie den Patienten mit Fettleibigkeit, die diese bei einer friedensmäßigen normalen Ernährungslage erworben hatten, gegenübergestellt. In früheren Untersuchungen hatte der eine von uns (BANSI 1948) gemeinsam mit FUHRMANN festgestellt, daß die nach einer längeren Hungerperiode im Wiederaufbaustadium sich einstellende lipophile Dystrophie einen besonders gearteten Stickstoffhaushalt aufweist. Bei diesen Fällen liegt bei der Prüfung des Eiweißminimums nach dem Vorgehen von THOMAS, d. h. bei überschießender KH- und Fettzufuhr, aber praktisch eiweißfreier Ernährung (0,3 g N entsprechend Diät III) die Stickstoffausscheidung höher als normal. Diese Patienten weisen demnach eine abnorm hohe Abnutzungsquote im Rahmen ihres Eiweißhaushaltes auf und sind somit eindeutig katabolisch. Aber selbst bei einer calorisch ausreichenden Ernährung und ausreichender Eiweißzufuhr (Diät IV) mit 2500 Calorien und 11 g N findet sich bei diesen lipophil-

dystrophischen Patienten noch eine negative Stickstoffbilanz. Dieser Fettsuchts-
typ läßt demnach eine ähnliche Eiweißabbautendenz erkennen, wie sie von Albright bei Morbus Cushing beschrieben worden ist. 5 solcher Fälle von lipophiler
Dystrophie wurden, um einen Vergleich mit vorher normal ernährten Adipösen
aus der ersten Versuchsreihe zu haben, mit der Diät II (ausreichende Eiweißzufuhr
bei Calorienbeschränkung auf 800) behandelt.

Tabelle 2a. *Der N-Haushalt bei Adipositas (Fall 1—38 = weibliche-Personen).*

Nr.	Alter	Anfangs-gewicht	Größe	Mosttage			800-Cal.-Diät	
				Urin-N	mg/kg Istgewicht Gesamt-N	mg/kg Sollgewicht Gesamt-N	N-Zufuhr	Urin-N
1	56	116,3	1,62				8,0	8,0
2	23	114	1,63	4,23	49	83	3,9	5,44
3	26	80,5	1,69	3,55	60	66	2,9	6,61
4	23	91,3	1,64	6,18	82,5	112	6,6	9,1
5	15	74,3	1,66	8,36	134	142	6,6	9,4
6	29	71,4	1,55	3,13	63	75	6,6	7,0
7	38	113,3	1,67				8,0	5,82
8	37	89,6	1,68	3,94	58	73	10,0	11,71
9	44	100,3	1,68				10,6	9,24
10	18	84,6	1,60	2,92	50	65	6,6	6,14
11	29	84,3	1,56	3,93	61	88	10,0	8,05
12	51	119,2	1,60				5,0	5,47
13	37	95,7	1,68	4,7	62	84	10,0	9,2
14	57	103,0	1,60	2,87	39,5	68	10,0	11,65
15	27	112,9	1,57	2,79	36	66,5	10,0	4,86
16	24	81,1	1,62	5,08	79,5	98	10,0	12,6
17	34	101,3	1,63	5,5	68,3	103	10,0	10,62
18	14	57,5	1,57	4,79	104	102	10,0	13,9
19	34	83,0	1,46				11,4	9,5
20	34	85,8	1,63	4,7	70	90,5	10,0	11,9
21	45	87,6	1,60	5,4[1]	77	107	10,0	6,5
22	46	110,2	1,71	4,9	57	83	10,0	9,5
23	47	96,0	1,63	2,6	39	57	10,0	5,6
24	35	107,6	1,57	3,8	48,5	84	10,0	8,1
25	49	96,3	1,64	4,6	62,5	87,5 .	10,0	8,6
26	58	102,8	1,57	5,1[2]	62	107	10,0	6,8
27	28	101,5	1,61	2,4	34,8	55,6	10,0	5,7
28	42	93,2	1,63	2,4	37	54	10,0	8,0
29	28	111,0	1,60	2,82	37	63,7	10,0	11,28
30	42	102,3	1,61	3,17	44,7	68,5	10,0	6,54
31	44	97,4	1,56	3,6[3]	52,7	82	10,0	10,26
32	22	87,7	1,68	2,96	48,7	58,2	10,0	8,0
33	48	93,5	1,59	4,8	64,7	98	10,0	7,81
34	17	80,2	1,74				10,0	6,75
35	42	95,5	1,65	2,73	44,4	60	10,0	8,12
36	30	87,8	1,72	4,88	72	81,5	10,0	10,09
37	48	102,8	1,63	2,8[4]	39,5	60,5	10,0	11,8
38	29	82,3	1,53	2,54[3]	45,5	67	10,0	8,25

[1] nur 2 Tage.   [2] 800 Cal.   [3] 10 Mosttage.   [4] 9 Mosttage.

Auswertung.

Die Bilanz ergab sich aus dem Vergleich von Zufuhr und durchschnittlicher Ausfuhr. Sofern die Abweichung von der Zufuhr nicht mehr als $\pm 0,49$ g betrug, wurde N-Gleichgewicht angenommen. Überstieg die durchschnittliche Ausfuhr die Zufuhr um mehr als diesen Betrag, so lag eine Tendenz zum Eiweißabbau vor. Entsprechend bestand eine Neigung zur N-Retention, die wohl einem Eiweißansatz gleichzusetzen ist (Anabolie), wenn die durchschnittliche Ausfuhr um mehr als diesen Wert hinter der Zufuhr zurücklag.

Da wir im Laufe der Untersuchungen feststellen konnten, daß die 2. Stoffwechselperiode oftmals einen sparsameren Umsatz zeigte, wurde bei mehreren Bilanzperioden jeweils die 2. der Berechnung zugrunde gelegt. Bei den Hungerperioden wurde, wie üblich, entweder der Durchschnittswert der letzten Tage oder der Wert des letzten Tages genommen. Bei Durchführung wiederholter Hungerperioden wurde die Periode mit dem niedrigsten Durchschnittswert berechnet.

Als Normalausscheidung bei einer Calorienzufuhr von 400 wurde entsprechend der Abb. 2 ein Wert von 55—100 mg N/kg Körpergewicht angesehen.

Schließlich wurden einigen wenigen Patienten, um eine stärkere Gewichtsabnahme zu erreichen, bei Diät II a nur 150—200 g Fleisch gegeben.

Ergebnisse.

Wie die Tab. 2 a/b erkennen lassen, sind in den einzelnen Fällen im Hunger recht unterschiedliche Gesamtstickstoffausscheidungen zu verzeichnen (3,4—9,4 g). Da die Höhe der Stoffumsetzungen einschließlich des N-Umsatzes letzten Endes von der Masse der am Stoffwechsel beteiligten Zellen bestimmt wird, sollte die N-Ausscheidung nur zu einem Wert in Beziehung gesetzt werden, der die aktive Zellmasse des Organismus in toto annähernd wiedergibt. Man steht hier vor einem ähnlichen Problem wie bei der Bewertung des Grundumsatzes als Integral aller Atmungsvorgänge und hat sich hier letzten Endes auf das Istgewicht unter Berücksichtigung der Körpergröße und des Geschlechtes geeinigt, wenn man sich auch der Relativität eines Sollumsatzes bei erheblichem Übergewicht bewußt ist.

Daß auch das Fettgewebe lebhaft an dem Gesamtstoffwechsel teilhat, wurde von zahlreichen Untersuchern nahegelegt und ist durch die Isotopenforschung neuerdings einwandfrei erwiesen worden. Jedoch selbst unter Anerkennung dieser Tatsache, die für den Kohlenstoff, den Wasserstoff und den Sauerstoff des Fettgewebes gilt, dürfte das Fettgewebe am Stickstoffumsatz gerade im Hinblick auf seinen spärlichen Gehalt an Protoplasma (Gerüsteiweiß!) keinen zahlenmäßig erheblich ins Gewicht fallenden Anteil haben. Wir standen daher vor der Frage, zu welcher Größe wir den N-Umsatz in Beziehung setzen sollten, und haben

Tabelle 2b. *Der N-Haushalt bei Adipositas bei periodenweise wechselnder Diät (Fall 39—60 weibliche Personen).*

Nr.	Alter	An-fangs-gewicht	Größe	Mosttage Gesamt-N	Mosttage mg/kg Istgewicht Gesamt-N	mg/kg Soll-gewicht Ge-samt-N	N-Zu-fuhr	800-Calorien-Diät Gesamt-N	N-Zu-fuhr	Gesamt-N
39	16	73,4	1,54	10,9 5,9—4,6	154—87—70	85	11,4	12,6—7,9—8,0		
40	—	—	—				12,5	11,4—13,0	4,0	11,4
41	42	104	1,58				12,0	17,5—16,0		
42	34	111	1,73	9,4—8,0	90—78	109	12,0	17,8—17,2		
43	18	88,7	1,60	10,0—7,1—5,6	117—85—67	93	11,4	14,4—8,7	5,1	7,7
44	23	100	1,77	5,5—8,0—6,25[1]	59—88,5 62,5[1]	94[1]	12,0	13 —11,8—11,2		
45	13	77	1,54	11,3—5,2—3,5	159—75—51	65	11,4	12,7—11,7—9,6—8,9—12,5	5,1	8,3
46	38	85	1,65	9,6—8,8—8,1	120—112—103	125	12,0	12,8—10,5		
47	44	99,6	1,63	7,3—6,8	75—73,5	108	11,4	12,1—8,4—12,8 11,1[1]	5,3	7,6
48	19	76,1	1,58	8,0—5,5—3,9	111—77—56	84,5[1]	12,0	7,2—8,0—7,8—5,2	5,8	4,9—5,7
49	57	91,5	1,52	4,7—4,3—3,7—3,8—3,9	54—49—42,5—44—46	71	12,0	10,7—7,5—6,5		
50	23	76,0	1,65	3,9—4,5—7,2 5,2[1]	53—62—100 68,5[1]	80[1]	12,0	10,4—6,5—6,7—5,8		
51	23	67	1,60	3,2—5,1 4,15[1]	49,5—83 62[1]	69[1]	12,0	6,8—6,8—5,9		
52	27	74,2	1,58	6,1—4,7	83,5—67	81	11,4	9,9—7,2	4,6	5,7
53	56	97,1	1,65	6,15—5,9	64—62	106	11,4	12,7	5,1	8,7
54	—	75,5	1,58	5,0—4,2	68—59	72,5	11,4	9,3—8,5—4,4	5,0	2,9
55	49	98,5	1,50	4,9—5,1 5,1[1]	51—53 52[1]	100[1]	11,4	11,95—6,6—5,4	4,3	6,0
56	26	81,3	1,59	9,6—6,4—7,5—4,9	122—84,5—100—67	83	11,4	14,2—10,7—12,4—9,6		
57	51	104,4	1,58	7,3—7,2—4,5	73—74,5—47	78	11,4	11,2—8,7—8,4	5,2	10,2
58	22	86,7	1,63	5,8—7,6—3,5	69—95—44	55,5	11,4	8,6—8,4—11,4	4,7	9,1
59	40	81	1,58	9,3—8,2	123—110	168	11,4	10,6—11,5—8,8		
60	34	120,2	1,62	9,1—7,3—6,1	81—67—57	114	11,4	11,2—5,3—11,6—94[1]		

[1] Durchschnittswert.

die beiden Grenzwerte, die unseres Erachtens hierfür in Frage kommen konnten, herangezogen, das *Istgewicht* und das *Sollgewicht*. Dabei ist zu vermuten, daß die Beziehung zum Sollgewicht dem realen Verhalten der Stoffumsätze, vor allem des Stickstoffumsatzes, eher entspricht als die Relation zum Istgewicht, die im allgemeinen üblich ist. Andererseits ist aber mit dem Istgewicht eine reale, jederzeit leicht meßbare Größe gegeben, während das Sollgewicht als ein nur annäherungsweise bestimmbarer Wert allen bilanzmäßigen Erörterungen eine gewisse Ungenauigkeit verleiht. Den im Folgenden mitgeteilten Berechnungen liegt daher, wenn nicht ausdrücklich vermerkt, die Beziehung zum Istgewicht zugrunde.

Tabelle 3. *N-Haushalt bei der Lipophilen Dystrophie*
(außer Nr. 1 und 10 männliche Personen).

Nr.	Alter	Anfangs-gewicht	Größe	Diät III (2500 Cal., 0,3 g N)		Diät IV (2500 Cal., N-Gehalt wie u.)	
				Urin-N	mg/kg Gesamt-N	N-Zufuhr	Urin-N
1	54	72,0	1,66			11,0[1]	13,4
2	33	76,6	1,72			11,0[1]	14,11
3	24	86,5	1,82	4,6	66	12,5	12,5
4	28	72,0	1,68	3,96	70	12,5	11,73
5	31	80,4	1,74	3,7	58	12,5	10,05
6	35	80,5	1,76	5,5	81	12,5	14,76
7	48	60,7	1,65	4,59	93	12,5	16,65
8	22	82,0	1,73	3,57	57		
9	29	67,1	1,72	5,58	94	12,5	12,61
10	40	87,0	1,58			13,8[1]	14,79
11	37	67,3	1,80	4,6	82		
12	40	77,0	1,69	3,08	53	11,0	10,76
13	32	93,7	1,83	5,85	74,5	11,0[1]	11,06
14	29	89,2	1,82	3,02	47	11,0[1]	11,06
15	22	75,4	1,78	4,66	77,5	11,0	10,8
16	39	87,0	1,80	5,16	71	11,0	10,25
17	27	94,8	1,95	6,17	75,5	11,0	10,12
18	37	78,2	1,75	3,45	58,5	11,0	11,37
19	29	81,0	1,79	5,66	83,5	11,0	13,01
20	29	80,0	1,71	4,53	71	11,0	12,39
21	48	72,9	1,66	4,32	75	11,9	12,46
22	31	75,1	1,62	7,37	109	11,0	11,33
23	21	80,8	1,76	3,02	51,5	11,0	11,5

[1] nur 800 cal.

Die N-Ausscheidung im Hunger.

a) Bei Beziehung auf das Istgewicht.

Es wurden mit der Diät I 52 Patienten untersucht. Von diesen schieden 28 (54%) Mengen aus, die bei einer Zufuhr von 400 Calorien als normal anzusehen waren (55—100 mg N/kg), vgl. Tab. 1; und zwar lagen diese Werte bei allen unter 82 mg N/kg. In 20 Fällen (38,5%) war die Ausscheidung noch geringer (36—55 mg N/kg); nur in 4 Fällen war eine ausgesprochen hohe Ausscheidung zu beobachten (103, 104, 110 und 134 mg N/kg). Eine rhythmische Unterbrechung der Mostperioden durch eine jeweils 3tägige Applikation der Diät IIb führte in 16 von 20 Fällen (80%) zu einem Rückgang der N-Ausscheidung, so daß gegenüber den hohen Werten in der ersten Mostperiode (bis 159 mg N/kg) bereits in der zweiten Periode oftmals eine der Norm entsprechende N-Ausscheidung erreicht wurde. Diese Tatsache ist um so bemerkenswerter, als das Istgewicht sich im Verlaufe der Behandlung dem Sollgewicht nähert; der Quotient $\frac{\text{N-Ausscheidung}}{\text{Körpergewicht}}$ also eine Veränderung zugunsten des Zählers erfährt.

b) *Bei Beziehung auf das theoretische Sollgewicht.*

Da das Sollgewicht in zahlreichen Fällen weit unter dem Istgewicht lag, waren naturgemäß angesichts der genannten Relation erhöhte Werte für die N-Ausscheidung gegeben. Dementsprechend zeigte nur 1 Patient der Untersuchungsreihe (52) eine N-Ausscheidung, die unterhalb der Norm gelegen war. In der Mehrzahl der Fälle (39 = 75%) befanden sich die N-Ausscheidungen innerhalb der Norm, und in 12 Fällen (23%) wurden oberhalb der Norm gelegene N-Ausscheidungswerte beobachtet.

Aus der täglichen N-Gesamtausscheidung ist der Eiweißverlust des Körpers zu berechnen. Entsprechend den Werten im Hunger von 3,4 bis 9,4 g N täglich ergaben sich also Eiweißverluste in Höhe von 21,3 bis 59 g. Daraus ergibt sich, daß anhaltende Mostkuren mit beträchtlichen Verlusten an Körpereiweiß einhergehen.

Ein Zusammenhang des Umfanges der N-Ausscheidung mit der Höhe des Körpergewichts oder der Geschwindigkeit der Gewichtsabnahme war nicht auszumachen.

Das Verhalten der N-Ausscheidung bei eiweißreicher calorienarmer Diät.

Von 50 Patienten, die dieser Diät unterworfen wurden, zeigten nur 15 (30%) eine negative Bilanz, 29 (58%) dagegen waren deutlich anabolisch und 6 (12%) im N-Gleichgewicht. In 21 Fällen wurde durch Einschaltung von Mostperioden eine periodische Wiederkehr der genannten Diät betrieben. Bei diesem Vorgehen zeigten 17 Fälle (82%) eine Adaptation, so daß häufig trotz deutlicher Katabolie während der ersten Periode im Laufe der Zeit dennoch eine ausgeglichene N-Bilanz, in manchen Fällen sogar eine anabolische Stoffwechsellage, erreicht wurde.

Bei 46 Patienten dieser Reihe wurde sowohl die Höhe der N-Ausscheidung im Hunger als auch das Verhalten der Bilanz bei Zufuhr von 10—11 g N bestimmt. Durch diese Untersuchung beabsichtigten wir die Frage zu klären, ob sich eine Parallelität zwischen dem Umfang der

N-Verluste im Hunger und dem Charakter der N-Bilanz ergeben würde, d. h. wie weit erhöhte N-Verluste im Hunger einer ausgesprochen negativen N-Bilanz selbst bei Wahrung des hygienischen Minimums entsprechen würden. Lediglich die Beziehung auf das Istgewicht lag dieser vergleichenden Betrachtung zugrunde. Es ergab sich, daß unter den 46 Fällen nur 3 einen erhöhten N-Umsatz im Hunger aufwiesen. Von den übrigen 43 Fällen mit normaler N-Ausscheidung im Hunger hatten 12 im Bilanzversuch eine negative Tendenz, während in 31 Fällen eine ausgeglichene Bilanz zur Beobachtung kam. Eine Parallelität war also unter diesem Aspekt nicht gegeben. Erst nach weiterer Differenzierung der Hungerverluste in normale (55—100 mg N/kg) und sehr niedrige (unter 55 mg N/kg) Werte entsprach dem verminderten Eiweißzerfall im Hunger eine Abnahme der negativen Bilanz bei ausreichender Eiweißzufuhr, d. h. bei niedrigem Hunger-N-Umsatz standen 14 ausgeglichenen Bilanzen nur 4 (28,6%) katabolische gegenüber, während bei mittlerem Hungerumsatz 17 ausgeglichene Bilanzen von 8 (47%) katabolischen begleitet waren.

Die Senkung der Eiweißzufuhr jedoch auf 5—8 g N zeigte trotz unveränderten calorischen Angebotes in 21 Fällen 16 mal (76%) eine katabolische Stoffwechsellage, 4 mal ein N-Gleichgewicht und 1 mal ein anabolisches Verhalten des N-Haushaltes.

Verhalten der lipophilen Dystrophie bei eiweißfreier Diät mit einem
Brennwert von 2500 Calorien.

Von einer Differenzierung zwischen Ist- und Sollgewicht konnte bei diesen Fällen abgesehen werden, da trotz vermehrter Fettansammlungen in der Mehrzahl das Istgewicht dem Sollgewicht entsprach oder nicht wesentlich übertraf. In den langen voraufgehenden Hungerperioden war offensichtlich sehr viel Muskulatur aus energetischen Gründen eingeschmolzen worden.

Unter 20 Patienten waren nur 3 (15%) mit normaler N-Ausscheidung (30—55 mg N/kg bei 2500 Calorien), dagegen zeigten 17 Fälle (85%) eine erhöhte N-Ausscheidung. Bei dem weitaus größten Teil der Fälle waren daher beträchtliche Eiweißverluste zu verzeichnen, größer als bei Normalpersonen oder den üblichen Fettleibigen.

Verhalten der lipophilen Dystrophie bei eiweißreicher und calorienreicher
Diät (11 g N und 2500 Calorien).

Bei dieser Diät, die unter normalen Bedingungen stets zu einem N-Gleichgewicht führt, zeigten von 16 Patienten 12 (75%) eine negative Bilanz, und nur 4 Patienten waren im N-Gleichgewicht. Die N-Verluste in dieser Versuchsreihe beliefen sich auf 0,7—5,15 g N täglich, entsprechend einem Eiweißanteil von 4,38—32,19 g E. Eine Beschränkung der Brennstoffzufuhr auf insgesamt 800 Calorien unter konstanter Wahrung des Eiweißanteils, eine Diät also, welche beim Fettleibigen zu einem N-Gleichgewicht geführt hätte, brachte alle Patienten (5) in eine katabolische Stoffwechsellage.

Diskussion.

Die klassische Stoffwechsellehre hat gezeigt, daß bei eiweißfreier Ernährung, sofern dem energetischen Bedarf durch eine adäquate Zufuhr, besonders in der Form von Kohlenhydraten, Rechnung getragen wird, die Stickstoffverluste auf ein Minimum absinken, das dem endogenen Abbau entspricht (Thomas). Wenn auch bei einer dem energetischen Bedarf entsprechenden, aber proteinfreien Calorienzufuhr das Körpereiweiß als Energieträger nicht einzuspringen braucht und damit die endogene Stickstoffausscheidung in Höhe der Abnutzungsquote erhalten werden kann, so erhebt sich doch die Frage, ob nicht ein Teil dieser N-Ausscheidung sozusagen zu Lasten der im Intermediärstoffwechsel verbrauchten eiweißhaltigen Fermente und Verdauungssäfte geht. Die „wahre endogene N-Ausscheidung" wäre dann noch niedriger anzunehmen.

Im Hunger steigt die Stickstoffausscheidung an, da Eiweiß auch zur Abdeckung des energetischen Bedarfes mit herangezogen werden muß, es sei denn, daß ein ideal regulierter Organismus die gesamte benötigte Energie aus seinen Depots, also aus dem Fett beziehen könnte. Die Höhe der N-Ausscheidung während eiweißfreier Ernährung und bei calorischem Defizit ist daher gleichzeitig ein Indicator, um festzustellen, in welchem Umfang bei Hunger das Fett zur Energielieferung verbraucht wird, ob also der Körper trotz exogenen Hungers in einem endogenen Milieu ausreichenden Calorienangebotes aus den Fettdepots zu leben vermag.

Eine Übersicht über die Untersuchungsreihe ergibt nun, daß sowohl unter Beziehung auf das Soll- als auch auf das Istgewicht die Mehrzahl der Fälle im Hunger einen der Norm entsprechenden N-Umsatz aufzuweisen hat.

Darüber hinaus kamen jedoch einige wenige Fälle zur Beobachtung, die im *Hunger mit einer vermehrten N-Ausscheidung reagierten*. Bei ihnen darf also eine über der Norm gelegene Proteinzerstörung vermutet werden. Naturgemäß ergab sich angesichts der sehr unterschiedlichen N-Quotienten im Hinblick auf das Sollgewicht eine größere Zahl von Fällen (23%) als unter Berücksichtigung des Istgewichtes (8%). In diesem Zusammenhang ist zu betonen, daß 2 der genannten Fälle klinische Stigmata aufwiesen, die an ein Cushing-Syndrom denken ließen. *Diese Patienten vermochten nicht, ihre Fettdepots befriedigend zu mobilisieren und griffen sofort auf ihre wertvollen Protoplasmabestände zurück.* Sie hatten also einen schlecht gepufferten Proteinhaushalt und eine echte Tendenz zur Katabolie, wie wir sie früher für die lipophile Dystrophie beschrieben haben.

In einer dritten Gruppe, die 38,5% der Fälle umfaßte, kamen trotz proteinfreier untercalorischer Nahrungszufuhr Stickstoffausscheidungen zur Beobachtung, die etwa dem endogenen N-Minimum bei ausreichender Calorienzufuhr entsprachen. Diese Beobachtung sprach dafür, daß tatsächlich in diesen Fällen das Defizit in der calorischen Zufuhr einzig und allein durch die abgelagerten Fettbestände kompensiert wurde. Obwohl die Mostperiode sich nur auf 4 Tage erstreckte und der zugeführte Brennwert nur 400 Calorien ausmachte, wurden doch Stickstoffumsätze erreicht, wie sie bei Normalpersonen nur bei Zufuhr von etwa 200% des Grundumsatzbedarfs und nach längerer Beobachtungszeit in die Erscheinung treten. Diese Gruppe von Adipösen eignet sich also gut für eine drastische Reduktionsdiät, da sie imstande war, ohne vermehrten Rückgriff auf die Eiweißbestände im Organismus das abgelagerte Fett einzuschmelzen. Dieses Verhalten der N-Ausscheidung im Hunger charakterisiert diese Gruppe als „*Eiweißsparer*".

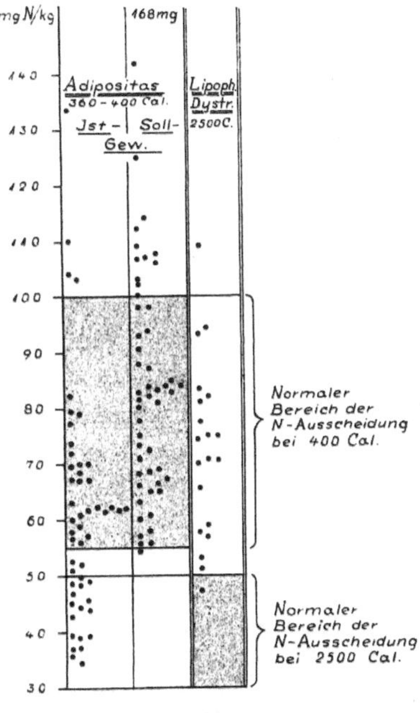

Abb. 2.
N-Ausscheidung bei eiweißfreier Diät.

Allerdings ergaben sich diese günstigen Perspektiven nur bei Berücksichtigung des Istgewichtes. Bei Umrechnung auf das Sollgewicht erlitt die Zahl der Eiweißsparer eine beträchtliche Einbuße. Und gerade die zahlenmäßige Diskrepanz dieser beiden Gruppen ist es, die das noch ungelöste Problem der Stoffwechselfunktion des Fettgewebes, wenn auch in einseitiger Beleuchtung, ganz besonders deutlich herausstellt, andererseits ein Schlaglicht auf die allgemein-physiologische Bedeutung gewisser Fettdepots als „stille Reserven" des Energiehaushalts wirft.

Immerhin war erwiesen, daß die Mehrzahl der Adipösen eine Hungerperiode gut vertrug und dabei ihren Proteinverlust in bescheidenen Grenzen hielt, ja teilweise mit geringeren Stickstoffverlusten als Stoffwechselgesunde derartige Ernährungsbeschränkungen hinnahm.

Die zweite Fragestellung war nun, wie sich bei einer physiologisch ausreichenden Eiweißzufuhr der Fettleibige im Hinblick auf den N-Umsatz verhält. Es wurden 800 Calorien gegeben, so daß etwa ein calorisches Defizit von wenigstens 1200—1600 Calorien angenommen werden durfte. Die Eiweißzufuhr entsprach einem Stickstoffgehalt von 11—12 g. Trotz dieser niedrigen Calorienzufuhr wurde bei 35 von 50 Patienten (70%) N-Gleichgewicht oder sogar Anabolie gefunden, wiederum ein Beweis, daß das abgelagerte Fett und nicht das Körpereiweiß als Energieträger herangezogen wurde.

Die Bedeutung dieser Eiweißschonung wird besonders deutlich, wenn wir in einer vergleichenden Betrachtung das Verhalten der N-Ausscheidung bei den Fällen von lipophiler Dystrophie beleuchten. Obwohl bei eiweißfreier Diät eine den calorischen Bedarf abdeckende Brennwertmenge von 2500 Calorien zugeführt wurde, die zu einem wesentlichen Teil aus Kohlenhydraten bestand, ließen 85% übernormale Stickstoffausscheidungen erkennen, während bei der reinen Adipositas nur 7,7% diese erhöhten Verluste aufwiesen. Es ist also im Gegensatz zu den adipösen Patienten bei der lipophilen Dystrophie eine endogene Regulationsstörung vorhanden, die sich in einer Eiweißkatabolie oder Eiweißantianabolie manifestiert. Durch diesen Eiweißabbau ist wohl auch die hochgradige Muskelschwäche dieser Patienten zu erklären. Selbst die Zufuhr einer adäquaten Menge Eiweiß, wie sie in den folgenden Bilanzuntersuchungen bei einer Diät von 2500 Calorien und 10—12 g Stickstoff zur Durchführung gelangte, zeigte bei 12 von 16 Fällen (75%) eine negative Stickstoffbilanz. Ein ähnliches Verhalten war bei der reinen Adipositas nur in 30% der Fälle festzustellen, obgleich bei Wahrung der gleichen Eiweißzufuhr der calorische Gehalt der Diät ein starkes Defizit aufwies. Häufig gelang es erst bei Stickstoffzufuhr von etwa 20 g, den lipophilen Dystrophiker schließlich in ein Stickstoffgleichgewicht zu bringen.

Es hat sich also erwiesen, daß die dem Adipösen verabreichte brennwertarme und eiweißadäquate Diät in den meisten Fällen ausreicht, das Stickstoffgleichgewicht aufrechtzuerhalten und damit die Eiweißbestände des Organismus zu schonen. Dabei wird infolge des calorischen Defizits eine gute Gewichtsabnahme erzielt. Allerdings erscheint eine weitere Stickstoffrestriktion nicht geboten, um die sonst in den meisten Fällen auftretende negative Bilanz des N-Haushaltes zu vermeiden. Es ist daher bei länger dauernden Entfettungskuren bei weitgehender Toleranz gegenüber allen übrigen Nahrungsmitteln auf jeden Fall die Zufuhr des hygienischen Eiweißminimums zu fordern, d. h. es muß 1 g Eiweiß pro Kilogramm Soll verabreicht werden.

So sah Keeton bei 90 g EW-Zufuhr trotz Reduktion der Calorien auf 50% des Bedarfes N-Gleichgewicht bei Adipösen. Eine Abnahme bei Hungerperioden, wie bei der von uns untersuchten Most-Diät, war, zum mindesten über längere Zeit, nicht günstig für den Organismus, da die zwar recht gute Gewichtsabnahme doch unter häufig recht beträchtlichen EW-Verlusten erkauft wurde (z. B. 140, 196 oder 233 g in 8—10 Tagen). So verlor auch Schenk in der 1. Woche seines Fastens 51,6 g N = 322 g EW, in 4 Wochen insgesamt 170,6 g N = *1065 g EW*.

Es ist daher verständlich, daß von länger durchgeführten Fastenkuren ohne Zufuhr von Eiweiß doch sehr abgeraten werden muß, da die hohen Eiweißverluste zu einer Schädigung des Körpers führen können. Daß Entfettungskuren häufig durch das damit verbundene Schwächegefühl in Mißkredit geraten sind, wurde sicher häufig durch den Eiweißverlust verursacht, der durch eine unsachgemäße Diät entstand. Bei Deckung des Eiweißbedarfes des Körpers kann ohne Schaden die Calorienzufuhr durch sonstige Nahrungsmittel weitgehend gestrichen werden. Im Laufe einer solchen Diät verschwand sehr bald das übermäßige Hungergefühl, auch ohne Anwendung der Benzedrinderivate, besonders da dem Eiweiß ein hoher Sättigungswert zukommt. Das Kräftegefühl des Patienten wurde dann nur wenig beeinträchtigt.

Bei einem Wechsel verschiedener Diätformen wurde das Bestreben des Organismus deutlich, sich an die veränderten Verhältnisse anzupassen, indem der Eiweißumsatz sparsamer wurde. Dies kann nur durch eine allmähliche Steigerung der Fettausnutzung erklärt werden, die das Eiweiß immer mehr schont. Diese gute Fettausnutzung und Eiweißschonung charakterisierte den Durchschnittstyp des Adipösen, den „Eiweißsparer", der sich ausgesprochen dazu eignete, unter einer eiweißreichen, calorienarmen Diät abzunehmen. Nur in wenigen Fällen fand sich der Typ des „schlechten Hungerers", der trotz der gleichen Kost eine negative Bilanz zeigte, da er nicht in der Lage war, durch Verbrauch seiner Fettvorräte die Eiweißbestände zu schonen, also den „Fettsüchtigen".

Die unter der empfohlenen Diät erreichte Gewichtsabnahme entsprach anfangs weitgehend dem Betrage, der sich aus dem Caloriendefizit errechnen ließ. Im weiteren Verlauf konnte jedoch oft für mehrere Tage kein Gewichtsabfall mehr gesehen werden, ein Umstand, der auf Wasserretention zu beziehen ist, insbesondere, da eine Wassermobilisierung durch Salyrgan jedesmal zu einem bleibenden Gewichtssturz führte. Es wird darauf noch an anderer Stelle eingegangen.

Wenn bei der Fettsucht exogene und endogene Formen unterschieden werden sollen, so wird man die endogene Form am ehesten unter den „Fettsüchtigen" zu suchen haben, die ausgesprochen „schlechte Hungerer" sind, und die ja am meisten der Lipophilen Dystrophie nahestehen Für diese Form muß man also ein zähes Festhalten der Fettdepots annehmen, außerdem eine eiweißkatabolische oder antianabolische (Conn) Tendenz. Es besteht eine auf Lipophilie eingestellte Tendenz des

Gesamtstoffhaushaltes; selbst bei Caloriendefizit wird das abgelagerte Fett nicht abgebaut. Es kann daher entweder infolge des dadurch gesteigerten Energiebedarfs der Abbau des Eiweißes gesteigert sein; oder infolge endogener Einflüsse wird der Eiweißaufbau gehemmt, sodaß einerseits in gesteigertem Maße die Eiweißmetaboliten zur Fettsynthese zur Verfügung stehen und andererseits die Ausscheidung der nicht mehr zur Reaminierung benutzten N-Verbindungen steigt.

Diese EW-Katabolie fand sich außer bei der Lipophilen Dystrophie bei dem Cushing-Syndrom, wo eine Mehrproduktion von Nebennierenrindenhormonen der Gluco-Corticoid-Gruppe zu negativer N-Bilanz führt (Albright). Die antianabolische Wirkung dieser Hormone verhindert nach Conn die Resynthese der in den Kohlenhydrat-„Pool" einströmenden Eiweißmetaboliten zu Aminosäuren. Es wurde daher für die Lipophile Dystrophie und für manche Formen von Fettsucht mit katabolischer Tendenz eine Verschiebung im Hormonspektrum des Hypophysenvorderlappens angenommen (Lohmeyer), nämlich Verminderung des gonadotropen Anteils und Vermehrung des adrenocorticotropen. Bansi diskutierte 1940 einen Dyspituitarismus als Ursache der endogenen Fettsucht. Sicher kommt auch dem Zwischenhirn eine wesentliche Rolle zu. Diese Probleme wurden a. O. diskutiert (Bansi u. a. 1951).

Es sollte nicht der Sinn dieser Untersuchung sein, die endogenen Ursache der Adipositas zu ergründen, sondern lediglich das unterschiedliche Verhalten des N-Haushaltes herausgestellt werden, das doch für einen Teil der Fälle eine endogene, im Proteinhaushalt mit verankerte Ursache annehmen ließ. Auf Grund der Untersuchungen konnte für die Mehrzahl der Adipösen eine eiweißschonende Reduktionsdiät empfohlen werden.

Zusammenfassung.

1. Bei insgesamt 60 Fällen von Adipositas und 23 Fällen von Lipophiler Dystrophie wurde die N-Ausscheidung untersucht. Im Hunger (Mosttage) schieden von 52 Patienten mit Adipositas 28 normale N-Mengen aus (55—100 mg/kg), 4 erhöhte und 20 erniedrigte. Von 50 adipösen Patienten hatten bei eiweißreicher, calorienarmer Diät 15 eine negative, 29 eine positive Bilanz, und 6 waren im N-Gleichgewicht. Von 20 Patienten mit Lipophiler Dystrophie hatten bei calorienreicher, eiweißfreier Diät nur 3 eine normale, 17 dagegen eine erhöhte N-Ausscheidung. Die Bilanz war unter calorienreicher, eiweißfreier Diät bei 12 von 16 Patienten negativ.

2. Die beträchtlichen Eiweißverluste im Hunger lassen eine Empfehlung dieser Diätform als Entfettungsdiät über längere Zeit nicht ratsam erscheinen. Die Zufuhr des hygienischen Eiweißminimums bei calorienarmer Kost wird gefordert.

3. Die ungünstige N-Ausscheidung vieler Fälle wird durch vermehrten Abbau des Eiweißes erklärt, da der Körper 1. seine Fettdepots nicht ausreichend abbauen kann und 2. eiweiß-katabolische und -antianabolische Tendenzen vorherrschen.

Literatur.

ALBRIGHT, F., W. PARSON and E. BLOOMBERG: J. Clin. Endocrin. 1, 375 (1941). — AZÉRARD, E.: Sem. Hôp. 1951, 121. — BALDWIN, E.: Dynamic Aspects of Biochemistry. Cambridge 1949. — BANSI, H. W.: Med. Welt 1940, 162, 213. — Dtsch. med. Wschr. 1948, 548. — Schweiz. med. Wschr. 1949, Nr. 18 u. 19. — Das Hungeroedem. Ferd. Enke 1949. — BANSI, H. W., O. BACKHAUS, G. LOHMEYER u. F. FRETWURST: Med. Welt 1951, 1161, 1202. — BANSI u. FUHRMANN: Klin. Wschr. 1948, 326, 358. — BAUER, J.: Verh. Ges. Verdgskrkh. Berlin 1929. — The Amer. J. of Dig. Diseases 14, 397 (1947). — BENEDICT, F. G.: Carnegie Institution of Washington, Publication no. 203 (1915); zit. nach PETERS and VAN SLYKE. — CACHERA, R., M. LAMOTTE et J. DUBRISAY: Presse méd. 5, 65 (1950). — CONN, J. W., L. H. LOUIS, C. H. WHEELER and M. W. JOHNSTON: J. Labor. a. Clin. Med. 33, 651 (1948); 34, 255 (1949). — CUTHBERTSON, D. P.: Brit. Med. J. 1948, II, 731. — DENIS, W., and P. BORGSTROM: J. of Biol. Chem. 61, 109 (1924). — DUNCAN, G.: Diseases of metabolism. Philadelphia: W. B. Saunders Company 1947. — EDITORIAL: Ann. Int. Med. 32, 162 (1950). — EVANS, F. A.: Obesity (in DUNCAN: Diseases of Metabolism). — FELLER, D. D., E. H. STRISOWER and I. L. CHAIKOFF: J. of Biol. Chem. 187, 571 (1950). — FELLINGER, K.: Die Fettleibigkeit. Berlin u. Wien: Urban & Schwarzenberg 1939. — FEUCHTINGER, O.: Fettsucht und Magersucht. F. Enke 1946. — FOLIN, O., and W. DENIS: J. of Biol. Chem. 21, 183 (1915). — GAEBLER, O. H.: J. of Exper. Med. 57, 349 (1933). — GAMBLE, I. L., G. R. ROSS and F. F. TISDALL: J. of Biol. Chem. 57, 633 (1923). — GLATZEL, H.: Fettsucht und Magersucht. Handb. d. inn. Med., Springer 1941. — GRAFE, E.: Die patholog. Physiologie des Gesamt- und Kraftstoffwechsels bei der Ernährung des Menschen. I. F. Bergmann 1923. — GREENE, J. A.: Ann. Int. Med. 12, 1797 (1939). — HANDLER, PH.: J. Labor. a. Clin. Med. 32, 437 (1947). — HEINBECKER, P., H. L. WHITE and D. ROLF: Amer. J. Physiol. 141, 549 (1944). — HETENYI, G.: Dtsch. Arch. klin. Med. 179, 134 (1936). — INGLE, D. J.: Endocrinology 29, 649 (1941). — JANSEN, W. H.: Dtsch. Arch. klin. Med. 124, 1 (1918). — KEETON, R. W., H. MACKENZIE, S. OLSON and L. DICKENS: Amer. J. Physiol. 97, 473 (1931). — KEETON, R. W., and D. D. BONE: Arch. Int. Med. 51, 890 (1933). — KEETON, R. W., and D. DICKSON: Arch. Int. Med. 55, 262 (1945). — KUGELMANN, B.: Z. klin. Med. 115, 454 (1931). — LAUTER, S., u. M. JENKE: Dtsch. Arch. klin. Med. 146, 323 (1925). — LAUTER, S.: Dtsch. Arch. klin. Med. 150, 315 (1926). — LOHMEYER, G., u. H. A. AHLHELM: Z. klin. Med. 148, 352 (1951). — McCLUGAGE, H. B., G. BOOTH and F. A. EVANS: Amer. J. Med. Sci. 181, 349 (1931). — MORGULIS, S.: Hunger und Unterernährung. Berlin 1923. — PETERS and VAN SLYKE: Quantitative Clinical Chemistry. Williams and Wilkins 1946. — RYNEARSON, E. H., and C. F. GASTINEAU: Obesity. Springfield, Illinois, USA: Charles C. Thomas. — SCHENK, E. G., u. H. E. MEYER: Das Fasten. Hippokrates-Verlag 1938. — SOSKIN, S.: Carbohydrate Metabolism. Chikago 1946. — SPENCER, A. W.: Proc. Roy. Soc. Med. 1950, 5. — STADIE, W. C.: Physiologic. Rev. 25, 395 (1945). — STEVENSON, J. A. F.: Recent progress in hormone research. — STRANG, J. M., H. B. MCCLUGAGE and F. A. EVANS: Amer. J. Med. Sci. 181, 336 (1931). — THANNHAUSER: Stoffwechsel u. Stoffwechselkrankheiten. München 1929. — THOMAS, K.: Arch. f. Physiol. 22, 249 (1910). — VOLLMER, W.: Z. exper. Med. (im Druck).

Professor H. W. BANSI, Hamburg, Allg. Krankenhaus St. Georg.

Arch. exper. Path. u. Pharmakol., Bd. 215, S. 198—209 (1952).

Aus dem Pharmakologischen Institut der Freien Universität Berlin.

Zum Nachweis chemischer Veränderungen an Proteinen durch Farbstoffbindung und Elektrophorese *.

Von

HANS HERKEN, DIETER MAIBAUER und URSULA SCHULZ.

Mit 2 Textabbildungen.

(Eingegangen am 8. Februar 1952.)

I.

Untersuchungen über die Wirkungsbedingungen von proteolytischen Fermenten haben zu dem prinzipiell wichtigen Ergebnis geführt, daß die Geschwindigkeit der Hydrolyse von Peptidbindungen in nieder- und hochmolekularen Eiweißstoffen entscheidend durch das Vorkommen genau definierter Gruppen im Substrat beeinflußt wird[1]. Ausgehend von den bei früheren Arbeiten mit Proteasen[2] gewonnenen Erfahrungen, haben wir uns mit Verbindungen beschäftigt, die in ähnlicher Weise einen Abbau von Eiweißkörpern auf Grund von Reaktionen mit bestimmten Substratgruppen verursachen, um durch Messung der Spaltungsgeschwindigkeit Differenzierungen von Proteinen vornehmen zu können.

Unter bestimmten Versuchsbedingungen fanden wir Unterschiede in der Stickstoff- und CO_2-Entwicklung beim Abbau strukturverschiedener Proteine mit Hypochlorit[3]. Da die hochmolekularen Eiweißstoffe mit ihren zahlreichen polaren Gruppen die wichtigsten Receptoren für biologisch bedeutsame Verbindungen darstellen, schien es uns besonders wichtig, die Reaktionsfähigkeit einiger Stellen mit dem Oxydationsmittel eingehend zu analysieren. Versuche an definierten synthetischen Substraten lieferten den Beweis, daß die Spaltung von Peptidbindungen je nach Struktur der Eiweißkörper mit verschiedener Geschwindigkeit erfolgt. Dies zeigte sich besonders deutlich bei einigen Dipeptiden. So wurden Leucyltyrosin und Glycylleucin sehr viel schneller abgebaut als Alanyl-Valyl und Leucylglycin. Die Verlängerung der Peptidkette um ein Glycin-Molekül zu den entsprechenden Tripeptiden änderte auch die Stabilität der Bindung zwischen Alanin bzw. Leucin und dem folgenden Glycocoll. Die zur nahezu vollständigen Spaltung von Leucylglycylglycin notwendige Menge Natriumhypochlorit war wesentlich geringer als bei den Versuchen mit Leucylglycin[4]. Bei der weiteren Untersuchung der Wirkungsbedingungen fanden sich verschiedene Parallelen zur Reaktionsweise proteolytischer Fermente. Wie bei den Aminopeptidasen ist eine freie α-Aminogruppe zur Auslösung des Abbaus notwendig, denn Carbobenzoxyglycylalanin wurde ebensowenig wie Carbobenzoxy-l-leucin oder Benzoylglykokoll, angegriffen[4]. Die sterische Konfiguration der Aminosäuren in den niedermolekularen Substraten,

---

* Herrn Prof. W. HEUBNER zum 75. Geburtstag gewidmet.

die bei den Fermentreaktionen von wesentlicher Bedeutung ist, spielt dagegen beim oxydativen Abbau keine Rolle, wie theoretisch zu erwarten war. Diese Ergebnisse sind in Verbindung mit früheren Arbeiten von S. GOLDSCHMIDT und Mitarbeitern[5] von besonderem Interesse, die beim Abbau von Ov-Albumin durch Hypobromit eine Reihe von Fraktionen mit verschiedenen physikalischen und chemischen Eigenschaften erhielten. Der am besten darzustellende Anteil bestand zu 85% aus Leucin, der Rest war Phenylalanin und Glutaminsäure. Hier erfolgte demnach eine Anreicherung an Leucin gegenüber dem Ausgangsprotein, die nicht durch eine Zerstörung anderer Aminosäuren bedingt war. Die anderen Fraktionen zeigten eine wesentlich abweichende Zusammensetzung, so daß man auf Grund der vorher erwähnten Versuche mit synthetischen Substraten annehmen kann, daß auch innerhalb des Ov-Albuminmoleküls Unterschiede in der Festigkeit von Peptidbindungen bestehen. In ähnlicher Weise lassen sich auch Versuche mit Seidenfibroin deuten, bei denen GOLDSCHMIDT und KINSKY[6] andere Spaltprodukte erhielten, unter denen ein nur aus Alanin und Glykokoll aufgebauter Anteil hervortrat.

Die vorliegende Arbeit soll sich besonders mit der Frage der Reaktionsfähigkeit bestimmter polarer Gruppen in den Proteinen beschäftigen, die für die Bindung der Pharmaka sicher von Bedeutung sind. Hierbei kam es vor allem darauf an nachzuweisen, daß Oxydationen an hochmolekularen Eiweißstoffen möglich sind, ohne daß dabei Peptidbindungen aufgespalten werden.

Die Reaktionen der Oxydationsmittel mit Proteinen haben inzwischen besonderes Interesse bekommen, da sich herausgestellt hat, daß die in den Eiweißstoffen vorkommenden oxydablen Gruppen auffallende Unterschiede in ihrer Reaktionsfähigkeit erkennen ließen. Die Bedeutung dieser Befunde für die Biologie geht besonders aus Untersuchungen von HELLERMANN, CHINARD u. Mitarb.[7] hervor, die in sorgfältigen Untersuchungen deutliche Unterschiede im Verhalten der SH-Gruppen gegenüber Oxydationsmitteln bei Fermentproteinen gefunden haben. Sie prüften gleichzeitig den Wirkungsverlust der Enzyme, der mit zunehmender Oxydation der SH-Gruppen eintrat. Oxydation der von ihnen als a-Typ bezeichneten SH-Gruppen in der krystallisierten Urease, die eine positive Nitroprussidreaktion gaben, führte zu keiner Veränderung der Fermentaktivität nach Einwirkung von Ferricyanid oder verdünntem Jodosobenzoat bzw. mit Porphyrindin. Höhere Konzentrationen von Jodosobenzoat oder ähnlich starker Oxydationsmittel oxydieren auch die SH-Gruppen vom b-Typ mit vollständiger Inaktivierung des Fermentes. Auch in den älteren Arbeiten von GOLDSCHMIDT[5] finden sich schon ähnliche Hinweise, daß der Schwefel des Ov-Albumins nicht in einheitlicher Bindung vorliegt. Das gleiche gilt anscheinend auch für die Guanidinogruppen des Arginins, die im Protein-Verband Unterschiede in der Reaktionsfähigkeit erkennen lassen. Diese Differenzen lassen sich heute auf Grund moderner Anschauungen über die sterische Anordnung der Peptidketten in Globularproteinen zwanglos erklären.

II.

In dieser Arbeit interessierte uns vor allem das Verhalten der Guanidinogruppen des Arginins, deren Oxydation zu einer wesentlichen Änderung der Ladungen und in Verbindung damit zu Abweichungen im physikalischen und chemischen Verhalten führen muß, wie wir bereits in einer früheren Arbeit ausgeführt[5] haben. Zur Prüfung der physikalischen und chemischen Eigenschaften partiell oxydierter Proteine haben wir zunächst ihre Bindungsfähigkeit für saure Farbstoffe geprüft. Schon bei den ersten Versuchen, Trennungen solcher Proteine von ihren nativen Ausgangsprodukten mit Hilfe der Papierelektrophorese vorzunehmen, ergab sich ein viel geringeres Bindungsvermögen des chemisch veränderten Anteils für den sauren Farbstoff Azokarmin. Diesen Vorgang haben wir daher an verschiedenen Albuminen nach Einwirkung bestimmter Mengen Hypochlorit quantitativ geprüft.

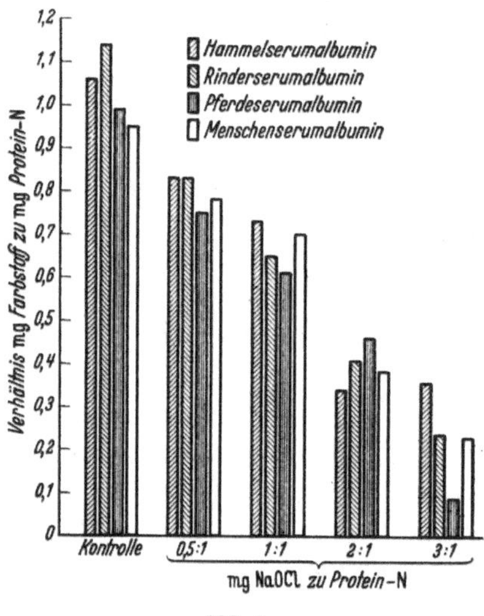

Abb. 1.

Da uns nur verhältnismäßig geringe Mengen von elektrophoretisch einheitlichen Proteinen zur Verfügung standen, haben wir Eiweißlösungen bestimmter Konzentration auf Filterpapier aufgetragen, an der Luft getrocknet und anschließend im Trockenschrank 10 min auf 100° erhitzt, danach geschah die Färbung in einer methylalkoholischen Azocarminlösung; es folgte die Entfärbung des nicht proteinhaltigen Papieranteils in Methylalkohol und 20%iger Essigsäure. Nach dem Trocknen wurden die Papierstreifen zerschnitten und die proteinhaltigen Stellen mit n/100 NaOH 30 min eluiert. Die quantitative Bestimmung des Farbstoffes geschah nach Aufstellung einer Eichkurve in einem Photozellencolorimeter. Aus der Proteinkonzentration, die durch Stickstoffbestimmung nach Kjeldahl jeweils ermittelt wurde, konnten die pro Milligramm Protein gebundenen Farbstoffmengen leicht ermittelt werden. Die Oxydation der Proteine wurde in der schon früher beschriebenen Weise mit bestimmten Mengen Hypochlorit vorgenommen. Die Versuchsbedingungen wählten wir so, daß auf 1 mg Protein-N 0,5, 1, 2 und 3 mg Hypochlorit zur Einwirkung kamen. Nach 90 min war die Reaktion bei einer Temperatur von 37° beendet. Zur Entfernung des unverbrauchten Hypochlorits wurden die Proteinlösungen 48 Std gegen physiologische NaCl-Lösung dialysiert.

Die folgende Abb. 1 zeigt die eindeutige Abnahme der Farbstoffbindung bei zunehmender Hypochloritmenge gegenüber den Kontrollversuchen.

Auf der Ordinate ist das Verhältnis der gebundenen Farbstoffmenge in mg/mg Protein wiedergegeben. Bei der Einwirkung der höchsten Hypochloritkonzentration lassen sich größere Unterschiede in der Farbstoffbindung zwischen den einzelnen Proteinen nachweisen. Wir können diesen Befund aber noch nicht als eindeutigen Beweis für die verschiedene Reaktionsfähigkeit polarer Gruppen in den einzelnen Proteinen ansehen, weil die Empfindlichkeit der Methode gerade in diesen Versuchen nicht ausreichend ist. Über die chemischen und physikalischen Grundlagen der Farbstoffbindung an Proteine existiert eine äußerst umfangreiche Literatur. Die Abnahme der Bindungsfähigkeit saurer Farbstoffe durch die oxydierten Proteine, die sich auch bei Versuchen mit Naphtholgrün nachweisen ließ, ist kein endgültiger Beweis dafür, daß diese Veränderung nur auf das Verschwinden von Guanidinogruppen zurückzuführen ist. Da uns aber das Verhalten dieser polaren Stellen im Hinblick auf die später angeführten elektrophoretischen Untersuchungen wichtig erschien, haben wir qualitative Versuche mit der SAKAGUCHI-Reaktion in der Modifikation von WEBER[9] angestellt. Guanidin reagiert unter bestimmten Bedingungen nahezu quantitativ unter Entwicklung von N_2 und CO_2. Diese Reaktion findet auch dann im Arginin statt, wenn die α-Aminogruppe benzoyliert war[4]. K. LANGHELD[10] hat die Einwirkung von NaOCl auf α-Aminosäuren genauer untersucht. Hierbei entsteht sehr wahrscheinlich intermediär das Na-Salz der stickstoffchlorierten Säure. Diese Substanz, die nur bei niederer Temperatur kurze Zeit haltbar ist, zerfällt unter Decarboxylierung, wobei oxydative Desaminierung und hydrolytische Spaltung der chlorierten Aminogruppe nebeneinander verlaufen. Aus der Aminosäure bildet sich unter Verlust eines C-Atoms der entsprechende Aldehyd. Vergleichende Untersuchungen an Proteinen mit der SAKAGUCHI-Reaktion in der Modifikation von WEBER und dem von FEULGEN[11] angegebenen spezifischen Nachweis für Aldehyde ergaben nun, daß dieser Reaktionsmechanismus offenbar auch für die Umsetzungen der Guanidinogruppen des Arginins im Proteinverband gilt.

Methodik.

SAKAGUCHI-Reaktion, Modifikation nach C. I. WEBER. Benötigte Lösungen: 1. 10%ige NaOH; 2. Natriumhypobromit (2 g Brom in 100 cm³ 5%iger NaOH); 3. α-Naphthollösung 0,02%; 4. 40%ige Harnstofflösung. — Zu 1 cm³ der zu prüfenden Proteinlösung werden 1 cm³ NaOH und 1 cm³ α-Naphthollösung zugesetzt, danach 0,1 cm³ Natriumhypobromit, schütteln, zur Zerstörung überschüssigen Natriumhypobromits 1 cm³ Harnstofflösung hinzufügen, kühlen; Reaktion nach 5 min abgeschlossen.

FEULGEN-Reaktion. Herstellung des Reagens: 1 g basisches Fuchsin wird in 500 cm³ heißem Wasser gelöst. Nach und nach werden 20 cm³ einer gesättigten Natriumbisulfitlösung zugegeben und darauf langsam 25 cm³ 12,5%iger HCl. Mit aqua dest. auf 1 Ltr. auffüllen.

Durchführung der Reaktion: 6 cm³ des Reagens auf 100 cm³ aqua dest. Von dieser verdünnten Lösung je 10 cm³ mit je 1 cm³ der jeweiligen Proteinlösung (1,5—3,0 mg Protein-N/cm³) versetzen. Eintritt der Reaktion nach etwa 7—10 min bei p_H 4—4,5. Die Reaktion läßt sich auch auf Papierstreifen ausführen. Hierbei werden 0,1 cm³ Proteinlösung auf Filterpapier aufgebracht. Trocknen lassen, anschließend 10 min bei 100° erhitzen. Einlegen des Papierstreifens in die oben beschriebene verdünnte Lösung. Reaktion nach 20 min. Bei diesem Verfahren kommt es vor, daß natives Protein in Lösung geht. Sie hat daher Nachteile gegenüber der oben beschriebenen Art der Versuchsanordnung.

In der folgenden Tabelle sind solche Untersuchungen dargestellt.

Tabelle 1. *Bestimmung von Guanidino- und Aldehydgruppen in Proteinen nach Einwirkung von Natriumhypochlorit.*

Serum-Albumin	Kontrolle		mg NaOCl : mg Protein-N							
			0,5:1		1:1		2:1		3:1	
	S	F	S	F	S	F	S	F	S	F
Mensch	++	⊖	+	⊖	+	(+)	+	(+)	(+)	+
Rind	++	⊖	+	⊖	+	(+)	⊖	+	⊖	+
Hammel	++	⊖	+	⊖	+	+	(+)	+	⊖	++
Pferd	++	⊖	+	(+)	+	+	(+)	+	⊖	++

S = Sakaguchi-Reaktion, F = Feulgen-Reaktion.

Mit abnehmender Sakaguchi-Reaktion treten Feulgen-positive Gruppen auf. Die Aldehydgruppen befinden sich am Protein selbst, denn die Farbstoffbildung änderte sich nicht nach Dialyse. Auch kann es hierbei nicht zu einer Aufspaltung von Peptidbindungen gekommen sein, denn das charakteristisch gefärbte Protein ließ sich durch Eiweißfällungsmittel aus der Lösung entfernen. Die Frage, ob Aufspaltungen der Albumin-Moleküle in kleinere Anteile unter diesen Bindungen entstehen, konnte durch Untersuchungen in der Ultrazentrifuge eindeutig geklärt werden, die Herr W. Scholtan, Elberfeld, am Serum-Albumin vom Rind für uns durchgeführt hat. Bei diesem Eiweißkörper hatten 2 mg NaOCl auf 1 mg Protein-N eingewirkt. Auf Grund von Messungen der Sedimentations- und Diffusionskonstante fand W. Scholtan an einer 1%igen Lösung Werte, die für das Vorliegen eines Eiweißkörpers mit einem Molekulargewicht von 65100 sprechen. Das Protein unterschied sich demnach in der Größe nur unwesentlich von dem normalen Rinderserumalbumin.

$$\text{Sedimentationskonstante} \qquad s_{20} \qquad 3{,}75 \cdot 10^{-13}$$
$$\text{Diffusionskonstanten bei } 20° \qquad D_A \qquad 5{,}72 \cdot 10^{-7}$$
$$D_H \qquad 4{,}86 \cdot 10^{-7}$$

Die beiden Diffusionskonstanten wurden aus den photographisch aufgenommenen Diffusionskurven nach der „Flächenmethode" (D_A) und nach der „Halbwertbreitenmethode" (D_H) errechnet. Beide Konstanten müssen bei einheitlichen Stoffen den gleichen Wert geben. Die starke Abweichung läßt vermuten, daß das chemisch veränderte Protein als uneinheitlicher Stoff vorliegt. Diese Frage wird noch bei den später angeführten elektrophoretischen Untersuchungen diskutiert.

Im Rinderserum wurde 6,2% Arginin gefunden[12]. Unter der Annahme, daß sämtliche Guanidinogruppen unter Stickstoff- und CO_2-Entwicklung oxydiert werden, würde sich das Molekulargewicht des Albumins um etwa 1450 vermindern. Unter den vorliegenden Bedingungen ist dies aber sicher nicht der Fall. Hierüber sind quantitative Untersuchungen von GEHRMANN und REMMER[13] durchgeführt worden. Orientierende Absorptionsmessungen an verschiedenen Serumalbuminen nach Einwirkung von Hypochlorit ergaben eine Abnahme der spezifischen Absorption im Bereich der aromatischen Aminosäuren, die nach den bisherigen Versuchen auf eine partielle Oxydation des Tryptophans hindeuten. Die Reaktionskinetik dieser Vorgänge soll noch untersucht werden.

III.

Zur Prüfung der physikalischen Eigenschaften und zur weiteren Differenzierung der chemisch veränderten Proteine haben wir vergleichende Untersuchungen durch Messung der Wanderung in einem elektrischen Feld durchgeführt.

Diese Versuche, in denen auf- und absteigende Fronten (ascending und descending boundaries) der Proteine registriert wurden, nahmen wir in der von TISELIUS angegebenen Apparatur vor, die in unserem Institut in Zusammenarbeit mit dem Mechanikermeister H. UHLIG hergestellt wurde. Als Optik benutzten wir die von E. WIEDEMANN[14] empfohlenen Schlierenlinsen und Objektive der Fa. Kern in Aarau. Die genaue Anordnung der gesamten Methodik ist inzwischen an zahlreichen Stellen ausführlich beschrieben worden[15], so daß hier auf die Wiedergabe der Eigenschaften und Anordnung von Optik, Cüvetten und Spalten verzichtet werden kann. Zur Darstellung unverzerrter Abbildungen der Brechungsindexgradienten verwendeten wir einen schrägen Spalt mit keilförmiger Begrenzung, wie ihn E. WIEDEMANN[16] beschrieben hat. Das Mittelstück der dreiteiligen Zellen war in unseren Versuchen 50 mm hoch, 25 mm tief und 2 mm breit. Die Elektrophorese-Diagramme nach PHILPOT-SVENSSON wurden mit einer Kleinbildkamera in bestimmten Abständen photographiert.

Alle Versuche, die durch Hypochlorit oxydierten Serum-Albumine durch Wanderung im elektrischen Feld in verschiedene Komponenten aufzutrennen, blieben bisher ohne Erfolg. Die oben geäußerte Vermutung, daß ein uneinheitliches Protein vorliegt, ließ sich nicht beweisen. Zur genaueren Festlegung der Abweichungen haben wir die Versuchsanordnung geändert. Auf Grund der bisher gewonnenen Befunde und der sich daraus ergebenden theoretischen Ableitungen mußte es möglich sein, die oxydierten Proteine von den nativen Ausgangsprodukten durch Elektrophorese unter bestimmten Bedingungen abzugrenzen.

Für Proteine wie für andere amphotere Substanzen ist charakteristisch, daß ihre Ladungszahl durch die Wasserstoffionenkonzentration des umgebenden Puffers beeinflußt wird. Bei der üblichen Technik der elektrophoretischen Trennung von Serumproteinen werden bestimmte Puffer vom p_H 8,5—9 verwendet, deren Anionenbeweglichkeit bei anodischer Wanderungsrichtung der Proteinionen möglichst klein sein muß. Bei p_H 8,5—9 ist die Ladung der Proteine negativ, die Dissoziation der positiven Gruppen minimal, so daß die Eiweißstoffe anodisch wandern. Die Dissoziation der sauren und basischen Gruppen ändert sich bekanntlich mit der Wasserstoffionenkonzentration des umgebenden Puffers. Parallel dazu verläuft die Änderung der Wanderungsgeschwindigkeit, die am isoelektrischen Punkt des Proteins praktisch 0 ist, da hier die elektrischen Ladungen ausgeglichen sind. Bei der Vielzahl der dissoziablen Gruppen in den Proteinen können erhebliche Ladungsbeträge e^+ bzw. e^- auftreten. Die bereits nachgewiesene Oxydation der Guanidinogruppen ist mit einem Verlust positiver Ladung verbunden, die sich besonders bei solchen Wasserstoffionenkonzentrationen des umgebenden Milieus auswirken müssen, die in der Nähe des isoelektrischen Punktes des untersuchten Proteins liegen. Das chemisch veränderte Protein müßte unter solchen Bedingungen eine größere Wanderungsgeschwindigkeit aufweisen als das native Ausgangsprodukt. Nach einigen Vorversuchen, die mit Michaelis-Puffer bei verschiedenen Wasserstoffionenkonzentrationen durchgeführt wurden, gelang die getrennte Darstellung beider Komponenten bei p_H 5,4 in folgender Versuchsanordnung:

Lösung 1 enthielt nach Einwirkung von 1 mg NaOCl/mg Protein N 0,8 mg Protein N/cm³ Humanalbumin und 1,1 mg Protein N/cm³ Rinderalbumin. W. R. Baker[17] hat gefunden, daß bei der Reaktion von Proteinen mit Hypochlorit sehr schnell etwa 80% des Oxydationsmittels verbraucht werden. Es erwies sich in unseren Versuchen als zweckmäßig, den nicht verbrauchten Überschuß an Hypochlorit durch annähernd äquivalente Mengen Dithionit zu zerstören. Unter diesen Versuchsbedingungen kam es zu keiner weiteren Veränderung des Proteins; auch die Feulgen-positiven Gruppen waren unverändert erhalten. Lösung 2 enthielt nach Einwirkung von 1 mg NaOCl/mg Protein N 2,5 mg Protein N/cm³. Anschließend wurden beide Lösungen 48 Std gegen Michaelis-Puffer p_H 5,4 $\mu = 0,11$ bei 2° dialysiert. Die Oxydation der Proteine darf natürlich nicht in diesem Veronalpuffer vorgenommen werden. Die Menge der herzustellenden Proteinlösungen richtet sich nach der Größe der benutzten Elektrophoresezellen. Bei unseren Versuchen benötigten wir insgesamt etwa 10 cm³. Zu Beginn des Versuches Mischung beider Lösungen im Verhältnis 1:1, Elektrophorese bei 120 V 18 mA, Temp. 2°. Diese Versuche wurden in gleicher Anordnung mit Serumalbumin vom Rind und Menschen durchgeführt.

Aus den Abbildungen geht eindeutig hervor, daß der chemisch veränderte Anteil schneller anodisch wandert, als das native Protein. Es ist

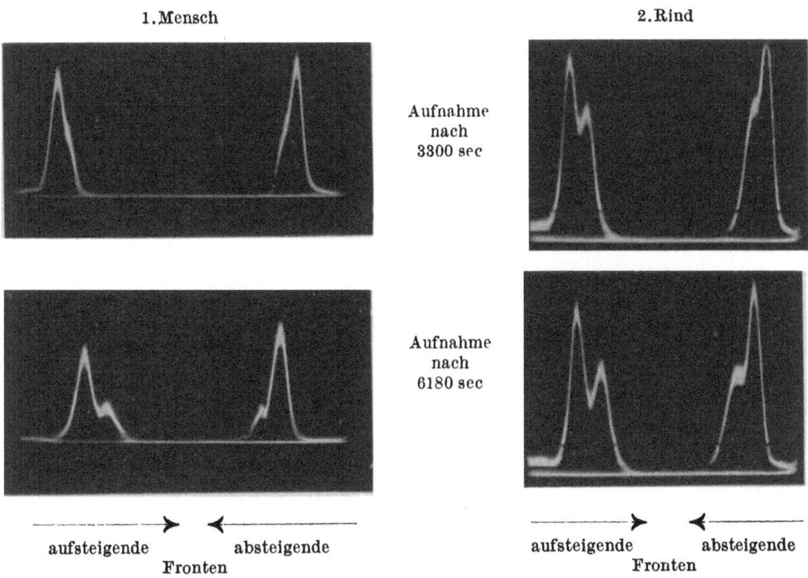

Abb. 2. Elektrophoresediagramme nativen und chemisch veränderten Serumalbumins. Die verschiedene Größe der Diagramme von Mensch und Rind ist durch Unterschiede in der Neigung des schrägen Spaltes bedingt.

interessant, daß sich diese Komponente genau so gut abbilden läßt wie das unveränderte Serumalbumin.

Zur Auswertung der Elektrophorese-Diagramme sind verschiedene Methoden angegeben worden[15]. Bei der Bestimmung der von den Gradienten einschließlich der Basis gebildeten Flächen kann bei bekanntem Brechungsindex der einzelnen Proteine deren Konzentration nach bekannter Formel berechnet werden. Bei unseren Versuchen genügte die Kenntnis der relativen Prozentwerte beider Komponenten, die aus den Flächenwerten der Kurvenanteile nach den üblichen Verfahren ermittelt werden konnten. Unter Einhaltung eines passenden Vergrößerungsmaßstabes wurde das Negativ auf Millimeterpapier übertragen und der vergrößerte Kurvenverlauf durch Extrapolation in einzelne Kurven aufgelöst, deren Flächenwerte mit Hilfe eines Planimeters ausgemessen wurden. Unter günstigen Bedingungen wird die Extrapolation dadurch

vereinfacht, daß hierbei die Kurven weitgehend einer idealen Verteilungs-
kurve nach C. F. Gauss entsprechen. Bei unseren Versuchen wurde das
Verfahren auch dadurch erleichtert, daß sich die einzelnen Gradienten
ausreichend voneinander trennen ließen. Bei solchen Auswertungen
zeigte sich, daß die Flächenbestimmung und die daraus ermittelten
prozentualen Anteile beim Rinderserum nicht den durch chemische Stickstoffbestimmung erhaltenen Werten entsprechen. Die Unterschiede sind
sehr wahrscheinlich auf eine Änderung der Brechungseigenschaften des
oxydierten Proteins zurückzuführen. Beim menschlichen Serum ist die
Übereinstimmung ausreichend. Für die Bestimmung der Beweglichkeit
der Komponenten gilt die Formel $u\,(v) = \dfrac{s \cdot q \cdot k}{J \cdot t}$. Hierbei ist $s =$ durch-
laufene Weglänge in mm, die aus der senkrechten Flächenhalbierenden
des Ausgangsgradienten und der einzelnen Protein-Komponenten nach
einer bestimmten Zeit ermittelt wird.

$q =$ Querschnitt des U-Rohres in qmm.

$k =$ spezifische Leitfähigkeit der Untersuchungslösung in $\Omega^{-1} \cdot cm^{-1}$.

$J =$ Stromstärke in mA.

$t\ =$ Zeit in Sekunden.

In dieser Arbeit interessierte in erster Linie das Verhalten des chemisch veränderten Proteins zu seinem nativen Ausgangspunkt, wobei
als Maßstab für die erfolgten chemischen Umsetzungen die Feststellung
der relativen Wanderungsgeschwindigkeit unter bestimmten Bedingungen herangezogen wurde. Sie ist sehr einfach darzustellen durch die Messung der Wegstrecken, die beide Komponenten in einer bestimmten Zeit
durchlaufen. Aus dem Quotienten $\dfrac{s_2}{s_1}$ lassen sich Schlüsse über das Ausmaß der Umsetzungen an verschiedenen Proteinen ziehen. Die übrigen
Werte (q, k, J) sind in den jeweiligen Versuchen konstant und können
daher bei dieser Auswertung unberücksichtigt bleiben.

Tabelle 2. *Bestimmung der relativen Beweglichkeiten.*

Serumalbumin	t in sec	Wegstrecken in mm. Mittelwerte aus Untersuchungen an auf- und absteigenden Fronten		$\dfrac{s_2}{s_1}$
		s_1 nat. Serumalbumin	s_2 Serumalbumin nach 1 mg NaOCl/mg Protein N	
Mensch	6180	6,4	9,7	1,52
Rind	6180	4,5	8,2	1,82

Die Werte für s_1 und s_2 entsprechen den tatsächlich in der Elektrophoresezelle
zurückgelegten Wegstrecken in Millimeter.

Die eingangs erwähnten Farbstoffbindungsversuche ließen bei Einwirkung der hier angewendeten Hypochloritmengen keine Unterschiede zwischen beiden Proteinen erkennen. Es wurde lediglich eine Abnahme der Bindung von Azokarmin und Naphtholgrün registriert. Die unter gleichen Bedingungen angestellte SAKAGUCHI-Reaktion zeigte bei beiden Albuminen ein Verschwinden von Guanidinogruppen; die schwach positive FEULGEN-Reaktion deutete die Entstehung neuer Aldehydgruppen an, die bei den Kontrollen nicht vorhanden waren. Die mit wesentlich größerer Genauigkeit arbeitende elektrophoretische Methode läßt nun eindeutige Unterschiede im Verhalten beider Serumalbumine gegenüber Hypochlorit hervortreten, wie sich aus der deutlichen Differenz der Quotienten bei der Berechnung der relativen Beweglichkeit ergibt.

Im Verlauf dieser Arbeit haben wir die chemische Reaktion der Guanidinogruppen bewußt in den Vordergrund gestellt, weil diese Stellen des Proteins sehr leicht mit dem Oxydationsmittel reagieren und damit zu physikalisch und chemisch gut nachzuweisenden Ladungsänderungen führen. Das Verhalten beider Proteine bei der Elektrophorese bestätigte diese Vorstellungen. Beide Albumine enthalten etwa die gleiche Menge Arginin. Da aber neben dieser Aminosäure zweifellos auch andere Gruppen in den Proteinen, z. B. die sehr leicht oxydablen SH-Gruppen oder das Tryptophan, mitbeteiligt sind, lassen sich aus diesen Versuchen noch keine Aussagen darüber machen, ob die polaren Guanidinogruppen in den Serumalbuminen verschiedene Reaktionsfähigkeit gegenüber Hypochlorit besitzen. Bei der besonderen Bedeutung dieser Stellen für innermolekulare Bindungen in Globularproteinen ist dies aber durchaus möglich. Die bei der Durchführung einer quantitativen Argininbestimmung vor und nach der Hydrolyse solcher Eiweißstoffe gefundenen Werte sprechen für das Vorhandensein freier und gebundener Guanidinogruppen innerhalb des Molekülverbandes[9], [12]. Obwohl noch nicht alle Einzelheiten bekannt sind, bietet die partielle Oxydation von Eiweißstoffen zweifellos bei Anwendung elektrophoretischer Methoden neue Möglichkeiten einer Differenzierung strukturverschiedener Proteine.

Wir haben inzwischen gefunden, daß auch höher molekulare Proteine wie die Globuline ähnliche Veränderungen nach Einwirkung eines Oxydationsmittels erfahren, die sich in erheblicher Beschleunigung ihrer Wanderungsgeschwindigkeit äußern. Versuche mit solchen Eiweißkörpern müssen natürlich bei anderen Wasserstoffionenkonzentrationen durchgeführt werden, da die Globuline am isoelektrischen Punkt aus der Lösung ausflocken.

Es ist leicht einzusehen, daß diese Befunde auch für bestimmte Probleme der allgemeinen Pharmakologie von besonderem Interesse sind. Die abgestufte Oxydation bestimmter Atomgruppen in hochmolekularen

Eiweißstoffen ermöglicht die Herstellung von organischen Substanzen mit verschiedenen elektrischen Ladungen, deren Eigenschaften mit Hilfe physikalischer Methoden näher charakterisiert werden können. Solche Proteine stellen die natürlichsten Modelle für Untersuchungen über die Bindung pharmakologisch bedeutsamer Substanzen dar, weil sie am besten den elektro-negativen Membran-Kolloiden der meisten Zellen entsprechen und ihre Ladungen sowie die davon abhängige Reaktionsfähigkeit pharmakologisch wichtiger Receptoren durch Änderung des umgebenden Milieus beliebig variiert werden können.

Zusammenfassung.

Für die Geschwindigkeit des Abbaus von Proteinen durch Hypochlorit sind bestimmte Substratgruppen von Bedeutung.

Partielle Oxydation verschiedener Serumalbumine führt zu einer Abnahme des Bindungsvermögens für saure Farbstoffe.

Die Oxydation der Proteine ist begleitet von einer Abnahme der Guanidinogruppen des Arginins, die durch Aldehydgruppen ersetzt werden. Die Aldehydgruppen befinden sich im Proteinverband. Sie sind bei den Kontrollen nicht vorhanden.

Untersuchungen in der Ultrazentrifuge ergaben, daß sich das Molekulargewicht des Serumalbumins vom Rind bei einer Einwirkung von 2 mg NaOCl auf 1 mg Protein N nur unwesentlich ändert.

Elektrophoretische Analysen nach der Methode von Tiselius zeigten eine gute Darstellung des chemisch veränderten Proteins als einheitliche Komponente. Der chemisch veränderte Anteil wandert schneller anodisch als das native Protein. Die Ermittlung der relativen Beweglichkeiten ergab Unterschiede zwischen den nativen und chemisch veränderten Anteilen des Serumalbumins von Rind und Mensch, die auf Unterschiede in der Reaktionsfähigkeit beider Proteine mit dem Oxydationsmittel zurückgeführt werden. Bei Anwendung elektrophoretischer Methoden bietet die partielle Oxydation von Eiweißstoffen neue Möglichkeiten zur Differenzierung strukturverschiedener Proteine.

Die Bedeutung der chemisch veränderten Eiweißstoffe als Modelle für pharmakologische Untersuchungen wird besprochen.

Herrn Dr. Schultze (Behring-Werke Marburg) danken wir für die Überlassung der reinen Albumine.

Literatur.

[1] Bergmann, M., and J. S. Fruton: Advances in Encymology I, 63 (1941); II, 49 (1942). — [2] Herken, H.: Klin. Wschr. 21, 601 (1942). — Herken, H., A. Schmitz u. R. Merten: Z. physiol. Chem. 275, 29 (1942). — [3] Herken, H., u. J. Schunk: Z. Naturforschung 4 B, 19 (1949). — [4] Herken, H., u. J. Schunk: Arch. exper. Path. u. Pharmakol. 203, 302 (1949). — [5] Goldschmidt, S., R. R.

Wolff, L. Engel u. E. Gerrisch: Z. physiol. Chem. 189, 193 (1930). — [6] Goldschmidt, S., u. Kinsky: Z. physiol. Chem. 183, 244 (1929). — [7] zit. nach Herriot, R. M.: Advances in Protein Chem. III, 176. — [8] Herken, H., u. H. O. Silbersiepe: Arch. exper. Path. u. Pharmakol. 212, 205 (1951). — [9] Weber, C. J.: J. of Biol. Chem. 86, 217 (1930). — [10] Langheld, K.: Ber. Physiol. 42, 1, 392 (1909). — [11] Feulgen, R., u. K. Voigt: Z. physiol. Chem. 137, 272 (1924). — [12] Brand, E., B. Kassel and H. J. Saidel: J. Clin. Invest. 23, 437 (1944). — [13] Gehrmann, K., u. H. Remmer Arch. exp. Path. u. Pharmakol. 215, 342 (1952). — [14] Wiedemann, E.: Chimia 2, 25 (1948). — [15] Abramson, H., L. S. Moyer and H. Gorin: Electrophoresis of Proteins. New York: Reinhold Publ. Corp. 1942. — [16] Wiedemann, E.: Helvet. chim. Acta XXX, 648 (1947); XXXI, 40 (1948). — [17] Baker, W. R.: Biochemic. J. 1947, 41. — [18] vgl. Wiedemann, E.: Helvet. chim. Acta XXX, 892 (1947).

Professor Dr. Hans Herken, Berlin-Dahlem, Thielallee 69/73, Pharmakol. Institut.

Arch. exper. Path. u. Pharmakol., Bd. 215, S. 210—216 (1952).

Aus der II. Med. Universitätsklinik in Wien (Vorstand: Prof. Dr. K. Fellinger),
dem Physiologischen Institut d. Universität Wien (Vorstand: Prof. Dr. G. Schubert)
und dem Pharmakologischen Institut d. Universität Wien
(Vorstand: Prof. Dr. F. Brücke).

Untersuchungen über die Freisetzung und Verteilung von adrenocorticotropem Hormon in Parabiosetieren *.

Von
H. Braunsteiner, G. Giebisch, H. Kolder und G. Werner.

(Eingegangen am 16. Februar 1952.)

Adrenocorticotropes Hormon (ACTH) wird mit erstaunlicher Schnelligkeit nach Einwirken entsprechender Reize aus dem Hypophysenvorderlappen ausgeschieden; wird z. B. Histamin zur Auslösung der ACTH-Sekretion intravenös injiziert, so beträgt die Reaktionszeit nur etwa 10 sec[1]. Auch bei anderen Formen von „stress" ist bekannt, daß der Hypophysenvorderlappen so rasch auf die unspezifische Reizeinwirkung reagiert, daß zunächst die Annahme einer nervösen Vermittlung der ACTH-Freisetzung wahrscheinlich erscheint.

Daneben gibt es aber eine Reihe von Umständen, unter denen die Freisetzung von ACTH aus dem Hypophysenvorderlappen sicherlich nur auf humoralem Wege eingeleitet werden kann: Die Versuche von Long[2] mit in die Augenkammer implantiertem Hypophysenvorderlappen, aus dem nach Adrenalininjektion ACTH freigesetzt wird, sowie die Argumente, die Sayers[3] zugunsten dieser Ansicht vorgebracht hat, belegen dies eindrucksvoll. Die Versuche von Gordon[4] zeigen, daß beide Formen der Aktivierung des Hypophysenvorderlappens von physiologischer Bedeutung sind und daß es offensichtlich von der Art und dem Grad der schädigenden Einwirkung abhängt, auf welchem Wege die Ausschüttung von ACTH zustande kommt: Er findet nämlich, daß bei schweren Traumen auch dann der Ascorbinsäuregehalt der Nebennierenrinde abnimmt, wenn das traumatisierte Bein denerviert wurde, hingegen ist die „stress"-Reaktion nach geringgradigen Schäden durch Denervierung des betreffenden Beines abzuschwächen.

Durch die Untersuchungen von Hume und Wittenstein[5] gewann die Frage der Aktivierung des Hypophysenvorderlappens neuerdings besonderes Interesse, da gezeigt werden konnte, daß durch elektrolytische Zerstörung bestimmter Gebiete im Hypothalamus der durch „stress" hervorgerufene Abfall der eosinophilen Zellen im strömenden Blut verhindert werden kann. Ähnliches wurde von Harris und de Groot[6] für

---

* Herrn Prof. Dr. W. Heubner zum 75. Geburtstag gewidmet.

den Lymphocytensturz nach emotionellen Reizen beschrieben. Es war schon aus früheren Untersuchungen von CHENG et al.[7] bekannt, daß Hypophysenstieldurchtrennung keinen Einfluß auf die ACTH-Freisetzung nimmt. Daher wird auch von HUME und WITTENSTEIN angenommen, daß der Hypothalamus auf rein humoralem Wege die ACTH-Sekretion des Hypophysenvorderlappens reguliert; es ist sogar gelungen, nach Zerstörung der für die Einleitung der ACTH-Sekretion wichtigen Gebiete des Hypothalamus einen normalen Eosinophilensturz durch „stress"-Einwirkung zu erzielen, wenn gleichzeitig Extrakte aus Hypothalamusgewebe injiziert wurden.

Die Versuche von HUME und WITTENSTEIN lassen naturgemäß die Möglichkeit offen, daß die afferente Seite des „stress"-Reflexbogens, welche die entsprechenden Zentren des Hypothalamus zu gesteigerter Tätigkeit anregt, nervöser Natur sei.

Wir beschreiben im folgenden Versuche an Parabiosetieren, die zeigen sollen, ob der Eosinophilensturz nach s.c. Formalininjektion auf rein humoralem Wege ausgelöst werden kann. Zu diesem Zweck vereinigten wir je ein hypophysektomiertes mit einem adrenalektomierten Tier, also zwei Partner, die für sich allein keine Veränderung der Eosinophilenzahl im Blut nach unspezifischer Schädigung zu geben vermögen. Formalin wurde deshalb als „stressor" gewählt, weil es in bezug auf den zu beobachtenden Effekt (Eosinophilensturz) als rein örtlich wirkende Schädigung aufzufassen ist[8]; es besteht wegen der eiweißfällenden Wirkung kein Grund anzunehmen, daß vom Orte der Injektion Formalin selbst in den Parabiosepartner übertreten kann.

Es kam uns dabei im besonderen darauf an, zu zeigen, ob durch Injektion von Formalin in den hypophysektomierten Parabiosepartner ein Eosinophilensturz in diesem Tier auszulösen ist.

Methodik.

Wir führten die Versuche mit Inzucht-Albinoratten aus, die ein durchschnittliches Körpergewicht von 120,0 g hatten. Die Hypophysektomie erfolgte auf paratrachealem Wege, die Adrenalektomie von zwei dorsalen Schnitten aus. 2 Tage vor der Parabiose wurden die gleichgeschlechtlichen Tiere zusammengesetzt. Frühestens 6 Tage nach der Voroperation vereinigten wir die Ratten entweder mittels Coeliostomie oder nur mit mehrschichtiger Muskel- und Hautnaht. Als Operationsvorbereitung erhielten die Tiere je 0,5 mg DOC i.m. und postoperativ je 2 cm³ isotoner NaCl-Lösung mit 40000 E. Penicillin an 2 aufeinanderfolgenden Tagen. Zur Zählung der Eosinophilen verwendeten wir die von DUNGER[9] angegebene Eosinlösung. Als „Stressor" wurde 10%iges Formalin in einer Menge von 0,05 bis 0,25 cm³ unter die Rückenhaut injiziert. 4 Std nach der Injektion erfolgte die Abnahme zur 2. Eosinophilenzählung. Postmortal wurden alle Tiere auf Hypophysenreste bzw. Nebennierenregenerate untersucht. Bei einem Teil der hypophysektomierten und adrenalektomierten Tiere wurde am Tage vor der Parabiose der „THORN-Test"[10] mit Adrenalin (50—100 μg) ausgeführt und nur jene Tiere, die keinen Eosinophilensturz zeigten, in den Versuch genommen.

14*

Ergebnisse.

Wie aus Tab. 1 hervorgeht, kommt es nach Injektion von Formalin in dem hypophysektomierten Partner eines mindestens seit 8 Tagen vereinigten Paares von je einem hypophysektomierten und einem adrenalektomierten Tier zu einem Eosinophilensturz, der sich im Ausmaß von dem nach Formalininjektion bei normalen Parabionten nicht unterscheidet; in beiden Tiergruppen beträgt der Eosinophilenabfall in dem mit Formalin „gestressten" Tier von 54—91%, d. h. im Mittel 67% bzw. 69%. Der Grad der Senkung der Eosinophilenzahl normaler, nicht in Parabiose vereinigten Tiere ist mit den hier angegebenen Werten übereinstimmend[10]. Im Vergleich dazu zeigten je 5 hypophysektomierte und 5 adrenalektomierte Tiere vor der Parabiose auf Adrenalin als „Stressor" (50—100 μg pro Tier) entweder keine Veränderung der Eosinophilenzahl oder eine Vermehrung der Eosinophilen.

Die Blutabnahme allein, sowie der damit verbundene Erregungszustand der Tiere hat demgegenüber einen signifikant geringeren, bzw. überhaupt keinen Einfluß auf die Zahl der Eosinophilen.

Die absoluten Eosinophilenzahlen in den beiden Parabiosepartnern können dabei auch nach lange andauernder Vereinigung verschieden sein.

Das Nebennierengewicht des hypophysektomierten Partners bei hypophysektomiert-adrenalektomierten Parabionten läßt nicht nur die für hypophysektomierten Tiere charakteristische Atrophie der NNR. vermissen; vielmehr nimmt es so stark zu, daß es bereits nach etwa 10 Tagen Normalwerte erreicht hat und diese in der Folge sogar überschreitet (Tab. 2). Wir finden auch bei in Parabiose vereinigten Normaltieren eine ausgeprägte Hypertrophie der Nebennieren: Je nach der Dauer des Bestehens der Parabiose variiert das Nebennierengewicht zwischen 34 und 60 mg (pro 100 g Tiergewicht). Das Vergleichsgewicht normaler Tiere des gleichen Stammes beträgt 24,8 mg/100 g. Die Hypertrophie der Nebenniere von Normaltieren in Parabiose wurde schon von Cutuly und Cutuly[11] beobachtet und von diesen Autoren als Ausdruck eines durch die Parabiose bedingten „stress" aufgefaßt.

Diskussion.

Die hypophysektomiert-adrenalektomierten Parabiosepaare verhalten sich in bezug auf die „stress"-Reaktion nach Formalin wie *ein* normales Tier, d. h. der Hypophysenvorderlappen des adrenalektomierten Tieres wird vom hypophysektomierten Partner, der die Formalininjektion erhalten hat, aktiviert; diese Aktivierung ist offenbar in den vorliegenden Versuchen nur auf humoralem Weg möglich, da keine nervöse Verbindung zwischen dem mit Formalin injizierten hypophysektomierten

Tabelle 1. *Verhalten der eosinophilen Granulocyten nach Formalininjektion bei Parabiosetieren.*

Tiere	Dauer der Parabiose (Tage)	Eosinophile vor Formalininjektion	Eosinophile 4 Std nach Formalininjektion	% Abnahme der Eosinophilen	Bemerkungen
Parabiose von Normaltieren	17	384	120	— 68	
		702	294	— 58	← 0,1 cm³ 10%ig. Form.
	16	534	342	— 35	
		330	150	— 54	← 0,1 cm³ 10%ig. Form.
	20	840	642	— 23	
		300	108	— 64	← 0,1 cm³ 10%ig. Form.
	27	384	132	— 66	← 0,1 cm³ 10%ig. Form.
		438	180	— 58	
	32	498	14 4	— 82	
		342	30	— 91	← 0,1 cm³ 10%ig. Form.
	37	402	210	— 48	
		1202	exitus		← 0,1 cm³ 10%ig. Form.

Kontrollversuche ohne Formalininjektion.

	1. Blutabnahme	Blutabnahme nach 4 Std		
18	510	438	— 14	
	528	426	— 19	
53	318	270	— 15	Der Partner wurde nicht
	—	—	—	gezählt

Hypophysekt.-Adrenalekt. Parabionten* . . .

Versuche mit Formalininjektion.

	8	240	66	— 72	← Hypophysekt. Tier 0,05 cm³ 10%ig. Form.
	—	234	90	— 61	← Hypophysekt. Tier 0,05 cm³ 10%ig. Form.
	12	360	142	— 60	← Hyp. T. 0,1 cm³ Form. Adrenalekt. Tier
		306	238	— 22	
	12	320	54	— 83	← Hyp. T. 0,1 cm³ Form.

Kontrollversuche ohne Formalininjektion.

Blutentnahme wie oben.

9	282	240	— 15	Hypophysekt. Tier
14	390	465	+ 19	Hypophysekt. Tier

Der Pfeil weist auf das mit Formalin injizierte Tier hin.

---

* Die adrenalektomierten Parabiosepartner wurden mit einer Ausnahme nicht gezählt.

Tier mit dem Parabiosepartner besteht. Das aus dem Hypophysenvorderlappen des adrenalektomierten Tieres ausgeschüttete ACTH tritt in den hypophysektomierten Partner über und bewirkt in dessen Nebenniere die Freisetzung von Glucocorticoiden, die zum Eosinophilensturz führen.

Tabelle 2. *Nebennierengewichte von Parabiosetieren.*

Tiere	Dauer der Parabiose (Tage)	Körpergewicht	Nebennieren- gew. (bd. Neben- nieren) mg	Nebennieren- gewicht/100 g Körpergewicht
Parabiose von				
Normaltieren . . .	12	140,0	48	34,3
		110,0	43	39,0
	23	115,0	49	42,7
		95,0	87	91,5
	23	97,0	45	46,0
		100,0	60	60,0
Hypophysekt.-				
Adrenalekt.				
Parabionten	1	75,0	13	17,3
	7	75,0	15,5	20,7
	9	100,0	30	30,0
	10	115,0	46	40,0
	17	100,0	41	41,0
	19	100,0	44	44,0

Die Voraussetzung für das Zustandekommen des eben beschriebenen Effektes liegt darin, daß sowohl ACTH, als auch die Nebennierenrindenhormone in genügender Menge, bzw. mit ausreichender Geschwindigkeit zwischen den Parabionten ausgetauscht werden können. Darüber liegen bereits einige Literaturangaben vor: Zunächst weist die Tatsache, daß adrenalektomierte Tiere in Parabiose mit hypophysektomierten Tieren überleben, darauf hin, daß eine ausreichende Menge von Nebennierenrindenhormonen übertreten kann[12].

Daß ACTH die „parabiotische Barriere" (Huff, Trautman und van Dyke[13]) überwinden kann, wurde von Westman und Jacobsohn[14] demonstriert und ist auch aus unseren Versuchen ersichtlich: Die Nebennieren der hypophysektomierten Tiere werden nicht nur nicht atrophisch, wie das ohne Parabiose der Fall ist (Durchschnittsgewicht der Nebennieren 14 Tage nach Hypophysektomie 11,9 $\pm$ 1,2 mg/100 g), sondern erreichen wieder ein normales Gewicht, bzw. hypertrophieren sogar. In den Versuchen von Evans, Li und van Dyke[15], die zur Parabiose ein hypophysektomiertes mit einem intakten Tier verwendeten, war die Hypertrophie der Nebennieren des hypophysektomierten Tieres bei weitem nicht so beträchtlich. Doch stand in unseren Versuchen den beiden

Parabionten nur *ein* Nebennierenpaar „zur Verfügung", welches überdies nicht durch die Corticoide eines Normalpartners an einer Hypertrophie gehindert wurde. Der Grund für die Hypertrophie der Nebennieren hypophysektomierter Tiere nach der Vereinigung mit adrenalektomierten Tieren liegt nämlich offensichtlich in der hochgradigen Mehrproduktion von ACTH im adrenalektomierten Tier; die Bestimmungen von GEMZELL, VAN DYKE et al.[16] haben ergeben, daß die Blutkonzentration an ACTH nach Entfernung der Nebennieren vorübergehend bis auf das 30fache des Normalwertes ansteigen kann. Die Verschwinderate von injiziertem ACTH ist bei diesen Tieren gegenüber der Norm nicht verändert (s. auch PASCHKIS[17]). Allerdings muß nach der Mitteilung von CUTULY und CUTULY[11] angenommen werden, daß auch normale Parabiosetiere mehr ACTH zur Ausschüttung bringen, da die Parabiose als solche einen „stress"-Faktor darstellt (s. früher).

Bei Berücksichtigung der kurzen Halbwertszeit von injiziertem ACTH im strömenden Blut erscheint es erstaunlich, daß ein Austausch von ACTH zwischen den beiden Parabiosepartnern überhaupt möglich ist: Injiziertes ACTH zeigt eine logarithmische Verschwinderate aus dem Blut mit einer Halbwertzeit von 5 min, was einer durchschnittlichen „Zirkulationszeit" von 17 min entspricht[16]. Abhängig von dieser kurzen Halbwertszeit ist die Verteilung von injiziertem ACTH zwischen zwei Parabionten: Nach EVANS, LI und VAN DYKE[15] verhalten sich die ACTH-Konzentration im Spendertier zu jenen im Empfängertier wie 85 : 1. Die Menge ACTH, die zur Verhinderung der Atrophie der Nebennierenrinde hypophysektomierter Tiere erforderlich ist, beträgt bei einmaliger Injektion pro Tag 0,2 mg pro 100,0 g[15]. Das bedeutet, daß zur Verhinderung der Nebennierenrindenatrophie des hypophysektomierten Partners etwa 17 mg/100,0 g pro Tag ACTH im adrenalektomierten Tier gebildet werden müssen. Dies ist eine unwahrscheinlich große Menge, wenn man das Durchschnittgewicht der Hypophyse (3—5 mg/100,0) damit vergleicht; allerdings wird dabei vernachlässigt, daß der einmaligen Injektion eine kontinuierliche Dauerproduktion gegenübersteht. Während der „stress'-Reaktion muß die Produktion von ACTH noch weiter gesteigert werden: Sie müßte jedenfalls, wie oben angeführt, zumindest das 85fache jeder ACTH-Menge betragen, die als Minimum für die Auslösung eines Eosinophilensturzes nötig ist, nämlich 30 μg pro 100 g Tiergewicht[18]. Diese Überlegungen erscheinen uns darauf hinzuweisen, daß zwischen dem gereinigten Produkt mit ACTH-Wirksamkeit, das in den erwähnten Versuchen von EVANS, LI und VAN DYKE[15] zur Ermittlung der Verteilung bzw. des Austausches verwendet wurde und dem von der Hypophyse tatsächlich freigesetzten ACTH ein Unterschied besteht. Es weist auch die Angabe von HOAGLAND et al.[19], die inzwischen von REISS[20] bestätigt wurde, auf eine derartige Diskrepanz der Eigenschaften des exogen zugeführten und endogen produzierten ACTH hin: Nach diesen Autoren müßten beim Menschen mit jedem E-Schock etwa 100 mg ACTH freigesetzt werden, eine Menge, die einem Sechstel des Hypophysengewichtes entspricht. Wir müssen daher annehmen, daß das endogene ACTH entweder einen kleineren Verteilungsraum hat, als das exogene (45% des Körpergewichtes[15]), oder daß endogenes ACTH in der Blutbahn beständiger ist und eine wesentlich längere durchschnittliche „Zirkulationszeit" hat; schließlich besteht noch die Möglichkeit eines quantitativen Wirkungsunterschiedes zwischen endogenem ACTH und den zur Zeit dargestellten Präparaten mit ACTH-Wirksamkeit (s. auch DIXON et al.[21]).

Zusammenfassung.

Im hypophysektomierten Partner von hypophysektomiert-adrenalektomierten Parabiosepaaren kommt es nach Formalinstress dieses Tieres zu einem Eosinophilensturz von gleichem Ausmaß wie bei Normaltieren.

Die Möglichkeit einer rein humoralen „stress"-Übertragung erscheint demnach erwiesen.

Es kommt dabei zur ausgeprägten Hypertrophie der Nebennieren des hypophysektomierten Parabiosepartners.

Bei Berücksichtigung der ACTH-Verteilung zwischen Parabiosetieren ist auf einen beträchtlichen Unterschied der Wirksamkeit von endogen freigesetztem ACTH und exogen zugeführten ACTH-Präparaten zu schließen.

Literatur.

[1] GRAY, W. D., u. P. L. MUNSON: Endocrinology 48, 471 (1951). — [2] LONG, C. N. H.: Symposium on Pituitary-Adrenal Function, p. 24 (1951). — [3] SAYERS, G.: Physiol. Rev. 30, 241 (1950). — [4] GORDON, M. L.: Endocrinology 47, 347 (1950). — [5] HUME, D. M., u. G. J. WITTENSTEIN: Proc. 1st clin. ACTH-Conf., p. 134 (1950). — [6] GROOT, J. DE, u. G. W. HARRIS: J. of Physiol. 111, 335 (1950). — Fed. Proc. 9, 57 (1950). — [7] CHENG, C. P., G. SAYERS, L. S. GOODMAN u. C.A. SWINGARD: Amer. J. Physiol. 158, 45 (1949). — [8] SELYE, H.: Physiology a. Pathology of exposure to stress, Acta Inc., s. p. 41 (1950). — [9] DUNGER, A.: Münch. med. Wschr. 57, 1910 (1942). — [10] RECANT, L., D. M. HUME, P. H. FORSHAM u. G. W. THORN: J. Clin. Endocrinol. 10, 187 (1950). — [11] CUTULY, E., u. E. C. CUTULY: Endocrinology 22, 568 (1938). — [12] COPP, R., u. J. C. FINERTY: Texas Reports Biol. Med. 8, 551 (1950). — [13] HUFF, R. L., R. TRAUTMAN u. D. C. VAN DYKE: Amer. J. Physiol. 161, 56 (1950). — [14] WESTMAN, A., u. D. JACOBSOHN: Acta Pathol. Microbiol. Scand. Suppl. 54, 191 (1944). — [15] DYKE, D. C. VAN, M. E. SIMPSON, H. LI u. H. M. EVANS: Amer. J. Physiol. 163, 296 (1950). — [16] GEMZELL, C.A., D. C. VAN DYKE, C. A. TOBIAS, H. M. EVANS: Endocrinology 49, 325 (1951). — [17] PASCHKIS, K. E.: Fed. Proc. 10, 101 (1951). — [18] BRAUNSTEINER, H., K. FELLINGER, J. ENZINGER, H. KOLDER u. J. SCHMID: Wien. Z. inn. Med. 32, 433, (1951). — [19] HOAGLAND, H., F. ELMADJIAN u. G. PINCUS: Psychosom. Med. 12, 73 (1950). — [20] REISS, M.: J. Endocrinol. 7, 235 (1951). — [21] DIXON, H. B. F., M. P. STACK-DUNNE u. F. G. YOUNG: Nature (Lond.) 168, 1084 (1951).

Dr. H. BRAUNSTEINER, II. Med. Universitätsklinik Wien.

Arch. exper. Path. u. Pharmakol., Bd. 215, S. 217—230 (1952).

Aus dem Pharmakologischen Institut der Freien Universität Berlin.

Wirkungsverluste von Krampfgiften durch Hexachlorcyclohexan*.

Von

HANS HERKEN, HELMUT KEWITZ und INGEBORG KLEMPAU.

Mit 3 Textabbildungen.

(Eingegangen am 17. Januar 1952.)

Einige Hexachlorcyclohexane rufen langanhaltende Funktionsänderungen im Nervensystem von Warmblütern hervor, die sich mit Hilfe krampferzeugender Pharmaka leicht nachweisen lassen. Bei Verwendung von Lipoidlösungsmitteln zeigten 4 Isomere krampfhindernde Eigenschaften, wenn mit einer Cardiazoldosis getestet wurde, die bei allen Kontrolltieren den typischen tonisch-klonischen Krampf hervorrief[1]. Diese Wirkung der chlorierten Cyclohexane zeichnete sich durch ihre ungewöhnlich lange Dauer vor allen bisher bekannten Effekten ähnlicuer Art aus. Abgesehen von der Bedeutung dieses auffälligen Befundes für die Erschließung bestimmter Funktionen des Nervensystems sind die Hexachlorcyclohexane auch deswegen interessant, weil von einer genauen Analyse der Wirkungsweise Einblicke in die sterische Spezifität biologischer Reaktionen erwartet werden können. Die Wichtigkeit der räumlichen Konfiguration für die Auslösung pharmakodynamischer Effekte ist durch die Untersuchung der optischen Antipoden biologisch bedeutsamer Verbindungen hinreichend bekannt. Die Zahl der theoretisch möglichen Isomeren ist bei den Hexachlorcyclohexanen besonders groß. Praktisch wird sie allerdings durch die räumliche Behinderung der einzelnen Chlor- und Wasserstoffatome untereinander erheblich eingeschränkt.

Neben den krampfhindernden Eigenschaften besitzen diese Substanzen weitere Wirkungen auf das Zentralnervensystem, die die Auswirkungen der sterischen Anordnung deutlich demonstrieren. So ist die als Kontaktinsektizid bekanntgewordene γ-Komponente[2] auch für den Warmblüter ein starkes Krampfgift, das β-Isomere dagegen hat in hohen Dosen zentrallähmende Wirkungen, die von einer auffälligen Schlaffheit der Skeletmuskulatur begleitet sind. Zwischen den einzelnen Isomeren bestehen interessante Wechselwirkungen, die bei der β- und γ-Komponente besonders auffallen. Einmalige Vorbehandlung mit nicht toxischen Mengen des β-Isomeren verhindert die Auslösung von Gammexankrämpfen und schützt die Tiere vor der tödlichen Vergiftung mit der γ-Komponente. Hierbei geht die krampfhindernde Wirkung nicht verloren[3]. Es kommt vielmehr zu einer Verstärkung dieses

---

* Herrn Prof. Dr. W. HEUBNER zum 75. Geburtstag gewidmet.

Effektes, denn bei gleichzeitiger Applikation beider Isomeren wirken auch solche Dosen, die allein die Cardiazolkrämpfe nicht verhindern konnten[4]. Diese Befunde geben ein eindrucksvolles Beispiel für die sterische Spezifität bestimmter Reaktionen am Nervensystem. β- und γ-Komponente unterscheiden sich nämlich nur durch die räumliche Anordnung von Wasserstoff- und Chlor am C_1-Atom des Kohlenstoffgerüstes voneinander.

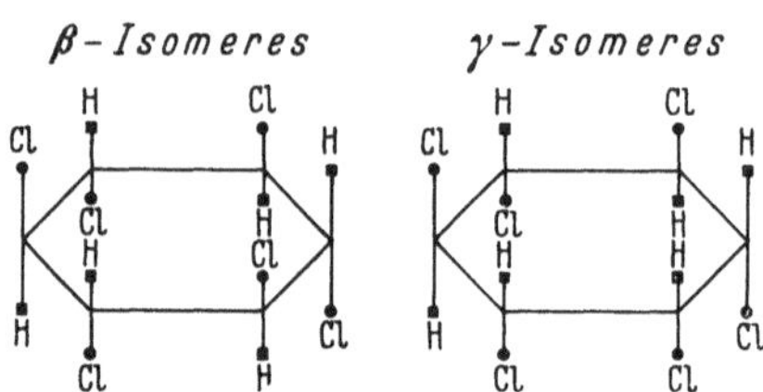

Abb. 1. Hexachlorcyclohexan, schematisch.

Dieser bemerkenswerte Synergismus und Antagonismus der neurotropen Wirkungen ließ vermuten, daß der äußerlich erkennbaren Behinderung chemisch induzierter Krämpfe wahrscheinlich verschiedene biochemische Vorgänge in den Nervenzellen zugrunde liegen, zumal sich deutliche Unterschiede im Ablauf des Effektes bei den verschiedenen Isomeren nachweisen ließen. Die Beobachtungen gaben den Anlaß zur Prüfung weiterer Krampfgifte, wobei uns besonders die Frage interessierte, ob mit dieser Methode Unterschiede in der Wirkungsweise solcher Pharmaka erkannt werden können.

Die Analeptika Cardiazol, Pikrotoxin und Coramin gehören nach allen bisher vorliegenden Erfahrungen zu den Substanzen, die auf höhere Abschnitte des Zentralnervensystems eine ziemlich umfassende Erregung ausüben[5]. Wegen der Ähnlichkeit ihrer Wirkungen mit dem epileptischen Anfallssyndrom haben sich außerordentlich viele Arbeiten mit der Aufklärung der Wirkungsweise und der Festlegung der Angriffspunkte von Krampfgiften beschäftigt. Hiernach scheinen kaum Unterschiede zwischen Pikrotoxin und Cardiazol zu bestehen, die beide tonisch-klonische Krämpfe von gleichem Erscheinungsbild hervorrufen.

Auch das Pikrotoxin hat eine Weckwirkung und schützt ebenso wie Cardiazol gegen die tödliche Schlafmittelvergiftung durch einige Barbitursäuren[6]. Die älteren Durchschneidungs- und Ausschaltungsexperimente haben einen nahezu gleichen Angriffspunkt beider Pharmaka im Zentralnervensystem festgelegt. Am supratentorial decerebrierten Tier lassen sich mit gleichen Cardiazoldosen Krämpfe auslösen wie am intakten Organismus[7]. Ähnliches gilt auch für das Pikrotoxin, bei dem erst die Abtragung der Basis des Mittelhirns zu einem plötzlichen Anstieg der Krampfschwelle führt[8]. Natürlich kommt es bei einer solchen Versuchsanordnung zu erheblichen Eingriffen in ein hochentwickeltes Funktionssystem, die keine feineren Differenzierungen über die Angriffspunkte dieser Pharmaka gestatten. Überdies existieren genügend Befunde, die für eine gegenseitige Beeinflussung der einzelnen Abschnitte des Zentralnervensystems sowohl im Sinne einer Förderung als auch einer Hemmung bestimmter Funktionen sprechen. So erklären sich auch manche widersprechenden Befunde älterer Arbeiten mit den Ergebnissen bei moderner Versuchsanordnung, auf die vor allem W. R. Hess[9] bei der Punkt-für-Punkt-Analyse der Funktionen des Zentralnervensystems (ZNS) aufmerksam gemacht hat.

Es erschien uns daher von besonderem Interesse, die Wirkung einzelner Krampfgifte nach der chemischen Reaktion des Nervensystems mit den Hexachlorcyclohexanen zu prüfen. Einzelheiten der Versuchsanordnung gehen aus der folgenden Tabelle hervor, die auch die Ergebnisse bei den Kontrolltieren enthält. Der Abstand zwischen der oralen Verabreichung der verschiedenen Isomeren und den krampferzeugenden Pharmaka, die in allen Fällen subcutan injiziert wurden, betrug 4 Tage.

Von den Ergebnissen sind folgende Einzelheiten bemerkenswert. Hier ist zunächst der Unterschied bei den Versuchen mit Cardiazol und Pikrotoxin auffallend, die bei den Kontrolltieren in den verabreichten Dosen generalisierte Krämpfe von gleichem Erscheinungsbild erzeugen. Der chemische Eingriff führt nun zu einer interessanten Differenzierung, die mit den bisher üblichen Methoden nicht dargestellt werden konnte. Nach Verabreichung des γ-Isomeren erleiden beide Pharmaka im Vergleich zu den Kontrolltieren einen Wirkungsverlust, der sich bei 50% der Versuchstiere in dem Ausbleiben von generalisierten Krämpfen äußert. Das α-Isomere, das gegenüber Cardiazol so besonders wirksam ist, kann dagegen die Pikrotoxinkrämpfe überhaupt nicht behindern. Auch eine Vorbehandlung mit der höheren Dosis von 200 mg/kg α-Hexachlorcyclohexan ist beim Pikrotoxin wirkungslos, dagegen behindert eine Dosis von 150 mg/kg des β-Isomeren in gewissem Umfange auch die Krampfwirkung von Pikrotoxin.

Coramin erfährt als einziges der hier untersuchten Analeptika durch alle 4 Isomeren eine deutliche Einschränkung der Krampfwirkung. Hier ist auch das δ-Isomere wirksam, das Cardiazol- und Pikrotoxinwirkung nach 4 Tagen nur unwesentlich beeinflußt. Zwischen Coramin und den übrigen Analeptika ließen sich auch mit anderen pharmakologischen Methoden Unterschiede nachweisen, auf die F. Hahn[10] in verschiedenen Arbeiten hingewiesen hat. Bei der δ-Komponente sind die Wirkungsbedingungen noch nicht völlig klar, da bei steigenden Dosen manchmal eine Abnahme der krampfhindernden Wirkung gegenüber Cardiazol beobachtet werden konnte.

Das chemische Ausschaltungsexperiment mit Hexachlorcyclohexan spricht dafür, daß die experimentell ausgelösten Krämpfe auch bei gleichem Erscheinungsbild nicht auf denselben Funktionsänderungen im ZNS beruhen können, so daß eine Differenzierung krampferzeugender Pharmaka mit Hilfe der verschiedenen Isomeren vorgenommen werden kann. Nachdem sich herausgestellt hat, daß die neurotropen Wirkungen

15*

Tabelle 1.

Versuche mit Krampfgiften nach einmaliger Vorbehandlung mit Hexachlorcyclohexan.

Menge und Art der HCH-Gabe	Krampfgift in mg/kg	Zahl der Versuchstiere	Zahl der Tiere mit Krämpfen	Todesfälle nach Krampfgift	Bemerkungen
Kontrolltiere	80 Pentamethylentetrazol (Cardiazol)	48	48	0	
	6 Pikrotoxin	18	18	1	
	250 β-Pyridincarbonsäurediäthylamid (Coramin)	12	10	0	
80 mg/kg γ-Isomeres	80 Pentamethylentetrazol (Cardiazol)	15	6	0	
	6 Pikrotoxin	15	7	0	Bei 5 Tieren reflektorisch auslösbare Zuckungen
	250 β-Pyridincarbonsäurediäthylamid (Coramin)	7	0	0	
100 mg/kg β-Isomeres	80 Cardiazol	15	11	0	
	6 Pikrotoxin	8	8	1	
	250 Coramin	8	0	0	Bei 4 Tieren reflektorisch auslösbare Zuckungen
150 mg/kg β-Isomeres	80 Cardiazol	10	3	0	
	6 Pikrotoxin	10	5	0	
150 mg/kg α-Isomeres	80 Cardiazol	16	0	0	
	6 Pikrotoxin	16	16	7	
	250 Coramin	8	0	0	Bei 5 Tieren reflektorisch auslösbare Zuckungen
200 mg/kg α-Isomeres	80 Cardiazol	10	1	0	
	6 Pikrotoxin	10	10	0	
100 mg/kg δ-Isomeres	80 Cardiazol	8	7	0	
	6 Pikrotoxin	8	6	4	
	250 Coramin	8	3	0	

Tabelle 2. *Versuche mit krampferzeugenden Pharmaka nach einmaliger Vorbehandlung mit β- und γ-Hexachlorcyclohexan.*

HCH-Dosis in mg/kg Rapsöllösung	Zeitlicher Abstand zwischen HCH und Krampfgift in Tagen	Zahl der Versuchstiere	Zahl der Tiere mit Krämpfen
60 (γ) + 50 (β)	80 mg/kg Cardiazol		
	nach 4— 5 Tagen	24	8
	nach 8—11 Tagen	24	14
	nach 13—17 Tagen	24	14
	nach 19—26 Tagen	24	24
60 (γ) + 50 (β)	6 mg/kg Pikrotoxin		
	nach 4 Tagen	8	4
	nach 7 Tagen	8	5
	nach 12 Tagen	7	7

der Hexachlorcyclohexane durch verschiedene Faktoren der Diät beeinflußt werden können[11], wird es vielleicht auf diesem Wege möglich sein, Einblick in die biochemischen Reaktionen der Nervenzellen zu bekommen, die für den Ablauf der verschieden ausgelösten Krampfanfälle wichtig sind.

Die Unterschiede im Wirkungsmechanismus von Pikrotoxin und Cardiazol lassen sich noch auf andere Weise demonstrieren. Gleichzeitige

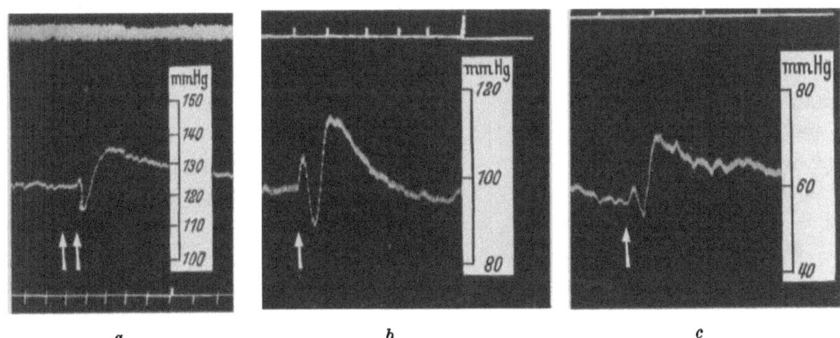

a
b
c

Vorbehandlung mit:
a 80 mg/kg γ-Isomerem
20 mg/kg Cardiazol i. v.
b 200 mg/kg β-Isomerem
10 mg/kg Cardiazol i. v.
c 200 mg/kg α-Isomerem
10 mg/kg Cardiazol i. v.

Abb. 2. Blutdruckwirkung von Cardiazol an krampfresistenten Ratten.

Applikation des β- und γ-Isomeren führt in einem bestimmten Dosierungsbereich zu einer deutlichen Verlängerung der krampfhindernden Wirkung gegenüber Cardiazol. Die hierbei verabreichte Dosis der β-Komponente war allein überhaupt nicht wirksam. Bei Anwendung von Pikrotoxin konnte diese additive Wirkung der beiden Hexachlorcyclohexane nicht beobachtet werden.

Abgesehen von der γ-Komponente, die in den verabreichten Mengen bei einem Teil der Versuchstiere vorübergehende Krämpfe auslöst, scheinen die Nebenwirkungen im Stadium der Krampfresistenz bei allen geprüften Isomeren gering zu sein. Dies läßt sich schon aus der Erhaltung der physiologischen Motilität, der normalen Temperaturregulation und der Ansprechbarkeit des Wärmezentrums auf Antipyretika sowie der unveränderten Funktion der Atmung entnehmen. Die Blutdruckwirkung des Cardiazols ist bei den krampfresistenten Versuchstieren in gleichem Ausmaß wie bei normalen nachweisbar.

Ganz besonders auffällig war die Erhaltung der Weckwirkung des Pentamethylentetrazols, die sich im Antagonismus gegenüber einer Nakose mit 60 mg/kg Diallylbarbitursäure äußerte. Bei dieser Dosis schliefen die Tiere 5½—6 Std.

Tabelle 3. *Weckversuche an krampfresistenten Ratten.*

Menge und Art der HCH-Gabe	Zahl der Versuchstiere	Weckversuch mit 80 mg/kg Cardiazol nach Schlafzeit in Std	Eintritt der Weckwirkung (Aufrichten aus Seitenlage und Fortbewegung)
Kontrolle . .	17	2½	nach 4—22 min
Kontrolle . . .	9	3	nach 10—15 min
80 mg/kg. . . (γ-Isomeres)	8	1	nach 15—30 min
	5	2	nach 6—20 min
	11	3	nach 3—17 min
	6	4	nach 5— 7 min
120 mg/kg . . (β-Isomeres)	2	2	nach 5—10 min
150 mg/kg . . (α-Isomeres) .	2	2½	unmittelbar nach Injektion
	7	1½	nach 1— 8 min

Die Weckversuche mit Cardiazol ließen keine Unterschiede zwischen normalen und krampfresistenten Versuchstieren erkennen. Die Schlaftiefe scheint nach Vorbehandlung mit dem α-Isomeren geringer zu sein. In toxischen Dosen hat diese Komponente eigenartige langanhaltende erregende Wirkungen, die sowohl von L. Lendle und Schneider[12] wie von uns[13] schon früher beschrieben wurden.

Alle diese Beobachtungen sprechen dafür, daß durch die verwendeten Dosen Hexachlorcyclohexan offenbar nur ein eng umschriebener Funktionsausfall verursacht wird. Der auffällige Befund der Trennung von Krampf- und Weckwirkung des Cardiazols durch die Hexachlorcyclohexane hat uns veranlaßt, elektroencephalographische Untersuchungen an Kaninchen im Stadium der Krampfresistenz durchzuführen, über die an anderer Stelle berichtet wird[14]. Diese Versuche führten zu dem überraschenden Ergebnis, daß die hirnelektrischen Erregungsabläufe auch bei den vorbehandelten Tieren nach Cardiazolinjektionen unverändert erhalten sind. In einem Fall konnte sogar ein typisches Krampfstrombild nach der intravenösen Verabreichung einer für das Kaninchen hohen Cardiazoldosis (42 mg/kg) registriert werden, bei dem die sonst damit verbundenen klinischen Krampf-Äquivalente der Skeletmuskulatur völlig fehlten.

Diese Ergebnisse ließen zunächst vermuten, daß der Angriffspunkt der Hexachlorcyclohexane in peripheren Abschnitten des Nervensystems zu suchen sei. Zur Klärung dieser Frage haben wir daher Versuche an Rückenmarkpräparaten und an supratentorial decerebrierten Tieren durchgeführt. Mit Untersuchungen über den Angriffsort des Cardiazols hat sich neben BLUME[7] und SCHÖN[6] vor allem W. KOLL[15] beschäftigt. Da KOLL bei seinen Untersuchungen am Spinalpräparat der Katze einwandfrei eine Steigerung der Reflexerregbarkeit durch Cardiazol nachweisen konnte, schien uns diese Versuchsanordnung zur weiteren Analyse der Hexachlorcyclohexanwirkung geeignet. Alle früheren Versuchsergebnisse wurden an Ratten gewonnen; daher war es notwendig, auch diese Experimente am gleichen Versuchstier durchzuführen. Auf die experimentellen Schwierigkeiten bei Versuchen an Katzen wurde bereits von W. KOLL ausführlich hingewiesen. Sie gelten in gleicher Weise auch für die Ratte. Bei schonender Versuchstechnik konnten auch an diesem kleinen Versuchstier einwandfrei funktionierende Reflexpräparate erhalten werden. Zur Prüfung der Wirkung von Cardiazol auf die Funktion des Rückenmarks normaler Ratten und solcher, die mit Hexachlorcyclohexan vorbehandelt waren, wurde als Test der homolaterale Beugereflex herangezogen.

Methode: Weiße Ratten beiderlei Geschlechts im Gewicht von 150—180 g wurden in tiefer Äthernarkose supratentorial decerebriert. Nach Laminektomie geschah die Durchtrennung des Rückenmarks im mittleren Thorakalbereich. An einer Hinterpfote wurde der Nervus peronäus freigelegt, angeschlungen und nach möglichst weit peripher verlaufender Durchschneidung mit einer kleinen SHERRINGTON-Elektrode versehen. Die Kontraktionen des von seinem Tibia-Ansatz getrennten Musculus semitendineus der gleichen Seite konnten auf einer Ruß-Trommel durch einen KEITH-LUCAS-Hebel registriert werden. Die Reflexauslösung erfolgte alle 2 min mit 5 sec dauernden tetanischen Reizen, die aus rechteckigen Stromstößen von 10 Millisekunden Dauer bei einer Frequenz von 50 Hz und 1—2 Milliamp. Stromstärke bestanden.

Bei den Versuchen an Rückenmarkpräparaten ist es besonders wichtig, den Blutdruck laufend zu registrieren. Es traten Störungen der Reflextätigkeit auf, wenn der Blutdruck, der mit einem Quecksilbermanometer in der Carotis gemessen wurde, unter 50 mm Hg abfiel. Gleiche Beobachtungen hat KOLL bei seinen Versuchen an der Katze machen können und gefunden, daß frühzeitiges Absinken des Blutdruckes zu einer vorübergehenden Steigerung der Reflexhöhe führt, die eine Erregung vortäuschen kann. Wegen der besonderen Empfindlichkeit des ZNS gegenüber Sauerstoffmangel ist die Aufrechterhaltung einwandfreier Kreislaufverhältnisse Voraussetzung für pharmakologische Prüfungen an Rückenmarkpräparaten. Aus diesem Grunde hat Koll intravenöse Adrenalin-Dauerinfusionen, Strophanthingaben und kleine Bluttransfusionen empfohlen. Bei unseren Versuchen genügte eine Injektion von 0,5 γ Strophanthin pro 100 g Ratte zu Beginn des Versuchs und im Bedarfsfalle die Durchführung kleiner Bluttransfusionen von 0,5—1 cm³. Die Rektaltemperatur muß zwischen 35—38° gehalten werden. Die Versuche fanden im Juni-August 1951 statt. Die Tiere erhielten gemischte Kost; zu einer Haferdiät wurden Rüben, Kartoffeln und Fleisch zusätzlich verfüttert.

100 mg/kg β-Hexachlorcyklohexan wurden in der üblichen Weise als 0,5%ige Lösung, 80 mg/kg Gammexan als 1%ige Lösung in Rapsöl durch die Magensonde verabreicht. Die Feststellung der krampfhindernden Wirkung erfolgte in diesen Versuchen durch intravenöse Injektion von 40 mg/kg Cardiazol, das, als 2%ige Lösung in die Schwanzvene der Ratte injiziert, bei allen Kontrolltieren den charakteristischen Krampfanfall auslöste.

Die Prüfung der Reflextätigkeit am Rückenmarkpräparat der Ratte in der oben geschilderten Versuchsanordnung ergab nach intravenöser Injektion von 30 mg/kg eine deutliche Steigerung des homolateralen Beugereflexes. Dieser Effekt ist auch bei den krampfresistenten Versuchstieren in gleichem Umfang nachweisbar. Die Versuche wurden am 4. Tag nach der Verabreichung von Gammexan bzw. am 7. Tag nach der Vorbehandlung mit dem β-Isomeren durchgeführt. Die 12 Std vorher durchgeführten Injektionen von 40 mg/kg Cardiazol ergaben bei diesen Tieren keine Krämpfe.

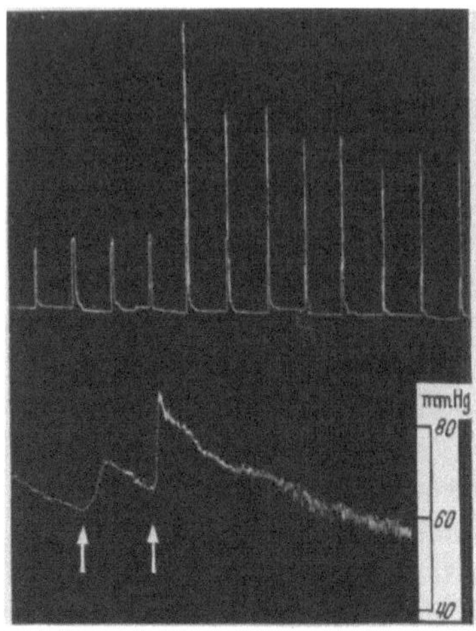

Abb. 3. Reflexsteigerung durch Cardiazol am 7. Tage nach Vorbehandlung mit 200 mg/kg β-HCH (krampfresistentes Tier).
Oben: homolateraler Beugereflex.
Unten: Blutdruck.
1. Markierung: 0,5 cm³ Blut i. v.
2. Markierung: 30 mg/kg Cardiazol i. v.

Obwohl in diesen Versuchen nur der homolaterale Beugereflex geprüft wurde, ist es unwahrscheinlich, daß die Ursache der krampfhindernden Wirkung der Hexachlorcyclohexane in Funktionsänderungen des Rückenmarkes liegt. Auch an dem krampferzeugenden Effekt des γ-Isomeren kann das Rückenmark nicht wesentlich beteiligt sein. 100 mg/kg Gammexan, intraperitoneal verabreicht, bewirken keine Verstärkung der Reflexausschläge. Diese Dosis ruft bei intakten Tieren wiederholte Anfälle generalisierter Krämpfe hervor, an denen sie innerhalb der 1. Std zugrunde gehen. Neun Rückenmarkpräparate dagegen überlebten mehr als 4 Std ohne Krampferscheinungen.

Der Angriffsort der neurotropen Effekte der Hexachlorcyclohexane muß demnach in einem präspinalen Abschnitt des ZNS zu suchen sein.

Zur Klärung der Frage, welcher Teil des Gehirns für die Wirkung bedeutungsvoll ist, wurde die 100%ige Krampfdosis für Cardiazol bei intravenöser Injektion in folgenden Versuchsserien bestimmt:

1. Nicht vorbehandelte intakte Ratten.
2. Intakte Ratten 4 Tage nach Vorbehandlung mit Gammexan.
3. Nicht vorbehandelte decerebrierte Tiere.
4. Decerebrierte Ratten 4 Tage nach Vorbehandlung mit Gammexan.

Tabelle 4. *Einfluß der Decerebrierung auf die Krampfhemmung durch HCH.*

Zahl der Tiere		mg/kg Cardiazol i. v.	Krämpfe	
			+	−
Intakte Ratten, nicht vorbehandelt.				
	5	15	0	5
1.	5	20	2	3
	5	30	5	0
Intakte Ratten, 4 Tage nach Vorbehandlung mit 100 mg/kg HCH oral.				
	6	35	0	6
2.	6	40	1	5
	6	50	4	2
	6	55	6	0
Decerebrierte Ratten, nicht vorbehandelt.				
3.	12	35	12	0
Decerebrierte Ratten, 4 Tage nach Vorbehandlung mit 100 mg/kg HCH oral.				
4.	10	35	10	0

Wie aus der Tabelle hervorgeht, bestehen zwischen den Serien 1, 3 und 4 keine nennenswerten Unterschiede. Serie 2 enthält die Angaben für intakte Tiere nach Vorbehandlung mit Gammexan, die einen einwandfreien Anstieg der Krampfschwelle erkennen lassen. Die Krampfhinderung ist somit an das Vorhandensein der supratentorial gelegenen Hirnabschnitte des Vorderhirns gebunden. Sie fällt auch dann weg, wenn nur eine Hälfte des Vorderhirns entfernt wird. Auch beim Diphenylhydantoin konnten KNOEFEL und LEHMANN[16] nach Decerebrierung keine Beeinflussung der Anfälle mehr nachweisen. Die Versuche ließen immerhin noch die Vermutung zu, daß eine beliebige Zerstörung der Kontinuität der Nervenbahn genügt, um die krampfhindernde Wirkung des Hexachlorcyclohexans zum Verschwinden zu bringen. Dies ist jedoch nicht der Fall. Bei zwei Versuchstieren gelang die Durchtrennung der Kommissurenbahnen des Vorderhirns in der Mitte unter Vermeidung von Blutungen. Nach diesem Eingriff blieb die Behinderung der Cardiazolkrämpfe in vollem Umfang bestehen.

Auf Grund der vorliegenden Versuche kann daher ausgesagt werden, daß für die Wirkung der Hexachlorcyclohexane beide Vorderhirnhälften notwendig sind. Dieser Hirnabschnitt ist für das Zustandekommen der Cardiazolkrämpfe sicher nur von untergeordneter Bedeutung, wie aus den Experimenten an decerebrierten Tieren hervorgeht. Der antikonvulsiven Wirkung der Hexachlorcyclohexane dürfte demnach das interessante Phänomen einer sehr begrenzten zentralnervösen Funktionsänderung zugrunde liegen, die anscheinend die für das Zustandekommen des generalisierten Krampfanfalls notwendige Koordinierung cerebraler Erregungserscheinungen verhindert. Im Gehirn existiert sehr wahrscheinlich ein umschriebenes Funktionssystem von Ganglienzellen, das nach Einwirkung von HCH als übergeordneter hemmender Faktor gegenüber pathologischen Erregungen tiefer liegender Abschnitte des ZNS wirksam wird, die für sich allein eine unveränderte Erregbarkeit auf Cardiazol erkennen lassen.

Bei den früher angeführten Versuchen mit Coramin, in denen die tonisch-klonische Phase völlig unterdrückt wurde, war noch auffällig, daß sich durch mechanische Reize kurze reflektorische Zuckungen auslösen lassen. Der zentrale Hemmungsmechanismus scheint sich bei diesem Pharmakon demnach etwas anders auszuwirken. Vielleicht spricht dieser Befund für die Auffassung von F. Hahn[10], der den Angriffspunkt des Coramins im wesentlichen in das Rückenmark verlegt.

Die früher erwähnte Trennung von Krampf- und Weckwirkung des Cardiazols durch die Hexachlorcyclohexane sowie die Erhaltung der hirnelektrischen Erregungsabläufe nach intravenöser Injektion des Analeptikums bei vorbehandelten Tieren demonstriert eindrucksvoll die spezielle Pathogenese generalisierter Krampfanfälle im Rahmen eines allgemeinen Erregungszustandes des ZNS.

Bei den beobachteten neurotropen Wirkungen der Hexachlorcyclohexane handelt es sich offenbar um Befunde von allgemeinerer Bedeutung. Bei der Prüfung von zwei typischen Cholinesterasegiften, dem Physostigmin und dem Prostigmin, fanden sich bemerkenswerte Unterschiede, wenn als Test die Aufhebung der charakteristischen fibrillären und fasciculären Muskelzuckungen zugrunde gelegt wurde, die bei hohen Dosen beider Pharmaka regelmäßig vorkamen. Nach Vorbehandlung mit drei isomeren Hexachlorcyclohexanen erleidet nur das Prostigmin einen deutlichen Wirkungsverlust. Die Unterschiede bleiben auch nach Einwirkung höherer Dosen der chlorierten Kohlenwasserstoffe bestehen. Bei der Prüfung des Ablaufes der Wirkung zeigte sich, daß das Maximum des Effektes gegenüber dem Prostigmin durch Vorbehandlung mit höheren Dosen von α- und β-Isomeren erst am 7. Tage erreicht wird.

Es ist viel darüber diskutiert worden, ob die pharmakologischen Wirkungen dieser Cholinesterasegifte allein durch die Behinderung der Acetylcholinzerstörung

Tabelle 5. *Versuche mit Cholinesterasegiften.*

Menge und Art der HCH-Gabe	Krampferzeugung des Pharmakon in mg/kg	Zeitlicher Abstand zwischen HCH-Gabe und Krampfgift in Tagen	Zahl der Versuchstiere	Zahl der Tiere mit Krämpfen	Todesfälle
Kontrolltiere	2 Physostigmin . . .		19	19	8
	0,25 Prostigmin		13	13	3
80 mg/kg γ-Isomeres	2 Physostigmin . . .	4	8	8	5
	0,25 Prostigmin	4	10	5	3
100 mg/kg β-Isomeres	2 Physostigmin . . .	4	7	7	2
	0,25 Prostigmin	4	7	3	0
150 mg/kg β-Isomeres	2 Physostigmin . . .	4	12	12	8
	0,25 Prostigmin	4	10	6	0
		7	8	0	0
		15	6	4	0
150 mg/kg α-Isomeres	2 Physostigmin	4	8	8	1
	0,25 Prostigmin	4	24	10	3
200 mg/kg α-Isomeres	2 Physostigmin . . .	4	11	11	9
	0,25 Prostigmin	4	11	7	1
		7	9	0	0
		15	9	8	1

ausreichend zu erklären sind. W. FELDBERG[17] hat in einer zusammenfassenden Darstellung verschiedene Argumente dafür angeführt, daß Eserin in bestimmten Dosen nur bei gleichzeitiger Anwesenheit von Acetylcholin biologische Wirkungen erkennen läßt. Dies gilt auch für die Erzeugung der fibrillären und fasciculären Muskelzuckungen durch das Cholinesterasegift, die einige Tage nach Durchschneidung des den Muskel versorgenden Nerven ausbleiben, nachdem die Nervenfasern ihr Acetylcholin verloren haben und neue Überträgersubstanz nicht mehr synthetisiert werden kann. Alle bisher durchgeführten Versuche haben keinerlei Anhaltspunkt für einen Angriff der Hexachlorcyklohexane am peripheren Nervensystem ergeben, so daß auch bei unseren Experimenten die Vorgänge im ZNS in erster Linie berücksichtigt werden müssen. Acetylcholin läßt sich in Gehirnextrakten leicht nachweisen[18]. W. FELDBERG und seine Mitarbeiter[19] haben experimentelle Beweise dafür beigebracht, daß diese Substanz auch an den zentralen Synapsen als Überträgerstoff der Nervenerregung von Bedeutung ist. Doch ergeben sich auch hier die gleichen Schwierigkeiten für die Erklärung der Unterschiede im Verhalten der beiden Cholinesterasegifte nach vorheriger Einwirkung der Hexachlorcyklohexane, wenn die Erhaltung des Acetylcholins allein die Ursache der zentralen Wirkungen beider Stoffe sein soll. Zweifellos liegen hier weit kompliziertere Verhältnisse vor, da Acetylcholin sicher nicht der universelle Überträgerstoff ist und W. Feldberg und M. Vogt[20] auf Grund ihrer Befunde zu der Überzeugung kamen, daß neben cholinergischen auch nichtcholinergische Neuronen im ZNS eine Rolle spielen.

Die bei den Experimenten mit dem Hexachlorcyclohexan erhaltenen Ergebnisse lassen sich nur unter der Annahme befriedigend deuten, daß zwischen Prostigmin und Physostigmin Unterschiede in der zentralen Wirkung bestehen, die nicht allein in ihren Eigenschaften als Cholinesterasegifte zu suchen sind. Die Ergebnisse sind deswegen von besonderem Interesse, weil hier im Falle des Prostigmins eine zentrale Funktionsänderung offenbar auch die Reaktionen eines cholinergischen Pharmakons an einem peripheren Angriffsort beeinflussen kann.

Über den feineren Wirkungsmechanismus zentral erregender Pharmaka ist noch sehr wenig bekannt. Richter und Crossland[21] haben den Acetylcholingehalt des Gehirns von jungen Ratten bei verschiedenen Funktionszuständen ermittelt, wobei sie die fermentative Zerstörung des Überträgerstoffes durch schnelle Fixierung des Gehirns in flüssiger Luft verhinderten. Sie ermittelten die Acetylcholinwerte im Schlaf, in der Narkose, im normalen Wachzustand und während generalisierter Krämpfe. Die höchsten Werte wurden im Schlaf, die niedrigsten im Krampfzustand gefunden. In einer späteren Arbeit hat sich Crossland[22] noch einmal kritisch mit der von ihm benutzten Methode auseinandergesetzt und gefunden, daß die schlagartige Gefrierung mit flüssiger Luft allgemein etwas höhere Acetylcholinwerte liefert als ältere Verfahren, die aber offenbar zu keiner prinzipiellen Änderung der früheren Ergebnisse führten.

Gewisse Aufschlüsse über die Wirkungsweise zentralerregender Pharmaka konnten auch von Untersuchungen über die Antagonisten der Krampfgifte erwartet werden; doch sind die meisten Arbeiten mit Barbitursäurederivaten durchgeführt worden, die vorwiegend narkotische Eigenschaften besitzen. Bei solchen Versuchen beschrieb Eccles[23] eine Änderung der Erregungsübertragung an den Synapsen des Rückenmarks unter dem Einfluß von Methyl-α-Methyl-Butylbarbitursäure. Die Versuche dürften allerdings für unser Problem nur eingeschränkte Bedeutung haben, denn die spezifischen krampfhindernden Pharmaka, unter ihnen das besonders wichtige Diphenylhydantoin wirken niemals narkotisch, sondern eher erregend[24]. Diese Substanz scheint auch am peripheren Nervensystem unter bestimmten Bedingungen einen Effekt auszuüben. Toman[25] fand nämlich am Froschnerven eine Veränderung der Erregbarkeit und der Erholungszeit nach Einwirkung von Diphenylhydantoin. Bei all diesen Versuchen muß überdies berücksichtigt werden, daß die Wirkung der krampfhindernden Pharmaka nur unter pathologischen Bedingungen manifest wird, während die normalen Funktionen kaum beeinträchtigt werden.

Da über die feinere Funktionsstruktur des ZNS noch zuwenig bekannt ist, sind vorläufig keine Aussagen darüber möglich, welche biochemischen und physikalischen Abweichungen in den Neuronen für das Zustandekommen eines Krampfanfalles notwendig sind. Bei äußerlich gleichem Erscheinungsbild der Erregungszustände lassen die Hexachlorcyclohexane hier Unterschiede in der Wirkung der einzelnen Krampfgifte zutage treten, die mit den bisher bekannten Methoden nicht zu fassen waren, so daß sich zahlreiche neue Gesichtspunkte für weitere Forschungen ergeben. In diesen bemerkenswerten biologischen Eigenschaften der Hexachlorcyclohexane liegt ihre besondere Bedeutung für die Erschließung feinerer Funktionsänderungen in den Ganglienzellen des Zentralnervensystems.

Zusammenfassung.

Nach Vorbehandlung mit verschiedenen Hexachlorcyclohexanen erleiden einige Analeptika einen auffallenden Wirkungsverlust, der sich im Ausbleiben generalisierter Krämpfe äußert. Mit dieser Methode lassen sich die Krampfwirkungen von Cardiazol, Pikrotoxin und Coramin differenzieren. Dies spricht dafür, daß die chemisch ausgelösten Krämpfe auch bei gleichem Erscheinungsbild nicht auf denselben Funktionsänderungen im ZNS beruhen.

Im Stadium der Krampfresistenz scheinen die Nebenwirkungen bei allen geprüften Isomeren gering zu sein. Die Blutdrucksteigerung nach intravenöser Applikation von Pentamethylentetrazol und die Weckwirkung waren erhalten. Durch die zur Krampfhinderung benötigten Dosen Hexachlorcyclohexan wird offenbar nur ein eng umschriebener Funktionsausfall im Nervensystem verursacht.

Reflexversuche an Rückenmarkpräparaten der Ratten mit Cardiazol ergaben keine Unterschiede zwischen normalen und krampfresistenten Tieren. Der Angriffspunkt der Hexachlorcyclohexane ist sehr wahrscheinlich in präspinalen Abschnitten des ZNS zu suchen. Bei supratentorial decerebrierten Tieren fällt die krampfhindernde Wirkung der Hexachlorcyclohexane fort.

Bei den beobachteten neurotropen Wirkungen der chlorierten Kohlenwasserstoffe handelt es sich offenbar um Befunde von allgemeinerer Bedeutung. Auch die durch Prostigmin hervorgerufenen charakteristischen fibrillären und fasciculären Muskelzuckungen wurden beeinflußt. Die Physostigminwirkung dagegen blieb unverändert erhalten. Der Unterschied im Verhalten dieser beiden Pharmaka läßt sich nicht allein durch ihre Eigenschaften als Cholinesterasegifte erklären. Die Ursachen müssen in Abweichungen der zentralen Wirkungen beider Stoffe zu suchen sein.

Die chemische Ausschaltung bestimmter Hirnfunktionen durch die isomeren Hexachlorcyclohexane läßt Unterschiede in der Wirkung einzelner Krampfgifte hervortreten, die mit den bisher bekannten Methoden nicht nachweisbar waren.

Literatur.

[1] HERKEN, H.: Ärztl. Wschr. **1950**, 193. — Arch. exper. Path. u. Pharmakol. **211**, 143 (1950). — [2] SLADE, R. E.: Chem. and Ind. **40**, 314 (1945). — [3] COPER, H., H. HERKEN u. I. KLEMPAU: Klin. Wschr. **29**, 264 (1951). — [4] HERKEN u.

I. Klempau: Naturwiss. **37**, 493 (1950). — [5] Hildebrandt, F.: Handb. exp. Pharm. Erg. Bd. V, 153, 1937. — Schoen, R.: Arch. exper. Path. u. Pharmakol. **113**, 257 (1926). — [7] Blume: Arch. exper. Path. u. Pharmakol. **116**, 234 (1926). — [8] Schriever, H., u. G. Perschmann: Arch. exper. Path. u. Pharmakol. **181**, 179 (1936). — [9] Hess, W. R.: Das Zwischenhirn. B. Schwabe 1949. — [10] Hahn, F.: Arch. exper. Path. u. Pharmakol. **208**, 29 (1949). — Driesen, W., F. Hahn u. W. Rummel: Z. Nervenheilkunde **164**, 395 (1950). — [11] Herken, H.: Arzneimittelforschung **1**, 356 (1951). — [12] Lendle, L., u. H. H. Schneider: Arch. exper. Path. u. Pharmakol. **210**, 119 (1950). — [13] Coper, H., H. Herken u. I. Klempau: Arch. exper. Path. u. Pharmakol. **212**, 463 (1951). — [14] Coper, H., H. Herken, L. Rosen-Kötter u. H. Selbach: Klin. Wschr. (im Druck). — [15] Koll, W.: Arch. exper. Path. u. Pharmakol. **184**, 365 (1936). — [16] Knoefel and Lehmann: J. of Pharmacol. **76**, 194 (1942); zit. n. 24. — [17] Feldberg, W.: Brit. Medical Bull. **6**, 312 (1950). — Arch. exper. Path. u. Pharmakol. **212**, 84 (1951). — [18] Stedman F., and E. Stedman: Biochemic. J. **31**, 417 (1937). — [19] Feldberg, W., and Mann: J. Gen. Physiol. **103**, 28P (1944); **104**, 8 (1945); zit. n. 17. — [20] Feldberg, W., and M. Vogt: J. Gen. Physiol. **107**, 372 (1948). — [21] Richter, D., and J. Crossland: Amer. J. Physiol. **159**, 247 (1949). — [22] Crossland, J.: J. Gen. Physiol. **114**, 318 (1951). — [23] Eccles, J. C.: J. Neur. Physiol. **9**, 87 (1946); zit. n. 24. — [24] Toman, J. E. P., and L. S. Goodman: Physiologic. Rev. **28**, 409 (1948). — [25] Toman, J. E. P.: Elektroencephal clin. neur. physiol. **1** (1949); zit. n. 24.

Prof. Dr. H. Herken, Pharmakologisches Institut, Berlin-Dahlem, Thielallee 69/73.

Arch. exper. Path. u. Pharmakol., Bd. 215, S. 231—240 (1952).

Aus dem Pharmakologischen Institut der Universität Bonn
(Direktor: Prof. Dr. Dr. W. Schulemann).

Ein Beitrag zur Kennzeichnung und Beeinflussung langdauernder Veratrinwirkungen *.

Von

H. F. Zipf und G. Bussen.

Mit 3 Textabbildungen.

(Eingegangen am 8. Februar 1952.)

Veratrumalkaloide lösen in kleinen und einmaligen Dosen nur kurz dauernde Wirkungsbilder aus. In der Toxikologie[4, 9, 10, 17, 21] und unter den Nebenwirkungen bei klinischer Anwendung[8, 15, 18] finden wir jedoch Symptomenbilder von längerer Dauer mit Schwindel, Übelkeit, Globusgefühl, Würgen, Schluckauf, Erbrechen, Durchfall, Schweißbildung, Atemstörungen und Angstvorstellungen. Im Selbstversuch[6] und tierexperimentell[5, 11] wurden bei längerer Verabreichung Nausea und Erbrechen beobachtet. Schließlich ist die gewünschte und auch beobachtete Folge der therapeutischen Gaben eine länger anhaltende Blutdrucksenkung. Diese verschiedenen Wirkungen aufgreifend, suchten wir durch Versuche an Kaninchen und Katzen nachfolgende Ziele zu erreichen: 1. Einstellung eines länger dauernden Veratrinkollapses. 2. Abgrenzung zentraler Wirkungskomponenten von den reflektorisch bedingten. 3. Beeinflussung der Symptome durch geeignete Pharmaka.

Versuchsergebnisse.

A. Einstellung eines mistelähnlichen, langdauernden Veratrinkollapses.

I. Versuche an Kaninchen.

Bei 14 Tieren in Urethannarkose bewirkten intraperitoneale Injektionen von 0,75—1,5 (—2,25) mg/kg und bei 6 Tieren Dauerinfusionen von 83—100 (—330) γ/kg/10 min *Veratrinsulfat* ein langsam eintretendes und langanhaltendes Wirkungsbild mit *Blutdrucksenkung*, Bradykardie, periodischem Schlucken und periodischen Atemstörungen. Begleitsymptome parasympathischer Natur waren Speichelfluß, Kot-, Urinabgang und Atemverlangsamung. Durch eine Reihe von Aus- und Einschaltungen verschiedener Kreislaufnerven konnten einige Wirkungskomponenten beeinflußt werden. In 11 untersuchten Fällen führte die

---

* Herrn Professor Dr. Wolfgang Heubner zum 75. Geburtstag gewidmet.

Vagusblockade zu einer vollen oder partiellen Behebung der reflektorischen Kreislaufsymptome. Die nur partiell beeinflußten Fälle wiesen aber darauf hin, daß für *einen Teil der Kreislaufwirkungen andere Reflexwege in Frage kommen.*

Die Abb. 1 bringt eines dieser Beispiele: Die *Carotisabklemmung* wirkte während des Kollapses über die Ausgangsfrequenz hinaus pulsbeschleunigend, blieb jedoch praktisch blutdruckunwirksam. Die beiderseitige *Depressorkühlung* behob die Pulsverlangsamung weitgehend, die Blutdrucksenkung jedoch nur minimal. Die beiderseitige *Vaguskühlung*

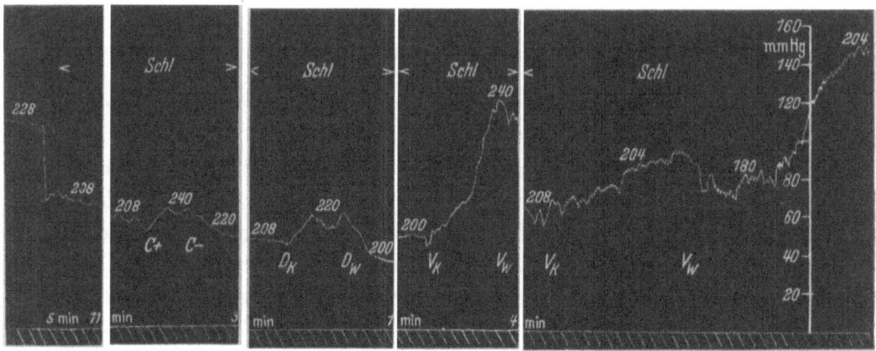

Abb. 1. Kaninchen, männlich, 2,4 kg. Narkose: 0,78 g/kg Urethan intravenös. Blutdruck: Hg-Manometer an li. Art. carot. communis. Pulsfrequenz/min oberhalb der Kurve angegeben. 14 min und 3 min vor Kurvenbeginn je 0,75 mg/kg Veratrinsulfat intraperitoneal. *Schl.* periodisches Schlucken. Bei C + rechte Art. carot. communis abgeklemmt, bei C − wieder freigegeben. Bei D_k Depressornerven bds. unterkühlt, bei D_w wieder erwärmt. V_k: Vagusnerven am Halse bds. unterkühlt V_w: wieder erwärmt. Zeit: 10 sec.

machte die Blutdrucksenkung völlig rückgängig und überkompensierte (genau wie die Carotisabklemmung) die Pulsverlangsamung. Bemerkenswert ist der abnehmende Einfluß der Vagusausschaltung, ein Befund, der an die Erfahrungen bei fortgeschrittener Mistelwirkung erinnert. Nach Wiedereinschaltung der Vagusnerven trat eine erhebliche *pressorische Nachreaktion* auf, die nach einiger Zeit wieder verschwand. Sie findet sich auch in der Abb. 2 und läßt sich aus einer latenten Miterregung sympathischer Elemente erklären.

Man kann diese Miterregung gelegentlich schon bei einmaligen i. v. Injektionen, am normalen Tiere (auch in einigen unserer Versuche), besonders nach Vagusnervendurchschneidung[3, 14] als primäre Blutdrucksteigerung beobachten. Als pressorische Bereitschaft gibt sie sich während des BJR dadurch zu erkennen, daß der Blutdruck bei Vagusnervenkühlung über die Ausgangslage hinaus ansteigt (Jarisch) oder daß die Carotidenabklemmung (beim Kaninchen) auf dem Grunde der Blutdrucksenkung teilweise überraschend stark pressorisch wirkt (siehe Abb. 2). Krayer[16] (S. 402) nimmt eine teils zentral, teils peripher auch in den Nebennieren direkt ausgelöste Freisetzung von Adrenalin an.

Die Abb. 2 gibt das Zusammengehen von Blutdrucksenkung, Bradykardie, Atemstörung und periodisch wiederkehrendem Schlucken, sowie den Erfolg der Vaguskühlung besonders gut wieder. Die innerhalb der pressorischen Nachreaktion auftretende starke Bradykardie kam durch Herzblock zustande. Nach Abstellung der Infusion nahm die Atemfrequenz wieder zu, die Schluckhäufigkeit ab. In dieser Eliminierungsphase ging auch die sympathische Erregungskomponente zurück, und es stellte sich aufs neue eine starke Blutdrucksenkung ein.

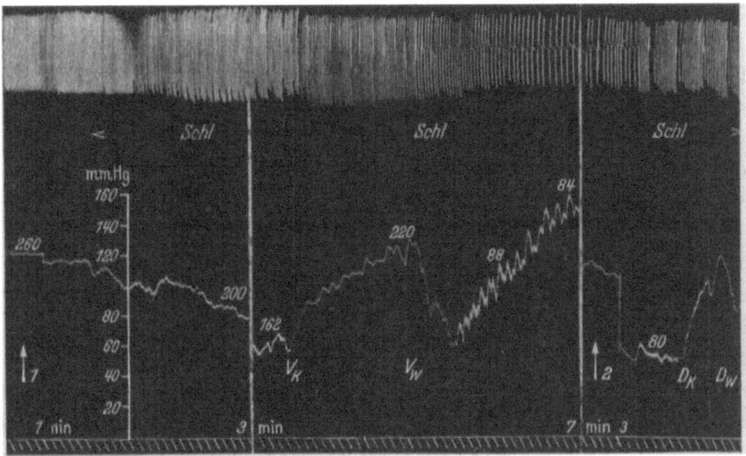

Abb. 2. Kaninchen, männlich, 2,7 kg. Narkose: 0,82 g/kg Urethan intravenös. Blutdruck: Hg-Manometer an li. Art. carot. communis. Atemfrequenz: MAREY-Kapsel. Bei ↑ 1 Beginn einer intravenösen Dauerinfusion von 333 γ/kg/10 min. Veratrinsulfat bei ↑ 2 Ende derselben. Sonstiges siehe Abb. 1. Zeit: 10 sec.

Die Abb. 3 stellt einen von 3 gleichartigen Versuchen vor, bei dem eine Blutdrucksenkung und eine geringe Bradykardie trotz vorheriger Halsnervendurchschneidung eingetreten war. Für das Zustandekommen der Blutdrucksenkung können hier der kardiogene Mechanismus und das Depressorsystem nicht in Anspruch genommen werden. Weitere Möglichkeiten ergeben sich aber aus einer Wirkung auf die Receptoren der Carotissinusgegend[1, 12, 13] und des Lungengebietes[19]. Für eine direkt hemmende Wirkung auf das Vasomotorenzentrum liegt nach KRAYER und ACHESON[16] (S. 395) kein Beweis vor. In unserem Falle handelt es sich sicherlich um eine Einwirkung auf das Carotissinussystem, sei es in Form einer Sensibilisierung der Pressoreceptoren oder einer Chemoreceptorenreizung. Während bei allen möglichen Formen von Blutdrucksenkungen der größte Teil der „pressorischen Reserve" aufgebraucht wird und ein Verschluß beider Carotiden dann nur zu einem sehr geringen Blutdruckanstieg führt, bringt hier die Carotisabklemmung den

Blutdruck völlig auf seine frühere Höhe zurück. Erstaunlich ist, daß der Erfolg dieser Maßnahme im weiteren Versuchsverlaufe zunimmt und zuletzt den Ausgangsdruck erheblich übertrifft. Es ist die gleiche Beobachtung, die man auch bei Vagusnervenunterkühlung macht, d. h. das Heraustreten latenter pressorischer Reizerscheinungen.

Alle diese außerhalb der Vagusblockade fallenden Einflüsse anderer Kreislaufnerven, samt den jeweils verbliebenen depressorischen Restbeständen beweisen, daß es sich im depressorischen Kreislaufbilde um eine Mischung aus peripheren und zentralen Angriffspunkten handelt.

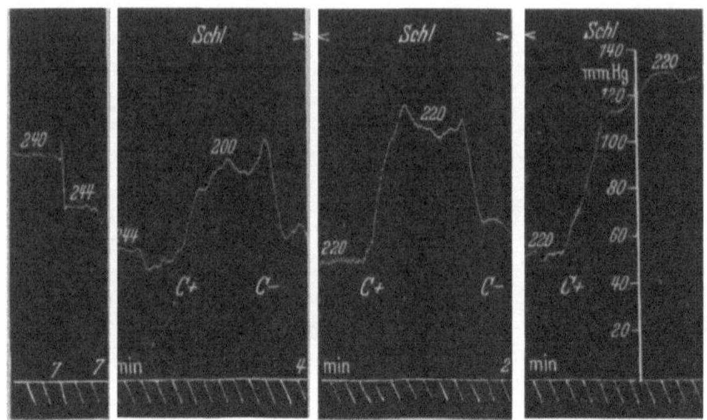

Abb. 3. Kaninchen, männlich, 2,4 kg. Narkose: 0,74 g/kg Urethan intravenös. Blutdruck: Hg-Manometer an li. Art. carot. communis. Vor Versuchsbeginn: Halsnerven bds. durchschnitten. Ab 3 min vor Kurvenbeginn 83 γ/kg/10 min Veratrinsulfat als intravenöse Dauerinfusion. Sonstiges siehe Abb. 1. Zeit: 10 sec.

Wir behandelten schließlich 3 Tiere mit *Veratridin* und 1 mit *Cevin* (dem Alkamin von Veratridin), Stoffe, die uns durch die Liebenswürdigkeit von Herrn Prof. Krayer (Dep. of Pharmacology, Harvard Medical School, Boston) zur Verfügung gestellt wurden. Bei der intravenösen Dauerinfusion stellte sich ab einer Grenzdosis von 17,5 γ/kg/10 min *Veratridin* die gleiche langanhaltende Gesamtwirkung ein, wie nach Veratrin. Die Erscheinungen ließen sich durch Carotissinusentfernung, Atropinisierung und Vagusdurchschneidung nicht verhindern.

Cevin hatte in einer Dosierung von 1,9 mg/kg/10 min und in Übereinstimmung mit Krayer und Acheson[16] (S. 393) keine Blutdrucksenkung zur Folge. Das „Schlucken" und die Atemstörung (siehe unten) waren die einzigen Symptome.

II. Versuche an Katzen.

Bei 3 Tieren lösten 1—1,5 mg/kg Veratrinsulfat intraperitoneal, bei 6 Tieren intravenöse Dauerinfusionen von 40—100 γ/kg/10 min stets *die für das Kaninchen beschriebene Gesamtwirkung* aus. Ab 100 γ/kg/10 min begann die Wirkung in Gestalt eines schnell auftretenden BJR. Dieser verschwand in einigen Versuchen noch während der fortlaufenden Infusion im Sinne der bekannten „Tachyphylaxie". In diesem Stadium lösten einmalige, sonst wirksame intravenöse Dosen keinen BJR mehr aus. Bei den unterhalb 100 γ/kg/10 min liegenden Veratrindosen trat die Wirkung langsam ein. *Carotisabklemmung* (4 Fälle) oder *Carotissinusexstirpation* (1 Fall) waren ohne Einfluß auf die Blutdrucksenkung und Bradykardie. *Halsnervenblockade* behob in 8 Fällen 5 mal völlig, 3 mal partiell die Blutdrucksenkung und in allen Fällen völlig die Bradykardie.

B. Periodisch wiederkehrendes Schlucken.

In der Reihe der sonstigen Wirkungen fiel uns ein in kurzen Abständen wiederkehrendes, über lange Zeit anhaltendes Schlucken auf. Es war äußerlich an der Hebung des Kehlkopfes und der nachfolgenden, abwärts laufenden Kontraktionswelle des Oesophagus erkennbar. Die Abb. 2 bietet ein typisches Beispiel eines solchen Schluckens. Beim *Kaninchen* fehlte es in 20 Versuchen nur 1 mal, bei der *Katze* wiederum konnte es in 9 Versuchen nur 2 mal bemerkt werden. Es trat teilweise gleichzeitig, meist jedoch kurz nach Beginn der Kreislaufdepression ein, in seiner Häufigkeit mit der Blutdrucksenkung und Bradykardie zunehmend. Bei diesem Symptom handelte es sich um den ersten Intensitätsgrad einer zentral ausgelösten motorischen Erregung des Verdauungstraktes, die sich bei stärkerer Dosierung zu Würgen, aber nicht, wie bei anderen Tieren oder wie beim Menschen, zu wirklichem Erbrechen steigerte. Es wird also bei der Prüfung von Emetica gar nicht nötig sein, das volle Brechstadium einzustellen. Bei einem geeigneten Tiere, wie z. B. dem Kaninchen, das nicht erbrechen kann, höchstens Würgbewegungen zeigt, kann das Schlucksymptom als geeigneter Ersatz gelten. Wir fanden z. B. in Versuchen an Kaninchen, denen wir 0,25—0,5 mg/kg Apomorphin i.v. verabreichten, teilweise das gleiche rhythmische Schlucken.

Die mögliche Einwirkung des Speichelflusses konnte ausgeschlossen werden. Stärkere Atropinisierung (1 mg/kg) verhinderte das Eintreten des Schluckens nicht. Andererseits kam es durch den massiven Speichelfluß unter Pilocarpin nicht zum Schlucken. (Der Speichel wurde mittels eines in den Oesophagus eingebundenen Reagensglases aufgefangen.) Im gleichen Versuch löste die nachfolgende Infusion von Veratrinsulfat Schlucken aus. *Durchschneidung der Vagusnerven* am Halse und oberhalb des Ganglion nodosum, der Glossopharyngeusnerven und der Hypeglossusnerven brachten naturgemäß die direkt feststellbare Antwort der Schluckmuskulatur zum Verschwinden. Die parallel laufenden rhythmischen Atemstörungen blieben allein bestehen. Die intensive Einstäubung von *Pantocain-* und *Percain*lösungen in den Rachen-Larynxraum setzte in 6 Versuchen lediglich die Frequenz des Schluckens und

16*

der Atemstörungen herab, brachte diese aber nicht zum Verschwinden. Wir können aus all diesen Ausschaltungsversuchen schließen, daß eine reflektorische Auslösung des rhythmischen Schluckens von der Schleimhaut des gesamten Verdauungstraktus nicht in Frage kommt und eine zentrale Genese angenommen werden muß. Höchstens kann die Frequenzabnahme in Verbindung mit der Tatsache gebracht werden, daß die Erregbarkeit eines Zentrums schließlich auch vom Einstrom der afferenten, sensiblen Impulse abhängig ist (Schaefer[20]). Wir hatten diese Afferenzen durch Schleimhautanästhesie verringert.

Wir erinnern schließlich daran, daß Bechterew und seine Schüler (zit. nach Bethe-Bergmann[2]) durch elektrische Reizung der Substantia nigra regelmäßig Schluckbeschwerden und Kontraktionen der bei der Nahrungsaufnahme und beim Kauen wirksamen Muskelgruppen erhielten. Gleichzeitig bestanden schwer zu deutende Störungen der Respiration und des Blutdrucks. Alle diese Symptome finden sich auch bei unserem langdauernden Veratrinsyndrom. Als zentrale Angriffsorte müssen somit auch supramedulläre Kerngebiete berücksichtigt werden.

Das Schlucken braucht keineswegs mit dem langanhaltenden Kreislaufkollaps gekoppelt zu sein. *Cevin* beispielsweise hatte bei einer Infusionsdosis von 1,9 mg/kg/10 min keinerlei depressive Kreislaufreaktionen zur Folge, bewirkte aber trotzdem periodisches Schlucken.

C. Periodisch wiederkehrende Atemstörungen.

Dem periodisch auftretenden Schlucken folgte immer eine *periodisch wiederkehrende Atemstörung*, aber nicht umgekehrt. Diese zeigte sich in der Frequenzkurve der Atmung in drei verschiedenen Formen: Entweder als schnelle, eingeschobene Inspirationszacke, sogenannte Schluckatmung, oder als solche, verbunden mit einer nachfolgenden Atmungslücke, oder als Atemlücke allein. In der Abb. 2 finden sich alle Formen vertreten. Der Einfluß des Glottisverschlusses war durch die Einbindung der Kanüle in die Trachea ausgeschaltet worden. Die Auswirkung von Nervendurchschneidungen und Schleimhautanästhesie wurde im vorigen Abschnitt behandelt. Nach der üblichen Theorie werden vom Schluckzentrum aus das Atemzentrum und damit schnell abortiv das Zwerchfell erregt. Es erfolgt aber sogleich wieder eine Hemmung des Atemzentrums vom Glossopharyngeuskerngebiet her. Reizung des N. glossopharyngeus hemmt den Schluckreflex und die Atmung. Die zweite Form der Atemstörung entspricht dieser Theorie. Bei der ersten Form kommt die nachfolgende Hemmung, bei der dritten die primäre Zwerchfellerregung nicht mehr an die Oberfläche. Die vom Glossopharyngeuskerngebiet auf das Schluckzentrum rückwirkende Hemmung desselben würde die Tatsache erklären, daß *in einem Teil der Versuche sich nur die periodische Atemstörung*, nicht aber das Schlucken einstellte. Wir fragten uns nach allem, ob die Atemstörung einen festen Bestandteil eines *emetico-respiratorischen*

Reflexmechanismus bildet. Oder ob sie vielleicht nur zufällig synchron mit dem Schlucken verläuft, in Wirklichkeit aber den Ausdruck eines rhythmisch gehemmten, direkt beeinflußten Atemzentrums darstellt.

Das Brechzentrum besteht z. B. nach WANG und BORISON[22] keineswegs aus einem eng umgrenzten Kernbezirk, sondern vielmehr aus einer Reihe miteinander eng verbundener funktionierender Systeme. Dadurch verbinden sich mit Erbrechen krampfartige Atembewegungen, zwangsmäßige Inspirationen, Speichelfluß usw.

Unsere Ergebnisse zeigen also, daß durch Veratrin der ganze miteinander gekoppelte Komplex erregt wird. Die primäre Zwerchfellkontraktion ist nichts anderes, als der Beginn eines Singultus (Schlucksen)- der sich (häufig in Form von Kontraktionssalven des Zwerchfells) noch vor dem Würgen (bzw. bei Katzen dem Erbrechen) einstellte. Nach beiderseitiger Phrenicusdurchschneidung blieben die Atemstörungen und das Schlucken bestehen, ein Beweis dafür, daß einerseits das Schlucken unabhängig von der Zwerchfelltätigkeit eintritt, daß andererseits die Atemstörungen auch durch Hemmung der sonstigen Atemmuskeln zustande kommen. Jede der 3 Formen der Atemstörung dürfen wir, ebenso wie das Schlucken selbst, als (methodisch brauchbares) Vorstadium eines eigentlichen, nachfolgenden Würg- bzw. Brechstadiums ansehen.

Mit der Schluckerregung oder der Atemstörung allein verband sich, wahrscheinlich durch intrazentrale Irradiation, vielfach eine kurzdauernde Blutdrucksenkung und Bradykardie.

Wir konnten schließlich an der Katze mit dem Mistelherzstoff *Viscotoxin* ein periodisches Schlucken und entsprechende Atemstörungen auslösen. Es ergibt sich somit auch von dieser Seite her die Ähnlichkeit mit dem langdauernden Veratrinkollaps.

D. Einwirkung verschiedener Pharmaka.

I. Auf das Schlucken und auf die Atemstörungen.

Bei der Prüfung verschiedener Pharmaka an Kaninchen ließ sich die unterschiedliche Beeinflussung der reflektorischen und zentralen Wirkungskomponenten zeigen.

Atropin (0,06—1 mg/kg i.v.) war in 8 Fällen gegenüber dem Schlucken und den Atemstörungen unwirksam, aber auch *Antistin* (5 mg/kg i.v.). Einen fraglichen Effekt besaßen die Lokalanästhetika. *Novocain* (7,5 bis 20 mg/kg i.v.) war in 4 Fällen nur 1mal, *Percain* (0,25—1 mg/kg i.v.) in 7 Fällen nur 2mal partiell antagonistisch wirksam. Einzig *Pantocain* (0,25—1 mg/kg i.v.) ergab in 2 von 3 Fällen eine deutliche Beeinflussung beider Symptome. Wir glauben aber nicht an eine Dämpfung des Schluckzentrums, obwohl eine zentrale Wirkung der Lokalanästheika, z. B. die zentral analgetische, angegeben wird (siehe EICHHOLTZ[7]). Wir können lediglich vermuten, daß ihre partielle Wirksamkeit durch eine an den sensiblen Schleimhautreceptoren zutage tretende Anästhesie ermöglicht wird, analog zur partiellen Wirksamkeit der direkten Rachenanästhesie (siehe oben). Die Beeinflussung medullärer Erregungssyndrome ist nicht leicht zu erreichen, besonders wenn diese einen parasympathischen Charakter besitzen.

Beim Menschen ließen sich unter der Therapie mit Veratrumalkaloiden die eingangs erwähnten Nebenwirkungen (Nausea, Würgen, Erbrechen) weder durch Atropin noch durch Antihistaminkörper (auch Dramamine) beheben[15]. In gleicher Richtung spricht auch jener so häufig übrig bleibende „Rest" des depressorischen Kreislaufbildes bei Veratrin und noch mehr bei dem stärker haftenden Viscotoxin, wenn man Parasympathicolytica oder Lokalanästhetika einwirken läßt.

II. Auf den langdauernden Kreislaufkollaps.

Nachdem wir durch chronische Zufuhr von Veratrinalkaloiden mistelähnliche Verhältnisse geschaffen hatten, war verglichen mit der Wirkung gegenüber einmaligen Dosen eine geringe Beeinflussung des langdauernden Veratrinkollapses zu erwarten. *Atropin, Novocain, Percain* und *Pantocain* waren in den oben angegebenen Dosenbereichen trotzdem bei dem größeren Teil der Fälle in der Lage, die Veratrinhypotonie partiell oder völlig zu beheben. Etwa gleichstark kam die antagonistische Wirkung gegenüber der Bradykardie zum Vorschein. Aber auch hier einige Fälle, bei denen, ähnlich den Beobachtungen mit dem Mistelherzstoff, die Bradykardie sich refraktär verhielt, vielleicht auf Grund ihrer direkt intrakardialen Entstehung.

Leider trat die depressorische (teilweise tödliche) Eigenwirkung der Lokalanästhetika störend hinzu, so daß eine Antiveratrinwirkung aus diesem Grunde nicht immer nachzuweisen war. Mit dieser depressorischen Eigenwirkung bei Percain und Pantocain war stets eine Kammerarrhythmie verbunden.

Ähnlich lagen die Verhältnisse an der veratrinempfindlicheren *Katze*, bei der *Atropin* (0,2—0,6 mg/kg) die Blutdrucksenkung und die Bradykardie nur partiell aufhob. *Percain* (0,5—1 mg/kg) wirkte deutlich besser. Eine Beeinflussung des langdauernden Veratrinbildes war also grundsätzlich ebenso möglich wie beim kurzdauernden Wirkungsbild einmaliger Gaben. Hier wie dort nicht in allen Fällen eine totale Aufhebung des Vergiftungsbildes.

Schlußfolgerungen.

1. Die vorliegenden Untersuchungen zeigen, daß die chronische Zufuhr von Veratrin bzw. Veratridin ein vielgestaltiges Reizbild ergibt, in dem, wie bei einmaliger Dosierung, reflektorisch und zentral ausgelöste Wirkungskomponenten enthalten sind.

Die Dauerzufuhr des sonst flüchtig wirksamen Veratrins und des Veratridins summierte sich zu einem Gesamtbilde, das *von der langanhaltenden Wirkung des Mistelherzstoffes (Viscotoxin) nicht zu unterscheiden* war. Beiden ist gemeinsam das langsame Eintreten des Blutdruckabfalls, der Pulsverlangsamung, der periodischen Atemstörungen, der Atemverlangsamung, des periodischen Schluckens und verschiedener Begleitsymptome parasympathischer Natur (Speichelfluß, Erregung des Magen-Darmtraktus u. a.). Wir können dieses Veratrinsyndrom durchaus als „*mistelähnlich*" bezeichnen. Die Dauer des Wirkungsbildes bietet manche Vorzüge für die weitere Analyse, besonders hinsichtlich des Heraustretens pressorischer Reizeffekte und zentraler Erregungskomponenten. Der BJR bleibt dabei durchaus erhalten. Es treten im übrigen gelegentlich *Reizwirkungen auf die Receptoren der Blutdruckzügler deutlich* heraus.

2. Auch die Prüfung von antagonistisch wirkenden Pharmaka ist während der längeren Wirkungsdauer erleichtert. *Grundsätzlich konnten bezüglich des* BEZOLD-JARISCH-*Reflexes die gleichen Befunde* erhoben werden *wie bei dem kurzdauernden Bilde* einmaliger Dosen. Darüber hinaus ergab sich eine Kennzeichnung dieser Pharmaka gegenüber weiteren Veratrinwirkungen.

Für genügend hohe Veratrindosen bildet *Atropin* kein Hindernis. Dies gilt sowohl für die reflexogenen Wirkungen (Blutdrucksenkung, Bradykardie) als auch die zentral ausgelösten (Blutdrucksenkung, Bradykardie, Schlucken, Atemstörungen usw.). Entscheidend ist die Menge der Veratrumalkaloide und der Grad ihrer Fixierung an den fraglichen Receptoren, d. h. an den Anfängen und Enden der Reflexwege und in den Zentren selbst. Die „membrandichtende", restituierende Wirkung der *Lokalanästhetika* ist von der Reversibilität oder Irreversibilität dieser Änderungen bestimmt. Sie sind in der Lage, kleine, einmalige Veratringaben unwirksam zu machen. Größeren Einzeldosen von Veratrin wird nur unvollkommen entgegengewirkt, und damit ergibt sich der Vergleich mit dem partiellen Einfluß der Lokalanästhetika bei unserer lange eingestellten Veratrinwirkung.

3. Die *zentralen Veratrinwirkungen* sind *schwer beeinflußbar*. Sie bilden die „refraktären" Reste in dem Symptomenbild nach allen möglichen Ausschaltungsversuchen, sowohl bezüglich der Kreislauferscheinungen als auch bezüglich des Schluckens und der Atemstörungen. Damit muß bei der Therapie ähnlich gearteter klinischer Vergiftungsbilder gerechnet werden. Die vorliegenden pharmakologischen Versuche ergaben noch keine wirksame Beeinflussung solcher zentralen, parasympathisch betonten Reizsyndrome.

Zusammenfassung.

Der methodische Nachteil einmaliger intravenöser Veratrin- bzw. Veratridindosen, ihre kurze Wirkungsdauer, ließ sich bei Kaninchen und Katzen durch intraperitoneale Zufuhr oder intravenöse Dauerinfusion vermeiden. Das „mistelähnliche" Wirkungsbild (Blutdrucksenkung, Bradykardie, Atemverlangsamung, sonstige parasympathische Begleitsymptome) trat langsam ein und hielt lange Zeit an. Der kardiogene Reflexcharakter blieb erhalten, wie der totale oder partielle Erfolg der Vagusnervenblockade zeigte. In mehreren Versuchen trat beim Kaninchen der Anteil des Carotissinussystems an dem reflektorischen Kollaps deutlich heraus. Zentrale Reizsymptome kamen in Foim von periodisch auftretendem Schlucken und von synchron damit ablaufenden, aber auch allein auftretenden periodischen Atemstörungen zum Vorschein. Sie bildeten die (methodisch besser verwendbaren) Anfangsstufen einer zentral ausgelösten emetischen Veratrinwirkung und waren weder durch Atropin noch durch Lokalanaesthetika (Novocain, Pantocain, Percain) zu beeinflussen. Rachen-Larynxanaesthesie setzte lediglich die Frequenz des Schluckens und der Atemstörungen herab. Die genannten Pharmaka waren in der Lage, wie beim kurzdauernden Veratrinkollaps, die depressorischen Kreislaufwirkungen aufzuheben.

Literatur.

[1] AVIADO, D. M., R. G. PONTIUS and C. F. SCHMIDT: J. of Pharmacol. 97, 420 (1949). — [2] BETHE-BERGMANN: Handb. der normalen und patholog. Physiol. Bd. X, S. 403. Berlin: Springer 1927. — [3] v. BEZOLD, A., u. L. HIRT: Unters. aus dem physiol. Labor. Würzburg 1, 73 (1867). — [4] BOEHM, R.: Heffters Hdb. exper. Pharmakologie, Bd. II, S. 249. Berlin: Springer 1920. — [5] CHRISTENSEN, B. V., and A. P. MacLEAN: J. Amer. Pharmaceut. Assoc. 25, 414 (1936); 28, 74 (1939). — [6] COLLINS, R. J.: Arch. Int. Med. 16, 54 (1915). — [7] EICHHOLTZ, FR.: Klin. Wschr. 1950, 761. — [8] FREIS, E. D., and J. R. STANTON: Amer. Heart J. 36, 723 (1948). — [9] FÜHNER, WIRTH u. HECHT: Medizinische Toxikologie. Stuttgart: Thieme 1951. — [10] v. GERHARDT, A.: Hdb. der Homöopathie. Leipzig: Schwabe 1902. — [11] GOURZIS, J., and R. O. BAUER: Proc. Soc. Exper. Biol. a. Med. 76, 767 (1951). — [12] HEYMANS, J. F., and C. HEYMANS: J. of Pharmacol. 29, 203 (1926). — [13] JARISCH, A., u. H. RICHTER: Arch. exper. Path. u. Pharmakol. 193, 347 (1939). — [14] JARISCH, A., u. H. RICHTER: Arch. exper. Path. u. Pharmakol. 193, 355 (1939). — [15] KAUNTZE, R., and J. TROUNCE: Lancet 1951, 1002. — [16] KRAYER, O., and G. H. ACHESON: Physiol. Rev. 26, 383 (1946). — [17] LEVIN, L.: Gifte und Vergiftungen. Berlin: Stilke 1929. — [18] MEILMAN, E., and O. KRAYER: Circulation 1, 204 (1950). — [19] RICHTER, H., u. A. AMANN: Arch. exper. Path. u. Pharmakol. 196, 274 (1940). — [20] SCHAEFER, H.: Ärztl. Forschung 1949, 185. — [21] STARKENSTEIN, ROST u. POHL: Toxikologie. Berlin: Urban & Schwarzenberg 1929. — [22] WANG, S., and H. BORISON: Arch. of Neur. 63, 196 (1950).

Prof. Dr. H. F. ZIPF, Bonn, Pharmakologisches Institut d. Universität.

Arch. exper. Path. u. Pharmakol., Bd. 215, S. 241—255 (1952).

Aus dem Physiologischen Institut der Universität Göttingen.

Die Wirkung von Morphin, von Scopolamin und ihrer Kombination auf die Lungenbelüftung beim Menschen*.

Von

HANS H. LOESCHCKE und HERBERT WENDEL.

Mit 3 Textabbildungen.

(Eingegangen am 31. Januar 1952.)

Die Atemzentren reagieren auf chemische Antriebe wie CO_2 einerseits und auf afferente Impulse, z. B. der Vagi oder der Sinusnerven andererseits. Sie „integrieren" diese verschiedenen Einflüsse zu einer einheitlichen Antwort. Dabei ist in vielen Fällen diese „Integration" einfach additiv, wie an anderer Stelle ausgeführt wurde[1]. Wir stellten uns die Frage, ob das für pharmakologische Wirkungen ebenso sein würde. Wir wählten hierfür die Wirkung von *Morphin* und von *Scopolamin*, da in der Literatur keine Klarheit über die gemeinsame Wirkung der beiden Substanzen herrscht.

Literatur.

Daß *Morphin* in überhaupt nur wirksamen Dosen auch einen depressiven Effekt auf die Atmung hat, ist eine allgemein anerkannte Tatsache. Viel weniger einmütig sind die Meinungen über die Atemwirkung von *Scopolamin*, und die kombinierte Wirkung der beiden Pharmaka auf die Atmung ist noch weniger durchsichtig. Widersprechend sind vor allem die im *Tierexperiment* gefundenen Wirkungen und die Erfahrungen der klinischen Beobachtung am *Menschen*. Am Tier wurde nach Scopolamin meist keine Beeinflussung der Atmung festgestellt (WINDSCHEID[2]; KREBS, WULFF u. WASSERMANN[3]). Oft wird eine Steigerung angegeben und nur gelegentlich wird festgestellt, daß große Dosen die Atmung lähmen (KOCHMANN[4]). NISISATA[5] beschreibt an verschiedenen Versuchstieren eine der Morphinwirkung antagonistische Beeinflussung der Atmung durch Scopolamin. LILJESTRAND[6] und Mitarbeiter sowie KEIL und KLUGE[7] versuchen, Beobachtungen über Reflexsteigerungen durch Scopolamin auf die vegetativen Zentren der Medulla oblongata zu übertragen, um so eine vermehrte Erregung der Zentren für Atmung und Vasomotorik zu erklären. Diese soll die lähmende Morphinwirkung vermindern oder aufheben.

Im Gegensatz zu diesen und anderen gleichsinnigen Befunden, die zur Begründung oder Verteidigung einer therapeutischen Kombination von Morphin und Scopolamin angeführt wurden, stehen die kritischen und ablehnenden Stimmen, die seit der Einführung der Morphin-Scopolamin-Medikation immer wieder erhoben worden sind. Sie weisen in erster Linie auf eine besondere Gefährdung des Atemzentrums durch die gleichzeitige Verabreichung der beiden Alkaloide hin. Diese

---

* Herrn Professor Dr. W. HEUBNER zum 75. Geburtstag gewidmet.

ablehnenden Urteile basieren auf klinischen Beobachtungen am Menschen. Vor allem war es eine Reihe von fatalen Zwischenfällen, die zu einer den experimentellen Befunden widersprechenden Kritik führten.

Die zahlreichen älteren Angaben über eine das Atemzentrum lähmende und die Atemwirkung von Morphin verstärkende Wirkung von Scopolamin sind in einer 1910 erschienenen kritischen Übersicht von R. A. Hatcher[8] zusammengefaßt (vgl. Kochmann[9] sowie Kreitmayer[10]). Danach verstärkt die Kombination beider Stoffe nicht nur die narkotische Wirkung, sondern auch die Lähmung der Atmung und des Kreislaufes, und zwar in unregelmäßigem Ausmaß. Hatcher nimmt sogar auf Grund von Todesfällen bei Patienten in guter Allgemeinverfassung und mit intakten Atmungs- und Kreislauforganen bei durchaus mäßiger Dosierung (0,01 g Morphin + 0,5 mg Scopolamin) an, daß die kombinierte lähmende Wirkung auf das Atemzentrum mitunter wesentlich größer sei als die Summe der Einzelwirkungen der beiden Pharmaka. Diese Ansicht über eine „potenzierte" Atemzentrumswirkung wurde durch Untersuchungen W. Straubs[11] über die Lähmung der zentralen Atmungsregulation durch Kombination von Narkotica mit zentral lähmenden Alkaloiden verstärkt (siehe auch F. Eichholtz[12]). An Ratten beobachtete jedoch O. W. Barlow[13] einen die Medulla oblongata *additiv* lähmenden Effekt von Morphin und Scopolamin, allerdings erst bei hohen Scopolamindosen.

Um so auffallender ist das Ergebnis von quantitativen Untersuchungen am Menschen von Waters, Bennett und Leigh[14]. Es wurde an Patienten in chirurgischer, nur mit Morphin-Scopolamin durchgeführter Narkose und an gesunden Versuchspersonen nach Verabreichung hoher Dosen (128 mg Morphinsulfat + 4,2 mg Scopolaminbromid s.c. innerhalb 2½ Std bzw. 16 mg Morphinsulfat + 0,64 mg Scopolaminbromid als einmalige Injektion) keinerlei Veränderung der Atemgröße festgestellt. Auf Grund dieser Ergebnisse schreiben L. Goodman und A. Gilman[15]: „Die Lähmung der Atmung durch Morphin kann mit entsprechenden Scopolamindosen vollständig aufgehoben werden, so daß sonst toxisch wirkende Morphinmengen ohne Verminderung des normalen Gasaustausches beim Menschen gegeben werden können." Diese Aussage über eine als für die Atmung besonders gefährlich geltende Arznei ist überraschend. Eine erneute quantitative Analyse der Atemwirkung der Kombination von Morphin und Scopolamin am Menschen erschien daher angebracht, zumal auch die Untersuchung von Waters und seinen Mitarbeitern bisher die einzige uns bekannte messende Untersuchung am Menschen ist.

Methodik.

1. *Verfahren.* Wir wählten zur Bestimmung der Einflüsse der Substanzen auf die Atmung ein Verfahren, das sich zur quantitativen Erfassung physiologischer Einflüsse auf die Atmung bewährt hat. Es wurde zunächst von Lindhard[16], dann von Nielsen[17], später von einem von uns für verschiedene Fragestellungen (z. B. Heerhaber, Loeschcke und Westphal[18]) verwendet. Für klinische Fragestellungen wurde es von Schwiegk und Betzien[19] übernommen. Palme und Julich[20] benutzten es zur Untersuchung der Wirkung von Morphin und seinen Abkömmlingen. Loeschcke, Sweel, Kough, Lambertsen und Schmidt[21] verglichen die Wirkungen von Morphin und Dolantin auf die Atmung und kamen zu dem Schluß, daß Dosen gleicher analgetischer Wirkung auch gleiche Atmungshemmung verursachen. Von Loeschcke, Döring und Ochwadt[22] wurde die Methode zum Vergleich einer kombinierten Wirkung — derjenigen von Progesteron und von Oestradiol — mit den Wirkungen der einzelnen Hormone angewandt. Sie hat den Vorteil, daß sie beim Menschen durchgeführt werden kann und so die Einflüsse der Narkose ausgeschaltet werden.

Das Verfahren besteht darin, daß man die Dosiswirkungskurve von CO_2 auf die Lungenatmung mit und ohne pharmakologische Einwirkung prüft und die Verschiebung dieser Kurven als Maß der Wirkung verwendet. Es wird dabei nicht der CO_2-Druck der eingeatmeten Gemische für die Auswertung verwendet, sondern, um dem Atemzentrum näherzukommen, der CO_2-Druck in der Alveolarluft bei Einatmung einer Reihe von CO_2-Luftgemischen bestimmt. Dieser wird in Beziehung zum Atemminutenvolumen gesetzt. Eine so erhaltene Kurve wird im folgenden als „CO_2-Atmungskurve" bezeichnet. In der Literatur wird sie oft auch „Erregbarkeitskurve" oder „Erregungskurve" genannt.

2. *Versuchspersonen.* Vpn. waren die folgenden Mitarbeiter des Instituts:

1. Sch., 28 J., 1,81 m, 66 kg, 1,83 m²;
2. Kl., 29 J., 1,80 m, 74 kg, 1,93 m²;
3. Ru., 24 J., 1,78 m, 65 kg, 1,80 m²;
4. Ge., 30 J., 1,84 m, 69 kg, 1,88 m²;
5. Loe., 38 J., 1,79 m, 75 kg, 1,94 m²;
6. We., 36 J., 1,72 m, 73 kg, 1,87 m².

3. *Dosierung.* Bei 6 Vpn. wurde je 1mal RINGER-Lösung 2 cm³, Morphin. sulfuric. 10 mg/70 kg in 2 cm³ RINGER-Lösung, Scopolamin. hydrobromic. 0,5 mg/70kg in 2 cm³ RINGER-Lösung und Morphin. sulfuric. 10 mg/70 kg + Scopolamin. hydrobromic. 0,5 mg/70 kg in 2 cm³ RINGER-Lösung subcutan injiziert. Zwischen den Injektionen lagen wenigstens 48 Std. Die Reihenfolge der Injektionen war bei 3 Vpn. die angegebene, bei 3 Vpn. wurde sie vertauscht.

4. *Versuchsanordnung und Versuchsablauf.* Die Vpn. kamen morgens nüchtern in das Labor und lagen wenigstens 45 min ruhig, dann nahmen sie das Mundstück und atmeten durch das Atemventil. 15 min später wurde die Registrierung zunächst bei Luftatmung begonnen. Auf der Einatmungsseite konnte der zum Atemventil führende Schlauch über 2 Dreiwegehähne entweder mit der Außenluft oder mit DOUGLAS-Säcken verbunden werden, die mit CO_2-Gemischen so weit gefüllt waren, daß keine Spannung der Wand auftrat. Durch einen bis in den Grund des Sackes reichenden Katheter wurde der Sack von einer Stahlflasche mit Reduzierventil während der Atmung dieses Gemisches kontinuierlich nachgefüllt. Dabei kommt es darauf an, daß der Sack dauernd ohne Spannung bleibt und auch nie ganz leer wird. Auf der Ausatmungsseite war eine Gasuhr eingeschaltet, die mit einem Schleifdraht-Atemvolumenschreiber nach REIN verbunden war. Dieser wurde vor und nach jedem Versuch geeicht. Die Alveolarluft wurde nach der Methode von RAHN[23] u. a. entnommen und über eine kleine Trockenpatrone mit $CaCl_2$ in den REINschen Gaswechselschreiber[24] gesaugt. Auf diese Weise wurden Atemvolumen, alveolare CO_2-Konzentration und alveolare O_2-Konzentration in der üblichen Weise fortlaufend registriert. Kontrolle der Empfindlichkeit der Registrierung durch Eichgemische vor und nach jedem einzelnen Versuch. Frischluft und jedes CO_2-Gemisch wurden jeweils wenigstens 12 min bei gleichzeitiger Registrierung geatmet. Bei jedem Versuch wurden außer Frischluft 3 CO_2-Luftgemische verwendet, die rund 2,0; 3,5 und 5,5% CO_2 enthielten. Nach Beendigung eines solchen Versuches wurde injiziert und nach 15 min Ruhe wieder das Mundstück genommen; nach 30 min wurde der Versuch in gleicher Weise wiederholt, so daß der erste ausgewertete Punkt der Kurve etwa 40 min nach der Injektion lag. Bei einem Versuch (Vp. We.) wurde die Alveolarluft in Gasbüretten über 5 min gleichmäßig entnommen und nach SCHOLANDER[25] analysiert. Die Atemvolumina wurden in diesem Versuch mit einem Spirometer gemessen, die CO_2-Gemische aus einem weiteren Spirometer zugeführt*.

---

* Dieser Versuch wurde im Lab. of Pharmacology, University of Pennsylvania, Philadelphia Pa., durchgeführt.

5. *Auswertung.* In den registrierten Kurven wurden die Atemvolumina und CO_2-Konzentrationen für die letzten 5 min ausgemessen. Das mittlere Atemminutenvolumen wurde reduziert auf 37° und Wasserdampfsättigung und auf Quadratmeter Körperoberfläche (Formel von Dubois) bezogen. Aus der CO_2-Konzentration wurde der CO_2-Druck für Wasserdampfsättigung bei 37° mit Hilfe des abgelesenen Barometerstandes berechnet. Aus den erhaltenen Werten wurden die CO_2-Atmungskurven gezeichnet, von denen Beispiele in Abb. 1 und 2 erscheinen.

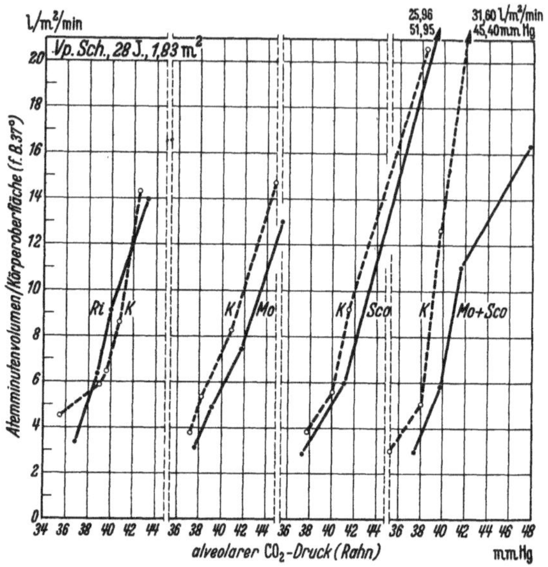

Abb. 1. CO_2-Atmungskurven vor (K) und nach Injektion von Ringer-Lösung (Ri), Morphin (Mo), Scopolamin (Sco) und Morphin + Scopolamin (Mo + Sco) bei Vp. Sch. Scopolamin hat eine Rechtsverschiebung der CO_2-Atmungskurve zur Folge, also eine deprimierende Wirkung auf die Atmung. In diesem Fall führt die Mischinjektion zu einer größeren Lähmung als Morphin allein.

Um das Material einer statistischen Auswertung zugänglich zu machen, wurden für die Atemstufen von 5, 8 und 11 Ltr. die CO_2-Drucke interpoliert, in einigen wenigen Fällen extrapoliert. Entweder wurden die Atemminutenvolumina oder die alveolaren CO_2-Drucke der statistischen Auswertung unterworfen oder die Differenzen zwischen alveolarem CO_2-Druck im Kontrollversuch und im Versuch nach Injektion.

Ergebnisse.

In Abb. 1 und 2 sind die Versuche an 2 Versuchspersonen dargestellt. Diese wurden ausgewählt, weil sie die größten Unterschiede in der Reaktionsweise zeigen.

In Abb. 3 sind die Kurven der Mittelwerte aller 6 Vpn. gezeichnet. Die Kurven wurden so gewonnen, daß aus den individuellen Kontrollkurven die alveolaren CO_2-Drucke abgelesen wurden, die Atemvolumina von 5, 8 und 11 Liter/m²/min entsprachen. Diese interpolierten Werte wurden über alle Vpn. gemittelt und lieferten die als Kreise angegebenen Werte der Kontrollkurven der Abb. 3. In den nach Injektion erhaltenen individuellen Kurven wurde nun das Atemminutenvolumen für die gleichen CO_2-Drucke interpoliert und mit den Mitteln dieser Werte wurden die

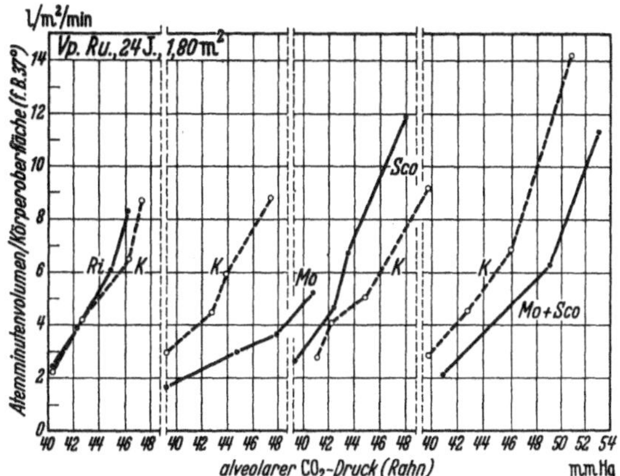

Abb. 2. CO_2-Atmungskurven vor (K) und nach Injektion von RINGER-Lösung (Ri), Morphin (Mo), Scopolamin (Sco) und Morphin + Scopolamin (Mo + Sco) bei Vp. Ru. Scopolamin führt zu Linksverschiebung und Versteilerung der CO_2-Atmungskurve, hat also erregende Wirkung auf die Atmung. In diesem Fall hat die Mischinjektion eine geringere lähmende Wirkung als Morphin allein.

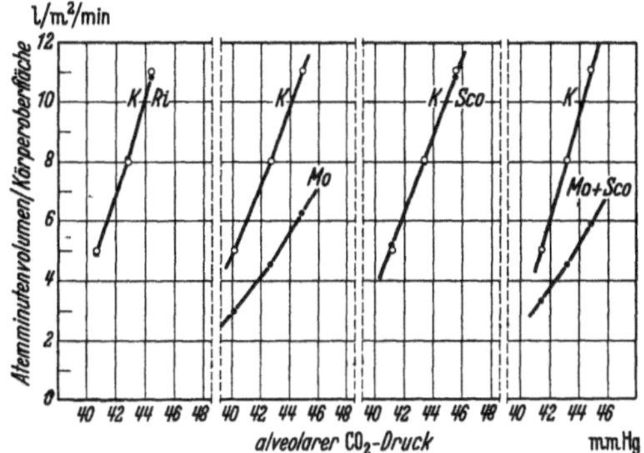

Abb. 3. Mittelwerte (der aus den individuellen Kurven interpolierten Werte) aller 6 Vpn. (K) CO_2-Atmungskurve vor, (Ri) nach Injektion von 2 cm³ RINGER-Lösung, (Mo) von 10 mg/70 kg Morphinsulfat, (Sco) von 0,5 mg/70 kg Scopolaminbromid, (Mo + Sco) von 10 mg/70 kg Morphinsulfat + 0,5 mg/70 kg Scopolaminbromid. Morphin macht Rechtsverschiebung und leichte Abflachung, Scopolamin führt im Mittel aller Vpn. zu keiner Verschiebung (vgl. aber Text). Die Versuche mit Morphin + Scopolamin gleichen im Mittel den Morphinversuchen.

Kurven der Abb. 3 gezeichnet. In Tab. 1 wurden die Atemfrequenzen von 5 Vpn. für die Morphin-, Scopolamin- und die Kombinationsversuche mit den dazugehörigen Kontrollen angegeben.

1. *Die Atemfrequenzen:* Morphin scheint eine unbedeutende Senkung der Atemfrequenz zu verursachen. Scopolamin, wenn es überhaupt eine Wirkung hat, steigert ein wenig. Die Mischinjektion hat einen der

Morphinwirkung ähnlichen, ein wenig senkenden Einfluß. Zunahme von CO_2 in der Einatmungsluft führte besonders bei den höheren Konzentrationen zu einem mäßigen Anstieg der Frequenz.

Tabelle 1. *Atemfrequenzen (1/min) bei den Versuchen mit Morphin, Scopolamin, Morphin + Scopolamin und bei den dazugehörigen Kontrollversuchen. Mittel von 5 Vpn.*

CO_2 insp. rd. %	Kontr.	Morphin	Kontr.	Scopol.	Kontr.	Mo. + Scop.
0,05	14,0	12,9	13,8	13,6	14,3	13,6
2	14,8	14,4	15,1	15,1	14,5	14,5
3,5	15,4	14,6	15,2	16,4	17,8	15,6
5	18,0	16,3	16,3	18,2	19,8	16,7

2. *Die Kontrollkurven:* Die Schwankungen der Kontrollkurven einer Vp. untereinander sind nicht sehr groß, immerhin größer als die Verschiebung nach Injektion mit RINGERscher Lösung. Das deutet darauf hin, daß die Reproduzierbarkeit an verschiedenen Tagen schlechter ist als an demselben Tag. Entsprechendes gilt für die Mittelwerte.

3. RINGER*sche Lösung:* Die Kurven, die nach der Injektion erhalten wurden, decken sich einigermaßen mit den vorher bestimmten Kontrollkurven.

4. *Morphin:* Die Injektion von Morphin führt zu einer Verschiebung der CO_2-Atmungskurve nach rechts, bei einem Teil der Vpn., z. B. bei Vp. Ru. außerdem zu einer Abflachung, die auch im Mittelwert zu sehen ist. Die Rechtsverschiebung ist das direkte Maß der Atmungsdepression durch Morphin, die Abflachung zeigt, daß diese Wirkung bei verschiedenem CO_2-Druck verschieden stark ausgeprägt sein kann. Die Wirkung von Morphin ist bekannt, auf eine statistische Auswertung wurde verzichtet, zumal der Effekt bei allen Vpn. in gleicher Richtung liegt.

5. Die Injektion von *Scopolamin* hat bei beiden Vpn. entgegengesetzte Wirkung, bei Ru. wirkt sie atmungssteigernd, bei Sch. hemmend. Es wird sich herausstellen, daß das Vorhandensein einer Wirkung sich statistisch sichern läßt, obwohl im Mittelwert von allen Vpn. keine Verschiebung zustande kommt.

6. *Die gleichzeitige Injektion von Morphin und Scopolamin* führt zu einer Verschiebung, die ungefähr der Summe der Einzelwirkungen (unter Berücksichtigung des Vorzeichens) entspricht. Sie ist im Mittel aller Vpn. allerdings etwas kleiner. Vor allem ist deutlich, daß da, wo Scopolamin atmungssteigernd wirkt (Vp. Ru.), es in Kombination mit Morphin die atmungshemmende Wirkung des Morphins vermindert, während es bei Vp. Sch., wo Scopolamin allein deprimierend wirkt, die Atmungsdepression durch Morphin verstärkt.

Zu weit genaueren Aussagen führt die statistische Behandlung der Resultate*. Sie wurde unter 3 Gesichtspunkten durchgeführt: 1. Betrachtung der Kontrollversuche und der Versuche mit RINGERscher Lösung als Basis für 2 und 3. 2. Nachweis der Wirksamkeit von Scopolamin allein. 3. Prüfung der Frage, ob die Wirkung gleichzeitiger Injektion von Morphin und Scopolamin sich von der Summe der Einzelwirkungen unterscheidet. Als Methode wurde die Varianzanalyse (Streuungszerlegung) verwendet.

Tabelle 2. *Varianzschema für alveolaren CO_2-Druck in Abhängigkeit von Vp., Atemstufe und Tag. Kontrollversuche, Tage 2, 3 und 4.*

	Summe der Abweichungsquadrate	f	σ^2	$\dfrac{\sigma^2_x}{\sigma^2_R}$	$F_{0,2}$	$F_{0,05}$	$F_{0,01}$	$F_{0,001}$
Vp.	479,0	5	95,8	228+++		2,71	4,10	6,46
Atemstufe	157,1	2	78,6	187+++		3,49	5,85	9,95
Tag	9,4	2	4,7	11,2+++		3,49	5,85	9,95
Vp. × Atemstufe .	28,3	10	2,8	6,7+++		2,3	3,3	5,0
Vp. × Tag	25,0	10	2,5	6,0+++		2,3	3,3	5,0
Atemstufe × Tag .	2,7	4	0,7	1,7	1,65	2,87	4,43	7,10
Rest	8,3	20	0,42					
Gesamt	709,8	53						

Tab. 2 gibt das Ergebnis für die Kontrollversuche.

Untersucht wurde die Streuung des alveolaren CO_2-Druckes in Abhängigkeit von der Vp., der Atemstufe (5, 8 und 11 Ltr.) und vom Tag. Die Versuche mit RINGER-Lösung und die dazugehörigen Kontrollversuche wurden dabei nicht mit verwertet. Als 2. Tag wurde der Tag der Morphinversuche, als 3. Tag der der Scopolaminversuche und als 4. Tag der der Morphin-Scopolamin-Versuche bezeichnet, unabhängig vom Kalendertag und der Reihenfolge der Versuche. Den überwiegenden Hauptanteil an der Gesamtstreuung des alveolaren CO_2-Druckes haben die durch die verschiedenen Vpn. bedingten und die mit der Atemstufe in Beziehung stehenden Teilstreuungen. Beide Einflüsse sind hoch signifikant. Daß die Vpn. so stark verschieden sind, halten wir für günstig, da dann eher erwartet werden kann, daß diese Gruppe repräsentativ ist. Was die Atemstufe anlangt, so ist eigentlich diese vom CO_2-Druck abhängig und nicht umgekehrt. Das ist vom mathematischen Standpunkt aus jedoch gleichgültig. Diese Abhängigkeit, also die Steilheit der CO_2-Atmungskurve, drückt sich in dieser Teilstreuung aus. Natürlich ist die Beziehung hoch signifikant. Die vom Tag abhängige Streuung ist klein, aber sie ist noch immer hoch signifikant. Da zumindest bei einem Teil der Vpn. (3) die Reihenfolge der Versuche in der für die Berechnung zugrunde gelegten Reihenfolge 2, 3, 4 (vgl. Methodik) gemacht wurde, drückt sich in der Tagesvarianz ein Gewöhnungseffekt aus, in dem Gewöhnung der Vpn., aber auch Einspielung von Versuchsleiter und Methode enthalten sind. Der Effekt als solcher ist sehr gering. Die Mittelwerte aller alveolaren CO_2-Drucke an den Tagen 1—4 sind 42,7; 42,6; 43,6; 43,15 mm Hg. Eine Wechselwirkung zwischen Vp. und Atemstufe ist ebenfalls hoch signifikant. Sie bedeutet, daß die CO_2-Atmungskurve bei verschiedenen

---

* Herrn cand. med. H. J. BRETSCHNEIDER danken wir für seine Beratung bei Anwendung der Varianzanalyse.

Vpn. verschieden steil ist. Schließlich ist eine Wechselwirkung zwischen Vp. und Tag hoch signifikant, womit gesagt ist, daß der Gewöhnungseffekt bei verschiedenen Vpn. verschieden ist. Möglicherweise kommt aber hierin nur zum Ausdruck, daß die Reihenfolge der Versuche 2, 3 und 4 nicht bei allen Vpn. die gleiche war. Auf diese Wechselwirkung kann darum kein Wert gelegt werden. Die Reststreuung ist gering: $\sigma = \pm\,0,6$ mm Hg. In diesem Wert sind Analysenfehler und Fehler der Alveolarluftentnahme enthalten. Es könnten darin noch Wechselwirkungen zweiter Ordnung versteckt sein, aber diese würden keinesfalls die Signifikanzgrenze überschreiten. Die Kleinheit der Reststreuung zeigt, daß das Material experimentell einwandfrei ist.

Tabelle 3. *Varianzschema für alveolaren CO_2-Druck in Abhängigkeit von Vp., Atemstufe und Injektion von* RINGER-*Lösung.*

	Summe der Abweichungsquadrate	f	σ^2	$\dfrac{\sigma_x^2}{\sigma_R^2}$	$F_{0,2}$	$F_{0,001}$
Vp.	294,5	5	58,9	78,5[+++]	1,80	10,48
Atemstufe	88,7	2	44,4	59,2[+++]	1,90	14,91
RINGER	0	1	0	0	1,88	21,04
Vp. $\times$ Atemstufe . .	3,3	10	0,33	0,44	1,73	8,7
Vp. $\times$ RINGER . . .	2,0	5	0,4	0,53	1,80	10,48
Atemstufe $\times$ RINGER	0,1	2	0,05	0,07	1,90	14,91
Rest.	7,5	10	0,75			
Gesamt	396,1	35				

Tab. 3 bringt das Varianzschema für die Versuche mit RINGER-Lösung. Natürlich sind die Einflüsse von Vp. und Atemstufe wieder hoch signifikant. RINGER-Lösung hingegen hat keinen Einfluß. Die Wechselwirkung zwischen Vp. und Atemstufe ist in diesem Fall nicht signifikant. Wichtig ist vor allem, daß keine Wechselwirkung zwischen Vp. und RINGER-Injektion besteht, d. h. daß die Vpn. nicht in signifikanter Weise verschieden auf RINGER-Lösung reagiert haben. Auch zwischen Atemstufe und RINGER-Injektion ist keine Wechselwirkung nachweisbar. Die Reststreuung ist etwas höher als im vorigen Schema. Die Versuche mit RINGER-Lösung waren die ersten, die an den Vpn. durchgeführt wurden, und die höhere Reststreuung ($\sigma = \pm\,0,87$ mm Hg) erklärt sich daraus, daß Vpn., Versuchsleiter und Versuchsanordnung noch nicht so eingewöhnt waren wie in den folgenden Versuchen. Das Schema lehrt, daß in der Zeit zwischen Kontroll- und Injektionsversuch noch kein Tagesgang des alveolaren CO_2-Druckes und seiner Reaktionsweise in störender Größe vorhanden ist. Kontrolle und Injektionsversuch am gleichen Tag sind darum in hervorragender Weise vergleichbar.

Die Prüfung des Scopolamineffektes erfolgt im Schema der Tab. 4. Der Mittelwert der alveolaren CO_2-Drucke in den Kontrollversuchen aller Atmungsstufen ist 43,61 mm Hg, in den Versuchen nach Scopolamin-Injektion ist er 43,63 mm Hg. Es sieht zunächst so aus, als ob keine Wirkung vorhanden sei. Dementsprechend liefert das Varianzschema auch die Teilstreuung 0 für den Scopolamineinfluß. Die Betrachtung der einzelnen Kurven (vgl. Abb. 1 und 2) zeigt jedoch, daß Scopolamineffekte vorhanden sind, die bei verschiedenen Vpn. in entgegengesetzter Richtung liegen und offensichtlich über die normalen Schwankungen hinausgehen (vgl. RINGER-Versuch). Im Mittel gleichen sich die entgegengesetzten Wirkungen gerade aus. Das Varianzschema gibt das quantitative Äquivalent für den qualitativen Eindruck in der hochsignifikanten (unter $1^0/_{00}$) Wechselwirkung zwischen

Tabelle 4. *Varianzschema für alveolaren CO_2-Druck in Abhängigkeit von Vp., Atemstufe und Scopolamin-Injektion.*

	Summe der Abweichungsquadrate	f	σ^2	$\dfrac{\sigma^2_x}{\sigma^2_R}$	$F_{0,05}$	$F_{0,01}$	$F_{0,001}$
Vp.	215,6	5	43,1	149[+++]	3,33	5,64	10,48
Atemstufe	114,0	2	57,0	197[+++]	4,10	7,56	14,91
Scopolamin. . . .	0	1	0	0	4,96	10,04	21,04
Vp. × Atemstufe .	12,8	10	1,28	4,4[+]	2,96	4,82	8,7
Vp. × Scopolamin	24,0	5	4,80	16,6[+++]	3,33	5,64	10,48
Atemstufe × Scopol.	0	2	0	0	4,10	7,56	14,91
Rest.	2,9	10	0,29				
Gesamt	369,3	35					

Vp. und Scopolamin-Injektion, die bedeutet, daß die Vpn. sehr verschieden auf Scopolamin reagieren. Damit ist das Vorhandensein einer Reaktion auf Scopolamin ebenfalls erwiesen. Daß es sich um einen Einfluß des Scopolamins und nicht um einen solchen der Zeit handelt, geht aus dem Vergleich mit dem Versuch mit RINGER-Lösung hervor, bei dem keine Wechselwirkung zwischen Vp. und Injektion nachweisbar war. Die Wechselwirkung zwischen Vp. und Atemstufe ist in dieser Versuchsreihe schwach signifikant. Eine Wechselwirkung zwischen Atemstufe und Scopolamin-Injektion, also ein Einfluß des Scopolamins auf die Steigung der CO_2-Atmungskurve, ist hingegen nicht nachweisbar. Der Rest ist noch kleiner als bei den bisher besprochenen Versuchen ($\sigma = \pm\, 0{,}54$ mm Hg).

Tabelle 5. *Varianzschema für Verschiebung der CO_2-Atmungskurven gegen Kontrollkurve (Differenz der alveolaren CO_2-Drucke) nach Injektion von Morphin + Scopolamin bzw. Summe der nach Morphin-Injektion und nach Scopolamin-Injektion auftretenden Verschiebungen in Abhängigkeit von Vp., Atemstufe und Behandlungsart.*

	Summe der Abweichungsquadrate	f	σ^2	$\dfrac{\sigma^2_x}{\sigma^2_R}$	$F_{0,05}$	$F_{0,01}$	$F_{0,001}$
Vp.	60,21	85	12,04	25,6[+++]	3,97	7,46	16,21
Atemstufe	15,20	2	7,60	16,2[++]	4,74	9,55	21,69
Behandlung	4,69	1	4,69	9,99[+]	5,59	12,25	29,22
Vp. × Atemstufe . .	8,81	10	0,88	1,87	3,65	6,66	14,17
Vp. × Behandlung .	15,34	5	3,07	6,54[+]	3,97	7,46	16,21
Atemstufe × Behandl.	0,10	2	0,05	0,11	4,74	9,55	21,69
Rest.	3,32	7	0,47				
Gesamt	107,67	32					

Die Tab. 5 versucht die eigentliche Fragestellung zu beantworten. Hier wurde von dem bisher verwendeten Schema abgegangen, bei dem der Einfluß verschiedener Größen auf den *alveolaren CO_2-Druck* betrachtet worden war. Für die Frage, ob der Effekt der gemeinsamen Injektion von Morphin und Scopolamin gleich oder ungleich der Summe der Einzelwirkungen ist, wurde das Verhalten der *Differenzen* des alveolaren CO_2-Druckes zwischen Kontrollkurve und der nach Injektion erhaltenen Kurve betrachtet. Dabei wurden diese Differenzen wieder bei den drei Atemstufen (5, 8 und 11 Ltr./min/m²) ausgemessen. 3 Werte mußten durch Extrapolation auf größere Entfernung erhalten werden, sie können bestenfalls als

Schätzungen angesehen werden. Für die statistische Auswertung war es nötig, sie einzusetzen. Dafür wurden von der Gesamtzahl der Freiheitsgrade 3 abgezogen. Die Nullhypothese wurde so formuliert, daß die Summe der Einzelwirkungen gleich der gleichzeitigen Wirkung beider Substanzen sei. Auch hier ist der Einfluß der Vp. hoch signifikant. Er bedeutet *diesmal*, daß der Einfluß der Pharmaka auf verschiedene Vpn. verschieden groß ist. Der hoch signifikante (unter 1%) Einfluß der Atemstufe heißt, daß die Verschiebungen der Kurven in den verschiedenen Bereichen des Atemminutenvolumens verschieden sind, daß also durch die Pharmaka die Steilheit der CO_2-Atmungskurven geändert wird. Schließlich ist der Einfluß der Behandlung schwach signifikant (zwischen 5 und 1% Grenze). Dies heißt, daß die Wahrscheinlichkeit für die genannte Nullhypothese gering ist, daß also vermutlich Summeneffekt und Summe der Effekte verschieden sind. Die Mittelwerte sind für den Summeneffekt (gleichzeitige Wirkung von Morphin und Scopolamin) 3,22 mm Hg und für die Summe der Einzeleffekte 3,95 mm Hg. Der Unterschied ist also keinesfalls groß. Es soll später besprochen werden, wie es zu deuten ist, daß diese beiden Werte vermutlich nicht übereinstimmen. Von den möglichen Wechselwirkungen ist nur eine (schwach) signifikant, diejenige, die besagt, daß der Unterschied zwischen Summenwirkung und Summe der Einzelwirkungen bei verschiedenen Vpn. verschieden ist. Die Reststreuung ist klein ($\sigma = \pm 0{,}69$ mm Hg), ein Zeichen, daß keine wesentlichen, systematisch wirkenden Größen unberücksichtigt blieben. In ihr sind vor allem wieder die methodischen Fehler enthalten.

Im letzten Abschnitt wurde die Wirkung der Pharmaka durch die Verschiebung der CO_2-Atmungskurve nach rechts gemessen. Diese Verschiebung wurde gewissermaßen als *Reizäquivalent* — in diesem Fall mit negativem Vorzeichen als Hemmungsäquivalent — angesehen. Die horizontale Differenz der Kurven bedeutete die Erhöhung des alveolaren CO_2-Druckes, die nötig war, um das ohne Einwirkung des Pharmakons vorhandene Atemminutenvolumen wiederherzustellen. Die Reizäquivalente für Morphin und für Scopolamin erweisen sich als ungefähr, aber nicht genau additiv. Die Wirkung der gemeinsamen Injektion war etwas geringer als die Summe der Einzelwirkungen. Eine weitere Information könnte die Untersuchung der Veränderungen der *Atemminutenvolumina* selbst geben. In den CO_2-Atmungskurven wurden diesmal die senkrechten Abstände zwischen Kontrollkurve und der nach Morphin- oder Scopolamingabe oder der gemeinsamen Injektion beider erhaltenen Kurve ausgemessen. Wieder wurde von den Werten 5, 8 und 11 Lit./min/m² der Kontrollkurven ausgegangen. Morphin- und Scopolaminwirkungen wurden wieder addiert und in der Varianzanalyse mit der Wirkung der Mischinjektion verglichen. Diesmal wird also der direkte Einfluß des Pharmakons auf die Atemtätigkeit betrachtet, und zwar in korrekter Weise unter Konstanthaltung des alveolaren CO_2-Druckes. Das Ergebnis ist im Mittel über alle Atemstufen und alle Vpn. eine Senkung des Atemminutenvolumens durch die gemeinsame Injektion um 3,47 Ltr./min und eine Summe der Einzelwirkungen von Morphin und Scopolamin von 3,51 Ltr./min. Das ist eine erstaunlich gute Übereinstimmung.

Das Varianzschema der Tab. 6 ergibt eine Wahrscheinlichkeit von weit über 20% für die Nullhypothese, also Übereinstimmung beider Zahlen. Diesmal sind die Wirkungen im Mittel rein additiv. Übereinstimmend mit dem vorigen Varianzschema ist auch hier der Einfluß der Vp. auf die pharmakologische Wirkung hoch signifikant, ebenso die Beziehung zur Atemstufe, was wiederum Änderung der Steilheit der CO_2-Atmungskurve durch pharmakologische Behandlung bedeutet. Es braucht nicht noch einmal erwähnt zu werden, daß sich hierin der abflachende, d. h. erregbarkeitsmindernde Einfluß des Morphins zeigt, während dem Scopolamin in der gegebenen Dosis nach Tab. 4 kein solcher Einfluß zukam. Das ist jedoch nicht aus diesem Varianzschema zu entnehmen. Von den Wechselwirkungen ist

Tabelle 6. *Varianzschema für Verschiebung der CO_2-Atmungskurven gegen Kontroll-kurve (Differenz der Atemminutenvolumina für konstante alveolare CO_2-Drucke). Vergleich der nach Injektion von Morphin + Scopolamin erhaltenen Differenzen mit der Summe der nach Morphin- bzw. Scopolamin-Injektion erhaltenen Differenzen (Behandlungsart).*

	Summe der Abweichungs-quadrate	f	σ^2	$\dfrac{\sigma^2_x}{\sigma^2_R}$	$F_{0,2}$	$F_{0,05}$	$F_{0,01}$	$F_{0,001}$
Vp.	74,82	5	14,96	23,7^{+++}		3,48	6,06	11,71
Atemstufe	65,70	2	32,85	52,3^{+++}		4,26	8,02	16,39
Behandlungsart . . .	0,01	1	0,01	0,02	1,91	5,12	10,56	22,86
Vp. × Atemstufe . .	21,85	10	2,19	3,48^{+}		3,1	5,2	9,8
Vp. × Behandlung .	16,81	5	3,56	5,65^{+}		3,48	6,06	11,71
Atemstufe × Behandl.	0,12	2	0,06	0,10	1,94	4,26	8,02	16,39
Rest.	5,67	9	0,63					
Gesamt	184,98	34						

wie bei der vorigen Analyse diejenige zwischen Vp. und pharmakologischer Wirkung zwischen 5 und 1% Grenze signifikant. Das bedeutet eine gewisse Einschränkung der Aussage über die Additivität der Wirkungen, es heißt nämlich, daß bei den verschiedenen Vpn. in dieser Beziehung Unterschiede bestehen. Bei einem Teil sind die Wirkungen überadditiv, bei anderen unteradditiv, im Mittel genau additiv. Es ist ein ähnlicher Fall wie bei der Scopolaminwirkung, daß im Mittel die Null-hypothese bestätigt zu werden scheint, während bei den einzelnen Vpn. über-zufällige Abweichungen von diesem allgemeinen Verhalten auftreten.

Die Wechselwirkung zwischen Vp. und Atemstufe wird in dieser Analyse ebenfalls schwach signifikant. Das bedeutet, daß der Einfluß des Pharmakons (aus den Einzelversuchen zeigt sich, daß es sich vor allem um das Morphin handelt) auf die Steilheit der CO_2-Atmungskurve von Vp. zu Vp. variiert. Die Reststreuung σ ist 0,79 Ltr./min/m². Das erscheint verhältnismäßig hoch, da die Messung des Atem-minutenvolumens sehr viel genauer möglich ist. Das aber anzunehmen wäre ein Trugschluß. Der Untersuchung lagen nicht direkte Messungen des Atemminuten-volumens zugrunde, sondern aus den CO_2-Atmungskurven interpolierte Werte. Jeder Punkt dieser Kurven ist aber durch Messung des Atemminutenvolumens *und* des alveolaren CO_2-Druckes gewonnen. Ein Meßfehler im CO_2-Druck führt dadurch, daß die Kurve durch ihn verschoben wird, zu Fehlern in der Ablesung des Atem-minutenvolumens. Da 1 mm Hg des CO_2-Druckes etwa 1—2 Ltr./min/m² des Atem-minutenvolumens entspricht, bedeutet die Reststreuung von 0,79 Ltr./min/m² nur eine schöne Bestätigung der Meßgenauigkeit des CO_2-Druckes, die sich in der Reststreuung der früheren Varianzschemata ausgedrückt hatte. Sie sagt darum kaum etwas über die Meßgenauigkeit des Atemminutenvolumens aus.

Besprechung der Ergebnisse.

Wenn die CO_2-Atmungskurven vor und nach Injektion der Pharmaka verglichen werden, so sind zwei Voraussetzungen zu erfüllen. Erstens darf sich die Kurve ohne Injektion in der zwischen den beiden Bestim-mungen liegenden Zeit nicht ändern und zweitens muß während der Ge-winnung der Kurve nach der Injektion die Wirkung des Pharmakons genügend konstant sein. Die erste Forderung ist sicher erfüllt, wie die Versuche mit RINGERscher Lösung zeigen. Die zweite Forderung halten

wir beim Morphin für erfüllt, nachdem Dripps und Comroe[26] gezeigt
haben, daß die Atemwirkung auch bei intramuskulärer Injektion bereits
nach 16—20 min nahezu vollständig vorhanden ist. Für das Scopolamin
hatten wir ebenfalls keine Bedenken, da es schnell resorbiert wird und
die Wirkung dann bekanntlich sehr lange anhält. Geprüft wurde die
Frage dadurch, daß bei einigen Versuchen die Reihenfolge der geatmeten
CO_2-Gemische vertauscht wurde. Die Steilheit der Kurven war hiervon
nicht abhängig, ein Zeichen, daß innerhalb der Untersuchungszeit keine
wesentliche Verschiebung der Kurven mehr zustande kam. Der erste
Punkt der Kurve wird etwa 40 min post injectionem erhalten. Die sich
aus den Versuchen von Dripps und Comroe[26] als notwendig ergebenden
20 min Wartezeit sind also beträchtlich überschritten.

Die statistische Auswertung der Kontrollversuche und der Versuche
mit Injektion von Ringerscher Lösung zeigt, daß die Versuchsreihe
methodisch brauchbar ist.

Eine statistische Sicherung der *Morphinwirkung* ersparten wir uns,
zumal sie vor kurzem mit Versuchen, die mit nahezu denselben Methoden
angestellt waren, gegeben wurde, und die Ergebnisse dieser Versuchsreihe
völlig mit den damals erhaltenen übereinstimmten.

Das *Scopolamin* verursacht im Mittel aller Vpn. keine Veränderung
der CO_2-Atmungskurve, es kann atmungssteigernd oder hemmend wirken. Durch die hochsignifikante Wechselwirkung zwischen Vp. und
Scopolaminwirkung läßt sich seine Wirkung nachweisen. Dies ist ein
schönes Beispiel, das die Brauchbarkeit der Varianzanalyse und ihre
Überlegenheit gegenüber dem bisher bei ähnlicher Fragestellung verwendeten t-Test zeigt. Voraussetzung für die Zurückführung der genannten Wechselwirkung auf das Scopolamin ist, daß in der genau
parallel angelegten Reihe mit Ringerscher Lösung diese Wechselwirkung
nicht nachweisbar war. Über die Wirkungsweise des Scopolamins sind
aus unseren Versuchen allein keine Schlüsse möglich, vor allem darf
nicht gefolgert werden, daß es sich um eine zentrale Wirkung handele.
Wir erinnern daran, daß durch die Trockenheit der Schleimhäute die
Atmung durch das Mundstück unangenehm wird und wir halten es nicht
für ausgeschlossen, daß dieser Scopolamineffekt allein von den Schleimhautreceptoren ausgelöst wird. Freilich muß betont werden, daß er bei
ein und derselben Vp. nach Richtung und Größe konstant ist.

Die Wirkung von *Morphin und Scopolamin* zusammen auf den alveolaren CO_2-Druck ist nur wenig verschieden von der Summe der Einzelwirkungen. Dieser Unterschied ist jedoch schwach signifikant $(0{,}05 > P
> 0{,}01)$. Es ist also wahrscheinlich, daß das Verhalten nicht einfach
additiv ist. Auf jeden Fall kann festgestellt werden, daß die gemeinsame
Injektion der beiden Pharmaka *nicht zu einer größeren Wirkung* auf den

alveolaren CO_2-Druck führt, als der Summe der Einzelwirkungen entspricht.

Wird nicht der alveolare CO_2-Druck, sondern das Atemminutenvolumen bzw. seine Veränderungen unter der Wirkung von *Morphin und Scopolamin* mit der Summe der Einzelwirkungen verglichen, so ergibt sich im Mittel *reine Additivität*. Die einzelnen Vpn. weichen aber von diesem Verhalten nach der einen oder anderen Seite, also im Sinne von Über- oder Unteradditivität ab. Diese Abweichung ist gering, doch wird ihr Vorhandensein durch die Aussage der Statistik wahrscheinlich gemacht. Die geringe Abweichung von der Additivität bei Prüfung der Veränderungen des alveolaren CO_2-Druckes bei konstantem Atemminutenvolumen widerspricht nicht der jetzt gezeigten Additivität bei Prüfung der Veränderungen des Atemminutenvolumens bei konstantem alveolarem CO_2-Druck.

Beide Meßgrößen können (solange die CO_2-Atmungskurven als Gerade angesehen werden) aus geometrischen Gründen *gleichzeitig* nur dann additiv sein, wenn wenigstens eines der geprüften Pharmaka eine reine Parallelverschiebung der Kurve zustande bringt. Das ist für das Morphin nicht der Fall, beim Scopolamin sind wenigstens bei einem Teil der Vpn. ebenfalls Änderungen der Steigung der Kurven aufgetreten. So ist nicht genau Additivität in beiden Meßgrößen gleichzeitig zu erwarten.

Eine Prüfung der Art des Zusammenwirkens von Morphin und Scopolamin auch mit anderen Dosen wäre wünschenswert. Eine Erhöhung der Scopolamindosis kommt aber kaum in Frage, da erstens die Wirkung subjektiv recht unangenehm ist und vor allem da die Atmungsversuche durch die Trockenheit der Schleimhäute unmöglich werden. Eine Vergrößerung der Morphindosis hat bei unveränderter Scopolamindosis keinen Sinn, da dann die Morphinwirkung übermäßig größer als die Scopolaminwirkung wird.

Scopolamin wirkte gelegentlich nicht die Atmung hemmend, sondern steigernd, und es behielt diese Wirkung auch bei, wenn es bei den gleichen Vpn. mit Morphin zusammen gegeben wurde. Wir glauben, daß dieser Befund es verständlich macht, warum in der Literatur dem Scopolamin von einem Teil der Autoren synergistische, von anderen antagonistische Wirkungen zur Atmungshemmung durch Morphin zugeschrieben werden. Beides ist möglich.

Absicht dieser Arbeit war, außer der Beantwortung der besprochenen Frage die Brauchbarkeit einer seit längerem für *physiologische* Fragestellungen verwendeten Methode für die Beantwortung *pharmakologischer* Fragen zu zeigen. Die Prägnanz der Resultate läßt sich durch die Kombination mit der Varianzanalyse steigern. Der alveolare (arterielle) CO_2-Druck ist ein reziprokes Maß des Ventilationsgrades der Lungen. Er ist diejenige physiologische Meßgröße, die am besten die Lungenventilation beschreibt. Wird darüber hinaus die CO_2-Atmungskurve, also die Dosiswirkungskurve für CO_2 aufgestellt, so ergibt sich jetzt die Möglichkeit, die reine Wirkung eines Pharmakons auf die Atmungsregulation zu bestimmen, indem man z. B. Atemminutenvolumen mit und ohne Pharmakon bei gleichen CO_2-Drucken, d. h. unter sonst konstanten Bedingungen, prüft. Vergleicht man z. B. in Abb. 1, 2 und 3 den Wert der Morphinkurven für einen bestimmten CO_2-Druck, z. B. für 40 mm Hg, mit dem Wert der Kontrollkurve, so zeigt sich, daß Morphin die Reaktion des Atemzentrums um $1/3$ bis $1/2$ senkt. Das Ruhe-Atemminutenvolumen wird hingegen durch die gleiche Dosis Morphin im allgemeinen nur um etwa 12% gesenkt (Dripps und Comroe[26]), deswegen, weil die Senkung der Lungenventilation durch den dabei ansteigenden CO_2-Druck und den dadurch erhöhten Antrieb des Zentrums durch CO_2 zum Teil kompensiert wird. Liest man dagegen die Verschiebung der CO_2-Atmungskurven unter der Einwirkung von Morphin für ein bestimmtes Atemminutenvolumen ab, so erhält man eine Zunahme des CO_2-Drucks, die direkt als Reizäquivalent der Morphinwirkung, gemessen in mm Hg CO_2-Druck, angesehen werden kann. Diese Reizäquivalente von 10 mg Morphin auf 70 kg Körpergewicht sind z. B. im Mittel unserer Vpn. für ein Atemminutenvolumen von 5 Litern 3,4 mm Hg, für 8 Liter 4,1 mm Hg und für 11 Liter 4,8 mm Hg CO_2-Druck.

Schließlich sei eine Bemerkung zu der in der Klinik viel diskutierten Frage erlaubt, ob ein Zusatz von Scopolamin zu Morphin erwünscht oder gefährlich sei. In unseren Versuchen ist eine „Potenzierung" der Morphinwirkung durch Scopolamin jedenfalls nicht beobachtet. Ob das bei kranken Organismen anders sein kann, bleibt unbekannt. Gegen die Verwendung von Scopolamin als Therapeuticum wird die Unvoraussagbarkeit, ja Gegensinnigkeit seiner Wirkung auf die Lungenbelüftung sprechen, wie sie sich in unseren Versuchen gezeigt hat. Dies gilt insbesondere für seine Anwendung in Kombination mit atmungshemmenden Mitteln wie Morphin.

Zusammenfassung.

1. An 6 Vpn. wurden vor und nach Injektion von Morphin. sulfuric. (10 mg/70 kg), Scopolamin. hydrobromic. (0,5 mg/70 kg) und Morphinsulfat und Scopolaminbromid gleichzeitig (10 mg/70 kg + 0,5 mg/70 kg) CO_2-Atmungskurven (Abscisse alveolarer CO_2-Druck, Ordinate Atemminutenvolumen) bestimmt. Die Alveolarluft wurde nach Rahn entnommen und im Reinschen Gaswechselschreiber fortlaufend analysiert. Einatmungsgemische von rund 2; 3,5 und 5,5% CO_2 in Luft wurden verwendet. In der Auswertung wurden die Verschiebungen der Kurven gegenüber den Kontrollkurven für die Bereiche 5 Liter/m², 8 Liter/m² und 11 Liter/m² Atemminutenvolumen ausgemessen. Die Ergebnisse wurden einer Varianzanalyse unterworfen.

2. Morphin zeigte die bekannte deprimierende Wirkung auf die Atmung. Die Verschiebung betrug im Bereich 5 Liter/min/m² im Mittel 3,4 mm Hg, 8 Liter 4,1 mm Hg und 11 Liter 4,8 mm Hg CO_2-Druck.

3. Scopolamin löste teils Steigerungen, teils Hemmungen der Lungenbeatmung aus. Im Mittel der Vpn. kam keine Verschiebung der CO_2-Atmungskurve zustande. Trotzdem ist die Verschiedenheit der Reaktion der Vpn. hoch signifikant. Dadurch ist das Vorhandensein einer Wirkung gesichert.

4. Bei den Vpn., bei denen Scopolamin zu einer Atmungssteigerung führt, ist die atmungshemmende Wirkung der Mischinjektion um etwa diesen Betrag geringer als die Morphinwirkung allein.

5. Werden die Veränderungen der Atemminutenvolumina betrachtet, so ergibt sich im Mittel aller Vpn. reine Additivität der Wirkungen von Morphin und Scopolamin. Bei den einzelnen Vpn. kommen jedoch kleine Abweichungen von der Additivität nach beiden Richtungen vor. Werden die Verschiebungen des alveolaren CO_2-Drucks bei konstantem Atemminutenvolumen betrachtet, so ergibt sich im Mittel eine geringe und mit der oben beschriebenen Additivität nicht im Widerspruch stehende Unteradditivität.

Literatur.

[1] LOESCHCKE, H. H.: Klin. Wschr. **27**, 761 (1949). — [2] WINDSCHEID: Dtsch Arch. klin. Med. **64**, 277 (1899). — [3] KREBS, O. S., WULFF and WASSERMANN: J. Amer. Med. Assoc. **107**, 1704 (1936). — [4] KOCHMANN, M.: Arch. internat. Pharmacodynamie **12**, 99 (1903). — [5] NISISATA, M.: Okayama Igakkai-Zassui **435**, 472 (1926); zit. nach Ber. Physiol. **36**, 910 (1926). — [6] LILJESTRAND, G., M. VAN DER MADE u. W. STORM VAN LEEUWEN: Pflügers Arch. **177**, 269 (1919). — [7] KEIL, W., u. A. KLUGE: Arch. exper. Path. u. Pharmakol. **174**, 493 (1934). — [8] HATCHER, R. A.: J. Amer. Med. Assoc. **54**, 446 (1910). — [9] KOCHMANN, M.: Münch. med. Wschr. **1905**, 810. — [10] KREITMAYER, H.: Münch. med. Wschr. **73**, 2158 (1926). — [11] STRAUB, W.: Münch. med. Wschr. **1913**, 1823. — [12] EICHHOLTZ, F.: Lehrbuch d. Pharmakologie, 5. Aufl., S. 171. Berlin u. Heidelberg 1947. — [13] BARLOW, O. W.: J. of Pharmacol. **46**, 131 (1932). — [14] WATERS, R. M., J. H. BENNETT and M. D. LEIGH: J. of Pharmacol. **63**, 38P (1938). — [15] GOODMAN, L., and A. GILMAN: The Pharmacol. Basis of Therapeutics, S. 48 u. 463. New York 1941. — [16] LINDHARD, I.: J. of Physiol. **42**, 337 (1911). — [17] NIELSEN, M.: Skand. Arch. Physiol. (Berl. u. Lpz.), Suppl. **10** zu **74**, 83 (1936). — [18] HEERHABER, I., H. H. LOESCHCKE u. U. WESTPHAL: Pflügers Arch. **250**, 42 (1948). — [19] SCHWIEGK, H., u. G. BETZIEN: Z. exper. Med. **116**, 216 (1950). — [20] JULICH, H.: Z. exper. Med. **1950**. — [21] LOESCHCKE, H. H., A. SWEEL, C. J. LAMBERTSEN, R. H. KOUGH u. C. F. SCHMIDT. — [22] LOESCHCKE, H. H., G. K. DÖRING u. B. OCHWADT: Pflügers Arch. **252**, 216 (1950). — [23] RAHN, H., J. MOHNEY, A. B. OTIS u. W. O. FENN: J. Aviation Med. **17**, 173 (1946). — RAHN, H., u. A. B. OTIS: J. Applied Physiol. **1**, 717 (1949). — [24] REIN, H.: Abderhaldens Handb. Biol., Arbeitsmethoden Abt. IV, Teil 13, 795 (1937). — [25] SCHOLANDER, P. F.: J. of Biol. Chem. **167**, 235 (1947). — [26] DRIPPS, R. D., and J. H. COMROE: Anesthesiology **6**, 462 (1945).

Professor Dr. H. H. LOESCHCKE, Göttingen, Physiolog. Institut, Kirchweg 7.

Arch. exper. Path. u. Pharmakol., Bd. 215, S. 256—258 (1952).

Aus dem Institut für Medizin und Biologie der Deutschen Akademie
der Wissenschaften zu Berlin (Direktor: Prof. W. Friedrich)
Abteilung für Pharmakologie (Prof. F. Jung).

Pharmakologische Beeinflussung von Transplantaten I.

Die freie homoplastische Hautverpflanzung unter Antihistaminbehandlung*.

Von

Joachim-Hans Kirchheim und Peter Schäfer.

(Eingegangen am 18. Februar 1952.)

Während die freie autoplastische Hautverpflanzung beim Menschen und beim Säugetier unter bestimmten Bedingungen immer erfolgreich sein kann, gelingt die erfolgreiche Homotransplantation unter denselben Bedingungen nur in einem geringen Prozentsatz[1].

Dies versucht man durch die allgemeine Formulierung der „individuellen biochemischen Differenz" zu erklären[2]; einer wissenschaftlichen Erklärung der Zusammenhänge ist man damit aber nicht näher gekommen. Eine definiertere Vorstellung führt die häufigen Mißerfolge bei der Homoplastik auf immunbiologische Abwehrvorgänge zurück. Davon ausgehend blockierten Lehmann und Tammann[3] das RES als Hauptbildungsstätte der Immunkörper mit Farbstoff und fanden eine Verbesserung der Anheilquote. Ihre Angaben reichen jedoch nicht aus, um bindende Schlüsse daraus ziehen zu können. Setzt man lokale Antigen-Antikörper-Reaktionen bei der Homoplastik voraus, so ergeben sich durch die erweiterten Kenntnisse über die Freisetzung von Histamin bei Antigen-Antikörpervorgängen verschiedene Möglichkeiten, in den Ablauf des Geschehens einzugreifen. Es ist z. B. naheliegend, durch Antihistamine diese hypothetische Antigen-Antikörper-Reaktion bei der Homoplastik zu modifizieren, indem man die Histaminfreisetzung verhindert oder die Histaminwirkung blockiert. Die folgenden Untersuchungen sollen feststellen, ob eine Verbesserung der Anheilquote bei der Homotransplantation durch Antihistaminbehandlung möglich ist.

Methodik.

Die Rückenhaut von weißen Mäusen wurde geschoren, nach Markierung ein immer gleich großes Hautstück (760 mm²) abgesetzt (Cutislappen nach Krause) und umgekehrt wieder eingenäht (näheres zur Operationstechnik siehe L. Herforth und P. Schäfer, Bd. 216, im Druck). Im allgemeinen wurde das Hautstück zwischen 2 Tieren ausgetauscht, von denen jeweils das eine unbehandelt blieb. Die Tiere

---

* Herrn Professor Dr. W. Heubner zum 75. Geburtstag gewidmet.

waren bei der Operation 15—17 g schwer. Die Rückenhaut von Mäusen dieser Gewichtsklasse ist im allgemeinen dünn genug, um im autoplastischen Verfahren einzuheilen. Durch strenge Beschränkung auf diese Gewichtsklasse konnten wir mit einer durchschnittlich gleichen Lappendicke und damit gleicher Einheilchance rechnen, denn die Bedingung des ausreichend dünnen Hautlappens muß auch für die Homotransplantation[4] erfüllt sein. Die Partner waren gleichgeschlechtlich.

Die Auswertung wurde am 50. bis 60. Tag nach der Operation vorgenommen. Als eingeheilt galten die Stellen, die Haarwuchs gegen den Strich zeigten. Diese wurden mit Skriptol umzeichnet, auf durchsichtiges Millimeterpapier projiziert und dann die Quadratmillimeter ausgezählt.

Es wurden 4 Versuchsreihen angesetzt, und zwar wurden Reihe I (20 Tierpaare) mit dem p-aminosalicylsauren Salz des 1-Phenyl-1-Pyridyl-(2')3-dimethylamino-propan (Avil-Hoechst), Reihe II (20 Tierpaare) mit dem salzsauren Salz des N-Diäthylaminoäthyl-phenothiazin (Thiantan-Rodleben) und Reihe III (21 Tier-paare) mit dem Chlorhydrat des N-Phenyl-N-benzyl-4-amino-1-methylpiperidin (Soventol-Knoll)* behandelt. In Reihe IV (15 Tierpaare) wurde das Avil über längere Zeit gegeben. Die Einzeldosis betrug für Avil (I) 24,15 mg/kg Körper-gewicht; sie entsprach der 1/3 LD 50 für Mäuse bei i.v. Injektion, sowie der Dosis, die beim Meerschweinchen den anaphylaktischen Schock verhindert[5]. Die Dosen für Thiantan und Soventol betrugen 1/10 der LD 50 und zwar 45 mg/kg Körper-gewicht bzw. 13,5 mg/kg Körpergewicht[6, 7]. Die Einzeldosis Avil für Reihe IV entsprach der Reihe I. Alle Substanzen wurden in physiologischer Kochsalzlösung subcutan injiziert, bei den Reihen I—III am Tage des Eingriffs sowie 24 Std danach, während die Tiere der Reihe IV 10 Tage lang täglich die angegebene Avil-dosis erhielten. Die nicht behandelten Partner bildeten jeweils die Kontrollreihe.

Behandlung	Tierpaare	unbehandelt (a)		behandelt (b)	
		A mm²	M	A mm²	M
I Avil	20	3,0	± 1,8	4,0	± 1,9
II Thiantan	20	5,9	± 1,6	10,7	± 2,8
III Soventol	21	7,5	± 1,9	9,7	± 1,8
IV Avil mit Nachbehdlg.	15	12,5	± 2,3	9,9	± 1,2
Gesamtergebnis	76	7,0	± 1,0	8,5	± 1,2

A = Anheilfläche; M = Mittlerer Fehler des Mittelwertes.

Ergebnis.

Den geringen Verbesserungen der Einheilfläche bei der zweimaligen Applikation von Avil, Thiantan und Soventol steht die eindeutige Er-folglosigkeit einer chronischen Avilbehandlung gegenüber. Entscheidend aber ist, daß die Differenzen der Anheilflächen unter Avil- und Soventol-behandlung innerhalb des mittleren Fehlers des Mittelwertes liegen. Sie können nicht als echte Unterschiede angesprochen werden. Lediglich bei

---

* Für die freundliche Überlassung der Substanzen danken wir den Farbwerken Hoechst, den Deutschen Hydrierwerken Rodleben VEB und der Knoll-A.-G., Ludwigshafen/Rh.

den mit Thiantan behandelten Tieren ist gegenüber der unbehandelten Kontrollreihe ein Unterschied festzustellen, der vielleicht echt ist.

Eine zweimalige parenterale Applikation von Avil, Thiantan und Soventol unmittelbar nach der Transplantation sowie die Fortsetzung der Behandlung mit derselben Avildosis bis zum 10. Tag nach der Operation beeinflussen demnach den Bedingungskomplex der Homotransplantation nicht oder nur unwesentlich.

Der Grund für das andersartige Verhalten des Thiantans liegt vielleicht an der Sonderstellung, die diese Substanz als Phenothiazin-Derivat einnimmt. Halpern[8] bemerkte die Verhinderung des Lungenödems bei Kaninchen nach Injektion von Chlorpikrin und ungünstige Wirkungen auf lokale Entzündungserscheinungen bakteriellen Ursprungs durch Phenergan, das ähnliche Struktur wie das Thiantan hat.

Bisher kann kein endgültiges Urteil über die Wirkung der Antihistamine bei Transplantionen gefällt werden. Nach Mayer und Brousseau[9] verhält sich die weiße Maus den Antihistaminen gegenüber anders als andere Tiere. Vielleicht lassen sich durch Änderungen der Einzeldosis oder Variation der Applikationsart Einflüsse der Antihistamine auf den Einheilverlauf eines homotransplantierten Hautstückes feststellen.

Zusammenfassung.

In 4 Versuchsreihen an insgesamt 152 Mäusen wurden die Wirkungen von Avil, Thiantan und Soventol auf die Anheilung von homoplastischen Hauttransplantaten an weißen Mäusen geprüft. Es ergab sich kein statistisch gesicherter Unterschied zwischen behandelten und unbehandelten Tieren.

Literatur.

[1] Schäfer, P.: Virchows Arch. **317**, 485 (1949). — [2] Schöne, G.: Naturwiss. **1**, 489 (1913). — [3] Lehmann, W., u. H. Tammann: Beitr. klin. Chir. **135**, 259 (1926). — [4] Schäfer, P.: Virchows Arch. **320**, 397 (1951). — [5] Lindner, E.: Arch. exper. Path. u. Pharmakol. **211**, 328 (1950). — [6] Bovet, J., J. Fournel u. P. Charpentier: Therapie **2**, 115 (1947). — [7] Haas, H.: Histamin und Antihistamine. 1951. — [8] Halpern, B. N.: C. r. Acad. Sci. Paris **225**, 1194 (1947). — Halpern, B. N., u. H. J. A. M. A. Reber: C. r. Acad. Sci. Paris **139**, 802 (1949). — [9] Mayer, R. L., u. D. Brousseau: Proc. Soc. Exper. Biol. a. Med. **63**, 187 (1946).

Dr. phil. et med. Peter Schäfer, Berlin NW 7, Dorotheenstr. 28,
Pharmakol. Institut der Humboldt-Universität.

Arch. exper. Path. u. Pharmakol., Bd. 215, S. 259—269 (1952).

Aus dem Pharmakologischen Institut der Universität Mainz
(Direktor: Prof. Dr. G. Kuschinsky).

Über die Wirkung von Digitoxin auf die Freilegung von Actomyosin und seinen Komponenten aus den Strukturen des Muskels* **.

Von

G. Kuschinsky, G. Lange und F. Turba.

Mit 8 Textabbildungen.

(Eingegangen am 1. Februar 1952.)

I. Einleitung.

Es liegen bereits einige Untersuchungen über den direkten Einfluß von Digitaliskörpern auf die „kontraktilen" Proteine des Herz- und Skeletmuskels vor. Mallov und Robb[1] haben gefunden, daß nach Inkubation von Actomyosinfäden mit Herzglykosiden deren „Kontraktion" verbessert war. Die Calcium-aktivierbare Adenosintriphosphatase (ATPase) des Myosins aus Herzmuskel wird nach Befunden von Guerra[2], Hegglin[3] und Edman[4] durch Herzglykoside wenig gefördert; entsprechende Befunde erhob Segre[5] am Skeletmuskel. Dagegen wird die wasserlösliche, Calcium-hemmbare ATPase von Meyerhof und Kielley[6] durch Digitaliskörper gehemmt. Die Polymerisation von G- zu F-Aktin wird nach Horvath[7] durch Herzglykoside gefördert. Snellman und Gelotte[8] beschrieben eine Hemmung der fermentativen Desaminierung von Herzactin durch Digitaliskörper. Einige der oben genannten Wirkungen sind zwar nur geringfügig, könnten aber neben der von Wollenberger[9] beobachteten Verbesserung der Verwertbarkeit von ATP im Herzmuskel durch Herzglykoside eine gewisse Rolle spielen. Im folgenden wollen wir über Versuche berichten, bei denen wir mit der bereits früher beschriebenen Methodik die Wirkung von Digitoxin auf die folgenden Vorgänge am Actomyosin und seinen Komponenten untersucht haben: „Kontraktion" des Actomyosin-Gels, Dissoziation und Symplexbildung, ATPase-Aktivität sowie Actinpolymerisation. Vor allem aber haben wir, geleitet von der pharmakologischen Beobachtung über die „abdichtende" Wirkung von Digitalisstoffen und über die sehr feste Haftung gerade von Digitoxin an den Strukturen des Herzmuskels nach Einflüssen von Digitoxin auf die Extrahierbarkeit der „kontraktilen" Muskeleiweißkörper und deren Bindung an die Strukturen des Herz- und Skeletmuskels gesucht.

---

* Diese Arbeit wurde von der Deutschen Forschungsgemeinschaft unterstützt.
** Herrn Prof. Dr. W. Heubner zum 75. Geburtstag gewidmet.

II. Durchführung der Versuche.

a) Substanzen.

Actomyosin, Actin und Myosin wurden, soweit es sich um gereinigte Präparationen handelt, entsprechend den Angaben der früheren Arbeiten dargestellt[10].

*Digitoxin** wurde in absolutem Methanol gelöst ($1,25 \cdot 10^{-5}$ Mol/ml) und jeweils 1 Teil der methanolischen Stammlösung zu 99 Teilen der Lösungen für die eiweiß- bzw. fermenthaltigen Extrakte gegeben. (Digitoxingehalt der Extraktionsflüssigkeiten: $1,25 \cdot 10^{-5}$ Mol/100 ml.) Der 1%ige Methanolgehalt hatte keinen Einfluß bei den Extraktionen.

*ATP**. Die zubereiteten Stammlösungen enthielten 10^{-5} Mol der K-Salze/ml.

b) Methoden.

1. *Zusatz von Digitoxin zu gereinigtem Actomyosin bzw. Aktin.* Die Stamm-lösung ($1,25 \cdot 10^{-5}$ Mol Digitoxin/ml) wurde auf das 10fache mit Wasser verdünnt und im Verhältnis 1:9 den Eiweißlösungen zugesetzt, so daß die Endkonzentrationen wie in den digitoxinhaltigen Extrakten $1,25 \cdot 10^{-5}$ Mol Digitoxin/100 ml ergab. Die Messung des Endzustandes der „Kontraktion", der Dissoziation bzw. Symplexbildung, der ATPase sowie der Polymerisation von G- zu F-Aktin erfolgte wie in früheren Arbeiten angegeben[11]; zur Viscositätsmessung verwendeten wir hier wie in den folgenden Versuchen Ostwald-Viscosimeter von 2 ml Inhalt mit einer Flußzeit für Wasser (25° C) von etwa 15 sec.

2. *Extraktion der „kontraktilen" Proteine nach „Grobzerkleinerung".* Die Muskulatur wurde im Fleischwolf grob zerkleinert. Diese Zerkleinerung ergibt einen Muskelbrei, der zum überwiegenden Teil noch aus großen Zellverbänden besteht. Von dem Muskelbrei wurde eine abgewogene Menge mit digitoxinfreier bzw. dieselbe Menge mit digitoxinhaltiger Extraktionslösung versetzt, bei Herzmuskulatur im Verhältnis 1:3 und bei Skeletmuskulatur 1:5. Die Extraktion erfolgte in 200-ml-Flaschen, die mit 80 Umdrehungen/min rotiert wurden.

Zusammensetzung der Extraktionslösung: 0,5 m KCl, 0,03 m $NaHCO_3$, p_H 7,0. Extraktionsdauer: 24 Std. Temperatur: 0° C. Auf die Reinigung der Nativextrakte wurde verzichtet, damit die Effekte durch den Reinigungsprozeß nicht verändert wurden.

3. *Extraktion der wasserlöslichen, Mg-aktivierbaren ATPase nach Meyerhof und Kielley.* Die Extraktion erfolgte in Anlehnung an die Angaben von Meyer-hof und Kielley[6]. Zerkleinerung der Muskulatur im Fleischwolf. Zusammen-setzung der Extraktionsflüssigkeit: 0,1 m KCl, 0,004 m $NaHCO_3$, 0,01 m Na_2CO_3, 0,001 m KCN, p_H 6,8. Extraktionsdauer: 1—1½ Std. Temperatur: 0° C. Der Muskelbrei wurde im Verhältnis 1:5 mit Extraktionsflüssigkeit versetzt. Die Extraktion führten wir in 2 parallelen Versuchsreihen mit und ohne Digitoxin durch. Auf eine weitere Reinigung der Fermentextrakte wurde aus den erwähnten Gründen wieder verzichtet.

Die ATPase-haltigen Extrakte wurden zur Wirksamkeitsbestimmung ATP-Lösungen zugesetzt und die Menge des nicht gespaltenen ATP an der Dauer seiner viscositätssenkenden Wirkung gegenüber reinem Actomyosin nach der früher angegebenen Methode gemessen[12].

Beispiel eines Ansatzes: 0,1 ml 0,15 m $MgCl_2$, 1,0 ml m/15 Phosphatpuffer p_H 6,8, 1,0 ml ATP ($2 \cdot 10^{-5}$ Mol/ml), 0,5 ml ATPase-Extrakt, mit destilliertem Wasser auf 3,0 ml aufgefüllt. Der Ansatz wurde 30 min lang in ein Wasserbad von

---

* Digitoxin wurde uns freundlicherweise von der Fa. E. Merck, Darmstadt, ATP von der Fa. Zellstoff-Fabrik Waldhof, Mannheim-Waldhof, zur Verfügung gestellt.

38° C eingebracht. Danach wurden 0,5 ml des Ansatzes zu 2,0 ml gereinigtem Actomyosin gegeben und der Verlauf der Viscositätsänderung gemessen.

4. *Extraktion von Fumarase.* Die Extraktion erfolgte in Anlehnung an die Methode von LAKI und LAKI[13]. Nach Zerkleinerung im Fleischwolf wurde der Muskelbrei ½ Std in eiskaltem Wasser gewaschen. Das Wasser wurde durch ein Tuch abgegossen und der Rückstand mit der gleichen Menge m/100 Phosphatpuffer p_H 6,7 bei Zimmertemperatur 1—1½ Std extrahiert. Zur Wirksamkeitsbestimmung verwendeten wir aus den oben angegebenen Gründen wieder die ungereinigten Extrakte.

Die Wirksamkeit wurde gegenüber m/10 Fumarsäure gemessen und die nicht umgesetzte Fumarsäure nach STRAUB[14] mit n/100 $KMnO_4$ titriert.

Beispiel eines Ansatzes: 2,0 ml m/5 Phosphatpuffer p_H 6,7 und 0,5 ml fumarasehaltiger Extrakt wurden mit destilliertem Wasser auf 3,0 ml aufgefüllt und 5 min im Wasserbad von 39° C vorgewärmt. Nach Zugabe von 1,0 ml m/10 Fumarsäure (auf p_H 6,7 gebracht) blieb der Ansatz noch genau 5 min im Wasserbad. Dann wurde zum Abstoppen der Reaktion 1,0 ml 20%ige Trichloressigsäure zugegeben, filtriert und das Filtrat titriert.

5. *Extraktion nach ,,Feinstzerkleinerung‘‘.* Die Muskulatur wurde im Fleischwolf vorgemahlen und ,,mit dem Extraktionsmittel zusammen 4 min im Blendor* mit 12000 Touren/min (im folgenden ,,Feinstzerkleinerung‘‘ genannt) behandelt. Die Herstellung von Actomyosin-Nativextrakten erfolgte dann wie unter 2. beschrieben**. Die getrennte Extraktion von Myosin und Actin wurde entsprechend den Angaben von HASSELBACH und SCHNEIDER[15] durchgeführt. Wenn vor der Myosinextraktion mit pyrophosphathaltigen Lösungen die Muskulatur nur im Fleischwolf zermahlen worden war, ließ sich das Myosin nicht erschöpfend extrahieren und wurde erst nach der ,,Feinstzerkleinerung‘‘ mit dem Aktin zusammen gewonnen. Deshalb zerkleinerten wir bereits zur Myosinextraktion 1 min lang im Blendor mit 8000 Touren/min (im folgenden ,,Feinzerkleinerung‘‘ genannt). Digitoxin wurde entweder allen Extraktionsflüssigkeiten oder nur der 0,6 m KClLösung für die Actingewinnung zugesetzt.

In den pyrophosphathaltigen Extrakten war die Rekombination nach der ATP-Zugabe unabhängig vom Digitoxinzusatz stets gehemmt und manchmal ganz verhindert.

Tiermaterial. Als Ausgangsmaterial für die Extraktionen diente die Skeletmuskulatur von Ratten, Kaninchen und Hunden und die Herzmuskulatur von Kaninchen, Hunden und Kälbern, die von Fett- und Bindegeweben befreit waren. In den Methoden 2—5 waren die Ergebnisse an Skelet- und Herzmuskulatur gleichsinnig.

III. Ergebnisse.

1. Zusatz von Digitoxin zu gereinigtem Actomyosin bzw. Actin.

Endzustand der ,,Kontraktion‘‘. Zu 0,6 ml Actomyosin-Gel (etwa 10—20 mg Protein/ml) wurden 0,1 ml 0,5 m KCl, 0,1 ml m/100 $MgCl_2$, 0,1 ml Digitoxin ($1,25 \times 10^{-6}$ Mol/ml) bzw. im Kontrollversuch 0,1 ml Wasser gegeben, 1—24 Std bei 0° C stehen gelassen und danach 0,1 ml ATP (2×10^{-5} Mol/ml) zugesetzt. Der Vergleich der beiden Versuchs-

---

* ,,Multimix‘‘ der Fa. K. Braun, Frankfurt/M.

** Wegen der hohen Viscosität der nach ,,Feinstzerkleinerung‘‘ hergestellten Extrakte erwies es sich als zweckmäßig, das Verhältnis Muskulatur zur Extraktionsflüssigkeit bei Skeletmuskulatur 1 : 10 und bei Herzmuskulatur 1 : 5 zu wählen.

reihen ergab keinen signifikanten Unterschied im Endzustand der „Kontraktion" ohne bzw. mit Digitoxinzusatz (Endkonzentration $1,25 \times 10^{-7}$ Mol/ml).

Dissoziation und Symplexbildung ließen sich durch Digitoxinzusatz (Endkonzentration $1,25 \times 10^{-7}$ Mol/ml) nicht beeinflussen.

ATP-ase. Wie aus Abb. 1 hervorgeht, wird die ATP-ase des Actomyosin-Sols durch Digitoxin (Endkonzentration $1,25 \times 10^{-7}$ Mol/ml) innerhalb der Fehlergrenzen weder beschleunigt noch gehemmt.

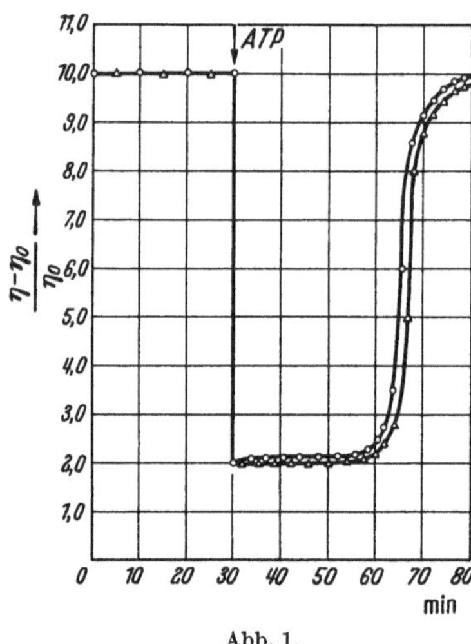
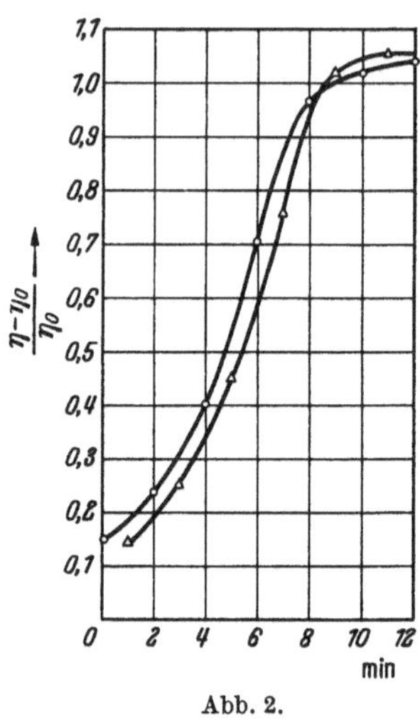

Abb. 1.   Abb. 2.

Abb. 1. Verhalten von Digitoxin gegenüber der ATPase des Actomyosin-Sols (etwa 10—20 mg Protein/ml).
O——O Zusatz von ATP (Endkonzentration $2 \cdot 10^{-6}$ Mol/ml) zur Actomyosinlösung.
△——△ Zusatz von ATP und Digitoxin (Endkonzentration $1,25 \cdot 10^{-7}$ Mol/ml) zur Actomyosinlös.

Abb. 2. Polymerisation von G- zu F-Actin (etwa 1 mg Protein/ml). G-Aktin 24 Std mit Digitoxin (Endkonzentration $1,25 \cdot 10^{-7}$ Mol/ml) inkubiert.
△——△ Viscositätsänderung im Versuch mit Digitoxinzusatz.
O——O Viscositätsänderung im Versuch ohne Digitoxinzusatz.

Polymerisation von G- zu F-Actin. Es wurden folgende Versuchsanordnungen gewählt:

a) Zusatz von Digitoxin (Endkonzentration $1,25 \times 10^{-7}$ Mol/ml) zu extrahiertem G-Actin.

b) Zusatz von Digitoxin (gleiche Endkonzentration) zur Extraktionsflüssigkeit bei der Extraktion von G-Actin aus Acetontrockenpulver.

c) 1—24 Std dauerndes Stehenlassen von G-Actinlösungen bei 0° C mit Digitoxin (gleiche Endkonzentration).

d) Zusatz von Digitoxin (gleiche Endkonzentration) bei der Darstellung von Acetontrockenpulver während der Extraktion des Myosins mit m/50 $Na_2HPO_4 \cdot 2 H_2O$, m/20 KH_2PO_4 und 0,3 m KCl.

In keinem Falle wurde ein signifikanter Unterschied der Versuche mit und ohne Digitoxinzusatz beobachtet (vgl. Abb. 2). Auch Zusatz von Digitoxin (Endkonzentration $1{,}25 \times 10^{-7}$ Mol/ml) zu F-Actinlösungen zeigte keinen Effekt.

2. Extraktion der ,,kontraktilen" Proteine nach ,,Grobzerkleinerung".

Wie aus Abb. 3 hervorgeht, liegt die Viscosität des ohne Digitoxin hergestellten Extraktes beträchtlich höher als die des Extraktes unter

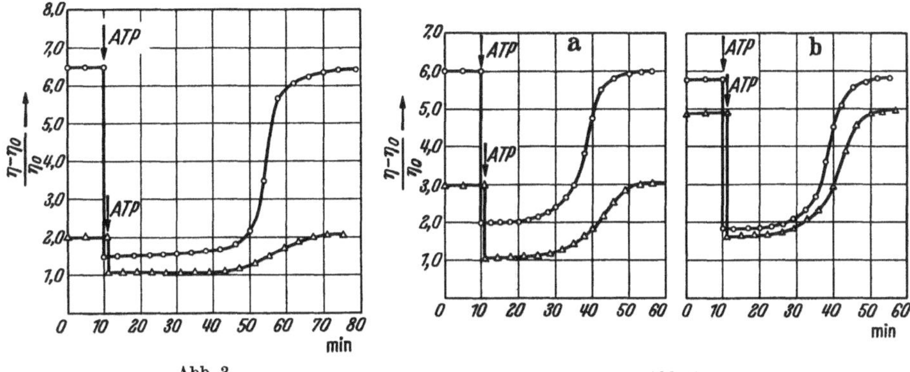

Abb. 3.   Abb. 4.

Abb. 3. Einfluß von Digitoxin auf die Freilegung von Actomyosin aus ,,grobzerkleinerter" Muskulatur (vgl. Methode 2).
△——△ Verhalten der Viscosität des mit Digitoxin hergestellten Extraktes auf Zusatz von ATP (Endkonzentration $2 \cdot 10^{-6}$ Mol/ml).
○——○ ohne Digitoxin.

Abb. 4. Verhalten der mit und ohne Digitoxinzusatz dargestellten Extrakte aus ,,grobzerkleinerter" Muskulatur auf Zugabe von F-Actin (etwa 1 mg Protein/ml).
A. Viskositätsverlauf bei Zusatz von ATP (Endkonzentration $2 \cdot 10^{-6}$ Mol/ml) zu 2,0 ml der Extrakte.
○——○ ohne Digitoxin, △—— △ mit Digitoxin.
B. Je 1,0 ml der in A verwendeten Extrakte nach Zusatz von 1,0 ml F-Actin aus Aceton-Trockenpulver.

Digitoxinzusatz; auch die reversible Verminderung der Viscosität auf Zusatz von ATP ist im ersten Fall entsprechend größer. Nachträglicher Digitoxinzusatz zum Extrakt bleibt sowohl vor wie nach der ATP-Zugabe ohne Einfluß auf die Viscosität, und das Ergebnis ist das gleiche, ob die Einwirkung von Digitoxin nur wenige Minuten oder 24 Std andauerte. Bei Zugabe von Myosin sinkt die Viscosität sowohl in dem mit wie in dem ohne Digitoxinzusatz hergestellten Extrakt. Bei Zusatz von F-Actin aus Acetontrockenpulver (etwa 1 mg Protein/ml) sinkt die Viscosität des digitoxinfreien Extraktes, während die des Digitoxinextraktes ansteigt, jedoch trotzdem meist noch etwas unter der entsprechenden Viscosität des digitoxinfreien Extraktes bleibt (vgl. Abb. 4).

$CaCl_2$-Zusatz zur Extraktionsflüssigkeit (Endkonzentration m/1000 Ca-Cl_2) hat einen ähnlichen Effekt wie Digitoxinzusatz. Bei Zusatz von beiden Stoffen zum Extraktionsmittel findet man eine gleichsinnige, aber nicht additive Wirkung (vgl. Abb. 5).

3. Extraktion der wasserlöslichen, Mg-aktivierbaren ATP-ase nach Meyerhof und Kielley.

Unter dem Einfluß von Digitoxin läßt sich aus grobzerkleinerter Muskulatur weniger wasserlösliche ATPase extrahieren als mit digitoxin-

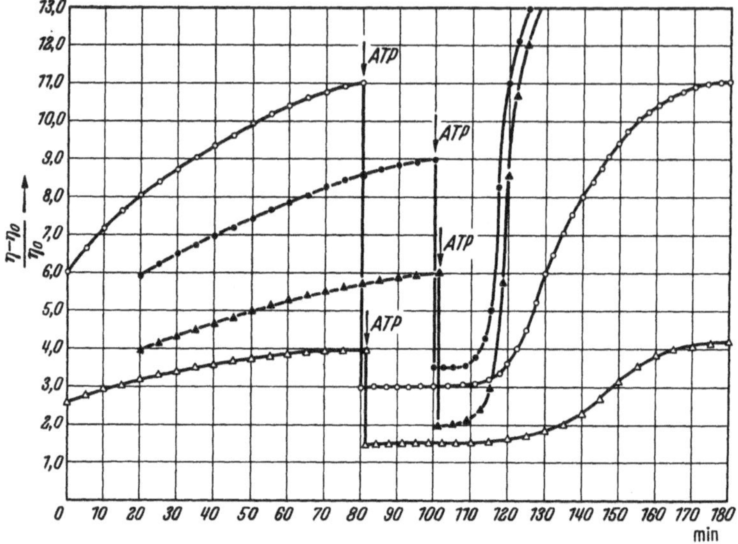

Abb. 5. Verhalten der Viscosität der unter Zusatz von Digitoxin bzw. Calcium bzw. Digitoxin + Calcium hergestellten Extrakte*.

O——O Extrakt ohne Zusatz.
△——△ Extrakt mit Digitoxin (Endkonzentration 1,25 · 10^{-7} Mol/ml).
●——● Extrakt mit m/1000 $CaCl_2$.
▲—▲ Extrakt mit m/1000 $CaCl_2$ und Digitoxin (Endkonzentration 1,25 · 10^{-7} Mol/ml).

* Das anfängliche Ansteigen der Viscositätskurven beruht darauf, daß das bei 0° noch nicht gespaltene ATP des ursprünglichen Extraktes bei der Versuchstemperatur (25°) zunächst von der ATPase dephosphoryliert wird, so daß die vollständige Symplexbildung erst nach einiger Zeit eintritt. Das raschere Ansteigen der Viscositätskurven in den Versuchen mit Calcium entspricht der Calciumaktivierung der Myosin-ATPase.

freier Extraktionslösung (Abb. 6). Digitoxinzusatz (Endkonzentration 1,25 × 10^{-7} Mol/ml) zur extrahierten ATPase ist ohne Einfluß auf die Aktivität des Ferments.

4. Extraktion von Fumarase.

Bei Zusatz von Digitoxin zur Extraktionslösung (Methode 4) geht weniger Fumarase in Lösung als bei Abwesenheit von Digitoxin. Das Verhältnis der Aktivitäten unter den in der Methodik angegebenen Versuchsbedingungen beträgt im Mittel etwa 1:2. Auch hier beeinflußte die nachträgliche Zugabe von Digitoxin (Endkonzentration 1,25 × 10^{-7} Mol/ ml) zur extrahierten Fumarase die Aktivität des Fermentes nicht.

5. Extraktion nach „Feinstzerkleinerung".

Wie aus Abb. 7 hervorgeht, liegt die Viscosität des ohne Digitoxin hergestellten Extraktes beträchtlich niedriger als die des Extraktes unter Digitoxinzusatz; auch die reversible Verminderung der Viscosität auf Zusatz von ATP ist im ersten Fall entsprechend kleiner.

Bei getrennter Extraktion von Myosin und Actin nach HASSELBACH und SCHNEIDER zeigen die mit bzw. ohne Digitoxinzusatz hergestellten Extrakte das in Abb. 8 angegebene Viscositätsverhalten (vgl. Diskussion).

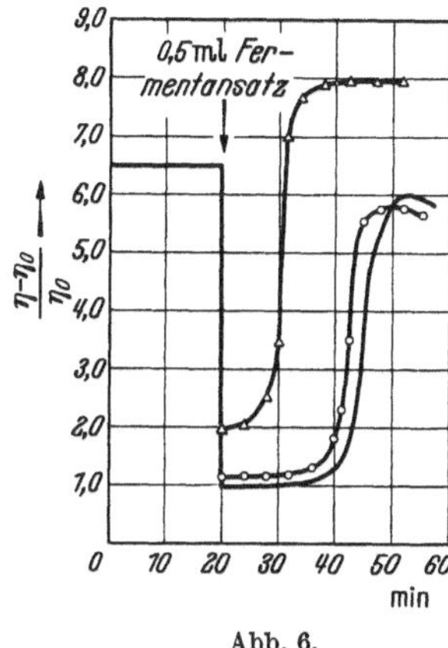

Abb. 6.

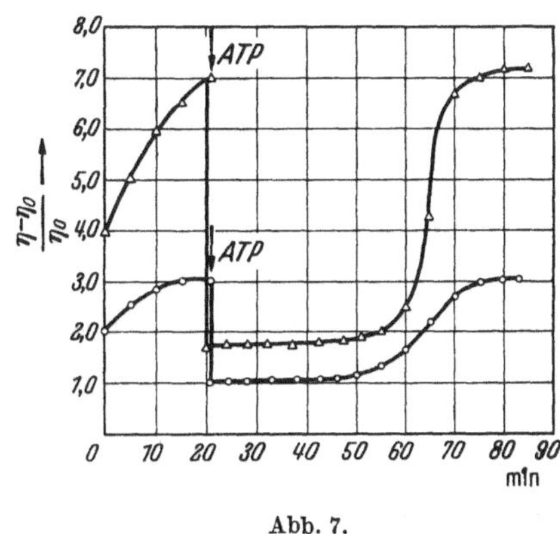

Abb. 7.

Abb. 6. Aktivität der mit und ohne Digitoxinzusatz aus „grobzerkleinerter" Muskulatur extrahierten wasserlöslichen ATPase (Methode 3). Viscositätseffekt der Menge ATP, die nach 30 min dauernder Einwirkung (38° C) der ATPase verblieben ist, auf Actomyosinsol: 0,5 ml des Fermentansatzes wurden zu 2,0 ml Actomyosinsol gegeben.
———— Kontrollversuch ohne ATPase. O——O wasserlösliche ATPase, mit Digitoxin extrahiert. △——△ wasserlösliche ATPase, ohne Digitoxin extrahiert.

Abb. 7. Einfluß von Digitoxin auf die Freilegung von Actomyosin aus „feinstzerkleinerter" Muskulatur (vgl. Methode 5).
△——△ Verhalten der Viscosität des mit Digitoxin hergestellten Extraktes auf Zusatz von ATP (Endkonzentration $2 \cdot 10^{-6}$ Mol/ml). O——O ohne Digitoxin.

IV. Diskussion.

Bei Zugabe von Digitoxin zu gereinigtem Actomyosin bzw. Actin konnten wir keinen Effekt in bezug auf die von uns untersuchten Vorgänge an diesen Proteinen (Endzustand der „Kontraktion", Dissoziation bzw. Symplexbildung, ATPase und Polymerisation von G- nach F-Actin) feststellen. Die Digitoxineffekte lagen in unseren Versuchsanordnungen nicht außerhalb der Streuungsbreite der Kontrollen. Die von anderen Autoren in bezug auf „Kontraktion", ATPase und Actin-Polymerisation beobachteten geringen Wirkungen mögen auf Unterschiede in der Versuchsanordnung zu beziehen sein. Jedenfalls sind alle in dieser Hinsicht beobachteten Effekte klein gegenüber den im folgenden

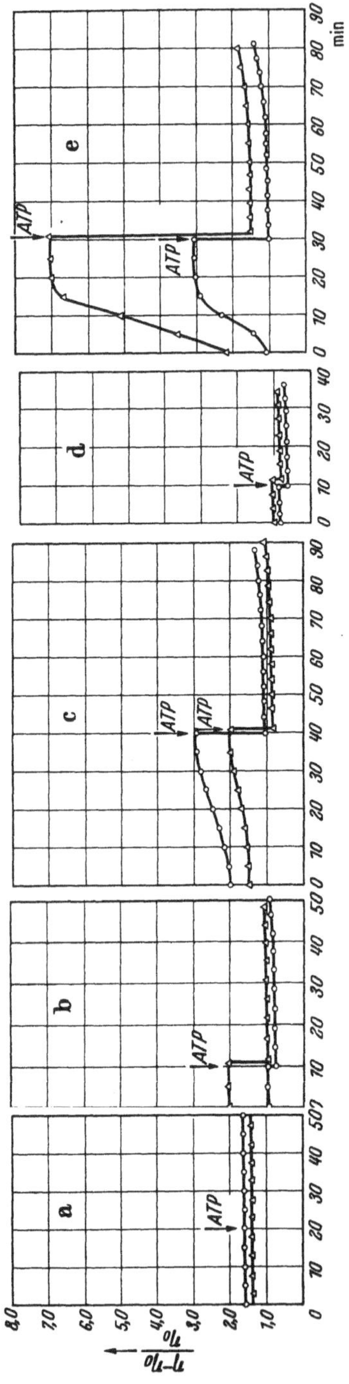

Abb. 8. Verhalten der Viscosität der bei getrennter Extraktion von Myosin und Actin mit und ohne Digitoxinzusatz gewonnenen Fraktionen (Methode 5). O—O Extrakte ohne Digitoxin. Δ—Δ Extrakte mit Digitoxin. *a* Pyrophosphatextrakte (L-Myosin). *b* KCl-Extrakte (F-Actin). *c* Pyrophosphatextrakte mit F-Actin aus Acetontrockenpulver (etwa 1 mg Protein/ml) 1 : 1 (Vol. pro Vol.). *d* KCl-Extrakte mit F-Actin 1 : 1 (Vol. pro Vol.). *e* Pyrophosphatextrakte und KCl-Extrakte 1 : 3 (Vol. pro Vol.).

diskutierten. So ist z. B. die Ausbeute an „kontraktilem" Eiweiß aus grobzerkleinertem Muskel bei Verwendung von digitoxinhaltigem Lösungsmittel um ein Mehrfaches geringer als im Kontrollversuch. Für diesen in der Verminderung der Viscosität zum Ausdruck kommenden Befund könnten mehrere Gründe verantwortlich sein, nämlich Verminderung des Gehaltes der Lösung an Actomyosin oder einer seiner Komponenten. Da Zusatz von reinem Myosin sowohl im Digitoxin- wie im Kontrollversuch eine Verminderung der Viscosität, Zusatz von reinem Actin im Digitoxinversuch einen deutlichen Anstieg, im Kontrollversuch einen schwachen Abfall hervorruft, muß man daraus schließen, daß der Unterschied der Befunde auf einem verschiedenen Gehalt des jeweiligen Actomyosins an Actin beruht. Offenbar ist das Actomyosin des Digitoxinversuchs arm an Actin, denn Actinzusatz erhöht die Viscosität, Myosinzusatz vermindert sie. Dagegen müssen wir für das Actomyosin des Kontrollversuchs das nahezu optimale Verhältnis von Actin zu Myosin annehmen, denn sowohl Actin- wie auch Myosinzusatz vermindert die Viscosität. Das Ergebnis dieser Versuche läßt sich am besten durch eine „abdichtende" Wirkung des Digitoxins erklären.

Diese Beobachtung steht in Übereinstimmung mit zahlreichen Befunden der pharmakologischen Literatur über abdichtende Wirkungen von Digitaliskörpern. Auch die Parallelität der Digitoxin- und Calciumwirkungen weist in diese Richtung. Beide Stoffe wirken zwar gleichsinnig, verhalten sich aber nicht additiv sondern konkurrierend. Daß die hier beschriebene Art der Digitoxinwirkung nicht für die „kontraktilen" Eiweiße spezifisch ist, geht daraus hervor, daß auch die Extraktion der von uns untersuchten Fermente (wasserlösliche ATPase, Fumarase) durch Digitoxin in analoger Weise beeinflußt wird. Die bisher geschilderten Befunde sind, soweit sie sich auf die Extrahierbarkeit der Proteine beziehen, an „grobzerkleinerter" Muskulatur gewonnen. Dieses Objekt, in dem die Zellverbände noch weitgehend unzerstört sind, erwies sich als besonders geeignet für die Demonstration der „abdichtenden" Wirkung des Digitoxins. Im Gegensatz zu den Versuchen mit „grobzerkleinerter" Muskulatur erhält man nach vorausgegangener „Feinstzerkleinerung" des Muskels im Blendor bei Zusatz von Digitoxin zur Extraktionsflüssigkeit eine größere Ausbeute an „kontraktilem" Eiweiß als im Kontrollversuch. Die Viscosität des Digitoxinextraktes ist um ein Mehrfaches größer, und auf Zusatz von ATP sinkt die Viscosität stärker ab. Um zu entscheiden, ob dieser Unterschied auf einem Mehrgehalt an Actomyosin oder einer seiner Komponenten beruht, haben wir in einer weiteren Versuchsreihe Actin und Myosin nach der Methode von HASSELBACH und SCHNEIDER getrennt extrahiert. Dabei bewirkt das in der Extraktionslösung enthaltene Pyrophosphat eine dauernde Aufrechterhaltung der ursprünglich durch ATP bedingten Dissoziation von Actomyosin in Actin und Myosin. Das von seinem Actinpartner losgelöste Myosin läßt sich aus dem „feinzerkleinerten" Muskel als solches erschöpfend extrahieren, während Actin, das noch an den Strukturen haftet, unter den Bedingungen der Myosinextraktion im Rückstand verbleibt. Erst die nun folgende „Feinstzerkleinerung" bewirkt auch eine Freilegung des Actins. Setzt man Digitoxin bereits bei der Myosinextraktion zu, so liegt die Viscosität des Digitoxinextraktes wenig unterhalb der des Kontrollversuches; dieser Unterschied im Myosingehalt läßt sich aber deutlich machen durch Zusatz gleicher Mengen reinen Actins, da die Viscositäten der jeweils entstehenden Actomyosinsymplexe stärker differieren. Die relativ geringe Beeinflussung der Extrahierbarkeit von Myosin durch Digitoxin steht in Übereinstimmung damit, daß auch bei der oben beschriebenen „abdichtenden" Wirkung des Digitoxins das Myosin die untergeordnete Rolle spielt. Die Viscosität des Actinextraktes ist dagegen im Falle des Digitoxinversuches deutlich größer als im Versuch ohne Digitoxin. Die geringe ATP-Empfindlichkeit beweist, daß die Extrakte nur Spuren Myosin enthalten können, dafür spricht auch, daß Zusatz von reinem F-Actin keinen Viscositätsanstieg zur Folge hat. Bei Vereinigung der Myosin- und

Actinextrakte zeigt sich entsprechend der Actomyosinbildung ein sehr großer Viscositätsanstieg und auf ATP-Zusatz ein starker Abfall der Viscosität. Am günstigsten fanden wir das Zusammengeben von 3 Teilen der Actin- und 1 Teil der Myosinlösung. Im Digitoxinversuch liegt dann der Viscositätsanstieg infolge der Actomyosinbildung bis 10fach höher als im Kontrollversuch. Da aus den oben geschilderten Beobachtungen hervorgeht, daß im Digitoxinversuch etwas weniger Myosin in Lösung geht, andererseits aber die Viscosität des entstehenden Actomyosins in diesem Fall viel höher liegt, kommt man zu dem Schluß, daß unter Digitoxineinwirkung sehr viel mehr Actin in Lösung geht und die geringere Myosinausbeute dadurch überkompensiert wird. Dieses Endergebnis — höhere Actinausbeute aus „feinstzerkleinerter" Muskulatur im Digitoxin- als im Kontrollversuch — wird in gleicher Weise erhalten, ob man Digitoxin allen, also auch den Extraktionsflüssigkeiten für Myosin, oder erst zur Actinextraktion zusetzt. Da es sich in den Versuchen in der Anordnung nach Hasselbach und Schneider um eine Loslösung des Actins von den Strukturen handelt und in den geschilderten Versuchen unter Digitoxineinwirkung mehr Actin in Lösung zu bringen ist, schließen wir, daß Digitoxin die Bindung des Actins an die Strukturen beeinflußt. Unter Einbeziehung der Ergebnisse von Straub[16], wonach eine Freisetzung von Actin aus den Strukturen des Muskels durch Fettlösungsmittel (Aceton, Chloroform) möglich ist, liegt die Vermutung nahe, daß es sich dabei um Bindungen lipoidartiger Natur handeln könnte, zu denen Digitoxin Affinität zeigt. Ein Entscheid darüber, ob es sich um eine Bindung des Digitoxins an das Actin oder an die Strukturen handelt, wird sich nur durch chemische Analyse entscheiden lassen. In beiden Fällen wird es sich um eine Konkurrenz des Digitoxins mit den Bindungen der beiden Partner (Actin-Strukturen) handeln. Die Wirkung des Digitoxins könnte auch indirekt über die Beeinflussung z. B. fermentativer Prozesse, die die Spaltung zwischen Actin und Strukturen steuern, erfolgen; aber für eine direkte Einwirkung spricht der Befund, daß die von uns oben beschriebenen Effekte bei 0° C beobachtet wurden.

Zusammenfassung.

1. Bei Zugabe von Digitoxin zu gereinigtem Actomyosin bzw. Actin konnten wir keinen Effekt in bezug auf die von uns untersuchten Vorgänge an diesen Proteinen (Endzustand der „Kontraktion", Dissoziation bzw. Symplexbildung, ATPase und Polymerisation von G- nach F-Actin) feststellen.

2. Bei Extraktion der „kontraktilen" Proteine aus „grobzerkleinerter" Muskulatur wird eine „abdichtende" Wirkung des Digitoxins beobachtet. Das Actomyosin des Digitoxinversuches hat einen geringeren

Actingehalt als das des Kontrollversuches. Auch gegenüber der Freilegung der untersuchten Fermente (wasserlösliche ATPase, Fumarase) entfaltet Digitoxin eine „abdichtende" Wirkung.

3. Calcium wirkt bezüglich der „Abdichtung" gleichsinnig wie Digitoxin; die Wirkungen verhalten sich jedoch nicht additiv, sondern die Substanzen konkurrieren miteinander.

4. Nach vorausgegangener „Feinstzerkleinerung" der Muskulatur erhält man im Digitoxinversuch eine sehr viel größere Ausbeute an Actin als im Kontrollversuch.

5. Der Mechanismus der Digitoxinwirkung wird diskutiert.

Literatur.

[1] MALLOV, S., and J. S. ROBB: Fed. Proc. 8, 104 (1949). — [2] GUERRA, F., P. L. EBERSTADT and A. VEERKAMP: Arch. Inst. Cardiol. Mexico 16, 449 (1949). — [3] HEGGLIN, R., H. GRAUER u. R. MÜNCHINGER: Experentia 5, 127 (1949). — [4] EDMAN, K. A. P.: Experentia 7, 71 (1951). — [5] SEGRE, G.: Arch. internat. Pharmacodynamie 80, 366 (1949). — [6] MEYERHOF, O., and W. W. KIELLEY: J. of Biol. Chem. 174, 387 (1948). — [7] HORVATH, J., C. KIRALY and J. SZERB: Nature 144, 792 (1949). — [8] SNELLMAN, O., and B. GELOTTE: Nature 165, 604 (1950). — [9] WOLLENBERGER, A.: J. of Pharmacol. 103, 123 (1951). — [10] KUSCHINSKY, G., u. F. TURBA: Experentia 6, 103 (1950). — Biochim. Biophys. Acta 6, 426 (1951). — [11] KUSCHINSKY, G., u. F. TURBA: Biochem. Z. 321, 39 (1950). — Biochim. Biophys. Acta 6, 426 (1951). — [12] KUSCHINSKY, G., F. TURBA u. I. KÖHLER: Experentia (im Druck). — [13] LAKI, E., and K. LAKI: Enzymologia 9, 139 (1940). — [14] STRAUB, F. B.: Z. physiol. Chemie 236, 43 (1935). — [15] HASSELBACH, W., u. G. SCHNEIDER: Biochem. Z. 321, 462 (1951). — [16] STRAUB, F. B., zit. nach SZENT-GYÖRGYI, A. G.: Chemistry of Muscular Contraction. New York: Acad. Press. Inc. 1947.

Prof. Dr. G. KUSCHINSKY, Pharmakol. Institut, Mainz, Langenbeckstr. 1.

Arch. exper. Path. u. Pharmakol., Bd. 215, S. 270—282 (1952).

Aus dem Pharmakologischen Institut der Universität Mainz
(Direktor: Prof. Dr. G. Kuschinsky).

Eine exakte statistische Auswertungsmethode langdauernder Stoffwechselversuche mit thyreostatischen Substanzen*.

Von

Werner Förster.

Mit 4 Textabbildungen.

(Eingegangen am 21. Januar 1952.)

Gasstoffwechselversuche an Tieren zur Auffindung neuer oder zum Vergleich bekannter thyreostatisch wirksamer Substanzen wurden bisher ohne die Anwendung einer statistisch exakten Auswertung durchgeführt. Im allgemeinen werden die Mittelwerte der an den Versuchstagen von einem Tierkollektiv erhobenen Einzelwerte kurvenmäßig dargestellt und entweder in Prozenten der vor Behandlungsbeginn erhobenen Normalwerte ausgedrückt (Loeser u. Mitarb.[1]) oder mit einer Kontrollgruppe verglichen. Dieser bildhafte Vergleich zweier Stoffwechselkurven läßt die oft recht erhebliche Streuung der Werte zwischen den Tieren bzw. der verschiedenen am selben Tier erhobenen Einzelwerte außer acht. Dadurch ist es aber nur bei großen Unterschieden der Werte berechtigt, von einer tatsächlichen Wirkung zu sprechen. Feinere Unterschiede der Wirkungsstärke zweier Thyreostatika lassen sich damit nicht exakt nachweisen. Wir bemühten uns daher, eine exakte statistische Auswertungsmethode solcher Stoffwechselversuche auszuarbeiten.

Bei Betrachtung von Stoffwechselkurven nach chronischer Gabe eines Thyreostatikums fällt in den ersten Wochen ein steiler Abfall der Stoffwechselwerte auf, während bei weiterer Fortführung der Versuche eine asymptotische Annäherung der Kurve an eine zur Abszisse parallele Gerade zu beobachten ist (Abb. 1 und 2). Da ein statistischer Vergleich zweier oder mehrerer Kurven nicht oder nur sehr schwer durchführbar ist, prüften wir die Möglichkeit, diese entsprechenden Kurven durch Logarithmieren einer oder beider Koordinaten statistisch befriedigend in eine Gerade (Regressionsgerade) zu überführen. In einer früheren Arbeit (Förster[2]) hatten wir gezeigt, daß Stoffwechselnormalwerte eine befriedigende Anpassung an die Gausssche Normalverteilung nur dann aufweisen, wenn die Werte in Logarithmen überführt wurden. Es blieb daher noch zu untersuchen, ob auch die Abszissenwerte (Behandlungsdauer, ausgedrückt in Tagen) zu logarithmieren sind. Wir hielten dies für wahrscheinlich, da der erwähnte e-funktionsförmige Verlauf der Stoffwechselkurve, der auch aus physiologischen Überlegungen zu erwarten

---

* Herrn Prof. Dr. W. Heubner zu seinem 75. Geburtstag gewidmet.

ist, sich im logarithmischen Maßstab als Gerade darstellt. Um diese Gesetzmäßigkeit möglichst exakt nachweisen zu können, suchten wir in der Literatur nach langfristig durchgeführten Stoffwechselversuchen mit thyreostatisch wirksamen Substanzen, da zu erwarten ist, daß bei kurzfristigen Versuchen auch eine lineare Funktion eine angenäherte Regressionsgerade ergibt. Die von E. Hüsing und A. Loeser[3] veröffentlichte Stoffwechselkurve über eine 156 tägige Behandlung mit Methylthiouracil (MTU) ist in Abb. 1 einmal als Originalkurve wiedergegeben, das

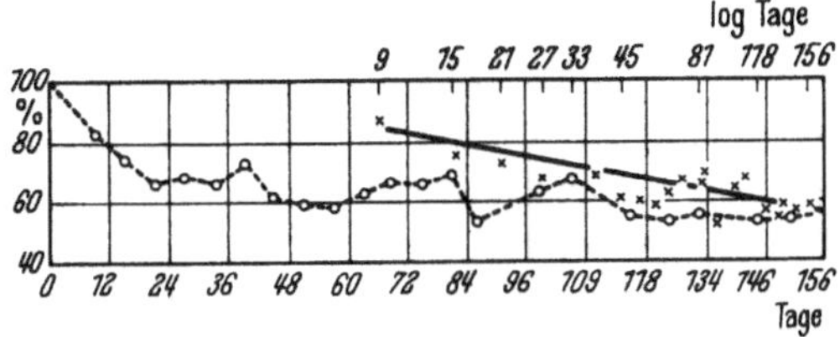

Abb. 1. Stoffwechselkurven von Ratten, die 156 Tage mit Methylthiouracil behandelt wurden (nach E. Hüsing und A. Loeser[3]). o——o beide Koordinaten linear, ——— Regressionsgerade der Originalkurve nach Logarithmierung der Werte beider Koordinaten.

Stoffwechselwerte nach 5 mg/100 g MTU.

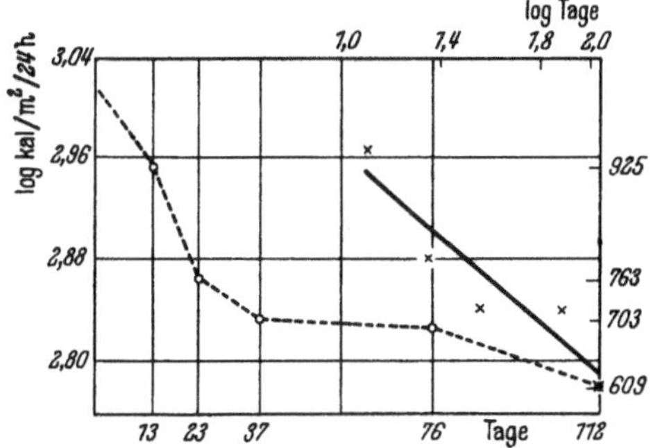

Abb. 2. Stoffwechselkurven nach 112 tägiger Methylthiouracilbehandlung (nach B. G. Christensen[4]). o——o Ordinate: log Kal/m²/24ʰ, Abscisse: Behandlungsdauer in Tagen, linear aufgetragen. Abweichung von der Linearität P > 0,01; ——— Regressionsgerade nach Logarithmierung der Werte beider Koordinaten, keine Abweichung von der Linearität (P < 0,2).

andere Mal als Regressionsgerade nach Überführung beider Koordinaten in den logarithmischen Maßstab. Da uns die der Kurve zugrunde liegenden Stoffwechseleinzelwerte nicht zur Verfügung standen, konnten wir eine genaue rechnerische Überprüfung beider Kurven nicht durchführen. Nach den von B. G. Christensen[4] veröffentlichten Stoffwechselwerten über eine 112 tägige Behandlungsdauer mit MTU wurde in Abb. 2 eine Stoffwechselkurve gezeichnet, bei der lediglich die Ordinatenwerte logarithmiert sind. Der dazugehörigen Regressionsgeraden liegt wieder ein doppelt logarithmischer Maßstab zugrunde. Beide Abbildungen zeigen bei doppelt logarithmischen Koordinaten eine gute Anpassung der Stoffwechselwerte an die Regressionsgeraden. Zur exakten Beweisführung prüften wir, ob die durch die Stoffwechselwerte bei einfach und doppelt logarithmischen Koordinaten hindurchgelegten Regressionslinien statistisch noch als Gerade bezeichnet werden können oder ob die Abweichungen der experimentellen Werte von den Regressionslinien so groß sind, daß nicht mehr von Linearität gesprochen werden kann. Die Prüfung auf Linearität wurde nach SNEDECOR[5] vorgenommen (siehe Beispiel). Es ergab sich, daß bei einfach logarithmischem Maßstab eine sehr wahrscheinliche Abweichung von der Linearität besteht ($P > 0,01$), während bei doppelt logarithmischem Koordinatennetz keine ins Gewicht fallende Abweichung nachzuweisen war ($P < 0,2$).

Diese Ergebnisse zeigen die Möglichkeit auf, Stoffwechselkurven auch nach langfristiger Gabe eines Thyreostatikum in Regressionsgeraden zu überführen und sie dadurch einem exakten Vergleich zugänglich zu machen. Man könnte den Einwand erheben, daß die schematisierende Darstellung durch die Regressionslinien alle kleineren Schwankungen der Stoffwechselwerte (von KOPF, LOESER, MEYER und BIELIG[1] als Ausdruck der Gegenregulationen Hypophyse-Schilddrüse gedeutet) untergehen läßt. Wir möchten dagegen erwidern, daß diese kleinen Abweichungen bei der relativ großen Streuung der Stoffwechselwerte (BAHNER[6]) innerhalb der zufallsbedingten statistischen Streuungsbreite liegen.

Die statistische Auswertung unserer Stoffwechselergebnisse an Ratten erfolgt in zwei Etappen:

1. Prüfung der Vorversuchswerte aller Tiergruppen auf ihre Einheitlichkeit.

2. Vergleich der Regressionslinien zweier verschieden behandelter Tiergruppen.

Zu 1. Voraussetzung für den direkten Vergleich verschieden behandelter Tiergruppen ist die Einheitlichkeit des Tiermaterials, die durch eine nur zufällige Abweichung aller Stoffwechselnormalwerte untereinander gekennzeichnet ist. Von jeder Rattengruppe (6—20 Tiere) wurden nach 2—3 maliger Gewöhnung der Tiere an die Apparatur von HECHT drei oder mehr Stoffwechselnormalwerte vor Behandlungsbeginn erhoben (im Folgenden als Vorversuche bezeichnet). Durch die Varianzanalyse (nach SNEDECOR[5]) wurden die Vorversuchsergebnisse aller Rattengruppen auf Einheitlichkeit geprüft. Im Prinzip unterscheidet sich die von R. A. FISHER entwickelte Varianzanalyse von der üblichen Art der Auswertung durch Berechnung der Streuung (Sigma) dadurch, daß sie die Gesamtstreuung in die durch die Methodik unvermeidliche Streuung innerhalb der Gruppen und in die durch den Behandlungsunterschied bedingte Streuung zwischen den Gruppen zerlegt. Bei einheitlichen Vorversuchsergebnissen darf die Streuung zwischen den Gruppen nicht statistisch größer sein als die Streuung innerhalb der Gruppen (geprüft mit dem F-Test, siehe SNEDECOR). Da sich die einfache Varianzanalyse nur auf *eine* Variable (Stoffwechselwerte) bezieht und den Zeitfaktor unberücksichtigt läßt, ist es angezeigt, die Vorversuche innerhalb eines kurzen Zeitraumes durchzuführen. In langen Versuchsreihen beobachteten wir meist ein geringes Absinken der Stoffwechselwerte der unbehandelten Kontrolltiere.

Ist die Einheitlichkeit des Tiermaterials in den Vorversuchen festgestellt, können die Versuchswerte der einzelnen Gruppen unmittelbar untereinander verglichen werden.

Zu 2. Der statistische Vergleich zweier Regressionslinien wurde nach der von BONNIER und TEDIN[7] angegebenen Methode durchgeführt. Die hierbei verwendete Kovarianzanalyse unterscheidet sich von der Varianzanalyse dadurch, daß sie statt mit einer mit *zwei* Variablen rechnet — in unserem Falle Stoffwechselwert und Zeit (angegeben in Tagen). Diese zwei Variablen müssen auf eine reduziert werden, um eine prinzipiell gleiche Auswertung wie bei der Varianzanalyse zu ermöglichen. Diese Reduktion erfolgt dadurch, daß man die Summe der Abweichungsquadrate der experimentellen X- und Y-Werte von der errechneten Regressionslinie (das „Restquadrat", wie BONNIER und TEDIN es bezeichnen, „errors of estimate", wie SNEDECOR es nennt) nach der Formel* $Sy^2 - \dfrac{(S\,xy)^2}{S\,x^2}$ (Symbole wurden nach SNEDECOR gewählt) berechnet. (Unter Regressionslinie versteht man die Linie, von der die experimentell gefundenen Koordinatenpunkte den kleinsten Abstand aufweisen.) Der Quotient aus dem Restquadrat und der Zahl der Freiheitsgrade ist das mittlere Restquadrat. Der Streuung „zwischen den Gruppen" und „innerhalb der Gruppen" bei der Varianzanalyse entsprechen die mittleren Restquadrate bei der Kovarianzanalyse. Man kann die Kovarianzanalyse für beliebig viele Regressionslinien zugleich ausrechnen. Der Nachteil dabei ist, daß man eine Abweichung nicht eindeutig auf eine bestimmte Regressionslinie beziehen kann. Aus diesem Grunde vergleichen wir trotz der Mehrarbeit immer nur zwei Regressionslinien miteinander. Das Ergebnis zeigt dann eindeutig, ob eine signifikante Abweichung der Stoffwechselwerte der behandelten Tiergruppe von denen der entsprechenden Kontrollgruppe vorliegt oder nicht. Der Vorteil der von BONNIER und TEDIN ausgearbeiteten Methodik der Kovarianzanalyse gegenüber dem Vergleich der Regressionskoeffizienten zweier Regressionsgeraden besteht darin, daß man auch den Abstand zweier statistisch paralleler Regressionsgeraden erfassen kann.

Die statistische Prüfung nach BONNIER und TEDIN beantwortet demnach zwei Fragen:

1. Liegt eine statistische Verschiedenheit der beiden Regressionskoeffizienten, d. h. der Richtung der Geraden vor?

2. Besteht eine signifikante, gemittelte Abweichung der beiden Regressionsgeraden?

Für beide Fragestellungen wird ein verschiedenes mittleres Restquadrat als methodischer, normaler „Fehler" zugrundegelegt. Für die erste Fragestellung ist es das Restquadrat der erhobenen Einzelwerte in Abweichung von den gruppeneigenen Regressionslinien (D und F), für die zweite ist es das Restquadrat der Einzelwerte in Abweichung von den durch die Gruppenmittelwerte parallel verschoben gedachten durchschnittlichen Binnen-Regressionslinien (gruppeneigene Binnen-Regressionslinien C und E). Zu diesen „Fehlern" wird bei der ersten Fragestellung das Restquadrat der Abweichung der gruppeneigenen Regressionslinien (D und F) von den gruppeneigenen Binnen-Regressionslinien (C und E), bei der zweiten das Restquadrat der Abweichung der Gruppenmittelwerte von der durchschnittlichen Binnen-Regressions-

---

* Auch bekannt in der Form $Sy^2 \cdot (1-r^2) = Sy^2$. „Bestimmtheitskoeffizient." Erklärung der Symbole siehe spätere Rechnungen.

linie G (entsprechend wie bei der Varianzanalyse) in Beziehung gesetzt (siehe Abb. 3 und Beispiel).

Die Gleichung der Regressionslinie lautet allgemein:

$$Y = \bar{y} + b\,(X - \bar{x}); \; b \text{ (Regressionskoeffizient)} = \frac{S\,xy}{S\,x^2}$$

X, Y sind die laufenden Koordinaten, $\bar{x}$, $\bar{y}$ sind die arithmetischen Mittel der X- und Y-Werte. Nach Einsetzen zweier verschiedener X-Werte in die Gleichung läßt sie sich leicht zeichnen.

Beispiel einer Kovarianzanalyse nach BONNIER und TEDIN.

Im folgenden soll an Hand eines Beispieles (50 mg/100 g Kaliumrhodanid, 22 Tage lang gegeben) die von Bonnier und Tedin angegebene statistische Auswertungsmethode auf einen Stoffwechselversuch angewandt werden.

1. Prüfung der Einheitlichkeit der Vorversuche mittels der Varianzanalyse (SNEDECOR).

Tabelle 1.

	Ausgangswerte der NaCl-Gruppe	Ausgangswerte der KSCN-Gruppe	Ausgangswerte der NaCl + KSCN-Gruppen
SY	20,90322	23,64185	44,54507
SY^2	62,43033	69,88273	132,31306
$(SY)^2/k$	— 62,42066	— 69,86713	— 132,28422
Sy^2	0,00967	0,01560	0,02884
k	7	8	15

k = Anzahl aller Stoffwechsel-Einzelwerte.
SY = Summe der Logarithmen aller Stoffwechselwerte der betreffenden Tiergruppe.
Sy^2 = Summe der Abweichungsquadrate der Logarithmen der einzelnen Stoffwechselwerte von ihrem arithmetischen Mittelwert.

Tabelle 2.

Art der Variation	Zahl der Freiheitsgrade		Summe der Abweichungsquadrate	Mittleres Abweichungsquadrat
Zwischen den Gruppen.	n-1	1	0,00357	0,00357
Innerhalb der Gruppen	Sk-n	13	0,02527	0,001944
Totale Streuung	Sk-1	14	0,02884	

$$F = \frac{0,00357}{0,001944} = 1,836 \qquad \begin{array}{l} n_1 = 1 \\ n_2 = 13 \end{array}$$

	$P = 0,2$	$P = 0,05$
	1,82	4,67

n = Zahl der Gruppen (NaCl und KSCN).
k = Anzahl der Stoffwechseleinzelwerte pro Gruppe.

Summe der Abweichungsquadrate zwischen den Gruppen:
$$62,42066 + 69,86713 - 132,28422 = 0,00357.$$
Summe der Abweichungsquadrate innerhalb der Gruppen:
$$0,00967 + 0,0156 = 0,02527.$$

Ergebnis: Die mittleren Abweichungsquadrate zwischen den Gruppen sind nicht signifikant ($P = 0,2$) größer als die mittleren Abweichungsquadrate innerhalb der Gruppen („Fehler"). Die Vorversuchswerte beider Gruppen sind als einheitlich zu betrachten.

2. *Prüfung auf Linearität der KSCN-Stoffwechsel-Regressionslinie.*

Tabelle 3. *Urliste der KSCN-Gruppe.*

Log. des x. Behandl.-Tages X_i	Log. der am x. Behandl.-Tag erhob. Stoffw.-Werte Y_i	$X_i Y_i$	X_i^2	Y_i^2
0,47712	2,91960	1,39300	0,22764	8,52406
0,47712	2,88480	1,37639	0,22764	8,32207
	5,80440			
0,69897	2,87216	2,00755	0,48856	8,24930
0,69897	2,94645	2,05948	0,48856	8,68157
	5,81861			
1,20412	2,88818	3,47771	1,44990	8,34158
.	.	.	.	.
.	.	.	.	.
.	.	.	.	.

$SX = 10,04138 \quad SY = 29,17355 \quad SXY = 29,33130 \quad SX^2 = 11,31122 \quad SY^2 = 85,11642$

S der an den einzelnen Untersuchungstagen erhobenen Stoffwechselwerte SY	$\dfrac{(SY)^2}{k}$
5,80440	16,84553
5,81861	16,92811
5,80830	16,86817
.	17,34670
.	17,12371
	85,11222
	— 85,10960
	0,00262

$$\frac{(SY)^2}{n} = \frac{29,17355^2}{10} = 85,10960$$

$n = $ Zahl aller Stoffwechselwerte

$k = $ Zahl der Stoffwechselwerte pro Tag

Totale Streuung:

$$SX^2 = 11,31122 \qquad SY^2 = 85,11642 \qquad SXY = 29,33130$$

$$-\frac{(SX)^2}{n} = 10,08293 \qquad -\frac{(SY)^2}{n} = 85,10960 \qquad -\frac{(SX)(SY)}{n} = 29,29427$$

$$Sx^2 = 1,22829 \qquad Sy^2 = 0,00682 \qquad Sxy = 0,03703$$

Restquadrat zwischen den Gruppen:

$$0,00262 - \frac{0,03703^2}{1,22829} = 0,002620 - 0,001116 = 0,001504.$$

Tabelle 4.

Art der Variation	Frei-heits-grad (FG)	Sx^2	Sy^2	Sxy	Restquadrat RQ	FG	mittl. RQ
Zwischen den Gruppen .	4	1,22829	0,00262	0,03703	0,001504	3	0,000501
Innerhalb der Gruppen. .	5		0,00420		0,00420	5	0,00084
Totale Streuung	9	1,22829	0,00682	0,03703	0,005702		

$$F = \frac{0,00084}{0,00050} = 1,7 \qquad \begin{matrix} n_1 = 5 \\ n_2 = 3 \end{matrix} \qquad \begin{matrix} P = 0,2 \\ 2,97 \end{matrix}$$

Ergebnis: Die Abweichung der Gruppenmittelwerte von ihrer Regressionslinie ist nicht signifikant, da das mittlere Restquadrat von „Innerhalb der Gruppen" größer ist als das von „Zwischen den Gruppen". Die Regressionslinie ist linear.

3. Kovarianzanalyse.

Tabelle 5.

	Ausgangswerte der NaCl-Gruppe	Ausgangswerte der KSCN-Gruppe	Ausgangswerte der NaCl + KSCN-Gruppen
SX	6,78491	10,04138	16,82629
SY	20,70541	29,17355	49,87896
SXY	20,05694	29,33130	49,38824
SX^2	7,55226	11,31122	18,86348
SY^2	61,24716	85,11642	146,36358
k	7	10	17
$\bar{x}$	0,96927	1,004138	0,98978
$\bar{y}$	2,95791	2,91735	2,934056

k = Anzahl der Stoffwechselwerte pro Gruppe,

$\bar{x}, \bar{y}$ = Logarithmen der geometrischen Mittel der X_i- und Y_i-Werte.

Restquadrat zwischen den beiden Gruppen.

Das Restquadrat zwischen den Gruppen gibt die Größe der Abweichungen der Gruppenmittelwerte von der Gruppenmittelwertsregressionslinie A (siehe Abb. 3) an (ihr Regressionskoeffizient

$$b = \frac{S\,xy}{S\,x^2} = -\frac{0,005823}{0,005005} = -1,1634, \text{ ihre Regressionsgleichung}$$

$$Y = 2,934056 - 1,1634 (X - 0,98978) = 4,08557 - 1,1634\,X).$$

Da wir in unserem Falle nur zwei Gruppen haben, müssen die Abweichungen der Gruppenmittelwerte von ihrer Regressionslinie Null sein, da die Linie ja erst durch die beiden Punkte definiert ist.

$$Sx^2 = \frac{6,78491^2}{7} + \frac{10,04138^2}{10} - \frac{16,82629^2}{17} = 6,576429 + 10,082931 -$$

$$- 16,654355 = 0,005005$$

$$Sy^2 = \frac{20{,}70541^2}{7} + \frac{29{,}17355^2}{10} - \frac{49{,}87896^2}{17} =$$

$$= 61{,}244857 + 85{,}109602 - 146{,}347685 = 0{,}006774$$

$$Sxy = \frac{6{,}78491 \cdot 20{,}70541}{7} + \frac{10{,}04138 \cdot 29{,}17355}{10} - \frac{16{,}82629 \cdot 49{,}87896}{17} =$$

$$= 20{,}069192 + 29{,}29427 - 49{,}369285 = -0{,}005823$$

$$\text{Restquadrat} = Sy^2 - \frac{(Sxy)^2}{Sx^2} = 0{,}006774 - \frac{(-0{,}005823)^2}{0{,}005005} =$$

$$= 0{,}006774 - 0{,}006774 = 0{,}000000 \ldots$$

Totales Restquadrat.

Das totale Restquadrat gibt die Größe der Abweichungen aller Einzelwerte von der totalen Regressionslinie B (siehe Abb. 3) an (Regressionskoeffizient von Linie $B: b = \dfrac{Sxy}{Sx^2} = \dfrac{0{,}018955}{2{,}209125} = 0{,}00858$, Regressionsgleichung von Linie $B: Y = 2{,}934056 + 0{,}00858\,(X - 0{,}98978) = = 2{,}92556 + 0{,}00858\,X)$.

$$SX^2 = 18{,}86348 \qquad SY^2 = 146{,}36358 \qquad SXY = 49{,}38824$$
$$-\frac{(SX)^2}{17} = 16{,}654355 \qquad -\frac{(SY)^2}{17} = 146{,}347685 \qquad -\frac{(SX)(SY)}{17} = 49{,}369285$$
$$Sx^2 = 2{,}209125 \qquad Sy^2 = 0{,}015895 \qquad Sxy = 0{,}018955$$

$$\text{Restquadrat ,,Total''} = 0{,}015895 - \frac{0{,}018955^2}{2{,}209125} = 0{,}015895 - 0{,}0001626 =$$

$$= 0{,}015732$$

Restquadrate der einzelnen Gruppen.

Die Restquadrate der einzelnen Gruppen geben die Größe der Abweichungen der Gruppeneinzelwerte von den gruppeneigenen Regressionslinien D und F an.

NaCl-Gruppe:

$$SX^2 = 7{,}55226 \qquad SY^2 = 61{,}24716 \qquad SXY = 20{,}05694$$
$$-\frac{(SX)^2}{7} = 6{,}576429 \qquad -\frac{(SY)^2}{7} = 61{,}244857 \qquad -\frac{(SX)(SY)}{7} = 20{,}06919$$
$$Sx^2 = 0{,}975831 \qquad Sy^2 = 0{,}002303 \qquad Sxy = -0{,}01225$$

Restquadrat der NaCl-Gruppe:

$$0{,}002303 - \frac{0{,}01225^2}{0{,}975831} = 0{,}002303 - 0{,}000154 = 0{,}002149$$

Regressionskoeffizient $b = \dfrac{-0{,}01225}{0{,}975831} = -0{,}012553$

Regressionsgleichung der Linie D (siehe Abb. 3):

$$Y = 2{,}95791 - 0{,}012553\,(X - 0{,}96927) = 2{,}97008 - 0{,}012553\,X$$

KSCN-Gruppe:

$$SX^2 = 11{,}31\,122 \qquad SY^2 = 85{,}11\,642 \qquad SXY = 29{,}33\,130$$

$$-\frac{(SX)^2}{10} = 10{,}082\,931 \qquad -\frac{(SY)^2}{10} = 85{,}109\,602 \qquad -\frac{(SX)\,(SY)}{10} = 29{,}29\,427$$

$$Sx^2 = 1{,}228\,289 \qquad Sy^2 = 0{,}006\,818 \qquad Sxy = 0{,}03\,703$$

Restquadrat der KSCN-Gruppe:

$$0{,}006\,818 - \frac{0{,}03\,703^2}{1{,}228\,289} = 0{,}006\,818 - 0{,}001\,116 = 0{,}005\,702$$

Regressionskoeffizient $b = \dfrac{0{,}03\,703}{1{,}228\,289} = 0{,}030\,147$

Regressionsgleichung der Linie F (siehe Abb. 3):

$$Y = 2{,}91\,735 + 0{,}030\,147\,(X - 1{,}004\,138) = 2{,}88\,708 + 0{,}030\,147\,X$$

Summe der Restquadrate der NaCl- und KSCN-Gruppen

$$= 0{,}002\,149 + 0{,}005\,702 = 0{,}007\,851$$

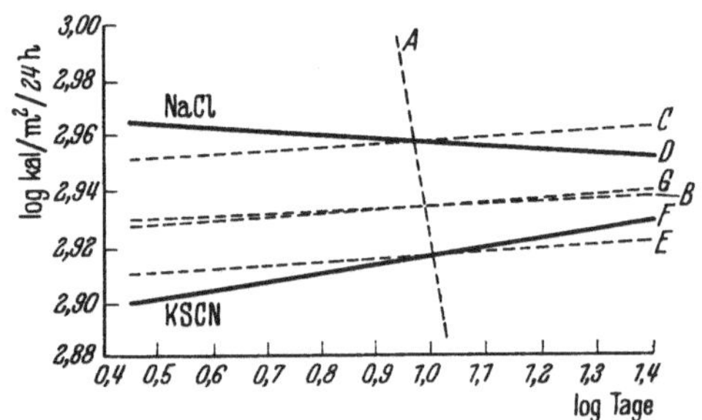

Abb. 3. Stoffwechselregressionslinien: Linie A Gruppenmittelwertsregressionslinie, Linie B totale Regressionslinie, Linie C gruppeneigene Binnen-Regressionslinie für die NaCl-Gruppe, Linie D gruppeneigene Regressionslinie für die NaCl-Gruppe, Linie E gruppeneigene Binnen-Regressionslinie für die KSCN-Gruppe, Linie F gruppeneigene Regressionslinie für die KSCN-Gruppe, Linie G durchschnittliche Binnen-Regressionslinie, durch den Schwerpunkt des gesamten Koordinatensystems gehend.

Restquadrat innerhalb der Gruppen.

Zu den Werten Sx^2, Sy^2 und $S\,xy$ der Spalte „Innerhalb der Gruppen" der Tab. 6 kann man entweder aus der Differenz der entsprechenden Werte von „Total" und „Zwischen den Gruppen" oder durch Addition der Werte der beiden einzelnen Gruppen (NaCl und KSCN) gelangen. Dadurch ist eine Kontrolle auf Rechenfehler leicht möglich.

Das Restquadrat innerhalb der Gruppen wird nach der üblichen Formel

$$Sy^2 - \frac{(S\,xy)^2}{Sx^2} \text{ berechnet: } 0{,}009\,121 - \frac{0{,}024\,78^2}{2{,}20\,412} = 0{,}009\,121 - 0{,}000\,278 =$$
$$= 0{,}008\,843.$$

Durch die Gruppenmittelwerte der NaCl- und KSCN-Gruppen kann man parallele Regressionslinien mit dem Regressionskoeffizienten von „Innerhalb der Gruppen" legen: Regressionskoeffizient $b = \dfrac{0{,}02478}{2{,}20412} = 0{,}01124$. Diese gruppeneigenen Binnen-Regressionslinien haben folgende Regressionsgleichungen:

Linie C für die NaCl-Gruppe (siehe Abb. 3):

$$Y = 2{,}95791 + 0{,}01124\,(X - 0{,}96927) = 2{,}94701 + 0{,}01124\,X$$

Linie E für die KSCN-Gruppe (siehe Abb. 3):

$$Y = 2{,}91735 + 0{,}01124\,(X - 1{,}004138) = 2{,}90606 + 0{,}01124\,X$$

Das Restquadrat „Innerhalb der Gruppen" gibt die Größe der Abweichungen der Stoffwechselwerte (der beiden Gruppen) von ihren gruppeneigenen Binnen-Regressionslinien an. Dieses Restquadrat wird als der methodische „Fehler" der Prüfung zugrunde gelegt, ob die beiden Gruppenregressionslinien eine signifikante gemittelte Abweichung voneinander besitzen. Würden die beiden Regressionslinien D und F ineinanderfallen, so würden im Idealfalle die Gruppenmittelwerte auf einer Linie liegen, die zugleich Gruppenmittelwertsregressionslinie A und durchschnittliche Binnen-Regressionslinie G wäre. Letztere geht durch den Schwerpunkt des gesamten Koordinatensystems mit dem Regressionskoeffizienten von „Innerhalb der Gruppen": $b = 0{,}01124$, $Y = 2{,}934056 + 0{,}01124$ $(X - 0{,}98978) = 2{,}92293 + 0{,}01124\,X$ (siehe Abb. 3). Je größer die gemittelte Abweichung der beiden Gruppenregressionslinien (von NaCl und KSCN) ist, um so größer wird in unserem Beispiel der Neigungswinkel der Linie A. Im Falle von nur zwei zur Prüfung stehenden Gruppen wird die Größe des Winkels zwischen den Linien A und G (im Falle von mehr als zwei Gruppen die Abweichungen der Gruppenmittelwerte von der Linie G), ausgedrückt in Form ihres mittleren Restquadrates in Beziehung gesetzt zu den Abweichungen der Gruppeneinzelwerte von ihren gruppeneigenen Binnen-Regressionslinien $\left(\dfrac{\text{Nr. 3}}{\text{Nr. 6}}\ \text{des Ergebnisses}\right)$. (Die hierbei zugrunde liegende Prüfungsmethode ist eine solche auf Linearität, d. h. es wird untersucht, ob die Abweichungen der Werte nicht größer sind als es mit der Linearität zu vereinbaren ist.)

Das Restquadrat, das der Abweichung der Linie A von G entspricht, erhält man durch Subtraktion des Restquadrates „Innerhalb der Gruppen" von „Total": $0{,}015732 - 0{,}008843 = 0{,}006889$.

Subtrahiert man das Restquadrat der Abweichung der Einzelwerte von den gruppeneigenen Regressionslinien von dem Restquadrat der Abweichung der Einzelwerte von den gruppeneigenen Binnen-Regressionslinien, erhält man die Größe der Abweichung der gruppeneigenen

Regressionslinien von den gruppeneigenen Binnen-Regressionslinien: $0{,}008\,843 - 0{,}007\,851 = 0{,}000\,992$. Diese wird zu ihrem methodischen „Fehler", der Abweichung der Einzelwerte von ihren gruppeneigenen Regressionslinien, in Beziehung gesetzt $\left(\dfrac{\text{Nr. }5}{\text{Nr. }4}\text{ des Ergebnisses}\right)$.

Tabelle 6. Varianzanalyse.

Art der Variation	Zahl der Freiheitsgrade		Sx^2	Sy^2	Sxy
Zwischen den Gruppen. . . .	n-1	1	0,005005	0,006774	— 0,005823
Innerhalb der Gruppen . . .	Sk-n	15	2,20412	0,009121	0,02478
Totale Streuung	Sk-1	16	2,209125	0,015895	0,018955

Kovarianzanalyse.

Art der Variation	Zahl der Freiheitsgrade	Rest-quadrat	Mittleres Rest-quadrat	Regressions-koeffizient b
Zwischen den Gruppen. . . .	0	0,000000	0	— 1,1634
Innerhalb der Gruppen . . .	14	0,008843	0,0006316	0,01124
Totale Streuung	15	0,015732	0,0010488	0,00858

Tabelle 7.

Spalte Nr.	Art der Variation	Freiheitsgrade für k Variable in n Gruppen i. Beisp.		Rest-quadrat i. Beisp.	mittleres Rest-quadrat
1	Gruppenmittelwerte in Abweichung von der Gr.-Mittelwertsregressionslinie A . .	n-2	0	0	0
2	Linie A in Abweichung von der durchschnittl. Binnen-Regressionslinie G .	1	1	0,006889	0,006889
3 (1 + 2)	Gruppenmittelwerte in Abweichung von der Linie G	n-1	1	0,006889	0,006889
4	Einzelwerte in Abweichung von den gruppeneigenen Regressionslinien D und F	Sk-2 n	13	0,007851	0,0006039
5	Abweichung der gruppeneigenen Regressionslinien (D und F) von den gruppeneigenen Binnen-Regressionslinien C und E.	n-1	1	0,000992	0,000992
6 (4 + 5)	Einzelwerte in Abweichung von den gruppeneigenen Binnen-Regressionslinien C und E	Sk-n-1	14	0,008843	0,0006316
7 (3 + 6)	Einzelwerte in Abweichung von der totalen Regressionslinie B	Sk-2	15	0,015732	

Ergebnis: $\dfrac{\text{Nr. 3}}{\text{Nr. 6}}$ (gemittelte Abweichung der beiden Gruppenregressionslinien) =

$$P = 0,01 \qquad P = 0,001$$

$$= \frac{0,006889}{0,0006316} = 10,91 \qquad \begin{aligned} n_1 &= 1 \\ n_2 &= 14 \end{aligned} \qquad 8,86 \qquad 17,14$$

$\dfrac{\text{Nr. 5}}{\text{Nr. 4}}$ (Abweichen der beiden Regressionskoeffizienten) =

$$P = 0,2$$

$$= \frac{0,000992}{0,0006039} = 1,64 \qquad \begin{aligned} n_1 &= 1 \\ n_2 &= 13 \end{aligned} \qquad 1,82$$

Die 22tägige Behandlung mit 50 mg/100 g Kaliumrhodanid bewirkt eine signifikante Senkung der Stoffwechselwerte ($P = 0,01$—$0,001$), ohne daß die Richtung der Stoffwechsellinien der NaCl- und KSCN-Gruppen signifikant verschieden wäre ($P > 0,2$).

Diskussion.

Im Vorhergehenden wurde die statistische Auswertung eines Stoffwechselversuches in allen Einzelheiten beschrieben. Wir gliederten unsere Rechnung in:

1. Die Prüfung, ob die Vorversuche der zu vergleichenden Tiergruppen signifikante Unterschiede aufweisen. Streuen die Vorversuchswerte nur zufällig, so kann auf ein einheitliches Tiermaterial geschlossen

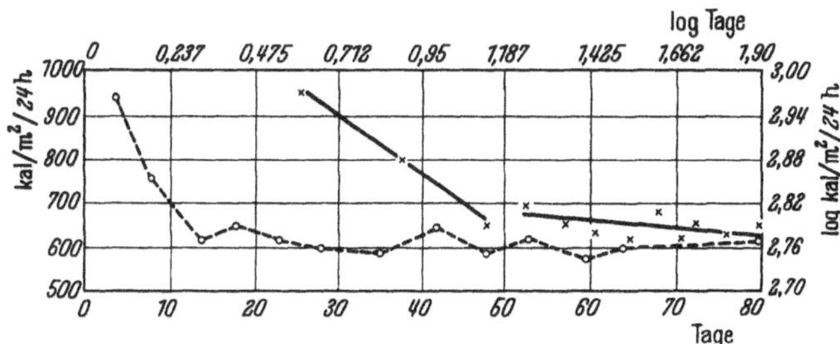

Abb. 4. Stoffwechselkurve eines eigenen langfristigen Stoffwechselversuches mit Ratten, die durch 80 Tage täglich 20 mg Methylthiouracil/100 g Körpergewicht per os bekamen.
——— Stoffwechselregressionslinien nach Logarithmierung der Werte beider Koordinaten (Regressionsgleichungen: $Y = 3,18774 - 0,34449 X$, $Y = 2,86025 - 0,047004 X$).

und die Versuchswerte der einzelnen Gruppen können direkt miteinander verglichen werden.

2. Den Test auf Linearität der Regressionslinien nach Überführung der Werte beider Koordinaten in Logarithmen. Ergibt sich keine signifikante Abweichung, so ist es berechtigt, die Kovarianzanalyse anzuwenden.

3. Die eigentliche Kovarianzanalyse. Sie ermittelt, ob eine statistische Verschiedenheit der beiden Regressionskoeffizienten oder / und ein signifikanter Abstand der beiden Regressionsgeraden besteht.

Bei der Durchrechnung zahlreicher Stoffwechselkurven stießen wir auf die Notwendigkeit, die beschriebene Methodik in einigen Ausnahmefällen zu modifizieren. Bei einer hohen Dosierung von Methylthiourazil (20 mg/100 g Ratte täglich) fiel der Stoffwechsel innerhalb weniger Tage nach Wirkungsbeginn auf seinen niedrigsten Wert ab und blieb über Wochen unverändert auf diesem Niveau (siehe Abb. 4).

Solche und ähnliche Kurventypen lassen sich durch Logarithmieren beider Koordinaten nicht in Regressionsgerade überführen. Da für die Kovarianzanalyse aber unbedingt Regressionsgerade erforderlich sind, muß man solche Kurventypen in ihre den verschiedenen Wirkungen entsprechende Einzelabschnitte zerlegen und diese Teilregressionslinien mit den Regressionsgeraden der Kontrollen vergleichen. Wieder kann, um jede Willkür auszuschalten, für die Teilregressionslinien die Prüfung auf Linearität durchgeführt werden.

Zusammenfassung.

1. Stoffwechselkurven nach chronischer Gabe eines Thyreostatikum lassen sich durch Logarithmieren beider Koordinaten statistisch befriedigend in Regressionsgerade verwandeln.

2. Durch den statistischen Vergleich zweier Regressionslinien nach der von Bonnier und Tedin angegebenen Kovarianzanalyse ist es möglich, auch kleine Unterschiede im Abstand oder in der Neigung der Geraden exakt nachzuweisen.

Für die Durchsicht der Arbeit sowie wertvolle Anregungen möchte ich Frau Prof. M. P. Geppert, Bad Nauheim, meinen verbindlichen Dank aussprechen.

Literatur.

[1] Kopf, R., A. Loeser, G. Meyer u. H. J. Bielig: Arch. exper. Path. u. Pharmakol. 207, 256 (1949). — [2] Förster, W.: Arch. exper. Path. u. Pharmakol. 212, 490 (1951). — [3] Hüsing, E., u. A. Loeser: Klin. Wschr. 27, 394 (1949). — [4] Christensen, B. G.: Acta pharmacol. 1, 98 (1945). — [5] Snedecor, G. W.: Statistical methods, 4. Aufl. Iowa 1946. — [6] Bahner, F.: Pflügers Arch. 250, 521 (1948). — [7] Bonnier, G., u. O. Tedin: Biologisk variationsanalys, Stockholm 1940.

Dr. Werner Förster, Bad. Anilin- & Sodafabrik, Ludwigshafen a. Rh.,
Gewerbehygienisch-Pharmakol. Institut.

Arch. exper. Path. u. Pharmakol., Bd. 215, S. 283—298 (1952).

Aus dem Pharmakologischen Institut der Medizinischen Universität Budapest.

Die Wirkung einiger neuer quaternärer Ammoniumbasen auf die neuromuskulären und ganglionären Synapsen*.

Von

B. Issekutz sen.

Mit 5 Textabbildungen.

(Eingegangen am 25. Januar 1952.)

In den letzten Jahren wurden anläßlich der Suche nach stark curare-wirksamen Verbindungen in unserem Institut von Nádor, Küttel-Isse-kutz, N. Kovatsits und Pórszász-Gibiszer[1, 2] zahlreiche neue quater-näre Ammoniumsalze hergestellt. Ihre pharmakologische Untersuchung ließ interessante Zusammenhänge zwischen Wirkung und chemischer Struktur vermuten und führte zur Entdeckung neuer, therapeutisch ver-wendbarer Arzneimittel.

I.

Die erste Gruppe der Verbindungen (Tab. 1) bildeten die Diamino-diphenyl-methanderivate, bei deren Synthese wir von jener Feststellung von Barlow und Ing[3] ausgingen, daß eine intensive Curarewirkung von Verbindungen zu erwarten ist, in deren Molekülen zwei quaternäre N-Kationen etwa 15 Å voneinander entfernt stehen. Ihren Untersuchungen zufolge verursacht nämlich nur das Decamethonium (Decamethylen-bis-trimethyl-ammoniumjodid) eine neuromuskuläre Blockade, Penta- und Hexamethonium (Hexamethylen-bis-trimethyl-ammoniumjodid) da-gegen lähmt nur die vegetativen Synapsen. Wenngleich die Diphenyl-methankette etwas kürzer ist (11—12 Å) als die Decamethylenkette, steht ersteres dem Tubocurarin doch näher, in dem zwei Isochinolinringe durch Oxybenzylengruppen zusammengehalten werden.

Unsere Orientierungsversuche an Fröschen zeigten, daß dem Tubo-curarin, welches in Gaben von 5 γ/g die motorischen Nervenendigungen vollkommen lähmt, die Verbindungen N 38 und N 97 am nächsten kom-men, da sie in Dosen von 10 γ/g eine gleich starke Wirkung zeigten.

Durch langsame Injizierung einer 0,1%igen Lösung in die Ohrvene von *Kaninchen* stellten wir fest, daß 0,6 mg/kg der Verbindung N 97 eine so hochgradige Muskelschwäche bewirken, daß die Tiere sich aus der Rückenlage nicht erheben konnten. Von dem Tubocurarin waren 0,3 mg/kg von ähnlicher Wirkung. Als atmungslähmende Dosis stellten 0,8 wir bzw. 0,6 mg/kg fest.

---

* Herrn Prof. W. Heubner zu seinem 75. Geburtstage gewidmet.

Bei *Katzen* geschah die Injektion in die Vena femoralis. Hier verursachten 0,4—0,6 mg/kg der Verbindung N 97 ausgesprochene Muskelschwäche und 1,0—1,1 mg/kg Atmungslähmung. Tubocurarin erwies sich auch in den an Katzen vorgenommenen Versuchen als fast zweimal so stark wirksam, da 0,3 mg/kg Muskelschwäche und 0,65 mg/kg Atmungslähmung bewirkten.

Tabelle 1.

$$\underset{CH_3}{\overset{CH_3}{R'}}\!\!\!\searrow\!\overset{+}{N}\!-\!\!\langle\ \rangle\!-\!R\!-\!\langle\ \rangle\!-\!\overset{+}{N}\!\!\!\underset{CH_3}{\overset{CH_3}{\nearrow}}\!R' \quad \cdot 2X^-$$

Nr.	R'	R	Froschendose γ/g
—	CH_3-	$-CH_2-$	20
N-41	C_2H_5-	,,	15
N-38	C_3H_7-n	,,	10
N-97	C_4H_9-n	,,	10
N-142	$C_5H_{11}-i$	,,	15
N-103	$CH_2=CH-CH_2-$	,,	15
N-148	⟨ ⟩$-CH_2-$	,,	10
N-151	CH_3-	$-C(CH_3)_2-$	20
N-163	⟨ ⟩$-CH_2-$	,,	20
N-170	CH_3-	$-CH(C_6H_5)-$	20
N-171	CH_3-	$-CO-$	60
N-144	CH_3-	—	30
N-169	⟨ ⟩$-CH_2-$	—	40

$$\underset{R'}{\overset{R'}{R''}}\!\!\!\searrow\!\overset{+}{N}\!-\!(CH_2)_5\!-\!\overset{+}{N}\!\!\!\underset{R'}{\overset{R'}{\nearrow}}\!R'' \quad \cdot 2X^-$$

Nr.	R'	R''	Froschendose γ/g
N-105	CH_3-	⟨ ⟩	30
N-106	CH_3-	⟨ ⟩$-CH_2-$	25
N-84	C_2H_5-	⟨ ⟩$-CH_2-$	35
	d-Tubocurarin-chlorid		5

In solchen Fällen wurden die Tiere dadurch am Leben erhalten, daß wir durch einen kleinen Hautschnitt in die Trachea eine weite Injektionsnadel steckten und durch dieselbe etwa 10 min lang mit der MEYERschen Pumpe künstliche Atmung vornahmen, bis wieder spontane Atmung einsetzte.

Anläßlich der Registrierung der Gastrocnemiuskontraktionen an mit Urethan (1,2 g/kg) narkotisierten Katzen, die durch rhythmische Erregung (1/10 Herz) des Nervus ischiadicus ausgelöst wurden, fanden wir, daß die Narkose sowohl die Wirkung des Tubocurarins wie auch die des N 97 wesentlich verstärkte. Nach Angaben von LANG, KIMURA und UNNA[4] steigern Äther, Pentothal und Cyclopropan nur die Wirkung des Tubocurarins, die des Decamethoniums aber nicht. Demgegenüber fand SECHER[5] an Zwerchfellpräparaten von Ratten auch zwischen Äther und Decamethonium einen Synergismus.

Unseren Untersuchungen zufolge verursacht N 97 in Urethannarkose schon in Dosen von 0,10—0,25 mg/kg eine starke Verminderung der

Muskelzuckungen, während die Atmung noch ganz hinreichend bleibt und erst durch 0,45—0,5 mg/kg gelähmt wird. Von Tubocurarin wurden zur Herabsetzung der Muskelzuckungen 0,12—0,15 mg/kg benötigt.

In Luminalnatrium- (0,12 g/kg) bzw. Äthernarkose verursachten 0,25—0,30 mg/kg N 97 eine starke Verminderung der Muskelkontraktionen und 0,55—0,60 mg/kg Atmungslähmung, während sich vom Tubocurarin 0,15—0,20 mg/kg als gleich wirksam erwiesen.

Bei *Hunden* wurde die Wirkung von N 38 und N 97 ohne Narkose, durch langsame Injektion in die Vena saphena verglichen und als völlig gleich befunden. Von beiden Mitteln verursachten 0,5—0,6 mg/kg hochgradige Muskelschwäche und 0,75 mg/kg vollkommene Lähmung, während 0,9—1,0 mg/kg die Atmung aufhoben. Bei der Bestimmung der Eliminierungsgeschwindigkeit mit der weiter unten zu beschreibenden Methode fanden wir, daß im Organismus von Katzen von dem N 97 pro Minute 0,013—0,018 mg/kg, bei Hunden dagegen 0,008—0,012 mg/kg eliminiert werden.

N 97 lähmt weder die vegetativen Synapsen noch die vegetativen Nervenendigungen. Selbst auf das Vierfache der atmungslähmenden Dosis (1,5—2,5 mg/kg) trat weder Blutdrucksenkung noch eine Abnahme der Erregbarkeit von Vagus und Sympathicus ein.

Dennoch erwies sich N 97 als Ersatz für das Tubocurarin nicht ganz geeignet, da seine Wirkung mit Prostigmin ebensowenig aufgehoben werden kann, als letzteres das Decamethonium nicht zu antagonisieren vermag. Die Ursache hierfür ist, daß die Wirkungsmechanismen von Decamethonium und Tubocurarin grundverschieden sind.

Während letzteres die Depolarisation der Endplatten hemmt und damit verhindert, daß die Acetylcholinmoleküle eine elektive Negativierung der Endplatte verursachen, die eine repetierende Entladung von Spitzenpotentialen auslöst, rief Decamethonium nach den Feststellungen von BURNS und PATON[6] — ähnlich wie große Acetylcholindosen — durch Depolarisierung der Muskelmembran jenseits der Endplatte einen Zustand hervor, in welchem diese Stellen elektrisch unerregbar werden. Hier bewirkt das Prostigmin dadurch, daß es die Acetylcholinmoleküle akkumuliert, nicht eine Herabsetzung, sondern eher eine Steigerung der Decamethoniumwirkung. Auch wir fanden, daß die durch N-97 bedingte Lähmung durch Prostigmin nicht gehemmt, sondern verstärkt wird. Es ist also wahrscheinlich, daß das N-97 einen ähnlichen Wirkungsmechanismus hat wie das Decamethonium.

Im Jahre 1917 stellte ich[7] fest, daß Eumydrin und Novatropin (Atropin bzw. Homatropinmethylnitrat) in Dosen von 50—75 γ/g die motorischen Nervenendigungen des Frosches lähmen. KIMURA und UNNA[8] haben diesen sehr schwachen Effekt der Tropiniumbasen verstärkt, indem sie zwei Tropinmoleküle durch eine Polymethylenkette miteinander verbanden. Das so erhaltene Decamethylen-bis-atropiniumjodid lähmte den Frosch in Dosen von 8 γ/g, die Maus in Dosen von 0,18 mg/kg und 0,35 mg/kg verursachten Atmungslähmung, die aber mit Prostigmin

vollkommen aufzuheben war. Nádor u. Mitarb.[2] haben zwei Piperidin-
bzw. Tropinringe mit dem 1,4-Xylilen verbunden, welches bedeutend kürzer
als die Decamethylenkette ist (Tab. 2). Das auf diese Weise erhaltene

Tabelle 2.

$$R-CH_2-\langle\text{C}_6\text{H}_4\rangle-CH_2-R$$

No.	R	Frosch-endose. γ/g	No.	R	Frosch-endose. γ/g
N-80	Pyridinium, N^+, Br	<40	N-140	CH_3, CH_2-CH_2, $-N+$, Br, CH_2-CH_2, C, C_6H_5, $COOC_2H_5$	20
N-79	Chinolinium, N^+, Br	30	N-145	CH_2—$CH-CH_2$, CH_3, $-N+$, Br, CH_2—$CH-CH_2$, CHOH	20
N-108	Br, CH_3, N, CH_3, C_6H_5	25	N-141	CH_2—$CH-CH_2$, CH_3, $-N+$, Br, CH_2—$CH-CH_2$, $CHO-CH$, OH, C_6H_5	5
N-105	CH_3, CH_3, N^+, Br, CH_2, C_6H_5	10	N-138	CH_2—$CH-CH_2$, CH_3, $-N+$, Br, CH_2—$CH-CH_2$, $CHOCO-CH$, CH_2, OH, C_6H_5	2,5
N-107	C_2H_5, C_2H_5, N^+, Br, CH_2, C_6H_5	15	N-147	CH_2—$CH-CH_2$, CH_3, $-N+$, Br, CH_2—$CH-CH_2$, CHOCO, C_6H_5	4,5
N-159	Br, C_2H_5, N, CH_2 N^+ CH_2, CH_2 CH_2, CH_2	30	N-155	— ‖ — (ψ-benzoyltropein)	10

1,4-Xylilen-bis-atropinium (N 138) bzw. -homatropiniumbromid (N 141) hat unseren Erwartungen gemäß die motorischen Nervenendigungen stark gelähmt. Mit Prostigmin konnte diese Wirkung vollkommen aufgehoben werden.

Alle diese Verbindungen wirkten aber auch parasympathicolytisch: sie verursachten maximale Mydriasis und Tachycardie, wodurch sie als Ersatz für Tubocurarin ungeeignet werden. Auf meinen Vorschlag haben dann NADOR u. Mitarb.[2] diesem Mißstand abgeholfen, indem sie statt

Tabelle 3.

Nr.	Gewicht des Kaninchens	Verbindung	Geschwindigkeit der Injektion γ/kg/min	Muskelschwäche	Atmungs-lähmung	Wirkungs-breite mg/kg
					mg/kg	
1	2550	N-147	37	0,141		
2	2350	,,	39	0,127		
3	2300	,,	38	0,152		
4	2250	,,	40	0,120		
5	2800	,,	50	0,125	0,19	0,065
6	2470	,,	45	0,100	0,20	0,100
7	2200	,,	50	0,090	0,20	0,110
8	3000	,,	30	0,190	0,28	0,090
9	2450	,,	30	0,200	0,305	0,150
10	3100	,,	52	0,130	0,21	0,090
11	3000	,,	50	0,125	0,20	0,085
12	2700	,,	30	0,230	0,315	0,085
13	2550	Tubokurarin	46	0,130	0,20	0,070
14	2350	,,	51	0,160	0,25	0,090
15	2250	,,	50	0,160	0,24	0,080
16	2300	,,	55	0,150	0,25	0,100
17	2800	,,	52	0,140	0,23	0,090
18	2600	,,	30	0,260	0,36	0,100
19	2800	,,	31	0,220	0,30	0,080

mit dem Mandelsäuretropinester das 1,4-Xylilenderivat mit dem eine parasympathicolytische Wirkung nicht besitzenden Benzoesäuretropinester herstellten. Das so gewonnene 1,4-Xylilen-bis (benzoyltropiniumbromid) (N 147) erwies sich als vollkommen gleichwertig mit dem Tubocurarin. Beide bewirkten nämlich beim Frosch in Dosen von 2,5—3,0 γ/g hochgradige Muskelschwäche. Die Tiere blieben in Rückenlage, während sie auf Kneifen noch ziemlich lebhaft reagierten. 4—5 γ/g riefen eine vollkommene neuromuskuläre Blockade hervor. In den Wirkungen dieser zwei Verbindungen an Fröschen ließ sich ein Unterschied nur insofern erkennen, als die durch N 147 verursachte Lähmung 4—5 und die durch Tubocurarin verursachte 6—8 Std anhielt.

Bei *Kaninchen* wurden die zwei Verbindungen verglichen, indem 0,05%ige Lösungen so lange in die Ohrvene injiziert wurden, bis die Tiere mit völlig erschlaffter Muskulatur in Rückenlage liegen blieben.

Die Höhe derartiger Muskelschwäche auslösender Dosen (Tab. 3) hängt von der Injektionsgeschwindigkeit ab. Bekommen die Kaninchen pro Minute 0,03 mg/kg, so verursachen 0,19—0,23 mg/kg N 147 eine beträchtliche Muskelschwäche und 0,28—0,35 mg/kg Atmungslähmung. Die Wirkungsbreite betrug also 37—75%. Mit 0,1 mg/kg intravenös verabreichtem Prostigmin konnte die Atmungslähmung sofort behoben werden. Das Tier sprang auf und wurde vollkommen normal. Wurde das N 147 schneller verabfolgt (0,04—0,05 mg/kg pro Minute), so bewirkten schon 0,09—0,13 mg/kg Muskelschwäche und 0,19—0,21 mg/kg Atmungslähmung.

Tabelle 4.

Nr.	Gewicht der Katze	Verbindung	Geschwindigkeit der Injektion γ/kg/min	Muskelschwäche mg/kg	Atmungslähmung mg/kg	Wirkungsbreite mg/kg
1	3400	N-147	68	0,29		
		,,	136	0,24	0,43	0,19
2	3000	Tubocurarin	31	0,25	0,30	0,05
		N-147	110	0,33	0,78	0,53
3	3100	,,	63	0,38	1,00	0,62
4	2700	,,	66	0,20	0,33	0,13

Das Tubocurarin zeigte eine ähnliche Wirkungsstärke. Bei 0,03 mg/kg pro Minute lösten 0,22—0,26 mg/kg Muskelschwäche und 0,36 mg/kg Atmungslähmung aus. Bei schnellerer Injizierung fanden wir schon 0,13 bis 0,15 bzw. 0,20—0,25 mg/kg von der gleichen Stärke.

Bei *Katzen* (Tab. 4) wirkten beide Stoffe weniger stark. Die Eliminierungsgeschwindigkeit wurde geprüft (Tab. 5), indem wir in die Vena femoralis eine mit einem Hahn versehene Kanüle banden und durch diese von einer 0,025—0,05%igen Lösung alle 15—30 sec 0,1—0,3 ml injizierten, bis das Tier ganz erschlafft und unbeweglich lag und höchstens den Kopf noch etwas heben konnte.

Aber auch an vollkommen gelähmten Katzen war gut zu sehen, daß sie wach waren; denn wenn sie in die Nase gekniffen wurden, öffnete sich die Pupille für kurze Zeit maximal und die Atmung wurde keuchend; miauen konnten sie schon nicht mehr. Für Lähmungen geringeren Grades ist die hohe Ermüdbarkeit der Tiere charakteristisch: das auf den Fußboden gelegte Tier liegt ganz kraftlos da, auf Kneifen versucht es schwerfällig auf dem Bauch weiterzukriechen, eventuell kann es sogar aufstehen, vermag aber — als wenn ihm Bleigewichte an den Beinen hingen — nur ein paar taumelnde Schritte zu tun und sinkt dann ganz erschöpft zusammen. Nachdem es sich einige Minuten ausgeruht hat — und inzwischen ist ja schon ein kleiner Teil des Giftes eliminiert worden —, springt es auf erneutes Kneifen jetzt schon lebhafter auf, versucht in die Ecke zu fliehen. Bald aber versagt der hintere Körperteil und, diesen mühsam nachschleppend, es kommt nur sehr langsam vorwärts. Nach nochmaligem Ausruhen kann es schon schneller gehen und nach weiteren 10—15 min wird es vollkommen normal.

Einen beliebigen Grad der motorischen Lähmung unter dauernder Beobachtung hielten wir aufrecht, indem wir alle 1—2 min 0,1—0,2 cm³ Lösung in die Venen injizierten. Von der so binnen 2 Std verbrauchten Gesamtmenge wurde die Eliminierungsgeschwindigkeit dadurch berechnet, daß zu Ende des Versuches der Zeitpunkt des Abklingens der Wirkung festgestellt und die ganze verabfolgte Dosis mit der Gesamtwirkungsdauer der Verbindung dividiert wurde. So erhielten wir auf 1 min

Tabelle 5.

Nr.	Tier	Gewicht	Verbindung	Geschwindigkeit der Injektion γ/kg/min	Lähmende Dose mg/kg	Lähmung Dauer min	Lähmung Inj. mg/kg	Eliminationsgeschwindigkeit γ/kg/min
1	Kaninchen	2500	N-147	30	0,15	115	1,1	9,5
2	,,	2800	,,	30	0,15	113	1,54	12,8
3	,,	2800	Tubokurarin	42	0,15	62	0,286	4,8
	,,	2800	N-147	40	0,10	70	0,32	4,5
4	,,	2500	,,	50	* 0,15	69	1,00	13,8
	,,	2500	Tubokurarin	36	0,22	51	0,56	7,5
5	,,	2700	N-147	34	0,20	67	1,02	15,0
6	Katze	3400	,,	45	0,29	57	1,47	25,0
7	,,	2940	,,	44	0,22	32	0,54	12,0
8	,,	3000	Tubokurarin	33	0,25	48	0,56	7,5
	,,	3000	N-147	35	0,50	70	0,89	5,6
	,,	3000	,,	42	0,21	27	0,83	30,0*
9	Hund	6500	,,	100	0,15	60	0,57	9,6
	,,	6500	Tubokurarin	77	0,154	65	0,46	6,4
10	,,	6700	N-147	125	0,25	42	0,67	16,0

* Atmungslähmung.

und 1 kg Körpergewicht berechnet die eliminierte Menge. Eine andere Berechnungsmethode war, daß wir zu Ende des Versuches den gleichen Grad der motorischen Lähmung einzustellen versuchten, der mit der ersten Injektion zustande gebracht worden war. Da wir nun annahmen, daß zu dieser Zeit eine mit der ersten Gabe analoge Menge des Wirkstoffes im Tier in wirksamer Form vorhanden sei, haben wir diese Dosis von der insgesamt verabreichten Menge abgezogen und den Rest mit der ganzen Dauer der motorischen Lähmung geteilt. Die Ergebnisse der beiden Berechnungen zeigten keine großen Unterschiede. In Tabelle 5 sind die Mittelwerte aufgenommen. Die Eliminierungsgeschwindigkeit schwankt bei den verschiedenen Tieren zwischen ziemlich großen Grenzen. Deshalb sind zum Vergleich besonders die an ein und demselben

Tier vorgenommenen Versuche geeignet. Diese Berechnungen lassen vermuten, daß das Tubocurarin etwas langsamer eliminiert wird als N 147. So betrug z. B. bei einem Hunde (Nr. 9) die pro Minute eliminierte Menge des N 147 9,6 γ/kg und die des Tubocurarins nur 6,4 γ/kg, während bei einem Kaninchen (Nr. 4) 13,8 bzw. 7,5 γ/kg eliminiert wurden.

N 147 senkt den Blutdruck selbst in Dosen, die das 5fache der Atmungslähmung bewirkenden Menge betragen, nicht, es lähmt auch die vegetativen Synapsen nicht, besitzt auch keine parasympathicolytische Wirkung und ist daher als Ersatz für das Tubocurarin vorzüglich geeignet.

III.

Die Feststellungen von Gyermek und Sztanyik[9], daß Novatropin die vegetativen Synapsen 2—3mal stärker lähmt als TEA (Tetraäthylammoniumbromid), sowie unsere Beobachtung, derzufolge eine zufällige fehlerhafte Synthese des N 147 zu einem stark blutdruckherabsetzenden, wahrscheinlich monoquaternären Derivat führte, legte uns den Gedanken

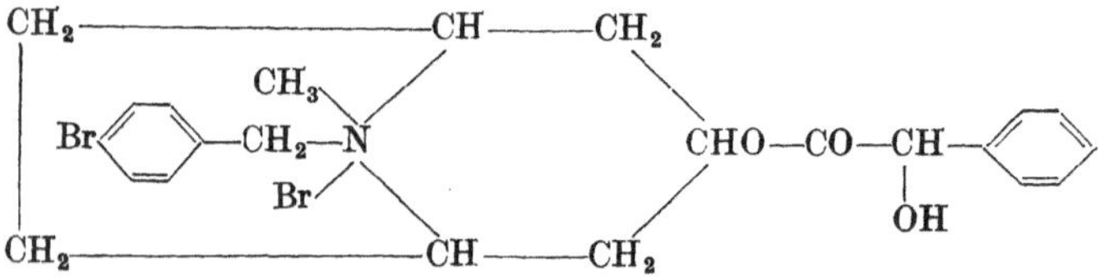

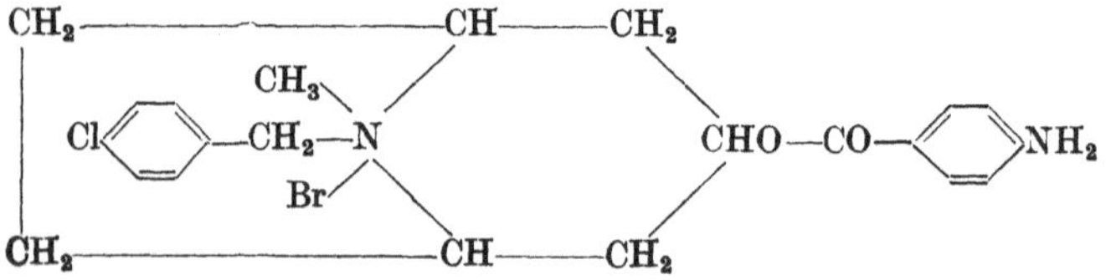

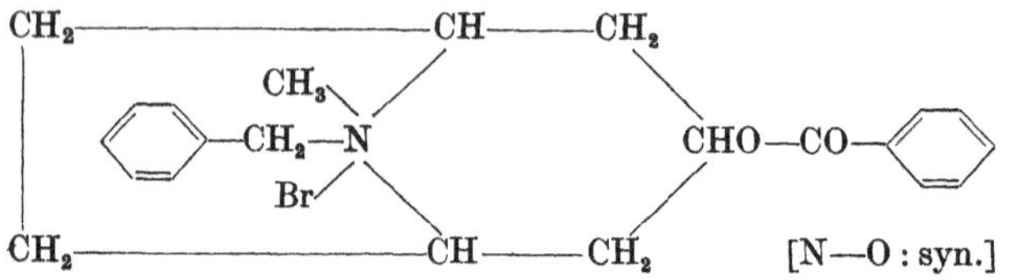

nahe, monoquaternäre Aralkyltropeine herstellen zu lassen, und zwar in der Hoffnung, daß sie eine selektive ganglionäre Blockade hervorrufen könnten. Von den zahlreichen derartigen, von Nádor[10] syntethisierten Verbindungen fand Gyermek[11] das Benzyl-cis-benzoyl-tropinium-bromid (N 294) 10mal stärker wirksam als TEA, das p-Brombenzyl-dl-mandelil-tropinium-bromid (N 239) 18mal und das p-Chlor-benzyl-p-aminobenzoyl-tropinium-bromid (N 266) sogar 25mal stärker wirksam.

Da N 239 sich weniger toxisch erwies als N 266, hielten wir es für
therapeutische Zwecke geeignet. Es mußten deshalb seine Resorptions-
verhältnisse studiert und festgestellt werden, womit eventuell während
der therapeutischen Behandlung auftretende Kollapse erfolgreich be-
kämpft werden können.

Versuche zur Klärung dieser Frage wurden an mit Urethan und Dial narkotisierten Katzen angestellt. Der Blutdruck wurde mittels einem in die Carotis gebundenen Hg-Manometer und die Nickhautkontraktionen mit einem isotonischen
Schreibhebel registriert. Der Halssympathicus wurde mit Hilfe einer Platinelektrode
durch Kondensatorentladungen (20—50 Hertz) gereizt.

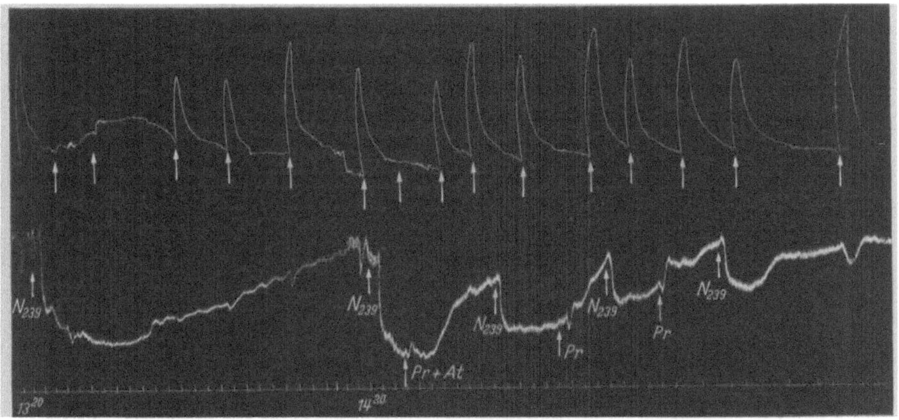

Abb. 1. Katze, 4,0 kg. Urethan + Dial-Narkose. 13,20 Uhr nach i.v. Injektion von 0,5 mg/kg
N-239 Herabsetzung des Blutdrucks von 125 auf 40 Hg mm. Auf die Reizung (↑) des Halssympathicus keine Nickhautreaktion. Abklingen der Wirkung nach 10 min. 14,20 Uhr, nach
1 Std.: wiederum 0,5 mg/kg N-239 i.v. und 2 min später 0,5 mg/kg Prostigmin und 0,25 mg/kg
Atropin (Pr + At). Der Blutdruck steigt binnen 3 min auf 90 Hg mm. Es wurden noch 3mal i.v.
0,5 mg N-239 und 2mal 0,5 mg/kg Prostigmin (Pr) injiziert, die Wirkung wurde immer geringer,
keine Halssympathicuslähmung. Zeit in 1 min.

N 239 verursachte schon in intravenösen Gaben von 0,25 mg/kg
ganglionäre Blockade, die sich in einer Senkung des Blutdruckes auf
60—80 mm Hg, dem Aufhören des Sinus caroticus-Reflexes, und ferner
darin äußert, daß die Reizung des Halssympaticus infolge der Lähmung
des Gg. cerv. sup. die Nickhautkontraktionen nicht auslöst. Seine Wirkung hält nur 6—10 min an, der Blutdruck erreicht allmählich wieder
sein Ausgangsniveau.

Die Wirkung von 0,5 mg/kg N 239, intravenös verabreicht, hält ebenfalls nur 12—15 min an. Werden aber 1—2 min nach der Injektion
0,5 mg/kg Prostigmin intravenös gegeben (Abb. 1), so steigt der Blutdruck binnen 2—3 min auf das Normale und auch die Erregbarkeit des
Sympathicus kehrt zurück, mit anderen Worten: Prostigmin hebt die
ganglionäre Blockade auf. Zwischen N 239 und Prostigmin besteht ein

gegenseitiger Antagonismus. Werden die zwei Mittel abwechselnd verabreicht, so bewirkt N 239 stets eine kürzere Zeit dauernde und geringere Blutdrucksenkung. Die Nickhautkontraktionen werden nicht einmal wesentlich beeinflußt.

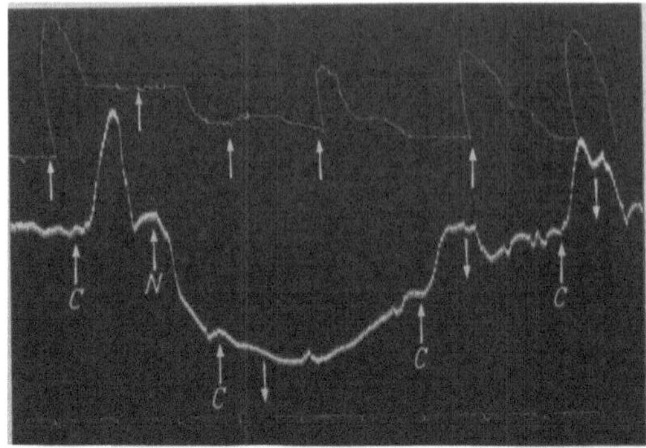

Abb. 2. Katze, 3,8 kg. *C* Abklemmen der Carotis communis, starke Blutdrucksteigerung. *N* 0,5 mg/kg
N-239 i.v. Blutdrucksenkung von 124 auf 56 Hg mm. Keine Nickhautkontraktion und auch der
Sinus-caroticus-Reflex hört auf. Zeit in 1 min.

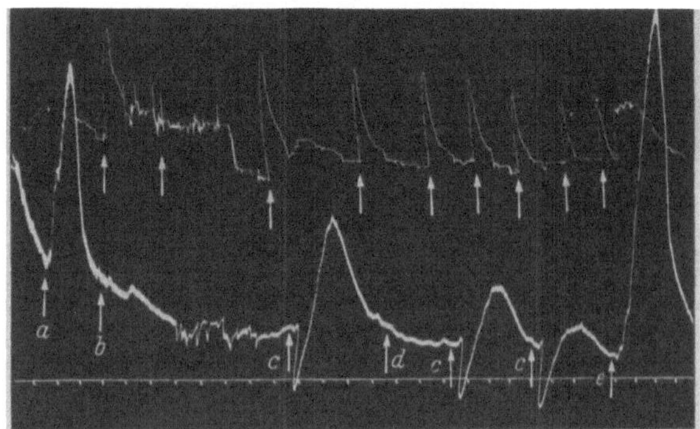

Abb. 3. Katze, 3,0 kg. Urethannarkose: 2,5 mg/kg Atropin i.v. — a) 5 γ/kg Adrenalin i.v. heben
den Blutdruck von 90 auf 150 Hg mm. — Danach b) 2 mg/kg N-239 subcutan. Senkung des Blutdrucks auf 30 mm Hg. — c) 0,33 mg/kg Acetylcholin i.v. Erhöhung des Blutdrucks auf 84 mm Hg.
— d) 3,3 mg/kg N-239 subcutan. Auf Acetylcholin (c) Erhöhung des Blutdrucks zuerst auf 60 und
dann nach wiederholter Injektion nur auf 35 Hg mm. — e) Auf 10 γ/kg Adrenalin aber Steigen
des Blutdrucks auf 176 Hg mm. Nickhautkontraktion. Zeit in 1 min.

Das Prostigmin wirkt aber im Falle einer ganglionaren Blockade bedeutend schwächer als bei motorischer Lähmung. Während es die letztere
schon in Dosen von 0,1 mg/kg aufzuheben vermag, erweisen sich N 239
gegenüber erst 0,3—0,5 mg/kg als wirksam. So hohe Prostigmingaben
lösen aber bereits einen Bronchuskrampf aus. Wenn auch dieser Effekt
mit Atropin gemäßigt werden kann, ist doch das Prostigmin therapeutisch, zur Aufhebung der ganglionären Blockade, kaum verwertbar.

Abb. 2 zeigt, daß N 239 auch den durch Abklemmung der Carotis communis auslösbaren Reflex lähmt. Auch die acetylcholinbedingte Adrenalinmobilisierung hemmt (Abb. 3). Dagegen setzt es weder die Wirkung des Adrenalins selbst auf den Blutdruck noch den auf die Nickhautkontraktion herab. Der durch Adrenalin oder Sympatol stark erhöhte Blutdruck löst eine typische Vagusreizung aus (Abb. 5); das N 239 verfügt also über keine wesentliche parasympathicolytische Wirkung.

Pentamethonium erwies sich als gleichstark mit dem N-239. Auch hiervon bewirkten 0,5 mg/kg Blutdrucksenkung und ganglionäre Blockade. Prostigmin vermag aber seine Wirkung ebensowenig zu antagonisieren, als es die durch Decamethonium bewirkte motorische Lähmung nicht aufzuheben imstande ist.

Die Eliminierungsgeschwindigkeit wurde folgendermaßen untersucht: eine 0,025—0,2%ige Lösung wurde 10—20 min hindurch gleichmäßig langsam in die Vena femoralis infundiert. Auch so erreichte die Wirkung

Tabelle 6.

Infusions-		Wirkung des N-239	Wirkungsdauer in Minuten	Eliminierung pro Minute in mg/kg
Dauer in min	Geschwindigkeit mg/kg/min			
20	0,023	Blutdrucksenkung von 160 auf 130 Hg mm. Die Nickhautkontraktion blieb normal . . .	25	0,0184
16	0,036	Blutdrucksenkung von 160 auf 110 Hg mm. Nickhautkontraktion $^2/_3$ des Normalen . . .	27	0,0267
18	0,076	Blutdrucksenkung von 160 auf 90 Hg mm. Sehr schwache Nickhautkontraktionen. . .	30	0,046
18	0,15	Blutdrucksenkung auf 60 Hg mm. Lähmung des Gg. cerv. sup.	38	0,071
16	0,23	Blutdrucksenkung auf 50 Hg mm. Gg. cerv. sup. vollkommen gelähmt	40	0,093
10	0,46	Blutdrucksenkung auf 50 Hg mm. Gg. cerv. sup. vollkommen gelähmt	42	0,11
SubcutaneInjektion von N-239				
1 mg/kg		Blutdrucksenkung von 140 auf 100 Hg mm. Nickhautkontraktion bleibt normal	50	0,02
2 mg/kg		Blutdrucksenkung auf 90 Hg mm. Nickhautkontraktionen ½ des Normalen	55	0,0365
3 mg/kg		Blutdrucksenkung auf 55 mm Hg. Lähmung des Gg. cerv. sup.	58	0,054
5 mg/kg		Blutdrucksenkung auf 50 mm Hg. Lähmung des Gg. cerv. sup.	65	0,078

binnen 1—2 min jenen Grad, der der Dosierungsgeschwindigkeit entsprach, und dieser blieb die ganze Infusionsdauer hindurch unverändert.
5—32 min nach Beendigung der Infusion war die Wirkung vollkommen
abgeklungen. Die hieraus berechnete Eliminierungsgeschwindigkeit war
nicht konstant, sondern proportional der Infusionsgeschwindigkeit wurde
auch die Eliminierung beschleunigt (Tab. 6). Demnach wird offensicht-

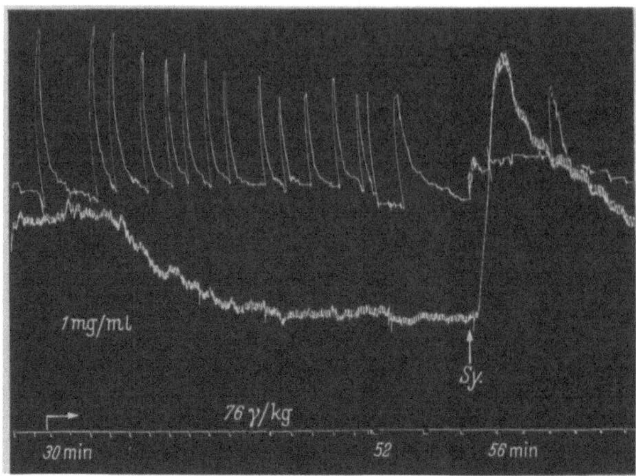

Abb. 4. Katze, 3,3 kg. Urethannarkose. Infusion einer 0,1%igen N-239-Lösung. 76 γ/kg/min.
Blutdrucksenkung von 125 auf 68 Hg mm. Nach 1 mg/kg Sympatol (Sy) Erhöhung auf 204 Hg mm.
Zeit in 1 min.

lich die Eliminierung des N 239 von seiner Konzentration im Blut determiniert.

N 239 wirkt äußerst selektiv: selbst ein Mehrfaches der die vegetativen Ganglien lähmenden Dosis übt keinen sympathicolytischen
Effekt aus. Es hemmt also die blutdrucksteigernde Wirkung von 5 bis
10 γ/kg Adrenalin oder 0,2—1,0 mg/kg Sympatol nicht und sogar die
durch Adrenalin verursachten Nickhautkontraktionen werden nicht beeinflußt (Abb. 4 und 5). So sind denn diese Mittel, ebenso wie auch Veritol, geeignet, den bei der therapeutischen Behandlung eventuell auftretenden Kollaps zu bekämpfen.

Infolge der schnellen Eliminierung wirkt das subcutan verabreichte
N. 239 etwa 10 mal weniger stark als bei intravenöser Injektion, trotzdem
es aus den subcutanen Bindegeweben ziemlich schnell zur Resorption
gelangt, da seine Wirkung bereits nach 2—3 min manifest wird und nach
10 min ihr Maximum erreicht. Die Synapsen werden durch 3 mg/kg gelähmt und dieser Effekt hält ungefähr 50 min an. Auch hier steigt die
Eliminierungsgeschwindigkeit proportional der Größe der verabreichten
Gaben (Tab. 6).

Das in den Dünndarm gespritzte N 239 ist nur sehr schwach wirksam. 5—10 mg/kg verursachen nur eine mäßige Blutdrucksenkung. Zur vollkommenen Lähmung der Synapsen werden 20—25 mg/kg benötigt, diese Wirkung bleibt 180—200 min bestehen. Die Eliminierungsgeschwindigkeit beträgt 0,1—0,125 mg/kg, entspricht also dem bei der intravenösen Infusion von 0,46 mg/kg pro Minute gefundenen Wert. Es ist aber un-

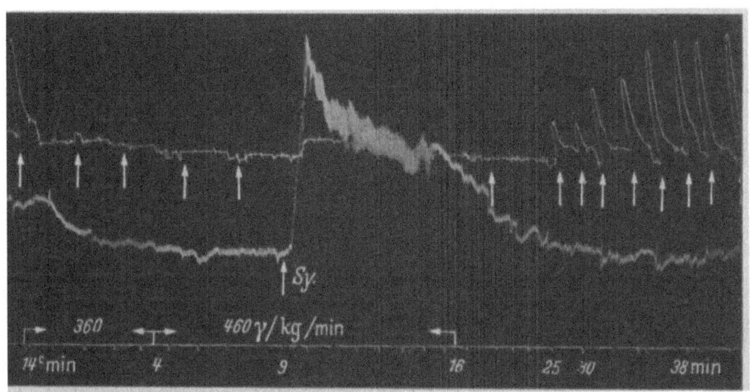

Abb. 5. Fortsetzung des vorhergehenden Versuches. Während der Infusion von 360 und später von 460 γ/kg/min N-239 Sinken des Blutdrucks auf 64 Hg mm. Nach Injektion von 1 mg/kg Sympatol (Sy) neben starkem Vaguspuls Erhöhung auf 170 Hg mm. Nach Beendigung der Infusion allmähliche Steigerung der Nickhautkontraktionen, um 14,38 Uhr beinahe normal. Der Blutdruck wurde jedoch erst um 15 Uhr normal, 150 Hg mm. Zeit in 1 min.

wahrscheinlich, daß bei enteraler Anwendung im Blut so hohe Konzentrationen erreicht werden können, da in diesem Falle auch viel geringere Dosen als 25 mg/kg wirken müßten. Ursache für die schwache Wirkung und die schnelle Eliminierung dürfte sein, daß das aus dem Darm ziemlich gut resorbierte N 239 von der Leber gebunden und — ähnlich wie die übrigen Tropinester — zersetzt wird.

Das Atropinbindungsvermögen der Leber hat als erster VÁMOSSY[12] nachgewiesen. BERNHEIM und BERNHEIM[13] sowie GLICK und GLAUBACH[14] haben festgestellt, daß die Leberschnitte die Tropeine zu hydrolysieren vermögen. GADEAU und TØNNESEN[15] haben das gleiche später auch anläßlich der Durchströmung von Katzen-, Kaninchen- und Rattenlebern mit atropinhaltigem Blut beobachtet.

Wäre der schwache Effekt durch die sehr langsame Resorption aus dem Darm bedingt, so müßte das N 239 eine viel anhaltendere Wirkung entfalten. Denn wenn wir z. B. annehmen, daß aus dem Darm pro Minute 0,075 mg/kg resorbiert werden — einer solchen i. v. Infusionsgeschwindigkeit entspricht nämlich die Wirkung von 25 mg/kg enteral verabfolgtem N 239 —, so müßte seine Wirkung nicht 3, sondern 5—6 Std anhalten.

IV.

Das Acetylcholin hat drei Angriffspunkte: Die Nervenerregung überträgt das Acetylcholin auf die parasympathischen Nervenzellen, auf die neuromuskulären Endplatten und auf die vegetativen Ganglien. Diese drei Effekte des Acetylcholins zu verhindern sind dreierlei Verbindungen verschiedenen Types imstande:

Eine parasympathicolytische Wirkung besitzen die Tropeine und die mit Oxarylsäuren (Tropasäure, Mandelsäure) gebildeten Ester einiger ihm nahestehender Alkohole. Die Anwesenheit der OH-Gruppe ist von entscheidender Bedeutung, denn die benzoesauren Ester des Tropins wirken nicht parasympathicolytisch, sondern nur lokalanästhetisch. Die Quaternisierung der Tropeine mit Methyl hebt die erregende Wirkung derselben auf das Zentralnervensystem auf und verstärkt ihre parasympathicolytische Wirkung (Issekutz[7]) und gleichzeitig nimmt auch ihre sympathicusganglienlähmende Wirkung zu (Gyermek und Sztanyik[11]).

Nach H. Wick[16] löst Buscopan (1-N-butyl-scopolammonium-bromid) vorwiegend durch die Blockade der intramural liegenden parasympathischen Ganglien den durch Pilocarpin hervorgerufenen Spasmus der glatten Muskulatur, hemmt aber sehr schwach die muscarinartigen Effekte des Acetylcholins.

Die Quaternisierung mit p-Brombenzyl setzt den parasympathicolytischen Effekt der Tropeine noch weitgehender herab und stellt die Blockade der sympathischen Ganglien vollkommen in den Vordergrund. Die kurareähnliche Wirkung dieser Verbindungen dagegen ist nur eine schwache.

Im Gegensatz hierzu wirken die mit 1,4-Xylilen gebildeten bis-quaternären Ester nicht auf die vegetativen Ganglien, verursachen aber eine gleich starke neuromuskuläre Blockade wie das Tubocurarin. Die mit oxyaromatischen Säuren gebildeten Ester der bis-quaternären Tropinverbindungen verfügen — wenngleich sie auch schwächer wirksam sind als ihre Mutterverbindung — noch immer über eine so hohe parasympathicolytische Wirkung, die ihre arzneiliche Verwendung unmöglich macht. Die benzoesauren Ester dagegen lähmen den Parasympathicus nicht und deshalb ist das 1,4-Xylilen-bis (benzoyl-tropinium-bromid) (N 147) an Stelle des Tubocurarin gut verwendbar. Anderen synthetischen, curareähnlich wirksamen Verbindungen gegenüber hat es den Vorteil, daß seine Wirkung mit Prostigmin aufgehoben werden kann. Sein Wirkungsmechanismus dürfte demnach der gleiche sein, wie der des Tubocurarins, d. h. es hemmt durch Herabsetzen der Permeabilität der motorischen Endplatten die Erregungsübertragung.

Hingegen hebt das Prostigmin die Wirkung der mit Trialkylamin gebildeten bis-quaternären Derivate nicht auf, sondern steigert sie eher.

Wenn die zwei N-Kationen nicht mit einer Polymethylenkette, sondern mit Diphenylmethylen verbunden werden, dann sind auch weniger als die von BARLOW und ING[3] festgesetzten 15 Å Entfernung ausreichend, um die Curarewirkung zur Entfaltung zu bringen. Die Wirkungsstärke derselben hängt auch von der Struktur des N-Kations ab. Als besonders günstig erwies sich das Einbringen eines Propyl- oder Butylradikals; wahrscheinlich deshalb, weil es die Ladung des N-Atoms, d. h. die Basizität der Verbindung steigert. Auf die Bedeutung dieses Vorganges wies FÜHNER[17] schon im Jahre 1908 hin. Die Benzylquaternisierung dagegen setzt die Ladung des zentralen N-Atoms herab, weshalb seine curareartige Wirkung vermindert und seine Fähigkeit zur Auslösung einer Blockade der sympathischen Ganglien erhöht wird (NÁDOR und GYERMEK[10, 11]).

Das Buscopan widerspricht dieser Theorie nur scheinbar, da die Wirkung des mit Butyl quaternierten N des Scopolamins durch die in seiner Nähe befindliche Sauerstoffbrücke stark modifiziert wird. Dies verleiht der Verbindung ihre selektive Wirkung auf bestimmte parasympathische Ganglien, über die das l-Butylatropinium aber schon nicht mehr verfügt (H. WICK[16]). Wahrscheinlich ist es diese Sauerstoffbrücke, die auch das Benzylscopolaminammonium in seiner Wirkung auf die sympathischen Ganglien behindert, in deren Lähmung die Benzyltropiniumester sich auszeichnen. Hingegen lähmen diese die parasympathischen Nervenendigungen nur kaum.

Zusammenfassend läßt sich also sagen, daß bei entsprechender Modifizierung der chemischen Struktur der Tropeine äußerst selektive und in verschiedenen Richtungen angreifende Wirkungen erzielt werden können.

Zusammenfassung.

1. Die quaternären Derivate des Tetramethyl-diamino-diphenyl-methans besitzen eine Curarewirkung. Diese kann besonders durch Quaternisierung mit Propyl- oder Butylradikalen verstärkt werden. Die mit solchen Verbindungen (N 38 und N 97) hervorgerufene neuromuskuläre Blockade kann mit Prostigmin nicht aufgehoben werden.

2. Das 1,4-Xylilen-bis(benzoyl-tropinium-bromid) (N 147) hat die gleiche Wirkung wie das Tubocurarin und ist als Ersatz desselben gut geeignet, da sein Effekt durch Prostigmin aufgehoben werden kann und es die vegetativen Ganglien und die parasympathischen Nervenendigungen nicht lähmt. N 147 wird etwas schneller aus dem Organismus eliminiert als Tubocurarin.

3. Das p-Brombenzyl-dl-mandelil-tropinium-bromid (N 239) lähmt sehr selektiv und stark die sympathischen Ganglien. Seine Wirkung vermag Prostigmin nur in verhältnismäßig hohen Dosen aufzuheben. Die parasympathischen und sympathischen Nervenendigungen lähmt es nicht; der durch N 239 erniedrigte Blutdruck kann also durch Sympathicomimetica wieder gesteigert werden. Wegen der schnellen Eliminierung

erweist sich dieser Stoff bei subcutaner Verabreichung nur in 10 mal und bei enteraler Einverleibung nur in 80—100 mal stärkeren Dosen als wirksam als bei intravenöser Anwendung.

Frl. Th. Dobrovits und Herrn M. Székely habe ich für ihre zuverlässige Hilfe bei den Versuchen zu danken.

Literatur.

[1] Nádor, K., L. Küttel-Issekutz u. K. Pórszász-Gibiszer: Magyar Kémiai folyóirat **56**, 435 (1950). — [2] Nádor, K., L. Küttel-Issekutz u. M. Kovatsits: Magyar Kémiai folyóirat **56**, 440 (1950). — [3] Barlow, R. B., and H. R. Ing: Brit. J. Pharm. exp. Chemother. **3**, 289 (1948). — [4] Lang, D. A., K. K. Kimura et K. R. Unna: Arch. internat. Pharmacodynamie **85**, 257 (1951). — [5] Secher, O.: Acta pharmacol (Københ.) **7**, 83 (1951). — [6] Burns, B. D., u. W. D. M. Paton: zit. nach W. Feldberg: Arch. exper. Path. u. Pharmakol. **212**, 64 (1950). — [7] Issekutz, B.: Z. exper. Path. u. Ther. **19**, 1 (1917). — [8] Kimura, K. K., and K. R. Unna: J. of Pharmacol. **98**, 286 (1950). — [9] Gyermek, L., u. L. Sztanyik: Acta Physiol. Hungarica **2**, 41 (1951). — [10] Nádor, K., u. L. Gyermek: erscheint in Acta Chemica Hung. 1952. — [11] Gyermek, L., u. K. Nádor: erscheint in Acta physiol. Hung. 1952. — [12] Vámossy, Z.: Arch. internat. Pharmacodynamie **13**, 155 (1904). — [13] Bernheim, F., and M. L. C. Bernheim: J. of Pharmacol. **64**, 209 (1938). — [14] Glick, D., and S. Glauback: J. Gen. Physiol. **25**, 197 (1941) —. [15] Godeaux, J., u. M. Tønnesen: Acta pharmakol. (Københ.) **5**, 95 (1949). — [16] Wick, H.: Arch. exper. Path. u. Pharmakol. **213**, 485 (1951). — [17] Fühner, H.: Arch. exper. Path. u. Pharmakol. **58**, 1 (1908).

Prof. Dr. B. Issekutz sen., Budapest VIII, Üllöi-ut 26.

Arch. exper. Path. u. Pharmakol., Bd. 215, S. 299—316 (1952).

Aus dem Physiologischen Institut (Leiter: Prof. Dr. P. HOFFMANN) und dem Pathologischen Institut (Leiter: Prof. Dr. F. BÜCHNER) der Universität Freiburg i. Br.

Das Verhalten der Schilddrüse und der Körpertemperatur bei der Adaptation an niedere Umgebungstemperaturen*.

Von

JOSEF PICHOTKA.

Mit 6 Textabbildungen.

(Eingegangen am 16. Februar 1952.)

Die warmblütigen Tiere haben die Fähigkeit, sich in einem relativ weiten Bereich den Umgebungstemperaturen anzupassen. Diese Anpassung ist mit einer Reihe von anatomischen und funktionellen Vorgängen verbunden, deren Sinn und Zusammenwirken noch nicht geklärt ist. Für die Schilddrüse ist die Tatsache der Beteiligung während der Anpassung an veränderte Umgebungstemperaturen in zahlreichen Untersuchungen nachgewiesen[6, 7, 20, 21, 23, 25, 30, 38, 43]. Über die Bedeutung dieser Schilddrüsenveränderungen und ihre Beziehungen zu gleichzeitigen Ereignissen an anderen Systemen ist wenig Gesichertes bekannt. Es ist naheliegend, die Stoffwechselgröße als den zentralen Gegenstand der Anpassung anzusehen. Die zu dieser Frage vorliegenden Arbeiten sind aber unzureichend oder nicht widerspruchsfrei.

In der folgenden Arbeit wird versucht, die Schilddrüsenveränderungen in ihrem zeitlichen Ablauf in Beziehung zu setzen zu anderen Vorgängen während der Adaptation an niedere Umgebungstemperaturen.

Methodik.

Die Untersuchungen wurden an Meerschweichen durchgeführt. Die Tiere kamen mehrere Wochen vor Versuchsbeginn unter kontrollierte Bedingungen. Das Futter bestand aus Rüben, Körnern und Heu ad libitum. Der Stallraum wurde auf einer Temperatur von 16—20° gehalten. Im allgemeinen wogen die Tiere 300—600 g, wenn sie in den Versuch kamen.

Eine Gruppe von insgesamt 61 Tieren wurde für verschieden lange Zeiten aus dem geheizten Stall in einen Kaltraum gebracht. Die Temperatur dieses Raumes wurde durch automatische Regelung zwischen 0° und 3° gehalten; gelegentlich kamen Anstiege auf 5° vor. Die Dauer des Aufenthaltes im Versuchsraum lag zwischen 5 Tagen und mehr als 3 Monaten. Bei diesen großen Differenzen in der Versuchsdauer mußte mit einer Beeinflussung des histologischen Bildes und des

---

* Herrn Professor Dr. W. HEUBNER zum 75. Geburtstag gewidmet.

20*

Gewichtes der Schilddrüse durch die normalen jahreszeitlichen Schwankungen gerechnet werden[10, 16, 18, 29, 34, 37, 42]. Daher wurde etwa die Hälfte der Versuche (36 Tiere) so angesetzt, daß sie innerhalb Monatsfrist endeten (Mai bis Juni 1944), obwohl die Versuchsdauer der einzelnen Serien sich von 2 bis zu 14 Wochen erstreckte. Die restlichen Tiere dieser Gruppe wurden zu verschiedenen Zeiten des Jahres in den Versuchsraum gebracht. Auf diese Weise sollte die mögliche Bedeutung einer jahreszeitlich veränderlichen Reaktionsbereitschaft der Schilddrüse zum Vorschein gebracht werden. Am Ende der Versuchsperiode wurden die Tiere getötet und seziert. Die Schilddrüsen wurden sorgfältig präpariert, frisch gewogen und fixiert.

Zur Kontrolle des normalen Gewichtes und des histologischen Bildes der Schilddrüse wurden 30 Tiere untersucht, die bei Stalltemperatur (16—20°) unter sonst gleichen Bedingungen gehalten worden waren. Die Tötung dieser Tiere geschah jeweils parallel zu den Versuchsgruppen.

Die Fixierung der Schilddrüsen erfolgte in Formol, Susa und Bouin. Untersucht wurden Paraffinschnitte, die mit H. E. und mit der Goldnerschen und Massonschen Trichrommethode gefärbt waren. Insgesamt kamen die Schilddrüsen von 51 Versuchstieren und 30 Kontrolltieren zur histologischen Untersuchung. Das frische Schilddrüsengewicht von 54 Tieren wurde auf der Torsionswage bestimmt. Die Berechnung der Relativgewichte bezieht sich auf das Körpergewicht bei der Tötung.

Die Rectaltemperatur der Tiere wurde während der Versuchszeit laufend mit einem Quecksilberthermometer gemessen. Den Darstellungen liegen die Morgentemperaturen (8—9 Uhr) zugrunde.

Die angegebenen Durchschnittswerte sind die arithmetischen Mittel mit den einfachen mittleren Fehlern. Wenn zwei beobachtete Mittel sich mit ihren dreifachen mittleren Fehlern nicht überschneiden (3 σ-Grenze), wird in üblicher Weise eine signifikante Differenz angenommen. Der Berechnung des Wahrscheinlichkeitswertes in der Variationsanalyse liegen die Tabellen von Snedecor[36] zugrunde.

Tabelle 1.

Nr.	Zahl der Tiere	Dauer des Aufenthaltes im Kaltraum in Tagen
F 1—3	3	5
F 4—6	3	9
J 28—30	3	10
F 7—12	6	13
J 22	1	14
T 40—45	6	14
T 19	1	20
T 31—33	3	22
T 28—30	3	28
T 20	1	30
T 25—27	3	43
T 37—39	3	45
T 16—18	3	62
T 22—24	3	69
T 7—12	6	93
T 4—6	3	94
T 13—15	3	96
T 1—3	3	97

Ergebnisse.

Der in dieser Untersuchung durchgeführte Wechsel der Umgebungstemperatur von 16—20° auf 0—3° ist für Meerschweinchen im allgemeinen erträglich, liegt aber nach unserer Erfahrung für einen Teil der Tiere an der Grenze der Adaptationsfähigkeit. Aus einer Zahl von 61 Tieren endete eines am 20. Versuchstag in einer absoluten Insuffizienz der Wärmeregulation und wurde bei einer Rectaltemperatur von 32,5° getötet. 2 weitere Tiere fielen durch interkurrente Erkrankungen aus, in deren Genese die Versuchsbelastung beteiligt sein mag. Die verbleibenden 58 Tiere überstanden den „stress" gut.

Zu Beginn des Aufenthaltes im Kaltraum bekamen die Tiere ein struppiges Fell und waren aufgeregt. Eine genauere Beschreibung dieser Erscheinungen findet sich an anderer Stelle[39]. In dieser ersten Phase fand sich auch regelmäßig ein leichter, aber deutlicher Gewichtsverlust. Mit Versuchszeiten von 14 Tagen oder mehr war die Gewichtsbilanz deutlich positiv und zeigte weiterhin einen gleichmäßigen Anstieg. Die Tiere wurden zu dieser Zeit wieder ruhig und verloren ihr struppiges Aussehen. Bei Versuchszeiten von mehr als 4—6 Wochen waren die Tiere immer in ausgezeichnetem Zustand.

Das Verhalten der Körpertemperatur.

An einer Gruppe von 85 Tieren unseres Stalles war die normale morgendliche Rectaltemperatur der Meerschweinchen mit 37,5 ± 0,1° C gefunden worden. Kleinere Gruppen, die späterhin zur Kontrolle herangezogen wurden, ergaben etwas höhere Durchschnittswerte. Während des Aufenthaltes im Kaltraum zeigten die Tiere charakteristische Abweichungen von diesen mittleren Normalwerten, die vor allem in den Versuchen von 3 Monaten Dauer zum Vorschein kamen.

Im einzelnen reagierten die Tiere sehr verschieden stark und während der ersten Versuchstage auch nicht gleichsinnig, so daß die Durchschnittswerte kein brauchbares Maß für die eingetretenen Änderungen waren. Ein geringerer Teil der Tiere zeigte keine sicheren Abweichungen von den Normaltemperaturen. Bei einem großen Teil fand sich vom 1. oder 2. Tag an ein Abfall der Rectaltemperatur um 0,5—1,0°. Die Temperatur hielt sich dann in den nächsten Wochen mit leichten Oszillationen auf diesem erniedrigten Niveau. Ein solches Verhalten ist in der Abb. 1 dargestellt. Bei einer ebenfalls großen Gruppe fand sich in den ersten Tagen kein Abfall oder sogar ein leichter Anstieg der Rectaltemperatur. Aber im Verlauf von 1—2 Wochen stellte sich auch bei diesen ein Abfall der Rectaltemperatur auf subnormale Werte ein. Nach 3—6 Wochen erreichten bei allen Tieren die Rectaltemperaturen wieder normale Werte und hielten sich für die Dauer der Beobachtung (3 Monate) auf diesem Niveau (Abb. 2 und 3).

Offensichtlich sind individuelle Faktoren dafür maßgebend, nach welcher der beschriebenen Möglichkeiten sich die Rectaltemperatur im Einzelfalle verhält. In den meisten Versuchsgruppen fanden sich alle Formen nebeneinander und entgingen daher in den Durchschnittswerten zunächst der Beobachtung. Die Verhältnisse konnten aber in einigen Gruppen klargestellt werden, in denen, wie in den in Abb. 1—3 abgebildeten, alle Tiere relativ gleichsinnig reagierten. Die statistische

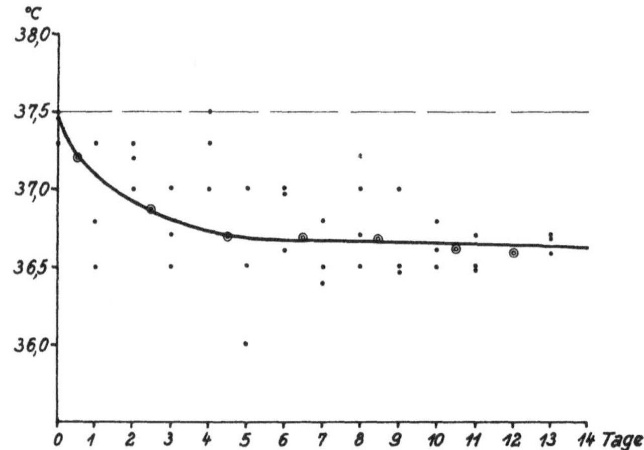

Abb. 1. Erniedrigung der Rectaltemperatur nach Versetzen in den Kaltraum (0—3° C). Die Messungen stammen von einer Gruppe von 3 Tieren (F 10—12), deren Normalwerte um 37,5° C lagen. Die Tiere wurden nach 14 Tagen Versuchszeit getötet. Unmittelbar nach Versuchsbeginn sinkt die Rectaltemperatur. Etwa vom 5. Versuchstag an wird ein Wert erreicht, der im Durchschnitt 0,8° C unter der normalen Temperatur liegt. Dieser Wert bleibt während der Versuchszeit konstant.

Realität der beobachteten Temperaturschwankungen war leicht nachzuweisen. Für die in Abb. 3 dargestellten Ergebnisse waren die in den verschiedenen Versuchsperioden beobachteten mittleren Rectaltemperaturen mit ihren mittleren statistischen Fehlern für die Zeit:

von   0—20 Tagen 37,7 $\pm$ 0,05° C
von 20—40 Tagen 37,2 $\pm$ 0,05° C
von 40—90 Tagen 37,9 $\pm$ 0,04° C.

Daraus ergibt sich, daß die Schwankungen der Mittelwertkurve in der Abb. 3 nach den üblichen Kriterien als real anzusehen sind. Das Temperaturniveau, das in der ersten Phase nach dem Wiederanstieg erreicht wurde, hat für die Zeit vom 40. bis zum 55. Tag einen Mittelwert von 38,0 $\pm$ 0,05° C und liegt damit mit erheblicher Wahrscheinlichkeit oberhalb des von uns beobachteten Bereichs der Normaltemperaturen.

Die Signifikanz der Temperaturänderungen könnte durch eine Variationsanalyse sicherlich noch stärker herausgehoben werden. Für den

Zweck dieser Arbeit ist das hier angewandte einfache statistische Verfahren durchaus zureichend.

Das Verhalten des Schilddrüsengewichtes.

Das Verhalten des Schilddrüsengewichtes während der Adaptation an die niedrige Umgebungstemperatur wurde an 54 Tieren untersucht.

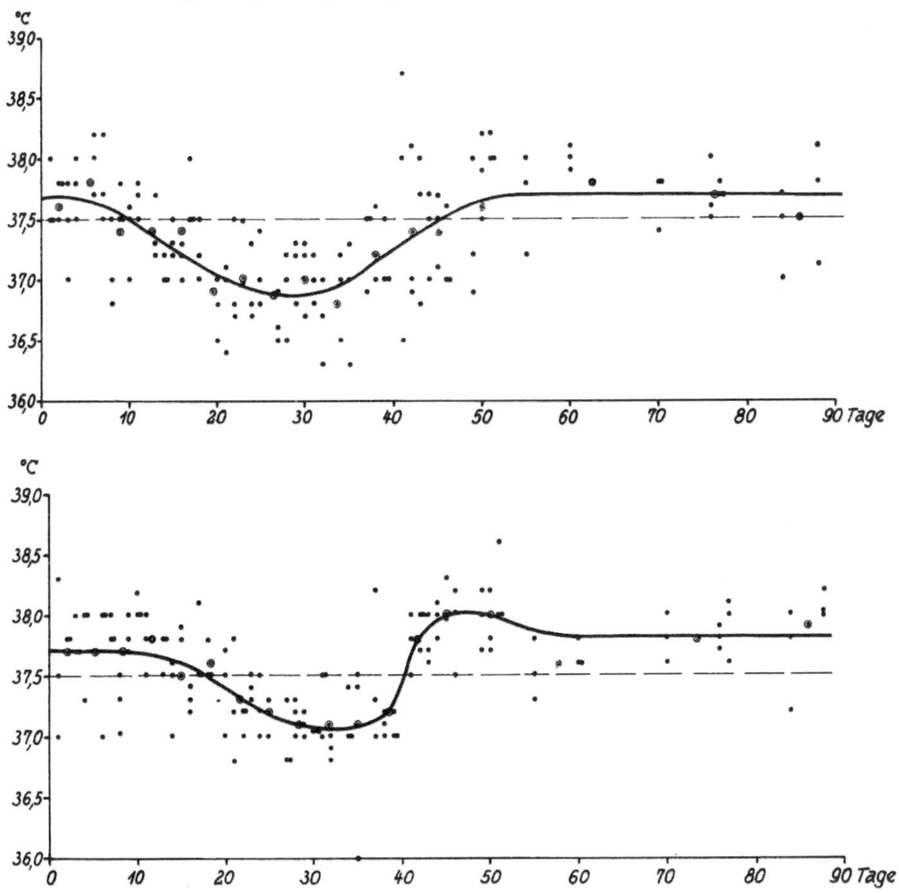

Abb. 2 und 3. Verhalten der Rectaltemperatur nach Versetzen in den Kaltraum (0—3° C). Beobachtungszeit 3 Monate. Jedes Diagramm enthält die Messungen an einer Gruppe von 3 Tieren (T 7—9, T 10—12). In beiden Abbildungen grundsätzlich das gleiche Verhalten. Etwa 10 Tage nach Versuchsbeginn sinkt die durchschnittliche Rectaltemperatur unter den Normalwert. Sie bleibt dann im subnormalen Bereich bis zu etwa 40 Tagen. Zu dieser Zeit wird die normale Temperatur wieder erreicht oder sogar überschritten. Die charakteristischen Perioden sind statistisch signifikant verschieden.

Die Tötung dieser Tiere erfolgte in dem Zeitraum von Mitte Mai bis Mitte Juni 1944. 36 Tiere waren für eine Zeit von 2 Wochen bis zu 3 Monaten im Kaltraum, 18 Tiere waren bei normaler Stalltemperatur gehalten worden und dienten zur Feststellung des für diese Jahreszeit normalen Schilddrüsengewichtes. Die Ergebnisse sind in Abb. 4 dar-. gestellt.

Da es sich um Relativgewichte handelt, mußte das Verhalten des Körpergewichts unter den Versuchsbedingungen berücksichtigt werden. Aus dem oberen Teil der Abb. 4 geht hervor, daß das durchschnittliche Körpergewicht während der Versuchszeit eine kontinuierliche Zunahme

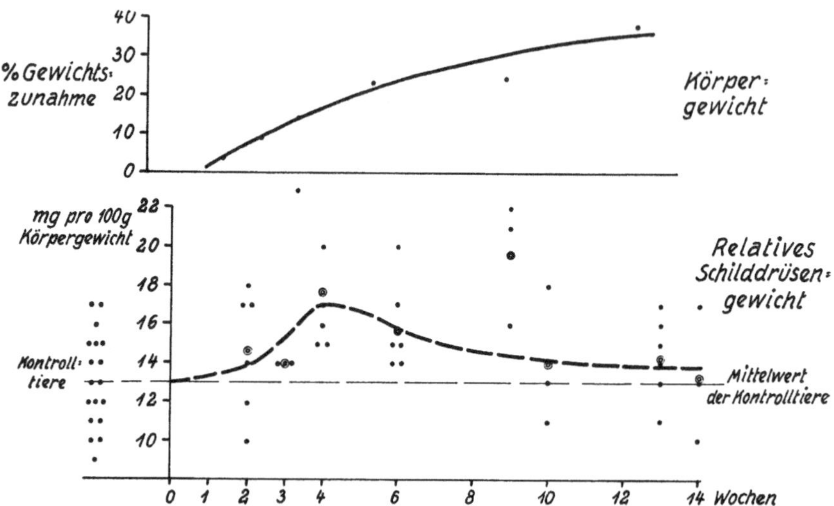

Abb. 4. Das Verhalten des relativen Schilddrüsengewichtes während der Anpassung an niedere Umgebungstemperaturen (0—3° C). — Der untere Teil des Diagramms stellt das relative Schilddrüsengewicht nach verschieden langem Aufenthalt im Kaltraum dar. Im oberen Teil ist die Veränderung des Körpergewichts unter gleichen Bedingungen gezeichnet. — Nach einem Aufenthalt im Kaltraum von 4—6 Wochen erreicht das relative Schilddrüsengewicht ein Maximum. Mit Versuchszeiten von mehr als 2 Monaten ist das normale Schilddrüsengewicht wieder erreicht. Die Änderungen des relativen Schilddrüsengewichtes sind unabhängig von den Änderungen des Körpergewichts.

erfuhr. Das kompliziertere Verhalten des relativen Schilddrüsengewichts ist somit nicht bedingt von korrespondierenden Änderungen des Körpergewichts.

Um festzustellen, inwieweit die beobachteten Veränderungen des Schilddrüsengewichtes nach verschieden langem Aufenthalt bei niedriger Umgebungstemperatur real sind, wurden die Ergebnisse der *Variationsanalyse* unterworfen[36]. Dazu wurden folgende Werte eingeführt (Tab. 2).

Die mittlere quadratische Abweichung bei 18 Kontrolltieren ergab 0,000005869 bei 17 Freiheitsgraden. Wenn dieser Wert mit in Betracht gezogen wird, ist $F = 2,10$. Das entspräche einer Wahrscheinlichkeit der zufälligen Anordnung der gemessenen Werte in dieser Reihenfolge von etwa 5% ($F = 2,16$). Der für die Analyse so sehr störende Wert für die Beobachtung an 3 Tieren nach 9 Wochen Aufenthalt im Kaltraum geht

Tabelle 2.

Versuchsdauer in Tagen	Zahl der Tiere	Durchschnittliches Schilddrüsengewicht in %
14	6	0,0147
22	3	0,0140
28	6	0,0177
43	3	0,0163
45	3	0,0153
62	3	0,0197
69	3	0,0140
93	6	0,0143
96	3	0,0133

Die Analyse ergibt:

Variation	Freiheitsgrade	Mittlere quadratische Abweichung
Zwischen den mittleren Schilddrüsengewichten	8	0,0000154
Experimentelle Abweichung	27	0,00000825

aller Wahrscheinlichkeit nach auf außerhalb des Experiments liegende Faktoren zurück. Wenn dieser Wert außer Betracht gelassen wird, ergibt sich mit hoher Wahrscheinlichkeit ein Verlauf des Schilddrüsengewichtes während der Anpassung an niedere Umgebungstemperaturen, wie es durch die gestrichelte Kurve in Abb. 4 dargestellt ist.

Die grundsätzliche Richtigkeit dieses Verlaufs der Gewichtskurve kann auch mit einfachen statistischen Mitteln gestützt werden. Die das Maximum enthaltende Gruppe mit einer Versuchszeit von 4—6 Wochen ist im Mittelwert des Schilddrüsengewichtes signifikant verschieden von dem Mittelwert der Normaltiere und dem Mittelwert von Tieren mit einer Versuchszeit von 10 Wochen und darüber. Die beiden letzteren Gruppen sind aber statistisch identisch. Daraus ergibt sich, daß eine zeitlich beschränkte signifikante Abweichung vom normalen Schilddrüsengewicht mit dem Schwerpunkt nach 4—6 Wochen auftritt.

1. Mittleres Schilddrüsengewicht der Kontrolltiere (18 Tiere) $13,11 \pm 0,57$ mg%

2. Mittleres Schilddrüsengewicht aller Versuchstiere (36 Tiere) $15,50 \pm 0,53$ mg%

3. Mittleres Schilddrüsengewicht nach 4—6 Wochen Aufenthalt im Kaltraum (12 Tiere) . . . . $16,75 \pm 0,85$ mg%

4. Mittleres Schilddrüsengewicht nach 10 oder mehr Wochen Aufenthalt im Kaltraum (12 Tiere) . . . . $13,75 \pm 0,70$ mg%

5. (1. + 4.)
Kontrolltiere + Versuchstiere mit mehr als 10 Wochen Aufenthalt im Kaltraum . . . . $13,40 \pm 0,44$ mg%

Aus dem Vergleich der Mittelwerte der Gruppe 1 mit der Gruppe 4 ergibt sich, daß die Differenz etwa $2,6 \, \sigma$ beträgt. Die genauere Berechnung ergibt eine Wahrscheinlichkeit von weniger als 1% für die zufällige Anordnung in dieser Weise.

Dieser Wert wird noch etwas geringer, wenn die Gruppe 1 + 4 gemeinsam mit der Gruppe 3 verglichen werden.

Nach den üblichen Kriterien muß also als real angesehen werden, daß das Schilddrüsengewicht nach 4—6 Wochen Versuchszeit eine signifikante Gewichtszunahme erfährt und mit mehr als 10 Wochen Versuchszeit wieder normale Werte erreicht.

Der zeitliche Verlauf und der Grad der Gewichtszunahme kann möglicherweise durch verschiedene Versuchsbedingungen in verschiedener Weise variiert werden. Das wesentliche Ergebnis ist, daß während der Adaptation an niedrige Umgebungstemperaturen zunächst eine Zunahme des Schilddrüsengewichts eintritt, die im weiteren Verlauf offenbar mit dem Erreichen eines neuen Gleichgewichts auf Normwerte zurückgehen kann. Dieses Verhalten steht in enger Übereinstimmung mit den histologischen Befunden.

Histologische Befunde.

Die histologischen Veränderungen der Schilddrüse während der Adaptation stellen mehrere, morphologisch unabhängige Abläufe dar, die aber offensichtlich in einem inneren Zusammenhang stehen. Während der ersten Tage des Aufenthaltes bei niedriger Umgebungstemperatur nehmen Kolloidgehalt und Follikelgröße in den zentralen Abschnitten gleichmäßig ab. Nach 14 Versuchstagen findet sich in großen zentralen Bezirken eine starke Verkleinerung der Follikel, die teilweise frei von Kolloid sind. Nach 3 Wochen hat diese Abnahme der Follikelgröße auch alle peripheren Abschnitte erfaßt, häufig mit Ausnahme der der Kapsel anliegenden äußersten Schale. Diese äußerste Follikellage hat anscheinend andere Bedingungen und bleibt in der Reaktion stets weit hinter den anderen Schilddrüsenabschnitten zurück. Mit einer Versuchszeit von 3 Wochen ist die Höhe der Kolloidverminderung erreicht oder überschritten. In einer Reihe von Fällen haben die zentralen Follikel zu dieser Zeit bereits deutlich an Größe zugenommen und sind prall mit Kolloid gefüllt. Die Größenzunahme der Follikel schreitet dann ebenfalls peripherwärts über alle Abschnitte hinweg. In den typischen Fällen finden sich bei einer Versuchsdauer von 4 Wochen große wohlgefüllte Follikel im Zentrum und zumeist mittelgroße und kleine in der Peripherie. Die weiteren Änderungen der Follikelgröße und des Kolloidgehaltes gehen langsam vor sich. Sie bewegen sich auf einen Zustand hin, der in bezug auf Follikelgröße und Kolloidfüllung viel Ähnlichkeit mit dem der normalen Ruheschilddrüse hat. Die Follikel sind in diesem Stadium zumeist mittelgroß bis groß und vollständig mit schwach gefärbtem Kolloid gefüllt. Dieser Zustand ist in wenigen Fällen mit einer Versuchszeit von 2 Monaten erreicht und findet sich praktisch bei allen Tieren, die 3 Monate unter Versuchsbedingungen lebten (Abb. 5a—c).

Das Follikelepithel zeigt in den zentralen Abschnitten nach spätestens 10 Tagen Veränderungen, die mit Sicherheit außerhalb der Variationsbreite von Kontrolltieren liegen (Abb. 5b). Mit zunehmenden Versuchszeiten dehnt sich das Gebiet des aktivierten Epithels nach peripher aus. Nach 3 Wochen zeigt das Epithel auch der peripheren Abschnitte eine deutliche Höhenzunahme, jedoch ist in diesem Stadium

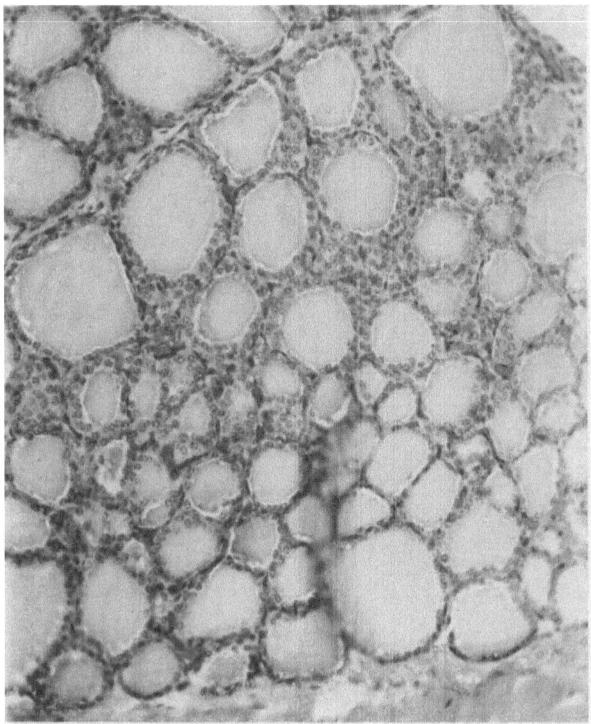

Abb. 5a. (Tier A 6.) Normale Schilddrüse zum Vergleich (Oktober).
Abb. 5. Übersichtsbilder von Schilddrüsen in verschiedenen Adaptationszuständen. In allen Fällen entspricht der untere Bildrand der Schilddrüsenkapsel. H. E.

das Epithel der zentralen Abschnitte zumeist noch deutlich höher. Allmählich gleicht sich das Epithel der ganzen Schnittfläche dem Erscheinungsbild im zentralen Bezirk an. Unter den Tieren mit einer Versuchszeit von 2 Monaten finden sich die ersten Fälle, in denen das ganze Epithel gleichmäßig diesen Zustand erreicht hat; bei einer Versuchsdauer von 3 Monaten ist dieses Bild regelmäßig vorhanden (Abb. 5c und 6b). Die sehr hellen Epithelzellen haben dann eine durchschnittliche Höhe von mehr als 2 Kerndurchmessern. Auch in bezug auf die Epithelaktivierung liegen die an die Kapsel grenzenden Follikel regelmäßig weit zurück.

Neben der Aktivitätszunahme der bestehenden Epithelien ist eine
ausgedehnte Neubildung von Follikelepithelien bei allen Versuchstieren
zu beobachten. Das Ausmaß der Neubildung überschreitet schon nach
10 Tagen Aufenthalt bei niedriger Umgebungstemperatur bei weitem
die Bilder, die manchmal in den Schilddrüsen von Kontrolltieren zu
beobachten sind. Im histologischen Schnitt sieht man mitotische und

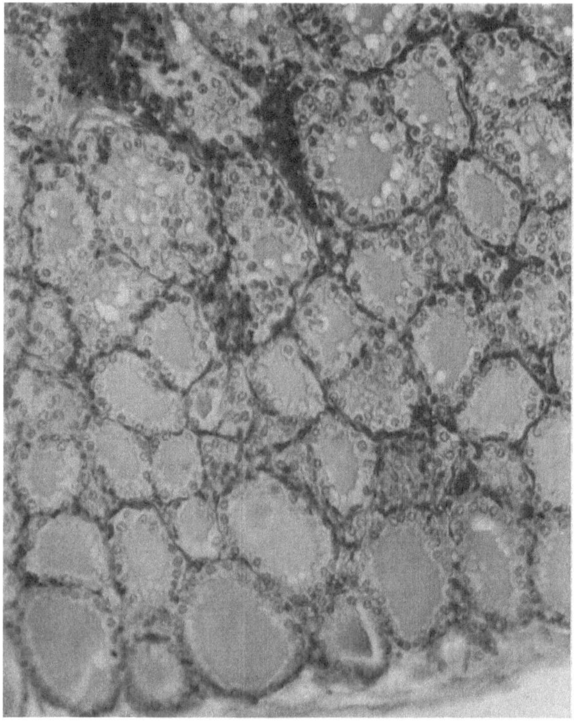

Abb. 5b. (Tier F 5.) Schilddrüse nach 9 Tagen Aufenthalt im Kaltraum. — Beginnende Aktivierung in den zentralen Abschnitten. Dort findet sich eine unregelmäßige und zumeist geringe
Größenzunahme der Epithelzellen mit dem entsprechenden Auftreten von Kolloidvakuolen.
In diesem Bereich sieht man auch eine Zunahme der Gefäßfüllung. Die peripheren Abschnitte
sind wenig verändert.

amitotische Zellteilungen und gelegentlich Follikelknospen. Mit den
längsten Versuchszeiten, die in dieser Untersuchung angewandt sind,
gehen die Prozesse der Epithelvermehrung auf das normale Maß zurück.

Nicht nur eine erhöhte Neubildung, sondern auch ein vermehrter
Untergang von Epithelzellen ist während der Anpassung zu beobachten.
Schon nach 2 Wochen Versuchszeit tritt eine sichtbare Vermehrung der
Kernpyknosen ein. Nach 4—6 Wochen Versuchszeit finden sich sowohl
zahlreiche Einzeluntergänge von Follikelzellen als auch die Auflösung
ausgedehnter Follikelbezirke. Die ausgedehnten Zelluntergänge nehmen

ebenso wie die Zellneubildungen mit längeren Versuchszeiten wieder ab. Aber auch bei den Versuchstieren, bei denen nach 3 monatiger Versuchszeit ein histologisch vollkommen ausgeglichenes Bild eingetreten ist — mit großen kolloidgefüllten Follikeln und mit hohem aktiviertem Epithel — finden sich zahlreiche Einzelpyknosen und hin und wieder Untergänge ganzer Follikel.

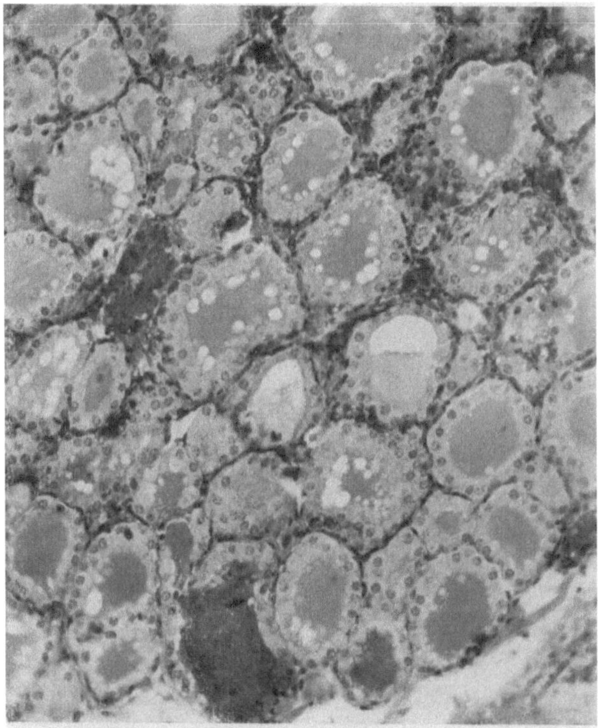

Abb. 5c. (Tier T 3.) Schilddrüse nach 3 Monaten Aufenthalt im Kaltraum. Das gesamte Epithel ist histologisch in einem hochaktiven Zustand. Die Follikel sind von gleichmäßiger mittlerer Größe und mit Kolloid gefüllt. In den einzelnen Follikeln finden sich wenig bis mäßig zahlreiche Vakuolen. Die interfollikulären Gefäße und Capillaren sind mit Blut gefüllt.

Die Änderungen der Durchblutung stehen in engstem Zusammenhang mit den Epithelveränderungen in der Schilddrüse. Während in den Kontrollschilddrüsen die kleinen interfollikulären Gefäße und die Capillaren gewöhnlich nicht oder kaum geöffnet sind, sind sie in aktivierten Bezirken strotzend mit Blut gefüllt. Diese starke Gefäßfüllung ist in allen Stadien in ihrer Ausdehnung mit dem Gebiet des aktivierten Epithels identisch. Bei Tieren, die mit 2—3 monatiger Versuchszeit einen gleichmäßigen hohen Aktivitätszustand des gesamten Epithels erreichen, sind alle Follikel von prall gefüllten Gefäßen umrandet (Abb. 6b).

Besprechung der Ergebnisse.

Die histologischen Vorgänge in der Schilddrüse sind offensichtlich der Ausdruck einer Diskrepanz zwischen einem erhöhten Kolloidabbau und nicht entsprechend erhöhter Produktion. In den ersten Wochen nimmt der im allgemeinen durch die Follikelgröße repräsentierte Kolloidgehalt fortlaufend ab. Von etwa 3 Wochen an wird die Produktion in

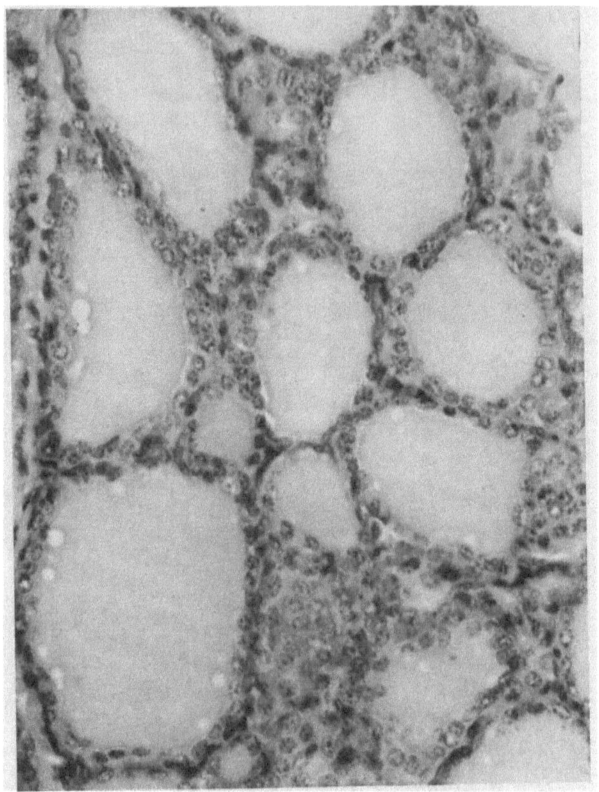

Abb. 6a. (Tier A 6.) Normalbild zum Vergleich (Oktober).

Abb. 6. Ausschnitte aus den vorhergehenden Bildern mit starker Vergrößerung. H. E.

den zentralen Follikeln offenbar größer als die Abgabe — die Follikel nehmen an Größe zu. Von etwa 4 Wochen Versuchszeit an wird anscheinend die Gesamtbilanz positiv. Als Ausdruck dessen nehmen alle Follikel an Größe und Kolloidgehalt zu.

Diese Suffizienz gegenüber einem erhöhten Bedarf wird nach dem histologischen Bild erreicht durch die Aktivierung und Vermehrung der Epithelien. Zu der Zeit, in der die Kolloidbilanz positiv wird, ist der

überwältigende Teil des Epithels in einen hochaktiven Zustand über-
gegangen und die Epithelneubildung steht auf dem Höhepunkt. In der
Folgezeit kommt es zur Einschmelzung von ausgedehntem epithelialem
Gewebe. Ob dieser Epitheleinschmelzung ein besonderer Sinn zukommt
oder ob sie lediglich die Folge der sekretorischen Überlastung großer
Epithelabschnitte ist, kann hier nicht geklärt werden. Der Endzustand

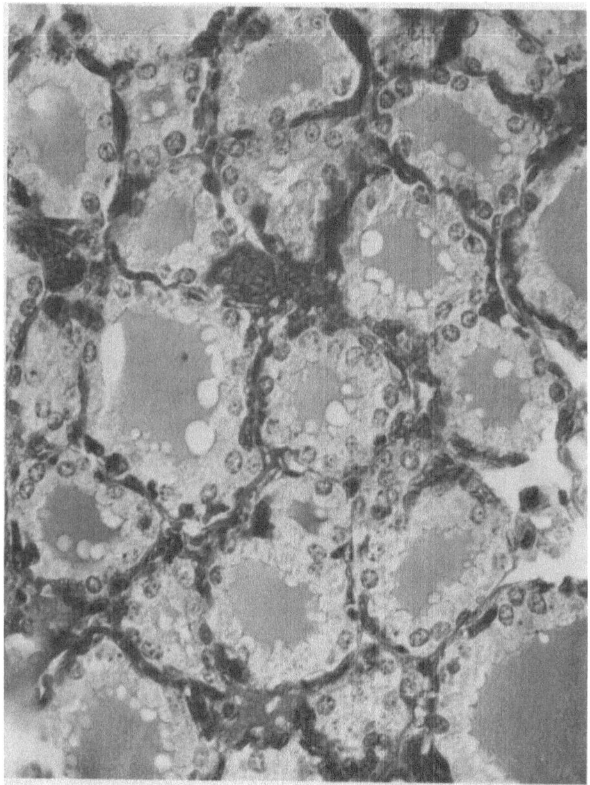

Abb. 6b. (Tier T 3.) Schilddrüse nach 3 Monaten Aufenthalt im Kaltraum. Das gesamte Epithel
ist hoch aktiv. Die Follikel sind von normaler Größe und mit Kolloid gefüllt. Die kleinen Gefäße
und Capillaren weisen eine starke Blutfülle auf.

der histologischen Änderungen in der Schilddrüse hat in seinen Grundzügen große Ähnlichkeit mit dem Bild der sogenannten „normalen Ruheschilddrüse". Die Follikel sind gleichmäßig mittelgroß bis groß und mit
Kolloid gefüllt. Anzeichen einer wesentlichen Epithelvermehrung fehlen.
Es besteht keine Differenz in der Erscheinung von zentralen und peripheren Abschnitten. Im Gegensatz zur Ruheschilddrüse ist aber das
gesamte Epithel hochaktiv. Die Zellen sind stark transparent und von

kubischer oder zylindrischer Form. Die Kerne sind vollrund und enthalten eine feine Chromatinstruktur. Entsprechend dem Aktivitätszustand der Epithelzellen finden sich zahlreiche Vakuolen im Follikelkolloid und die interfollikulären Gefäße sind strotzend mit Blut gefüllt (Abb. 5c und 6b). Dieses histologische Bild ist bisher nicht beobachtet worden, weil die angewandten Versuchszeiten offensichtlich zu kurz waren, um solche ausgeglichenen Zustände zu erreichen. Bisher galt es als feststehend, daß Aktivierung des Epithels zur Abnahme oder zum völligen Verlust des Follikelkolloids führe. Nach den jetzt gültigen Annahmen über die Funktion der Schilddrüse ist das als Endzustand der Adaptation beobachtete Bild im wesentlichen so zu interpretieren, daß auf dem Niveau des erhöhten Bedarfs wieder ein normales Verhältnis zwischen Sekretionsleistung und Abgabe erreicht ist, so daß die Auffüllung der normalen Depots in den Follikeln möglich wird. Diese Interpretation steht in einem gewissen Gegensatz zu den folgenden Beobachtungen über das Verhalten des Jodstoffwechsels während der Adaptation an niedere Umgebungstemperaturen[8, 22, 32]. In diesen Untersuchungen, die an Ratten durchgeführt wurden, erreichte der anfänglich gesteigerte Jodstoffwechsel nach etwa 40 Tagen wieder normale Werte.

Daß die für den Organismus notwendige Menge Thyroxin von der Umgebungstemperatur abhängig ist, geht aus mehreren Untersuchungen der letzten Jahre hervor. Dempsey und Astwood[8] bestimmten an Ratten, die mit Thiouracil gefüttert wurden, die Thyroxinmenge, die notwendig ist, um eine Gewichtszunahme der Schilddrüse zu verhindern. Diese betrug bei 25° Raumtemperatur $5,2 \cdot 10^{-6}$ g, bei 1° Raumtemperatur $9,5 \cdot 10^{-6}$ g und bei 35° Raumtemperatur $1,7 \cdot 10^{-6}$ g. Bei niedrigen Umgebungstemperaturen wird danach also etwa die doppelte Menge Thyroxin gebraucht als bei normalen Temperaturen. Leblond u. Mitarb.[22] haben durch den Gebrauch von radioaktivem Jod für alle den Jodumsatz der Schilddrüse angehenden Größen bei niedriger Umgebungstemperatur ebenfalls eine Verdoppelung gefunden. Schachner, Gierlach und Krebs bestätigten diese Angaben[32].

Die *Rectaltemperaturen* der Versuchstiere während der Adaptation zeigten nicht alle das gleiche Verhalten. Ein Teil der Tiere ließ keine sicheren Abweichungen vom normalen Verhalten erkennen. Ein weiterer Teil erfuhr eine Senkung der Rectaltemperatur vom Tage des Versetzens in den Kaltraum. Die umfangreichste Gruppe schließlich hatte in den ersten Tagen im Kaltraum eher erhöhte als erniedrigte Rectaltemperaturen. Im Verlaufe von einigen Tagen bis zu 2 Wochen stellten sich aber auch bei diesen Tieren deutlich erniedrigte Temperaturen ein. Nach 3—6 Wochen vom Versuchsbeginn an gerechnet wurden von allen Tieren wieder normale Temperaturen erreicht. Nicht selten erfolgte der Anstieg erst auf leicht übernormale Temperaturen, die anschließend im normalen Bereich ausklangen (Abb. 2 und 3).

Diese Differenzen des Temperaturverlaufs sind im wesentlichen durch eine individuell unterschiedliche Reaktion der Versuchstiere bedingt. Es ist naheliegend, an eine Beziehung dieser Beobachtung zu der von O'Connor[26] beschriebenen

Differenz des Stoffwechselverhaltens von Kaninchen zu denken. O'Connor beobachtete, daß in Kälte versetzte Kaninchen zum Teil eine den Bedingungen des erhöhten Wärmeverlustes angepaßte Stoffwechselsteigerung erfuhren, ohne daß sich die Rectaltemperaturen senkten. Bei einem anderen Teil der Tiere trat eine Stoffwechselsteigerung erst ein, nachdem eine deutliche Senkung der Rectaltemperatur erfolgt war.

In einer unserer späteren Versuchsgruppen wurden die individuellen Unterschiede durch eine entsprechend angepaßte Belastung ausgeglichen[28]. Unter diesen Bedingungen sanken zunächst die Rectaltemperaturen aller Tiere, um ebenfalls nach mehreren Wochen wieder normal zu werden. Es ist bemerkenswert, daß der Anstieg zur Normaltemperatur nicht kontinuierlich erfolgte. Nachdem die Temperatur eventuell wochenlang auf dem erniedrigten Niveau geschwankt hatte, erfolgt der Anstieg auf normale oder übernormale Werte zumeist in wenigen Tagen (Abb. 2 und 3). Die statistische Realität dieser Änderungen der Körpertemperatur läßt sich schon aus dem Vergleich der Mittelwerte der verschiedenen charakteristischen Perioden nachweisen. Im allgemeinen liegen die beobachteten Senkungen der Rectaltemperatur zwischen 0,5° und 1,0°. Aber auch stärkere Abweichungen wurden beobachtet.

Daß die beobachtete Senkung der Körpertemperatur um 0,5—1,0° eine Insuffizienzerscheinung ist, geht aus der Tatsache hervor, daß sie regelmäßig ein vorübergehendes Ereignis während der Adaptation ist. Es ist naheliegend, das beobachtete Verhalten der Körpertemperatur in Beziehung zu setzen zu der stoffwechselmäßigen Anpassung an veränderte Umgebungstemperaturen[9, 12, 13, 14, 24, 35]. Die größenordnungsmäßig gleiche Latenzzeit der beiden Erscheinungen und ihre energetische Beziehung sind eine starke Stütze für diese Annahme. Leider war es uns aus technischen Gründen nicht möglich, während der Anpassung am gleichen Versuchsgut Stoffwechselbestimmungen durchzuführen.

Die Dauer der hypothermen Periode lag in unseren Versuchen zwischen 3 und 6 Wochen. Im Verhältnis zu anderen physiologischen Abläufen mag eine solch lange Zeit bis zur Erreichung eines neuen Gleichgewichts erstaunlich erscheinen.

Es gibt aber bereits eine Reihe von Beobachtungen aus dem gleichen Gebiet mit Latenzzeiten gleicher Größenordnung. Von Gelineo[12, 13, 14] wurde festgestellt, daß die bei Anpassung an niedrige Umgebungstemperaturen eintretende Stoffwechselsteigerung erst nach einer Zeit von größenordnungsmäßig mehr als 3 bis 4 Wochen in einem konstanten Wert mündet. Bis dahin steigt der Grundumsatz kontinuierlich an. Sellers und You[35] kommen in ihren Untersuchungen an Ratten anscheinend zu dem gleichen Ergebnis. Bei der experimentellen Adaptation an höhere Umgebungstemperaturen wird ein konstanter erniedrigter Wert der Stoffwechselgröße beim Meerschweinchen auch erst nach mehreren Wochen erreicht[9]. Für die Anpassung des menschlichen Stoffwechsels an tropische Klimaverhältnisse gelten gleiche Zeitbedingungen[24].

Auch für die bei Anpassung an Kälte eintretenden Schilddrüsenänderungen sind gleiche Zeiten beschrieben. Leblond und Mitarb.[22] fanden mit Hilfe von

Tracermethoden, daß der anfänglich in der Kälte verdoppelte Jodumsatz der Schilddrüse in etwa 40 Tagen wieder Normalwerte erreicht. Diese Ergebnisse wurden von Schachner, Gierlach und Krebs[32] bestätigt. Starr und Rosskelly[38] kamen auf Grund histologischer Kriterien auf eine gleich lange Periode für die Entwicklung der Schilddrüsenveränderungen bei Anpassung an Kälte.

In unseren Untersuchungen war die Zeit bis zum Erreichen eines konstanten histologischen Bildes und eines konstanten Relativgewichtes der Schilddrüse sogar 2 Monate. Aber auch die Zeit von 4—6 Wochen ist in unseren Untersuchungen durch bestimmte Ereignisse ausgezeichnet. In dieser Zeit wird nach dem histologischen Bild die Sekretion der Schilddrüse suffizient. Die Follikel in allen Schilddrüsenabschnitten nehmen nach dieser Zeit an Größe und Füllung zu. Die Epithelvermehrungen sind abgeschlossen, und das Maximum des Relativgewichtes wird überschritten.

Trotz der nahen Beziehungen zwischen den beschriebenen Phänomen gleicher Latenzzeit ist es nach den vorliegenden Ergebnissen noch unmöglich, die Verknüpfung zwischen Stoffwechselgröße, Körpertemperatur und Schilddrüsenfunktion darzustellen. Aber es kann kein Zweifel darüber sein, daß eine wesentliche Beziehung zwischen diesen Beobachtungen besteht. Die beschriebenen histologischen Veränderungen der Schilddrüse stimmen in wesentlichen Zügen überein mit den zahlreichen Untersuchungen über die Abhängigkeit des Schilddrüsenbildes von der Jahreszeit und Umgebungstemperatur.

Aus der Systematik dieser Veränderungen und aus der Tatsache, daß der Thyroxinbedarf von der Umgebungstemperatur abhängig ist, wäre auf eine wesentliche Funktion der Schilddrüse für die Wärmeregulation zu schließen.

In der angelsächsischen Literatur, in der relativ wenig Untersuchungen zu dieser Frage berichtet sind, wird eine solche Funktion der Schilddrüse anscheinend auch allgemein vorausgesetzt. In der deutschen Literatur, in der eine ganze Reihe von Arbeiten veröffentlicht ist, die sich speziell mit diesem Problem befassen, ist die Stellungnahme durchaus uneinheitlich. Ein Teil der Autoren schreibt der Schilddrüse eine wesentliche Rolle in der Wärmeregulation zu[5, 27, 33, 41]. Die größere Zahl von ihnen kommt aber zu dem Ergebnis, daß die Schilddrüse von keiner oder nur geringer Bedeutung für diesen Vorgang sei.

Diese Gegensätze in den Ergebnissen rühren zum Teil aus experimentellen Unzulänglichkeiten. Die Bedingungen des Wärmeentzugs (Abkühlungsgröße) haben erst in neuerer Zeit in der physiologischen Literatur entsprechende Berücksichtigung gefunden[2, 3, 4]. In den älteren Arbeiten sind sie fast ausnahmslos unzureichend definiert. Weitere Möglichkeiten für divergente Ergebnisse rühren daher, daß die Folgen des Ausfalls der Schilddrüsenfunktion verschieden sind nach Tierspezies und Alter der Versuchstiere[1]. Es kann jeder meßbare Effekt fehlen — einschließlich der Wirkung auf die Stoffwechselgröße[11]. In anderen Fällen wird offensichtlich der zunächst vorhandene Ausfall nach Wochen oder Monaten durch noch unbekannte Mechanismen verdeckt[1, 27].

Der entscheidende Punkt für die Divergenz der Ansichten zu dieser Frage liegt aber wohl in der inkonsequenten Entwicklung des Begriffs der Wärmeregulation, wie er in der Literatur jetzt vorliegt. In einer großen Zahl von Untersuchungen wird von „erhaltener" Wärmeregulation gesprochen wenn auf eine Änderung der Abkühlungsgröße eine richtungs-mäßig sinnvolle Änderung der Stoffwechselgröße erfolgt[15, 17, 19, 40]. In anderen wird dieses Konzept als Arbeitshypothese unterlegt. Die Gegenstandslosigkeit dieser Definition ergibt sich daraus, daß sie nur die Aussage „erhaltene" oder „nicht erhaltene" Wärmeregulation erlaubt — je nachdem ob eine kompensierende Stoffwechseländerung einsetzt oder nicht. Eine „nicht erhaltene" Wärmeregulation ist aber logischerweise mit dem Leben eines homoiothermen Organismus nicht vereinbar.

Ein Regulationsvorgang ist selbstverständlich eine quantitative Größe und bedarf zu seiner Beschreibung daher quantitativer Maße. Jeder Regulationsvorgang besteht prinzipiell zumindest aus zwei Schritten. Im 1. Schritt wird die kontrollierte Größe gemessen bzw. verglichen. Im 2. Schritt wird der der Größe und Richtung nach angemessene Gegenvorgang ausgelöst. Im Idealfall ist daher die quantitative Beschreibung eines Regulationssystems durch die Festlegung von zwei Größen möglich. Die *Sensitivität* der Regulation bezieht sich auf die Eigenschaften des Meß- oder Vergleichssystems. Die *Leistungsfähigkeit* gibt an, bis zu welcher maximalen Verlustgröße der regulierten Energieform das vorhandene Aggregat kompensieren kann. Mit Hilfe dieser beiden Größen muß im Prinzip eine quantitative Beurteilung der Wärmeregulation möglich sein. Gegenüber den einfachen Verhältnissen bei den üblichen physikalischen Regulationssystemen weist die Wärmeregulation des Warmblüters noch eine Reihe komplizierender Eigenschaften auf, z. B. die nicht unabhängige Konstanz des Regulationspunktes, komplizierte Zeitfaktoren usw. Diese Tatsachen ändern aber nichts an der Richtigkeit der Grundbeziehung.

Die Bedeutung eines Organs für die Wärmeregulation ist in Wirklichkeit nur zu erfassen, wenn die Wärmeregulation quantitativ beschrieben werden kann. Solange diese Frage nicht gelöst ist, ist eine Diskussion der Stellung der Schilddrüse in der Wärmeregulation nicht möglich.

Literatur.

[1] ABELIN, J.: Hdb. der normalen und pathologischen Physiologie. Bd. XVI/1. — [2] ASCHOFF, J.: Pflügers Arch. **247**, 469 (1943). — [3] BOHNENKAMP, H.: Erg. Physiol. **34**, 848 (1932). — [4] BÜTTNER, K.: Physikalische Bioklimatologie. Leipzig 1938. — [5] CORI, G: Arch. exper. Path. u. Pharmakol. **95**, 378 (1922/23). — [6] CRAMER, W.: Fever, Heatregulation, Climate and the Thyroid-Adrenal Apparatus. London 1928. — [7] CRAMER, W., u. R. J. LUDFORD: J. of Physiol. **61**, 398 (1926). —

[8] Dempsey, E. W., u. E. B. Astwood: Endocrinology **32**, 509 (1943). — [9] Engelmann, B.: Arb.physiol. **2**, 387 (1930). — [10] Finger, F.: Endocrinology **2**, 98 (1918). — [11] Fleischmann, W., H. B. Shumacker u. W. L. Strauss jr.: Endocrinology **32**, 238 (1943). — [12] Gelineo, S.: C. r. Soc. Biol. Paris **117**, 40 (1934). — [13] Gelineo, S.: C. r. Soc. Biol. Paris **119**, 643 (1935). — [14] Giaja, J., u. S. Gelineo: C. r. Soc. Biol. Paris **122**, 343 (1936). — [15] Grafe, E., u. E. v. Redtwitz: Hoppe-Seylers Z. **119**, 125 (1922). — [16] Haecker, V.: Schweiz. med. Wschr. **1926** I, 337. — [17] Hildebrand, F.: Arch. exper. Path. u. Pharmakol. **90**, 330 (1921). — [18] Hoehn, E. O.: Amer. J. Physiol. **158**, 337 (1949). — [19] Isenschmid, R.: Arch. exper. Path. u. Pharmakol. **98**, 221 (1923). — [20] Kenyon, A. D.: Amer. J. Path. **9**, 347 (1933). — [21] Kuschinsky, G.: Arch. exper. Path. u. Pharmakol. **179**, 726 (1935). — [22] Leblond, C. P., J. Gross, W. Peacock u. R. D. Evans: Amer. J. Physiol. **140**, 671 (1943). — [23] Mills, C. A.: Amer. J. Physiol. **46**, 329 (1918). — [24] Mills, C. A.: Proc. Central Soc. for Clin. Research **17**, 12 (1944). — [25] Nishimura, S., K. Nitta u. T. Minouchi: Fol. endocrin. jap. **4**, 74 (1928). — [26] O'Connor, J. M.: Proc. roy. irish Acad. **40**, 175 (1932). — [27] Pfeiffer, H.: Arch. exper. Path. u. Pharmakol. **98**, 253 (1923). — [28] Pichotka, J.: (im Druck). — [29] Riddle, O., u. W. S. Fischer: Amer. J. Physiol. **72**, 464 (1925) — [30] Ring, G. C.: Amer. J. Physiol. **116**, 129 (1936). — [31] Ring, G. C.: Amer. J. Physiol. **125**, 244 (1939). — [32] Schachner, H. G., Z. S. Gierlach u. A. T. Krebs: Project Report No 6—64—12—02; Medical Department Field Research Laboratory Fort Knox. Kentucky 1949. — [33] Schenck, P.: Arch. exper. Path. u. Pharmakol. **92**, 1 (1922). — [34] Seidell, A., u. F. Fenger: J. of Biol. Chem. **13**, 517 (1913). — [35] Sellers, E. A., u. S. S. You: Amer. J. Physiol. **163**, 81 (1950) — [36] Snedecor, G. W.: Statistical Methods, Ames, Jowa, USA, 1946. — [37] Spöttel, W.: Z. Anat. **89**, 606 (1929). — [38] Starr, P., u. R. Rosskelley: Amer. J. Physiol. **130**, 549 (1940). — [39] Staudinger, H. J., u. J. Haenel-Immendörfer: Beitr. path. Anat. **109**, 409 (1944). — [40] Thauer, R.: Erg. Physiol. **41**, 607 (1939). — [41] Wadie, W.: Arch. exper. Path. u. Pharmakol. **129**, 1 (1928). — [42] Watzka, M.: Z. mikrosk.-anat. Forschg **36**, 67 (1934). — [43] Woitkewitsch, A. A.: Virchows Arch. **294**, 653 (1935).

Dr. Josef Pichotka, Physiologisches Institut der Universität Freiburg i. Br.

Arch. exper. Path. u. Pharmakol., Bd. 215, S. 317—327 (1952).

Aus dem Physiologischen Institut (Leiter: Prof. Dr. P. HOFFMANN)
und dem Pathologischen Institut (Leiter: Prof. Dr. F. BÜCHNER)
der Universität Freiburg i. Br.

Das Verhalten der Schilddrüse bei Versagen der Wärmeregulation nach protrahierter Belastung*.

Von
JOSEF PICHOTKA.

Mit 5 Textabbildungen.

(Eingegangen am 16. Februar 1952.)

Unter der größeren Zahl von Tieren, die, wie in der vorhergehenden Untersuchung beschrieben[9], an eine niedrige Umgehungstemperatur adaptiert wurden, zeigte eines ein eigenartiges Verhalten der Körpertemperatur. Dieses Tier hatte im Kaltraum während 19 Versuchstagen permanent Temperaturen zwischen 37° und 38,4° C. Am 20. Versuchstag wurde beobachtet, daß bei unveränderten Außenbedingungen die Rectaltemperatur schnell abfiel. Es erhob sich die Frage, ob das beobachtete Verhalten der Körpertemperatur eine Erschöpfung der Wärmeregulation darstellt und wie sich insbesondere die Schilddrüse dabei verhält.

Versuchsführung und experimentelle Ergebnisse.

Die Experimente wurden an 28 Meerschweinchen ausgeführt. Zur Kontrolle der histologischen Veränderungen der Schilddrüse dienten 30 Normaltiere und 90 Versuchstiere aus gleichzeitigen Untersuchungen mit anderen Bedingungen. Die Untersuchungen der Schilddrüse erfolgten in gleicher Weise wie in diesen Arbeiten[9].

Es erschien zunächst unmöglich, den beschriebenen Zufallsbefund zu reproduzieren. Wie bereits berichtet, hatte aus einer Gruppe von 61 Tieren, die aus einer Stalltemperatur von 16—20° in den Kaltraum mit 0—3° gebracht worden waren, nur ein Tier dieses auffallende Verhalten gezeigt. Die anderen hatten sich an die Umgebungstemperatur adaptiert. Wurde die Temperatur des Versuchsraumes stärker erniedrigt, so starb ein Teil der Tiere gleich, während der Rest sich wieder vollständig akklimatisierte.

Schließlich gingen wir folgendermaßen vor: Die Tiere wurden aus dem Stall in den Kaltraum mit 0—3° C überführt. Dabei tritt bei einem Teil der Tiere eine geringe, aber deutliche Senkung der Körpertemperatur ein[9]. Bei den Tieren, die anfänglich keine Temperatursenkung zeigten, wurde in den folgenden Tagen der Rücken in geringer Ausdehnung zunehmend geschoren, bis ebenfalls eine geringe Senkung der Rectaltemperatur zu beobachten war. Nachdem so alle Tiere anscheinend in

---

* Herrn Prof. Dr. W. HEUBNER zum 75. Geburtstag gewidmet.

die gleiche regulatorische Ausgangsposition gebracht worden waren,
wurden im Abstand von 5—7 Tagen jeweils neue Flächen von einigen
Quadratzentimetern Ausdehnung geschoren. Dieses Vorgehen wurde
jedesmal mit einem erneuten geringen Sinken der Rectaltemperatur beantwortet. In den typischen Fällen trat dabei in einer Zeit von etwa
1—3 Wochen eine kontinuierliche Verminderung der Rectaltemperatur
von durchschnittlich 37,5° auf 35° oder darunter ein. In diesem Stadium

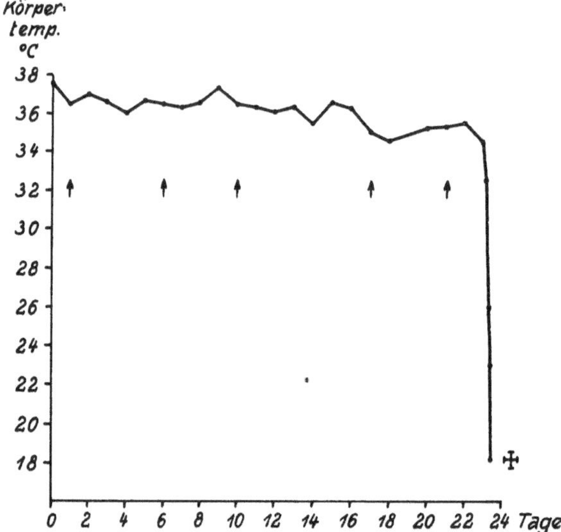

Abb. 1. Tier E 14. Verhalten der Rectaltemperatur im Kaltraum (0—3° C) bei zusätzlicher allmählich zunehmender Schur des Rückenfells. Eine Vergrößerung der geschorenen Fläche erfolgte
jeweils an den mit Pfeil bezeichneten Tagen. — Unter den Versuchsbedingungen erfolgte in 22 Versuchstagen ein gleichmäßiger Abfall von 37,5° auf etwa 35° C. Am 23. Tage fiel bei unveränderten
Bedingungen der Wärmeabgabe die Temperatur innerhalb von Stunden auf 18,2° C ab. Exitus.

erfolgte bei einer Anzahl von Tieren innerhalb von Stunden ein plötzlicher unvermittelter Abfall auf tödliche Unterkühlungstemperaturen.
Dem Temperaturabfall parallel ging ein allgemeiner schwerster Tonusverlust. Dieses Zeichen diente uns, nachdem wir einige Erfahrung hatten,
als wesentliches Begleitzeichen für den tödlichen Temperatursturz.

Offensichtlich besteht in dem Stadium der dekompensierten Wärmeregulation eine Bulimie. Tiere, die in diesem Zustand starben, fraßen
verzweifelt, solange sie sich zu bewegen vermochten. Die unbeobachtet
gestorbenen Tiere wurden regelmäßig im Futternapf aufgefunden —
Rachen und Magen gefüllt mit Körnern.

In der Abb. 1 ist das typische Verhalten der Körpertemperatur unter
diesen experimentellen Bedingungen dargestellt (Tier E 14). In 22 Versuchstagen erfolgte ein ziemlich gleichmäßiger Abfall von der Ausgangs-

temperatur (37,5°) auf etwa 35°. Am 23. Versuchstag fiel bei unveränderten Bedingungen die Temperatur innerhalb von Stunden auf
18,2° C. Bei dieser Temperatur trat der Tod unter Schnappatmung ein.

Daß dieser tödliche Temperaturabfall die einfache Folge der Insuffizienz der Wärmeregulation für den unter diesen Bedingungen bestehenden hohen Wärmeverlust ist, ergibt sich aus dem in der Abb. 2

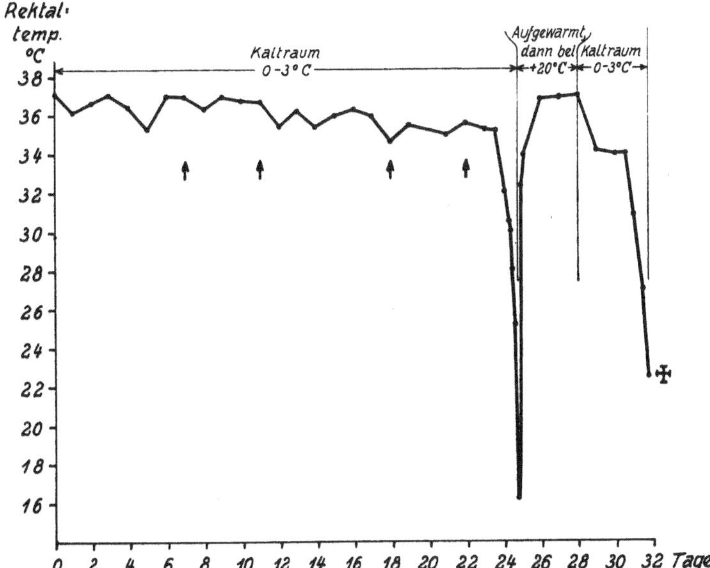

Abb. 2. Tier E 13. Verhalten der Rectaltemperatur unter gleichen Bedingungen wie in Abb. 1. —
In 23 Versuchstagen erfolgte ein kontinuierlicher Abfall der Rectaltemperatur auf etwa 35° C.
Am 24. Tage fiel die Rectaltemperatur auf 16,2° C. In diesem Zustand wurde das Tier in einen
Thermostaten gebracht und aufgewärmt. Bei einer Rectaltemperatur von 34° C und einer Raum-
temperatur von etwa 20° regulierte das Tier sich selbst wieder auf normale Werte ein. Nach 3 Tagen
wurde das Tier wieder in den Kaltraum gebracht. Dort fiel die Rectaltemperatur in wenigen Stun-
den auf 34° C. Nach 2 weiteren Tagen erfolgte von diesem Niveau der steile Abfall in die absolute
Insuffizienz.

dargestellten Versuch. Bei dem Tier E 13 fiel die Rectaltemperatur im
Kaltraum in 23 Tagen von 37,0° auf etwa 35°. Am 24. Versuchstag sank
die Temperatur plötzlich steil ab. Bei einer Rectaltemperatur von 16,3°
trat Schnappatmung ein, die den nahen Tod anzeigte. In diesem Zustand
wurde das Tier in einen Thermostaten von 40° C überführt. Die Rectaltemperatur stieg wieder und die Schnappatmung hörte auf. Nach 1 Std
betrug die Temperatur 34°. Das Tier wurde nun bei einer Raumtemperatur von 20—22° sich selbst überlassen. Im Verlaufe von etwa 12 Std
stieg die Temperatur auf normale Werte, die während der nächsten
3 Tage konstant eingehalten wurden. Zu diesem Zeitpunkt wurde das
Tier wieder in den Kaltraum gebracht. Bereits während des 1. Tages

fiel die Rectaltemperatur auf 34°. Diese Temperatur wurde 2 Tage konstant eingehalten. Am 3. Tage erfolgte der tödliche Temperatursturz.

Bei einem Tier (G 1) trat die absolute Insuffizienz der Wärmeregulation am 9. Tage ein. Nach Versetzen in den geheizten Stall regulierte das Tier auf Normaltemperatur, um am nächsten Tag im Kaltraum wiederum in kurzer Zeit in eine absolute Insuffizienz der Wärmeregulation zu fallen. Dieses Verhalten der Körpertemperatur in Abhängigkeit von der Umgebungstemperatur konnte am gleichen Tier noch 2 mal beobachtet werden, bevor es erlag.

Tabelle.

1. Tiere mit vollständiger Insuffizienz der Wärmeregulation.

Nr.	Versuchsdauer in Tagen	Tiefste beobachtete Temperatur	Todesart
E 3...	12	22,0	In der Agone dekapitiert
E 10...	1	32,8	Spontan
E 13...	24	16,3	Spontan
E 14...	24	18,2	In der Agone dekapitiert
E 15...	23	33,0	Spontan
E 16...	6	34,2	Spontan
E 17...	7	20,7	In der Agone dekapitiert
E 18...	6	23,0	Spontan
G 1...	9	29,0	Bei gutem Befinden getötet
T 19...	19	32,5	Bei gutem Befinden getötet

2. Tiere mit erhaltener oder relativ insuffizienter Wärmeregulation bei gleichen Versuchsbedingungen.

Nr.	Versuchsdauer in Tagen	Körpertemperatur bei der Tötung in °C		
X 1—3	3	31,5*	35,5	37,5
G 2—3	11	35,6	36,9	
P 1—3	12	36,5	36,7	36,5
U 1—3	14	36,7	35,5	35,5
E 11—12......	14	36,5	35,7	
E 4—6	27	37,0	36,7	36,2
E 1—2	29	37,0	37,5	

* Tier X 1 machte klinisch einen kranken Eindruck und wurde daher von der weiteren Untersuchung ausgeschlossen.

Ein Teil der Tiere dieser Gruppe wurde nach sonst gleichen Versuchsbedingungen im Zustand praktisch erhaltener oder relativ insuffizienter Wärmeregulation getötet.

Histologische Befunde.

Die Tiere dieser Gruppe, die getötet wurden, bevor eine absolute Insuffizienz der Wärmeregulation eintrat, bieten in dem histologischen Bild der Schilddrüse nichts prinzipiell neues. Es finden sich Zunahme der Blutfülle, Epithelaktivierung und Kolloidverminderung in ähnlichem

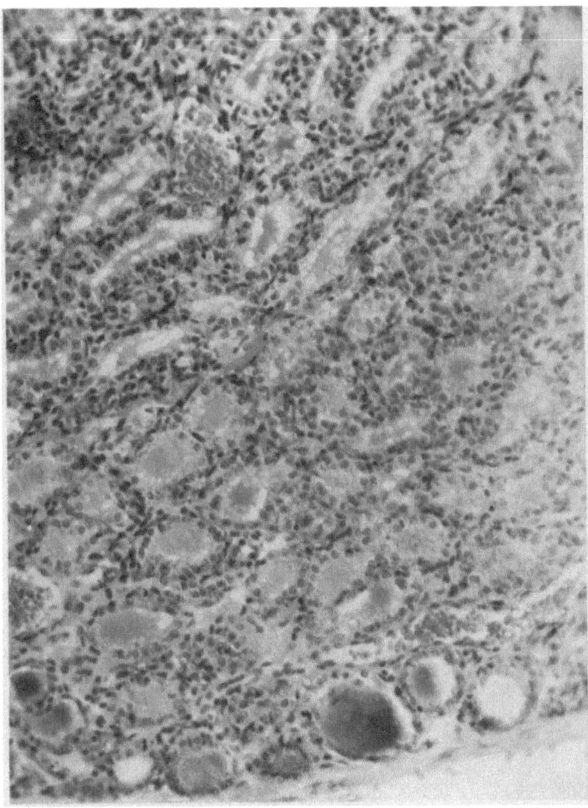

Abb. 3. Tier E 13. Schilddrüse H. E. Unterer Bildrand Schilddrüsenkapsel. — Weitgehende Kolloidverminderung. Die Follikel in den zentralen Abschnitten sind zu schmalen schlitzförmigen Öffnungen geworden. Diese sind zum Teil leer, zum Teil erhalten sie wenig Kolloid, das von groben Vakuolen durchsetzt ist. Gegen die Kapsel hin etwas stärker gefüllte Follikel, die teilweise noch die normale Form aufweisen. — Absolute Insuffizienz der Wärmeregulation nach 24 Versuchstagen.

Ausmaß wie bei entsprechenden Versuchszeiten mit anderen Bedingungen, die zur histologischen Aktivierung der Schilddrüse führen. Diese Verhältnisse sind in der vorhergehenden Untersuchung beschrieben[9].

Anders ist das histologische Bild der Schilddrüsen von Tieren, die in einer vollständigen Insuffizienz der Wärmeregulation endeten. Mit Ausnahme eines Tieres, das einer besonderen Besprechung bedarf, findet sich bei allen Tieren wesentlich das gleiche Bild. Der überwiegende Teil der Follikel ist hochgradig entleert oder völlig frei von Kolloid. In den typischen Fällen enthalten nur die periphersten Follikellagen geringe bis mäßige Mengen an Kolloid (Abb. 3). Die kleinen und unregelmäßig verformten Follikel der zentralen Abschnitte sind frei von färbbarem In-

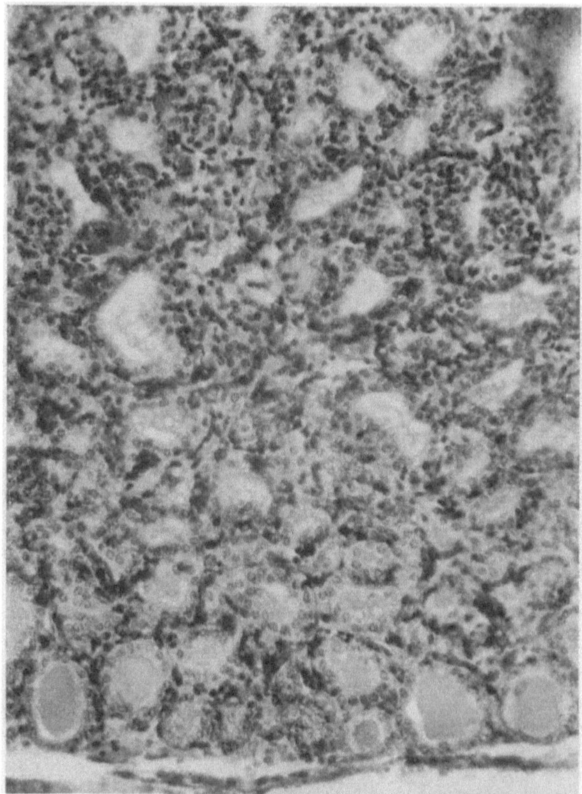

Abb. 4. Tier E 14. Schilddrüse H. E. Unterer Bildrand Schilddrüsenkapsel. — Vollständiger Kolloidverlust mit Ausnahme eines geringen Rückstandes in den periphersten Follikellagen. Absolute Insuffizienz der Wärmeregulation am 24. Versuchstag.

halt oder enthalten nur feine Netzschatten (Abb. 4). Die Epithelien sind zumeist hoch und hell mit großen runden Kernen und oft zwei- und mehrschichtig. Die Kerne zeigen ein unregelmäßiges Aussehen und man sieht zahlreiche amitotische Teilungen. Bei einem Tier (E 10) finden sich häufige Pyknosen. In manchen Fällen entsteht so bei gleichzeitigem Verlust der Follikellumen ein histologisches Bild, das im ersten Augenblick an einen Tumor erinnert (Abb. 5).

Eine Ausnahme stellt das Tier E 10 dar. In einer Serie von 30 Tieren, die partiell geschoren in den Kaltraum gebracht wurden, war dieses das einzige Tier, das innerhalb von wenigen Stunden auf 33° abfiel und in weniger als 24 Std nach Versuchsbeginn unter absoluter Insuffizienz der Wärmeregulation zugrunde ging. Bei diesem Tier sind die regelmäßigen

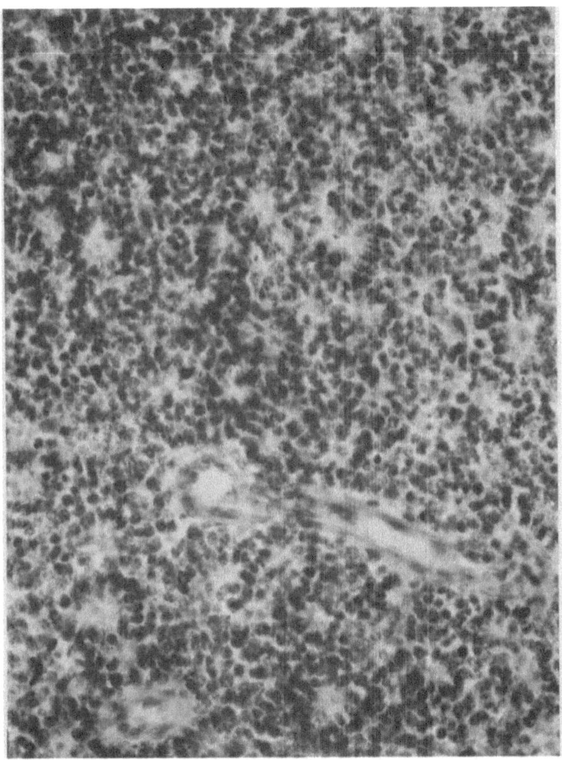

Abb. 5. Tier E 13. Schilddrüse H. E. Ausschnitt aus den zentralen Abschnitten. — Das Kolloid ist vollständig verschwunden. Die Follikelstrukturen sind zumeist nicht mehr zu erkennen. Das Bild macht zunächst den Eindruck von Tumorgewebe.

Follikel mittlerer Größe vollständig mit tief gefärbtem Kolloid gefüllt. Nur bei starker Vergrößerung finden sich wenige kleine Aussparungen im Kolloid. Das Epithel ist überall ganz flach. Die Kerne sind strichförmig bis oval und tief dunkel gefärbt. In einigen Gebieten erscheinen die Kerne pyknotisch.

Das Tier E 10 war der einzige beobachtete Fall, in dem eine vollständige Insuffizienz der Wärmeregulation einherging mit einem normalen Kolloidgehalt der Schilddrüse. In allen anderen Fällen fand sich eine starke bis vollständige Entleerung des Kolloids.

Besprechung der Befunde.

Die histologischen Veränderungen der Schilddrüsen gliedern sich in
2 Gruppen: 1. Tiere, die in einer absoluten Insuffizienz der Wärmeregulation endeten und 2. Tiere, deren Wärmeregulation erhalten blieb
— wenn auch relativ insuffiziert. Die 2. Gruppe bietet nichts besonderes.
Das histologische Bild der Schilddrüse ist in diesen Fällen ähnlich dem
von Tieren, die eine gleich lange Zeit an ungefährliche Außentempera-
turen angepaßt wurden[9]. Das gilt auch noch, wenn eine längere Periode
relativer Insuffizienz der Wärmeregulation bestanden hatte.

Ein so weitgehender Verlust des Kolloids und eine derartige Veränderung des Epithels, wie sie bei Tieren gefunden wurden, die in einer
absoluten Insuffizienz der Wärmeregulation endeten, ist von uns beim
Meerschweinchen nie unter anderen Bedingungen beobachtet worden.
Auch in der Literatur fanden wir keine Bilder dieser Art beschrieben.
Unter den Versuchsbedingungen, wie sie in dieser Untersuchung angewandt wurden, fand sich das histologische Bild der Erschöpfung der
Schilddrüse ausschließlich in Fällen, die in einer absoluten Insuffizienz
der Wärmeregulation endeten. Die Tatsache der Beziehung zwischen der
histologischen Erschöpfung der Schilddrüse und der absoluten Insuffizienz der Wärmeregulation scheint mit diesem Ergebnis hinreichend
belegt.

Damit stehen auch die Ergebnisse von Versuchen an Ratten, die Sellers und
You kürzlich veröffentlichten, in gutem Einklang[11]. Diese Autoren adaptierten
Ratten an gleiche Umgebungstemperaturen, wie sie in dieser Arbeit verwandt
wurden. Während normale Tiere diese Belastung gut überstanden, starben alle
thyreoidektomierten oder mit Thiouracil gefütterten Tiere nach kurzer Zeit —
offenbar unter Zusammenbruch der Wärmeregulation. Dagegen blieb die volle
Adaptationsfähigkeit erhalten, wenn nach der Thyreoidektomie täglich eine adäquate Menge Thyroxin gegeben wurde. Nach diesen Ergebnissen muß man eine
wesentliche Bedeutung der Schilddrüsenfunktion für die bei der Anpassung an
die Kälte eintretenden Stoffwechselregulationen annehmen. Daß während der
Adaptation an niedrige Temperaturen ein stark erhöhter Bedarf an Schilddrüsenhormon besteht, wurde von mehreren Autoren nachgewiesen[2, 7, 10].

Das Verhalten der Körpertemperatur unter den beschriebenen Versuchsbedingungen bietet einige interessante Besonderheiten. Die Senkung
der Rectaltemperatur in das subnormale Intervall von 37—34° stellt
offenbar eine relative Insuffizienz der Wärmeregulation dar, wie sie von
Büchner abgegrenzt wurde[1]. Diese relative Insuffizienz kann noch nach
wochenlanger Dauer wieder in einen vollkompensierten Zustand übergehen, wie bereits ausführlich beschrieben[9]. Bei einer größeren Zahl von
Tieren leitete sie jedoch über in eine absolute Insuffizienz, in der ein
unvermittelter steiler Abfall auf tödliche Temperaturen erfolgte. Daß
es sich schon bei den relativ geringen Temperatursenkungen zu Beginn
des Aufenthaltes im Kaltraum um eine Insuffizienz handelt, geht daraus

hervor, daß im Verlauf der Adaptation immer wieder ein Anstieg auf normale Temperaturen erfolgt[9]. Die tiefsten Rectaltemperaturen, die wir im Zustand relativer Insuffizienz der Wärmeregulation beobachteten, lagen im allgemeinen oberhalb 34°. In 2 Fällen beobachteten wir in je einer Messung 33,3° und 33,8°, ohne daß ein Zusammenbruch der Wärmeregulation erfolgte. In allen anderen Fällen sank die Temperatur nach dem Erreichen von 34° in wenigen Stunden weiter bis zum Tode.

Konstanz der Körpertemperatur bei einem subnormalen Wert kann eintreten, wenn für diese Temperatur wieder ein Gleichgewicht zwischen Wärmebildung und Wärmeabgabe erreicht wird. Eine entscheidende Verminderung der Wärmeabgabe ist bei den beobachteten Temperatursenkungen im Bereich erhaltener Regulation nicht anzunehmen. Der wesentlichere Anteil für die Ausbildung eines neuen Gleichgewichts ist in einer Erhöhung des Stoffwechsels zu suchen.

Aus einer Reihe älterer Untersuchungen und aus den neueren Arbeiten von DILL und FORBES[3], v. WERZ[12], WEZLER und THAUER[13], GROSSE-BROCKHOFF und SCHOEDEL[5], GOSSELIN[4] und PENROD[8] geht hervor, daß bei schwerem Wärmeentzug ein Absinken der Rectaltemperatur einhergeht mit einer starken Steigerung des Stoffwechsels. Diese beiden Erscheinungen verlaufen gegensinnig bis zu einem Maximum des Stoffwechsels, das nach Spezies und Individuum verschieden etwa im Bereich der Rectaltemperaturen von 35—30° C liegt[3, 4, 5, 8, 12, 13]. Das Eintreten dieser Stoffwechselsteigerung und ihr Ausmaß stehen offensichtlich in Beziehung zur Senkung der Rectaltemperatur. Diese Verhältnisse sind bewiesen für Mensch[3, 13], Hund[8], Katze[12] und Meerschweinchen[4].

Die Tatsache, daß bei sinkender Körpertemperatur der Stoffwechsel eine Steigerung erfährt, ist die Voraussetzung für das Bestehen eines Bereiches relativer Insuffizienz der Wärmeregulation. Eine relative Insuffizienz kann nur eintreten in dem Intervall zwischen der Normaltemperatur und der Temperatur, bei der das Stoffwechselmaximum liegt. Diese letztere Temperatur stellt eine kritische Grenze dar. Wenn der Wärmeverlust unter bestimmten Bedingungen nicht durch die bis zu diesem Punkt eintretende Stoffwechselsteigerung kompensiert werden kann, so muß mit dem Passieren dieses Punktes ein akuter Zusammenbruch der Wärmeregulation erfolgen. Das Unterschreiten dieses Punktes startet einen Circulus vitiosus: Senkung der Körpertemperatur führt zu einer Herabsetzung des Stoffwechsels, diese wieder zu einer Senkung der Körpertemperatur, usw. Die Bedeutung der Überschreitung der kritischen Temperatur war in einigen unserer Versuche besonders schön darzustellen. Tiere, die im Kaltraum in eine absolute Insuffizienz der Wärmeregulation gerieten, konnten nach dem Wiederaufwärmen in normaler Umgehungstemperatur (16—20°) ihre Körpertemperatur voll regulieren. Dieser Versuch ließ sich in einigen Fällen mehrfach wiederholen.

Nach dem Ergebnis unserer langfristigen Untersuchungen müssen wir für das Meerschweinchen eine kritische Körpertemperatur bei 34 bis 35° C ansetzen.

In den Untersuchungen von Gosselin[4] am Meerschweinchen fand sich bei fortschreitender Unterkühlung in einer Versuchszeit von einigen Stunden das durchschnittliche Maximum des Stoffwechsels bei einer Rectaltemperatur von 35° C. Die Ergebnisse aus dem akuten und dem langfristigen Experiment sind also identisch.

Von Horvath und Mitarb.[6] wurden bei extremen Belastungen der Wärmeregulation ähnliche Temperaturkurven registriert, wie sie in Abb. 1 und 2 dargestellt sind. Sie untersuchten die Widerstandsfähigkeit verschiedener Tierarten gegen extreme Kälte (—35° C). Dabei ergab sich, daß diese Tiere relativ lange eine etwas erniedrigte Körpertemperatur mit guter Konstanz einhielten. Von der nur wenig erniedrigten Temperatur erfolgte dann der plötzliche tödliche Abfall.

Wie ist die Beziehung zwischen dem Versagen der Wärmeregulation und der histologischen Insuffizienz der Schilddrüse? Es wurde schon betont, daß die Korrelation zwischen diesen beiden Ereignissen so groß ist, daß sie als gesichert angesehen werden muß, auch wenn die statistische Wahrscheinlichkeit für diese Beziehung schwerlich in sinnvollen Zahlen angegeben werden kann. Der steile Abfall der Körpertemperatur nach dem Erreichen des kritischen Punktes kann nicht zu Lasten einer Schilddrüseninsuffizienz gebucht werden. Er ist einfach im Mechanismus der Wärmeregulation begründet, und findet sich auch im akuten Versuch, in dem keine Rede von einer Schilddrüseninsuffizienz sein kann. Dagegen könnte die Funktion der Schilddrüse entscheidend dafür sein, ob unter bestimmten Bedingungen im Bereich relativer Insuffizienz ein Gleichgewicht erreicht wird oder ob die kritische Körpertemperatur unterschritten wird. Dieser Schluß wird vor allem durch die schon erwähnten Versuche von Sellers und You[11] nahegelegt. Darnach ist das Vorhandensein einer suffizienten Schilddrüse bzw. die Zufuhr einer entsprechenden Thyroxinmenge notwendig für die bei der Adaptation an niedere Umgehungstemperaturen eintretende Stoffwechselsteigerung.

Das von uns beobachtete Verhalten ließe sich dann folgendermaßen erklären: Durch das langdauernde Aufrechterhalten von Bedingungen, die zur relativen Insuffizienz der Wärmeregulation führen, besteht ein andauernder erhöhter Thyroxinbedarf[2, 7, 10]. Solange dieser Thyroxinbedarf erfüllt werden kann, kann ein genügend hoher Stoffwechsel erhalten bleiben, sofern nicht andere wesentliche Faktoren ausfallen. Kommt es aber zur Erschöpfung des Thyroxinbestandes, so sinkt die Stoffwechselgröße. Unter entsprechenden Bedingungen des Wärmeverlustes wird dann schließlich die kritische Temperaturschwelle unterschritten und es kommt zum Zusammenbruch der Wärmeregulation. Es wäre wünschenswert, diese These noch durch gezielte Substitutionsexperimente zu unterbauen.

Es muß noch einmal betont werden, daß ein Zusammenbruch der Temperaturregulation, wie er in unserem Experiment auftrat, nicht notwendigerweise auf eine Schilddrüseninsuffizienz zurückgeführt werden muß. Jeder Faktor, der die Stoffwechselgröße herabsetzt, kann unter geeigneten Bedingungen diesen Ausgang herbeiführen.

Zusammenfassung.

Durch kontinuierliche Vergrößerung des Wärmeentzugs gelingt es, bei Meerschweinchen eine langsame und stetige Senkung der Körpertemperatur über eine bis mehrere Wochen herbeizuführen. Es erweist sich dabei, daß eine relative Insuffizienz der Wärmeregulation — d. h. Konstanz der Körpertemperatur auf einem erniedrigten Niveau — im Bereich zwischen der Normaltemperatur und etwa 34—35° C möglich ist. Mit dem Erreichen von 34° C setzt ein plötzlicher und steiler Temperaturabfall ein, der unaufhaltsam zum Tode führt, obwohl die Bedingungen des Wärmeentzugs unverändert sind. Dieses Verhalten ist nur mit einer Änderung der Wärmebildung zu erklären.

Tiere, die in dieser Weise in eine absolute Insuffizienz der Wärmeregulation geraten waren, wiesen einen weitgehenden bis vollständigen Verlust des Schilddrüsenkolloids auf. Ein Kolloidverlust von dieser Größe wurde beim Meerschweinchen unter anderen Bedingungen nicht beobachtet.

Literatur.

[1] BÜCHNER, F.: Klin. Wschr. **1943**, 89. — [2] DEMPSEY, E. W., u. E. B. ASTWOOD: Endocrinology **32**, 509 (1943). — [3] DILL, D. B., u. W. H. FORBES: Amer. J. Physiol. **132**, 685 (1941). — [4] GOSSELIN, R. E.: Amer. J. Physiol. **157**, 103 (1949). — [5] GROSSE-BROCKHOFF, F., u. W. SCHOEDEL: Pflügers Arch. **246**, 664 (1943). — [6] HORVATH, S. M., G. E. FOLK, F. N. CRAIG u. W. FLEISCHMANN: Science (Lancaster, Pa.) **107**, 171 (1948). — [7] LEBLOND, C. P., J. GROSS, W. PEACOCK and R. D. EVANS: Amer. J. Physiol. **140**, 671 (1943). — [8] PENROD, K. E.: Amer. J. Physiol. **157**, 436 (1949). — [9] PICHOTKA, J.: (im Druck). — [10] SCHACHNER, H. G., Z. S. GIERLACH u. A. T. KREBS: Project Report No 6 — 64 — 12 — 02. Medical Department Field Research Laboratory Fort Knox. Kentucky 1949. — [11] SELLERS, E. A., u. S. S. YOU: Amer. J. Physiol. **163**, 81 (1950). — [12] WERZ, R. v.: Arch. exper. Path. u. Pharmakol. **202**, 561 (1943). — [13] WEZLER, K., u. R. THAUER: Z. exper. Med. **112**, 345 (1943).

Dr. JOSEF PICHOTKA, Physiologisches Institut der Universität Freiburg i. Br.

Arch. exper. Path. u. Pharmakol., Bd. 215, S. 328—341 (1952).

Aus dem Physiologischen Institut der Medizinischen Universität Szeged, Ungarn
(Direktor: Prof. B. Issekutz jr.).

Gefäßerweiterung und Minutenvolumen* **.

Von
B. ISSEKUTZ JUN., I. LICHTNECKERT, ZS. GÁSPÁR-NÉMETH und M. BEDÖ.

Mit 6 Textabbildungen.

(Eingegangen am 15. Januar 1952.)

Von den kreislaufaktiven Stoffen ist die Wirkung der Vasoconstrictoren und besonders der sympathicomimetischen Mittel wohl bekannt. Die Meinungen der mit verschiedenen Verfahren arbeitenden Forscher stimmen darin überein, daß die intravenös gegebenen gefäßverengernden Stoffe gleichzeitig mit der Steigerung des peripheren Widerstandes eine Herabsetzung des Herzminutenvolumens bewirken (BÖGER, DEPPE, WEZLER[1], WEZLER und THAUER[2], ISSEKUTZ JUN.[3]). Sehr wenig geklärt ist dagegen die Wirkung der Abnahme des peripheren Widerstandes.

NYLIN[4] kam auf Grund seiner Röntgenuntersuchungen zu der Ansicht, daß bei der Abnahme des peripheren Widerstandes das Schlagvolumen sofort zunimmt, da das Herz unter normalen Verhältnissen mit einer bedeutenden Menge Restblutes arbeitet. STEAD jr. und WARREN[5] halten dies nicht für wahrscheinlich, sie betonen eher die aktive Rolle der Herzkammern in dem Sinne, daß der herabgesetzte arterielle Druck reflektorisch die Füllung der Kammern innerhalb 1—2 Systolen steigert.

Von den gefäßerweiternden Stoffen sind die Meinungen betreffs der Wirkung des Theophyllins sehr verschieden, da z. B. WEZLER und THAUER[2] eine Verminderung, ISSEKUTZ jr.[3] dagegen mit der Methode von FICK eine Erhöhung des Minutenvolumens beobachteten. BÖGER, DEPPE und WEZLER[1] stellten bei der Untersuchung der Wirkung von Strychnin auf den Kreislauf bei kleinen Dosen eine Erhöhung des Minutenvolumens fest, die von einer Herabsetzung des peripheren Widerstandes begleitet war.

Es sind auch jene Versuche zu erwähnen, in denen mit Hilfe von arterio-venöser Fistel (shunt) der Effekt der lokalen Verminderung des peripheren Widerstandes untersucht wurde. Diesbezüglich herrscht allgemein die Ansicht, daß bei der Öffnung der Fistel das Minutenvolumen ansteigt (VAN LOO und HERINGMAN[6]) und bei der Schließung derselben fällt (COHEN u. Mitarb.[7]).

Die auf das Minutenvolumen ausgeübte Wirkung der peripheren Widerstandsabnahme wurde eingehend von HOLT u. Mitarb.[8] untersucht. Sie stellten zwischen der bei der Öffnung der arterio-venösen Fistel eintretenden Widerstandsverminderung und der Erhöhung des Minutenvolumens einen fast linearen Zusammenhang fest. Dagegen löst die Reizung des N. caroticus bzw. Durchtrennung des Rückenmarks in Höhe des III.—IV. thorakalen Segmentes — welche Eingriffe bekanntlich

---

* Herrn Professor Dr. WOLFGANG HEUBNER zum 75. Geburtstag gewidmet.

** Diese Untersuchungen wurden von der Ungarischen Wissenschaftlichen Akademie unterstützt.

den peripheren Widerstand ebenfalls herabsetzen — eine Abnahme des Minuten-volumens aus. Nach ihrer Auffassung werden in diesem letzten Falle auch die Capillaren und die Venen dilatiert, das Volumen der Gefäßbahn nimmt zu, was eine Verminderung des venösen Zustromes nach sich zieht.

Es ist offensichtlich, daß die Gefäßerweiterung nicht a priori ein An-wachsen des Minutenvolumens bedeutet, und es muß bei verschiedenen vasodilatorischen Stoffen mit verschiedenen Wirkungsmechanismen ge-rechnet werden. Es schien also notwendig, die Frage von diesem Ge-sichtspunkte aus zum Gegenstand eingehender Untersuchungen zu machen, und zwar um so mehr, als auch hinsichtlich des Problems der physiologischen Adaptationen des Kreislaufes die Klarstellung jener Frage nicht uninteressant ist, welche primäre Wirkung die lokale (z. B. bei Muskelarbeit) oder allgemeine Herabsetzung des peripheren Wider-standes auf das Herzminutenvolumen ausübt. Zu diesem Zweck haben wir zwei gefäßerweiternde Mittel, das physiologisch besonders wichtige Acetylcholin und das in der Therapie viel benützte Nitroglycerin unter-sucht. Um die unmittelbare Herzwirkung dieser Mittel zu vermeiden, wurden beide in die Aorta — entweder durch einmalige Injektion oder in Form von Infusion — verabreicht.

Methodik.

Die Versuche wurden an 54 Hunden durchgeführt. Die 15—40 kg schweren Tiere wurden durch die Kombination von 4 mg/kg Morphin, 1 g/kg Urethan und 0,03 g/kg Chloralose narkotisiert.

Die Registrierung des arteriellen Druckes geschah aus der Arteria brachialis mittels eines Glasplattenmanometers. Ein ähnliches, aber empfindlicheres Mano-meter registrierte durch die rechte Vena jugularis den zentralen Venendruck.

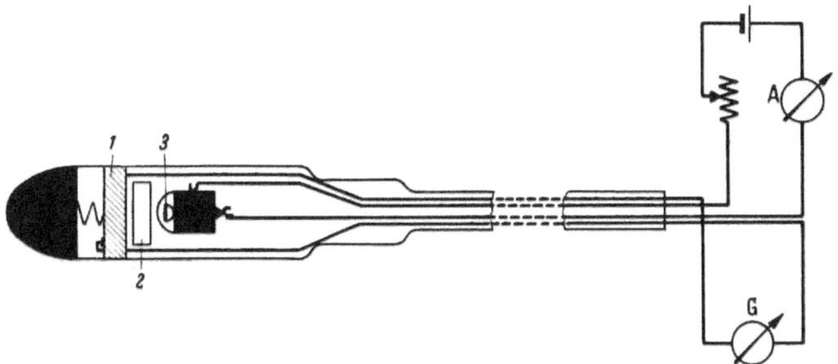

Abb. 1. Photoelektrische Sauerstoffsonde. 1. Photoelement; 2. Spalt; 3. Mikrobirne.

Die Messung des Minutenvolumens geschah nach dem Prinzip von FICK mittels fortlaufender Registrierung. Die Venosität des Blutes der rechten Kammer zeigt eine photoelektrische Sonde an. In dem 8 mm weiten Zylinder ist ein Photoelement und eine vom Akkumulator geheizte, mit einer Linse versehene spezielle 0,5 Watt starke Mikrobirne eingebaut (Abb. 1). Durch den zwischen Lampe und Photo-element befindlichen Spalt von 1,5 mm Schichtdicke strömt das Blut. Der elek-trische Strom des Photoelementes wird durch ein Galvanometer (Empfindlichkeit

10^{-8} Ampere) registriert. Diese photoelektrische Sonde unterscheidet sich von dem von Opitz[9] beschriebenen ähnlichen Instrument dadurch, daß der der Blutaufnahme dienende Spalt kürzer und breiter ist, was den Vorteil hat, daß durch die darin bestehende schnellere Strömung die Gefahr der Gerinnung vermindert wird. Letzteres war von unseren Gesichtspunkten aus eine wichtige Bedingung, da wir in unseren Versuchen die Anwendung von Heparin vermeiden wollten. Ein Nachteil dieser Sonde ist, daß sie keinen Raum für das zur Blutentnahme dienende Rohr hat. Die photoelektrische Sonde wurde an der Stelle des Zusammentreffens der linken Vena jugularis und der Vena subclavia durch einen kleinen Schnitt hindurch eingeführt. Durch Abbiegen des Stieles der Sonde kann man sehr bequem in die rechte Kammer eindringen. Auf diese Weise kann das Gerät während eines Versuches je nach Belieben 10—15mal eingeführt bzw. herausgenommen werden, wobei es niemals länger als 4—5 min im Herzen bleibt. Im überwiegenden Teil der Fälle kann so die Blutgerinnung vermieden werden. Falls eine Blutgerinnung beginnt, gibt sie sich dadurch zu erkennen, daß infolge der entstehenden Fibrinfäden der Spalt enger wird und das Galvanometer eine fortschreitende Venositätsverminderung anzeigt. Es gelangten nur solche Versuche zur Auswertung, in denen zweifellos festgestellt werden konnte, daß keine Gerinnung stattgefunden hatte.

Die Eichung der photoelektrischen Sonde wurde zu Beginn oder nach Beendigung des Versuches vorgenommen. Das venöse Blut wurde durch die rechte Vena jugularis hindurch der rechten Kammer entnommen und mit dem arteriellen Blute desselben künstlich beatmeten Tieres verglichen, die arterio-venöse Sauerstoffdifferenz mit Hilfe des Havemannschen Colorimeters bestimmt (Issekutz jr. u. Mitarb.[10]). Da der Sauerstoffgehalt des arteriellen Blutes bei künstlicher Atmung konstant zu nehmen ist, gibt der Ausschlag des der photoelektrischen Sonde angeschlossenen Galvanometers unmittelbar die zur Berechnung des Minutenvolumens nötige arterio-venöse Sauerstoffdifferenz an. Bei der Aufnahme der Eichkurve wurde die Venosität des Blutes durch Einatmen von Stickstoff variiert. Wir konnten zwischen den Differenzen des arterio-venösen Sauerstoffgehaltes und den Galvanometerausschlägen die gleichen logarithmischen Zusammenhänge feststellen, wie sie Opitz in bezug auf sein Modell beschrieb (Abb. 2). Dies beweist, daß in unseren Versuchen auf die Stickstoffeinatmung der Hämoglobingehalt des Blutes nicht so weitgehend verändert wurde, daß er eine wesentlichere Streuung hätte verursachen können.

Da die durch die Vasodilatatoren ausgelöste Blutdrucksenkung die Atmung beeinflußt, erwies sich die Anwendung der künstlichen Atmung als notwendig. Die ausgeatmete Luft gelangte in eine Mischtrommel, in der ihre Zusammensetzung von einem Diaferometer nach Noyons fortlaufend analysiert wurde. Das angeschlossene Galvanometer zeigte — unter Berücksichtigung des Respirationsvolumens — die O_2-Aufnahme des Tieres unmittelbar an. Da aber eine gewisse Zeit benötigt wird, bis die Luft aus der Lunge zu den analysierenden Platindrähten gelangt, mußte die Verspätung des Diaferometers bestimmt werden. Dies geschah auf die von Opitz beschriebene Weise derart, daß durch eine seitliche Öffnung der

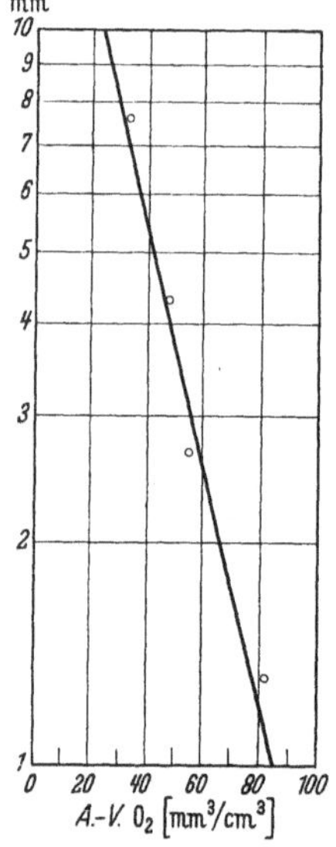

Abb. 2.
Eine Eichkurve für die Sauerstoffsonde. Ordinate: Galvanometerausschlag; Abszisse: Arterio-venöse O_2-Differenz.

Tracheakanüle ein Katheter in die Lunge geleitet und dann zu Beginn einer Einatmung 20 cm³ Sauerstoff eingeblasen wurde. Die Verspätung des Diaferometers betrug gewöhnlich etwa 70 sec. Unter Berücksichtigung dieses Zeitabstandes erhielten wir die zusammengehörenden Punkte der die Venosität und die O_2-Aufnahme aufzeichnenden Kurven. Aus dem arteriellen Mitteldruck (Pm) und der durch das Herz pro Sekunde ausgeworfenen Blutmenge(cm³/sec) haben wir in allen Fällen auch den Wert des peripheren Gesamtwiderstandes berechnet. Zu diesem

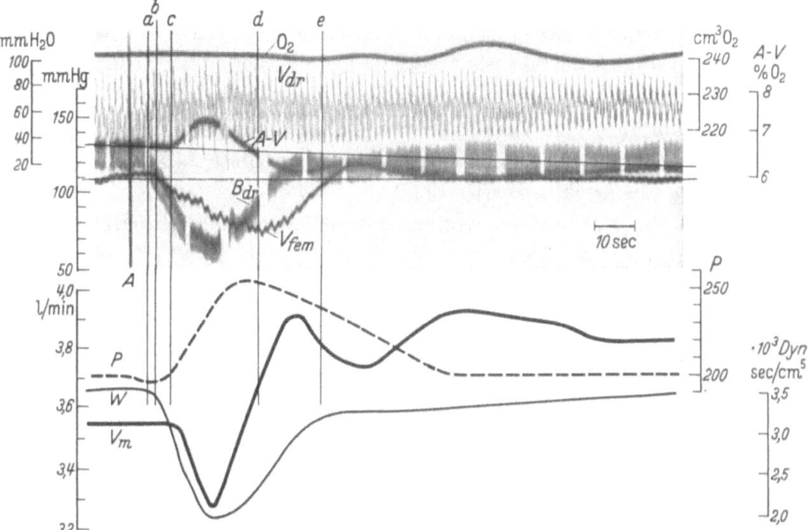

Abb. 3. Wirkung von 0,5 γ/kg Acetylcholin, gegeben in die Aorta thoracalis. (A)Abkürzungen: Vdr: Venendruck (H₂O mm); Bdr:Blutdruck (Hg mm); O₂: Sauerstoffaufnahme (cm³/min); A-VO₂: Arterio-venöse O₂-Differenz/% ; P: Pulszahl pro Minute; Vm: Herzminutenvolumen (1/min); W: Peripherer Gesamtwiderstand (10³ Dyn.-sec cm⁻⁵). Erklärung siehe im Text.

Zweck wurde die von FRANK, WEZLER, BÖGER u. a. benutzte Formel $W = \dfrac{Pm.\ 1332}{ccm/sec}$ = Dyn. sec cm⁻⁵) angewandt, mit der WIGGERS[11] bei Hunden Werte bis zu 3600—5400 findet.

In einigen Versuchen haben wir mit der REINschen Thermostromuhr auch die Durchblutung der Vena femoralis registriert. Die gefäßerweiternden Stoffe wurden in den meisten Fällen entweder durch die linke Carotis oder die Aorta caudalis in verschiedene Abschnitte der Aorta eingespritzt. Im ersteren Falle suchten wir einen Effekt auf das ganze arterielle System, im letzteren dagegen nur auf die hinteren Extremitäten auszulösen. Das Acetylcholin und das Nitroglycerin wurden in einem Teil der Versuche in Infusionen verabreicht. Dies geschah mit Hilfe eines Infusionsapparates, getrieben von einem Synchronmotor.

Ergebnisse.

1. Die Wirkung der intraarteriellen Injektionen.

a) *Acetylcholin.* Abb. 3 zeigt die Wirkung von 0,5 γ/kg Acetylcholin. Der arterielle Druck fällt plötzlich (a) und die Pulszahl nimmt zu. 3 sec später (b) beginnt der Venendruck zu steigen und wird erst wieder normal, wenn der Blutdruck sich wieder seinem ursprünglichen Wert nähert. Das in die Aorta gegebene Acetylcholin hat in solcher kurzen Zeit das Herz nicht erreichen und somit dessen Funktion nicht unmittelbar beeinflussen können. Die Erklärung für die schnelle Steigerung des Venendruckes kann unserer Meinung nach kaum eine andere sein, als daß die den größten Widerstand leistenden Arteriolen sich geöffnet haben, was zu einer Herabsetzung der Druckdifferenz der Aorta und Vena cava führte. Obzwar auch daran gedacht werden kann, daß die durch die Blutdrucksenkung reflektorisch ausgelöste Entleerung der Blutdepots die Steigerung des Venendruckes hervorgerufen haben könnte, spricht doch der spiegelbildartige Verlauf der zwei Druckkurven gegen diese Annahme und — wie wir sehen werden — kann diese Möglichkeit im weiteren ganz ausgeschlossen werden.

Die Venosität des venösen Blutes beginnt 5 sec nach dem Einsetzen der arteriellen Drucksenkung zuzunehmen (c), erreicht ein Maximum, sinkt dann unter den Ausgangswert hinab und, trotzdem die arterielle Blutdrucksenkung binnen 60 sec völlig abklingt, erreicht die Venosität des Blutes der rechten Kammer erst nach 120 sec ihren Ausgangswert. Die anfängliche Zunahme der Venosität, die übrigens nicht in allen Fällen zu beobachten ist, ist auf zwei Umstände zurückzuführen: Auf die Entleerung des stärker ausgenützten Blutes der Blutdepots und auf das Auswaschen des in den Geweben gestauten Blutes. Diese vorübergehende Zunahme der Venosität kann je nach der Menge und dem Grade der Ausnutzung des stagnierenden, respektive Depotblutes stärker oder schwächer sein, und bleibt im Falle wiederholter Acetylcholininjektionen oft auch ganz aus. Die stets zu beobachtende, anhaltende Verminderung der Venosität des Blutes ist zweifellos eine Folge der durch die Gefäßdilatation bedingten Beschleunigung der Strömung oder eventuell der Öffnung der arteriovenösen Anastomosen.

Gleichzeitig mit der starken Blutdrucksenkung nahm das Minutenvolumen von 3,4 l/min auf 3,2 l/min ab, doch hält diese Abnahme nur 15—20 sec an. Darauf folgt eine ausgesprochene Erhöhung, die 3,9 l/min erreicht. Sehr wichtig aber ist, daß das Anwachsen des Minutenvolumens wesentlich länger dauert als die auf den arteriellen Druck ausgeübte Wirkung. Wenn wir aus dem Minutenvolumen und dem arteriellen Druck den peripheren Widerstand (W) berechnen, so finden wir, daß mit dem Sinken des arteriellen Druckes gleichzeitig auch der Widerstand stark abnimmt und noch lange Zeit unter dem Ausgangswert bleibt, wogegen der arterielle Druck längst normalisiert wurde. Dies bedeutet, daß sich die Wiederherstellung des Blutdruckes noch während des Bestehens der Gefäßerweiterung vollzieht, und zwar mit Hilfe des erhöhten Minutenvolumens.

Die Durchblutung der Vena femoralis nimmt bedeutend ab, was auf zwei Ursachen zurückzuführen ist. Diese Abnahme kann einerseits eine druckpassive sein infolge der Senkung des arteriellen Druckes oder andererseits kann sie auch dadurch erklärt werden, daß das Splanchnicusgebiet stärker erweitert wird und daher die hinteren Extremitäten weniger Acetylcholin erhalten, wodurch sie eine gewisse Kompensationsrolle zu erfüllen vermögen. Mit anderen Worten: Der Widerstand des Gefäßgebietes der hinteren Extremitäten wird in geringerem Maße herabgesetzt als der arterielle Druck. Hierfür spricht auch, daß die Durch-

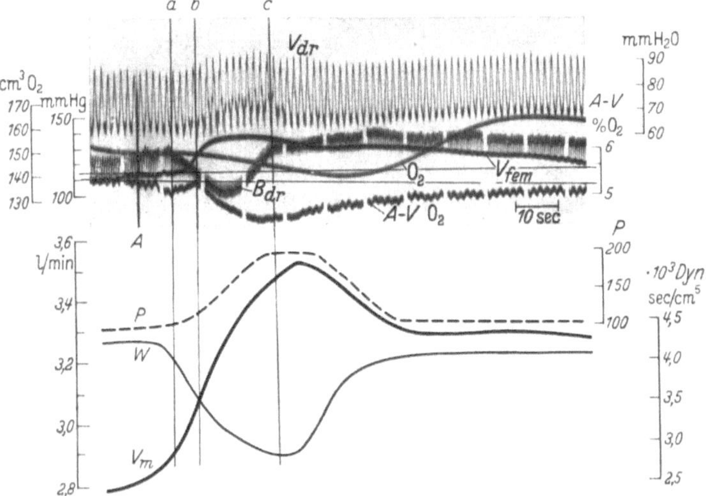

Abb. 4. Wirkung von 0,5 γ/kg Acetylcholin, gegeben in die Aorte caudalis. (A.)

blutung der Vena femoralis auch dann noch weiter fällt, wenn der arterielle Druck schon zu steigen beginnt (d). Daß eine kleinere Vasodilatation aber auch in diesem Gebiete besteht, stellt sich heraus, wenn nach der Wiederherstellung des Blutdruckes die Durchblutung über den Ausgangswert steigt (e).

Abb. 4 zeigt die Wirkung des 0,5 γ/kg in die Aorta caudalis gegebenen Acetylcholins. Derartige Versuche erinnern stark an den Zustand, wenn die hinteren Extremitäten arbeiten. Hier ist die Herabsetzung des peripheren Widerstandes nicht generalisiert, sondern lokal, und das Splanchnicusgebiet steht zwecks Kompensation zur Verfügung.

Sehr interessant, aber bisher nicht zu erklären ist die oft beobachtete Erscheinung, zu deren Klärung noch weitere Versuche herangezogen werden müssen, daß nämlich der arterielle Druck in den ersten 2—3 sec. manchmal von einer Tachykardie begleitet, erhöht wird, obwohl die Pressoreceptoren noch nicht in Erregung geraten sein könnten und auch der Venendruck noch nicht gesteigert ist.

Auf die Wirkung des in die Aorta caudalis gegebenen Acetylcholins sank der Blutdruck insgesamt um 15 mmHg (a), um dann für längere Zeit über den ursprünglichen Wert zu steigen. Der Venendruck zeigt auch hier eine vorübergehende Erhöhung (b), und die Venosität des Blutes nimmt stark ab. Aus dem stark sauerstoffhaltigen Blut gelangt so viel in die Lunge, daß die O_2-Aufnahme ausgesprochen steigt, d. h. daß das Minutenvolumen bedeutend wächst, und zwar von 2,9 l/min auf 3,7 l/min. Der periphere Gesamtwiderstand nimmt ab, dies bedeutet, daß die Constriction des Splanchnicusgebietes die in den hinteren Extremitäten bestehende Vasodilatation nicht vollkommen ausgeglichen hat. Trotzdem erfährt aber der Blutdruck eine Erhöhung über seinen Ausgangswert hinaus, offensichtlich infolge des Anwachsens des Minutenvolumens (c).

In der Vena femoralis wird die Durchblutung gesteigert und die Vasodilatation geht nur allmählich zurück. Der W-Wert dagegen wird von den kompensierenden Gebieten schneller wiederhergestellt, und wenn der arterielle Druck noch immer über dem Ausgangswert steht, so kommt dies daher, daß die Herabsetzung des Minutenvolumens längere Zeit beansprucht.

Gefäßerweiterung der hinteren Extremitäten, begleitet von Tachycardie, und Zunahme des Minutenvolumens mit herabgesetztem, peripherem Gesamtwiderstand und erhöhtem arteriellen Druck zusammen, ergeben das gleiche Bild wie wir es bei der Muskelarbeit finden.

Die Erhöhung des Minutenvolumens geht stets mit Tachycardie einher, was einerseits Folge der Blutdrucksenkung und andererseits der Steigerung des zentralen Venendruckes ist (Bainbridge-Reflex). Es mußte also unterschieden werden, ob die Erhöhung des Minutenvolumens eine Folgeerscheinung des Anwachsens der Pulszahl oder des gesteigerten venösen Zuflusses ist.

In Abb. 5 ist der Effekt von 0,5 γ/kg in die Aorta thoracalis verabreichtem Acetylcholin an einem Tier demonstriert, dessen Halsvagi zuvor durchschnitten und dessen Pressoreceptoren ausgeschaltet worden waren. Besonders ausgesprochen ist die Erhöhung des Venendruckes, die fast gleichzeitig mit dem Sinken des Arteriendruckes einsetzt (a). Die zwei Druckkurven zeigen einen fast spiegelbildartigen Verlauf, und die Erklärung hierfür ist wahrscheinlich in der Erweiterung der Arteriolen zu suchen, die eine Herabsetzung der arterio-venösen Druckdifferenz zur Folge hat. In diesen Versuchen bleibt natürlich die Pulszahl unverändert und das Minutenvolumen steigt dennoch von 2,8 l/min auf 4,1 l/min. Auffallend ist ferner, daß die an Abb. 3 beobachtete initiale Minutenvolumenverminderung ausbleibt. Die Ursache für diesen Ausfall sehen wir in dem Umstand, daß der hohe Ausgangsblutdruck durch

Acetylcholin nur auf 100 mm Hg herabgesetzt wurde. Wenn der arterielle Druck nicht unter ein gewisses kritisches Minimum (60 bis 70 mm Hg) herabsinkt, scheint die initiale Minutenvolumensenkung zu fehlen.

Bei der Zusammenfassung der Wirkungen des intraaortal gegebenen Acetylcholins ist festzustellen, daß die zwei charakteristischsten Erschei-

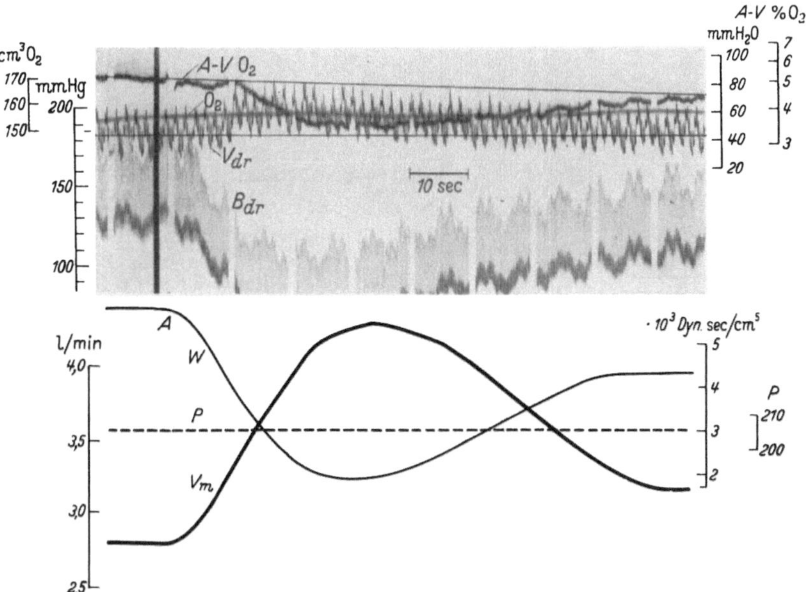

Abb. 5. Wirkung von 0,5 γ/kg Acetylcholin, gegeben in die Aorta thoracalis. (A.) Vorher beide Halsvagi durchschnitten und die Pressoreceptoren ausgeschaltet.

nungen die Erhöhung des venösen Druckes und die Vergrößerung des Herzminutenvolumens sind. Das simultane Auftreten dieser zwei Erscheinungen zeigt, daß auf Acetylcholin hauptsächlich die Arteriolen dilatiert sind, deren Blutfassungsvermögen gering ist, und daß so infolge der Widerstandsabnahme der venöse Zustrom wesentlich gesteigert werden kann. Dieser letztere Faktor und nicht die ihn begleitende Tachykardie bestimmt die Erhöhung des Minutenvolumens.

b) Ein ganz anderes Bild bekommen wir bei der Verabreichung von *Nitroglycerin.* Abb. 6 zeigt die Wirkung von 50 γ/kg in die Aorta thoracalis gegebenen Nitroglycerins. Es erfolgt eine starke Blutdrucksenkung bis zu 65 mm Hg und dann nach vorübergehender Erhöhung eine neue Senkung; darauf geht der Blutdruck nur allmählich auf seinen Ausgangswert zurück. Der Venendruck zeigt ein ganz anderes Verhalten wie nach der Verabreichung von Acetylcholin. Anfangs ist gleichzeitig mit dem Sinken des arteriellen Druckes eine minimale Erhöhung zu

beobachten (a), die nur ganz kurze Zeit dauert und einer anhaltenden
Senkung Platz macht. Zuerst nimmt die Venosität des Blutes der
rechten Kammer zu (Depotblut, ausgewaschenes Blut), wird vorübergehend niedriger, um sich dann sehr bald auf den Anfangswert einzustellen. Die O_2-Aufnahme steigt gleichzeitig mit dem Eintreffen des
venösen Blutes aus den Blutdepots und nimmt dann stark ab. Das aus

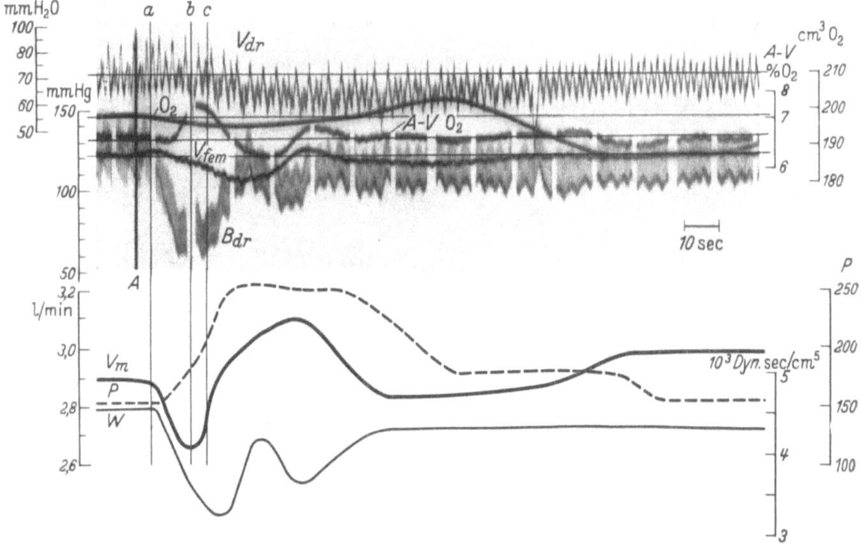

Abb. 6. Wirkung von 50 γ/kg Nitroglycerin, gegeben in die Aorta thoracalis. (A.)

diesen beiden Werten berechnete Minutenvolumen fällt von den ursprünglichen 2,9 l/min auf 2,7 l/min; darauf folgt eine vorübergehende
Erhöhung auf 3,1 l/min, die von einer länger bestehenden Herabsetzung
abgelöst wird, die nur um weniges unter dem Ausgangswert steht. Der
Gegensatz gegenüber dem Acetylcholin ist offensichtlich, denn hier
findet sich keine Spur jener anhaltenden Minutenvolumenzunahme, die
so charakteristisch für den Acetylcholineffekt ist.

Die Durchblutung der Vena femoralis fällt. Die Abnahme besteht
auch dann noch weiter, wenn der Blutdruck schon im Steigen begriffen
ist, sie kann also nicht ganz auf das Konto der arteriellen Blutdrucksenkung geschrieben werden. Dies zeigt, daß der Fall des arteriellen
Druckes hauptsächlich als Folge der Dilatation anderer Gebiete, vor
allem des Splanchnicus, zustande kommt, und daß den hinteren Extremitäten — wenigstens soweit es das Nitroglycerin zuläßt — eine
kompensierende Rolle zukommt.

Die Blutdrucksenkung bewirkt reflektorisch eine Erhöhung der Pulszahl, und auch hier ist deutlich zu erkennen, daß letztere nicht mit den Veränderungen des Minutenvolumens parallel läuft.

Die Abnahme des peripheren Widerstandes kann durch das Minutenvolumen nicht kompensiert werden, und die Gestaltung des Blutdruckes wird von den Veränderungen des Gesamtwiderstandes bestimmt.

Die Wirkung von Acetylcholin und Nitroglycerin in Gaben, die ungefähr gleichstarke Blutdrucksenkungen verursachen, ist grundverschieden: Acetylcholin hebt den venösen Druck und erhöht das Minutenvolumen, während Nitroglycerin letzteres unbeeinflußt läßt, den venösen Druck aber herabsetzt.

2. Intraaortale Infusionen.

Noch auffallendere Unterschiede ergeben sich, wenn die zwei vasodilatatorischen Stoffe nicht eingespritzt, sondern langsam per infusionem durch die linke Carotis zur Anwendung gelangen.

Bei einer 2 min dauernden Nitroglycerin-Infusion (150 γ/min) sinkt der arterielle Druck nur allmählich und nur um etwa 15 mm Hg. Nach Beendigung der Infusion kehrt er langsam zurück. Die photoelektrische Sonde zeigt dabei keinerlei Veränderung an, nur etwa in der Mitte der Infusion ist eine minimale Venositätsveränderung zu beobachten. Die O_2-Aufnahme bleibt bis zu Ende unverändert, und dementsprechend ist das Minutenvolumen — abgesehen von einer 15—20 sec dauernden Erhöhung — um rund 10% als konstant zu betrachten. Die Durchblutung der Vena femoralis erfährt eine mäßige Erhöhung, am interessantesten aber ist das Verhalten des Venendruckes, der abnimmt und erst nach Beendigung der Infusion seinen Ausgangswert wieder erreicht. Die wahrscheinlichste Erklärung ist, daß auf Nitroglycerin nicht nur das arteriole, sondern auch das venöse System erweitert wird, welch letzteres einen beträchtlichen Teil des Blutes aufzunehmen vermag, wodurch Druckverminderung in der Vena cava bewirkt und gleichzeitig die Steigerung des venösen Zustromes sowie das Anwachsen des Minutenvolumens verhindert wird. Das Ergebnis ist Senkung des arteriellen und venösen Druckes ohne eine Erhöhung des Minutenvolumens.

Der Unterschied einer Acetylcholin-Infusion (6 γ/min), die etwa die gleiche Herabsetzung des arteriellen Druckes hervorruft, ist ganz offensichtlich. Fast gleichzeitig mit dem Einsetzen der ungefähr 10 mm Hg betragenden Blutdrucksenkung wird der Venendruck gesteigert. Aus derartigen Infusionsversuchen ist klar ersichtlich, daß dieser Effekt nicht auf die Entleerung der Blutdepots zurückzuführen ist, da der Venendruck die ganze Infusionsdauer hindurch hoch bleibt. Die Ausnutzung des zentralen venösen Blutes ist bedeutend geringer, was wahrscheinlich das Ergebnis der beschleunigten Zirkulation ist. Zunächst bleibt die O_2-Aufnahme unverändert, um sich später zu erhöhen. Das Minutenvolumen beginnt etwa 20 sec nach dem Sinken des arteriellen Druckes von 2,8 l/min auf 3,5 l/min zu steigen und nimmt dann allmählich ab. Der periphere Widerstand fällt beträchtlich, und es ist ganz deutlich zu ersehen, daß in der Aufrechterhaltung des arteriellen Druckes auf fast unveränderter Höhe dem angewachsenen Minutenvolumen jetzt eine bedeutend wichtigere Rolle zukommt als normalerweise.

Ein auffallender Unterschied zwischen Acetylcholin und Nitroglycerin-Infusionswirkung ist ferner, daß bei der ersten die Erhöhung der Pulszahl eine viel höhere ist als bei der letzten. Dies dürfte damit zu erklären sein, daß die adrenalinmobilisierende Wirkung des Acetylcholins eine intensivere ist, jedoch können auch reflektorische Gründe in Frage kommen. Bei der Acetylcholin-Infusion dürfte nämlich der gemeinsame Einfluß der Pressoreceptoren und des BAINBRIDGE-Reflexes die Tonusverminderung des Vagus hervorrufen, während bei der Nitroglycerin-Infusion diese beiden Reflexe infolge der Venendrucksenkung einander entgegenwirken.

Unseres Erachtens ist die Erklärung für die im Falle der Acetylcholinanwendung auftretenden Blutdruck- und Minutenvolumenerhöhung in der isolierten Erweiterung der Arteriolen und eventuell in der Erschließung der arterio-venösen Anastomosen zu suchen. Im Gegensatz hierzu erweitert das Nitroglycerin nicht nur die Arteriolen, sondern auch das Venensystem, dessen Auffüllung mit Blut den Venendruck herabsetzt und die Zunahme des Minutenvolumens verhindert.

Besprechung.

Wie aus unseren Versuchen hervorgeht, liegt der Wirkung von Acetylcholin und Nitroglycerin, trotzdem beide die Gefäße erweitern und den Blutdruck herabsetzen, ein wesentlich verschiedener Wirkungsmechanismus zugrunde. Während das Nitroglycerin das Herzminutenvolumen nicht beeinflußt und den venösen Druck ausgesprochen herabsetzt, werden durch Acetylcholin beide erhöht.

Es ergibt sich die Frage, weshalb die zwei Vasodilatatoren auf den zentralen Venendruck gerade eine entgegengesetzte Wirkung entfalten.

Bekanntlich hängt der zentrale Venendruck davon ab, wie das Herz die einströmende Blutmenge aufnimmt (vis a fronte) und auch von dem vis a tergo, d. h. ein wie hoher Druck in dem distalen Abschnitt des venösen Systems herrscht. Letzterer kommt als Ergebnis der Einwirkung mehrerer Faktoren zustande. (Literatur siehe LANDIS und HORTENSTINE[12].) Eine Rolle spielt hierbei auch der von der Richtung der Capillaren ausgeübte Druck, der Muskeltonus, Richtung und

Ausmaß der durch die Wand der Venuli stattfindenden Flüssigkeitsbewegung, das Verhältnis des Venensystemvolumens zur aktuellen Blutmenge usw. Im Falle intraaortaler Anwendung gefäßerweiternder Stoffe kann die direkte Herzwirkung ausgeschlossen werden, und neben der schnellen Entwicklung der Zirkulationsveränderungen kann kaum eine so große Flüssigkeitsbewegung stattfinden, die den in der Vena cava herrschenden Druck beeinflussen könnte.

Besondere Beachtung verdient aber die Frage des Volumens der einzelnen Teilabschnitte des Gefäßsystems, d. h. wieviel Prozent der kreisenden Blutmenge die einzelnen Abschnitte der Gefäßbahn aufnehmen.

Nach der Berechnung von SCHLEIER[13] ist die Verteilung der Gefäßvolumen in dem Abzweigungsgebiet der Arteria mesenterica folgende: Kleine Arterien: 15%, Arteriolen, Capillaren, Venuli: 19%, Kleine Venen: 66%. Nach GREEN[14] enthalten die Arteriolen nur 3,3% der Gesamtblutmenge. Hieraus folgt, daß die Erweiterung des venösen Systems sehr beträchtliche Blutmengen verschlucken und dadurch das Herzminutenvolumen bedeutend herabsetzen kann (HESS[15], GOLLWITZER-MEIER[16]). Hiermit erklären HOLT u. Mitarb.[8] ihre Beobachtung, derzufolge die Eröffnung der arterio-venösen Fistel, die neben der Herabsetzung des peripheren Gesamtwiderstandes das venöse System nicht beeinflußt, das Minutenvolumen erhöht, während es durch Trennung des Rückenmarks bedeutend herabgesetzt wird. Daß eine Venenerweiterung auch pharmakologisch erreichbar ist, zeigen die Untersuchungen von WEISS u. Mitarb.[17], denen zufolge $NaNO_2$ beim stehenden Menschen einen kollapsähnlichen Zustand hervorruft, der mit einer Senkung des Blutdruckes und des Venendruckes einhergeht. In ihren plethysmographischen Versuchen wiesen sie nach, daß der Venentonus herabgesetzt wurde. Auf Grund dieser Ergebnisse gelangten sie zu der Schlußfolgerung, daß das $NaNO_2$ insbesondere die Venen und Venuli erweitert, wodurch es ein starkes Anwachsen des Gefäßvolumens und damit eine Verminderung des venösen Zuflusses bewirkt.

Unsere Schlußfolgerung, daß auch bei der Nitroglycerinwirkung ein solcher Mechanismus vorliegt, liegt also klar auf der Hand. Die für das Sinken des arteriellen Druckes verantwortliche Arteriolenerweiterung ist auch von einer Venuli- und Venendilatation begleitet, welch letztere plötzlich das Gefäßvolumen erhöht und somit den venösen Zustrom verringert, woraus natürlich ein Sinken des zentralen Venendruckes resultiert. Dieser Effekt tritt wahrscheinlich am Splanchnicusgebiet, möglicherweise in den Venen der Leber, am intensivsten auf, denn der Venendruck fällt trotz einer gesteigerten Durchblutung der Vena femoralis. Wenn sich trotz der Herabsetzung des Venendruckes das Minutenvolumen nicht wesentlich verändert, so beweist dies nur, daß der Füllungsdruck nicht der einzige Faktor ist, der das Schlagvolumen bestimmt, sondern daß hierbei, wie STEAD u. Mitarb[5] betonen, die Kammern eine aktive Rolle spielen.

Die Acetylcholinwirkung dagegen erinnert stark an jenen Zustand, der sich bei der Eröffnung der arterio-venösen Fistel ergibt. Das Minutenvolumen wird in beiden Fällen erhöht, was dadurch bedingt ist, daß das

Gefäßvolumen sich auch durch die Acetylcholinwirkung nicht wesentlich verändert hat und so, infolge der Abnahme des peripheren Widerstandes, mehr Blut zum Herzen gelangt. Dies bedeutet aber, daß das Acetylcholin in erster Linie die Arteriolen und eventuell die arteriovenösen Anastomosen erweitert hat, ohne damit den Zustand der Venuli und Venen beeinflußt zu haben.

Besonders ausgesprochen ist die Erhöhung des zentralen Venendruckes, wenn die Infusion in die Aorta thoracalis gegeben wird, während das Einspritzen in die Aorta caudalis eine viel geringere und im Verhältnis zur Durchblutungszunahme nur vorübergehende Venendruckerhöhung verursacht. Die wahrscheinlichste Erklärung hierfür ist, daß im letzten Falle das sich kompensatorisch verengernde Splanchnicusgebiet und das gesteigerte Minutenvolumen den Venendruck schnell wieder auf den Ausgangswert zurückbringen. Dieser Zustand ist leicht in Parallele zu stellen mit dem für die Muskelarbeit charakteristischen Kreislauf. Und tatsächlich nehmen, wie Landis[18] nachwies, an der am arbeitenden Muskel beobachteten Gefäßerweiterung in erster Linie die Arteriolen und Capillaren teil, während die Venuli unverändert bleiben.

Zusammenfassung.

Es wurde an Hunden die Wirkung von intraaortal gegebenem Acetylcholin und Nitroglycerin auf den Blutkreislauf untersucht.

Durch die Carotis in die Aorta thoracalis gegebene Acetylcholin-Injektionen und insbesondere -Infusionen haben eine Steigerung des Venendruckes zur Folge. Das im Sinne des Fickschen Prinzips fortlaufend registrierte Minutenvolumen wächst, begleitet von einer Tachykardie, an. Die Herabsetzung des peripheren Widerstandes hält länger an als die Senkung des arteriellen Druckes, der vor allem durch das gesteigerte Minutenvolumen wieder hergestellt wird.

Die Erhöhung des Minutenvolumens kommt auch nach Durchtrennung der Halsvagi zustande.

Das Nitroglycerin dagegen setzt den Venendruck herab, ohne das Minutenvolumen wesentlich zu beeinflussen.

Der Wirkungsunterschied zwischen Acetylcholin und Nitroglycerin ist damit zu erklären, daß Acetylcholin eine isolierte Arteriolenerweiterung verursacht, während Nitroglycerin auch die Venuli und Venen dilatiert.

In die Aorta caudalis gegebenes Acetylcholin bewirkt eine Gefäßerweiterung in den hinteren Extremitäten, erhöht die Pulszahl und das Minutenvolumen, steigert den arteriellen Druck, d. h. es bewirkt eine ähnliche Kreislaufumstellung, wie sie bei der Muskelarbeit zu beobachten ist.

Literatur.

[1] Böger, A., B. Deppe u. K. Wezler: Arch. exper. Path. u. Pharmakol. **189**. 480 (1938). — [2] Wezler, K., u. R. Thauer: Arch. exper. Path. u. Pharmakol. **201**, 105 (1943). — [3] Issekutz jr., B.: Arch. internat. Pharmacodynamie **77**, 145 (1948). — [4] Nylin, G.: Amer. Heart J. **25**, 598 (1943). — [5] Stead jr., E. A., and J. V. Warren: Arch. Int. Med. **80**, 207 (1947). — [6] van Loo, A., and E. C. Heringman: Amer. J. Physiol. **158**, 103 (1949). — [7] Cohen, S. M., O. G. Edholm, S. Howarth. J. McMichael and E. P. Sharpey-Schafer: Clin. Sci. **7**, 35 (1948). — [8] Holt, J. P., W. J. Rosklid, R. Bernstein and J. C. Greisen: Amer. J. Physiol. **146**, 410 (1946). — [9] Opitz, E.: Pflügers Arch. **250**, 56 (1948). — [10] Issekutz jr., B., G. Hetényi and I. Feuer: J. of Physiol. **108**, 9 (1949). — [11] Wiggers, H. C.: Amer. J. Physiol. **140**, 519 (1944). — [12] Landis, E. M., and J. C. Hortestine: Physiologic. Rev. **30**, 1 (1950). — [13] Schleier, J.: Pflügers Arch. **173**, 172 (1918/19). — [14] Green, H. D.: In Medical Physics by Otto Gasser S. 210. Chicago: The Year Book Publishers Inc. 1944. — [15] Hess, W. R.: Erg. inn. Med. **23**, 1 (1923). — [16] Gollwitzer-Meier, K.: Erg. Physiol. **34**, 1145 (1932). — [17] Weiss, S., R. W. Wilkins and F. W. Hayness: J. Clin. Invest. **16**, 73 (1937). — Wilkins, R. W., F. W. Hayness and S. Weiss: J. Clin. Invest. **16**, 85 (1937). — Wilkins, R. W., S. Weiss and F. W. Hayness: J. Clin. Invest. **17**, 41 (1938). — [18] Landis, E. M.: Amer. J. Physiol. **98**, 704 (1931).

Arch. exper. Path. u. Pharmakol., Bd. 215, S. 342—353 (1952).

Aus dem Pharmakologischen Institut der Freien Universität Berlin.

Die Oxydation von Menschenserumalbumin durch wechselnde Mengen an Natriumhypochlorit*.

Von

K. GEHRMANN und H. REMMER.

Mit 5 Textabbildungen.

(Eingegangen am 18. Februar 1952.)

Die Reaktion des Hypochlorits mit Proteinen ist nicht nur für die praktische Anwendung von großer Bedeutung, sondern auch für die Theorie von Wert. N. O. ENGFELDT[1], der sich als erster näher mit ihr beschäftigte, erkannte bereits, daß bei der Einwirkung von Hypochlorit das Eiweißmolekül aufgespalten wird und daß die einzelnen Bruchstücke ähnlich oxydativ desaminiert und decarboxyliert werden. Die gleiche charakteristische Reaktion von Hypochlorit mit Aminosäuren hatte bereits K. LANGHELD[2] entdeckt. ST. GOLDSCHMIDT[3] und seine Mitarbeiter benutzten das Hypobromit, das in ähnlicher Weise mit Proteinen reagiert, um durch Analyse der Spaltprodukte näheren Einblick in den Aufbau des Eiweißmoleküls zu erlangen. H. HERKEN und J. SCHUNK[4] fanden Unterschiede in der Spaltungsgeschwindigkeit bei Einwirkung von Hypochlorit auf Peptide bekannterStruktur, die auf verschiedene Stabilität der Bindungen zwischen den einzelnen Aminosäuren zurückgeführt wurden.

Die genannten Autoren variierten nur unwesentlich die Konzentration des Oxydationsmittels. Uns interessierte besonders die Frage, wie wechselnde Mengen NaOCl das Protein angreifen und bei welcher Konzentration eine Aufspaltung des Eiweißes einsetzt. Eine Vielzahl oxydabler Gruppen ist im Protein vorhanden. Die Reaktionsgeschwindigkeit der verschiedenen Partner mit NaOCl entscheidet, wie weit bestimmte Stellen des Moleküls oxydiert werden. Bei geringen Konzentrationen des Oxydationsmittels sind deshalb nur Reaktionen mit gewissen leicht oxydablen Gruppen zu erwarten. Ein näherer Einblick in diese Umsetzungen könnte eine Bedeutung gewinnen, wenn spezifische Veränderungen an Proteinen gesetzt werden sollen.

Methodik.

Sämtliche Untersuchungen wurden am Menschenserumalbumin durchgeführt**, das wir in der Elektrophorese-Apparatur nach TISELIUS[5] bei einem p_H 8,2 (MICHAELIS-

---

* Herrn Professor Dr. W. HEUBNER zum 75. Geburtstag gewidmet.

** Herrn Dr. H. SCHULTZE von den Behring-Werken, Marburg, danken wir für die freundliche Überlassung des Präparates.

Puffer) auf seine Reinheit prüften. 97% des Präparates bestanden aus Albumin und der Rest aus α_2-Globulin. Die Hypochlorit-Lösung, die zur Oxydation benutzt wurde, prüften wir ständig auf ihren Gehalt. Bei schwach saurer Reaktion wurde mit $Na_2S_2O_3$ das durch NaOCl freigesetzte Jod titriert. Die bei den einzelnen Versuchen erforderlichen Konzentrationen wurden durch Verdünnen der Ausgangslösung hergestellt. Als Puffer verwendeten wir bei allen Versuchen Boratpuffer von p_H 9,4. Kurz vor jedem Versuch setzten wir soviel Tropfen 1/n Essigsäure zur NaOCl-Lösung hinzu, daß die Pufferkapazität bei Verwendung der vorher stark alkalischen NaOCl-Lösung nicht durchbrochen wurde. Mit der Glaselektrode prüften wir, daß auch tatsächlich bei allen Versuchen ein p_H-Wert von 9,4 zu Beginn der Reaktion vorhanden war. Sämtliche Protein-N-Bestimmungen wurden nach dem Mikro-KJELDAHL- Verfahren vorgenommen.

Die freigesetzten Mengen an N_2 und CO_2 bestimmten wir manometrisch in der Apparatur von O. WARBURG. In das Reaktionsgefäß kamen 1 cm³ Albuminlösung mit einem Gehalt von 1,4 oder 0,14 mg Protein-N und 1 cm³ Puffer (p_H 9,4). In der seitlichen Birne befanden sich 0,25 cm³ NaOCl-Lösung. Nach Temperatur- und Druckausgleich wurde diese eingekippt und N_2 freigesetzt. Bei 37° war in den meisten Versuchen die Reaktion bereits nach 5 min beendet. Erst nach 20—30 min wurde das Gefäß herausgenommen und 0,25 cm³ 10%ige Milchsäure in den seitlichen Anhang der Gefäße hineinpipettiert. Nach konstanten Bedingungen wurde die Milchsäure in den Hauptraum der Gefäße gekippt. Jetzt verschob die Milchsäure den p_H von 9,4 auf 5,0, und die entwickelte Kohlensäure wurde gemessen. In Kontrollversuchen wurde die CO_2-Menge bestimmt, die das Protein band, das nicht oxydiert wurde. Dieser Wert wurde in Abzug gebracht. Durch diese notwendige Korrektur ist die ermittelte CO_2-Menge mit einem größeren Fehler als das freigesetzte N_2-Gas behaftet.

Zur Berechnung der mittleren Abweichung der Gasmengen benutzten wir an Stelle von Menschenalbumin Pferdealbumin (BEHRING).

Tabelle 1. *Mittlere Abweichung σ der in der WARBURG-Apparatur gemessenen N_2- und CO_2-Werte.*

N_2 mm³ (p_H 9,4)	CO_2 mm³ (p_H 5,0)		
	oxyd. Protein	natives Protein	Differenz
49	168	64	103
50	170	61	105
51	183	63	118
48	201	63	126
50	183	65	118
σ ± 2,2%			σ ± 7,5%

NaOCl 4,2 mg : Protein N 1,4 mg.

Die SAKAGUCHI-Reaktion auf Guanidino-Gruppen wurde in der Modifikation von C. WEBER[6], der an Stelle von NaOCl NaOBr benutzte und die Reaktion bei 0° ablaufen ließ, durchgeführt. Folgende Reagenzien wurden den einzelnen Ansätzen hinzugefügt, nachdem sie im Eisbade 15 min gekühlt waren: 1 cm³ NaOH 10%ig, 1 cm³ α-Naphthol (0,02%ig in 20%iger alkoholischer Lösung). Bei weiterer Kühlung wurden 3 Tropfen NaOBr-Lösung hinzugegeben (2 g Br_2 ad 100 cm³ 5%ige NaOH). Nach 5 sec wurde unter Schütteln durch Zusatz von 1 cm³ 40%ige Harnstoff-Lösung die sofort entwickelte Farbintensität durch Zerstörung des noch vorhandenen NaOBr stabilisiert und im Spectrophotometer nach Beckmann bei 505 mμ, dem Absorptionsmaximum, gemessen. In vorausgehenden Kontrolluntersuchungen wurde die Tropfenzahl an NaOBr-Lösung ermittelt, die eine maximale Farbentwicklung gab. Nach E. Brand und B. Kassel[7] ist diese in dem vorliegenden Verhältnis der Guanidino-Gruppen zu der Hypobromitmenge abhängig. Mit Arginin stellten wir drei verschiedene Eichkurven auf, deren Meßpunkte eine mittlere Abweichung von 3—5% aufweisen. Unter exakt eingehaltenen Bedingungen ist eine relativ genaue Bestimmung möglich.

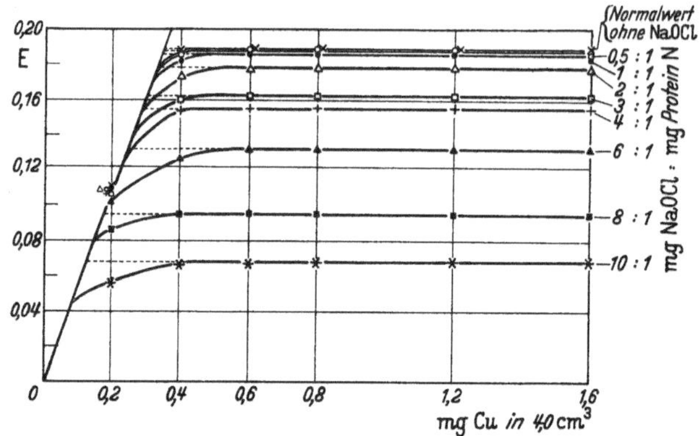

Abb. 1. Extinktion des Cu-Protein-Komplexes von Menschenserumalbumin bei steigenden Cu-Mengen vor und nach Oxydation mit NaOCl. (3 Tage dialysiert.) 2 cm³ Proteinlösung (0,460 mg Protein-N), 2 cm³ Biuretreagenslösung (0,2—1,6 mg Cu).

Zum Nachweis der oxydativen Aufspaltung hatten wir folgende Versuchsanordnung:

20,0 cm³ Menschenserumalbumin-Lösung, 11,7 mg Protein-N,
10,0 cm³ Boratpuffer p_H 9,4,
4,0 cm³ NaOCl-Lösung, 6—120 mg NaOCl.

Nach 2 Std bei Zimmertemperatur wurde der Ansatz geteilt: in 17,0 cm³ wurde Protein oder die hochmolekularen Spaltprodukte nach O. Folin und H. Wu[8] mit Natriumwolframat gefällt. Die andere Hälfte des Ansatzes wurde 3 Tage gegen aqua dest. bei 1° dialysiert, um Spuren des nicht verbrauchten NaOCl und die niedermolekularen Spaltprodukte, Aminosäuren und Peptide, zu entfernen. Auf 25,0 füllten wir den Inhalt auf. Davon wurden 2,0 cm³ mit der gleichen Menge Biuret-Reagenz versetzt, dessen Cu koordinativ an Tartrat gebunden ist. Wie wir die Messung der Cu-Peptid-Komplexe im einzelnen vornahmen, ist an anderer Stelle eingehend beschrieben[9].

Der N-Gehalt, der nicht mit NaOCl oxydierten Protein-Lösung betrug vor Dialyse, umgerechnet auf die gleiche Konzentration, 0,468 mg N und nach Dialyse 0,460 mg N in 2 cm³. Dieses stellt einen Verlust von 2% dar.

Der Biuret-Extinktionswert nach der Dialyse betrug in 5 verschiedenen Messungen 0,187, 0,189, 0,188, 0,186 und 0,188. Der Mittelwert nach der Eichkurve für Humanalbumin ergab für diese Messungen einen N-Gehalt von 0,462 mg in 2 cm³. In den gleichen Konzentrationsverhältnissen betrug vor Dialyse die Extinktion 0,192. Die mit zwei verschiedenen Methoden ermittelten Werte stimmen ausgezeichnet überein. Die mittlere Abweichung der Extinktionen beträgt nur etwa 1%. Die genaue Reproduzierbarkeit der Zahlen zeigt deutlich Abb. 1.

Ergebnis.

Um ein Maß für die Stärke der Albuminoxydation durch verschiedene Konzentrationen von NaOCl in alkalischer Lösung zu erhalten, bestimmten wir manometrisch N_2 und CO_2, die bei der Umsetzung entstehen (Abb. 2a und 2b).

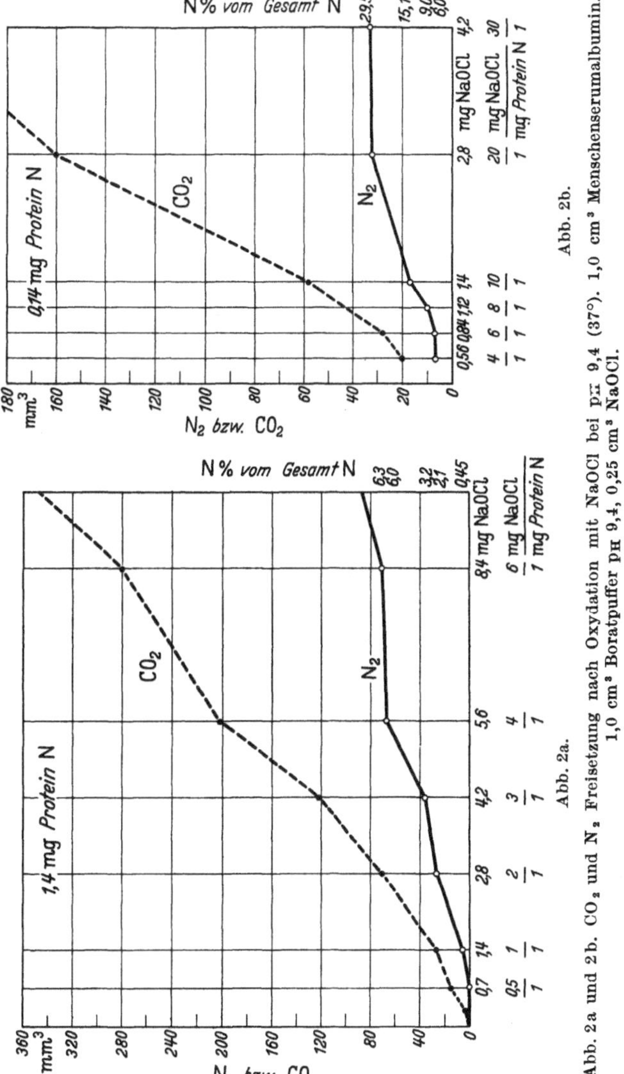

Abb. 2a und 2b. CO_2 und N_2 Freisetzung nach Oxydation mit NaOCl bei pH 9,4 (37°). 1,0 cm³ Menschenserumalbumin. 1,0 cm³ Boratpuffer pH 9,4, 0,25 cm³ NaOCl.

Die CO_2-Entbindung übertraf die N_2-Freisetzung, auch wenn wir die Zahl der CO_2-Moleküle betrachten, die pro Atom N freigesetzt werden.

(Tab. 2) Bei einem größeren Überschuß von NaOCl über Protein-N wurden die entbundenen Gasmengen so groß, daß die Konzentrationen der reagierenden Stoffe auf $^1/_{10}$ herabgesetzt werden mußten (Abb. 2). In dem untersuchten Bereich sank auch die N_2- und CO_2-Abgabe auf ungefähr 10 % ab, wie Messungen ergaben, in denen das gleiche Verhältnis von NaOCl und Protein-N in verschiedenen Konzentrationen zur Reaktion kam (Abb. 2a, Vers. 5 und 6; Abb. 2b, Vers. 1 und 2).

Tabelle 2.

mg Protein-N	2	3	4	6	8	10	20
mg NaOCl	1	1	1	1	1	1	1
$\dfrac{\text{Mol } CO_2}{\frac{1}{2}\text{ Mol } N_2}$	1,7	1,7	1,5	2,0	2,0	1,75	2,45

Weder die abgegebenen N_2- als auch CO_2-Mengen steigen proportional der NaOCl-Konzentration an, weil eine Vielzahl heterogener Gruppen, die im Eiweißmolekül vorhanden sind, mit NaOCl reagieren können. In einer merkwürdigen Treppenform verläuft die N_2-Kurve. Bei einem vierfachen Gewichtsüberschuß von NaOCl über Protein-N erreicht sie ihr erstes Maximum. Erhöhung des Oxydationsmittels um 50% führt zu keiner größeren N_2-Abgabe (Abb. 2a). Das gleiche gilt bei Heraufsetzung des Gewichtsverhältnisses von 20:1 auf 30:1 (Abb. 2b). Dagegen nimmt die Steigung der CO_2-Kurve ständig zu, so daß bei Erhöhung der Hypochloritmenge um 50% die freigesetzte Kohlensäuremenge häufig doppelt so stark ist. Mit zunehmender Aufspaltung des Eiweißmoleküls ist die Möglichkeit gegeben, daß neben der Carboxylgruppe durch weitere Oxydation auch das α-C-Atom als CO_2 freigesetzt wird. Dies wird stets dann der Fall sein, wenn Hypochlorit Glykokoll oxydiert, wie Herken und Schunk[4] an glykokoll-haltigen Peptiden nachweisen konnten.

Die beiden niedrigsten von uns verwandten NaOCl-Konzentrationen (Abb. 2a) führten keine nachweisbare N_2-Freisetzung herbei. Am leichtesten oxydabel sind die Thiolgruppen des Cysteins und die freien Amino- und Guanidinogruppen. In einem Albumin-Molekül sind aber nur vier freie Thiolgruppen vorhanden, gegenüber 32 Cystin-S-Atomen. Dagegen beträgt die Zahl der freien α-, ε-Aminogruppen und des Amid NH_3 108 pro Mol und diejenige der vorhandenen Guanidinogruppen 25 pro Mol[10]. Die Zerstörung der letzteren versuchten wir nachzuweisen.

Wir benutzten die Sakaguchi-Reaktion, die sehr spezifisch für Guanidinogruppen ist. Quantitativ läßt sich die entstehende rote Farbe zur Arginin-Bestimmung auswerten. Dies ist aber nicht möglich, wenn Guanidinogruppen im Eiweißverband vorliegen. In unseren Versuchen reagierten nur etwa 75% der im Menschenalbumin vorhandenen Gruppen, wenn wir zur Eichung der Farbintensität reines Arginin benutzten. Deshalb begnügten wir uns mit der prozentualen Abnahme der Extinktion des mit kleinen Mengen NaOCl oxydierten Albumins als Maß für eine Oxydation der Guanidinogruppen (Abb. 3).

Nach Einwirkung einer Hypochloritmenge, die noch nicht zur Freisetzung von N_2 führte, war fast die Hälfte aller Gruppen oxydiert, bei gleicher Gewichtsmenge NaOCl zu Protein N waren bereits 64% zerstört.

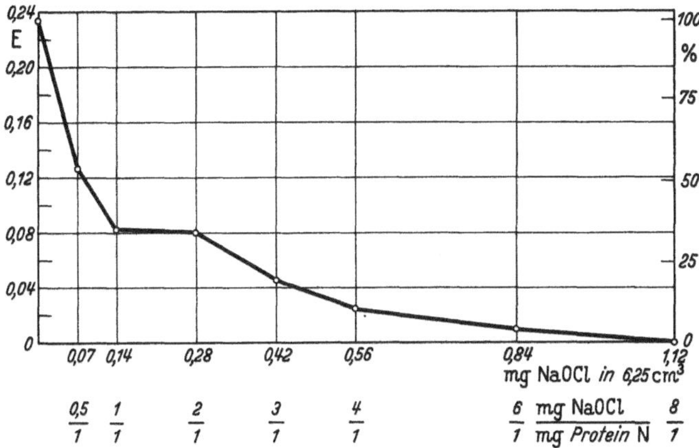

Abb. 3. SAKAGUCHI-Reaktion auf Guanidinogruppen im Protein nach NaOCl-Oxydation. 4,0 cm³ Menschen-Serumalbumin-Lösung (0,14 mg Protein-N); 2,0 cm³ Boratpuffer pH 9,4; 0,25 cm³ NaOCl-Lösung (0,07—1,12 mg NaOCl). Reaktionszeit 1 Std bei 37°, anschließend SAKAGUCHI-Reaktion.

Von größtem Interesse erschien uns die Frage, welche Hypochloritmengen notwendig sind, um eine Peptidspaltung zu erzielen. Wir fanden, daß die BIURET-Reaktion die beste quantitative Aussage gestattet, nachdem wir eine Reihe von Methoden geprüft hatten. Die rotviolette Farbe der BIURET-Reaktion, spezifisch für den Cu-Peptidkomplex, ist bei einem Cu-Überschuß proportional den vorhandenen Peptidbindungen und bei einem Protein-Überschuß proportional dem zugesetzten Cu (Abb. 1). Diese Eigenschaft der Reaktion gestattet, durch Extrapolation exakt diejenige Cu-Menge festzustellen, die von einer bestimmten Anzahl von Peptidgruppen gebunden wird, wie wir an anderer Stelle beschrieben haben[9]. Bei Einwirkung kleinerer NaOCl-Konzentrationen ist nach 3 tägiger Dialyse der N-Verlust etwas größer als die Verminderung der gebundenen Cu-Menge. Übersteigt die Menge an Oxydationsmittel den Protein-N um das 3 fache, dann überschneiden sich beide Kurven (Abb. 4). Der N-Verlust ist bedeutend geringer als die Abnahme des von den Peptidgruppen gebundenen Cu. In den weiteren Reaktionsansätzen sinkt sowohl der N-Gehalt als auch das Cu-Bindungsvermögen proportional mit der Erhöhung der NaOCl-Menge.

Die Aufspaltung der Peptidbindung wurde durch Bestimmung des Rest-N nach Na-Wolframat-Fällung kontrolliert. Das native Protein hatte einen geringen Gehalt an N im Filtrat, 0,015 mg in 2,0, 3% vom Gesamt-N, der vom ermittelten Rest-N-Wert abgezogen wurde. Bei einem doppelten Hypochloritüberschuß betrug der Wert nach Korrektion 2% des

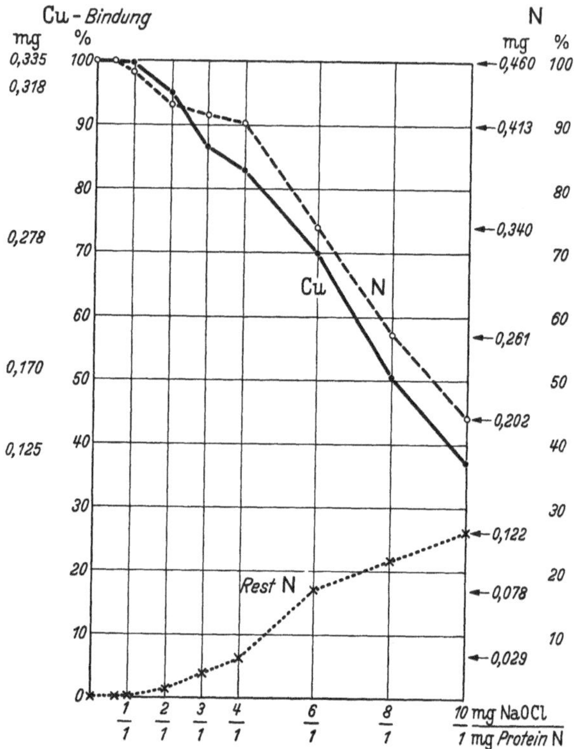

Abb. 4. Cu-Bindungsvermögen (———) und N-Gehalt (— — —) nach Hypochloritoxydation und Dialyse. Rest-N nach Oxydation und Na-Wolframatfällung (......).

Gesamt-N und stieg an, während die Cu-Bindung und der N-Gehalt der oxydierten Proteine in ähnlicher Form abnahmen.

Unsere Ergebnisse der Oxydation vom Menschenserumalbumin sind in Tab. 3 zusammengefaßt.

Diskussion.

Haben wir die Berechtigung, aus der Cu-Bindungsfähigkeit des oxydierten Albumins auf die Anzahl der noch unverändert vorliegenden Peptidbindungen zu schließen?

Tabelle 3.

mg NaOCl mg Prot. N	I N₂* (Warburg)	II Rest-N*		III I + IIa	IV Protein-N* nachDialyse	V III + IV	VI Cu-Peptid- bindung
		a	b				
0,5:1	0	0	0	0	100	100	100
1:1	0,5	0	0,5	0,5	98	98,5	98,5
2:1	2,1	1,7	1,5	3,8	93	96,8	95
3:1	3,2	3,8	5,0	7,0	91,5	98,5	86,5
4:1	6,0	6,1	12,0	12,1	90	102,1	83
6:1	6,4	16,6		23,0	74	97	70
8:1	9,0	21,5		30,5	57	87,5	50,5
10:1	15,1	26,0		41,1	44	85,1	37

a) Fällung mit Wolframat,
b) Fällung mit Trichloressigsäure.
* N-Werte in % vom Gesamt-N.

1. Es ist bekannt, daß 1 Cu-Atom meist mit 2 Aminosäuren unter Bildung eines blaugefärbten Komplexes reagiert[11], der die quantitative Bestimmung beeinflussen könnte. In unseren Versuchen waren niedermolekulare Spaltprodukte nach Dialyse nicht mehr vorhanden. Sollten dennoch Cu-Bindungen mit basischen oder sauren Gruppen einen Cu-Verbrauch vor-

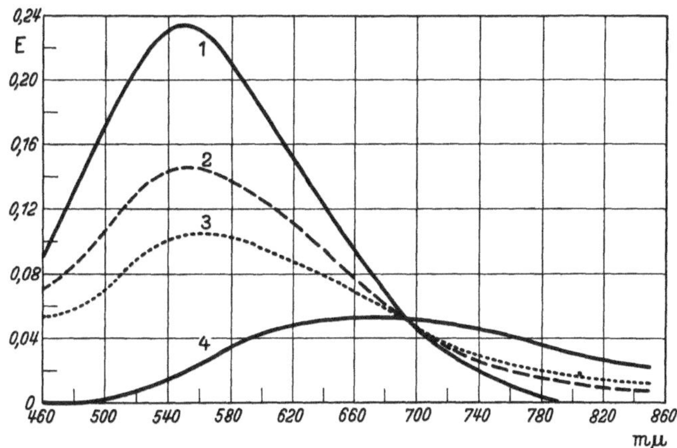

Abb. 5. Biuret-Absorptionskurve vor und nach NaOCl-Oxydation von Menschenserum-Albumin. 1. Natives Protein 10 mg% Cu und 20 mg% Protein-N. 2. Oxydiertes Protein mg NaOCl:mg Protein-N (4:1). 3. Oxydiertes Protein mg NaOCl:mg Protein-N (8:1). 4. Cu-Tartratkomplex (Biuretreagenslösung) 10 mg% Cu.

täuschen, so müßte das Absorptionsverhalten der Komplexe zwischen Cu- und den Protein-Spaltprodukten sich ändern. Die Cu-Peptidbindungen besitzen ein Maximum bei 555 mμ, während Cu-Aminosäurenkomplexe ihr Maximum bei 620 mμ aufweisen[12]. Dieses Maximum ist aber auf den Kurven nicht angedeutet (Abb. 5).

2. Die in den oxydierten Proteinen vorhandenen Peptidgruppen binden genau die gleiche Menge Cu wie das native Protein (Abb. 1). Die Extinktion von 0,107—0,111, durch 0,2 mg Cu in 4 cm³ hervorgerufen, finden wir sowohl beim nativen als auch beim oxydierten Albumin. Diese Eigenschaft ist einwandfrei nachweisbar bis zu einem 4fachen Gewichtsüberschuß von NaOCl über Protein-N. Ein Absinken des Extinktionswertes würde andeuten, daß Cu auch mit anderen Gruppen Komplexbindungen eingeht, die für die BIURET-Reaktion unspezifisch sind.

Deshalb ist es sehr unwahrscheinlich, daß die BIURET-Reaktion eine zu hohe Zahl von Peptidbindungen nachweist.

Die Verminderung der Cu-Bindung dagegen, die nach NaOCl Oxydation eintritt, kann sowohl von einer Aufspaltung der Proteine als auch von einer oxydativen Veränderung der Peptidgruppen herrühren, die eine Cu-Bindung verhindern. Bei Einwirkung kleiner Hypochloritmengen (Tab. 3, Vers. 1—3) ist nach Dialyse der N-Verlust etwas größer als die Abnahme der Cu-Bindung. Neben der Freisetzung von N_2 entstehen niedermolekulare dialysable Spaltprodukte in kleinerem Umfange. Bei etwas höheren NaOCl-Konzentrationen (Tab. 3, Vers. 3—5) ist die weitere Abnahme des Protein-N nach Dialyse unerheblich. Das Cu-Bindungsvermögen sinkt aber von 95 auf 83%. Beide Kurven überschneiden sich (Abb. 4). Dieser Befund könnte sowohl auf das Entstehen hochmolekularer nicht dialysabler Spaltprodukte des Albumins als auch auf die Oxydation von Peptidbindungen hinweisen, die ihre Cu-Bindungsfähigkeit eingebüßt haben. Für die letztere Annahme spricht folgendes:

1. Eine Störung der Cu-Bindung durch N-Chlorierung ist sehr unwahrscheinlich, obwohl NaOCl unter den Eiweiß-Oxydationsmitteln eine Sonderstellung einnimmt, weil der Oxydation eine N-Chlorierung vorausgeht. Diese N-Chloro-Proteine sind aber sehr unbeständig, wie BAKER nachweisen konnte[13]. Bereits nach wenigen Sekunden werden sie hydrolysiert, wobei die oxydierende Substanz HOCl entsteht.

$$\text{a)} \; >NH + NaOCl \rightarrow \; >NCl + NaOH$$
$$\text{b)} \; >NCl + H_2O \rightarrow \; >NH + HOCl.$$

2. Daß trotzdem Peptidbindungen in einer veränderten Form vorliegen können, haben GOLDSCHMIDT und seine Mitarbeiter sehr wahrscheinlich gemacht[14]. An zahlreichen Modellpeptiden konnten sie zeigen, daß die Aminosäure mit freier NH_2-Gruppe in Form eines Nitrils abgespalten wird und aus dem Rest ein Dehydrohydantoin-Ring entsteht, der dem weiteren Eingriff von NaOBr, das sie benutzten, entzogen ist. In diesem Ring sind die freien Valenzen des N durch C-Atome abgesättigt. Eine solche Verbindung würde ihre Cu-Bindungsfähigkeit einbüßen, aber einen nur geringen N-Verlust aufweisen.

3. Auf das Entstehen ähnlicher Substanzen weisen unsere Befunde hin. Wir finden Fraktionen, die ebenfalls wenig N verloren haben, aber kein Cu binden können. Sie besitzen aber andere Eigenschaften als gewöhnliche hochmolekulare Spaltprodukte des Proteins. Der Rest-N-Wert nach Wolframatfällung steigt nämlich beträchtlich an (Tab. 3, Vers. 3 bis 5). Ähnlich verhalten sich die Werte nach Trichloressigsäurefällung, die, wie zu erwarten, etwas höher lagen. Das gleiche gilt für die freigesetzte N_2-Menge. Unverändert hochmolekulare Spaltprodukte wären stets fällbar. Substanzen mit völlig andern Eigenschaften sind durch NaOCl-Einwirkung entstanden; ihr N-Verlust ist gering, dafür haben sie ihre Cu-Bindungsfähigkeit eingebüßt. Sie sind nicht dialysabel, aber in saurer Lösung bei Fällung mit Wolframat werden sie aufgespalten und gehen ins Filtrat über. Ähnliche Spaltprodukte konnten wir auch beim Rinderserumalbumin nachweisen.

GOLDSCHMIDT benutzte hochmolekulare Abbauprodukte nach Einwirkung von NaOBr zur Darstellung bestimmter Fraktionen[3]. Durch verdünnte Säure gelang ihm die Abspaltung eines Produktes, das nur teilweise durch Phosphorwolframsäure fällbar war und dadurch eine weitere Aufarbeitung gestattete. Nach Säurehydrolyse hat er diese und eine Reihe anderer Fraktionen analysiert und findet eine auffallende Anreicherung bestimmter Aminosäuren, wie Leucin und Phenylalanin. Ein Spaltprodukt enthielt 85% Leucin, ein anderes 80% Phenylalanin[3]. Eine Reihe von Aminosäuren sind nicht mehr nachweisbar, wie Lysin, Glykokoll und die aromatischen. Eine solche ausgeprägte Anreicherung könnte nur durch eine völlige Umorientierung und Verknüpfung nicht zerstörter Aminosäuren zustande kommen.

Bei Erhöhung der NaOCl-Konzentration nehmen N-Verlust nach Dialyse und die Cu-Bindungsfähigkeit parallel ab (Tab. 3, Vers. 6—8). Mit der Spaltung von Peptidbindungen ist im gleichen prozentualen Umfange eine Abnahme des dialysablen N verknüpft. Es kommt zu einer weitgehenden Aufspaltung der Proteine in niedermolekulare Bruchstücke. Auch die gleichsinnige Zunahme der Rest-N-Werte belegt diese Deutung.

Spaltstücke verschiedenster Größe werden bei Einwirkung höherer NaOCl-Mengen gebildet (Tab. 3, Vers. 7 und 8). In Spalte 3 ist die Summe an gasförmigem und niedermolekularem N-Verlust verzeichnet. Wird dazu der N-Gehalt der nicht dialysablen Substanzen gerechnet, so erscheinen 87 oder 85% vom Gesamt-N. Der Rest von 13—15% N fällt auf Spaltstücke mittlerer Größe, die noch dialysabel sind, aber bereits durch Wolframat gefällt werden. Außerdem sprechen unsere Versuchsergebnisse dafür, daß bereits bei einem Mengenverhältnis von 3:1 (NaOCl:Protein-N) eine Fraktion entsteht, deren Peptidbindungen in veränderter Form vorliegen.

Die Reaktion von niedrigen NaOCl-Mengen mit Protein ist etwas durchsichtiger. Wenn NaOCl den Protein-N um das Doppelte übersteigt

(Tab. 3, Vers. 3), läßt sich erst mit Sicherheit eine Abspaltung geringer niedermolekularer dialysabler Substanzen in Höhe von 4—5% nachweisen. Dieses oxydierte Protein dürfte noch in einer ähnlichen Form vorliegen wie das native Albumin. Herken u. Mitarb. berichten über die Bestimmung eines mit NaOCl oxydierten Proteins im Verhältnis 2:1 in der Ultrazentrifuge[15]. Das Molekulargewicht dieser einheitlichen Substanz ist nur wenig abgesunken. Dieser Befund stimmt gut mit unseren Beobachtungen überein. Aber schon eine Erhöhung der Hypochloritmenge um 50% macht Reaktionen möglich, die tiefer in die Struktur des Albumins eingreifen, wie wir oben erläutert haben.

Ein Viertel derjenigen NaOCl-Konzentration, welche gerade eine nachweisbare Abtrennung N-haltiger Substanz herbeiführt, zerstört beinahe 50% der Guanidinogruppen ohne Freisetzung von gasförmigem Stickstoff. Anfangs vermuteten wir, daß NH_3 entstünde, zu dessen Oxydation die NaOCl-Menge nicht ausreicht. Der eine von uns konnte den Nachweis erbringen, daß auch bei sehr geringer NaOCl-Einwirkung auf Albumin kein NH_3 entsteht[16]. Die Warburg-Apparatur war für den Nachweis noch zu unempfindlich.

Die Oxydation der Guanidinogruppen kann nur partiell erfolgen. Bei einer vollständigen Zerstörung von 62% der gesamten Gruppen könnten maximal fast 6% des Gesamt-N freigesetzt werden, aber nur 0,5% sind nachweisbar. Etwa 10% aller Guanidinogruppen scheinen gegen eine Menge des Oxydationsmittels resistent zu sein, die bereits 30% der Peptidbindung zerstört. Auch Goldschmidt fand eine kleine Menge Arginin unverändert in einer Fraktion nach Abbau mit NaOBr. Es ist möglich, daß Guanidinogruppen in bestimmten Bindungen im Protein vorhanden sind, die eine Oxydation verhindern.

Bei Erhöhung der NaOCl-Menge von 1:1 auf 2:1 (Abb. 3) nimmt die Zerstörung der Gruppen nicht weiter zu. Diesen auffälligen Befund konnten wir auch beim Albumin vom Rind und Pferd beobachten[17]. Gerade bei einem Mengenverhältnis von 2:1 ist die erste nachweisbare Abspaltung niedermolekularer Bruchstücke und gasförmigem N nachzuweisen.

Ein ähnliches Verhalten finden wir bei der N_2-Freisetzung (Abb. 2a). Bei Erhöhung des NaOCl-Überschusses von 4:1 auf 6:1 wird nicht mehr N_2 freigesetzt, dagegen steigt der Rest-N-Wert sprungartig an, und der N-Gehalt nach Dialyse sinkt beträchtlich ab (Tab. 3, Vers. 5 und 6).

Die diskutierten Befunde beweisen, daß die Menge des einwirkenden Hypochlorits die Oxydationsbedingungen so beeinflussen kann, daß ganz verschiedenartige Reaktionen am Eiweißmolekül in den Vordergrund treten können.

Zusammenfassung.

Die Reaktion von Menschenserumalbumin mit NaOCl in alkalischer Lösung ist entscheidend von der Menge des Oxydationsmittels abhängig. Mit sehr kleinen Konzentrationen werden leicht oxydable Gruppen, wie die Guanidinogruppe, zerstört. Niedermolekulare dialysable Bruchstücke werden bei einem ganz bestimmten Mengenverhältnis abgespalten. Bei weiterer Erhöhung des Oxydationsmittels treten außerdem höhermolekulare nicht dialysable Fraktionen auf, die aber in saurer Lösung durch Wolframat nicht vollständig ausgefällt werden. Bei weiterer Erhöhung der NaOCl-Menge wird das Protein-Molekül weitgehend aufgespalten, wobei Spaltstücke verschiedener Molekülgröße auftreten. Das Auftreten höhermolekularer Substanzen, in denen Peptidbindungen teilweise oxydativ verändert sind, wurde diskutiert.

Literatur.

[1] ENGFELDT, N. O.: Z. physiol. Chem. **121**, 18 (1922). — [2] LANGHELD, K.: Chemische Ber. **42**, 1, 392 (1909). — [3] GOLDSCHMIDT, ST., R. WOLFF, L. ENGEL u. E. GERISCH: Z. physiol. Chem. **189**, 193 (1930). — [4] HERKEN, H., u. J. SCHUNK: Arch. exper. Path. u. Pharmakol. **206**, 102 (1949). — [5] TISELIUS, A.: Nova Acta Reg. Soc. Sci. Upsaliensis **7**, 4 (1930). — [6] WEBER, C. J.: J. of Biol. Chem. **86**, 216 (1930). — [7] BRAND, E., and B. KASSEL: J. of Biol. Chem. **145**, 359 (1942). — [8] FOLIN, O., and H. WU: J. of Biol. Chem. **38**, 81 (1919). — [9] REMMER, H., u. K. GEHRMANN (im Druck). — [10] BRAND, E., B. KASSEL and L. J. SAIDEL: J. Clin. Invest. **23**, 437 (1944). — [11] POPE, C. G., and M. F. STEVENS: Biochemic. J. **33**, 1070 (1933). — [12] SPIES, J. R., and D. C. CHAMBERS: J. of Biol. Chem. **191**, 787 (1951). — [13] BAKER, R. W.: Biochemic. J. **41**, 237 (1947). — [14] GOLDSCHMIDT, ST., u. K. STRAUSS: Liebigs Ann. **471**, 1 (1929). — [15] HERKEN, H., D. MAIBAUER u. U. SCHULZ: Arch. exper. Path. u. Pharmakol. (im Druck). — [16] GEHRMANN, K.: Diss. Berlin. — [17] K. BARTMANN, K. GEHRMANN u. H. REMMER: Arch. exper. Path u. Pharmakol. (im Druck).

Dr. H. REMMER, Berlin-Dahlem, Thielallee 69/73, Pharmakolog. Institut.

Arch. exper. Path. u. Pharmakol., Bd. 215, S. 354—362 (1952).

Aus dem Pharmakologischen Institut der Universität München.

Die denervierte Mäusepupille als Testobjekt für Adrenalin*.

Von

A. W. FORST und R. DEININGER.

Mit 4 Textabbildungen.

(Eingegangen am 22. Februar 1952.)

Von biologischen Nachweismethoden muß heute noch vielfach Gebrauch gemacht werden. Dies gilt in besonderem Maße beim Nachweis von körpereigenen Stoffen. Deren Reindarstellung ist häufig mit umständlichen und vor allem zeitraubenden Methoden verbunden, wenn sie nicht überhaupt unmöglich ist. Der chemische Nachweis erfordert stets eine möglichst reine Darstellung der Substanz. Die körpereigenen Stoffe sind meist raschem enzymatischem Auf- und Abbau unterworfen, so daß eine Weiterbehandlung in vitro die wirksame chemische Struktur weitgehend verändern kann. Von Bedeutung bei einem Nachweis von Substanzen vor allem hormonaler Natur ist die Frage nach dem biologischen Reaktionsablauf, wofür bei den biologischen Methoden oft günstige Voraussetzungen gegeben sind.

Die Pupille, als Erfolgsorgan sympathischer und parasympathischer Nervenendigungen, liefert eine einfache Methode für die Beobachtung des vegetativen Regulationsmechanismus und dessen Beeinflussung durch Pharmaka. Durch einseitige Entfernung des Ganglion cervicale superius an der weißen Maus gelang es, die Pupille soweit zu sensibilisieren, daß Wirkungen von Pharmaka in kleinster Dosierung auf das vegetative Nervensystem deutlich gemacht werden können. Das Arbeiten an der denervierten Pupille setzt die Beachtung einer Reihe von Besonderheiten voraus, weshalb in vorliegender Arbeit nach kurzem Überblick über die einschlägige Literatur unsere Erfahrungen mit dieser Methode beschrieben werden.

Adrenalinnachweise.

Mittels der chemischen Methoden von PAGET und PARKER, GADDUM und SCHILD, v. HUEBER, LEHMANN und MICHAELIS läßt sich Adrenalin in der Menge von 0,2—0,06 γ noch nachweisen.

Biologische Methoden.

Neben der Methode von DALE (Blutdruck an der Spinalkatze), die eine Konzentration von 1/40000 d. i. 3 γ Adrenalin benötigt, gilt als der empfindlichste Nachweis der am isolierten Rattenuterus nach JALON und Mitarb. (1945), wobei

---

* Herrn Professor Dr. W. HEUBNER zum 75. Geburtstag gewidmet.

noch 0,001—0,01 γ Adrenalin in 15 cm³ (Bad) erkannt werden. Daneben gibt es noch eine Vielzahl von Methoden an isolierten Organen, die den Nachweis relativ kleiner Adrenalinmengen gestatten, auf die jedoch nicht eingegangen werden soll.

Gesteigerte Empfindlichkeit denervierter Organe bei chemischer Reizung.

Die Überempfindlichkeit der Pupille auf Adrenalin nach Entfernung des Ganglion cervicale superius beobachteten als erste MELTZER und AUER (1904). ELLIOTT konnte entsprechende Befunde auch an der glatten Muskulatur anderer Organe erheben. Für das parasympathische System bewies ANDERSON, daß nach Durchtrennung eines Oculomotoriusnerven innerhalb des Schädels die Iris empfindlicher für Pilocarpin und Eserin wird. Nach der Degeneration der kurzen Ciliarnerven ist die Pupille jedoch nur mehr für Pilocarpin, nicht aber für Eserin sensibel. Diese Beobachtungen bestätigten SHEN und CANNON und fanden an Katzen, daß die Sensibilisierung des Sphincter pupillae nur von kurzer Dauer ist. Sie fanden eine verstärkte Miosis nach Acetylcholin, die bereits 24 Std nach Excision des Ganglion ciliare erhalten wird, um dann rasch abzuklingen. Diese nur kurzdauernde Sensibilisierung steht im Gegensatz zur Beobachtung, daß die maximale Überempfindlichkeit nach Entfernung des sympathischen Ganglion erst nach 12 Tagen erreicht wird.

Für die Erhöhung der Empfindlichkeit an den sympathischen Nervenendigungen nach ihrer Denervierung gibt es verschiedene Erklärungen.

So hält BUDGE die paradoxe Mydriasis für eine Art Inaktivitätsatrophie des Sphincters. LANGENDORFF, der für die starke Neigung der ganglionektomierten Seite zur Erweiterung die Bezeichnung der „paradoxen" Mydriasis geprägt hat, dachte dabei an Reizwirkungen von seiten der degenerierten Nervenfasern. STRAUB (1910) vertrat die Auffassung, daß die Überempfindlichkeit für Adrenalin nicht spezifischer Natur sei, sondern durch eine Verbesserung des Eindringens instillierter Lösungen jeglicher Art zustande komme. POOS und SANTORI wiesen auch nach, daß nach der Sympathicusausschaltung die Blutkammerwasserschranke grundsätzlich durchlässiger wird, da nicht nur Adrenalin, sondern auch Fluorescein, Atropin und Scopolamin rascher, stärker und länger auf der gelähmten Seite wirken. Jedoch zeigte BOSHAMER am Frosch, sowie JOHNSON und Mitarb. am Menschen, daß nach 24 Std bis 4 Tagen nach der Sympathektomie die Blutzirkulation wieder wie vorher ist. Nach BACQ (1936) sollen nach postganglionärer Denervierung die reduzierenden, das Adrenalin schützenden und damit auch wirkungssteigernden Phenole in viel größerer Menge in die Membrana nictitans aufgenommen werden als unter normalen Bedingungen. Das Phänomen der Überempfindlichkeit denervierter Organe findet in der Hypothese der Potentialwirkung nach STRAUB eine Erklärung. Die Stärke der Wirkung einer Reizsubstanz soll proportional sein der Größe des Reaktionsgefälles durch die Zellmembran. Im normal innervierten Gewebe sind stets geringe Mengen der Überträgersubstanz innerhalb der Wirkungszellen vorhanden. Diese Anwesenheit wird durch das ständige Freiwerden von Überträgersubstanzen durch den Ruhetonus der versorgenden Nerven aufrechterhalten. Wenn das Gewebe denerviert ist, verschwinden diese geringen Mengen. Wird nun ein Mittel injiziert, das in derselben Weise wirkt, wie der humorale Überträgerstoff, so wird die Grenzkonzentration, die eine Wirkung hervorruft, im denervierten Gewebe viel früher und bei geringerer Menge erreicht als in normalem Gewebe. Außerdem ist zur Aufrechterhaltung des Potentialgefälles zwischen der Außenund Innenseite der Zelle im Innern der Zelle ein Agens erforderlich, das das wirksame Mittel zerstört. BLASCHKO, RICHTER und SCHLOSSMANN fanden im Gewebe ein Enzymsystem, welches Adrenalin und andere Substanzen zerstört. Auf die STRAUBsche Hypothese und die Entdeckung von BLASCHKO und Mitarb. bauen

Bülbring und Burn auf. Diese Autoren erklären die Überempfindlichkeit der denervierten Nickhaut von Katzen durch Störung Adrenalin-abbauender Enzyme.

Andererseits vermuten Spiegel und Sommer (1944), daß nach der Denervierung die erregbare Substanz der glatten Muskulatur im Erfolgsorgan aufgespeichert liegen bleibt. Die glatte Muskulatur reagiert deshalb auf chemische Reize stärker. Cannons „Law of denervation" besagt, daß jede denervierte Struktur überempfindlich gegenüber dem humoralen Mediator wird, der ihr bei normaler Innervierung die Reize übermittelt. Dieses Gesetz hat nach Ansicht des Autors für das ganze Nervensystem Gültigkeit.

Cannon und Rosenblueth diskutierten in ihrer Monographie über „The supersensitivity of denerved Structures" die verschiedenen Faktoren, welche für die Sensibilisierung der Zellen nach der Denervierung verantwortlich sein dürften. Diese sind: Inaktivität, Verhinderung freiwerdender Überträger oder die Beseitigung irgendwelcher trophischer Einflüsse von Nerven und Zellen. Hufschmidt und Rummel erklären die Sensibilisierung der sympathisch denervierten Pupille als Folge eines Absinkens des Sphinctertonus. Emmelin und Muren fanden an Katzen, die längere Zeit Atropin erhielten, eine Sensibilisierung der Speicheldrüsen gegenüber Adrenalin. Diese Sensibilisierung glich in ihrem Wesen einer Durchtrennung der Chorda Tympani (Fleming und McIntosh). Durch gleichzeitige Pilocarpingaben konnte diese Sensibilisierung wieder verhindert werden. Emmelin und Muren lehnen es auf Grund ihrer Untersuchungen ab, die Sensibilisierung als Reaktion zu betrachten, die durch Verlust von trophischen Einflüssen entstanden oder Folge einer Hemmung freiwerdender Überträgersubstanzen ist. Änderungen in den Zellen selbst durch die Abwesenheit der chemischen Reize oder die Unfähigkeit von Reizsubstanzen, sich an gewisse Receptoren selbst anzuheften, mögen in irgendeiner Weise verantwortlich sein für die Überempfindlichkeit gegenüber chemischen Substanzen, wie sie sich nach Durchtrennung der Chorda tympani oder nach Vorbehandlung mit Atropin zeigte.

Rolle des sympathischen und parasympathischen Nervensystems bei der reflektorischen Pupillenerweiterung.

Bei der größeren Empfindlichkeit der denervierten Pupille kommt der Frage nach Einflüssen seitens psychosensorischer und lichtbedingter Reflexe auf die Pupillenweite erhöhte Bedeutung zu.

Im Jahre 1900 fand Langendorff an der Katzenpupille nach Entfernung des Ganglions cervicale superius, daß Angst, Schreck, Narkose und Dyspnoe eine stärkere Neigung zur Mydriasis der denervierten im Vergleich zur normalen Seite zur Folge hat. Diese Untersuchungen über die paradoxe Pupillenreaktion sind Ausgangspunkte vieler Deutungen und Experimente gewesen. Ursprünglich hielt man den cervicalen Teil des Sympathicus verantwortlich für die reflektorische Pupillenerweiterung (Balogh). Nach v. Bechterew soll andererseits die Schmerzmydriasis weit mehr durch Hemmung des Oculomotorius, als durch Impulse über den Sympathicus ausgelöst sein. Auch Braunstein kam zu ähnlichen Ergebnissen. Anderson hingegen fand eine reflektorische Mydriasis bei Katzen, deren Oculomotorius durchtrennt wurde, während er nach Durchtrennung des cervicalen Sympathicus keine Mydriasis beobachten konnte. Cannon und Mitarb. zeigten 1911, daß die paradoxe Mydriasis, wie sie nach Asphyxie und Erregungszuständen auftreten kann, Folge einer Adrenalinausschüttung aus den Nebennieren ist. Elliott bestätigte dies. Gellhorn und Mitarb. führten die durch Anoxämie hervorgerufene Mydriasis in der Hauptsache auf eine Sphinctererschlaffung durch Hemmung des Oculomotorius zurück, hervorgerufen durch saure Stoffwechselprodukte. Die

Pupillenreaktion auf Licht oder afferente Reize konnte nach Durchtrennung der sympathischen Fasern nicht beseitigt werden. Jedoch war die Stärke der Reaktion vermindert (URY und OLDBERG). Periphere Schmerzreize lösen nach KUNTZ und RICHIN eine reflektorische Mydriasis aus. Diese Reaktion kann nach Durchtrennung des Oculomotorius oder Exstirpation des Ganglion ciliare beseitigt werden, nicht aber nach Denervierung des Sympathicus. WEINSTEIN und BENDER sowie URY und Mitarb. konnten dies im wesentlichen bestätigen. LOWENSTEIN und LOEWEN-FELD, die in einer umfassenden Diskussion die Probleme der reflektorischen Pupillenerweiterung behandeln, kommen in ihren abschließenden Untersuchungen zu folgenden Ergebnissen: Durch das Fehlen des Sympathicus soll es zu einem Enthemmungsphänomen des Oculomotorius kommen. Diese Enthemmung des Oculomotorius erklärt die Kontraktion der Pupille bei Licht, welche an der sympathektomierten Seite stärker als an der normalen ist. Der parasympathische Constrictortonus nimmt mit dem Ansteigen der Lichtstärke zu und mit deren Verringerung ab. Annähernd $4/5$ der aktiven reflektorischen Mydriasis werden nach Durchtrennung des cervicalen Sympathicus beseitigt. Dies bedeutet, daß $4/5$ der aktiven reflektorischen Mydriasis durch den peripheren Sympathicus und nur $1/5$ durch zentrale Hemmung des Oculomotorius ausgelöst sein kann. Psychosensorische Reize führen zu einer reflektorischen Mydriasis, welche sympathischer Natur ist.

Methode.

Entfernung des Ganglion cervicale superius an der Maus.

Zur Verwendung kommen Albinomäuse im Gewicht von 10—15 g. Der Eingriff wird unter Äthernarkose vorgenommen. Nach Entfernung der Haare im Bereich der rechten Halsseite und Jodierung erfolgt der Halsschnitt. Dieser läßt sich unblutig caudal vom rechten Ohr durch einen Scherenschlag anbringen. Die Trennung des Fettgewebes muß streng an der seitlichen Halsgegend ausgeführt werden, um die oberflächliche Halsvene zu schonen. Der Musculus Sternocleidomastoideus wird sodann an seinem oberen Ansatz durchtrennt. Der weitere Verlauf des Eingriffes wird unter Benutzung einer 12mal vergrößernden Lupe vorgenommen. In Höhe der Teilungsstelle der Arteria Carotis wird die Bindgewebsscheide zwischen dieser und dem Nerv. Vagus nach unten zu durchtrennt. Nach Freipräparation des Truncus n. Sympathici und des Ganglion cervicale superius, das unter der Teilungsstelle der Carotis liegt, kann nun das Ganglion aus der Tiefe herausluxiert und entfernt werden. Der präganglionäre Teil des Truncus wird soweit als möglich mit entfernt. Bei vorsichtiger Ausführung der Technik kann die Operation vollkommen unblutig innerhalb 10 min ausgeführt werden. 15 Tage nach dem Eingriff sind die Tiere zur Testung geeignet. Den Eingriff überleben mehr als 90% der Tiere.

Die Messung der Pupillenweite in Anlehnung an die Vorschriften von PULEWKA ist von uns 1949 bereits ausführlich beschrieben worden. Die Ablesung der Pupillenweite geschieht 2,5 und 10 min nach der i.v. Injektion des Wirkstoffes, wobei zuerst die denervierte und dann die normale Pupille gemessen werden. In den Zwischenpausen werden die Tiere in dunkle Einzelkäfige gesetzt.

Beschreibung der Versuche und ihre Ergebnisse.

Zunächst untersuchten wir die Frage, inwieweit die Pupillenreaktion durch Lichteinflüsse und Erregungszustände, wie sie durch die Handhabung der Tiere vor der Lupe entstehen können, verändert wird.

Um den Einfluß der Lichtstärke auf die Reaktion zu untersuchen, verwendeten wir zur Beobachtung der denervierten wie der normalen Pupille verschieden starke Lichtquellen. In der folgenden Tab. 1 sind die wesentlichen Ergebnisse darüber zusammengefaßt. Der Quotient

$$\text{wurde erhalten aus dem Verhältnis} = \frac{\text{maximale Pupillenreaktion}}{\text{Anfangswert}} \text{ nach}$$

der intravenösen Injektion von 0,1 γ/g Adrenalin.

Tabelle 1.

Lichtquelle Watt	Quotient	
	denerv.	norm,
40	2,9	1,5
25	4,0	1,5

Die Werte errechnen sich aus einem Kollektiv von je 10 Tieren. Daraus ist zu ersehen, daß die Pupillenreaktion auf der denervierten Seite mit zunehmender Beleuchtungsstärke stark abnimmt, während die der normalen Pupille in diesen Grenzen unverändert bleibt. Die Werte wurden nach vollständiger Adaption gemessen, die durchschnittlich nach 15—20 sec erreicht war.

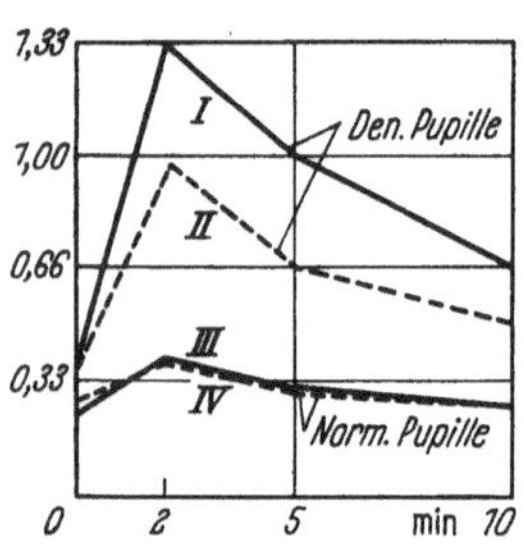

Abb. 1. Wirkungskurve von Adrenalin 0,1 γ/g i.v. bei wechselnder Lichtstärke. I und III zeigt die Mydriasis der denervierten und normalen Pupille bei 25 Watt-Beleuchtung. II und IV bei 40 Watt-Beleuchtung. — Absc.: Zeit in Minuten. — Ord.: Pupillenweite in Millimeter.

Die Frage, inwieweit die Pupillenreaktion durch Erregungszustände, wie sie durch die Handhabung der Tiere entstehen könnten, verändert wird, konnte im Folgenden untersucht werden. 10 sympathektomierten Tieren wurde jeweils 0,2 cm³/20 g Aqua dest. oder physiologische Kochsalzlösung i.v. injiziert. Wenn die Tiere dabei ruhig in der Hand gehalten werden, was nach kurzer Übung leicht gelingt, zeigten weder die denervierte noch die normale Pupille eine wesentliche Veränderung im Vergleich zu den Anfangswerten.

Die Ergebnisse von Lowenstein und Loewenfeld, soweit sie für unsere Arbeit überprüft werden mußten, konnten wir bestätigen. Denn es zeigte sich, daß die Kontraktion der Pupille bei zunehmender Lichtstärke zunimmt. Diese Adaptionsmiosis war an der sympathektomierten Seite weit stärker als an der normalen. Andererseits führten psychosensorische Reize, wie sie bei der Handhabung der Tiere vor dem

Beobachtungsobjektiv vorkommen können, an der denervierten Seite zu keiner wesentlichen reflektorischen Mydriasis.

Aus einem Material von über 300 Ablesungen war zu ersehen, daß die denervierte Pupille vor den Versuchen durchschnittlich weiter als die normale Pupille war. Die normale Weite betrug 0,3—0,4 mm, die der denervierten Pupille 0,4—0,5 mm. Eine, im Vergleich zur normalen, verengte denervierte Pupille, wie sie allgemein beim Menschen im Zusammenhang mit dem Hornersymptom zu beobachten ist, konnten wir jedoch an der Maus nicht finden.

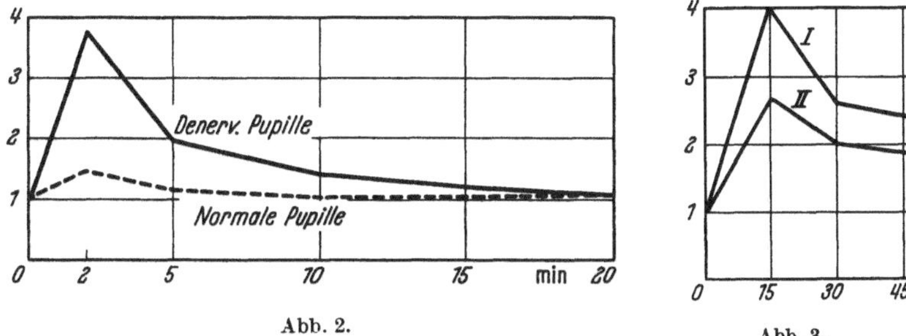

Abb. 2.

Abb. 3.

Abb. 2. Wirkungskurve von Adrenalin 0,1 γ/g nach i.v. Injektion an der denervierten und normalen Pupille. — Absc.: Zeit in Minuten. — Ord.: Quotient $= \dfrac{\text{Pupillenweite}}{\text{Anfangswert}}$,

Abb. 3. Wirkungskurve der denervierten Pupille nach I = 0,025 γ/g. II = 0,01 γ/g Adrenalin i.v. Absc.: Zeit in Sekunden. — Ord.: Quotient aus $\dfrac{\text{Pupillenweite}}{\text{Anfangswert}}$.

Durchschnittlich war die denervierte Seite $^1/_3$—$^1/_2$ mal weiter als die normale.

Den zeitlichen Verlauf der Adrenalinwirkung an der normalen und denervierten Pupille nach intravenöser Injektion von 0,1 γ/g (30 Mäuse) zeigt Abb. 2.

In Versuchen, die eine Kontrolle an der normalen Pupillenweite nicht notwendig machen, ist es nach einiger Übung möglich, die denervierte Pupille sofort nach der Injektion zu messen. Den zeitlichen Verlauf der Adrenalinwirkung an der denervierten Pupille nach Injektion von 0,025 γ/g und 0,01 γ/g intravenös in Intervallen von 15 sec zeigt Abb. 3.

Auf folgender Abbildung ist die an einem Material von 60 operierten Tieren ermittelte Dosenwirkungskurve für Adrenalin nach intravenöser Injektion dargestellt.

Diese Abbildung läßt die außerordentliche Empfindlichkeit der denervierten Mäusepupille erkennen. Eine Adrenalinkonzentration, von 10^{-8} d. i. 0,001 γ/g, intravenös war noch an der denervierten Pupille wirksam. Dagegen lag die kleinste wirksame Dosis bei der normalen

Pupille erst bei 0,1 γ/g intravenös. Als wesentlich ist zu bemerken, daß die Fehlerbreite nur $\pm 10\%$ beträgt, wenn der maximale Wirkungseffekt zum Anfangswert in Relation gebracht wird. Dabei hat sich die

$$\text{Formel: Quotient} = \frac{\text{maximale Pupillenweite}}{\text{Anfangswert}} \text{ als brauchbar erwiesen.}$$

Die lokale Wirkung des Adrenalins ließ sich mittels unserer Methode gleichfalls nachweisen. Dabei zeigte sich wiederum die starke Sensibilisierung nach der Ganglionentfernung für Adrenalin.

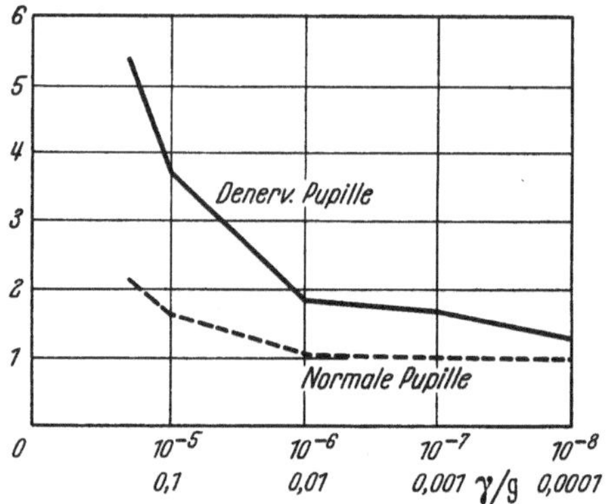

Abb. 4. Dosenwirkungskurve von Adrenalin nach i.v. Injektion an der denervierten und normalen Pupille. — Absc.: Dosis, Konzentration 10^{-5} bis 10^{-8}. — Ord. Quotient $= \dfrac{\text{Pupillenweite nach 2 min}}{\text{Anfangswert}}$.

Je 1 Tropfen einer Adrenalinkonzentration 1:1000 bis 1:10000 in 0,7% Kochsalzlösung wurde 5 min auf beide Augen gebracht. Die Ergebnisse sind in Tab. 2 zu ersehen.

Tabelle 2. *Örtliche Einwirkung von Adrenalin.*

Konzentration	Quotient	
	norm.	denerv.
1: 1000	4,8	maximal
1: 5000	3,5	7,0
1: 10000	ohne Wirk.	3,0

Aus Vorversuchen ging hervor, daß eine schwach hypotonische Kochsalzlösung von 0,7% am reaktionslosesten ertragen wurde. Eine 0,9%ige physiologische Lösung erweiterte die denervierte Pupille in einigen Fällen um das 1,5—2fache ihres Anfangswertes.

Für die praktische Auswertung der quantitativen Adrenalinbestimmung an der denervierten Pupille sind folgende Hinweise von Bedeutung.

Die Tiere werden nach einer Wartefrist von 12—15 Tagen nach einseitiger Ganglienentfernung mit einer Standardlösung von Suprarenin 10^{-5}, d. i. 0,1 γ/g intravenös getestet. Mäuse, die an der denervierten Seite mit einer weniger als 3fachen Pupillenerweiterung reagieren, sind für eine weitere Untersuchung zu unempfindlich und deshalb unbrauchbar. Der Durchschnittswert, errechnet aus der $\dfrac{\text{Pupillenweite nach 2 min}}{\text{Anfangswert}}$ liefert hinreichend genaue Werte, um eine Adrenalinkonzentration von 10^{-5} bis 10^{-8} bestimmen zu können. Die nachweisbare Dosis liegt im Bereich von 0,25—0,0001 γ/g.

Zusammenfassung.

1. In vorliegender Arbeit wird die Methode zur Entfernung des Ganglion cervicale superius an der weißen Maus beschrieben. 12 Tage nach der Operation ist die Pupille soweit sensibilisiert, daß Wirkungen von Pharmaka in kleinster Dosierung deutlich gemacht werden können.

2. Die Pupillenreaktion nach Injektion von 0,1 γ/g Adrenalin intravenös nimmt auf der denervierten Seite mit zunehmender Beleuchtungsstärke ab, während die der normalen Pupille in diesem Bereich unverändert bleibt.

3. Psychosensorische Reize, wie sie bei der Handhabung der Tiere vor dem Beobachtungsobjekt vorkommen können, führen an der denervierten und normalen Seite zu keiner wesentlichen reflektorischen Mydriasis.

4. Die denervierte Pupille ist 12 Tage nach der Denervierung $^1/_3$ bis $^1/_2$ mal weiter als die normale.

5. Die nachweisbare Adrenalinmenge an der denervierten Pupille liegt in einem Konzentrationsbereich von 10^{-5} bis 10^{-8}, das entspricht einer Dosierung von 0,25—0,0001 γ/g Tier.

Literatur.

ANDERSON: J. of Physiol. **30**, 15 (1904); **33**, 414 (1905). — BACQ: C. r. Soc. Biol. Paris **122**, 112 (1938). — BALOGH: MOLESCHOTTS Untersuchungen, Bd. 8, 423. Heidelberg: Karl Winter 1861. — v. BECHTEREW: Arch. f. Physiol. 1, 177 (1883). — BLASCHKO, RICHTER u. SCHLOSSMANN: J. of Physiol. **90**, 1 (1937). — BOSHAMER: Pflügers Arch. **209**, 784 (1925). — BUDGE: Über die Bewegungen der Iris. Braunschweig: Vieweg 1855. — BÜLBRING u. BURN: J. of Physiol. **91**, 459 (1937/38). — CANNON u. DE LA PAZ: Amer. J. Physiol. **28**, 64 (1911). — CANNON u. ROSENBLUETH: The supersensitivity of denerved Structures, McMILLAN. New York and London 1949.— CHEN u. CANNON: Chin. J. Physiol. **10**, 359 (1936). — ELLIOTT: J. of Physiol. **31**, 20 (1904); **44**, 374 (1912). — EMMELIN u. MUREN: Nature (Lond.) **4223**, 610 (1950). — FLEMING u. MAC INTOSH: Quart. J. exper. Physiol. **25**, 207 (1935). — GADDUM u. SCHILD: J. of Physiol. **89**, 9 (1934). —

GELLHORN u. LEVIN: Amer. J. Physiol. **143**, 282 (1945). — v. HUEBER: Klin. Wschr. **19**, 664 (1940). — HUFSCHMIDT u. RUMMEL: Arch. exper. Path. u. Pharmakol. **206**, 65 (1949). — JALON, BAYO u. DE JALON: Farmacoterap. Actual **2**, 313 (1945). — JOHNSON, SCUPHAM u. GILBERT: Surg. etc. **55**, 737 (1932). — KUNTZ u. RICHIN: J. Neurophysiol. **9**, 1 (1946). — LANGENDORFF: Klin. Mbl. Augenheilk. **38**, 823 (1900). — LEHMANN u. MICHAELIS: Klin. Wschr. **20**, 949 (1941). — LOWENSTEIN u. LOEWENFELD: Arch. of Neur. **3**, 313 (1950). — MELTZER u. AUER: Amer. J. Physiol. **11**, 28 (1904). — PAGET u. BARKER, Bull. Sci. pharmacol. **37**, 537 (1930). — POOS u. SANTORI: Graefes Arch. **121**, 443 (1929). — PULEWKA: Arch exper. Path. u. Pharmakol. **168**, 307 (1932). — SPIEGEL u. SOMMER: Neurology of the eye, ear, nose and throath. New York: Grune Stratton 1944. — STRAUB, W.: Pflügers Arch. **134**, 15 (1910). — Proc. Roy. Soc. Biol. a. Med. **121**, 584 (1937). — URY u. GELLHORN: J. Neurophysiol. **2**, 268 (1939). — URY u. OLDBERG: J. Neurophysiol. **3**, 201 (1940). — WEINSTEIN u. BENDER: J. Neurophysiol. **4**, 44 (1941). BRAUNSTEIN: Die Lehre von der Innervation der Pupillenbewegungen. Wiesbaden: J. F. Bergmann 1894.

Prof. Dr. Dr. A. W. FORST, München 15, Nußbaumstr. 28, Pharmakologisches Institut der Universität.

Arch. exper. Path. u. Phamakol., Bd. 215, S. 363—369 (1952).

Aus dem Pharmakologischen Institut der Universität Wien
(Vorstand: Prof. Dr. F. Brücke).

Über bronchokonstriktorische Reflexe vom Sympathicus*

Von

F. Brücke, F. Kaindl, H. Maier und A. Neumayr.

Mit 4 Textabbildungen.

(Eingegangen am 15. Januar 1952.)

Wir haben vor kurzem darüber berichtet[1], daß man bei Hunden den durch Pilocarpin verursachten Bronchospasmus durch elektrische Reizung vegetativer Zentren des Hypothalamus lösen kann, während dies durch Drucksenkung im Carotissinus (CSE) nicht gelingt. Zu diesen Versuchen verwendeten wir Hunde, die nach der Methode von H. Konzett und R. Rössler[2] bei geöffnetem Thorax mit der Starling-Pumpe unter konstantem Druck und mit konstantem Luftvolumen beatmet wurden. Es war dabei aufgefallen, daß an derartigen Präparaten manchmal ein intensiver und lang anhaltender Bronchospasmus auch ohne Verabreichung von Pilocarpin oder Histamin auftritt, wenn die untersten Abschnitte des thorakalen Grenzstranges zur elektrischen Reizung präpariert wurden, oder wenn nur der N. splanchnicus präpariert wurde, ohne daß in diesen Fällen die Lunge auch nur berührt worden wäre. In weiteren Versuchen an 6 Hunden haben wir dieses Phänomen genauer untersucht.

Zum Verständnis des Folgenden ist ein etwas näheres Eingehen auf die Methode von Konzett und Rössler[2] unentbehrlich: Die Tiere erhalten 1 Std vor dem Eingriff 5 mg/kg Morphin s.c. Zur Operation wird Chloralose (75 mg/kg) intravenös gegeben. In die Trachea wird eine Y-förmige weite Glaskanüle eingeführt, die einen seitlichen dritten Ansatz hat. Die beiden weiten Rohransätze werden mit der Starling-Pumpe verbunden, der dritte Ansatz ist einerseits mit einer Waschflasche verbunden, in der er etwa 12 cm unter der Wasseroberfläche mündet (konstanter Druck!). Über ein T-Rohr steht andererseits dieser dritte Ansatz mit einem quecksilbergefüllten U-Rohr in Verbindung. Sowie bei der Inspiration der Druck in diesem System etwas zu steigen beginnt, verschließt das Quecksilber im gegenüberliegenden Schenkel den Ansatz zu einem „Pistonrekorder". Bei Beginn des Versuches wird die Höhe der Wassersäule so gewählt, daß bei der Inspiration nur wenige Luftblasen austreten, die in den jetzt geschlossenen Pistonrekorder geleitet werden. Die Exspiration erfolgt nur durch die Elastizität der Lunge, und der Pistonrekorder wird in dieser Phase durch Sinken des Quecksilbers geöffnet und sinkt zur Nullinie zurück. Der Thorax ist breit geöffnet, die Nn. phrenici sind reseziert. Jede Verringerung des Lungenfassungsraumes muß zu einer Drucksteigerung während der Inspirationsphase führen, wodurch dann mehr Nebenluft

---

* Herrn Professor Dr. W. Heubner zum 75. Geburtstag gewidmet.

24*

in den Pistonrekorder gelangt. Dies wird vor allen Dingen eintreten, wenn durch
Bronchospasmus die Lunge sich exspiratorisch nicht völlig entleeren kann oder
der Füllung erhöhten Widerstand entgegengesetzt wird. Aber auch die Auffüllung von
Alveolen mit Flüssigkeit im Lungenödem muß ähnliche Folgen haben, doch sei
gleich bemerkt, daß in unseren Versuchen niemals Lungenödem auftrat. Schließ-
lich könnte auch eine Schwellung der Bronchialschleimhaut bzw. eine geänderte
Durchblutung der Lunge eine Erhöhung des inspiratorischen Widerstandes zur
Folge haben. Der letzte Umstand dürfte jedoch das Luftvolumen der Lunge kaum
erheblich verändern, so daß man wohl berechtigt ist, größere Ausschläge des
Pistonrekorders im wesentlichen einem Bronchospasmus zuzuschreiben.

Zur Präparation des Grenzstranges und des N. splanchnicus wurden meist
auf der rechten Seite die letzten drei Rippen vorsichtig reseziert und die Abgang-
stelle des N. splanchnicus unter möglichster Schonung der Lunge aufgesucht. Zur
Reizung diente ein Gerät mit Multivibratorschaltung, das annähernd rechtwinklige
Impulse lieferte (Frequenz: 9/sec).

Ergebnisse.

Abb. 1 zeigt das Grundphänomen, das bei 7 Hunden beobachtet
wurde (5 davon aus der vorigen Serie). Man sieht zunächst die kleinen
Erhebungen des Pistonrekorders, die zu Beginn des Versuches eingestellt
wurden. Bei „A" wurden beiderseits die ggl. stellata und dazu rechts
die 4 anschließenden, links die 3 anschließenden Thorakalganglien exstirpiert (dies war in den 6 anderen Versuchen nicht der Fall). Dabei wird
für kurze Zeit die „Nebenluft" stark erhöht und stellt sich dann annähernd auf den Ausgangswert ein. Nun werden bei „B" beide Nervi
splanchnici und die thorakalen Grenzstränge knapp über dem Zwerchfell angeschlungen, wobei beim Durchziehen des Fadens eine leichte
Dehnung und Torsion der Nerven erfolgt. Sofort stellt sich der von uns
untersuchte Bronchospasmus ein. Der Versuch zeigt gleichzeitig, daß
hierzu die sympathische Innervation der Bronchien nicht nötig ist, da
beide Lungen vorher von efferenten Fasern des Sympathicus befreit
wurden. Der Bronchospasmus kann demnach nur durch Reizung zentripetaler Nervenfasern hervorgerufen sein, die unterhalb von D_3 bzw. D_4
das Rückenmark im Wege der rami communicantes des Sympathicus
erreichen.

In diesem Stadium haben wir in zwei Versuchen bei erhaltener sympathischer Lungeninnervation den Vagus am Hals beiderseits durchschnitten. Abb. 2 zeigt, daß hierdurch der Bronchospasmus fast augenblicklich weitgehend gelöst wurde. Bei dem in Abb. 1 gezeigten Versuch
(nach Exstirpation des die Bronchien versorgenden Sympathicus) hatte
die Durchschneidung beider Halsvagi nur eine sehr viel schwächere
broncholytische Wirkung.

In einem Versuch, in welchem von vornherein beide Halsvagi durchschnitten waren, trat trotz wiederholter mechanischer und elektrischer
Reizung des thorakalen Sympathicus kein Bronchospasmus auf, dagegen
war, wie dies schon Konzett und Rössler gezeigt hatten, periphere

Reizung des durchschnittenen Vagus bronchokonstriktorisch wirksam.

Werden die Halsvagi während eines Versuches nicht durchschnitten, dann kann der einmal durch Präparation des thorakalen Sympathicus ausgelöste Bronchialkrampf durch mehrere Stunden unverändert erhalten bleiben. Sehr auffallend ist es, daß ein derartig langanhaltender Bronchialkrampf selbst durch hohe Dosen von Adrenalin (wir gaben bis zu 200 μg i. v. mit einer Blutdrucksteigerung von 120 mm Hg!) und Isopropylnoradrenalin (bis zu 50 μg Aludrin) häufig nur wenig beeinflußt

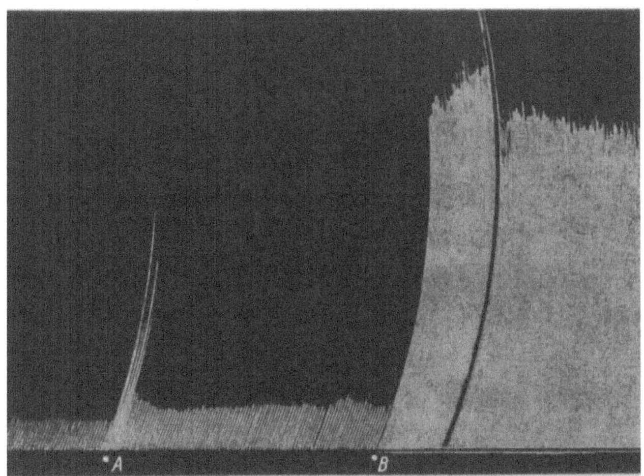
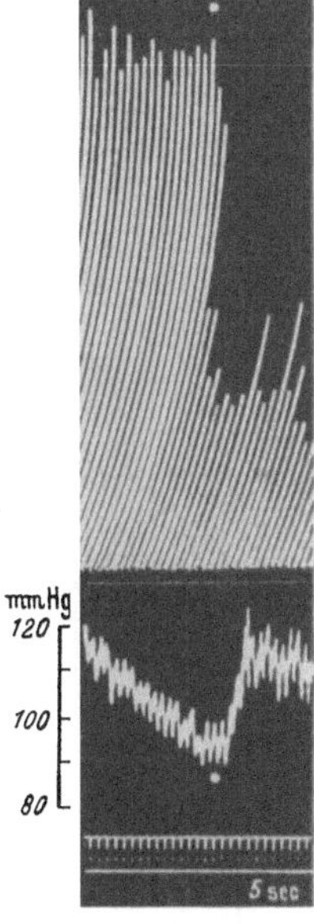

Abb. 1.   Abb. 2.

Abb. 1. Hund, 17 kg. Registrierung der Bronchialluft. Bei A Exstirpation beider Ggl. stellata. Bei B Anschlingen des rechten Grenzstranges und des N. splanchnicus re. Die Zunahme der Bronchialluft bei A und besonders bei B ist als Ausdruck eines intensiven Bronchospasmus zu verwerten.

Abb. 2. Hund, 9 kg. Oben: Bronchialluft. Unten: Blutdruck. Bei „Punkt" Durchtrennung beider Nn. vagi am Hals. Zu beachten die sofortige Broncholyse und der Blutdruckanstieg nach Vagotomie.

wird, während der durch Pilocarpin oder auch durch Histamin ausgelöste Bronchospasmus bekanntlich durch sehr geringe Dosen dieser Stoffe (etwa 3—5 μg) vollkommen gelöst werden kann. Auch durch Reizung im Hypothalamus durch eingestochene Elektroden kann dieser Krampf im Gegensatz zum Pilocarpinkrampf nicht gelöst werden (1 Versuch). Während des reflektorisch ausgelösten Krampfes scheint die Lunge starr zu sein, sie kollabiert exspiratorisch nicht und die Lungenränder sind abgestumpft, dennoch findet sich beim Einschneiden in das Lungengewebe kein Zeichen von Ödem.

Wir haben nun versucht, durch besonders vorsichtige Präparation des Splanchnicusabganges und des untersten thorakalen Grenzstranges den bei der Operation sonst häufig eintretenden Bronchospasmus zu vermeiden und die beiden Nerven elektrisch zu reizen. Dies ist an 5 Hunden

gelungen. Sowohl die Reizung des peripher durchschnittenen Splanchnicus, als auch des durchschnittenen Grenzstranges ergab für die Dauer
der elektrischen Reizung (maximal mit 0,4 mAmp) eindeutige, wenn auch
nicht sehr ausgeprägte bronchokonstriktorische Wirkung, die sofort nach
Ausschalten des Reizstromes zurückging. Dies gelang auch dann, wenn
Splanchnicus und Grenzstrang der Gegenseite intakt waren. Beider-

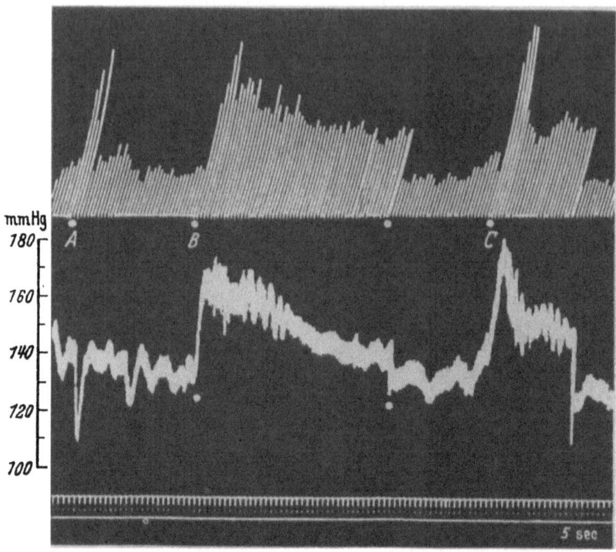

Abb. 3. Hund, 20 kg. Gleiche Kurvenfolge wie Abb. 2. Bei A mechanische Reizung des rechten
Grenzstranges durch Aufladen der Elektroden. Bei B und C elektrische Reizung des rechten Grenzstranges mit 0,3 m Amp. Beachte den Bronchospasmus bei allen drei Reizen; bei B und C gleichzeitig Blutdrucksteigerung.

seitige Reizung hatte keine deutlich stärker bronchokonstriktorische
Wirkung als rechtsseitige Reizung.

Besonders deutlich ist der bronchokonstriktorische Effekt der elektrischen Sympathicusreizung in Abb. 3 zu sehen. In diesem Versuch
waren die Nerven nicht nach kaudal durchschnitten; der rechte Grenzstrang wurde vielmehr unmittelbar über dem Zwerchfell elektrisch gereizt. Bei A wird ein leichter mechanischer Zug (Auflegen des Grenzstranges auf Silberdrahtelektroden) ausgeübt. Bei „B" und „C" wird
jeweils für etwa 5 sec gereizt: Der Bronchospasmus tritt sofort ein, geht
(besonders bei „C") sofort nach Ausschaltung des Reizstromes weitgehend, aber keineswegs vollständig zurück. Vielmehr überdauert die
Wirkung in den hier beobachteten Fällen bis zu 20 min. Als Ausdruck
der efferenten Reizung des Grenzstranges steigt im vorliegenden Fall der
Blutdruck steil an und fällt in etwa ebenso langer Zeit wie der Bronchospasmus dauert zur Norm zurück. Bei häufig wiederholter elektrischer

Reizung des Grenzstranges oder des N. splanchnicus trat eine deutliche Zunahme der „Nebenluft" auf, die jedoch niemals das in Abb. 1 gezeigte Ausmaß erreichte. Da etwas Ähnliches auch in einem Versuch mit durchschnittenen Vagi beobachtet wurde, wollen wir uns nicht darauf festlegen, ob es sich dabei tatsächlich um einen Bronchospasmus gehandelt hat, obwohl zumindest in einem Versuch mit erhaltenen Vagi, deren Durchschneidung am Hals auch diesen Effekt behoben hat.

Abb. 4, vom gleichen Hund wie Abb. 3 wenige Minuten später gewonnen, zeigt zwei Reizungen des Grenzstranges unmittelbar nach Durchtrennung beider Halsvagi. Der erste Reiz (0,4 mAmp) zeigt noch eine geringe bronchokonstriktorische Wirkung (A), während alle späteren Reize (B) wie auch in den zwei anderen Versuchen (sowie in dem Versuch, in welchem die Vagi primär durchschnitten waren) wirkungslos blieben. Nach Durchtrennung der präganglionären Fasern zu beiden ganglia stellata blieb der bronchokonstriktorische Effekt der Grenzstrangreizung erhalten. Nie haben wir jedoch durch bloße elektrische Reizung einen derart intensiven und langanhaltenden Bronchospasmus

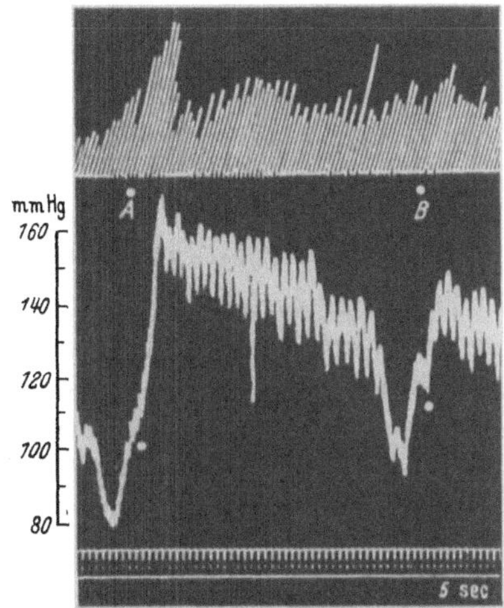

Abb. 4. Das gleiche Präparat wie Abb. 3 mit gleicher Kurvenfolge. Aufgenommen unmittelbar nach Vagotomie am Hals. Bei A und B elektrische Reizung des rechten Grenzstranges mit 0,4 mAmp. Der Reiz bei A noch bronchospastisch wirksam, bei B bereits ohne Wirkung. Gleichzeitig Blutdrucksteigerung.

erzielen können, wie dies in Abb. 1 (und an 6 weiteren Hunden) durch „mechanische" Reizung (Präparation und Anschlingen) geschehen ist.

Diskussion.

Bronchokonstriktorische efferente Fasern sind im sympathischen Nervensystem bisher nur durch C. O. Hebb[3] nachgewiesen worden, die bei Meerschweinchen die Lunge von der arteria pulmonalis aus mit Tyrode durchströmt hat und bei elektrischer Reizung des ganglion stellatum auch dann Bronchokonstriktion sah, wenn die präganglionären Fasern durchtrennt waren. In diesen Versuchen kann demnach die Wirkung kaum reflektorisch zustande gekommen sein. Dagegen fanden W. E. Dixon und F. Ransom[4] schon 1912 mit der plethysmographischen Methode von W. E. Dixon und T. G. Brodie[5], daß alle efferenten Sympathicusfasern, die das Rückenmark bis zum 3. und gelegentlich bis zum 4. Thorakalsegment verlassen und die Bronchien innervieren, im ganglion stellatum unterbrochen werden und bei Reizung *rein bronchodilatatorisch* wirken. Solche bronchodilatatorische Fasern wurden auch im Halssympathicus angetroffen. Der

Halsvagus hatte fast immer bei Katzen rein konstriktorische Wirkung, nur wenn der Tonus der Bronchialmuskulatur durch Physostigmin erhöht war, konnte gelegentlich schwache bronchodilatatorische Wirkung beobachtet werden. Dagegen haben schon W. Einthoven[6] und besonders Dixon und Ransom[4] gelegentlich Verengung der Bronchien beobachtet, wenn periphere Nerven an ihrem zentralen Ende gereizt wurden. Solche reflektorische Bronchokonstriktion bekamen die letztgenannten Autoren auch bei zentripetaler Reizung der zum ganglion stellatum ziehenden präganglionären Fasern.

Wir haben nun gezeigt, daß deutliche bronchokonstriktorische Wirkungen durch zentripetale Reizung der untersten Segmente des thorakalen Grenzstranges und durch zentripetale Reizung der Nn. splanchnici beim Hund erzielt werden können. Dies tritt auch dann noch ein, wenn die efferenten sympathischen Fasern zu den Bronchien sicher durchtrennt sind. Auch wenn der undurchtrennte thorakale Grenzstrang gereizt wird, sieht man Bronchokonstriktion beim Hund.

Es sind dies rein reflektorische Wirkungen, deren efferenter Schenkel im wesentlichen die bronchokonstriktorischen Vagusfasern sind. Gelegentliche, sehr geringe bronchokonstriktorische Wirkungen, die wir auch nach Durchtrennung beider Vagi am Hals noch während zentripetaler Reizung des Grenzstranges sahen, können vielleicht durch eine intrazentrale Hemmung des bronchodilatatorischen Tonus des Sympathicus erklärt werden.

Bemerkenswert ist es, daß die beobachteten bronchokonstriktorischen Reflexe die Dauer der elektrischen Reizung erheblich (bis zu 20 min) überdauern, dann jedoch immer wieder abklingen. Solche bronchokonstriktorische Reflexe vom thorakalen Grenzstrang bzw. vom N. splanchnicus aus scheinen auch beim Menschen vorzukommen: E. Kux[7] beobachtete bei dem von ihm entwickelten Verfahren der endoskopisch-transpleuralen Sympathicotomie gelegentlich, daß beim Präparieren des untersten Abschnittes des thorakalen Grenzstranges, die durch Pneumothorax kollabierte Lunge sich plötzlich bläht und das Gesichtsfeld verdeckt, so daß die Operation abgebrochen werden muß. Subjektiv geben die Patienten asthmaähnliche Beschwerden an, die bis zu 24 Std anhalten können. Auch dieses Ereignis bringt Kux mit einem einsetzenden Bronchospasmus in Verbindung.

Bei der von uns angewendeten Methode von Konzett und Rössler[2] scheinen unter noch nicht genauer zu definierenden Bedingungen derartige afferente Reize am Grenzstrang oder am N. splanchnicus zu einer dauernden „Lungenstarre" führen zu können. Es ist nicht anzunehmen, daß dabei dauernd efferente Impulse in den brochialverengenden Vagusfasern ablaufen, aber es bleibt bemerkenswert, daß Vagotomie den Bronchialkrampf (bzw. die „Lungenstarre") fast vollständig beheben kann.

Zusammenfassung.

1. An Hunden, die bei eröffnetem Thorax unter konstantem Druck und mit konstantem Luftvolumen beatmet werden, führt zentripetale Reizung des untersten Abschnittes des thorakalen Grenzstranges oder des N. splanchnicus zu einem reflektorischen Bronchialkrampf, der die Reizung minutenlang überdauern kann.

2. Durchschneidung beider Nn. vagi am Hals verhindert diesen Krampf weitgehend.

3. Mechanische Dehnung der genannten Sympathicusabschnitte führt bei Hunden oft zu einer irreversiblen Lungenstarre, die durch Adrenalin oder Aludrin wenig beeinflußt wird, jedoch nach Vagotomie weitgehend zurückgeht.

Literatur.

[1] BRÜCKE, F., F. KAINDL, H. MAIER and A. NEUMAYR: Mt. Sinai Hospital Bulletin New York (im Druck). — [2] KONZETT, H., u. R. RÖSSLER: Arch. exper. Path. u. Pharmakol. 195, 71 (1940). — [3] HEBB, C. O.: J. of Physiol. 99, 1, 57 (1940). — [4] DIXON, W. E., and F. RANSOM: J. of Physiol. 45, 413 (1912). — [5] DIXON, W. E., and T. G. BRODIE: J. of Physiol. 29, 97 (1903). — [6] EINTHOVEN, W.: Pflügers Arch. 51, 367 (1892). — [7] KUX, E.: Persönl. Mitteilung.

Prof. Dr. F. BRÜCKE, Wien IX/71, Währinger Str. 13A, Pharmakolog. Institut.

Arch. exper. Path. u. Pharmakol., Bd. 215, S. 370—377 (1952).

Department of Pharmacology, University of Toronto, Toronto, Canada.

Zur Kenntnis der Butyrylcholin-Esterase im Serum von Mensch und Pferd*.

Von

WERNER KALOW.

Mit 3 Textabbildungen.

(Eingegangen am 8. Februar 1952.)

Pferdeserum ist in der Forschung eine viel gebrauchte Quelle für die Esterase, die als Pseudo-Cholinesterase bekannt wurde (MENDEL und RUDNEY[18]), die inzwischen viele Namen hatte (GLICK[10]) und die jetzt am besten Butyrylcholin-Esterase (BChE) genannt wird (STURGE und WHITTAKER[21]). Das Pferdeserum scheint frei zu sein von „echter" oder Acetylcholin-Esterase (AChE) und ist leicht in großen Mengen erhältlich. Daher ist es nützlich, die Unterschiede zwischen den Butyrylcholin-Esterasen bei Mensch (M-BChE) und Pferd (P-BChE) zu kennen.

WHITTAKER[22] war vorsichtig, wenn er die Zweiteilung der Cholinesterasen in AChE und BChE nur als Bezeichnung für gewisse Typen auffaßte, in die sich die meisten Cholinesterasen mehr oder weniger strikt eingliedern lassen. Diese beiden Typen unterscheiden sich zwar in ihrem Verhalten gegen gewisse Substrate, weisen aber auch große Ähnlichkeiten auf. Unterscheidungen innerhalb dieser beiden Typen sind noch spärlich. LEVY[16] beschrieb kürzlich einige Unterschiede zwischen M-BChE und P-BChE. BERRY[6] fand verschiedene Wechselzahlen bei den Esterasen verschiedener Spezies, wobei allerdings eine gewisse Unsicherheit hinsichtlich der Deutbarkeit seiner Ergebnisse verbleibt. In der Betonung einer Speziesdifferenz folgt die vorliegende Arbeit also einem aktuellen Zug.

Andererseits steht die Anzahl der Esterasen im Serum der Säugetiere erneut zur Debatte. Die Unterscheidung einer „Ali-Esterase" (für aliphatische Substrate) von der BChE (RICHTER und CROFT[20]) ist gesichert[21]. WHITTAKER[22] deutete neulich das Vorkommen einer „aromatischen" Esterase beim Menschen an. ALDRIDGE[2] unterschied im Kaninchenserum zwei verschiedene Esterasen, die zu aromatischen Estern in Beziehung treten, und die bei den meisten Säugetieren vorkommen sollen[23]. Die Sachlage mag sehr kompliziert sein, wenn verschiedene Esterasen manche Substrate gemeinsam hydrolysieren und andererseits spezifische Hemmungen und Spaltungen verflochten sein können. Die

---

* Herrn Prof. Dr. W. HEUBNER zum 75. Geburtstag gewidmet.

in dieser Arbeit an aromatischen Estern durchgeführten Untersuchungen geben keinen Anhalt für das Bestehen so komplizierter Verhältnisse. Man muß dabei im Auge behalten, daß es häufig schwieriger ist, die Identität als die Verschiedenheit zweier Enzyme zu sichern.

Methodisches.

Im BECKMAN-Spektrophotometer wurde die Hydrolyse von Novocain bei 300 und 313 mμ, die Spaltung von Benzoylcholin bei 235 mμ gemessen. Lösungsmittel war stets M/15 Phosphatpuffer vom p_H 7,4. Die Novocain-Konzentration betrug gewöhnlich $3{,}66 \cdot 10^{-5}$ M, die Konzentration des Cholinesters meist $2{,}05 \cdot 10^{-6}$ M. Die Versuchstemperatur war stets etwa 30° C. Die Methode wurde bereits früher eingehend geschildert (KALOW[13]). Sie erlaubt auch den Gebrauch einfacherer optischer Instrumente (HERKEN und KALOW[12]), wobei im Ultraviolett jedoch Apparate mit fester Distanz zwischen Lösung und Photozelle anzustreben sind.

Die Hydrolyse des Acetylcholins wurde nach AMMON[3] im WARBURG-Apparat bestimmt. Die Messungen erfolgten in einem Flüssigkeitsvolumen von 5 cm^3 bei p_H 7,4 (Bicarbonat-RINGER und 5% CO_2) und einer Temperatur von 37,5° C. Die endgültige Serumkonzentration betrug gewöhnlich 1,5%. Die Substratlösung war $1{,}1 \cdot 10^{-2}$ M. Wurde Novocain als Inhibitor zugesetzt, war seine Konzentration $5{,}5 \cdot 10^{-5}$ M.

Die Esteraseaktivität wurde in frischem Pferdeserum, frischem Menschenserum und in Präparationen der beiden Seren bestimmt. Die Präparationen wurden aus einer Mischung von gleichen Teilen Serum und gesättigter Ammoniumsulfat-Lösung hergestellt. Das Gemisch blieb 24 Std bei Zimmertemperatur stehen, dann wurde es zentrifugiert. Danach wurden das Präzipitat und der ungefällte Anteil gesondert dialysiert, erst für einige Stunden gegen Leitungswasser, dann gegen M/15 Phosphatpuffer p_H 7,4.

Abweichungen von diesen Verfahren sind im Text an entsprechender Stelle geschildert.

Ergebnisse.

Verdünntes Pferdeserum wurde mit Novocain versetzt und dessen Abbau im Spectrophotometer verfolgt. Phosphatpuffer war in solcher Menge zugesetzt, daß die endgültige Serumverdünnung 1:10 betrug und daß 10 γ Novocain HCl pro cm^3 in der Lösung waren. In den ersten 10 min wurden 0,3 γ/cm^3 abgebaut. Da die Spaltgeschwindigkeit der Serumkonzentration im Verdünnungsbereich 1:5 bis 1:20 proportional war, dürfte 1 cm^3 unverdünntes Serum pro min etwa 0,3 γ oder 1 Liter Serum $1{,}1 \times 10^{-6}$ Mole zerstören. Die Tatsache des sehr langsamen Novocain-Abbaus durch Pferdeserum wurde bereits 1943 von KISCH[14] unter Berufung auf unveröffentlichte Untersuchungen erwähnt. Da Novocain zuweilen Rennpferden heimlich als Anaestheticum oder zur Aufstachelung injiziert wurde, ist es bekannt geworden, daß die Substanz größtenteils unzerstört im Pferdeharn nachgewiesen werden kann (BRODIE[5]), weil sie die Nierenschwelle schneller passiert als sie abgebaut wird.

Mit der spectrophotometrischen Methode wurde früher festgestellt[13], daß unverdünntes Menschenserum unter den gleichen Bedingungen etwa

4,9 γ Novocain HCl pro cm³ in der Minute spaltet. Novocain wird also hier etwa 16mal schneller hydrolysiert als im Pferdeserum. Dieser Vergleichswert ist gewissen Schwankungen unterworfen. Einmal ist er eine Funktion von Novocain-Konzentration und Dissoziations-Konstanten. Zweitens kann die Konzentration und vielleicht sogar die Qualität der Esterase[6] beim Menschen und beim Pferd zeitlich und von Individuum zu Individuum variieren.

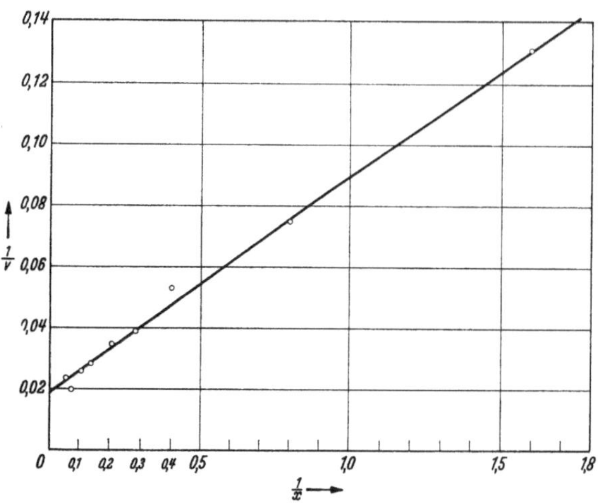

Abb. 1. Graphische Methode zur Bestimmung der Michaelis-Konstanten. Pferdeserum und Novocain. Bestimmung der Abbaugeschwindigkeit v bei verschiedener Novocain-Konzentration x. Näheres im Text.

Die Michaelis-Konstanten[19], die hier ohne Berücksichtigung der Einwände von Briggs und Haldane[7] und der Feststellungen von Chance[9] als Dissoziations-Konstanten der Enzym-Substrat-Komplexe angesehen werden mögen, wurden für jeden Komplex auf mehrere Weisen bestimmt. Einmal wurde der Abbau von 7,5 γ/cm³ Novocain HCl bis zum Ende verfolgt, wobei in bestimmten zeitlichen Intervallen die optische Dichte der Lösung gemessen wurde. Aus den gewonnenen Kurven läßt sich dann die Abbaugeschwindigkeit für jede Novocain-Konzentration als Tangente an der Kurve ermitteln. Ferner kann die Relation zwischen Substrat-Konzentration und Reaktionsgeschwindigkeit bestimmt werden, indem die gleiche Esterasemenge steigenden Novocain-Konzentrationen zugesetzt wird und der Abbau in festen Zeitintervallen im Anfangsteil der Spaltung gemessen wird. Die Auswertung der Daten ist in Abb. 1 gezeigt. Die Abbaugeschwindigkeit wird als v und die dazugehörige Substrat-Konzentration als x bezeichnet. $\frac{1}{v}$ und $\frac{1}{x}$ fallen im Koordinatensystem auf eine gerade Linie (Lineweaver und Burk[17]), wenn die Reaktion abläuft, wie nach der MICHAELIS-Theorie zu erwarten. Die Gleichung der Geraden ist $\dfrac{1}{v} = \dfrac{1}{x} \cdot \dfrac{K_m}{V} + \dfrac{1}{V}$. Dabei ist V die theoretische Maximalgeschwindigkeit und K_m die Dissoziations- oder MICHAELIS-Konstante. Der Schnittpunkt der Geraden mit der Ordinate ist dann $\dfrac{1}{V}$ und die Neigung $\dfrac{K_m}{V}$. In dem hier angegebenen Versuch ist K_m 3,599 γ/cm^3 Novocain HCl $\left(= \text{Konz. bei } \dfrac{V}{2}\right)$ oder $1,32 \times 10^{-5}$. Bei kontinuierlicher Verfolgung des Abbaus von 7,5 γ/cm^3 Novocain HCl war die Konstante $1,2 \times 10^{-5}$, was man als gute Übereinstimmung ansehen kann. Für die

Größe von K_m spielte es keine Rolle, ob verdünntes Serum oder durch Ammoniumsulfat-Fällung partiell gereinigte Esterase verwendet wurde.

Die Dissoziations-Konstante des entsprechenden Enzym-Substrat-Komplexes beim Menschen wurde früher bereits bestimmt[13] und in Parallelversuchen zum Pferdeserum bestätigt. Ihre Größe war 6×10^{-6}, ebenfalls unabhängig von dem Reinigungsgrad des Ferments. Da die Konstanten ein reziprokes Maß für die Affinitäten zwischen Ferment und Substrat darstellen, ist die etwas größere Anziehungskraft der menschlichen Esterase für das Novocain als die der Pferdeesterase ersichtlich.

Die gleiche Prozedur wurde angewandt, um die Affinität zwischen Benzoylcholin und BChE zu bestimmen. Da man hier bei wesentlich kürzeren Wellenlängen arbeiten muß, ist eine partielle Reinigung der

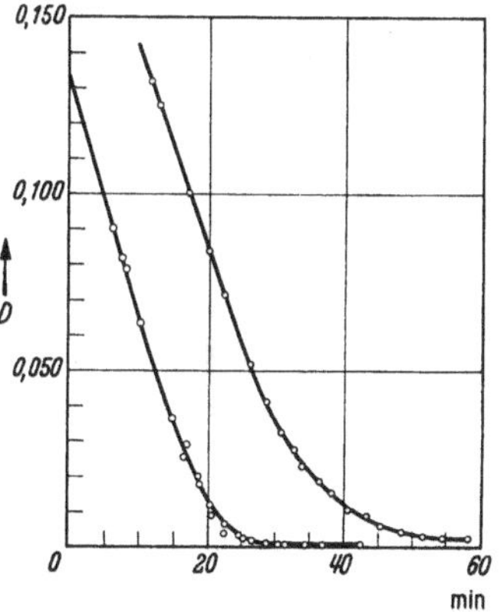

Abb. 2. Abbau von Benzoylcholin durch partiell gereinigte Cholinesterase aus dem Serum von Mensch und Pferd. Linke Kurve: Menschenserum; rechts Pferdeserum. Das flachere Auslaufen der Abbaukurve mit Pferdeesterase ist ein Ausdruck für die schwächere Affinität zwischen Benzoylcholin und Ferment. Die linke Kurve wurde nach den Daten eines Versuchs gezeichnet und die Meßwerte eines Kontrollversuchs später eingetragen. Abszisse: Zeit. Ordinate: Optische Dichte bei 10 mm Lichtweg durch die Lösung. Wellenlänge 235 mμ. Jeder Punkt entspricht einer Ablesung am Spektrophotometer.

Fermente meistens notwendig[13]. Pferdeserum und menschliches Plasma wurden mit der gleichen Menge gesättigter Ammoniumsulfat-Lösung versetzt. Es stellte sich dabei heraus, daß die Hauptmenge der BChE vom Menschen nicht gefällt war, während die Pferdeesterase fast vollständig im Präzipitat erschien. Im Spectrophotometer wurde dann bei 235 mμ der Abbau von Benzoylcholin in $2,05 \times 10^{-5}$ M Lösung verfolgt. Sowohl durch Verfolgung der vollständigen Abbaukurven wie auch durch

Messung der anfänglichen Reaktionsgeschwindigkeit bei verschiedenen Substratkonzentrationen wurden Daten erhalten, aus denen sich die Dissoziationskonstante ermitteln ließ (Abb. 2). Die Konstante betrug für Benzoylcholin und M-BChE 4×10^{-6} bzw. 3×10^{-6}, und mit P-BChE $1,32 \times 10^{-5}$ bzw. $1,30 \times 10^{-5}$. Die beiden Esterasen unterscheiden sich also in ihrer Affinität für diesen Cholinester fast genau wie für Novocain.

Schon lange ist bekannt, daß Novocain wie auch andere Lokalanesthetica den Abbau des Acetylcholins durch BChE hemmen können (Literatur-Verzeichnis bei Augustinsson[5]). Solche Versuche wurden nun wiederholt mit dem Ziel, das Ausmaß der Hemmung bei M-BChE und P-BChE zu vergleichen. Die beiden Sera wurden darum in gleicher Weise verdünnt, und im Warburg-Apparat wurde entweder Acetylcholin oder ein Gemisch aus Acetylcholin + Novocain zugesetzt (Tab. 1). Das menschliche Serum erwies sich in allen drei Versuchen als stärker gehemmt. Da Pferdeserum das Acetylcholin stets schneller spaltet, wenn es in gleicher Verdünnung wie menschliches Serum gebraucht wird, wurde der Versuch mit 2%igem Menschenserum und 1%igem Pferdeserum wiederholt. Auch dann wurde die menschliche Serumesterase stärker gehemmt.

Aus dem Grad der Hemmung der Esterasen kann man die Dissoziations-Konstanten von M-BChE und P-BChE mit Novocain als Inhibitor berechnen. Novocain ist ein „competitive inhibitor" für M-BChE[13]. So wurde die Formel[5] angewandt $\dfrac{v}{v'} = 1 + y \left(\dfrac{K_i(x + K_s)}{K_s} \right)$, wobei v Abbaugeschwindigkeit ohne und v' mit Inhibitor bedeutet. $y =$ [Novocain], $x =$ [Acetylcholin], $K_s =$ Dissoziationskonstante Ferment-Substrat, $K_i =$ Dissoziationskonstante Ferment-Inhibitor. K_s für die beiden Serumesterasen und Acetylcholin beträgt etwa $1,2 \times 10^{-3}$. Diese Ziffer wurde in eigenen, indirekten optischen Versuchen am Menschenserum erhalten[13] und entspricht auch für das Pferdeserum etwa dem Durchschnitt der in der Literatur angegebenen Werte[1]. Auf diesen Grundlagen berechnet ergibt sich für die Dissoziations-Konstante von Novocain und M-BChE der Wert $7,8 \times 10^{-6}$ und für Novocain und P-BChE der Wert $1,6 \times 10^{-5}$. Aus den Arbeiten von Ammon und Zipf[4] mit Pferdeserum ergibt sich genau der gleiche Wert, obwohl mit anderen Konzentrationen gearbeitet wurde. Die auf Grund manometrischer Untersuchungen erhaltenen Dissoziations-Konstanten stimmen also recht gut mit denen überein, die mit photometrischen Messungen erhalten wurden.

Schließlich wurde die bei den Vorbereitungen für den Benzoylcholin-Abbau gemachte Beobachtung ausgewertet, daß sich die Esterasen der beiden Spezies in ihrer Fällbarkeit unterscheiden.

Frisches Serum von Mensch und Pferd wurde mit Ammoniumsulfat und nach Koelle[15] mit Puffer versetzt. Zu 5 cm³ Serum wurden 5 cm³ 0,4 M Phosphatpuffer pH 7,4 zugesetzt. Dann wurde zu einem Paar der Seren von Mensch und Pferd 10 cm³ gesättigte, zum andern 10 cm³ halbgesättigte Ammoniumsulfatlösung zugefügt. Die Präzipitate wurden abzentrifugiert und mit 50 cm³ destilliertem Wasser wieder aufgelöst. Der ungefällte Anteil wurde für 12 Std gegen fließendes Leitungswasser dialysiert und ebenfalls auf 50 cm³ aufgefüllt. Dann wurde in jedem der 8 Präparate die Esterase-Aktivität optisch gegenüber Novocain und Benzoylcholin und im WARBURG-Apparat gegenüber Acetylcholin bestimmt. Die Versuchsbedingungen waren jeweils die gleichen wie anfangs geschildert. Die Summe der

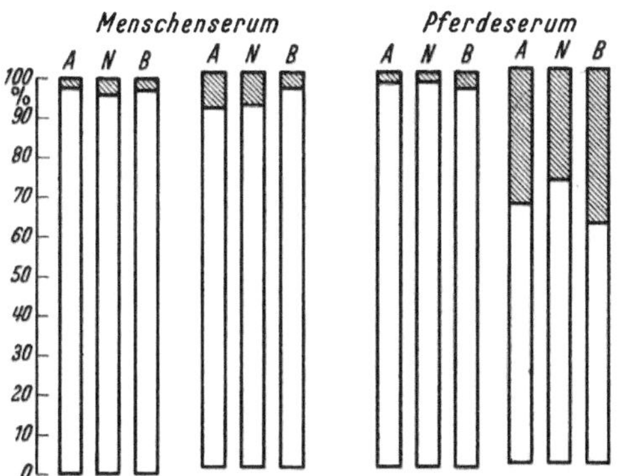

Abb. 3. Vergleich der Esterase-Aktivitäten im Präzipitat und im ungefällten Anteil nach Zusatz von Ammoniumsulfat zum Serum von Mensch und Pferd. Die leeren Säulen bezeichnen die Esterase-Aktivität im ungefällten Anteil, die schraffierten Flächen im Präzipitat. Die rechten 3 Kolonnen der beiden Sera zeigen die Verteilung der Aktivität nach Halbsättigung, die linken nach Viertelsättigung mit dem Sulfat. Abbau von Azetylcholin (A), Novocain (N) und Benzoylcholin (B). Ungleichheiten innerhalb der 4 einzelnen Gruppen sind nicht signifikant und beruhen auf dem verhältnismäßig großen Versuchsfehler bei sehr langsamem Abbau. Man sieht die stärkere Ausfällung der Pferdeesterase bei Halbsättigung mit etwa gleichbleibender Verteilung der Esteraseaktivität gegenüber verschiedenen Substraten.

Esterase-Aktivitäten im Präzipitat und im dazugehörigen Dialysat wurde mit der Aktivität im korrespondierenden, 1 : 10 verdünnten, nativen Serum verglichen. Sie war in gleichem Maße geringer für Acetylcholin und Novocain. Für Benzoylcholin blieb sie aus technischen Gründen ungeprüft.

Die Reduktion der Gesamtaktivitäten in dem mit der höheren Ammoniumsulfat-Konzentration behandelten Pferdeserum betrug etwa 32%, in den übrigen drei Gruppen etwa 20% (vgl. KOELLE[15]). Abb. 3 zeigt, wie sich die Aktivitäten der einzelnen Franktionen beider Sera gegenüber den Substraten verteilten.

Besprechung der Ergebnisse.

Die Versuche haben gezeigt, daß sich die Serumesterasen von Mensch und Pferd in mehrfacher Hinsicht unterscheiden. Im Menschenserum wird Novocain um eine Größenordnung schneller gespalten. Ferner ist die Esterase-Affinität der beiden aromatischen Ester Novocain und Benzoylcholin im Serum des Menschen um das zwei- bis dreifache stärker. Schließlich fand sich ein Unterschied in der Fällbarkeit der BChE des Pferdes und des Menschen durch Ammoniumsulfat.

Alle diese Unterschiede haben jedoch nur quantitativen Charakter. Keine Eigenschaft der einen Esterase fehlt grundsätzlich bei der andern Spezies. Aber eine gewisse Unabhängigkeit in der Verschiebung der beiden Größen: Spaltgeschwindigkeit und Dissoziationskonstante ist deutlich. Strenger formuliert heißt das: Die drei Reaktionen und ihre Geschwindigkeitskonstanten k_1, k_2 und k_3, die bei jeder fermentativen Spaltung miteinander im Gleichgewicht stehen müssen, dürften unabhängig voneinander vom Bau des Esterase-Moleküls abhängen (freies

$$\text{Enzym + Substrat} \underset{k_2}{\overset{k_1}{\rightleftharpoons}} \text{Enzym-Substrat-Komplex} \overset{k_3}{\rightharpoonup} \text{freies Enzym +}$$

Spaltprodukte).

Wenn man annimmt, daß die aktiven Gruppen der BChE den von Whittaker[22] geschilderten, detaillierten Vorstellungen entsprechen und bei M-BChE und P-BChE gleich sind, muß man folgern, daß die feineren Unterschiede zwischen beiden Esterasen auf einer Verschiedenheit im Bau der Eiweiß-Molekeln beruht. Das wird durch die verschiedene Fällbarkeit bestätigt.

Die Dissoziationskonstante für Novocain und die für seinen Abbau verantwortliche Esterase und die aus der Hemmung der Acetylcholin-Spaltung errechenbare Affinität des Novocains zur BChE stimmen sowohl im Menschen- wie im Pferdeserum recht gut überein. Diese Übereinstimmung besteht trotz der Verschiedenheit der manometrischen und der optischen Methode. Das spricht für die Identität der „Novocainesterase" mit der BChE (siehe auch Hazard et al.[11]). Ein ähnlicher, durch größere Vielfältigkeit der Daten stärkerer Anhalt für diese Identität im Serum des Menschen wurde bereits früher gegeben[13]. Da jedoch das Übereinstimmen von Michaelis-Konstanten nicht unbedingt die Identität von Fermenten beweist, sind die Versuche mit Salzfällung der Esterasen eine gute Stütze für die Schlußfolgerungen aus den kinetischen Studien. Denn im Rahmen der Fehlergrenze führte die Behandlung der Seren mit Ammoniumsulfat nicht zu einer Trennung der Esteraseaktivität gegenüber Acetylcholin, Benzoylcholin und Novocain.

Die vorliegenden Experimente können also nicht als Stütze der Ansicht dienen, daß eine gesonderte „aromatische" Esterase im Serum des Menschen oder des Pferdes vorkommt. Wohl aber unterscheiden sich die BChE im Serum der beiden Spezies.

Zusammenfassung.

1. Novocain wird sowohl im Menschenserum wie im Pferdeserum durch die Butyrylcholin-Esterase (= Pseudo-Cholinesterase) gespalten.

2. Ein Unterschied zwischen den Butyrylcholin-Esterasen der beiden Spezies wird aus folgenden Ergebnissen ersichtlich:

a) Novocain wird im Menschenserum 16 mal schneller zerstört.

b) Die Esterase des Menschen hat zu den beiden aromatischen Estern Novocain und Benzoylcholin eine 2—3fach höhere Affinität. Diese Verschiedenheit ließ sich sowohl photometrisch im ultravioletten Licht wie manometrisch nachweisen.

c) Die Esterase des Pferdeserums wird durch Ammoniumsulfat leichter gefällt.

Diese Unterschiede sind quantitativer, aber nicht prinzipieller Art. Jede Eigenschaft des einen Ferments ist auch bei dem Ferment der anderen Spezies vorhanden. Man mag annehmen, daß die beiden Fermente die gleichen Bindungsgruppen haben und daß die Modifikationen durch verschiedenen Bau der Eiweiß-Molekeln bedingt sind.

Dank gebührt Herrn Professor Dr. J. K. W. FERGUSON für sein förderndes Interesse an der Arbeit. Dr. NISHIKAWARA im Banting and Best Institute danke ich für die zeitweilige Überlassung des WARBURG-Apparates.

Tabelle 1.

	Acetylcholin	Acetylcholin + Novocain	Durchschnittliche Hemmung in %
Pferdeserum	283,9	303,3	25,3
	300,8	233,3	
Menschenserum.	239,3	144,4	41,0
	250,1	143,3	

Hemmung des Acetylcholin-Abbaus durch Novocain, mm^3 CO_2 in 60 min nach Abzug der Werte für die Spontanhydrolyse. Näheres siehe Text.

Literatur.

[1] ADAMS, D. H., et V. P. WHITTAKER: Biochim. et Biophys. Acta 4, 543 (1950). — [2] ALDRIDGE, W. N.: Biochemic. J. 49/I (1951). — [3] AMMON, R.: Pflügers Arch. 233, 468 (1933). — [4] AMMON, R., u. K. ZIPF: Klin. Wschr. 20, 1176 (1941). — [5] AUGUSTINSSON, K.-B.: Acta Physiol. Scand 15, Supl. 52, 1948. — [6] BERRY, W. K.: Biochemic. J. 49, 615 (1951). — [7] BRIGGS, G. E., and J. B. S. HALDANE: Biochemic. J. 19, 338 (1925). — [8] BRODIE, B. B.: Association of Official Racing Chemists-Bulletin Nr. 80, April 1950. — [9] CHANCE, B.: J. of Biol. Chem. 151, 553 (1943). — [10] GLICK, D.: Science (Lancaster, Pa.) 102, 100 (1945). — [11] HAZARD, R., P. PIGNARD et A. CORNEC: C. r. Soc. Biol. Paris 143, 1425 (1949). — [12] HERKEN, H., u. W. KALOW: Klin. Wschr. 29, 90 (1951). — [13] KALOW, W.: J. of Pharmacol. 104, 122 (1952) — [14] KISCH, B.: Exp. Med. a. Surg. 1, 278 (1943). — [15] KOELLE, G. B.: J. of Pharmacol. 103, 154 (1951). — [16] LEVY, J.: J. Physiol. et Path. gén. 43, 103 (1951). — [17] LINEWEAVER, H., and D. BURK: J. Amer. Chem. Soc. 56, 658 (1934). — [18] MENDEL, B., and H. RUDNEY: Biochemic. J. 37, 59 (1943). — [19] MICHAELIS, L., u. M. L. MENTEN: Biochem. Z. 49, 333 (1913). — [20] RICHTER, D., and P. G. CROFT: Biochemic. J. 36, 746 (1942). — [21] STURGE, L. M., and V. P. WHITTAKER: Biochemic. J. 47, 518 (1950). — [22] WHITTAKER, V. P.: Physiologic. Rev. 31, 312 (1951). — [23] WHITTAKER, V. P.: pers. Mitt. 1952.

Dr. WERNER KALOW, Department of Pharmacology, University of Toronto, Toronto, Canada.

Arch. exper. Path. u. Pharmakol., Bd. 215, S. 378—388 (1952).

Aus dem Pharmakologischen Institut der Universität München.

Die Methylierung des Nor-Adrenalins durch Acetylcholin*.

Von

A. W. FORST und R. DEININGER.

Mit 9 Textabbildungen.

(Eingegangen am 22. Februar 1952.)

Vorversuche erbrachten die Erkenntnis, daß das Adrenalin in der Reihe der Adrenalin-Derivate die stärkste Wirkung an der sympathisch denervierten Pupille entfaltet. Die Nor-Verbindung des Adrenalins war um ein vielfaches schwächer wirksam. Die Frage, ob das Nor-Adrenalin oder dessen Methylierungsprodukt, das Adrenalin, die Überträgersubstanz im sympathischen Nerven verkörpert, wird zur Zeit noch unterschiedlich beantwortet.

Vorliegende Arbeit hat es sich zur Aufgabe gemacht, in Untersuchungen an der normalen und denervierten Pupille einen Beitrag zu dieser Frage zu liefern.

LEWANDOWSKY und LANGLEY schlossen aus der Ähnlichkeit der Wirkungen des Adrenalins, das von TAKAMINE und ALDRICH aus Nebennierenextrakten isoliert wurde, auf einen Angriffspunkt am Sympathicus. Im Jahre 1904 sprach ELLIOTT als erster die Vermutung aus, daß sympathische Nervenimpulse zum Freiwerden von Adrenalin aus den Nervenendigungen führen könnten. Der erste Schritt zur Theorie der neurohumoralen Erregungsübertragung war damit getan.

BARGER und DALE entdeckten das Nor-Adrenalin. BLASCHKO wies als erster auf die Möglichkeit hin, daß das Adrenalin durch N-Methylierung des Nor-Adrenalins entstehen kann. In grundlegenden Arbeiten bewies EULER (1946, 1948) die Anwesenheit von Nor-Adrenalin in den sympathischen Nerven und Ganglien, in sympathisch innervierten Organen wie Milz- und Herzmuskel und im Blut. GADDUM und GOODWIN (1947) fanden, daß Nor-Adrenalin oder Tyramin nach Reizung der N. hepatici frei wird. Das Freiwerden von Nor-Adrenalin aus den Nebennieren entdeckten MEIER, BEIN.

BACQ und FISCHER glauben an eine Demethylierung des Adrenalins zu Nor-Adrenalin. Dagegen halten P. HOLTZ u. Mitarb. das Nor-Adrenalin nicht für ein Abbauprodukt des Adrenalins, sondern aller Wahrscheinlichkeit nach für die letzte Vorstufe des Adrenalins bei der Hormonsynthese im Nebennierenmark. HOLTZ bezeichnet das Nor-Adrenalin als den Überträger und Wirkstoff örtlich begrenzter Regulationsvorgänge im sympathischen Nervensystem und bewertet das Adrenalin lediglich als den Wirkstoff in der Notfallsfunktion im Sinne CANNONS.

VINET versetzte zerkleinertes Nebennierengewebe mit Hydroxytyramin und fand eine Umwandlung zu Adrenalin. Versuche von BÜLBRING und BURN an eviscerierten Katzen nach Reizung des N. splanchnicus ergaben eine Ausschüttung aus den Nebennieren von einem Gemenge aus Adrenalin und Nor-Adrenalin.

---

* Herrn Professor Dr. Wolfgang HEUBNER zum 75. Geburtstage gewidmet.

Das Problem der N.-Methylierung des Nor-Adrenalins zu Adrenalin durch Methionin wurde von diesen Autoren experimentell angegangen (1949). In Versuchsansätzen mit Adenosintriphosphat und Methionin als CH_3-Lieferant fand BÜLBRING, daß zugesetztes Nor-Adrenalin in vitro in Adrenalin übergehen kann. BURN und Mitarb. fanden an Ratten nach längerer Insulin-Hypoglykämie eine Abnahme der gesamten Amine in den Nebennieren um 50%, während der Anteil des Nor-Adrenalins zur selben Zeit von 10 auf 33% anstieg. Die Autoren schlossen daraus, daß Nor-Adrenalin der „Precursor" für Adrenalin ist, da das Nebennierenmark nach vermehrter Amin-Produktion größere Mengen von Nor-Adrenalin enthält, als es zu methylieren vermag.

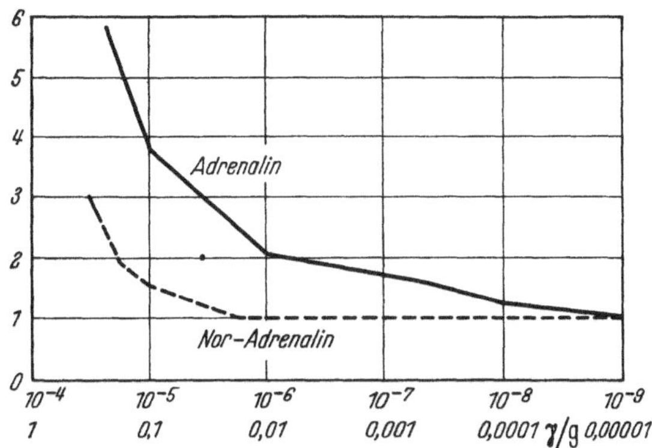

Abb. 1. Dosenwirkungskurve von Adrenalin und Nor-Adrenalin nach i.v. Injektion. — Absc.: Dosis und Konzentration von Adrenalin oder Noradrenalin. —

$$\text{Ord.: Quotient} = \frac{\text{Pupillenweite nach 2 min}}{\text{Anfangswert}} \text{ (denerv. Pup.).}$$

HUTCHEON und PARKER fanden nach Insulingaben im Nebennierenmark von Ratten, die mit Methionin gefüttert wurden, mehr Adrenalin als in den Nebennieren ohne Methioningaben.

MELVILLE und Mitarb. konnten nach Injektion von Methionin mit radioaktivem Kohlenstoff in der Methylgruppe die markierte Methylgruppe im Adrenalin wiederfinden. Nach Verfütterung von Methionin mit einem C^{14} im CH_3 erkannten KELLER und Mitarb. die Anwesenheit von C^{14} in den Nebennieren und schließen daraus, daß die Methylgruppe des Adrenalins vom „Dietary"-Methionin stammt.

Aus diesen Arbeiten geht eindeutig hervor, daß die Methylierung bei der Synthese des Adrenalins von wesentlicher Bedeutung ist.

Die vergleichende Untersuchung von Adrenalin und Nor-Adrenalin an der Mäusepupille mittels der in der vorangegangenen Arbeit beschriebenen Methode brachte folgende Ergebnisse:

Ergebnisse der Versuche und ihre Beschreibung.

In Versuchen zum quantitativen Adrenalinnachweis zeigt es sich, daß Adrenalin noch in einer Konzentration von 10^{-8} d. i. 0,0001 γ/g Maus intravenös injiziert wirksam ist, während das Nor-Adrenalin noch in der Konzentration 10^{-6} d. i. 0,01 γ/g dabei unwirksam bleibt (Abb. 1).

In niedriger Konzentration ist das Nor-Adrenalin 100mal schwächer als Adrenalin. Auffallenderweise ist es in höherer Konzentration (0,5 γ/g) jedoch nur 5mal schwächer als Adrenalin. Dieser Wirkungsunterschied Adrenalin : Nor-Adrenalin ist noch deutlicher nach lokaler Applikation.

Eine für die Pupillenreaktion der Maus hochdosierte Adrenalinlösung 1 : 1000, 5 min am Auge belassen, erweiterte die normale Pupille um das 5fache ihres Anfangswertes. Dieselbe Konzentration von Nor-Adrenalin hatte dagegen keinen Einfluß, weder auf die normale, noch

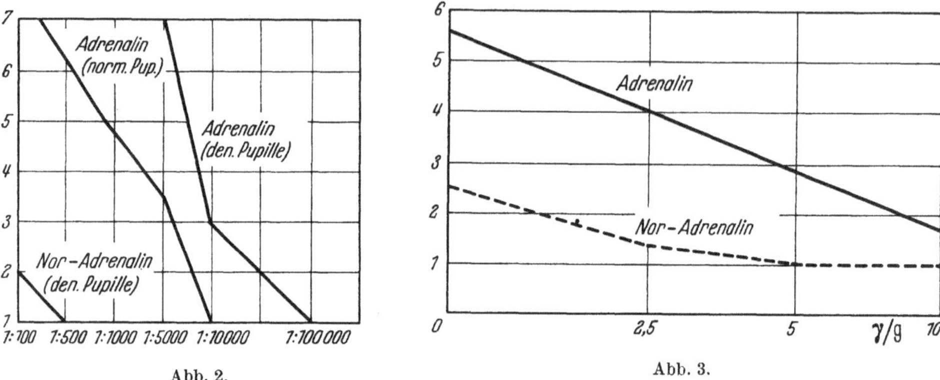

Abb. 2.   Abb. 3.

Abb. 2. Dosenwirkungskurve von Adrenalin und Nor-Adrenalin an der denervierten und normalen Pupille nach lokaler Applikation. — Absc.: Dosis, Konzentration 1 : 100 bis 1 : 100000. — Ord.:
$$\text{Quotient} = \frac{\text{Pupillenweite nach 5 min}}{\text{Anfangswert}}.$$

Abb. 3. Dosenwirkungskurve von Ergotamin mit Adrenalin oder Nor-Adrenalin. Ergotamin wird in veränderter Dosierung von 2,5—10 γ/g s.c. injiziert. Die Abbildung zeigt die Pupillenreaktion von 0,25 γ/g, Adrenalin oder 0,25 γ/g Nor-Adrenalin, das 45 min nach Ergotamin injiziert wurde. — Absc.: Logarith. Ergotamindosen. — Ord.: Quotient $= \dfrac{\text{Pupillenweite nach 2 min}}{\text{Anfangswert}}$ (denerv. Pup.).

auf die denervierte Seite. Dagegen war das Adrenalin noch in einer Konzentration 1 : 10000 an der denervierten Pupille mit einer 3fachen Mydriasis wirksam. Vergleicht man die Dosen Nor-Adrenalin und Adrenalin, die gerade noch an der denervierten Pupille wirksam sind, dann ergibt sich ein Verhältnis: Adrenalin/Nor-Adrenalin = 1/500 (Abb. 2).

Das Nor-Adrenalin ist an der denervierten und normalen Seite lokal appliziert nahezu unwirksam.

Versuche mit Ergotamin zeigen, daß die Adrenalinumkehrwirkung, wie sie am Blutdruck bekannt ist, an der Pupille nicht reproduzierbar ist. Ergotamin vermag die Adrenalinwirkung an der Pupille nur zu hemmen (Abb. 3).

Zur vollständigen Hemmung der Adrenalinwirkung an der denervierten Pupille ist eine 45 min vorher gegebene s.c.-Dosis von 10 γ/g Ergotamin notwendig. In einer analogen Versuchsanordnung bewirken

schon 2,5 γ/g Ergotamin diese Herabsetzung der an sich geringeren Nor-
Adrenalinwirkung.

In der vorangegangenen Arbeit ist die Beobachtung beschrieben
worden, daß die denervierte Pupille durchschnittlich $\frac{1}{3}$—$\frac{1}{2}$mal weiter
als die normale ist. Wie im folgenden noch näher mitgeteilt wird, interessierten uns verschiedene Reaktionen an der denervierten Pupille nach
Adrenalektomie. Dabei zeigte sich die denervierte Pupille 1—2 Tage
nach der Nebennierenentfernung entweder gleich weit, oder sogar enger
als die normale Seite. Die durchschnittlich gemessenen Werte an 25
adrenektomierten Tieren betragen
an der denervierten Seite 0,36 mm;
an der normalen Seite 0,41 mm.

Der Umstand, daß sich das Nor-
Adrenalin lediglich durch das Fehlen
der CH_3-Gruppe am Amino-N von
Adrenalin unterscheidet, legt es nahe,
als Grund für dessen verminderte
mydriatische Wirkung das Fehlen
der Methylgruppe zu erblicken.

Injiziert man einer Maus 1 γ/g
Acetylcholin intravenös, so zeigt sich
an der normalen Pupille im allge-

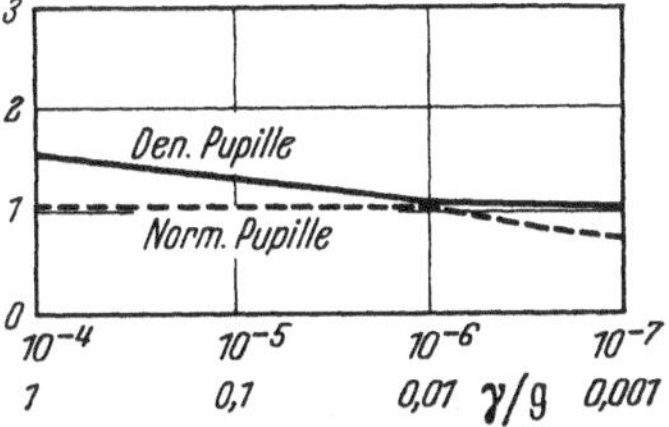

Abb. 4. Dosenwirkungskurve von Acetylcholin nach i.v. Injektion an der denervierten
und normalen Pupille. — Absc.: Dosis und
Konzentration von Acetylcholin. —
Ord.: Quotient $=\dfrac{\text{Pupillenweite nach 2 min}}{\text{Anfangswert}}$

meinen keine Reaktion; nur in vereinzelten Fällen ist, wie zu erwarten,
eine geringe Miosis zu erkennen. Dieselbe Menge Acetylcholin bewirkt
auffallenderweise an der denervierten Pupille mäßige Mydriasis bis zu
einer 1½fachen Pupillenerweiterung (Abb. 4).

Andere Parasympathicomimetica wie Doryl, Prostigmin und Physostigmin rufen dagegen durchwegs eine Miosis hervor. In der Vermutung, die paradoxe Mydriasis nach Acetylcholin könnte die Folge einer
Adrenalinausschüttung aus den Nebennieren sein, untersuchten wir die
Wirkung an nebennierenlosen Tieren. Die mydriatische Wirkung des
Acetylcholins an der denervierten Pupille zeigt sich in gleicher Stärke
auch nach Entfernung der Nebennieren. Wie aus den Konzentrationsversuchen in Abb. 4 zu ersehen ist, hat das Acetylcholin in einer Dosierung von 10^{-6} d. i. 0,01 γ/g Maus keinen Effekt auf die denervierte
oder auf die normale Pupille. Injiziert man nun Acetylcholin in dieser
Konzentration mit 0,25 γ/g Nor-Adrenalin zusammen, so erweitert sich
die denervierte Pupille durchwegs stärker als nach der gleichen Menge
Nor-Adrenalin ohne Acetylcholin. Die Kombination Acetylcholin-Nor-
Adrenalin erweitert die denervierte Pupille in diesem Falle um 50%
stärker, als Nor-Adrenalin allein. Andererseits hebt Acetylcholin in
gleicher Konzentration im Verein mit 0,1 γ/g Adrenalin intravenös die
Wirkung des Adrenalins an der denervierten Pupille auf (Abb. 5).

In Konzentrationsversuchen, bei denen Acetylcholin mit absteigender Dosis 10^{-4} bis 10^{-9} zusammen mit Adrenalin bzw. Nor-Adrenalin in gleichbleibender Dosis injiziert wurden (Abb. 6), zeigte sich neben der Bestätigung obiger Befunde:

1. Daß das Acetylcholin nicht proportional zur Dosis die Wirkung des Adrenalins aufzuheben vermag. Der parasympathicomimetische

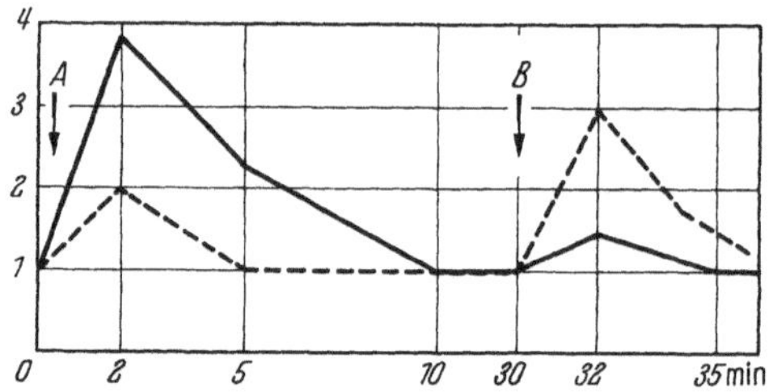

Abb. 5. Wirkungskurve von Adrenalin und Nor-Adrenalin mit Acetylcholin. — = Adrenalin (denervierte Pupille). — — = Nor-Adrenalin (denervierte Pupille). — A = Nor-Adrenalin 0,25 γ/g oder Adrenalin 0,1 γ/g ohne Acetylcholin. — B = Nor-Adrenalin 0,25 γ/g oder Adrenalin 0,1 γ/g mit Acetylcholin 0,1 γ/g. — Absc.: Zeit in Minuten. — Ord.: Quotient = $\dfrac{\text{Pupillenweite}}{\text{Anfangswert}}$.

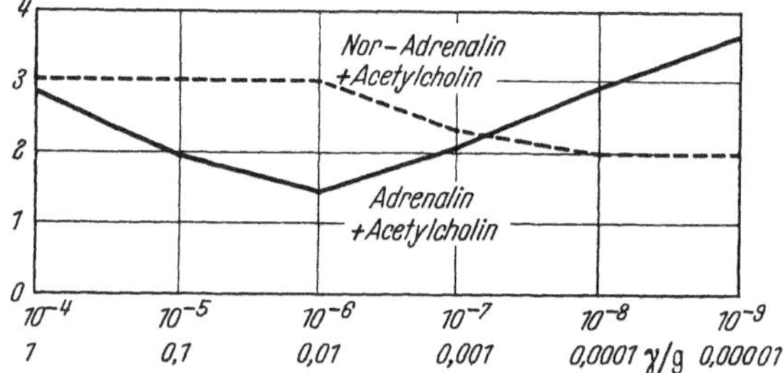

Abb. 6. Dosenwirkungskurve von Acetylcholin 10^{-4} bis 10^{-9} mit Adrenalin 0,1 γ/g oder Nor-Adrenalin 0,25 γ/g zus. i.v. injiziert. — Absc.: Dosis: Konzentration von Acetylcholin. — Ord.: Quotient = $\dfrac{\text{Pupillenweite nach 2 min}}{\text{Anfangswert}}$ (denerv. Pup.).

Effekt des Acetylcholins nimmt nicht mit steigender Dosis zu, sondern ist von einer bestimmten Konzentration Acetylcholin im Blute abhängig. Diese Konzentration wird in unserem Falle durch intravenöse Injektion von 10^{-6} Acetylcholin geschaffen. Stärkere oder schwächere Dosen Acetylcholin verschieben die Subtraktionswirkung Acetylcholin-Adrenalin zugunsten des Adrenalins.

2. Die Verstärkung der Mydriasis nach Nor-Adrenalin mittels Acetylcholin ist ebenfalls an eine bestimmte Konzentration Acetylcholin im Blute gebunden. In diesem Falle wirkt jedoch Acetylcholin 10^{-6} ebenso wie größere Dosen, nur Nor-Adrenalin verstärkend; kleinere Dosen lassen den Nor-Adrenalineffekt unbeeinflußt.

Der gleiche Effekt ließ sich erzielen bei Ersatz des Acetylcholins durch Doryl.

Die Annahme, daß diese Nor-Adrenalinverstärkung durch Acetylcholin als Methyldonator hervorgerufen wird, läßt sich durch die folgenden Versuche bestätigen. In diesen wird der Einfluß des Cholins und Methionins auf die Wirkung des Nor-Adrenalins untersucht. Bei den nun folgenden Konzentrationsversuchen wird Adrenalin bzw. Nor-Adrenalin in absteigenden Dosen zusammen mit Cholin bzw. Methionin

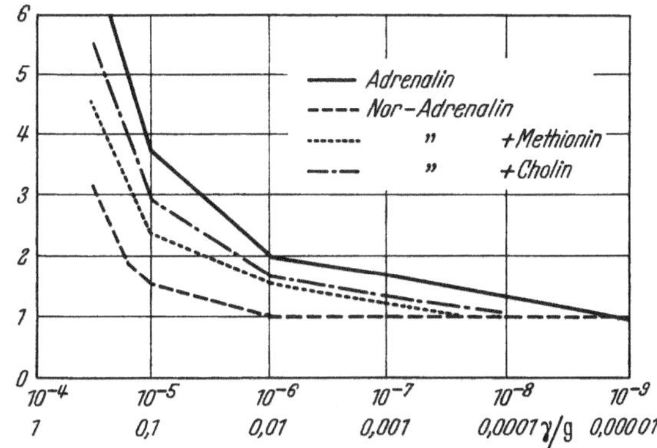

Abb. 7. Dosenwirkungskurve von Nor-Adrenalin und Adrenalin mit oder ohne Methionin 5 γ/g und Cholin 7,4 γ/g nach i.v. Injektion. — Absc.: Dosis und Konzentration von Adrenalin oder Nor-Adrenalin. — Ord.: Quotient $= \dfrac{\text{Pupillenweite nach 2 min}}{\text{Anfangswert}}$ (denerv. Pup.).

in gleichbleibender Dosis äquimolar zu Acetylcholin intravenös injiziert. Dabei zeigt sich, daß Cholin ebenso wie Methionin die Wirkung des Nor-Adrenalins verstärken, wobei der Effekt des Nor-Adrenalins an der denervierten Pupille annähernd den des Adrenalins erreicht. Diese Verstärkung der Nor-Adrenalinwirkung ist auch an nebennierenlosen Tieren zu beobachten (Abb. 7).

Nachdem die vorangegangenen Versuche für eine Methylierung von Nor-Adrenalin durch Methyldonatoren sprechen, soll im Folgenden versucht werden, den Beweis dafür anzutreten, daß es sich tatsächlich um einen reinen Methylierungsvorgang handelt, der zur Verstärkung des Nor-Adrenalins führt. Zur Klärung dieser Frage ist es notwendig, einen Körper ausfindig zu machen, der einerseits im Organismus als Methyl-Acceptor dient, andererseits sowohl vor, wie nach stattgefundener Methylierung selbst keinerlei pharmakologische Wirkungsäußerung zeigt, die den beobachteten Reaktionsablauf verschleiern könnte.

Gmelin hat die Beobachtung gemacht, daß ein Kaninchen, das nach Beibringung von Telluriger Säure TeO_2 verendet war, beim Eröffnen der Bauchhöhle einen eigentümlichen Knoblauchgeruch aufwies. Nachdem es im Laboratorium von Wöhler gelungen war, das Tellurmethyl chemisch darzustellen, fiel die Ähnlichkeit des Geruches dieses Körpers mit dem nach Tellurbeibringung beobachteten auf. Es gelang Hofmeister auf chemischem Wege nachzuweisen, daß der flüchtige Stoff, welcher der

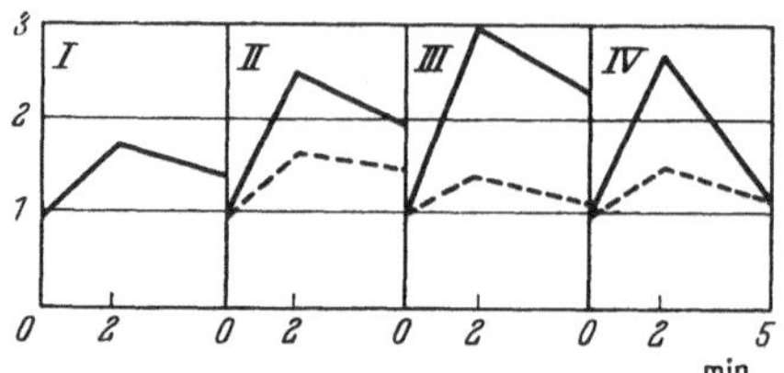

Abb. 8. Verstärkung der Noradrenalinwirkung durch Acetylcholin, Cholin oder Methionin und ihre Hemmung durch gleichzeitige Gaben von Tellur. I = Nor-Adrenalin i.v. 0,1 γ/g. — II — = Nor-Adrenalin i.v. 0,1 γ/g und Acetylcholin 1 γ/g. — — = Nor-Adrenalin i.v. 0,1γ/g und Acetylcholin 1 γ/g Kaliumtellurit. — III — = Nor-Adrenalin i.v. 0,1 γ/g und Cholin 7,4 γ/g. — — — = Nor-Adrenalin i.v. 0,1γ/g und Cholin 7,4γ/g; Kaliumtellurit. — IV — = Nor-Adrenalin i.v. 0,1 γ/g und Methionin 5,0 γ/g. — — = Nor-Adrenalin i.v. 0,1 γ/g und Methionin 5,0 γ/g; Kaliumtellurit.

Absc.: Zeit in Minuten. — Ord.: Quotient $= \dfrac{\text{Pupillenweite}}{\text{Anfangswert}}$ (denerv. Pup.).

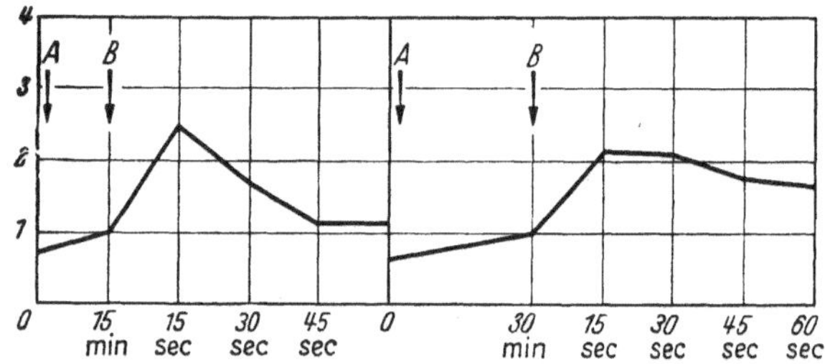

Abb. 9. Wirkungskurve von Nor-Adrenalin und Acetylcholin zusammen injiziert nach vorheriger s.c. Gabe von Kaliumtellurit (15 min und 30 min) an der denervierten Pupille. — A = Kaliumtellurit 10 γ/g s.c. — B = Nor-Adrenalin 0,05 γ/g i.v. und Acetylcholin 1 γ/g. — Absc.: Zeit in Minuten u. Secunden. — Ord.: $= \dfrac{\text{Pupillenweite}}{\text{Anfangswert}}$ (denerv. Pup.).

Exhalationsluft von Mensch und Tier nach Telluraufnahme den spezifischen Geruch verleiht, Tellurmethyl ist.

Es war nun von Interesse zu untersuchen, inwieweit die Verstärkung der Mydriasis nach Nor-Adrenalin mit Methyldonatoren durch Tellurgabe verändert wird. In den nun folgenden Versuchen wurde Nor-Adrenalin mit Acetylcholin oder Cholin oder Methionin zusammen gleichzeitig mit Kaliumtellurit 2,5γ/g intravenös injiziert. Dabei zeigte sich folgendes: Eine Nor-Adrenalindosis, die allein nach 2 min eine 1,7 fache Pupillenerweiterung zur Folge hat, erweitert gemeinsam mit Acetylcholin, Cholin oder Methionin die Pupille deutlich auf das 2,5—3 fache des Anfangswertes. Der gleiche Versuch unter Miteinbeziehung von Tellur durchgeführt, läßt jede Steigerung der Mydriasis durch die Methyldonatoren vermissen. Die Pupille erfährt nur eine Erweiterung wie durch Nor-Adrenalin allein.

Diese Hemmung der Methylierung von Nor-Adrenalin durch Tellur zeigt sich nicht nur bei gleichzeitiger intravenöser Gabe, sondern auch nach vorheriger s.c.-Injektion von 10 γ/g Kaliumtellurit. Die anschließende intravenöse Injektion von Nor-Adrenalin und Acetylcholin (15 und 30 min später) erweitert die denervierte Pupille nur um den Quotienten, der der reinen Nor-Adrenalin-Wirkung entspricht (Abb. 9).

Um nachzuprüfen, ob die Methylierung des Tellurs nicht etwa schon in vitro abläuft, werden wäßrige Lösungen von Kaliumtellurit mit Acetylcholin oder Cholin oder Methionin angesetzt und bei 20° beobachtet. Wie Vorversuche zeigten, kann die Bildung von Tellurmethyl bereits in kleinsten Mengen an dem knoblauchähnlichen Geruch festgestellt werden. Die angesetzten Versuchslösungen zeigten selbst nach 24 Std keinen derartigen Geruch. Analoge Ansätze mit Blut oder Leberbrei von Mäusen im Brutschrank lieferten ebenfalls kein Tellurmethyl.

Diskussion.

Unveröffentlichte Untersuchungen mit verschiedensten Aminen über den Einfluß der Methylierung auf die Pupillenwirksamkeit haben ergeben, daß Nor-Verbindungen die denervierte Pupille verengern oder nur schwach erweitern im Gegensatz zu ihren N-methylierten Verwandten, die ohne Ausnahme mydriatisch wirken. So ist auch das Nor-Adrenalin bei örtlicher Einwirkung an der denervierten Pupille 500 bis 1000 mal, intravenös appliziert in schwacher Konzentration 100 mal, in starker Konzentration dagegen nur 5 mal schwächer wirksam als Adrenalin. Dieser Wirkungsunterschied bei veränderter Konzentration läßt vermuten, daß ein hoher Nor-Adrenalinspiegel im Blut die Methylierung von Nor-Adrenalin zu Adrenalin auslösen kann.

Die im Versuch mit Acetylcholin gewonnenen Ergebnisse lassen uns annehmen, daß von mehreren in Betracht kommenden Methyllieferanten das nach Spaltung des Acetylcholins durch eine Cholinesterase freigewordene Cholin den Methyldonator für die Umwandlung von Nor-Adrenalin zu Adrenalin darstellt. Diese Hypothese findet ihre Stütze in der Tatsache, daß die Kombination Cholin-Nor-Adrenalin gegenüber einer solchen von Methionin-Nor-Adrenalin einen stärkeren Erweiterungseffekt an der denervierten Pupille zeigt und zwar in solchem Maße, daß die Wirkung des Nor-Adrenalins der des reinen Adrenalins nahekommt.

Die paradoxe Mydriasis nach hohen Dosen von Acetylcholin kann nicht Folge einer Adrenalinausschüttung aus den Nebennieren sein, da sie in unseren Versuchen auch nach Nebennierenentfernung auftritt. So fanden auch Kellaway und Cowell und Eichholz selbst nach hohen Dosen von Acetylcholin keine Adrenalinausschüttung. Wahrscheinlich vermehrt der erhöhte Acetylcholinspiegel im Blute den Cholinanteil. Die Folge davon ist, daß ein Überangebot an Methylgruppen das im Blute kreisende oder in Gewebe und Nerven verankerte Nor-Adrenalin zu Adrenalin methyliert.

Unsere Versuche zeigen weiterhin, daß die Pupille nach Entfernung des Ganglion cervicale superius durchschnittlich weiter als die normale Pupille ist. Nach der Nebennierenentfernung wird sie enger als die normale Pupille, d. h. die denervierte Pupille war vor der Adrenalektomie gegen die im Blut normal vorhandene physiologische Adrenalinkonzentration sensibilisiert. Durch die Nebennierenentfernung wird somit der hormonale Reiz für die sensibilisierte Pupille beseitigt. Es gelingt dahingegen durch Nebennierenentfernung nicht die paradoxe Mydriasis nach hohen Dosen Acetylcholin aufzuheben. Dieses Phänomen bestätigt doch wohl die Ansicht, daß der tatsächlich wirkungsvollziehende Überträgerstoff an den Effektorzellen am denervierten Dilatator pupillae das Adrenalin und nicht das Nor-Adrenalin ist. Die Nebennierenentfernung vermindert zwar die Adrenalinproduktion, schaltet jedoch die Möglichkeit nicht aus, daß das in der Peripherie gebildete und dort noch vorhandene Nor-Adrenalin methyliert werden kann. Die Anwesenheit von Nor-Adrenalin im Blut, Nerven, Ganglien usw. ist von Euler (l. c.) wiederholt nachgewiesen worden.

Weiterhin steht die Frage zur Beantwortung, weshalb eine bestimmte Acetylcholinkonzentration von 10^{-6} die Adrenalinwirkung hemmt, während Acetylcholin in höherer Dosierung dies nicht mehr vermag (Abb. 6). Es ist bekannt, daß Acetylcholin und Adrenalin einander in manchen Fällen sich gegenseitig beeinflussen. Burn fand 1945, daß das Adrenalin im Nervensystem in geringen Mengen die Acetylcholinwirkungen verstärkt, in großen aber hemmt. McDowall betont die Förderung der Adrenalinwirkungen durch Acetylcholin. Speranskaja fand, daß die Wirkungen des Adrenalins von der Aktivität der Cholinesterase weitgehend abhängen. Je höher der Cholinesterasespiegel war, um so häufiger wurde eine Senkung ihrer Aktivität durch das Adrenalin beobachtet und umgekehrt. Es ist zu erwarten, daß Acetylcholinmengen, die für den Organismus kein Überangebot darstellen und somit auch noch keine paradoxe Mydriasis auslösen, die Adrenalinwirkung hemmen. Andererseits wird, zusammen mit hohen Acetylcholindosen injiziertes Adrenalin durch das als Folge der gleichzeitig verlaufenden Methylierung körpereigenen Nor-Adrenalins ausschließlich gebildete Adrenalin in seiner Wirkung eher gefördert, als gehemmt werden. Die N-Methylierung des Nor-Adrenalins findet jedenfalls auch außerhalb der Nebenniere statt, da sich die Verstärkung der

Nor-Adrenalin-Wirkung durch Acetylcholin, Cholin und Methionin auch an nebennierenlosen Tieren aufzeigen läßt.

Die Methylierung des Nor-Adrenalins durch Methyldonatoren wie Acetylcholin, Cholin und Methionin läßt sich mit vorherigen oder gleichzeitigen Gaben von Tellur in Form von Kaliumtellurit, das im Organismus als Methylacceptor wirkt, weitestgehend hemmen. Bereits HOF-MEISTER wies darauf hin, „daß die Bildung einer organischen Tellur-verbindung durch vitale Vorgänge ein höheres Interesse zu erwecken vermag, als das einer bloßen Absonderlichkeit".

Die Ergebnisse unserer Untersuchung führen letzthin zu der An-nahme, daß der Wirkungsmechanismus Acetylcholin-Adrenalin nicht so sehr als Anteil eines starren Systems konsequenter antagonistischer Wirkungen zu erblicken ist, sondern in gewissen Bereichen auch synergistischer Natur sein kann. Cholin ist nicht nur Stammsubstanz für Acetylcholin, sondern kann im Bedarfsfalle auch als Methyldonator für den Aufbau von Adrenalin aus Nor-Adrenalin dienen (Frontwechsel des Methyls). Die Ergebnisse lassen uns weiterhin annehmen, daß das Nor-Adrenalin für die Nervenendigungen am Erfolgsorgan nicht Über-trägersubstanz und vollwirksames Endprodukt, sondern Vorstufe zum Endprodukt Adrenalin ist. Die gleichen Gesichtspunkte gelten vielleicht auch für die Nebenniere selbst.

Zusammenfassung.

1. Nor-Adrenalin ist lokal auf die sympathektomierte Pupille der Maus gebracht 500mal, intravenös injiziert, in niederer Konzentration 100mal, in hoher Konzentration nur 5mal schwächer als Adrenalin.

2. Die Mydriasis nach Nor-Adrenalin wird an der denervierten Pu-pille durch gleichzeitige intravenöse Gaben von Acetylcholin verstärkt, während in analoger Versuchsanordnung die Wirkung des Adrenalins durch Acetylcholin in bestimmten Konzentrationsbereichen gehemmt wird.

3. Nor-Adrenalin und Cholin, sowie Nor-Adrenalin und Methionin (als Methyldonatoren) erzeugen bei gleichzeitiger intravenöser Injektion eine stärkere Mydriasis als Nor-Adrenalin allein. Cholin und Methionin allein injiziert zeigen keine Pupillenwirkung.

4. Die Verstärkung der Nor-Adrenalinmydriasis an der denervierten Pupille mittels Acetylcholin oder Cholin oder Methionin wird durch Ent-fernung der Nebennieren nicht verändert.

5. Durch vorherige s. c. Injektion oder gleichzeitige intravenöse Appli-kation von Tellur in Form von Kaliumtellurit als indifferenter Methyl-acceptor läßt sich die Verstärkung der Nor-Adrenalinwirkung nach Acetylcholin, Cholin oder Methionin aufheben.

6. Die Ergebnisse führen zur Annahme, daß Acetylcholin, Cholin und Methionin in vivo Nor-Adrenalin zu Adrenalin in der Peripherie, vermutlich auch in der Nebenniere, methylieren.

7. Dem Acetylcholin kommt nicht nur bei der Einwirkung parasympathischer, sondern auch sympathischer Endfasern auf das Erfolgsorgan eine physiologische Aufgabe zu.

Literatur.

ALDRICH: Amer. J. Physiol. 5, 457 (1901). — BACQ u. FISCHER: Arch. internat Physiol. 55, 73 (1947). — BARGER u. DALE: J. of Physiol. 41, 19 (1910). — BLASCHKO: J. of Physiol. 101, 337 (1942). — BÜLBRING: J. of Pharmacol. 4, 234 (1949). — BÜLBRING u. BURN: J. of Pharmacol. 4, 202 (1949). — BURN: Physic. Rev. 25, 377 (1945). — BURN, HUTCHEON u. PARKER: J. of Pharmacol. 5, 417 (1950). — EICHHOLZ: Arch. exper. Path. u. Pharmakol. 99, 172 (1923). — ELLIOTT: J. of Physiol. 31, 20 (1904). — EULER: Acta physiol. Scand. 12, 73 (1946); 16, 63 (1948). — GADDUM u. GOODWIN: J. of Physiol. 105, 357 (1947). — GMELIN: zit. b. HOFMEISTER. — HOFMEISTER: Arch. exper. Path. u. Pharmakol. 33, 198 (1894). — HOLTZ, P.: Ges. Lit. siehe in Klin. Wschr. 28, 145 (1950). — HUTCHEON u. PARKER: J. of Pharmacol. 5, 604 (1950). — KELLAWAY u. COWELL: J. of Physiol. 57, 82 (1923). — KELLER, BOISSONAS u. VIGNEAUD: J. of Biol. Chem. 183, 627 (1950). — LANGLEY: J. of Physiol. 27, 237 (1901/2). — LEWANDOWSKY: Zbl. Physiol. 12, 599 (1898). — McDOWALL: J. of Physiol. 106, 1 (1947). — MELVILLE, RACHELE u. KELLER: J. of Biol. Chem. 169, 419 (1947). — MEIER u. BEIN: Experentia Basel 4, 358 (1948). — SPERANSKAJA: Ber. Acad. Wiss. USSR LXX 1/2, 411 (1950). — Ref. Pharmazie 1, 36 (1951). — TAKAMINE: J. of Physiol. 27, Proc. XXIX (1901/2). — VINET: Bull. Soc. Chim. biol. Paris 22, 559 (1949).

Prof. Dr. Dr. A. W. FORST, München 15, Nußbaumstr. 28, Pharmakologisches Institut.

Arch. exper. Path. u. Pharmakol., Bd. 215, S. 389—401 (1952).

Aus der Medizinischen Universitätsklinik Basel (Direktor: Prof. H. STAUB).

Über das Verhalten von Aminosäuren und Fermenten bei Schwermetallvergiftungen.

I. Mitteilung:
Die experimentelle, akute und subakute Bleivergiftung*.

Von

H. THOELEN, R. RICHTERICH, A. PLETSCHER und H. STAUB.

Mit 7 Textabbildungen.

(Eingegangen am 14. Februar 1952.)

Systematische Untersuchungen über den Stoffwechsel der einzelnen Aminosäuren bei Schwermetallvergiftungen sind bisher selten ausgeführt worden, da eine empfindliche, spezifische Nachweismethode für die meisten Aminosäuren fehlte. Seit der Einführung der mikrobiologischen Bestimmungsmethode durch STOKES u. Mitarb.[1], HAC, SNELL und WILLIAMS[2], SAUBERLICH und BAUMANN[3], DUNN u. Mitarb.[4] ist es möglich, fast alle Aminosäuren quantitativ in Blut und Organhomogenaten nachzuweisen. Mit dieser spezifischen Methode können sichere Aussagen über Veränderungen des Aminosäurestoffwechsels bei Schwermetallvergiftungen gemacht werden.

Wir beabsichtigen, das Verhalten der schwefelhaltigen mit demjenigen der übrigen Aminosäuren zu vergleichen, wobei uns vor allem interessiert, ob daraus diagnostische, prognostische und therapeutische Schlüsse gezogen werden können.

Parallel zu diesen Untersuchungen werden einige wichtige Körperfermente histochemisch bestimmt; die neuen Methoden, wie sie zuerst von GOMORI[5] und TAKAMATSU[6] gleichzeitig für den Nachweis der alkalischen Phosphatase (alk. Ph.) angegeben wurden, zeigen nicht nur die genaue histiotope Lokalisation der Enzyme, sondern erlauben auch quantitative Angaben über die Enzymaktivität einzelner Zell- und Gewebsstrukturen.

In der vorliegenden ersten Mitteilung wird über Untersuchungen an Ratten mit experimenteller akuter und subakuter Bleiintoxikation berichtet. In Blut und Organen dieser Tiere wurden vier Aminosäuren (Cystin, Serin, Leucin, Phenylalanin) sowie die alk. Ph. bestimmt und die Resultate mit denjenigen bei Normaltieren verglichen**.

---

* Herrn Prof. Dr. W. HEUBNER zum 75. Geburtstag gewidmet in steter Anhänglichkeit und Verehrung für den großen Lehrmeister.

** Die Aminosäuren für die mikrobiologische Untersuchung wurden uns von der Firma F. Hoffmann-La Roche & Co. A.-G., Basel, zur Verfügung gestellt.

1. Methodik.

Als Versuchs- und Kontrolltiere dienten ausgewachsene weiße Ratten. In jeder Gruppe wurden gleichviele männliche und weibliche Tiere eingesetzt. Alle Tiere erhielten gemischte, natürliche Kost. Der Tötung ging eine 24stündige Nahrungskarenz voraus.

Die als akut vergiftet bezeichneten Tiere erhielten 9 mal 0,4 cm³ einer 0,5%igen Bleiacetatlösung intraperitoneal während 14 Tagen. Bei subakut vergifteten Ratten wurden 2 mal wöchentlich 0,4 cm³ 0,5%ige Bleiacetatlösung während 3 Monaten gespritzt.

Das Blut von 3—4 dekapitierten Ratten wurde gemeinsam aufgefangen, durch Zusatz von einigen Tropfen Liquemin (Roche) ungerinnbar gemacht und nach Folin und Wu[7] mit Natriumwolframat und Schwefelsäure enteiweißt. Die Leber der entbluteten Tiere wurde sofort entnommen, gewogen und homogenisiert, das Homogenat ebenfalls nach Folin und Wu[7] enteiweißt. Die Aminosäurekonzentrationen der Leber (Milligramm-Prozent des Feuchtgewichtes) sind auf 1 mg Gesamtstickstoff dieses Organs bezogen. — Es wurden an einem Tage immer gleichviele vergiftete und normale Tiere aufgearbeitet.

a) Mikrobiologische Technik.

Man weiß, daß der Bedarf der Mikroorganismen an Aminosäuren in vielen Fällen weitgehend demjenigen des tierischen Organismus entspricht. Es gibt Mikroorganismen, die wie der tierische Organismus nicht imstande sind, einzelne Aminosäuren selbst zu bilden. Diese Tatsache ermöglicht Aminosäuren auf mikrobiologischem Wege quantitativ zu bestimmen.

Zur einwandfreien Bestimmung muß die Nährlösung alle für das Wachstum notwendigen Stoffe, mit Ausnahme der zu bestimmenden Aminosäure, in optimaler Konzentration enthalten. In einem bestimmten Konzentrationsbereich muß Zusatz von steigenden Mengen der zu bestimmenden Aminosäure einen gut abgestuften Wachstumseffekt hervorrufen, so daß die Ermittlung einer Standardkurve möglich ist. Diese Voraussetzungen sind weitgehend verwirklicht bei vielen Milchsäurebakterienstämmen.

Prinzip: Einer Reihe von Versuchsansätzen, welche dieselbe Menge Nährlösung enthalten, werden abgestufte Mengen der zu bestimmenden Aminosäure zugesetzt (Standardwerte). Weitere Ansätze enthalten an Stelle der bekannten Aminosäurelösung die zu bestimmende Substanz (enteiweißtes Blut, enteiweißtes Leberhomogenat). Die Ansätze werden alle in gleicher Weise geimpft und bebrütet. Zur Impfung verwendet man eine aus einer Dauerkultur hergestellte Impflösung. Nach Ablauf einer mehrtägigen Wachstumsperiode wird der Milchsäuregehalt titrimetrisch bestimmt. Der Vergleich der Wachstumswirkung, bedingt durch bestimmte Aminosäuredosen einerseits und durch die zu bestimmende Substanz andererseits, ermöglicht eine quantitative Auswertung.

Unterschieden sich die Resultate bei vergifteten und normalen Tieren nicht deutlich voneinander, wurde die Signifikanz mit dem t-Test von Fisher[30] bestimmt.

Bei den Aminosäurekonzentrationen in Leber und Blut handelt es sich um relative Werte, bedingt durch Schwankungen der Standardkurve in den verschiedenen Versuchsgruppen. Wir vergleichen also in der ersten Versuchsgruppe normale mit akut vergifteten, in der zweiten Versuchsgruppe normale mit subakut vergifteten Tieren. Ein Vergleich von Tieren der ersten mit Tieren der zweiten Versuchsgruppe kann nicht gemacht werden. Die Versuchsergebnisse und deren Interpretation werden dadurch nicht in Frage gestellt.

b) Histochemische Technik.

Zur Untersuchung kamen Leber und Niere von 4 Tieren pro Versuchsreihe, inklusive Kontrollgruppe (gesunde Ratten). Der histochemische Nachweis der alk. Ph. in situ nach GOMORI[5] und TAKAMATSU[6] beruht auf folgendem Prinzip:

1. Unter Vermeidung einer Enzyminaktivierung werden Mikrotomschnitte hergestellt.

2. Diese Schnitte werden unter optimalen Bedingungen (Temperatur, p_H) mit Natrium-β-Glycerophosphat und Calciumnitrat inkubiert. An Stelle der Enzymaktivität kommt es zu einer Abspaltung des Phosphates, das in statu nascendi als unlösliches Calciumsalz ausfällt.

3. Dieses Calciumphosphat wird in Kobaltphosphat übergeführt und durch Behandlung mit Ammoniumsulfid als schwarzer Niederschlag (CoS) sichtbar gemacht (technische Einzelheiten siehe RICHTERICH[8]).

Als kritische Inkubationszeiten (DANIELLI[9]) wurden für die Leber 15 und 30 min, 1, 2, 4 und 16 Std, für die Niere 5, 10 und 30 min, 1, 2 und 4 Std gewählt. Kontrollen zeigten, daß Bleisalze die Reaktion nicht störten.

Weil die histochemischen Befunde unter gleichen Versuchsbedingungen konstant sind, können aus der Reaktionsintensität quantitative Schlüsse gezogen werden (RICHTERICH[8]).

2. Resultate.

I. Das Verhalten der Aminosäuren.

A. Akute Bleivergiftung.

1. Cystin. Bestimmung nach DUNN u. Mitarb.[4] mit Leuconostoc mesenteroides P-60.

Standard: 0—40 γ l-Cystin.

Analyse: 0,5 cm^3 (Leber), 5 cm^3 (Blut).

Tabelle 1.

Leber				Blut	
mg %		γ/mg Gesamt-N		mg %	
normale Ratten	akut vergiftete Ratten	normale Ratten	akut vergiftete Ratten	normale Ratten	akut vergiftete Ratten
7,7	27,0	3,0	13,3		
11,2	22,4	4,2	9,6	1,2	
8,0	19,8	3,1	8,5		1,6
8,8	17,6	3,6	7,9		
7,5	35,8	3,1	15,7	1,4	
7,4	25,4	3,2	12,8		1,9
7,8	10,1	3,2	5,3		
9,1	27,0	3,5	14,6		
10,9	18,2	4,2	7,8	0,9	1,4
8,2	12,1	3,2	5,3		
Durchschnitt		3,4	10,1	1,2	1,6

2. Serin. Bestimmung nach Dunn u. Mitarb.[4] mit Leuconostoc mesenteroides P-60.

Standard: 0—500 γ l-Serin. Analyse: 0,5 cm³ (Leber), 5,0 cm³ (Blut).

Tabelle 2.

Leber				Blut	
mg %		γ/mg Gesamt-N		mg %	
normale Ratten	akut vergiftete Ratten	normale Ratten	akut vergiftete Ratten	normale Ratten	akut vergiftete Ratten
91	74	35,2	37,4		
95	82	38,6	35,1	8,0	
72	64	27,9	27,3		9,6
83	80	33,8	36,0		
98	86	39,8	37,7	9,3	
72	80	30,8	40,4		9,8
95	62	38,6	32,2		
89	62	34,4	33,3		
95	86	36,8	36,7	8,9	8,2
83	80	32,2	35,0		
Durchschnitt		35,8	35,1	8,7	9,2

B. Subakute Bleivergiftung.

1. Cystin. Bestimmung nach Dunn u. Mitarb.[4] mit Leuconostoc mesenteroides P-60.

Standard: 0—40 γ l-Cystin. Analyse: 0,5 cm³ (Leber), 2,5 cm³ (Blut).

Tabelle 3.

Leber				Blut	
mg%		γ/mg Gesamt-N		mg%	
normale Ratten	subakut vergiftete Ratten	normale Ratten	subakut vergiftete Ratten	normale Ratten	subakut vergiftete Ratten
4,5	8,2	1,4	2,1		
8,6	6,7	3,0	1,9		
8,3	6,7	3,3	1,7	0,54	0,80
4,8	9,0	1,8	2,4		
7,4	10,9	2,7	2,9		
8,6	7,4	3,1	2,2		
6,1	8,2	2,5	2,0	0,51	0,67
3,5	7,5	1,3	1,9		
6,1	13,4	2,1	3,7		
5,9	7,4	2,2	2,0		
5,3	8,0	2,0	3,1	0,74	0,35
6,6	8,0	2,5	2,2		
Durchschnitt		2,3	2,3	0,60	0,60

2. Serin. Bestimmung nach DUNN u. Mitarb.[4] mit Leuconostoc mesenteroides P-60.

Standard: 0—250 γ l-Serin. Analyse: 0,5 cm³ (Leber), 2,5 cm³ (Blut).

Tabelle 4.

Leber				Blut	
mg %		γ/mg Gesamt-N		mg %	
normale Ratten	subakut vergiftete Ratten	normale Ratten	subakut vergiftete Ratten	normale Ratten	subakut vergiftete Ratten
243	197	84,4	50,5		
288	139	114,0	39,6	31,4	24,3
250	198	95,6	50,5		
293	240	108,5	63,0		
210	200	88,3	53,8	32,0	
256	235	95,9	68,8		23,3
307	186	105,6	46,5		
216	208	80,0	51,7		
194	174	75,0	47,5	26,6	
310	224	117,6	62,2		
	198		76,8		27,2
	197		52,9		
Durchschnitt	96,5	55,3	30,0*	24,9*	

3. Leucin. Bestimmung nach DUNN u. Mitarb.[4] mit Leuconostoc mesenteroides P-60.

Standard: 0—100 γ l-Leucin. Analyse: 0,5 cm³ (Leber), 2,5 cm³ (Blut).

Tabelle 5.

Leber				Blut	
mg %		γ/mg Gesamt-N		mg %	
normale Ratten	subakut vergiftete Ratten	normale Ratten	subakut vergiftete Ratten	normale Ratten	subakut vergiftete Ratten
12,8	28,8	4,0	7,4		
29,6	12,8	10,3	3,6		
17,6	14,4	7,0	3,7	2,6	4,2
17,6	19,2	6,7	5,0		
17,6	17,6	6,5	4,7		
20,0	16,8	7,2	4,9		
12,8	16,0	5,3	4,0	2,4	3,0
14,4	13,6	5,4	3,4		
22,4	13,6	7,7	3,7		
14,4	14,4	5,3	4,0		
13,6	13,6	5,3	5,3	2,9	3,0
13,6	14,4	5,2	3,9		
Durchschnitt	6,3**	4,4**	2,6	3,4	

* Unterschied nicht signifikant. ** Unterschied signifikant.

4. Phenylalanin. Bestimmung nach Dunn u. Mitarb.[4] mit Leuconostoc mesenteroides P-60.

Standard: 0—100 γ l-Phenylalanin.

Analyse: 0,5 cm³ (Leber), 2,5 cm³ (Blut).

Tabelle 6.

Leber				Blut	
mg %		γ/mg Gesamt-N		mg %	
normale Ratten	subakut vergiftete Ratten	normale Ratten	subakut vergiftete Ratten	normale Ratten	subakut vergiftete Ratten
10,4	13,6	3,3	3,5		
12,8	10,4	4,4	2,9		
12,8	10,4	5,1	2,6	1,8	2,6
12,0	13,6	4,6	3,6		
12,8	12,0	4,6	3,2		
12,0	12,0	4,9	3,5	1,9	2,1
15,2	12,0	5,7	3,0		
12,8	10,4	4,4	2,6		
10,4	10,4	3,9	2,8		
10,4	10,4	4,0	2,9	2,2	2,1
12,8	9,6	4,8	3,7		
	9,6		2,6		
Durchschnitt		4,5*	3,0*	2,0	2,3

* Unterschied signifikant.

II. Das Verhalten der alkalischen Phosphatase.

In der normalen Leber (Abb. 1a), welche im Vergleich zur Niere relativ arm an Ph. ist, liegt das Ferment hauptsächlich in der Läppchenperipherie. Als aktivste Elemente treten schon nach ½stündiger Inkubationszeit der Schnitte die Kupfferschen Sternzellen hervor, während mit zunehmender Inkubation zuerst Kernbestandteile (Nucleolen, Chromatingerüst, Membran), dann Gallekapillaren und zuletzt die Parenchymzellen eine positive Reaktion aufweisen*.

In der normalen Niere (Abb. 2a) findet sich die alk. Ph. vorwiegend im Rindengebiet. Der Cuticularsaum des Hauptstückes zeigt bereits nach 1 min Inkubation eine scharf begrenzte, tiefschwarze Reaktion. Nach 10 min weisen alle Epithelzellen der Tubuli contorti eine positive Reaktion auf; die übrigen Nierenkanälchen und die Glomeruli bleiben ungefärbt (Wachstein[12], Menten, Junge und Green[13]). Im Nierenmark beobachtet man erst nach 4stündiger Inkubation eine geringe Reaktion der Kapillaren und Kerne.

---

* Alk. Ph. in der normalen Rattenleber siehe Richterich und Wolf[11].

Bei der akuten Bleivergiftung* ist der Gehalt der alk. Ph. in der ganzen Leber deutlich erhöht (Abb. 1 b). Die KUPFFERschen Sternzellen und Leukocyten in den Sinusoiden sind stark vermehrt und intensiv

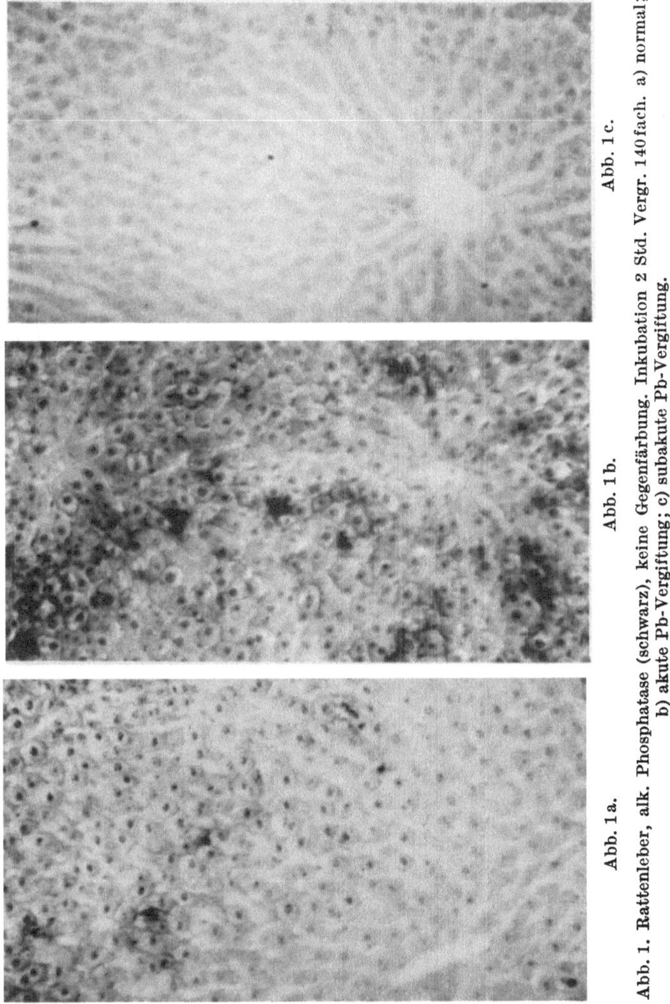

Abb. 1 c.

Abb. 1 b.

Abb. 1 a.

Abb. 1. Rattenleber, alk. Phosphatase (schwarz), keine Gegenfärbung. Inkubation 2 Std. Vergr. 140fach. a) normal; b) akute Pb-Vergiftung; c) subakute Pb-Vergiftung.

schwarz gefärbt. Auch Zellkerne, Gallengänge und Parenchymzellen zeigen gegenüber der Norm deutlich gesteigerte Reaktion (Abb. 3). Da die stark geschädigten Zellen in der Umgebung der Vena centralis fast keine Ph.-Reaktion zeigen, tritt der Unterschied zwischen Läppchenperipherie

---

* Angaben über pathologisch-anatomische Veränderungen in Leber und Niere siehe SCHMIDT[14], CANTAROFF und TRUMPER[15].

und Läppchenzentrum deutlich hervor. Die Reaktion der einzelnen Kerne ist quantitativ verschieden und unterscheidet sich dadurch von den Kernen bei Normaltieren. — Die Niere ist histologisch stark geschädigt,

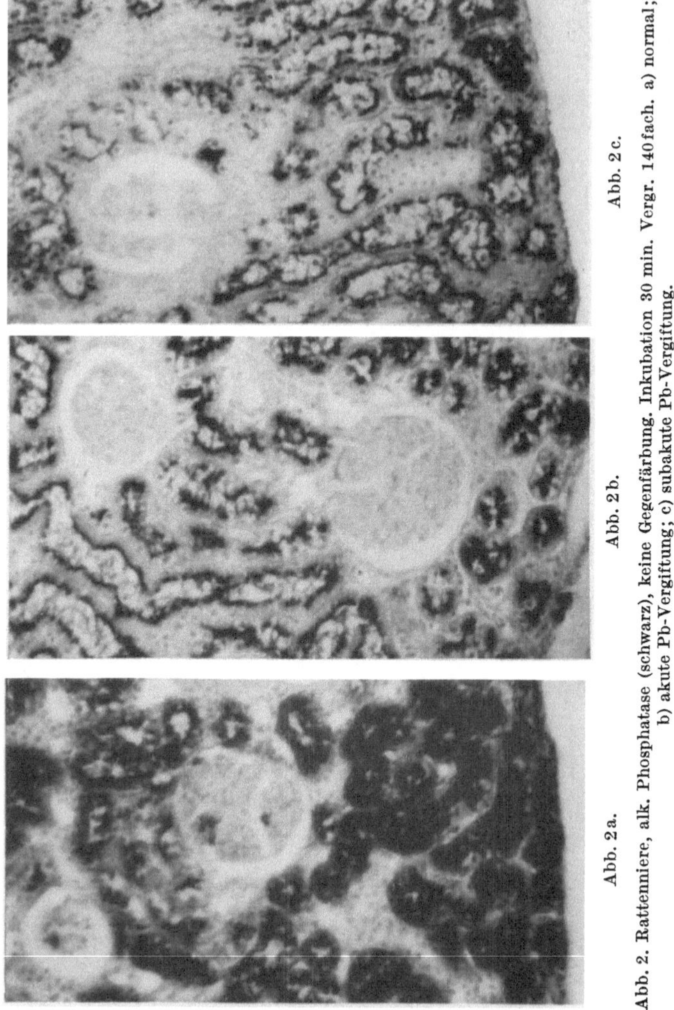

Abb. 2 c.

Abb. 2 b.

Abb. 2 a.

Abb. 2. Rattenniere, alk. Phosphatase (schwarz), keine Gegenfärbung. Inkubation 30 min. Vergr. 140 fach. a) normal; b) akute Pb-Vergiftung; c) subakute Pb-Vergiftung.

die Konzentration der alk. Ph. herabgesetzt (Abb. 2 b). Das Enzym läßt sich nur noch an der Basis der teils desquamierten, teils nekrotischen Epithelzellen nachweisen; die Reaktion der Kerne ist nur noch schwach positiv (Abb. 4).

Nach subakuter Vergiftung ist der Phosphatasegehalt der Leber gegenüber der Norm stark herabgesetzt (Abb. 1 c). Die Kupfferschen Sternzellen treten nach 2stündiger Inkubation nur vereinzelt hervor. Die Leberzellen enthalten wenig Phosphatase; der Intensitätsunterschied zwischen Peripherie und Zentrum ist immer noch vorhanden (Abb. 5). Gelegentlich zeigen sich, besonders in den GLISSONschen Scheiden, Ansammlungen von Leukocyten und Fibroblasten (Abb. 6) mit stark positiver Phosphatasereaktion. Die Zellkerne weisen ein stark polymorphes Bild auf; teils bestehen

abnorm große Leberzellen (Abb. 7); auch lassen sich atypische Mitosen erkennen. — Die Niere zeigt ein ähnliches Bild wie bei akuter Vergiftung (Abb. 2c). Der Phosphatasegehalt ist im Vergleich zur Norm ebenfalls stark herabgesetzt. Die Schädigung der Epithelzellen ist jedoch geringer; die Kerne sind oft noch erhalten. Auch hier fehlt der phosphatasehaltige Cuticularsaum, das Ferment ist an der Basis der Zelle lokalisiert. Die Zellkerne sind polymorph, jedoch weniger stark als in der Leber. Auch hier sind atypische Mitosen zu beobachten. Im Lumen der Tubuli finden sich stellenweise intensiv schwarze, phosphatasehaltige Konkremente.

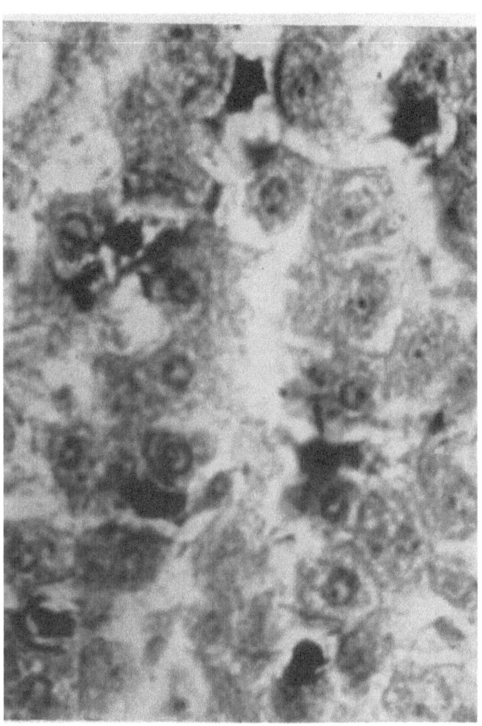

Abb. 3. Rattenleber, akute Pb-Vergiftung. Alk. Phosphatase, vor allem in den KUPFFERschen Sternzellen vermehrt. Vergr. 630fach.

3. Diskussion.

Die Erhöhung des Cystins bei gleichbleibender Konzentration des Serins in Blut und Leber von akut mit Blei vergifteten Ratten ist ein typischer Befund*. Möglicherweise hängt er mit der Entgiftungsfunktion des Cystins zusammen. Von Bedeutung ist offenbar die Schwefelgruppe, denn die Konzentration des Serins, welche die gleiche chemische Konstitution wie das Cystein aufweist, statt der

---

* Untersuchungen über Phenylalanin und Leucin bei akuter Pb-Vergiftung sind im Gange.

SH-Gruppe aber eine OH-Gruppe besitzt, ist gegenüber der Norm nicht verändert.

Der Anstieg der alk. Ph. in der Leber akut vergifteter Tiere kann ebenfalls als Entgiftungsvorgang interpretiert werden, welcher mit dem Einbau des Bleis in den Knochen zusammenhängt. Es besteht auch die Mög-

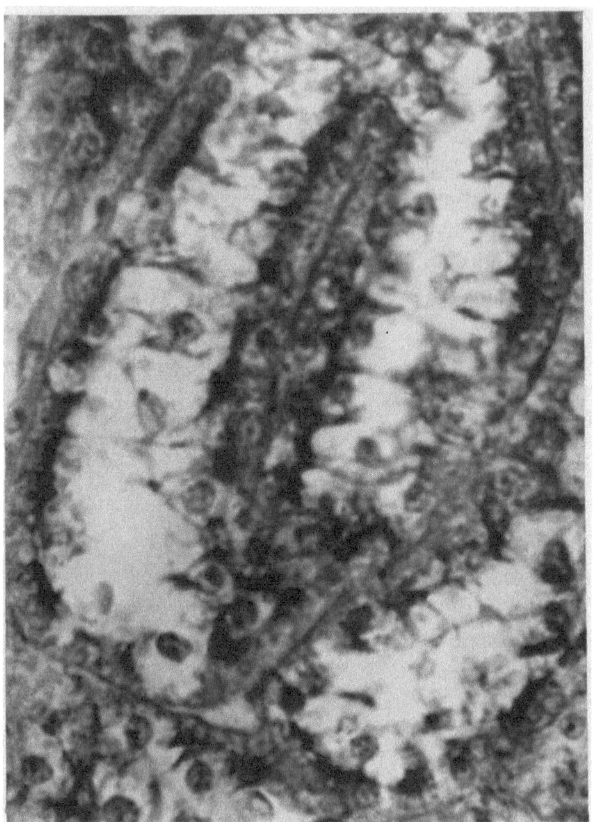

Abb. 4. Rattenniere, akute Pb-Vergiftung. Alk. Phosphatase nur noch an der Basis der Epithelzellen, die zum Teil nekrotisch und desquamiert sind. Vergr. 630fach.

lichkeit einer kompensatorischen Überproduktion des Fermentes, da die Phosphatase, welche sehr wahrscheinlich SH-Gruppen enthält, durch Schwermetallionen teilweise inaktiviert wird (Walsh und Walsh[16]; Naganna und Menon[17]).

Das Verhalten der Aminosäuren bei Tieren mit subakuter Bleivergiftung ist erklärt durch die Leberschädigung, welche histologisch nachweisbar ist. Es ist interessant, daß nur die nicht schwefelhaltigen Aminosäuren vermindert sind, während eine Veränderung des Cystingehaltes im Vergleich zu den Normaltieren nicht fest-

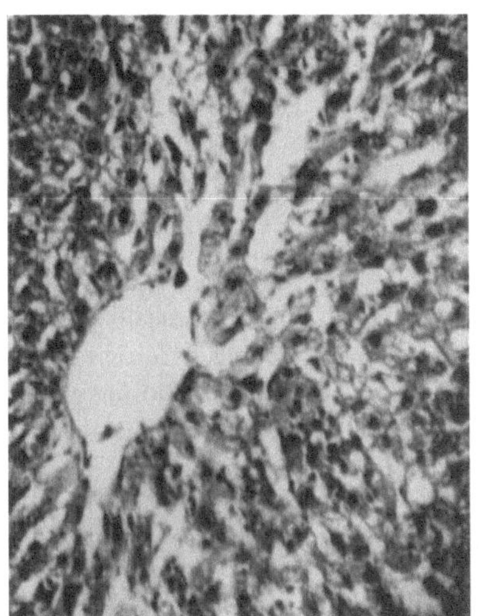

Abb. 5. Rattenleber, subakute Bleivergiftung. Phosphatasereaktion. Ausgeprägte Atrophie und Nekrose der Leberzellen im Läppchenzentrum. Inkubation 16 Std. Vergr. 140fach.

Abb. 6. Rattenleber, subakute Bleivergiftung. Phosphatasereaktion. Fibroblastenansammlungen in den GLISSONschen Scheiden. Inkubation 4 Std. Vergr. 140fach.

gestellt werden kann. Dieser Befund spricht auch dafür, daß der Schwefelgruppe bei der Bleivergiftung eine spezielle Bedeutung zukommt. Es ist möglich, daß Cystein auf Kosten des Serins gebildet wird, welch letzteres in der Leber am stärksten vermindert ist. Diese Vermutung wird gestützt durch Untersuchungen von STETTEN[18], welcher Tiere mit Serin fütterte, dessen Stickstoff markiert war. Das nachher aus den Geweben isolierte Cystin wies einen so hohen Gehalt an isotopem Stickstoff auf, daß eine Umwandlung von Serin in Cystein angenommen werden muß. Die Bildung von

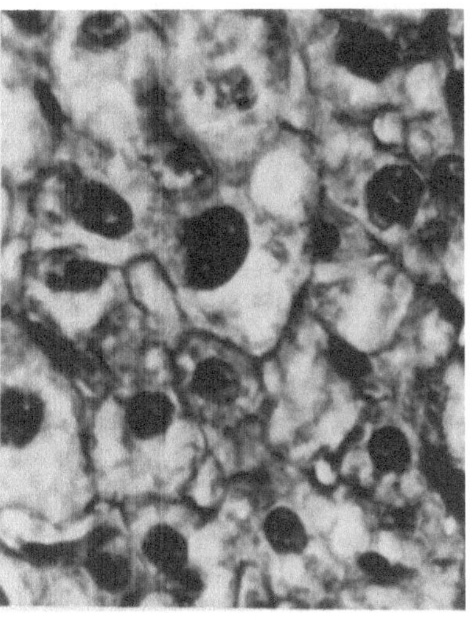

Abb. 7. Rattenleber, subakute Bleivergiftung. Phosphatasereaktion. Polymorphie der Zellkerne. Inkubation 16 Std. Vergr. 630fach.

Cystein aus Serin kann nach DU VIGNEAUD[19] folgendermaßen formuliert werden:

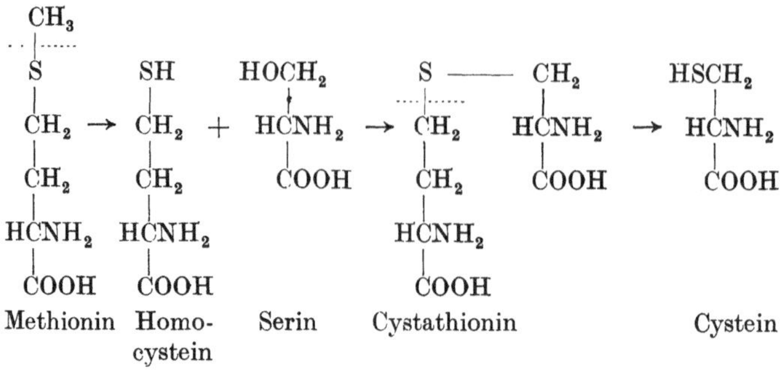

$$CH_3 - S - CH_2 - CH_2 - HCNH_2 - COOH \;(\text{Methionin}) \quad + \quad SH - CH_2 - CH_2 - HCNH_2 - COOH \;(\text{Homocystein}) \quad + \quad HOCH_2 - HCNH_2 - COOH \;(\text{Serin}) \quad \rightarrow \quad S(CH_2 - HCNH_2 - COOH)(CH_2 - CH_2 - HCNH_2 - COOH) \;(\text{Cystathionin}) \quad \rightarrow \quad HSCH_2 - HCNH_2 - COOH \;(\text{Cystein})$$

Die Verminderung der Phosphatase scheint der Organschädigung parallel zu gehen. In der Leber ist dies erst nach längerer Einwirkung des Bleis der Fall, während in der Niere, die schon bei der akuten Intoxikation stark geschädigt ist, eine Verminderung der Phosphatase bereits in diesem Stadium festzustellen ist. — Das Auftreten von Kernpolymorphie, atypischen Mitosen und abnorm großen Zellen in Leber und Niere hängt möglicherweise mit der Verminderung der Phosphatase zusammen. Alk. Ph. konnte schon mehrfach in Nucleolen, Chromatingerüst und Chromosomen der Kerne nachgewiesen werden (Richterich und Wolf[11], Willmer[20], Danielli und Catcheside[21], Krugelis[22], Mirsky[23]). Dieses Ferment spielt wahrscheinlich eine Rolle bei der Mitose. Auch konnte gezeigt werden, daß das Blei eine besondere Affinität zum sich teilenden Kern besitzt (Hammat[24]). Die in unsern Versuchen gefundenen Kernveränderungen (Polymorphie, Riesenkerne, atypische Mitosen) sind also teilweise Folgen der Schädigung der alk. Ph. durch das Blei. Die Konkremente in den Nierentubuli, welche wir bei der subakuten Bleivergiftung festgestellt haben, sind schon mehrfach nachgewiesen worden (Prévost und Binet[25], Ophüls[26], Glibert[27], Jores[28], Eger[29]). Diese Konkremente geben eine intensive Phosphatasereaktion. Die Frage des ätiologischen Zusammenhanges zwischen der Nierenphosphatase und der Bildung dieser Kalkinfarkte wird bei Hepler u. Mitarb.[10] ausführlich diskutiert.

Zusammenfassung.

Bei Ratten mit experimenteller akuter und subakuter Bleivergiftung wurden vier Aminosäuren (Cystin, Serin, Leucin, Phenylalanin) mikrobiologisch in Blut und Leberhomogenat bestimmt und die alkalische Phosphatase in Leber und Nieren histochemisch nachgewiesen. Folgende Befunde konnten erhoben werden:

A. Akute Bleivergiftung:

1. Vermehrung des Cystins in Blut und Leber; im Vergleich zur Norm unveränderter Gehalt von Serin.

2. Vermehrung der alkalischen Phosphatase in der Leber, Verminderung in der Niere.

B. Subakute Bleivergiftung:

1. Unveränderter Cystingehalt der Leber bei Verminderung der übrigen untersuchten Aminosäuren, vor allem des Serins.

2. Verminderung der alkalischen Phosphatase in Leber und Nieren.

Das Verhalten der Aminosäuren und der alkalischen Phosphatase wird diskutiert.

Literatur.

[1] Stokes, J. L., M. Gunness, J. N. Dwyer and M. C. Caswell: J. of Biol. Chem. **160**, 35 (1945). — [2] Hac, L. R., E. E. Snell and R. I. Williams: J. of Biol. Chem. **159**, 273, 291 (1945). — [3] Sauberlich, H. E., and C. A. Baumann: J. of Biol. Chem. **177**, 545 (1949). — [4] Dunn, M. S., S. Shankman, M. N. Camien, W. Frankl and L. B. Rockland: J. of Biol. Chem. **156**, 703 (1944). — [5] Gomori, G.: Proc. Soc. Exper. Biol. a. Med. **42**, 23 (1939); **50**, 5 (1939). — [6] Takamatsu, H.: Tr. Soc. Path. Jap. **29**, 492 (1939). — [7] Folin, O., and H. Wu: J. of Biol. Chem. **38**, 81 (1919); **41**, 367 (1920). — [8] Richterich, R.: Acta anat. 1952 (im Druck). — [9] Danielli, J. F.: J. of Exper. Med. **22**, 110 (1946). — Nature **165**, 762 (1950). — [10] Hepler, O. E., H. Gurley and J. P. Simonds: Arch. of Path. **39**, 133 (1945); **40**, 37 (1945). — [11] Richterich, R., u. K. Wolf: Acta anat. 1952 (im Druck). — [12] Wachstein, M.: J. of Exper. Med. **84**, 25 (1946). — [13] Menten, M. L., J. Junge and M. H. Green: Proc. Soc. Exper. Biol. a. Med. **57**, 82 (1944). — [14] Schmidt, P.: Bleivergiftung. Berlin 1930. — [15] Cantaroff, A., and M. Trumper: Lead poisoning. Baltimore 1944. — [16] Walsh, E., and G. Walsh: Nature **161**, 976 (1948). — [17] Naganna, B., and N. V. K. Menon: J. of Biol. Chem. **174**, 501 (1948). — [18] Stetten: J. of Biol. Chem. **144**, 502 (1942). — [19] du Vigneaud: J. of Biol. Chem. **143**, 59, 559 (1942); **144**, 507 (1942). — [20] Willmer, E. N.: J. of Exper. Biol. **19**, 11 (1942). — [21] Danielli, J. F., and D. G. Catcheside: Nature **156**, 294 (1945). — [22] Krugelis, E. J.: Biol. Bull. **90**, 220 (1946); **93**, 209 (1947). — [23] Mirsky, A. E.: Cold Spring Harbor Symp. on Quant. Biol. **12**, 143 (1947). — [24] Hammat, F. S.: Protoplasma (Berl.) **4**, 187 (1928); **5**, 135, 187, 535, 547 (1928). — [25] Prévost, G. L., et P. Binet: Rev. méd. Suisse rom. **9**, 606, 669 (1889). — [26] Ophüls, W.: Amer. J. Med. Sci. **150**, 518 (1915). — Proc. Soc. Exper. Biol. a. Med. **9**, 43 (1912). — [27] Glibert, J.: Le Saturnisme expérimental. Bruxelles 1907. — [28] Jores, L.: Ziegl. Beitr. **31**, 183 (1902). — [29] Eger, W.: Arch. exper. Path. u. Pharmakol. **299**, 654 (1937). — [30] Fisher, R. A.: Statistical Methods for Research Workers, London 1948.

Prof. Dr. H. Staub, Basel (Schweiz), Med. Univ.-Klinik.

Arch. exper. Path. u. Pharmakol., Bd. 215, S. 402—408 (1952).

Aus dem Pharmakologischen Institut und der Therapeutischen Klinik
der Universität Istanbul (Vorstand: Prof. SEDAT TAVAT).

Klinische Untersuchungen über verschiedene Wirkungen der Quecksilberdiuretica*.

Von

RESAT GARAN und NAIP TUNA.

Mit 1 Textabbildung.

(Eingegangen am 3. März 1952.)

Trotz der großen Anzahl von Arbeiten über die Wirkungsweise der Quecksilberdiuretica ist noch keine lückenlose Aufklärung gegeben worden. SAXL[1], der als erster die Wirkung der Quecksilberdiuretica untersuchte, erkannte, daß sie eine Hydrämie verursachen, indem sie die Flüssigkeit in den Geweben mobilisieren, was die erhöhte Diurese durch Zuführung verdünnten Blutes in die Nieren zur Folge hat. Späterhin beobachtete CLAUSSEN[2] die durch Salyrgan hervorgerufene Diurese bei Kaninchen, denen er 0,4 cm³ Salyrgan intravenös verabreicht hatte. Er stellte 1—1½ Std nach der Injektion, bevor die Diurese ihr Maximum erreicht hatte, eine Verminderung des Hämoglobins im Blute fest, d. h. eine Vermehrung des flüssigen Inhaltes nebst Verminderung des trockenen Residuums der Muskulatur. Auch die Beobachtung von TSCHERNING und OFFENBACHER[3], daß das Austropfen von Ödemflüssigkeit aus einer im ödematösen Gewebe liegenden Kanüle nach Verabreichung der Quecksilberdiuretica beschleunigt war, war auf die Mobilisation des Gewebswassers unter der Wirkung dieser Präparate zurückzuführen.

Während diese Befunde den Quecksilberdiureticis eine extrarenale Wirkung zuteilten, sprechen die Experimente von GREMELS[4] und von GOVAERTS[5] für eine ausschließlich renale Wirkung. Die Bestimmungen des Kreatinin-Clearance bei Hunden[6] wie bei Menschen[7] ergaben, daß die Quecksilberdiuretica die tubuläre Reabsorption stark herabsetzen. Die Untersuchungen von DUGGAN und PITTS[8] haben gezeigt, daß der Angriffspunkt der Quecksilberdiuretica an dem distalen Teil der Tubuli liegt, wo 13—33% des Natriumgehalts des primitiven Urins rückresorbiert wird. Wie groß die Dosen des Quecksilberdiureticum sein mögen, sie verhindern die Rückresorption nur nach dem Maße des von diesem distalen Teil reabsorbierten Natriums. In dem Verhältnis der Verhinderung der Wasser-Reabsorption zur Natrium-Reabsorption wird die Diurese erhöht.

Angesichts dieser Hypothese, welche den Nieren den primären Platz in der Quecksilberdiurese einräumt, ist die Annahme wohl berechtigt, daß die Zunahme der Diurese unter den besprochenen Substanzen im

---

* Herrn Prof. Dr. W. HEUBNER zum 75. Geburtstag gewidmet.

allgemeinen viel größer ist, als man sie von einer ausschließlich renalen Wirkung erwarten dürfte. Indem wir also feststellen, daß die Hauptwirkung auf die Nieren erfolgt, muß noch ein weiterer Faktor bestehen, der sie ergänzt: es darf als höchstwahrscheinlich zutreffend betrachtet werden, daß Quecksilberdiuretica auf Nieren und Gewebe einwirken. Tatsächlich erklärt sich die Zunahme der Blutmenge nach der Verabreichung der Quecksilberdiuretica nur aus einer Mitwirkung auf die Gewebe.

Zur näheren Analyse dieses Problems haben wir die Beziehungen dieser beiden Wirkungen in bezug auf ihre Zeitfolge untersucht, indem wir in kürzeren Abständen nacheinander und vom ersten Augenblick ab die zirkulierende Blutmenge bestimmten und die Diurese maßen; außerdem haben wir die Änderungen im venösen Druck und den Chloridgehalt des Plasmas bei jedem Fall bestimmt.

Methodik.

Unser Material besteht aus 12 Fällen von ödematösen Herzinsuffizienzen. Um die normalen Werte unserer Methoden zu bestimmen, haben wir zunächst das zirkulierende Blutvolumen und den venösen Druck bei 14 normalen Personen ermittelt. In allen Fällen haben wir vor dem Experiment 2 Tage die Diurese kontrolliert unter Aufzeichnung der initialen Ausscheidung von Wasser und Chloriden.

Nach der Injektion des Diuretikum wurde der Urin vermittels einer Sonde in Abständen von 10 min gesammelt, das jeweilige Volumen notiert und der Chloridgehalt bestimmt. Bis zum Ablauf der maximalen Diurese ließen wir die Sonde in der Blase, doch wurde der Urin 24 und manchmal 48 Std nach der Injektion in separaten Behältern gesammelt. Die Wasserabsonderung wurde in Kubikzentimeter/min und die Ausscheidung der Chloride in Milligramm/min aufgezeichnet. Die Messungen des venösen Druckes, des zirkulierenden Blutvolumens und die Ermittlung des Chlorides wurden im nüchternen Zustand und so lange wie möglich nach der Einnahme von Nahrung und Flüssigkeiten vorgenommen. Blutproben wurden durch Punktion aus den Vorderarmvenen vorgenommen, wobei die Stauung vermieden wurde. Das für unsere Versuche verwendete Quecksilberderivat war das Mercupurin (Novurit). Die Einspritzungen erfolgten gewöhnlich intravenös, nur in einzelnen Fällen intramuskulär. Die verwendete Dosis war stets 2 cm^3.

Das Blutvolumen wurde vor der Einspritzung des Mercupurins und dann 45 min, 3 und 8 Std nach der Injektion bestimmt; für gewisse Fälle sogar 10, 12 und 24 Std später. Bei jeder Bestimmung des Blutvolumens wurde auch der venöse Druck gemessen und Blutproben zwecks Bestimmung der Plasmachloride aufgenommen.

Der venöse Druck wurde direkt von der Vena Mediana gemessen, und zwar nach der Methode von MORITZ und v. TABORA[9]. Das für diese Messungen gewählte phlebostatische Niveau war die Linie durch die Mitte der Distanz zwischen den vorderen und hinteren Flächen des Thorax nach der Definition von BURCH und WINSOR[10]; diese Linie entspricht dem Niveau der Einmündungsstelle der Hohlvenen in den rechten Vorhof. Bei gewissen Fällen wurde der venöse Druck während der ersten halben Stunde nach der Einspritzung des Diureticums fortlaufend beobachtet.

Das Plasmavolumen wurde mittels „Geigy-Blau 536"* nach der von Somogyi[11] definierten Methode ermittelt. Für die ersten Bestimmungen wurden intravenöse Injektionen von 0,1 cm³/kg Körpergewicht einer 1%igen Lösung und für die weiteren Bestimmungen, die im Laufe von 24 Std wiederholt werden sollten, die Hälfte dieser Dosis benutzt. Der Vergleich des Extinktionsmoduls von Blutproben, die vor und 6 min nach der Injektion der Farbstofflösung entnommen wurden, ergibt den Verdünnungsgrad des Farbstoffes, woraus das Plasmavolumen zu berechnen ist. Das Volumen des zirkulierenden Blutes kann berechnet werden, wenn die Hämatokritwerte dieser Proben in die nachstehende Gleichung eingetragen werden.

$$\text{Volumen des zirkulierenden Blutes} = \frac{\text{das Volumen des zirkulierenden Plasmas} \cdot 100}{100 - \text{Erythrozytensäule}\%}.$$

Die Resultate, die unsere Bestimmungen an 14 normalen Personen ergaben, sind in Tab. 1 angegeben.

Tabelle 1.

Namen	Körpergewicht in kg	Ven.-Druck mm	Pl.-Vol. cm³	Pl.-Volumen in cm³/kg Körpergew.	Hämatokr.	Blutvol. cm³	Blutvol. in cm³/kg Körpergew.
S.	60,2	110	3294	54,7	46,0	6000	99,6
M.	65,0	85	3631	55,8	47,0	6850	105,3
H.	55,0	105	2553	46,4	46,0	4909	89,2
I.	59,0	120	3211	54,4	43,0	5633	95,5
N.	69,0	85	3108	45,0	47,0	5864	85,0
C.	62,0	85	3025	48,8	45,0	5503	88,7
H.	60,0	100	2900	48,3	50,5	5860	97,6
Z.	58,0	105	3400	58,1	41,0	5762	98,5
N.	56,5	85	2300	43,2	44,0	5227	92,5
H.	38,3	70	1932	50,8	46,0	4200	110,0
O.	45,0	100	2025	45,0	45,0	4500	100,0
E.	51,0	90	2346	46,0	42,0	5585	103,0
A.	55,0	65	2365	43,0	44,0	5375	97,7
Sch.	72,0	110	2952	41,0	46,0	6417	89,1
Min.-Max. . .	35—120			41—58,1	42—50,5		85—110
Durchschnitts-werte . . .	90			48,9	45,1		97,3

Versuchsergebnisse.

Um die unterschiedlichen Wirkungen der Diuretica besser darstellen zu können, haben wir die Ergebnisse der 12 von uns beobachteten Fälle in besondere Kurven gruppiert (Abb. 1).

1. Die Diurese. In unseren Experimenten begann die Diurese 3 bis 25 min (durchschnittlich 17 min) nach Injektion des Quecksilberdiureticums und erreichte ihren Höhepunkt in 20 min bis 4½ Std (durchschnittlich 104 min) und hielt während 4½—24 Std (durchschnittlich 14 Std) an. An ihrem Höhepunkt erreichte die Urinmenge 1,8—13,6 cm³/min

---

* Der Firma Geigy sind wir für die freundliche Überlassung des Materials zu großem Dank verpflichtet.

(durchschnittlich 7 cm³/min), so daß die Wasserabsonderung 5,5—97fach (durchschnittlich 30,3fach) größer wurde als vor der Einspritzung des Diureticums. Was die Ausscheidung der Chloride betrifft, hat sie um

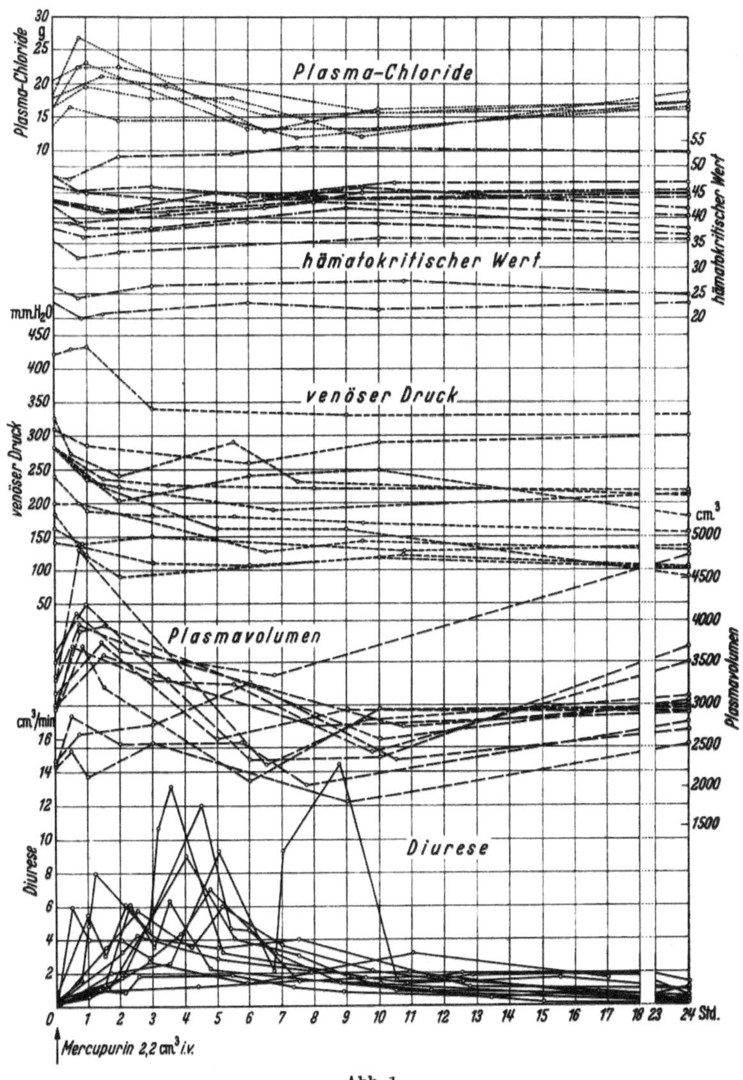

Abb. 1.

4,5—310,0fach (durchschnittlich 50,8fach) zugenommen in dem Moment, in dem die Harnabsonderung am stärksten war. Unter der Wirkung des Quecksilberdiureticum war die Harnmenge in 24 Std 7,1 mal und die ausgeschiedenen Chloride 11,7mal vermehrt. Die Ausscheidung des Wassers läuft parallel mit der der Chloride, doch stellt sich deutlich heraus, daß die Ausscheidung der Chloride höher als die des Wassers ist.

2. Es wurde festgestellt, daß das zirkulierende Plasmavolumen bei Herzinsuffizienten erhöht ist. Sie beträgt nach unseren Versuchen durchschnittlich 26%*. $\frac{3}{4}$—1 Std nach der Injektion des Diureticum erfährt das Plasmavolumen einen Zuwachs von durchschnittlich 19% in den 11 unter 12 beobachteten Fällen. In einem Fall hat es sich um 6% verringert. In diesem Moment hatte die Diurese noch nicht ihren Höhepunkt erreicht. Bei den Bestimmungen während einer starken Diurese oder gegen Ende derselben (d. h. 7—8 Std nach der Injektion) ergab sich eine auffallende Verminderung des Plasmavolumens, so daß eine Herabsetzung von 4,1—36,0% (durchschnittlich 17,0%) in 11 von 12 Fällen zu beobachten war. Die Zunahme des Plasmavolumens wird stets von einer Verminderung des Hämatokritwertes begleitet und die Abnahme der Plasmamenge von einer Erhöhung dieses Wertes.

24 Std nach der Injektion des Quecksilberdiureticum hat sich das Plasmavolumen in 5 Fällen um 7% verringert im Vergleich zu seinem ursprünglichen Werte, während es in 6 Fällen um 15,6% zugenommen hat.

Im ganzen herrscht zwar die Wirkung des Quecksilberdiureticum im Verlauf der 1. Std nach der Injektion auf die Gewebe vor; dann geht in der 2.—8. Std die Hauptwirkung auf die Nieren über. Von der 8. bis 24. Std wird von neuem eine allmähliche Zunahme des Blutvolumens beobachtet, so daß es nach 24 Std wieder sein Anfangsniveau erreicht oder es übertrifft, was nur auf das Entgleiten der Fluide aus den Geweben in die Blutzirkulation zurückzuführen ist, da die Flüssigkeitsmenge, die den Kranken während der Versuche gereicht wurde, beschränkt war.

3. Der Hämatokritwert weist eine Senkung von 5,35% während der 1. Std nach der Injektion des Quecksilberdiureticum auf, woraus die Hydrämie erklärlich ist. Während der Phase der starken Diurese steigt der Hämotokritwert infolge einer intensiven Wasserexkretion. 7—8 Std nach der Injektion ist der Hämatokritwert 4,67% höher als der Ausgangswert.

4. Zirkulierende Plasmachloride: Während der ersten Phase des auffälligen Anwachsens des Plasmavolumens erhöhen sich auch die im Plasma zirkulierenden Chloride. Diese Erhöhung beläuft sich durchschnittlich auf 21,7%. Während dieser Periode nimmt das Plasmavolumen

---

* Zur Berechnung des Plasmavolumens pro Kilogramm wurde nicht das Gewicht des Kranken an jenem Tage genommen, sondern sein Gewicht, bevor die Wasserretention auftrat. Durch diese Berechnung wird deutlich die Zunahme des extracellularen Fluidums und des Plasmas bei Herzinsuffizienten gezeigt[12].

um 19% zu. Eine Abnahme der Plasmachloride von 22,9% ist 8 Std nach der Injektion festzustellen, während das Plasmavolumen nur um 17,7% abnimmt. Das ist ein Beweis dafür, daß unter der Wirkung der Quecksilberdiuretica die Chloridausscheidung größer ist als die Wasserabsonderung.

Obgleich unter der Wirkung des Quecksilberdiureticums 20—30 g Chloride ausgeschieden wurden, hatte die zirkulierende Chloridmenge nach 24 Std in 5 Fällen um 12,7% abgenommen, während sie in 3 anderen um 9,56% zunahmen. Es besteht also ein unablässiges Auswandern von Chloriden aus den Geweben in die Zirkulation.

5. Der venöse Druck: Man darf wohl eine Erhöhung des venösen Druckes während der ersten Phase der Zunahme des Blutvolumens erwarten, doch konnten wir gleich von der ersten Minute nach der Injektion eine Herabsetzung derselben feststellen. Diese Senkung betrug durchschnittlich 15,7% nach 45—60 min, 26,2% nach 7—8 Std und 32,7% nach 24 Std. Die schnelle Herabsetzung des venösen Druckes während der ersten Periode dürfte dem Theophyllin zuzuschreiben sein, welches im verwendeten Quecksilberdiureticum enthalten ist. Das Mercupurin enthielt tatsächlich 50 mg Theophyllin pro cm^3. KARTUN[13] und seine Mitarbeiter haben jedoch bewiesen, daß bei dieser Dosis das Theophyllin keine cardiovasculäre Wirkung hat. Die gleichen Autoren haben auch gezeigt, daß die Abnahme des venösen Druckes im Verlauf der ersten Minuten nach der Injektion des Quecksilberdiureticum nicht die Folge einer Wirkung auf das Herz ist, sondern von einer Wirkung auf die Venen herrührt. Das Nachlassen des venösen Druckes in späteren Phasen entspricht der Verminderung der extrazellulären Flüssigkeit und erklärt sich auch daraus.

Schlußfolgerungen und Zusammenfassung.

Es besteht eine Übereinstimmung in der Literatur, daß die Quecksilberdiuretica hauptsächlich zwei Angriffspunkte haben. Man führt die Quecksilberdiurese teils auf eine Wirkung auf die Gewebe zurück; doch wurde auch die Bedeutung der tubulären Wirkung bewiesen. Nach den Resultaten von SPÜHLER[14] und seinen Mitarbeitern, welche in den letzten Jahren die Wirkung der Quecksilberdiuretica durch Blutvolumenbestimmungen zu beweisen versuchten, sowie nach den Befunden von DE VRIES[15] welcher die Blutproteine und den Hämoglobingehalt des Blutes gemessen hat, erstreckt sich die primäre Wirkung auf die Nieren; nach der Verdickung des Blutes infolge starker Diurese wandert das Gewebswasser dem Blute zu.

Nach unseren Resultaten gehen die Wirkung auf Nieren und Gewebe zusammen und die Diurese ist das Produkt dieser zweiseitigen Wirkung.

Während des Verlaufes der ersten Phase nach der Injektion überwiegt die Wirkung auf die Gewebe, wogegen später ihr Hauptgewicht auf die Nieren verlegt wird.

Literatur.

[1] SAXL u. HEILIG: Wien. klin. Wschr. **33**, 943 (1920). — [2] CLAUSSEN: Verh. dtsch. Ges. inn. Med. **42**, 102 (1930). — [3] Zit. nach MÖLLER, Pharmakologie S. 635. Basel 1947. — [4] GREMELS: Klin. Wschr. **7**, 1791 (1928). — [5] GOVAERTS: Arch. internat. Pharmacodynamie **36**, 99 (1929). — [6] SCHMITZ: J. Clin. Invest. **11**, 1075 (1932). — [7] HERRMANN and DESCHERD: J. Labor. a. Clin. Med. **22**, 767 (1937). — [8] DUGGAN and PITTS: J. Clin. Invest. **28**, 365 (1949). — [9] MORITZ u. v. TABORA: Dtsch. Arch. klin. Med. **98**, 475 (1910). — [10] BURCH and WINSOR: Amer. Heart J. **31**, 387 (1946). — [11] SOMOGYI: Schweiz. med. Wschr. **1941**, 225. — [12] HITZEN-BERGER u. TUCHFELD: Verh. dtsch. Ges. inn. Med. **41**, 352 (1929). — [13] KARTUN, PARIS, NORY et BOUSQUET: Arch. Mal. Cœur Vaisseaux. 43. Jg., 133, 1950. — [14] SPÜHLER, WIESINGER u. MEILI: Helvet. med. Acta **15**, 95 (1948). — [15] DE VRIES: Arch. Int. Med. **78**, 181 (1946).

Dr. REŞAT GARAN, Istanbul (Türkei), Pharmakol. Institut u.
Therapeut. Klinik der Universität.

Arch. exper. Path. u. Pharmakol., Bd. 215, S. 409—412 (1952).

Aus dem Pharmakologischen Institut der Universität Kiel
(Direktor: Prof. Dr. med. B. Behrens).

Ein Direktschreibersystem zur Blutdruckregistrierung am uneröffneten Gefäß*.

Von

B. Behrens und G. W. Jacobi.

Mit 2 Textabbildungen.

(Eingegangen am 17. März 1952.)

Die von uns beschriebene Methode der Blutdruckregistrierung am uneröffneten Gefäß[1] hat für bestimmte Problemstellungen den Nachteil, welcher allen Methoden der Lichtschreibung anhaftet. Bei langer Versuchsdauer ist der Umweg über die Dunkelkammer störend und der damit verbundene Aufwand an Raum, Zeit und Personal oft nicht tragbar. Außerdem erscheint die Verwendung des relativ billigen Glanzpapieres zur Rußschreibung gegenüber dem teueren photographischen Registrierpapier gerechtfertigt zu sein.

Es erschien uns daher wünschenswert, die mit unserer Methode gewonnenen Blutdruckkurven durch ein besonderes Verfahren in der üblichen Weise auf einer Rußtrommel sichtbar zu machen. Da sich dieses Schreibverfahren in unseren Untersuchungen bewährt hat, halten wir eine Beschreibung für mitteilenswert. Außer den o. a. Vorteilen liefert es scharfe Kurvenbilder, die den durch photographische Registrierung sowie den durch blutige Methode erhaltenen, in keiner Weise nachstehen. Außerdem sei erwähnt, daß der zusätzliche apparative Aufwand durch geringe Abänderungen, sich für mannigfache Erfordernisse bei pharmakologischen und physiologischen Untersuchungen dienlich macht (Tropfenzählung, Registrierung von Bewegungsvorgängen, Lichtschranke).

Unter Hinweis auf unsere Mitteilung der Methode[1] beschränken wir uns in der nachfolgenden Beschreibung nur auf die Zusatzeinrichtung. Sie besteht im wesentlichen aus einem Vorverstärker, der zusammen mit einer Photozelle als Steckeinheit auf dem mikroskopischen Photoaufsatz befestigt ist, und aus einer Leistungsendstufe, deren Ausgang mit einem Magnetschreibersystem verbunden ist. Durch die Schaltung als Netzanschluß ist diese Anordnung gänzlich unabhängig von Batterien.

Da Photoelemente (im Gegensatz zu Photozellen) an sich nicht besonders zur Aussteuerung von Verstärkern geeignet sind, da sie ja intensitätsproportionalen Kurzschlußstrom liefern, während ihre Leerlaufspannung etwa proportional dem

---

* Herrn Prof. Dr. W. Heubner zum 75. Geburtstag gewidmet.

Logarithmus der Beleuchtungsintensität ist. Wenn es also auf annähernd beleuchtungsproportionale Ausschläge in der Registrierung ankommt, müßten Photoelemente auf sehr niedrigen Abschlußwiderständen arbeiten, so daß außerordentlich kleine Spannungen entstehen, die sich relativ schwer verstärken lassen (im Hinblick auf die sehr niedrige Frequenz, wie sie bei Blutdruckschwankungen vorkommt). Aus diesem Grunde sind wir von dem ursprünglich angewandten Photoelement auf eine Photozelle übergegangen.

Das Schaltschema der gesamten Anordnung ist in Abb. 1 wiedergegeben.

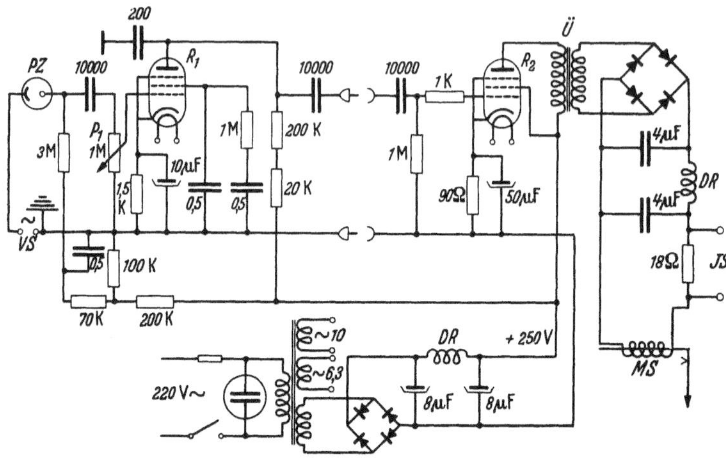

Abb. 1. Schaltschema der Verstärkereinrichtung. Es wurden für die Schaltelemente die üblichen Bezeichnungen benutzt. R_1 = EF 40, R_2 = EL 12, PZ = Pressler 90−043 G, rot.

Der relativ niedrige Frequenzumfang bei der Blutdruckschreibung würde an sich eine Gleichspannungsverstärkung erforderlich machen, die nicht einfach in der Bedienung ist. Wir haben daher die R. C.-gekoppelte Verstärkung gewählt in der Form, daß wir primär das Licht der Beleuchtungseinrichtung zerhackt haben, und damit Lichtimpulse im tonfrequenten Bereich erhielten, die dann außerdem noch moduliert wurden durch die jeweilige Fahneneinstellung im mikroskopischen Blickfeld. Die Verstärkung bereitet dann keine weiteren Schwierigkeiten mehr. Die Lichtunterbrechung erfolgte mittels einer Lochscheibe, die durch einen Synchronmotor angetrieben wurde. Es kam jedoch vor, daß durch den Umlauf des Motors trotz Übergangsdämpfung Schwingungen am Druckabnehmer hervorgerufen wurden, die sich sehr störend bemerkbar machten. Wir sahen uns daher veranlaßt, zu einer verhältnismäßig einfacheren Lösung, die sich uns bestens bewährte, überzugehen. Sie bestand darin, daß wir bei (VS) eine Wechselspannung von annähernd 10 Volt (muß ausprobiert werden), die wir dem Netztransformator entnehmen, an die Fotozelle anlegten (siehe Abb. 1). Damit kommt die etwas umständliche und störanfällige Lichtzerhackung in Fortfall.

Die an dem im Photokreis liegenden hochohmigen Arbeitswiderstand auftretenden lichtmodulierten Spannungsänderungen werden über einen Kondensator einem Potentiometer zugeführt, welches gleichzeitig zur Empfindlichkeitsregelung dient. Die abgegriffene Teilspannung gelangt sodann auf das Gitter der Vorverstärkerröhre. Die verstärkten Span-

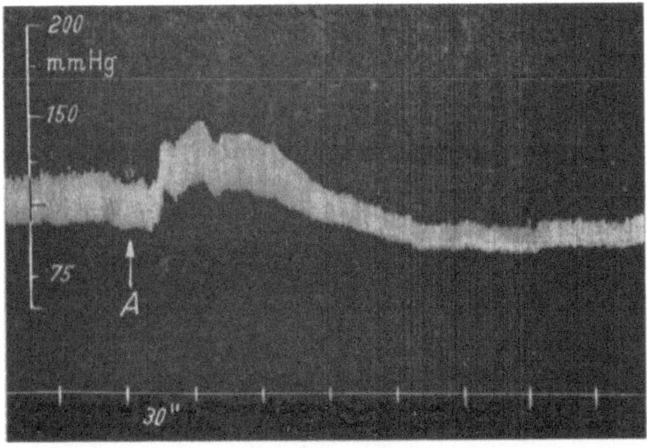

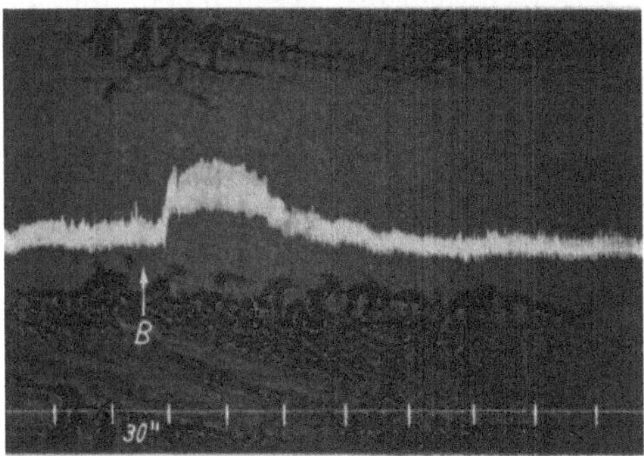

Abb. 2. Kaninchen 2,5 kg (Urethan). Bei A Inj. von 20 γ Adrenalin. Bei B Inj. von 50 γ Arterenol
Die Eichung erfolgt, wie schon mitgeteilt, in der üblichen Weise.

nungsschwankungen an der Anode dieser Röhre reichen zur Aussteuerung der Leistungsendstufe in A.-Einfachverstärkung völlig aus. An den Ausgangsübertrager ($\ddot{U}$) schließt sich ein Trockengleichrichter mit nachfolgender Siebkette an, welche die modulierten Wechselspannungen gleichrichtet und dem eigentlichen Magnetschreibersystem zuführt. Dieses Magnetschreibersystem geht auf eine Anordnung zurück, die H. LULLIES[2] für die Zeitordinatenschreibung entwickelt und angegeben hat. Es besteht aus einem umgebauten permanent-magnetischen Lautsprecher (25-Watt-Typ, Typen kleineren Ausmaßes dürften ebenfalls ausreichend sein), dessen Schwingspule auf einen Widerstand von 115 Ohm gewickelt und durch 2 übereinanderstehende Zentrierspinnen gehalten wird. Die Bewegungen der Schwingspule werden auf einen

27*

Hebel mit dem Übersetzungsverhältnis 1:15 bzw. 1:20 übertragen. Dadurch ist eine Amplitudenschreibung von maximal $\pm$ 4 cm möglich, die für unsere Zwecke völlig ausreichend ist*. Über die Klemmen ($I.\,S$), die über einem Drucktaster mit einem Akkumulator verbunden sind, können dem Magnetschreiber gleichzeitig mit der Blutdruckkurve Signalimpulse aufgedrückt werden. Die Ausschlagsempfindlichkeit läßt sich durch Potentiometerregelung bei P_1 variieren.

Eine höhere Bemessung der Siebglieder im Ausgang hat sich als nicht erforderlich erwiesen. Der geringfügige „Brumm" bewirkt überdies, daß der Schreibzeiger während der Registrierung kaum wahrnehmbare Vibrationen ausführt. Dadurch werden Reibungsfehler und ein „Kleben" des Zeigers an der Rußtrommel verhindert.

In der Abb. 2 ist eine Proberegistrierung aus einem Blutdruckversuch wiedergegeben.

Zusammenfassung.

Es wird eine Zusatzeinrichtung beschrieben, die aus einem Vorverstärker und der Endstufe eines Photozellen-Registriergerätes besteht. Die Registrierung erfolgt mit einem Magnetschreibersystem auf Rußpapier. In Verbindung mit der schon früher mitgeteilten Anordnung lassen sich damit Blutdruckkurven ohne Eröffnung der Gefäße bei Tieren im direkten Verfahren aufzeichnen.

Herrn Dr. Köhler, sowie den Herren Dr. Busch und Dr. Kronenberger sind wir für wertvolle Ratschläge und Unterstützung bei der Entwicklungsarbeit sehr zu Dank verpflichtet.

Literatur.

[1] Behrens, B., u. G. W. Jacobi: Arch. exper. Path. u. Pharmakol. **206,** 450 (1949). — [2] Lullies, H.: Pflügers Arch. **241,** 354 (1939).

Prof. Dr. B. Behrens, Kiel, Hospitalstr. 20, Pharmakol. Institut der Universität.

---

* Eine Messung des dynamischen Systems ergab bei 15 V und 130 mA (Ri = 115 Ω, eine Spulenverschiebung (Heben oder Senken) von 2 mm. Dieses ergibt bei $\ddot{U}$ = 1:15 Ausschläge von $\pm$ 30 mm; bei $\ddot{U}$ = 1:20 Ausschläge von $\pm$ 40 mm. Die Gleichstromleistung beträgt annähernd 2 Watt.

Arch. exper. Path. u. Pharmakol., Bd. 215, S. 413—418 (1952).

Aus dem Pharmakologischen Institut der Universität Graz
(Vorstand: Professor Dr. H. F. HÄUSLER).

Die Beeinflussung der kompensatorischen Augenbewegung an Fischen durch Narkotica und Hypnotica*.

Von

E. PFEIFER und H. F. HÄUSLER.

(Eingegangen am 7. April 1952.)

Fische wurden bereits wiederholt zur Beurteilung der narkotischen Wirksamkeit verwendet. So wurde z. B. die Netzreaktion[1, 2, 3], die Einnahme der Rückenlage[4], Reflexlosigkeit bzw. Seitenlage[5, 6, 7, 8, 9] sowie die Atmungsfunktion[10, 11] und schließlich die Weckbarkeit durch Analeptika[12] unter dem Einfluß verschiedener Präparate untersucht. Doch zeigte sich bei einem Großteil der verwendeten Kriterien, daß diese — besonders dann, wenn es sich um unspezifische Reaktionen handelt, — größeren Schwankungen unterworfen sind bzw. ihr Eintritt nur schwer zu erfassen ist. Dies gilt vor allem für die sehr stark wechselnde Ansprechbarkeit auf äußere Reize und für die von vielen Faktoren abhängige Atemfrequenz, aber auch für die so oft verwendete „Seitenlage", die ja ebenfalls bloß der Ausdruck einer allgemeinen Vergiftung[13, 14, 15, 16] und nicht spezifisch für die Wirkung von Narkotica ist.

Im Verlaufe von Versuchen, die einer anderen Fragestellung galten, haben wir beobachtet, daß bei Fischen, die unter der Einwirkung von Narkotica bzw. Hypnotica standen, vor allen anderen Ausfallserscheinungen besonders deutlich die kompensatorische Augenbewegung (im folgenden als kA bezeichnet) herabgesetzt bzw. aufgehoben wird, indem eine Verzögerung der kA bereits bei Konzentrationen auftrat, bei denen noch keine anderen Anzeichen wie beispielsweise Gleichgewichtsstörungen zu bemerken waren. Da diese Tatsache an sich von Interesse schien und die Möglichkeit bestand, damit ein praktisch verwendungsfähiges Kriterium zur Beurteilung der Wirksamkeit narkotisch bzw. hypnotisch wirkender Substanzen zu gewinnen, wurden die folgenden Versuche unternommen.

Methodik.

Wegen der leichten Beschaffbarkeit und Haltungsmöglichkeit bei guter Verwendbarkeit (vgl. BETHE, STEINER, LOEB und BICKEL, zit. bei BLUME[17]) bedienten wir uns des Moorkarpfens (Carassius vulgaris). Je 10 Tiere wurden einzeln in gleichartige Präparategläser von 200 cm³ eingesetzt, da die Form der Behälter wegen des

---

* Herrn Professor Dr. W. HEUBNER zum 75. Geburtstag gewidmet.

Verhältnisses Volumen/Oberfläche u. dgl. für die Pharmakawirkung von Bedeutung ist[18]. Von der Verwendung von Fischbrettern und Halteapparaten[19, 20, 21] sowie von den verschiedenen Vorrichtungen zur Registrierung des Nystagmus[22, 23, 24] konnte Abstand genommen werden. Größere Unterschiede hinsichtlich Alter[25] und Geschlecht konnten wir in Vorversuchen nicht feststellen; wir schieden bloß laichende Weibchen aus und verwendeten nur Tiere im Gewicht von 7—8 g.

Da nach den Erfahrungen von Lévy[8] eine Gewöhnung an Barbiturate auftreten kann, wurden die Fische nur einmal zum Versuch verwendet. Der p_H-Wert, welcher für den Wirkungseintritt von verschiedenen Drogen von Bedeutung ist[26, 27, 28] und deshalb kontrolliert wurde, schwankte zwischen p_H 7,3 und 7,4; innerhalb dieses Bereiches zeigte sich kein p_H-Einfluß auf Wirkungseintritt und Wirkungsstärke. Da Fische als poikilotherme Tiere in ihren Reaktionen weitgehend temperaturabhängig sind, wurde darauf geachtet, daß die Wassertemperatur (18° C) in keinem Versuch um mehr als 1° C schwankte. Die Einwirkungszeit von 1 Std bis zur Beurteilung der Wirksamkeit der Außenkonzentrationen kann nach unseren Erfahrungen als hinreichend lang bezeichnet werden, zumal da bei der verhältnismäßig raschen Aufnahme der Stoffe durch die Kiemen[29] eine Äquilibrierung in dieser Zeit anzunehmen ist.

Die kA[18, 19, 20, 30, 31] läßt sich am besten beobachten, wenn der Fisch rasch um seine Längsachse gedreht wird, wobei es zu einer raschen gegenläufigen Bewegung der Augen kommt. Diese Bulbusbewegung zeigt sich besonders deutlich dann, wenn der Fisch nicht aus der Normal-, sondern aus der Rückenlage in Seitenlage gedreht wird; nur verläuft die kA in diesem Falle gleichsinnig mit der Drehung, weshalb sie eigentlich nicht ganz richtig als „kompensatorisch" bezeichnet werden kann. Zur Feststellung dieser kA wurden die Fische kurz aus dem Aquarium herausgenommen, in Rückenlage festgehalten und rasch in Seitenlage gedreht, wobei man gerade beim Moorkarpfen mit seinen weit vorstehenden Bulbi die Augenbewegung leicht beobachten kann, die oft ruckweise erfolgt und öfters mit einer nicht immer deutlich ausgeprägten oro-caudalen Rollung verbunden ist. Zur gleichmäßigen Beurteilung wurde die kA dann als negativ (und der „kA-Test" als positiv) bezeichnet, wenn nach einer Einwirkungsdauer von 60 min (vgl. dazu Gosselin[32]) bei 8 von 10 Fischen der Eintritt der kA auf mindestens 1 sec verzögert war; die entsprechende Konzentration des verwendeten Mittels soll im folgenden als „kA-Konzentration" bezeichnet werden.

Es sind folgende *Hypnotica* bzw. *Narkotica* untersucht worden: Evipannatrium, Luminalnatrium, Veronalnatrium, Eunarcon und Pentothal, dann Äthanol, Diäthyläther, Äthylurethan, Paraldehyd und Chloreton. Ferner wurde der Einfluß von Kaliumbromid (als einem Beispiel für ein *Sedativum*) und schließlich die *Galvanonarkose*[33, 34, 35, 36, 37] in bezug auf die kA untersucht. Hierzu wurde der Fisch in eine Glaswanne ($72 \times 18 \times 50$ cm) gesetzt, an deren Schmalseiten sich die Kohleelektroden befanden. Die Stromzufuhr wurde mit einem regelbaren Widerstand eingestellt und der Stromdurchgang laufend kontrolliert; die Stromdichte betrug etwa 2,1 μA/mm² für die Galvanotaxis und etwa 2,8 μA/mm² für die Galvanonarkose, was sich mit den Angaben anderer Autoren deckt (Literatur bei Scheminsky[38], Werner[39] und Rolleri[40]).

Versuchsergebnisse.

1. Hypnotica und Narkotica. Am Beispiel des Evipannatriums (Konzentration 1:18000) sei die Art der Veränderung und der Wirkungseintritt der kA an je 10 Fischen dargestellt:

Tabelle 1.

Zeit in Minuten	Normal	Leicht verzögert	Deutlich verzögert	Auf 1 sec herabgesetzt
15	10			
30	10			
35	8	2		
40	4	6		
45	2	7	1	
50		3	6	1
55			4	6
60			1	9
65			1	9

Die Wirkung beginnt somit bei Evipannatrium 1:18000 nach etwa 35 min einzutreten; nach 60 min ist die kA nur mehr bei einem von 10 Fischen kürzer als 1 sec.

Bei einer Evipannatrium-Konzentration von 1:26000 zeigte sich innerhalb von 60 min bei keinem der Versuchstiere eine Wirkung, bei 1:24000 bei 2, bei 1:22000 bei 6, bei 1:20000 bei 7, bei 1:18000 bei 9 und bei 1:16000 bei allen Fischen; bei der letztgenannten Konzentration trat bei 2 der Versuchstiere nach 65 min bereits eine geringe Gleichgewichtsstörung auf. Die „kA-Konzentration" liegt demnach bei Evipannatrium zwischen 1:18000 bis 20000.

Für die anderen von uns untersuchten Barbiturate ergaben sich folgende kA-Konzentrationen: Pentothal 1:68000, Eunarcon 1:19000, Luminalnatrium 1:150, während Veronalnatrium bei 1:100 noch wirkungslos blieb. Die großen Unterschiede der Wirksamkeit der einzelnen Substanzen auf die kA, welche der sonst beobachteten Wirkungsdauer annähernd verkehrt proportional ist, dürfte zumindest bei Luminalnatrium und Veronalnatrium vor allem mit der geringen Lipoidlöslichkeit dieser beiden Verbindungen[41] in Zusammenhang stehen, so daß eine wirksame Konzentration im ZNS nur schwer erreicht werden kann.

Die außer den Barbituraten untersuchten Substanzen zeigten folgende kA-Konzentrationen: Chloreton 1:42000, Paraldehyd 1:1000, Äthylurethan 1:450, Diäthyläther 1:350, Äthanol 1:75. Diese Ergebnisse decken sich mit den Befunden anderer Autoren (Literatur bei WINTERSTEIN[42]).

Bei sämtlichen bisher besprochenen Verbindungen konnten wir kein Exzitationsstadium, wie es LÉVY[8] beschrieben hat, beobachten.

In weiteren Versuchen wurde (zum Vergleich mit den für die Seitenlage bekannten Daten) die *kA-Konzentration* mit derjenigen Konzentration verglichen, welche beim Fisch zum Eintritt der *Seitenlage* bei noch erhaltener Kiemenbewegung notwendig ist. Hierbei zeigte sich, daß zum Erzielen der Seitenlage durchwegs eine höhere Konzentration erforderlich war, die im folgenden als „Faktor" angegeben sei, mit welchem die kA-Konzentration zu multiplizieren ist: Diäthyläther 1,17, Äthanol 1,25, Paraldehyd 1,25, Urethan 1,5, Evipan 1,8, Eunarcon 1,9, Chloreton 3,5, Pentothal 3,8. Aus diesem Vergleich scheint hervorzugehen, daß der „Faktor" bei den sogenannten Rindenmitteln etwas kleiner ist als bei den sogenannten Stammhirnmitteln, besonders im Vergleich mit Chloreton und dem Thiobarbital Pentothal.

2. Im Zusammenhang mit unserer Fragestellung schien es auch von Interesse, die Verwendbarkeit des kA-Testes zur Prüfung von *Sedativa* heranzuziehen. Zur quantitativen Auswertung von sedativen Wirkungen wurden seit Haffner[43] viele Versuche unternommen, und zwar in erster Linie an Warmblütern; an Kaltblütern (z. B. Frosch[44, 45], Goldfisch[46]) haben nur wenige Autoren gearbeitet. Bei der Prüfung von *Kaliumbromid* nach unserer Methode zeigte sich, daß die Verzögerung der kA auf 1 sec nicht als erstes Symptom einer zentralen Lähmung zu beobachten ist, sondern erst später, und zwar ungefähr gleichzeitig mit der Einnahme der Seitenlage erfolgt. Bei den hierzu notwendigen Konzentrationen von etwa 1:250 tritt jedoch — im Gegensatz zu den von uns untersuchten Narkotica und Hypnotica — nach Wiedereinsetzen der Fische in frisches Wasser keine Erholung mehr auf, so daß es sich in diesem Falle um eine rein toxische Salzschädigung handeln muß.

3. *Galvanonarkose.* Indem wir uns bezüglich der Einteilung der Stadien der Galvanonarkose nach Scheminzky[34] halten, ist über unsere diesbezüglichen Versuche folgendes zu berichten: Eine Verzögerung der kA, die bei Eintritt der Seitenlage noch nicht einmal verlangsamt war, erfolgte erst im Verlauf des 3. Stadiums und es kam nicht vor dem Beginn des 4. Stadiums zur Lähmung der kA, welche dann beim Wiedererwachen in analoger Weise rückkehrte. Es zeigte sich somit, daß die Beeinflussung der kA in der Galvanonarkose grundsätzlich anders als unter dem Einfluß der Narkotica und Hypnotica verläuft.

Diskussion.

Die Beeinflussung der kA durch Narkotica wurde bisher hauptsächlich an Warmblütern untersucht, wo sie beispielsweise beim Kaninchen nur bei sehr tiefer, tödlich verlaufender Narkose herabgesetzt war[47]. Auch beim Affen ist die kA schwerer zu beeinflussen als die Stellreflexe und die Reaktionen auf Progressivbewegungen, wobei die Reaktion Raddrehungen gegenüber weniger empfindlich ist und früher zurückkehrt als die Vertikalabweichungen[30]. Auch Rothfeld (zitiert bei Magnus[30]) fand, daß die vertikale kA früher schwindet, und stellte ebenfalls eine verhältnismäßig große Resistenz im Vergleich zu anderen

Reflexen fest. Besonders empfindlich hingegen gegenüber Narkotica fand GIRNDT[48] beim Kaninchen den vertikalen Augendrehnystagmus bei Hängelage Kopf oben. Aus unseren Versuchen am Moorkarpfen geht hervor, daß bei diesen Tieren die kA als das empfindlichste „Narkosemerkmal" zu werten ist, indem sie sozusagen mit starren Augen herumschwammen, bevor sich noch die geringsten Gleichgewichtsstörungen zeigten, und es eröffnet sich damit die Möglichkeit, die Verzögerung der kA als einfach zu bestimmendes Kriterium zur Prüfung von Narkotica und Schlafmitteln heranzuziehen; hinsichtlich des für die letzteren von MOLITOR und PICK[49] aufgestellten Einteilungsprinzipes bedarf es noch einer näheren Analyse des von uns mitgeteilten, bei den „Stammhirnmitteln" Chloreton und Pentothal auffallend großen „Faktors", zumal da diese Art von Reflexen[48, 50, 51, 52, 53, 54, 55] zur Bestimmung des Angriffsortes von PICK[54] selbst abgelehnt wurde.

Die kA gehört zur Gruppe der tonischen Lagereflexe[56, 57, 58, 59], ist also ein statischer Reflex, der durch Otolithenverschiebungen ausgelöst wird. Die (normaliter durch die Schwerkraft erfolgende) Reizung der Maculae wird durch den 8. Hirnnerven einem Koordinationszentrum im Mittelhirn zugeleitet, von wo sie dem hinteren Längsbündel übertragen wird; die Stelle dieses Koordinationszentrums dürfte mit dem von RAMON Y CAJAL (zitiert bei BECCARI[60]) beschriebenen „tangentialen Kern" übereinstimmen, der nur bei Teleostiern, zu denen der Moorkarpfen gehört, nicht aber bei Selachiern nachgewiesen werden konnte.

Nach unseren Versuchen muß angenommen werden, daß dieser Reflexbogen besonders empfindlich auf Narkotica und Hypnotica reagiert, dagegen Bromiden gegenüber sowie gegen Beeinflussung durch galvanischen Strom ziemlich unempfindlich ist.

Zusammenfassung.

Es wird beim Moorkarpfen unter dem Einfluß von Narkotica und Hypnotica das Verhalten der kompensatorischen Augenbewegung (kA) untersucht und deren Verzögerung, die lange vor dem Eintritt der Seitenlage als erstes Symptom einer zentralen Lähmung eintritt, als deren empfindlichstes Merkmal erkannt, welches anders als beim Warmblüter in ein durchaus reversibles Stadium fällt. Die Bestimmung der „kA-Konzentration" bei Fischen ist ein einfacher Test für die Wirksamkeit von Narkose- und Schlafmitteln.

Bei Bromiden tritt die Herabsetzung der kA erst in einem späteren Stadium auf und muß als Zeichen einer allgemeinen Schädigung angesehen werden. Auch die Beeinflussung der kA durch den galvanischen Strom dürfte grundsätzlich andersartig zustande kommen.

Literatur.

[1] LENDLE, L.: Arch. exper. Path. u. Pharmakol. **125**, 287 (1927). — [2] LENDLE, L.: Arch. exper. Path. u. Pharmakol. **129**, 85 (1928). — [3] LENDLE, L.: Arch. exper. Path. u. Pharmakol. **132**, 226 (1928). — [4] HANSEN, K., u. O. DYBING: Arch. exper. Path. u. Pharmakol. **191**, 275 (1939). — [5] BLUME, W., u. K. SROKA: Arch. exper. Path. u. Pharmakol. **202**, 1 (1943). — [6] KOCHMANN, M.: Z. exper. Med. u. Therap. **12**, 328 (1913). — [7] KOCH, E.: Z. exper. Med. u. Therap. **108**, 695 (1940). — [8] LÉVY, J.: C. r. Soc. Biol. Paris **99**, 1325 (1928). — [9] BROUN, D.: C. r. Soc. Biol. Paris **99**, 1792 (1928). — HARA, S.: Z. exper. Med. u. Therap. **43**, 256 (1924). — [11] v. HOLST, E.: Pflügers Arch. **235**, 345 (1934). — [12] VERDA, D. D., and W. P. ELHARDT: Science (Lancaster, Pa.) **1930** II, S. 581. — [13] KOFLER, L.: Biochem. Z. **129**, 64 (1921). — [14] DANNEEL R.: Arch. exper. Path. u. Pharmakol. **177**, 248 (1935). — [15] DANNEEL, R.: Arch. exper. Path. u. Pharmakol. **170**, 59 (1933). — [16] BUSQUET, H.: C. r. Soc. Biol. Paris **112**, 268 (1933). — [17] BLUME, W.: Arch. exper. Path. u. Pharmakol. **149**, 186 (1930). — [18] BACHRACH, E.: C. r. Soc. Biol. Paris **84**, 357 (1921). — [19] KUBO, I.: Pflügers Arch. **115**, 457 (1906). — [20] BENJAMINS, C. E.: Arch. neerl. Physiol. **2**, 536 (1918). — [21] TSCHERMAK, A.: Pflügers Arch. **222**, 439 (1929). — [22] OHM, I.: Klin. Wschr. **4**, 1286 (1925). — [23] WIEDERSHEIM: Klin. Wschr. **13**, 1335 (1934). — [24] JUNG, R.: Klin. Wschr. **18**, 21 (1939). — [25] KEYS, A. B., and N. A. WELLS: J. of Pharmacol. **40**, 115 (1930). — [26] LÉVY, J., et R. HAMET: C. r. Soc. Biol. Paris **96**, 1099 (1927). — [27] LOPEZ-LOMBA, J.: C. r. Soc. Biol. Paris **87**, 1168 (1922). — [28] TIFFENAU, M., J. LÉVY and D. BOUN: Arch. internat. Pharmacodynamie **138**, 463 (1930). — [29] BINET, L.: Presse méd. **1930** I, S. 101. — [30] MAGNUS, R.: „Körperstellung". Berlin: Springer 1924. — [31] SCHUBERT, G.: Pflügers Arch. **230**, 194 (1932). — [32] GOSSELIN, E. Z.: C. r. Soc. Biol. Paris **110**, 709 (1930). — [33] MACH, E.: Grundzüge d. Lehre v. d. Bewegempfindungen, Wien 1875. — [34] SCHEMINZKY, F.: Pflügers Arch. **202**, 200 (1924). — [35] ADLER, P., u. C. HRADECKY: Klin. Wschr. **16**, 519 (1937). — [36] ADLER, P.: Pflügers Arch. **230**, 113 (1932). — [37] SCHEMINZKY, F.: Z. Biol. **80**, 23 (1924). — [38] SCHEMINZKY, F.: Wien. Z. inn. Med. **28**, 285 (1947). — [39] WERNER, G.: Klin. Med. **2**, 171 (1947). — [40] ROLLERI, F.: Wien. Z. inn. Med. **28**, 202 (1947). — [41] KLIMESCH, K.: Arch. exper. Path. u. Pharmakol. **172**, 10 (1933). — [42] WINTERSTEIN, M.: „Die Narkose". Berlin 1926. — [43] HAFFNER, F.: Münch. med. Wschr. **76**, 271 (1929). — [44] NOLLE, J.: Arch. exper. Path. u. Pharmakol. **145**, 249 (1929). — [45] GAYER, H.: Arch. exper. Path. u. Pharmakol. **121**, 259 (1927). — [46] FAUCONNET, L.: Pharmac. Acta Helvet. **22**, 265 (1947). — [47] HOEGYES, A.: Arch. exper. Path. u. Pharmakol. **16**, 81 (1883). — [48] GIRNDT, O.: Arch. exper. Path. u. Pharmakol. **164**, 118 (1932). — [49] MOLITOR, H., u. E. PICK: Wien. klin. Wschr., Sonderbeilage 1927. — [50] STEINMETZER, K.: Arch. exper. Path. u. Pharmakol. **180**, 37 (1935). — [51] DOST, H.: Arch. exper. Path. u. Pharmakol. **175**, 727 (1934). — [52] HONDELINK, H.: Arch. exper. Path. u. Pharmakol. **163**, 662 (1922). — [53] WINIWARTER, F.: Arch. exper. Path. u. Pharmakol. **185**, 95 (1937). — [54] PICK, E.: Klin. Wschr. **16**, 1481 (1937). — [55] HESS, W. R.: Schweiz. Arch. Neur. **15**, 260 (1924); **16**, 36 u. 285 (1925). — [56] BARTELS, N.: BETHES Hdb. ges. Phys. u. Path. 12/2, S. 1113. — [57] LYON, E. P.: Amer. J. Physiol. **4**, 77 (1901). — [58] MAXWELL, S.: J. Gen. Physiol. **4**, 11 (1922). — [59] TSCHERMAK, A.: Naturwiss. **3**, 177 (1915). — [60] BECCARI, N.: Arch. Zool. Ital. **16**, 732 (1931).

Professor Dr. H. F. HÄUSLER, Graz, Pharmakologisches Institut der Universität.

Arch. exper. Path. u. Pharmakol., Bd. 215, S. 419—432 (1952).

Istituto di Farmacologia e Clinica Tossicologica della Università di Firenze
(Direttore: Prof.re MARIO AJAZZI-MANCINI).

L'azione della ouabaina sull'elettrocardiogramma della cavia, analizzata con perfusioni ripetute, quale contributo alla tecnica di KNAFFL-LENZ*.

Di
ALBERTO GIOTTI e LORENZO BEANI.

Mit 3 Textabbildungen.

(Eingegangen am 4. April 1952.)

La tecnica di KNAFFL-LENZ[17] per la titolazione biologica delle droghe digitaliche è stata oggetto di numerose ricerche sperimentali fondamentalmente rivolte ad accrescere la precisione del saggio. Sono stati largamente studiati fattori inerenti all'animale quali il sesso e il peso[8, 9, 14], alla tecnica di somministrazione come la velocità di perfusione[28, 6, 8, 12]; (considerazioni generali in [2, 3, 5]), al tipo di anestesia[17, 23], alla influenza di tossicità extracardiache[8, 12] etc., e sono stati ricercati accorgimenti atti a migliorare la valutazione del punto terminale della titolazione. Essendo la tecnica di KNAFFL-LENZ basata sulla utilizzazione della cavia, la maggiore difficoltà si incontra infatti nel valutare, senza ricorrere alla ispezione diretta, il momento dell'arresto del cuore e in particolare nel determinare in quale fase della progressiva sintomatologia tossica cardiaca la perfusione possa essere rallentata, allo scopo di evitare sovradosaggi dipendenti dalla latenza d'azione. Vari sono gli accorgimenti proposti per risolvere tale problema, quali la registrazione del polso carotideo[23], l'infissione di spilli segnalatori attraverso la parete toracica[6], una piccola apertura interessante cute e piani muscolari fino alla pleura[23] etc.; essi tuttavia si rivelano inadeguati in particolare quando la tecnica di KNAFFL-LENZ è utilizzata per la titolazione delle droghe digitaliche di secondo ordine. Per questo gruppo di farmaci è di fondamentale importanza infatti stabilire con esattezza il punto terminale ed il momento in cui la perfusione deve essere rallentata, dato che la dose letale resulta particolarmente variabile al variare della velocità di somministrazione[29, 6].

Era presumibile che un miglioramento potesse essere ottenuto con mezzi che avessero permesso di seguire la «qualità» del danno cardiaco provocato dal farmaco e di meglio determinare le manifestazioni sicuramente premortali. Abbiamo pensato che la registrazione elettrocardiografica continua poteva soddisfare entrambe le esigenze, presumibilmente permettendo di meglio comprendere le ragioni del variare della dose letale al variare della velocità di perfusione. Già STRAUB e coll.[28, 29] avevano infatti utilmente impiegato la registrazione ecgrafica per la determinazione del punto terminale. Abbiamo pertanto eseguito un notevole numero di esperienze per precisare, relativamente alla velocità

---

* Herrn Professor Dr. W. HEUBNER zum 75. Geburtstag gewidmet.

di somministrazione e alla concentrazione, il variare qualitativo e quantitativo delle alterazioni rilevabili con l'elettrocardiogramma. In questa nota intendiamo illustrare gli aspetti «qualitativi» del problema, persuasi che con una miglior conoscenza dei medesimi possa essere ottenuto un ulteriore perfezionamento della tecnica di titolazione. A tale scopo abbiamo scelto un gruppo di animali nei quali, pur avendo proseguito la perfusione di Ouabaina fino all'insorgere di modificazioni ecgrafiche imponenti, non si è verificata la morte e si sono potute quindi registrare le fasi del ripristino; in tali condizioni è stato possibile ottenere un quadro completo, distribuito nel tempo, delle modificazioni ecgrafiche, e rendersi conto, con perfusioni successive, dei fenomeni di detossicazione o di adattamento del substrato al farmaco.

Tecnica sperimentale.

Abbiamo seguito nelle linee fondamentali, la tecnica precedentemente descritta da uno di noi[6]. Unica variante è stata la sostituzione dell'ago endogiugulare con un tubo di polietilene di 1 mm di diametro e di circa 15 cm di lunghezza raccordato ad una siringa tarata in centesimi di cc. Con tale dispotivo la perfusione può essere regolata manualmente con sufficiente accuratezza. Ci siamo serviti di un elettrocardiografo a penna scrivente avente come caratteristiche: amplificatori ad alternata, resitenza totale di circuito di 2 MegaOhm, costante di tempo di 2 secondi. Abbiamo usato la derivazione V con elettrodo precordiale costituito da un sottile dischetto di platino di circa 2 mm di diametro, che veniva posto sulla cute della parete toracica accuratamente depilata e bagnata di pasta conduttrice. La taratura dell'apparecchio è stata tenuta a 1,5 cm per un impulso di 1 milliVolt, sufficiente per ottenere deflessioni corrispondenti al complesso rapido ventricolare di 1,5—2 cm. I tracciati registrati in tali condizioni hanno presentato in tutti gli animali una morfologia simile a quella delle derivazioni V_5, V_6 nell'uomo. La velocità di perfusione della Ouabaina (cristallizzata Nativelle) è stata di 1 mg/Kg/h; la concentrazione di 5 mg/100 cc di soluzione fisiologica con un contenuto alcoolico del 3%. Gli ecg sono stati registrati ad intervalli di 30″. Gli animali sono stati posti fin dall'inizio in respirazione artificiale per eliminare le interferenze che le turbe della funzione respiratoria[8, 12] possono apportare al predominante quadro tossico cardiaco. L'anestesia con uretano etilico per via peritoneale alle dosi da noi utilizzate (I ctgr/100 gr di p. c.) non provoca modificazioni ecg rilevabili con la tecnica usata. Riguardo al tipo di derivazione usato teniamo a precisare che, non essendo nostra intenzione studiare le modificazioni ecg in rapporto a variazioni di grandezza o di distribuzione spaziale dei vettori, ci siamo limitati a quella derivazione che ci permetteva di registrare un tracciato chiaro ed evidente nelle singole componenti e pressocchè identico nei vari animali, in modo che fossero facilitati i confronti e la costruzione di quadri sintetici delle alterazioni rilevate. Nelle esperienze preliminari ci siamo infatti resi conto che le d. precordiali sinistre rispondevano a questi requisiti più delle altre. E' infatti nettamente visibile sia il complesso atriale che quello ventricolare e non si notano in corrispondenza delle escursioni respiratorie variazioni dipendenti dalla rotazione del cuore sull'asse longitudinale e sagittale come di frequente invece si osserva nelle derivazioni periferiche sia standard che unipolari; queste inoltre richiedono una maggiore amplificazione con tutti gli inconvenienti che essa comporta. Non abbiamo scelto le d. precordiali destre in quantochè si nota una diversità nei vari animali dell'angolo di proiezione del ventricolo destro sulla parete toracica e così pure abbiamo escluso la zona elettrica di transizione tra ventricolo destro e sinistro in cui più facilmente si registrano variazioni «aspecifiche» del tracciato relativamente a variazioni di posizione del cuore e che, comparendo durante la somministrazione del farmaco, possono simulare ritardi di conduzione a prevalenza destra o sinistra. E' infine da notare che il nostro studio, poichè si limita al rilievo delle alterazioni di ritmo, frequenza e tempo di conduzione a-v

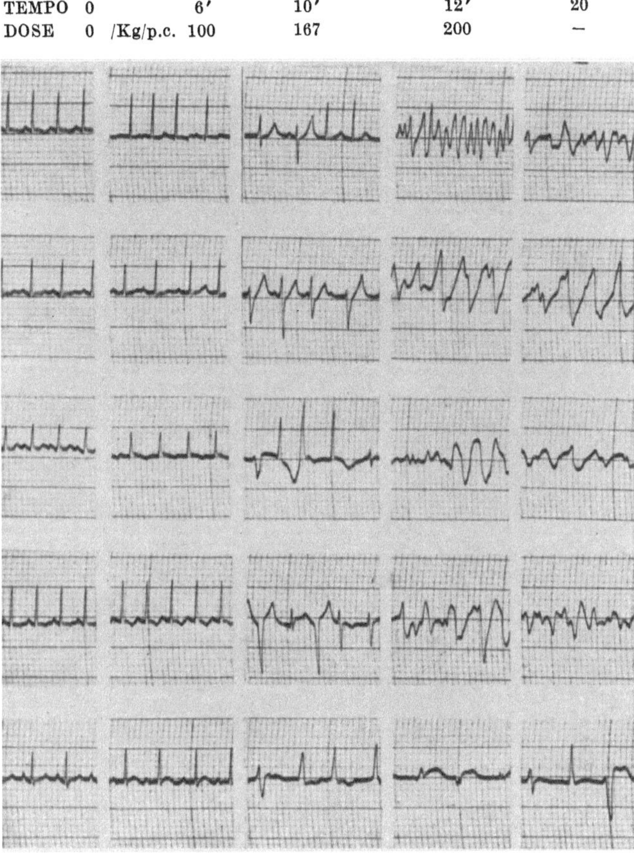

Figura 1 A. L'azione della Ouabaina somministrata per perfusione endovenosa sullo ecg della cavia. Nella 1° colonna sono riportati gli ecg normali di 5 animali e nelle successive colonne gli ecg registrati negli stessi animali durante la perfusione. La somministrazione è stata interrotta al 12′; le dosi sono espresse in γ/Kg. di p. c.

e della insorgenza di extrasistoli e dell'«anarchia ventricolare», può essere svolto su base comparativa rispetto ai tracciati normali registrati prima della perfusione; il che comporta una notevole facilitazione dell'analisi elettrocardiografica.

Descrizione dei resultati.

Anzichè dilungarci nella descrizione dei singoli tracciati abbiamo preferito corredare questa nota con quadri sintetici costituiti delle parti salienti delle modificazioni osservate nelle singole prove. Nelle

figure I A e I B sono riportati i tracciati di 5 animali registrati durante
la prima perfusione e nella figura 2 quelli registrati negli stessi animali
durante la seconda perfusione; da tali figure abbiamo ricavato le tabelle
riassuntive delle variazioni dei valori del tratto PQ e della frequenza
(tabelle 1 e 2).

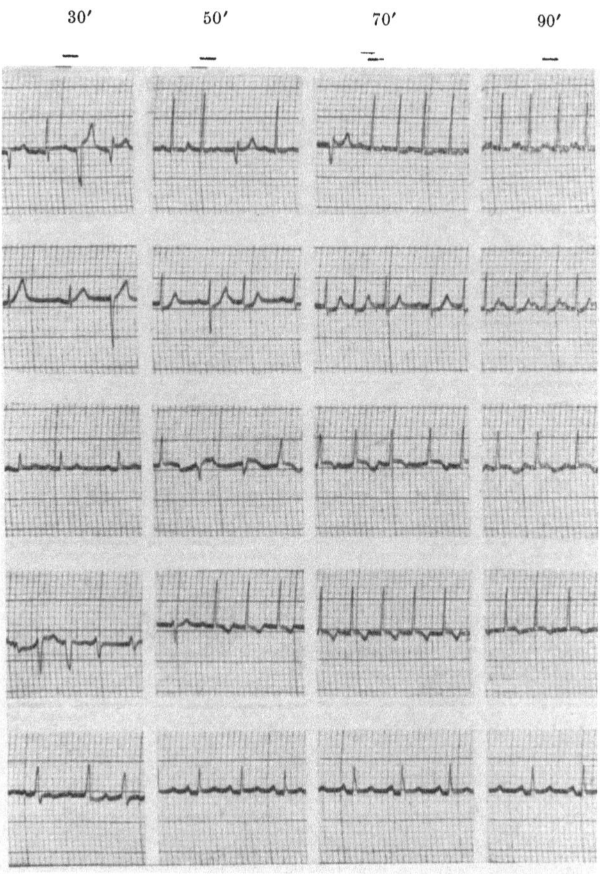

Figura 1 B. Le modificazioni dell'ecg durante la fase di ripristino dalla
intossicazione acuta da Ouabaina (seguito della figura 1 A).

E' da rilevare:

1. — nella prima colonna della fig. 1 A si osserva che l'ecg normale
è di morfologia simile nei vari animali.

2. — nella seconda colonna si nota che per l'azione dell'ouabaina
il ritmo sinusale diminuisce di frequenza in media del 5% mentre il
tempo di conduzione è già aumentato del 31%.

3. — nelle colonne terza e quarta si nota la comparsa di extrasistoli polimorfe; la frequenza calcolata considerando anche le extrasistoli è ridotta del 12%.

4. — nella colonna quinta è riportato il quadro elettrico straordinariamente irregolare che improvvisamente insorge durante la fase di extrasistolia e che è caratterizzato da un gruppo di onde rapide e frequenti (fibrillazione ventricolare) seguito da onde più lente simili a quelle che costituiscono il quadro che SCHÄFER[27] chiama «Herzwogen». Il passaggio dall'uno all'altro aspetto può essere colto solo con la registrazione continua, in quanto la fase di fibrillazione tipica è di breve durata. Tale stato che per brevità chiameremo di «anarchia» dura più o meno nei singoli animali aggirandosi attorno ai 10'.

5. — nelle colonne prima e seconda della figura 1 B si osserva come, essendo stata sospesa la perfusione immediatamente dopo o durante la fibrillazione, tornino a comparire le extrasistoli polimorfe.

6. — infine, in un tempo medio di 90' dall'inizio della esperienza, si ristabilisce un ritmo sinusale con frequenza diminuita del 19%, ritardo

Tabella n. 1. *Valori del tratto P-Q e della frequenza cardiaca misurata nei tracciati ecgrafici delle figure 1 A, 1 B, 2[1].*

Animale n°	Figura 1 A			Figura 1 B				Figura 2		
	Normale	6'	10'	30'	50'	70'	90'	100'	103'	105'
1	7,5	8,3	—[2]	—	12,5	11,2	10	10	—	—
	280	270	220	200	190	250	260	240	200	210
2	8,7	11,2	—	—	13,7	12,5	12,5	11,2	—	—
	230	215	215	140	150	200	230	230	200	210
3	7,5	10	—	12,5	12,5	10—18,8[3]	10	11,2	—	—
	260	240	250	150	180	200	180	180	160	175
4	6,3	8,7	—	—	12,5	11,2	13,7	12,5	13,7	—
	280	280	250	250	200	230	225	230	150	175
5	8,7	12,5	17,7	16,2	13,7	12,5	12,5	12,5	15	—
	220	200	175	170	170	140	135	140	125	105

[1] Il numero superiore di ciascuna casella è la misura del tratto P-Q in 0,01 secondi. Il numero inferiore è la misura delle frequenza medie per minuto.

[2] I valori mancanti corrispondono ai tracciati in cui, essendosi verificate sovrammissioni di ritmi eterotropi ventricolari, si è resa impossibile o dubbia la misurazione del P-Q.

[3] I due numeri si riferiscono al valore minimo e massimo del P-Q rilevati dai complessi atrioventricolari di un blocco periodico tipo WENKEBACH-LUCIANI.

della conduzione a-v del 51% e modificazioni del tratto ST e della onda T caratteristiche dei glucosidi digitalici (quarta colonna della fig. 1 B).

7. — nella figura 2 si osserva come, riprendendo la perfusione, precocemente compaiano i fenomeni extrasistolici (terza colonna) e si passi infine nuovamente alla «anarchia ventricolare» (quarta colonna).

Tabella n. 2. *I valori della tabella 1 sono espressi sotto forma di variazione media percentuale positiva o negativa rispetto ai valori di controllo.*

| | Figura 1 A | | | Figura 1 B | | | | Figura 2 | | |
	Normale	6′	10′	30′	50′	70′	90′	100′	103′	105′
P-Q . .	0	+31	—	—	+67,4	+57,4	+51,5	+48,3	—	—
Frequenza	0	—5	—12,6	—28,4	—29,2	—19,7	—18,9	—19,7	—34,3	—35,9

Discussione.

I dati riferiti permettono le seguenti considerazioni:

1. In linea generale le prime modificazioni sono date da un prolungamento del PQ; il che è in accordo a quanto è stato descritto per la digitale da vari AA. (bibliografia in Lepeschkin[21]) e per la Ouabaina nel gatto da Walther[30] (non siamo a conoscenza di ricerche fatte con questa tecnica usando Ouabaina nella cavia). E' da notare che un prolungamento del PQ è chiaramente osservabile anche dopo 1′—2′ dall'inizio della perfusione, quando cioè sono stati somministrati appena 20—30 γ/Kg. Ove si consideri che da tale quantità deve essere sottratta quella parte non ancora efficacemente fissata al substrato, appare evidente *la elettiva sensibilità della conduzione a-v di fronte al farmaco.* Non è ancora perfettamente chiarito[21] se tale fenomeno sia da riferire a una sensibilizzazione del nodo AV al vago oppure ad una azione dromotropa negativa diretta.

La durata del PQ aumenta progressivamente fino a raggiungere un massimo del 67% in più rispetto al normale, finchè la comparsa di extrasistoli maschera una eventuale successiva progressione fino al blocco completo a-v.

2. Nella interpretazione della genesi delle extrasistoli polimorfe, che, dal punto di vista temporale, costituiscono la seconda importante variazione osservata, possono essere prese in considerazione le due ipotesi formulate per la Digitale.

a) La prima ammette l'intervento di centri terziari ventricolari a causa della diminuita frequenza sinusale (con o senza diminuzione della conduzione intraventricolare) e della aumentata irritabilità del miocardio («enhancement of the automaticity» — H. E. Hoff in[4] — o della «irritability of ectopic pacemakers»[15]).

b) La seconda considera come fattore fondamentale la diminuzione della frequenza sinusale e il ritardo della conduzione intraventricolare, ammettendo invece la irritabilità miocardica depressa[27]. Come per la Digitale, così per gli strofantinici non sono stati ottenuti resultati che abbiano definitivamente chiarito la questione, per quanto sia bene accertato che anche questi farmaci producono sia nell'uomo che negli animali quadri complessi e polimorfi di aritmia cardiaca[16, 18, 20, 21, 27, 31]. Le difficoltà nella interpretazione se da una parte dipendono dalle ancora imperfette conoscenze di questo campo della fisiopatologia cardiaca, sono in parte certamente

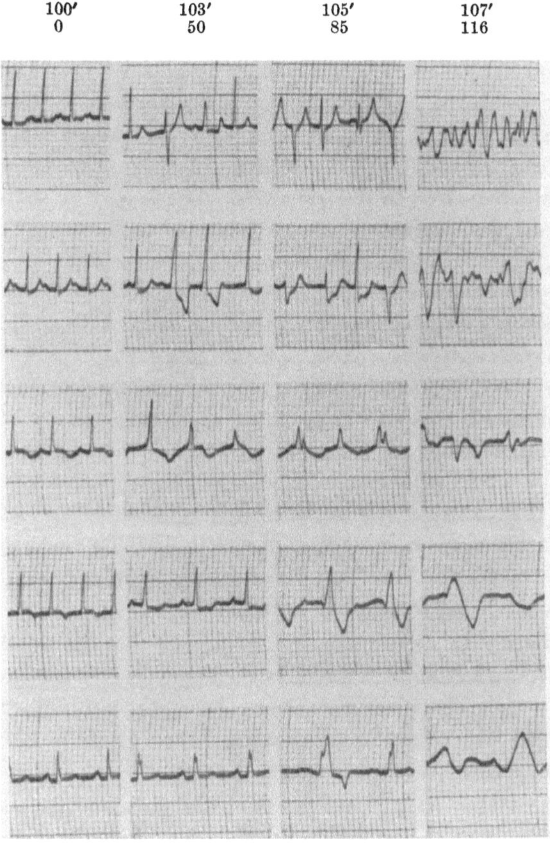

Figura 2. Le modificazioni dell'ecg determinate da una seconda somministrazione di Ouabaina per perfusione endovenosa (seguito della figura 1 B).

riferibili alle complesse modalità d'azione dei vari glucosidi digitalici. Per le stesse ragioni eguali difficoltà si incontrano nel tentativo di interpretare il meccanismo di insorgenza della fibrillazione ventricolare che temporalmente costituisce la terza importante variazione osservata, certamente la più significativa nei riguardi della tecnica di titolazione. Nella interpretazione della fibrillazione i vari AA. hanno dato maggiore o minor peso alle alterazioni ecgrafiche precedenti o seguenti la crisi fibrillatoria, talvolta valutando in maniera qualitativamente diversa uno stesso fenomeno, come ad es. le extrasistoli, nei confronti dell'eccitabilità e conducibilità cardiache. Nei testi di fisiologia ed elettrocardiografia sono infatti di solito riportate le diverse teorie formulate, alcune delle quali interpretano i dati sperimentali con eguale verisimiglianza; si veda ad es. la esposizione di Schäfer[27] con la discussione della «Ortstheorie», «Frequenztheorie», «Funktionstheorie» e della teoria dall'A. proposta.

Dal punto di vista farmacologico ci pare opportuno anzitutto mettere in rilievo la *aspecificità* del quadro che compare in seguito alla somministrazione di farmaci i più diversi sia dal punto di vista chimico che farmacodinamico: digitalici (vedi precedenti citazioni), chinidina[7], anestetici generali[1, 11, 13, 19, 22], cloruro di potassio[25] etc. La fibrillazione ventricolare prodotta dai farmaci sembra essere un fenomeno caratteristico della rapidità di somministrazione e pertanto anche della via di somministrazione, potendo esso manifestarsi quando la tossicità cardiaca non sia mascherata dal prevalere di tossicità di altro tipo. Tale considerazione trova giustificazione sia nei dati di ricerche sperimentali (vedi ad es. per i. KCl in[4]) sia nel particolare aumento di tossicità che si riscontra per alcune sostanze all'aumentare della velocità di iniezione e che non sempre appare spiegabile con un superamento delle capacità detossicanti del substrato. Non è forse inopportuno schematizzare le risposte del cuore ai farmaci relativamente alla dose e velocità di somministrazione, cioè relativamente alla concentrazione e distribuzione a livello degli effettori, in due quadri distinti. Il primo comprende le varie risposte specifiche per ogni singolo farmaco somministrato in modo opportuno; il secondo quelle manifestazioni tossiche precoci rappresentate dall'insorgenza di ritmi eterotopi e dalla fibrillazione e che appaiono relativamente aspecifiche. Per la ricerca del comune denominatore di queste possiamo considerare due possibilità:

a) o si realizzano condizioni di «irritazione» del miocardio ventricolare per la «spina» della dose massiva di farmaco, così da ottenere extrasistoli polimorfe o fibrillazione ventricolare per contemporanea insorgenza di molti centri eterotopi (qualche cosa di simile alle «äusseren Extrasystolen» indotte per via chimica), oppure

b) sia per la irregolare distribuzione del farmaco a causa della rapidità di introduzione e diversa intensità della irrorazione coronarica, sia per una maggiore «sensibilità» di certe zone rispetto ad altre, ad es. per la diversa ricchezza di tessuto di conduzione, si vengono ad ottenere dei ritardi della conduzione intraventricolare i quali producono aree desincronizzate («unabhängig voneinander schlagenden Areale» sec. Schäfer). Nelle aree non eccitate dal fronte dell'onda di eccitazione normale, si potrebbero creare le condizioni opportune per l'insorgenza di ritmi autonomi reciprocamente interferenti.

Quest'ultima interpretazione è in armonia con la convinzione di molti AA. che alla base genetica dei ritmi eterotopi e dei quadri di «anarchia» stia un ritardo della conduzione intraventricolare, ritardo che rappresenta appunto una delle azioni cardiache più evidenti delle droghe digitaliche.

In sintesi il binomio causale, ritardo della conduzione — desincronizzazione, permetterebbe una spiegazione della maggior parte dei fenomeni da eterotopia di stimolo e consentirebbe una certa unificazione delle varie ipotesi avanzate al riguardo (discuteremo ulteriormente di ciò nel paragrafo seguente).

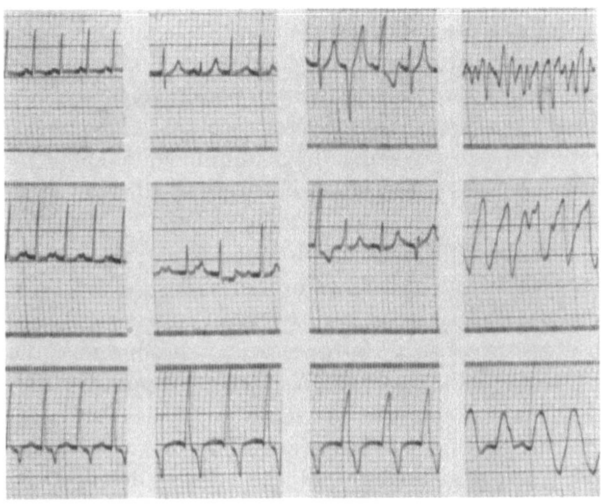

Figura 3. Le fondamentali modificazioni ecgrafiche durante 3 successive somministrazioni di Ouabaina eseguite per perfusione endovenosa nello stesso animale. Il quadro di «anarchia ventricolare» è raggiunto rispettivamente con dosi di 200 γ/Kg. nella 1º perfusione (1º colonna), di 100 γ/Kg. nella 2º perfusione (2º colonna), di 130 γ/Kg. nella 3º perfusione (3º colonna) (tempo fra 1º e 2º perfusione = 90'; tra 2º e 3º = 40'; velocità di perfusione 1 mg/Kg. di p. c.).

3. E' possibile in diversi tracciati della fase di ripristino ed in quelli ottenuti durante la seconda perfusione osservare un *allungamento della conduzione intraventricolare*, come se il tessuto specifico sottondale risentisse più tardi della azione della Ouabaina, oppure fosse diminuito nella sua efficienza funzionale dalla crisi precedente di anarchia ventricolare. Contemporaneamente si nota una *minor frequenza delle manifestazioni da eterotopia di stimolo*. Una ulteriore chiarificazione di questi punti può derivare dall'esame degli elettrocardiogrammi registrati negli animali sottoposti a tre successive perfusioni. Nella fig. 3 sono appunto riportati i tracciati che dimostrano il differente quadro ecgrafico durante tre perfusioni eseguite nello stesso animale a breve intervallo. E' evidente come la tendenza al polimorfismo e frequenza delle extrasistoli diminuisca progressivamente: nella terza perfusione si instaura un ritmo idioventricolare determinato da un unico focus e bene si manifesta il progressivo ritardo intraventricolare. E' interessante anche osservare

28*

dal confronto dei tracciati dell'ultima colonna della stessa figura come il tipo dell'anarchia vada successivamente modificandosi: dalle rapide irregolari manifestazioni elettriche ottenute con la prima perfusione, si passa ad una più lenta fibrillazione nella seconda, per giungere addirittura ad un quadro flutter-simile nella terza. Vi è anche da notare che, per quanto tra seconda e terza perfusione sia intercorso un tempo che è soltanto la metà di quello tra prima e seconda, non si è tuttavia verificato alcun notevole risparmio di farmaco rispetto a quella precedente. Tale dato ulteriormente conferma il mutamento del quadro tossico che si verifica nel tempo nelle suddette condizioni, e che può trovare una spiegazione ove si ammetta che contemporaneamente alla diminuita funzionalità del tessuto specifico intraventricolare (allungamento del QS) si abbia un mutamento nel senso della diminuzione delle condizioni di «desincronizzazione» e «stimolazione» cui erano riferibili le extrasistoli e le rapide fibrillazioni delle prime due perfusioni.

L'azione tossica dell'Ouabaina in questa particolare fase sembra dunque consistere in un abbassamento marcato del livello funzionale globale del cuore, che si traduce tuttavia in una maggior tollerabilità del farmaco stesso, ove la dose necessaria a produrre la anarchia sia presa come misura della tossicità. A questo proposito è da osservare la importanza che può rivestire nel mutamento dei sintomi una diminuzione della «irritabilità» miocardica prodotta dalle successive perfusioni e che farmacologicamente potrebbe essere definito, seguendo la terminologia di ENGELMAN, come «effetto batmotropo negativo». Se infatti la tendenza alla scomparsa di «aree desincronizzate» può essere spiegata in varia maniera (relativa più uniforme distribuzione del farmaco e conseguente minor «potenziale» chimico-farmacologico relativamente a una sensibilità «differenziale» degli effettori, ad es.) è pur tuttavia da notare che la ipotesi di un effetto negativo sulle capacità automatiche del miocardio bene si accorda al restante quadro di inibizione delle funzioni del ritmo e della conduzione a-v e intraventricolare. Ci sembra pertanto utile relativamente allo scopo prefissoci il sottolineare la diversità qualitativa dell'azione tossica precoce e tardiva.

4. Calcolando la quantità di Ouabaina somministrata nelle seconde prove per ottenere nuovamente la «anarchia ventricolare», si osserva che la dose è circa la metà di quella precedentemente somministrata. Ciò fa avanzare due possibili ipotesi:

a) o al momento della seconda perfusione è presente una concentrazione di farmaco eguale a quella che si ottiene con la perfusione iniziale di 100 γ e la reattività del substrato è immodificata;

b) oppure è in atto una modificazione del substrato indotta dalla prima perfusione che potrebbe agire sinergicamente al farmaco somministrato nella seconda perfusione potenziandone o antagonizzandone l'azione.

Non è pertanto possibile dal dato del «risparmio di farmaco» osservato nella seconda perfusione risalire alla concentrazione di farmaco effettivamente presente nel substrato all'inizio della medesima.

L'analogia dei tracciati registrati a metà della prima perfusione (cioè dopo circa 100 γ di Ouabaina/Kg.), con quelli registrati prima dell'inizio della seconda perfusione nella quale è stata impiegata appunto metà dose per portare l'animale alla anarchia (vedi colonna 2^0 della fig. 1 A e colonna 1^0 della fig. 1 B) renderebbe verosimile l'ipotesi di una eguaglianza di concentrazione del farmaco in tali momenti e di conseguenza porterebbe ad affermare che 100 γ circa di farmaco sono stati «detossicati» nell'intervallo tra le due perfusioni. Seguendo tale linea di ragionamento si dovrebbe d'altra parte prospettare che il mancato «risparmio di farmaco» riscontrato nelle terza perfusione, nella quale occorrono ancora 100—120 γ di farmaco perchè l'anarchia si instauri, fosse dovuto ad una aumentata velocità di detossicazione. E' ovvio come tale ipotesi contrasti, almeno a priori, con la cinetica delle detossicazioni biologiche. Anche i dati quantitativi ci sembra pertanto che confermino il dato morfologico ecgrafico del variare della qualità della azione nel tempo al ripetersi delle somministrazioni, ed ulteriormente confermino la importanza dell'effetto batmotropo negativo tardivo nel far variare la tossicità acuta per somministrazione endovenosa. La variata reattività del substrato non sembra dipendere dal danneggiamento aspecifico per il disturbo emodinamico coincidente con la fase di rapida fibrillazione, poichè altri dati, omessi per brevità, dimostrano che essa compare anche in animali in cui la perfusione è stata arrestata prima del presunto tempo di insorgenza della fibrillazione.

Conclusioni.

In sintesi gli elementi fondamentali del quadro elettrocardiografico osservato durante e dopo perfusioni ripetute di Ouabaina nella cavia sono:

1. Precoce effetto dromotropo negativo. La notevole sensibilità della cavia nei riguardi di tale azione permette di formulare la ipotesi che essa, determinate le condizioni opportune per il saggio quantitativo, possa essere sfruttata per la titolazione senza che sia necessario giungere a quadri di grave disordine cardiaco ed evitando l'interferenza di turbe di altre funzioni.

2. Facile insorgenza, nella prima perfusione, di extrasistoli e di fibrillazione ventricolare. Nel determinismo di tale quadro la rapidità della somministrazione sembra essere di fondamentale importanza, facilitando essa lo stato di «desincronizzazione» ventricolare, che sembra esserne la causa probabile.

3. Possibile reversibilità del quadro di «anarchia elettrica», ove la perfusione sia sospesa al momento o poco dopo il suo insorgere, cui si contrappone il prolungato permanere dell'azione sulla conduzione.

4. Scomparsa in successive perfusioni del quadro di extrasistolia e di fibrillazione, avente a suo probabile fondamento una variazione della reattività del substrato che indipendentemente da fenomeni di detossicazione può portare ad una apparente maggior tollerabilità del farmaco.

L'analisi elettrocardiografica rivela che quelle condizioni cardiache che con tecniche indirette di registrazione possono essere considerate come equivalenti (apparendo come punto terminale della titolazione essendo caratterizzate da uno stato di grave disordine dinamico) possano essere qualitativamente diverse. La diversità può consistere non solo nella morfologia del quadro ecgrafico — «fibrillazione» da una parte, «Herzwogen» dall'altra —, ma può verosimilmente avere a suo fondamento una diversa genesi: «desincronizzazione» zonale miocardica favorita dalla rapidità di somministrazione e dalla elettiva sensibilità del tessuto specifico in un caso; grave abbassamento del livello funzionale globale del cuore nell'altro, con un probabile effetto batmotropo negativo. Quanto esposto può fornire una spiegazione del variare della dose letale al variare della velocità di somministrazione nelle perfusione relativamente rapide e può anche spiegare come la dose letale possa essere variamente influenzata da fattori quali il tipo e la intensità della anestesia capaci di profondamente influenzare la tendenza alla fibrillazione per modificazioni della automaticità e irritabilità del tessuto miocardico[10, 13]. La precoce comparsa del prolungamento del PQ e la tardiva comparsa del prolungamento del QS documentano la diversa sensibilità del nodo a-v e di tutto il miocardio ventricolare relativamente all'azione dromotropa negativa esplicata dal farmaco; il progressivo evidenziarsi del secondo effetto dopo la somministrazione relativamente rapida di una dose sufficiente a provocarlo può qualitativamente modificare l'azione osservata durante la somministrazione, fondamentalmente determinata dal precoce manifestarsi del primo effetto, indipendentemente da una contemporanea eliminazione o metabolizzazione del farmaco.

Non è improbabile pertanto che nelle variazioni osservate nei resultati ottenuti nell'applicazione della tecnica di Knaffl-Lanz ai digitalici di secondo ordine, relativamente a vari fattori e in particolare alla velocità di perfusione, possa giocare un ruolo prevalente il particolare svolgimento temporale dell'azione del farmaco, che può dar luogo ad un fenomeno di apparente «autoantagonismo». Tale osservazione non è isolata nel complesso quadro delle azioni dei digitalici bene accordandosi alle variazioni di tossicità riscontrate da vari AA in vari animali da esperimento con glucosidi e genine in seguito a somministrazioni ripetute; variazioni che per il precoce comparire dopo una unica somministrazione non hanno potuto essere inquadrate in fenomeni di «abitudine», ma piuttosto di «tachifilassi» (letteratura riportata in [25]), e che trovano una giustificazione nella difasicità di molti aspetti dell'azione di questi farmaci anche da noi osservata (di prossima pubblicazione).

La relazione «tossicità della Ouabaina — tempo di morte o velocità di perfusione», che può apparire relativamente semplice ove il primo termine sia valutato con metodi indiretti o grossolani, si dimostra pertanto alquanto più complessa in particolare in quei limiti di tempo e di velocità utilizzati per la titolazione biologica. Appare chiaro come non possa essere considerata una buona misura dell'attività biologica di un farmaco un valore che sia soggetto a notevoli variazioni per condizioni inerenti al substrato ed a particolari di tecnica, anche se con opportuni accorgimenti si sia giunti a farlo apparire, statisticamente valutato, come una buona stima (come ad es. in questo caso si ottiene ponendo ristretti limiti al tempo in cui deve verificarsi la morte o calcolando la attività dalla dose minima ottenuta alla velocità ottimale[6]). E' infatti molto probabile che, variate le condizioni, (il che certamente si verifica nella applicazione terapeutica), si abbia per due campioni diversi una variazione del rapporto di attività osservato nella titolazione, in particolare se essa sia stata misurata con i dati ottenuti a quelle velocità di perfusione che portano a morte per un meccanismo farmacologicamente aspecifico (fibrillazione ventricolare), semplicemente per una diversità tra velocità di somministrazione o di assorbimento nel paziente e nell'animale da esperimento.

Dall'esame della letteratura e delle osservazioni da noi esposte in questa e precedenti note ci sembra possa essere tratta una sola conclusione di ordine pratico: che cioè quando si voglia applicare la tecnica di Knaffl-Lanz a glucosidi o droghe a caratteristiche diverse da quelle della digitale purpurea, per la quale la tecnica fu originariamente proposta, si deve tener conto che «dose» e qualità dell'azione variano al variare della tecnica e che pertanto le condizioni ottimali per la titolazione, ove sussistano, devono essere determinate per ogni singolo farmaco.

Bibliografia.

[1] Barnes, C. G., e J. Ives: Proc. Roy. Soc. Med. (An. Sec.) May 5 (1944). — [2] Beccari, E.: Il Farmaco 2, 12 (1947). — [3] Beccari, E.: Arch. internat. Pharmacodynamie 73, 65 (1946). — [4] Fulton, J. F.: A Textbook of Physiology. Philadelphia: W. B. Saunders Co. 1949. — [5] Geppert, M. P.: Arch. exper. Path. u. Pharmakol. 200, 627 (1943). — [6] Giotti, A., e F. Buffoni: Boll. Soc. Ital. Biol. Sper. 25, 176 (1949). — [7] Gold, H.: Quinidine in disorders of the heart. New York: P. B. Hoeber Inc. 1950. — [8] Goldberg, L.: Acta Physiol. Scand. 4, 178 (1942). — [9] Goldberg, L.: Arch. internat. Pharmacodynamie 78, 1 (1949). — [10] Greiner,

T. H., e S. GARB: J. of Pharmacol. **98**, 215 (1950). — [11] HILL, I. G. W.: Lancet i 1139 (1932). — [12] HOFFMANN, G., u. L. LENDLE: Arch. exper. Path. u. Pharmakol. **212**, 376 (1951). — [13] HUTCHEON, D. E.: J. of Pharmacol. **6**, 31 (1951). — [14] JACOBSEN, E., et W. LARSEN: Acta Pharmacol. et Toxicol. **7**, 35 (1951). — [15] KATZ. L. M.: Electrocardiography. London: H. Kimpton (2. a ediz.). — [16] KISCH, B.: Strophantin. New York: Brooklyn Medical Press 1944. — [17] KNAFFL-LENZ, E.: J. of Pharmacol. **29**, 407 (1926). — [18] KRUEGER, E., and K. UNNA: J. of Pharmacol. **76**, 272 (1942). — [19] KURTZ, C. M., et al.: J. Amer. Med. Assoc. **106**, 434 (1936). — [20] LENDLE, L.: Handbuch der exper. Pharmakol. **1**, 11. Berlin: Springer 1935. — [21] LEPESCHKIN, E.: Das Elektrokardiogramm. Dresden: Steinkopf 1947. — [22] LEVY, A. G.: Heart **5**, 299 (1913). — [23] MARRI, R., e F. CIAPPI: Bioch. e Terap. Sperim. **5**, 203 (1939). — [24] NAHUM, L. H., and H. E. HOFF: J. of Pharmacol. **65**, 322 (1939). — [25] NEUMANN, W.: Arch. exper. Path. u. Pharmakol. **201**, 468 (1943). — [26] ROTHBERGER, C. J., u. H. WINTERBERG: Pflügers Arch. **150**, 217 (1913). — [27] SCHAEFER, H.: Das Elektrokardiogramm Theorie u. Klinik. Berlin: Springer 1951. — [28] STRAUB, W.: Arch. exper. Path. u. Pharmakol. **198**, 189 (1941). — [29] STRAUB, W., E. TRIENDL u. L. BALE: Arch. exper. Path. u. Pharmakol. **199**, 427 (1942). — [30] WALTHER, R.: Arch. exper. Path. u. Pharmakol. **201**, 620 (1943). — [31] WEESE, H.: Digitalis. Leipzig: G. Thieme 1936.

Dr. A. GIOTTI, Istituto di Farmacologia e Clinica Tossicologica,
Firenze/Italia, Viale G. B. Morgagni N. 65.

Arch. exper. Path. u. Pharmakol., Bd. 215, S. 433—442 (1952).

Aus dem Pharmakologischen Institut der Freien Universität Berlin.

Die Reaktion von Natrium-Hypochlorit mit verschiedenen Serumproteinen*.

Von

K. BARTMANN, K. GEHRMANN und H. REMMER.

Mit 4 Textabbildungen.

(Eingegangen am 16. März 1952.)

Die Reaktion von Serumalbumin mit NaOCl in alkalischer Lösung, die zu einer oxydativen Aufspaltung des Proteins führt, wird von der Menge des vorhandenen Hypochlorits entscheidend beeinflußt[1]. R. W. BAKER[2], ST. GOLDSCHMIDT und Mitarbeiter[3] und auch andere Autoren[4-7] trugen zur Aufklärung der Reaktion bei. Untersuchungen an Modellpeptiden deuteten darauf hin, daß auch im Protein nur solche Peptidbindungen leicht spaltbar sind, an denen eine Aminosäure mit einer freien Aminogruppe beteiligt ist[8,9]. Die oben genannten Autoren erhoben ihre Befunde stets an einem einzigen Protein, z. B. Ovalbumin oder Casein, die mehr oder weniger einheitlich waren. H. HERKEN und seine Mitarbeiter[10,11] oxydierten eine Reihe von Serumproteinen mit NaOCl und fanden Unterschiede in der Freisetzung von gasförmigen N_2 und CO_2 während der Reaktion. Sie sprachen auf Grund von Modellversuchen an Peptiden die Vermutung aus, daß die Spaltung der verschiedenen Eiweißstoffe von der Zahl und Lage der Peptidbindungen im Molekül beeinflußt wird. Wir wiederholten diese Untersuchungen mit rein dargestelltem Globulin und Albumin vom Pferd und beobachteten nur bei einem großen Überschuß an NaOCl Unterschiede in der Gasfreisetzung. Die Beurteilung dieser Versuche wurde dadurch erschwert, daß leicht denaturierte Eiweißlösungen eine veränderte Reaktionsweise zeigten, in dem sie eine größere Menge Gas entwickelten als frisch bereitete. Aus diesen Gründen schien eine eingehende Bestimmung der Aufspaltung verschiedener, einheitlicher, nativer Serumproteine durch wechselnde NaOCl-Mengen aufschlußreich für gewisse Strukturunterschiede zwischen nah verwandten Proteinen zu sein.

Methodik.

Die Untersuchungen an einheitlichen Serumproteinen erstreckten sich auf Albumine vom Rind und Pferd, das wir mit den beschriebenen vom Menschen verglichen[1]. An γ-Globulinen standen uns die vom Rind und Menschen zur Verfügung**.

---

* Herrn Professor Dr. W. HEUBNER zum 75. Geburtstag gewidmet.

** Herrn Dr. SCHULTZE von den Behringwerken sind wir für die freundliche Überlassung der Proteine sehr dankbar.

Die unter den schonendsten Bedingungen getrockneten Präparate wurden in steriler physiologischer NaCl-Lösung bei 2—4° gelöst und nach 24 Std sofort zum Versuche benutzt. Die Oxydation der Guanidinogruppen kontrollierten wir mit der von C. J. Weber[12] modifizierten Sakaguchi-Reaktion. Außerdem bestimmten wir nach Oxydation der Proteine und anschließender dreitägiger Dialyse die Cu-Bindungsfähigkeit mit der Biuret-Reaktion und den N-Gehalt nach Veraschung. Der Rest-N-Wert wurde nach Wolframat-Fällung kjeldahlometrisch ermittelt. In allen Einzelheiten hielten wir uns genau an die bereits beschriebene Versuchsanordnung[1].

Ergebnisse.

Um eine Vorstellung über die Aufspaltung nah verwandter Serumproteine zu erhalten, prüften wir die N_2- und CO_2-Freisetzung bei der NaOCl-Oxydation von Rinderalbumin und Pferdealbumin. Auf Tab. 1 und 2 sind die Ergebnisse zusammengefaßt. Die N_2-Abgabe aus dem Pferdealbumin übersteigt in Versuch Nr. 4 bei einem Verhältnis von 3 : 1 bereits die N_2-Entbindung aus dem Rinderalbumin. Auch bei der Oxydation mit höheren NaOCl-Mengen ist eine ähnliche Differenz zu beobachten. Die CO_2-Freisetzung ist dagegen bei kleineren NaOCl-Mengen (Versuch 1—6) gleich. Erst bei einem größeren Überschuß des Oxydationsmittels (6 : 1 und 10 : 1) ist die CO_2-Abgabe aus dem Pferdealbumin 25—30% höher als diejenige aus dem Rinderalbumin. Die Abspaltung von CO_2 aus den freien Carboxylgruppen dürfte keine größere Rolle bei der CO_2-Freisetzung spielen. Denn nur bei Anwendung sehr großer NaOCl-Mengen, welche in der Größenordnung die von uns verwandten weit überschreiten, gelang es Herken und Schunk[9] bei der Oxydation von Aminosäuren mit NaOCl aus der Asparaginsäure 2 Mol CO_2 abzuspalten, dagegen aus der Glutaminsäure nur 1 Mol. Bei der Spaltung von Peptidgruppen können dagegen mehr als 1 Mol CO_2 freigesetzt werden, besonders dann, wenn Glykokoll, welches nach der Decarboxylierung weiter oxydiert wird, an der Peptidbindung beteiligt ist[9]. Trotz dieser Einwände versuchten wir die CO_2-Abgabe als ein ungefähres Maß für die Spaltung heranzuziehen. Rinderalbumin enthält 583 und Pferdealbumin 577 Peptidbindungen pro Mol. Für beide Proteine legen wir 580 zugrunde. Die Anzahl der Peptidbindungen in unseren Versuchen ergibt sich aus der Multiplikation dieser Zahl mit der vorgelegten Menge mol Protein. Diesen Wert setzen wir in Beziehung zu den entbundenen mol CO_2 (Tab. 2). Bei einem 20fachen Überschuß von NaOCl hat die oxydative Aufspaltung ein solches Ausmaß erlangt, daß pro Peptidbindung mehr als 1 mol CO_2 freigesetzt wird.

Hypochlorit in geringer Konzentration (mg · NaOCl : mg Protein-N wie 1 : 1) greift die Guanidinogruppen der Proteine an (Abb. 1), ohne eine nachweisbare Spaltung von Peptidbindungen herbeizuführen (siehe Abb. 2 und 3). Über die Hälfte der Guanidinogruppen ist bereits oxydiert. Albumine und γ-Globuline unterscheiden sich kaum. Wird aber die NaOCl-Konzentration auf das Doppelte erhöht, dann werden keine weiteren Guanidinogruppen in den Albuminen oxydiert. Dieses merkwürdige Verhalten, das bereits beim Menschen-Albumin beschrieben wurde[1], ist auch bei den beiden anderen untersuchten Albuminen zu beobachten. Anders reagieren die Globuline. Mit Erhöhung der NaOCl-Konzentration nimmt die Zerstörung der Guanidinogruppen zu und ist bei einem sechsfachen Überschuß von NaOCl über Protein-N vollständig.

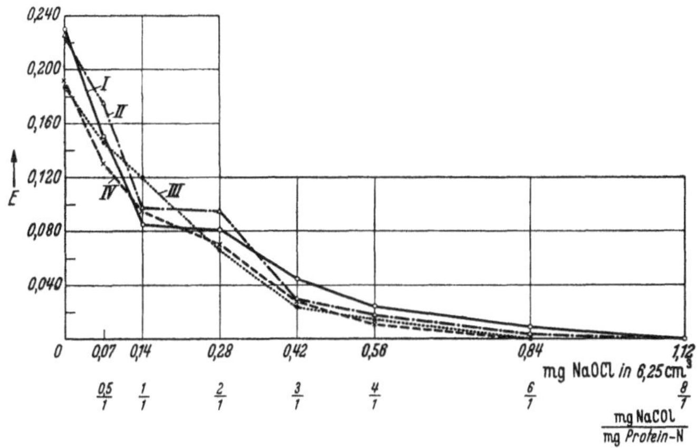

Abb. 1: SAKAGUCHIreaktion auf Guanidinogruppen in Proteinen nach NaOCl-Oxydation. 4,0 cm³ Eiweiß-Lösung (0,14 mg Protein − N); 2,0 cm³ Boratpuffer p_H 9,4; 0,25 cm³ NaOCl-Lösung (0,07−1,12 mg NaOCl). Reaktionszeit 1 Std. bei 37° anschließend SAKAGUCHI-Reaktion.
I ——— Rinderalbumin. *II* − · − Pferdealbumin. *III* . . . . . Rinder γ-Globulin.
IV − − − Menschen γ-Globulin.

Einige Gruppen der Albumine scheinen gegen die Oxydation resistenter zu sein. Erst bei einem Verhältnis von 8 : 1 sinkt die Absorption des roten Farbstoffes auf 0, der sich bei Reaktion von α-Naphthol mit Guanidinogruppen unter NaOBr-Oxydation bildet.

Eine geringfügige, aber einwandfrei nachweisbare Abspaltung niedermolekularer Eiweißbausteine aus den drei untersuchten Proteinen beginnt bei einem Verhältnis von NaOCl zu Protein N von 2 : 1 (Abb. 2 u. 3). Cu-Bindungsfähigkeit und N-Gehalt nach Dialyse sind etwas vermindert. Der Rest-N-Wert beträgt etwa 2%. Erst bei weiterer Erhöhung der NaOCl-Menge treten beachtliche Unterschiede in der Reaktionsweise der drei Proteine auf. Beim Pferdealbumin ist eine größere Aufspaltung zu beobachten als beim Rinderalbumin, welches das gleiche Verhalten wie das bereits beschriebene Menschenalbumin zeigt[1]. Wird bei der Oxydation des Pferdealbumins die NaOCl-Menge von 2 : 1 auf 4 : 1 erhöht, dann sinkt nach der Dialyse der N-Gehalt auf 57% des Ausgangswertes und die Cu-Bindungsfähigkeit auf 58% ab. Der Rest-N-Wert steigt nach

NaOCl-Einwirkung auf 6—7% an. Neben der Abtrennung einer kleineren Zahl niedermolekularer Proteinbausteine aus dem Albumin erfolgt beim Pferdealbumin eine Aufspaltung zahlreicher Peptidbindungen, wodurch das Molekül in größere Bruchstücke zerfällt. Diese mittelgroßen Teilchen sind fällbar, können aber noch durch eine Cellophan-Membran dialysieren, so daß fast 50% des oxydierten Proteins verloren gehen.

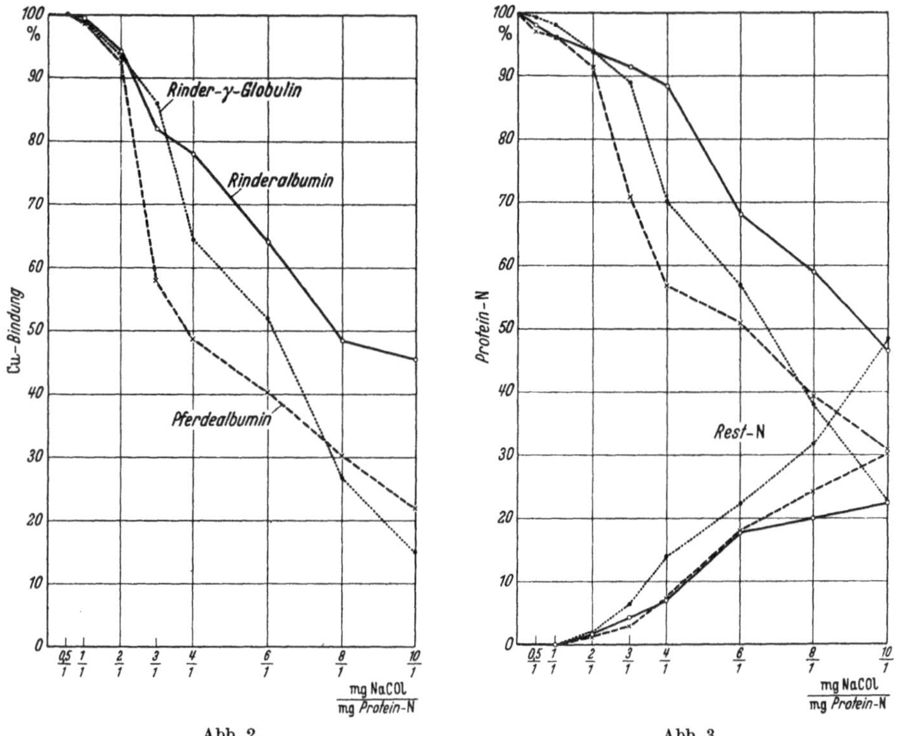

Abb. 2.   Abb. 3.

Abb. 2. Cu-Bindungsvermögen verschiedener mit NaOCl oxydierter Proteine nach Dialyse, gemessen mit der Biuret-Reaktion.

Abb. 3. Protein-N nach Dialyse und Rest-N Werte nach Wolframatfällung von verschiedenen Proteinen, die mit wechselnden Mengen an NaOCl oxydiert wurde.

——— Rinderalbumin; ···· Rinder γ-Globulin; - - - - Pferdealbumin.

Bei weiterer Erhöhung der NaOCl-Menge bis zu einem zehnfachen Überschuß über Protein-N steigt der Rest-N Wert um 24%. Um beinahe den gleichen Wert (26%), sinkt der N-Gehalt und die Cu-Bindungsfähigkeit (27%) nach Dialyse ab. Diese Übereinstimmung scheint darauf hinzudeuten, daß eine zusätzliche Aufspaltung in kleinere Bruchstücke erfolgt, die nicht durch Wolframat gefällt werden können. Daneben sind noch eine Anzahl größerer nicht dialysabler Spaltprodukte vorhanden.

Eine Abtrennung größerer Bruchstücke des γ-Globulins beginnt im Gegensatz zum Pferdealbumin erst bei einem Verhältnis von NaOCl zu Protein-N wie 4 : 1. Dagegen werden niedermolekulare Teilchen, die als Rest-N nachweisbar sind, bei der Oxydation des γ-Globulins in größerem Umfange freigesetzt als aus den beiden anderen Albuminen. Bei der höchsten NaOCl-Konzentration erreicht der Rest-N-Wert fast 50%, wodurch der N-Gehalt als auch die Cu-Bindungsfähigkeit nach Dialyse niedriger als bei den drei Albuminen ist.

Diskussion.

Wie läßt sich die leichtere Aufspaltbarkeit des Pferdealbumins in Bruchstücke mittlerer Größe bei der Oxydation mit bestimmten Mengen an NaOCl erklären? Bei der Erhöhung der NaOCl-Konzentration von 2 : 1 auf 3 : 1 sinkt nach Dialyse der N-Gehalt um 20% und die Cu-Bindungsfähigkeit um 34%. Innerhalb des Moleküls werden an verschiedenen Stellen nur einige Peptidbindungen oxydativ gespalten, so daß 20% des Proteins in noch fällbare, aber bereits dialysable Bruchstücke zerlegt werden, die sich dadurch dem Nachweis entziehen.

Die gemessenen CO_2- und N_2-Werte, die beim Albumin vom Rind und Pferd gleich sind, wenn mit den angegebenen NaOCl-Konzentrationen oxydiert wird, bestätigen, daß nur einzelne Peptidbindungen gespalten werden. Während im Pferdealbumin innerhalb des Moleküls anscheinend Peptidgruppen vorhanden sind, die leicht spaltbar sind, werden vom Rinderalbumin die endständigen Aminosäuren abgetrennt. Genau so wie das Rinderalbumin reagiert das Menschenalbumin mit NaOCl.

St. Goldschmidt und Mitarbeiter[8] als auch H. Herken und J. Schunk[9] wiesen an Modellpeptiden nach, daß eine Aufspaltung durch Hypobromit oder Hypochlorit nur bei Vorhandensein freier Aminogruppen möglich ist. Das Pferdealbumin unterscheidet sich besonders durch seinen Lysin-Gehalt von den anderen beiden Albuminen. Neben 40 Lysin-Resten im Pferdealbuminmolekül sind 30 im Rinder- und 28 im Menschenalbuminmolekül enthalten[13]. Über den Lysingehalt des γ-Globulins stehen nur Zahlen vom Menschen zur Verfügung. Umgerechnet auf das gleiche Molekulargewicht betrüge die Zahl der Lysin-Reste 32. Es ist durchaus möglich, daß der Unterschied im Lysingehalt die leichtere Aufspaltung des Pferdealbumins herbeiführt. Eine Parallele zwischen dem Arginingehalt und dem Zerfall in Bruchstücke mittlerer Größe ist nicht vorhanden. Wie wir bereits oben beschrieben haben, enthält Menschen-γ-Globulin weniger Arginin als Menschen- und Rinderalbumin, der Gehalt des Pferdealbumins liegt genau in der Mitte. Außerdem ist es nicht sehr wahrscheinlich, daß die Guanidinogruppen eine Bedeutung bei der Peptidspaltung im Eiweißmolekül besitzen, da sie durch eine NaOCl-Konzentration von 1 : 1 bereits zum großen Teil zerstört sind, ohne daß dabei eine Spaltung von Peptidbindungen zu beobachten ist.

Bei einem Überschuß von 10 : 1 bleibt die Diskrepanz in der Aufspaltung von Rinder- und Menschenalbumin einerseits und Pferdealbumin andererseits bestehen. Der gesamte N-Verlust, berechnet aus der N_2-Freisetzung und dem Rest-N-Wert nach Wolframatfällung, erreicht beim Pferdealbumin einen Wert von 46% (Tab. 1). Die nicht dialysablen Oxydationsprodukte enthalten 31% N. Der Rest von 23% entfällt auf den N-Gehalt dialysabler, aber fällbarer Bruchstücke. Beim Rinderalbumin finden wir ein umgekehrtes Zahlenverhältnis. Der Gesamt-N-Verlust beträgt nur 35,5%. Dagegen bleiben noch 47% des N in der nicht dialysablen Substanz zurück.

Es ist kaum möglich die Zahl der gespaltenen Peptidbindungen genau anzugeben. Der Rest-N-Wert ist zu niedrig, da ein Teil niedermolekularer Bruchstücke ihren N verloren hat. Dagegen gibt der gesamte N-Verlust wahrscheinlich einen zu hohen Spaltungswert an. Würden wir die abgegebene Menge CO_2 als ein Spaltungsmaß ansehen, so wären bei Einwirkung von NaOCl im Verhältnis 10 : 1 bereits 53% der Peptidbindungen vom Pferdealbumin und 43% vom Rinderalbumin aufgespalten. Diese möglicherweise zu hohen Werte deuten darauf hin, daß CO_2 nicht nur aus der Peptidgruppe stammt. Bei mittleren NaOCl-Konzentrationen (Tab. 1 und 2, Vers. 3—7) stimmen die aus dem entbundenen CO_2-Mengen vermuteten Spaltungswerte mit denen, die sich aus dem gesamten N-Verlust abschätzen lassen, gut überein.

Wahrscheinlich kommen sie den wirklichen sehr nahe. In den höchsten NaOCl-Konzentrationen übertrifft die Aufspaltung des γ-Globulins

Tabelle 1.

Ver-such Nr.	Protein N mg	NaOCl mg	NaOCl / Protein-N	Rinderserum Albumin				Pferdeserum Albumin			
				N_2 mm³	N_2 %	Rest-N in %	Gesamt-verlust N in %	N_2 mm³	N_2 %	Rest-N in %	Gesamt-N-Verlust in %
1	1,4	0,7	0,5:1	0	0	0	0	0	0	0	0
2	1,4	1,4	1:1	6	0,54	0	0,54	5	0,45	0	0,45
3	1,4	2,8	2:1	27	2,4	2,1	4,5	25	2,2	1,5	3,7
4	1,4	4,2	3:1	37	3,3	4,5	7,8	50	4,5	3,0	7,5
5	1,4	5,6	4:1	60	5,3	7	12,3	78	7,0	6,9	13,9
6	0,56	2,24	4:1	22	5,05	7	12,05	32	7,2	6,9	14,1
7	0,56	3,36	6:1	26	5,8	17,8	23,6	33	7,35	18	25,35
8	0,56	4,48	8:1	39	8,7	20	28,7	44	9,8	24,2	34
9	0,56	5,6	10:1	60	13,4	22,9	36,3	70	15,6	30,5	46,1
10	0,14	2,8	20:1	42	37,4	—	—	—	—	—	—
11	0,14	4,2	30:1	42	37,4	—	—	—	—	—	—

sogar die des Pferdealbumins. Allerdings überwiegt ein Zerfall in kleinere Bruchstücke, wie der außerordentlich hohe Rest-N-Wert beweist, der beinahe 50% erreicht. Warum die Aufspaltung bei Erhöhung des Oxydationsmittels viel leichter erfolgt, ist aber schwer einzusehen, da die Zahl freier Aminogruppen im γ-Globulin bedeutend geringer ist. Ob eine Aufspaltung von Peptidbindungen im Eiweißmolekül ohne Vorhandensein von freien Aminogruppen überhaupt möglich ist, läßt sich aus unseren Befunden nicht entnehmen.

In den Serumalbuminen scheinen 2 verschiedene Typen von Guanidinogruppen vorhanden zu sein, die sich in ihrer Reaktionsgeschwindigkeit mit NaOCl unterscheiden. Bei einem Verhältnis von 1 : 1 sind die leicht oxydablen bereits zerstört. Erst durch Erhöhen der NaOCl-Konzentration auf das dreifache werden weitere Gruppen angegriffen. In den beiden γ-Globulinen von Mensch und Rind weicht die Oxydationsfähigkeit der verschiedenen Guanidinogruppen nicht so stark voneinander ab. Mit der Erhöhung der NaOCl-Menge nimmt in gleichem Maße auch die Oxydation der Guanidinogruppen zu und ist bereits bei einer Konzentration vollständig, bei der noch Gruppen im Albuminmolekül nachweisbar sind.

Auf schwerer oxydable Gruppen im Albuminmolekül weist auch folgende Beobachtung hin: Die Sakaguchireaktion beruht ebenfalls auf einer Oxydation dieser Gruppen mit NaOBr oder NaOCl, wenn α-Naphthol zugegen ist. Der Farbstoff bildet sich nicht, wenn α-Naphthol erst nach Oxydation einwirken kann. Der Extinktionswert der nativen, nicht oxydierten Albumine ist nach der Sakaguchireaktion etwa 18% höher als derjenige der unveränderten γ-Globuline (Abb. 1). Über den Arginingehalt von Menschenserumalbumin und γ-Globulin liegen quantitative Angaben von BRAND und Mitarbeitern vor[13]. Das Albumin enthält aber

Tabelle 2.

Versuch Nr.	$\dfrac{\text{mg NaOCl}}{\text{mg Protein N}}$	Protein mol.10^{-8}	Rinderserum Albumin				Pferdeserum — Albumin			
			CO_2 mm³	CO_2 mol. 10^{-6}	$\dfrac{\text{mol } CO_2}{\text{,,mol'' Peptid bind.}}$	$\dfrac{\text{mol } CO_2}{\tfrac{1}{2}\text{mol N}_2}$	CO_2 mm³	CO_2 mol 10^{-6}	$\dfrac{\text{mol } CO_2}{\text{,,mol'' Peptid bind.}}$	$\dfrac{\text{mol } CO_2}{\tfrac{1}{2}\text{mol N}_2}$
1	0,5:1	12,5	22	1,0	0,014	—	16	0,7	0,009	—
2	1:1	12,5	31	1,38	0,019	2,54	26	1,16	0,016	2,6
3	2:1	12,5	60	2,7	0,038	1,11	82	3,8	0,052	1,65
4	3:1	12,5	107	4,8	0,066	1,45	111	5,0	0,069	1,11
5	4:1	12,5	197	8,8	0,121	1,64	208	9,3	0,128	1,33
6	4:1	5,0	88	3,93	0,135	2,0	91	4,05	0,14	1,42
7	6:1	5,0	120	5,35	0,184	2,3	164	7,3	0,252	2,48
9	10:1	5,0	280	12,5	0,431	2,34	344	15,3	0,528	2,46
10	20:1	1,25	196	8,76	1,21	2,34	—	—	—	—
11	30:1	1,25	276	12,3	1,69	3,3	—	—	—	—

28% mehr Arginin als das γ-Globulin. Die Differenz zwischen den beiden Werten spricht ebenfalls für die Ansicht, daß im Albuminmolekül in größerem Ausmaße schwerer oxydable Guanidinogruppen vorhanden sind.

Die diskutierten Beobachtungen bestätigen, daß Proteine, wie das Pferde- und das Rinderalbumin, welche sehr ähnliche physikalisch-chemische Eigenschaften besitzen, sich in ihrem molekularen Aufbau unterscheiden. Ob der verschiedene Gehalt an bestimmten Aminosäuren,

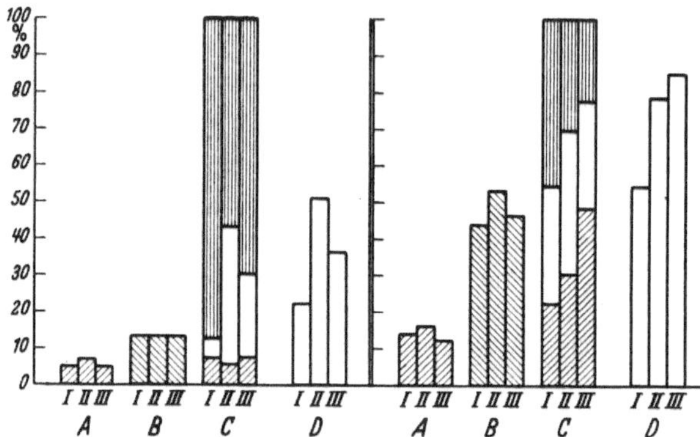

Abb. 4. A gasförmiger N_2 in % vom Gesamt N. B CO_2 pro 100 Peptidbindungen. C ▨ unten: Rest-N nach Wolframatfällung in % vom Ges. N. ☐ Mitte: N-haltige, nicht fällbare, aber dialysable Spaltprodukte. ▥ oben: N nach Dialyse in % vom Gesamt-N. D = Abnahme der Cu-Bindungsfähigkeit nach Dialyse. I Rinderalbumin, II Pferdealbumin, III Rinder-γ-Globulin.

$$\frac{mg\ NaOCl}{mg\ Protein\ N}\ \text{linke Abb.:}\ \frac{4}{1}\ ;\ \text{rechte Abb.:}\ \frac{10}{1}\ .$$

z. B. Lysin, zur Erklärung ausreicht, läßt sich aus diesen Befunden nicht schließen. Jedenfalls enthält das Pferdealbumin eine größere Zahl leicht oxydabler Peptidbindungen. Rinder- und Menschenalbumin sind dagegen in ihrer Reaktionsweise gleich.

Die Oxydation von Proteinen mit NaOCl ermöglicht eine Unterscheidung der verschieden strukturierten Eiweißstoffe. Bedeutsam sind Zahl und Anordnung leicht oxydabler Peptidbindungen, deren Spaltung Abbauprodukte wechselnder Größe und Beschaffenheit liefert. Allerdings müssen zwei Bedingungen erfüllt werden, damit solche Differenzierungen möglich sind:

1. Die Oxydation muß mit mehreren NaOCl-Konzentrationen erfolgen. Geringe führen keine Spaltung herbei. Aber auch zu hohe NaOCl-Mengen oxydieren die Substanz so vollständig, daß Spaltprodukte bestimmter Größe nicht mehr nachweisbar sind. In unseren Untersuchungen bewährte sich ein Verhältnis von NaOCl : Protein-N zwischen 4 : 1 und 10 : 1 (Abb. 4). Bei Oxydation anderer Eiweißkörper könnten auch andere NaOCl-Mengen vorteilhafter sein.

2. Die Anwendung nur einer Methode ist mangelhaft. Abb. 4 soll das deutlich machen: CO_2 oder N_2-Freisetzung allein genügt nicht, um Unterschiede festzustellen. Bei einem Verhältnis von 4 : 1 sind die Werte praktisch gleich. Bei 10 : 1 treten gewisse Differenzen auf, die aber noch keine endgültige Aussage über eine leichtere Spaltbarkeit, z. B. von Pferdealbumin, erlauben. Die Rest-N-Werte nach Wolframatfällung sind dagegen deutlich verschieden. Sie zeigen im Gegensatz zu den entwickelten Gasmengen eine sehr leichte Spaltbarkeit der γ-Globuline vom Rind, aber nur wenn eine höhere NaOCl-Menge benutzt wird. Die N-Werte nach Dialyse vervollständigen die Aussagen und ermöglichen zusammen mit den Rest-N-Werten, eine Schätzung der Teilchengröße. Die Ergebnisse lassen sich weiterhin stützen, wenn nach Dialyse die Cu-Bindungsfähigkeit der löslichen, höher molekularen Spaltprodukte bestimmt wird. Wenn diese Werte in den meisten Versuchen zum Teil erheblich geringer sind als aus dem vorhandenen N vermutet werden kann, dann ist es eine Stütze für die Ansicht, daß ein Teil der vorhandenen Peptidbindungen oxydativ verändert ist, ohne daß eine Aufspaltung erfolgte. Auf diese Tatsache wurde bereits in einer früheren Untersuchung hingewiesen[1]. Ebenso vorteilhaft könnte eine Bestimmung der Cu-Bindungsfähigkeit der oxydierten Proteine vor der Dialyse sein. Nur eine Kombination mehrerer Methoden führt zu gewissen Schlüssen.

Neben der Bestimmung der Spaltung dürfte der Nachweis bestimmter Gruppen, die mehr oder weniger leicht oxydabel sind, gewisse Strukturunterschiede erklären können. Wir benutzten die Oxydationsfähigkeit der Guanidinogruppen (Abb. 1). Noch deutlicher als bei den übrigen Untersuchungen zeigte es sich, daß eine bestimmte NaOCl-Menge keineswegs ausreicht, um Unterschiede in der Reaktionsfähigkeit der Guanidinogruppen nachzuweisen. Erst die laufende Erhöhung der NaOCl-Menge brachte die bemerkenswerte Tatsache zum Vorschein, daß in den beiden Albuminen im Gegensatz zu den untersuchten γ-Globulinen Guanidinogruppen vorhanden sind, die sich weit schwerer oxydieren lassen.

Zusammenfassung.

Verschiedene Serumproteine wurden durch wechselnde Mengen NaOCl in alkalischer Lösung aufgespalten. Das Pferdealbumin zerfällt in Bruchstücke mittlerer Größe bei der Oxydation mit Hypochloritmengen, die auf das Menschen- und Rinderalbumin sowie auf das Rinder-γ-Globulin nicht in ähnlicher Weise wirken. Beim Rinder-γ-Globulin überwiegt die Abspaltung niedermolekularer Bausteine, wenn höhere NaOCl-Konzentrationen wirksam sind.

In den Albuminen ist im Gegensatz zu den γ-Globulinen ein großer Teil der Guanidinogruppen schwerer oxydabel.

Die Anwendung verschiedener Methoden zum Nachweis der Spaltung und der oxydativen Veränderung bestimmter Gruppen im Molekül ermöglicht eine Differenzierung verschiedener Proteine.

Literatur.

[1] Gehrmann, K., u. H. Remmer: Arch. exper. Path. u. Pharmakol. 215, 342 (1952). — [2] Baker, R. W.: Biochemic. J. 41, 237 (1947). — [3] Goldschmidt, St., R. Wolff, Engel u. E. Gerisch: Hoppe-Seylers Z. 189, 193 (1930). — [4] Lieben, F., u. B. Bauminger: Biochem. Z. 265, 387 (1933). — [5] Engfeldt, N. O.: Hoppe-Seylers Z. 121, 18 (1922). — [6] Brigl, P., R. Held u. U. Hartung: Hoppe-Seylers Z. 173, 129 (1928). — [7] Salkowski, E.: Biochem. Z. 136, 169 (1931). — [8] Goldschmidt, St., u. K. Strauss: Liebigs Ann. 471, 1 (1929). — [9] Herken, H., u. J. Schunk: Arch. exper. Path. u. Pharmakol. 206, 102 (1949). — [10] Herken, H., u. J. Schunk: Arch. exper. Path. u. Pharmakol. 206, 302 (1949). — [11] Herken, H., u. H. Silbersiepe: Arch. exper. Path. u. Pharmakol. 212, 205 (1951). — [12] Weber, C. J.: J. of Biol. Chem. (Amer.) 86, 216 (1930). — [13] Brand, E., B. Kassel u. L. J. Saidel: J. of Biol. Chem. (Amer.) 145, 359 (1942).

Dr. H. Remmer, Berlin-Dahlem, Thielallee 69/73, Pharmakol. Institut.

Arch. exper. Path. u. Pharmakol., Bd. 215, S. 443—459 (1952).

Aus dem Pharmakologischen Institut der Universität Göttingen
(Direktor: Prof. Dr. L. LENDLE).

Pharmakologische Wirkungen am isolierten Ganglien-Muskelpräparat des Gelbrandkäfers*.
(Zur vergleichenden Pharmakologie des Nerv-Muskelsystems.)

Von

H. KRUPP, L. LENDLE und K. STAPENHORST.

Mit 4 Textabbildungen.

(Eingegangen am 16. März 1952.)

Zum Zweck der experimentellen Analyse insektizider Stoffe war von
FRITSCH und KRUPP ein isoliertes Ganglien-Muskelpräparat des Gelbrandkäfers (Dytiscus marginalis L.) entwickelt worden und hatte sich bei
der Vergleichung verschiedener moderner und älterer Insektizide (KRUPP,
LENDLE und STAPENHORST) zur Ermittlung qualitativer und quantitativer Wirkungsbedingungen gut bewährt. Es waren bei diesen Untersuchungen eine Reihe von Fragen offen geblieben, insbesondere war das
Problem der „Überträgerstoffe im Nerv-Muskelsystem" von Insekten
nur gestreift worden.

Aus der vorliegenden vergleichend zoophysiologischen Literatur hatten wir
schon den Eindruck gewonnen, daß bei Insekten Pharmaka nicht die gleichen
spezifischen Wirkungen und antagonistischen Reaktionen am Nerv-Muskelsystem
zeigen. Insbesondere liegen kaum Erfahrungen über Überträgerstoffe bei Wirbellosen vor. BACQ hat diese Frage systematisch bearbeitet und eine kritische Zusammenstellung gegeben, nach welcher „cholinergische" Nerven nur bei einigen
Würmern und Echinodermen, nicht aber bei Mollusken nachzuweisen sind, obwohl
gerade ihre Gewebe reich an Acetylcholin und Esterase sind. Adrenergische Nerven
sind bei keiner Wirbellosen-Art gefunden worden. Sie werden nur bei einigen
Anneliden und Kephalopoden vermutet. In einer weiteren Arbeit hat BACQ die
spezielle Frage der Wirkungen von Acetylcholin und Adrenalin bei Wirbellosen
behandelt. Auch danach ist es für Insekten nicht geklärt, ob Acetylcholin im
Gewebe vorkommt, ob es eine Bedeutung für die neuromuskuläre Übertragung
hat und ob überhaupt cholinergische Nerven vorliegen. Eserin, Curarin und Atropin
besitzen keine spezifische Wirkungsweise, wie sie von den Wirbeltieren her bekannt ist.

Auch eine neueste Arbeit von FLOREY über „Neurohormone und Pharmakologie der Arthropoden" bestätigte nach neuer Literaturzusammenstellung, daß
bisher, wenn man von der bekannten Acetylcholin- und Adrenalinwirkung auf das
Herz absieht, über die Wirkungsmöglichkeiten dieser Stoffe bei Arthropoden alles
völlig unklar war. FLOREY selbst bemühte sich in systematischer vielseitiger Untersuchung um diese Fragen. Seine Ergebnisse sprechen aber auch nicht überzeugend
für die Hypothese einer neuromuskulären Übertragung durch uns bekannte Stoffe.
Er fand zwar mit hohen Konzentrationen von Acetylcholin eine Förderung der

---

* Herrn Professor Dr. W. HEUBNER zum 75. Geburtstag gewidmet.

neuromuskulären Erregbarkeit und verstärkte Bewegungsvorgänge bei Insekten. Eserin, Nicotin und Pilocarpin sollen sich in vielfacher Beziehung wie Acetylcholin verhalten, es fehlt aber jeder Antagonismus des Atropins (außer am vegetativen Nervensystem), und Curarin lähmte wohl nur bei Verwendung der Originallösung der Ampullen (1 : 300 oder 1 : 500 mit 0,5% Chloretongehalt), so daß der Autor selbst kritische Bedenken gegen die Auswertung seiner Ergebnisse hat. Adrenalin wirkte lähmend am Bewegungsapparat der Arthropoden. Am Zentralnervensystem zeigten sich Erregungen nach Picrotoxin und Cardiazol und Lähmungen nach Strychnin. Von besonderem Interesse ist das Verhalten von Prostigmin und Eserin. Da der letztgenannte Stoff lipoidlöslich ist und in Zellen einzudringen vermag, konnte er mit Konzentrationen ab 1 : 20000 die Bewegungsreaktionen von Küchenschaben nach Frequenz und Tonus steigern, während das nur wasserlösliche Prostigmin in Konzentrationen bis 1 : 1000 unwirksam blieb. Ähnlich waren die Unterschiede an Aeschna-Larven.

Wir bemühten uns nun, auch an unserem Präparat im Sinne einer vergleichenden Pharmakologie des Nerv-Muskelsystems an Insekten die Wirksamkeit von in ihrer Wirkung einigermaßen definierten Stoffen zu prüfen. Dabei konnten auch antagonistische Reaktionen und Erfahrungen über Wirkungen im vegetativen Nervensystem berücksichtigt werden. In den Bereich der Versuche wurde eine Reihe von erregenden und lähmenden Stoffen des Zentralnervensystems und schließlich Ionen, die ja auch im Nervensystem die Erregbarkeitsverhältnisse bestimmen können, einbezogen. Einige Stoffe, die noch in die Gruppe der Insektizide oder Wurmmittel einzuordnen sind und die in einer Dissertationsarbeit von Stapenhorst genauer beschrieben werden, sind im folgenden nur teilweise mit angeführt.

Bei dieser vergleichend pharmakologischen Analyse mußte auch beachtet werden, daß das verwendete Ganglienpräparat mit seinen automatischen Erregungs-Impulsen für die Abdominalmuskulatur nicht einfach einer motorischen Schaltstelle im Rückenmark der Wirbeltiere gleichgesetzt werden kann. Nach zoophysiologischen Vorstellungen entspringen aus den Ganglien des Bauchmarks auch vegetative Nerven. Der Charakter dieser Ganglien dürfte also wohl ein „gemischter" sein, so daß auch vielleicht vegetativ-nervöse Gifte dort motorische Reaktionen mit auslösen könnten. Die von dort aus versorgte Abdominalmuskulatur dient mit ihren rhythmischen Bewegungen der Belüftung der Tracheen, so daß man in den Bauchganglien des Gelbrandkäfers auch ein Atemzentrum annehmen kann; denn diese rhythmischen Atembewegungen hören sofort auf, wenn die Ganglienkette reseziert wird. Diese Annahme wird durch Versuche bestätigt, in denen wir die Atembewegungen des Abdomens durch Applikation einer CO_2-durchblasenen Insekten-Ringer-Lösung auf die Ganglienkette eindeutig verstärken konnten. Insofern hat die Feststellung pharmakologischer Reaktionen auch über unsere primäre Fragestellung hinaus vielleicht noch eine Bedeutung für die vergleichende Physiologie.

Auch über die periphere neuromuskuläre Einrichtung der Insekten muß hier eine kurze Angabe gemacht werden. Es handelt sich bei den Insekten um eine echte quergestreifte Skeletmuskulatur mit voll ausgebildeten Nervenendplatten in ähnlicher Anordnung wie bei den Wirbeltieren. Über die stoffwechselmäßigen Vorgänge bei der Muskelkontraktion und die Besonderheiten des Muskeltonus bei den Insekten scheinen keine genügenden experimentellen Untersuchungen vorzuliegen. Keinesfalls kann die Muskulatur der Insekten verglichen werden mit der glatten Muskulatur der Würmer, die nur in der Organisation des zentralen Nervensystems (Bauchganglienkette und Schlundganglienring) eine Ähnlichkeit mit den Insekten aufweisen. In der Muskulatur der Insekten sind nach vorliegenden Angaben wahrscheinlich keine peripheren ganglionären Elemente vorhanden. Bewegungsimpulse dürften daher wohl nur aus der Bauchganglienkette stammen.

Über die Organisation des Zentralnervensystems der Insekten, insbesondere beim Gelbrandkäfer, sind in der früheren Arbeit von FRITSCH und KRUPP genauere Ausführungen vorgelegt worden. Als Ergänzung dazu mag eine interessante, vergleichend pharmakologische Feststellung von FLOREY angeführt werden, die zeigt, daß der ähnliche anatomische Aufbau noch keineswegs eine entsprechend gleiche Reaktionsbereitschaft zur Folge hat. Er konnte im Tierreich zeigen, daß alle Arten, die in die Gruppe der „Deuterostomier" gehören, auf Picrotoxin und auf Strychnin mit Krampferregung ansprechen, während die verschiedenen Klassen der „Protostomier" auf die gleichen Gifte in unterschiedlicher Weise reagieren. Die Insekten als Ordnung der Arthropoden gehören zu den „Protostomiern". Bei ihnen bewirkten einheitlich Picrotoxin Krämpfe und Strychnin eine Lähmung (vgl. später).

Methodik.

Für die Versuche benutzen wir das obenerwähnte isolierte Ganglien-Muskelpräparat des Gelbrandkäfers (vgl. Einzelheiten bei FRITSCH und KRUPP). An den in einem Näpfchen eintauchenden isolierten Ganglien konnten wechselnde Konzentrationen verschiedener Stoffe hintereinander oder gleichzeitig geprüft werden, um die Grenze ihrer Wirksamkeit oder Antagonismen zu ermitteln. Erregungsvorgänge äußerten sich dabei in Vermehrung und Vergrößerung der automatischen Kontraktionen eventuell unter Tonuserhöhung oder in tonischen Kontrakturen. Lähmungen zeigten sich in Abnahme der Frequenz und der Amplitude der Kontraktionen, oft unter Tonusverlust. Bei einer totalen Lähmung hörten die rhythmischen Kontraktionen gänzlich auf. Wenn das Ganglion durch Nicotin pharmakologisch ausgeschaltet oder auch mit Schere reseziert wurde, erlosch jede Automatie unter Absinken des Tonus. An diesen Präparaten kann man nun in den Abdominalraum verschiedene Giftkonzentrationen einspritzen und damit den peripheren ganglienfreien Muskel „durchspülen". In dieser Weise lassen sich direkte Muskelerregungen erfassen.

Die jeweilige Anordnung zur speziellen Prüfung der Wirkungen ergibt sich im Verlauf der später beschriebenen Versuche. Da die Wirkungsbedingungen an solchen nervösen Objekten je nach dem Herstellungsgang und den Lebensverhältnissen des Tieres wechselnd sein können, müssen jeweils viele Versuche mit verschiedenen Konzentrationen ausgeführt werden, um eine Gewißheit in der Beurteilung zu erreichen. Es wurden dabei Konzentrationen von 300% Unterschied berücksichtigt (z. B. 10^{-6}, 3 mal 10^{-6}, 10^{-5} usw.).

Ergebnisse.

Die Darstellung der vielseitig angelegten Untersuchungen muß etwas schematisch nach den praktisch wichtigen Gruppen der Stoffe gemäß den Erfahrungen in der Pharmakologie der Wirbeltiere erfolgen. Da

einige Stoffe aber auch für antagonistische Versuche Verwendung fanden,
kehren sie auch in anderen Gruppen bei der Besprechung gelegentlich
wieder.

I. Zentralnervös wirksame Pharmaka.

Die Ergebnisse unserer Prüfung mit erregend und lähmend wirksamen Stoffen sind in Tab. 1 zusammengestellt in einer kurzen Übersicht über das Verhalten in den entscheidenden Konzentrationsbereichen.
Es ist dabei durch kurze Kennzeichen, deren Erklärung sich am Ende
der Tabelle befindet, der Wirkungscharakter festgelegt und die Anzahl
der Versuche angegeben. Die erzielten Befunde können vergleichend zu
der Wirksamkeit der betreffenden Pharmaka auf das Zentralnervensystem der Wirbeltiere betrachtet werden.

Tabelle 1. *Zentralnervös wirksame Stoffe.*

	Stoff	Konzentration	Wirkung auf			An-zahl der Vers.	Bemerkungen
			Tonus	Freq.	Amplit.		
er-regen-de Stoffe	Cardiazol	$3 \cdot 10^{-4}$—10^{-3}	$+$	$+$	$+$	30	auswaschbar
		10^{-2}	$+!;-$	0	$-$	12	
		$2 \cdot 10^{-2}$	0	$-!$	$-!$	4	
	Pikrotoxin	10^{-6}	$+$	$+$	$+$	12	auswaschbar
		10^{-5}	$+$	$-$	$-$	18	
		10^{-4}	0	$-$	$-$	12	
		10^{-3}	$-$	$-!$	$-!$	7	nicht auswaschbar
	Strychnin	10^{-4}—10^{-3}	0	$-$	$-$	41	auswaschbar
		$3 \cdot 10^{-3}$	0	$-!$	$-!$	8	nicht auswaschbar
	Campher	$5 \cdot 10^{-5}$	$(+)$	$(+)$	$(+)$	9	schwer auswaschbar
		10^{-4}	$+$	$+$	$+$	7	
läh-mende Stoffe	Alkohol	$0,5$—1% in höh. Konz.	$+$ $-$	$+$ $-$	$+$ $-$	6	auswaschbar
	Urethan	$5 \cdot 10^{-3}$—10^{-2}	$+!;-!$	$-!$	$-!$	10	leicht auswaschbar; eine 2. oder 3. Gabe ist n. d. Auswaschen weniger wirksam
	Myanesin	10^{-3}	$-$	$-$	$-$	8	leicht auswaschbar
		$3 \cdot 10^{-3}$	$-$	$-!$	$-!$	7	
	Novocain	10^{-4}	$(-)$	$(-)$	$(-)$	6	schwer auswaschbar
		$2 \cdot 10^{-4}$—10^{-3}	$-$	$-$	$-$	9	

Zeichenerklärung: $+$ = fördernd; $-$ = hemmend; $-!$ = totale Lähmung;
$+;-$ = erst fördernd, dann hemmend; $+!$ = sehr starker Tonusanstieg; 0 = keine
Wirkung. Einklammerung eines Zeichens bedeutet: die betreffende Reaktion trat
nicht in allen Fällen auf.

A. Erregende Gifte.

Cardiazol (*Pentamethylentetrazol*) wirkte reversibel erregend mit 3×10^{-4} und reversibel lähmend ab 10^{-2} (Abb. 1). Eine direkt lähmende Cardiazolwirkung dürfte aus der Pharmakologie der Wirbeltiere nicht bekannt sein. Wenn man die Krampfdosis des Kaninchens mit 10 mg/kg intravenös (d. h. pro etwa 70 cm^3 Blut) zugrunde legt, dann könnte man als krampferregende Konzentration 1:7000, also etwa 10^{-4} schätzen. Die Empfindlichkeit des Ganglien-Präparates würde also der des höher organisierten Zentralnervensystems etwa entsprechen.

Picrotoxin wirkte reversibel erregend mit 10^{-6} und reversibel lähmend mit 10^{-4}. Am Warmblüter ist Picrotoxin mit 0,5—1,0 mg/kg intravenös injiziert krampfwirksam. Es würden also bei Verteilung auf das gesamte Körpergewicht maximal 10^{-6} und bei Verteilung auf das Blut allein eventuell 10^{-5} dabei zur Wirkung gelangen. Die erregende Wirksamkeit am Insektenganglion ist also durchaus in der gleichen Größenordnung gelegen.

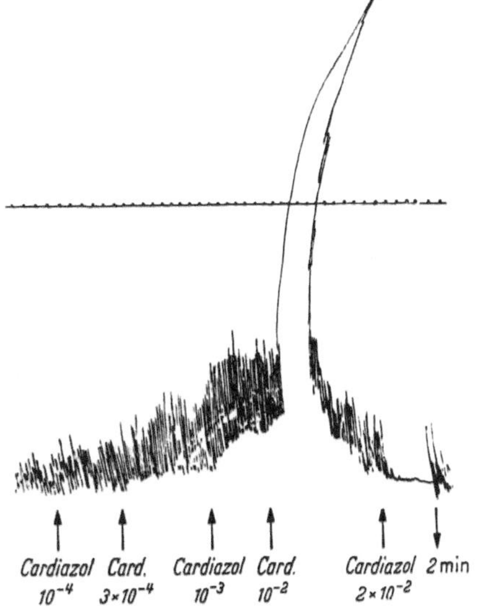

Abb. 1. Cardiazol - Wirkungen am Ganglienpräparat. Bei ↓ wurde 2 min ausgewaschen. Zeitschreibung in 20 sec.

Außer der ganglionären hatte das Picrotoxin auch noch eine periphere, muskuläre Wirkung. Nach der Ganglienresektion wurden Lösungen ab 10^{-5} in das Rumpfende eingespritzt. Von 10^{-5} bis 3×10^{-4} zeigte sich keine Wirkung (5 Versuche). Bei 10^{-3} aber stieg der Tonus stark an und fiel dann im Laufe der nächsten 5 min langsam ab (6 Versuche).

Strychnin nitr. zeigte in keiner Konzentration erregende Eigenschaften und lähmte ab 10^{-4}.

Diese Eigenart des Strychnins ist bei allen Protostomiern nachzuweisen, soweit sie zu den Arthropoden gehören, also auch bei den Insekten (FLOREY). Vergleicht man die an Ratten und Fröschen für die tetanische Krampferzeugung erforderlichen Dosierungen (1—2 mg/kg subcutan), so dürfte sich daraus bei einer gleichmäßigen Verteilung des nicht schnell eliminierten Giftes etwa 10^{-5}—10^{-6} als wirksame Konzentration berechnen. Am Ganglienpräparat war die Wirkung erst in höherer Größenordnung zu erzielen. Bei Fröschen, die nicht an schweren protrahierten tetanischen Krämpfen eingehen, kann man bei vielfacher Überdosierung auch eine direkt lähmende Strychninwirkung erzielen, deren wirksame Konzentration wohl in dem Bereich der hier gefundenen liegt.

Campher wurde von Stapenhorst als älteres Insektizid genauer geprüft. Er fand, daß Campher in den möglichen Lösungsbereichen bzw. als feinste Emulsion mit $5 \cdot 10^{-5}$ erregend wirkte. Auffallenderweise zeigte Campher auch in höherer Dosierung keine lähmende Eigenschaft, wie man sie ihm sonst am Herzen und Zentralnervensystem zuschreibt. Campher war sogar stärker erregend wirksam als Cardiazol. Verglichen mit der von Joachimoglu am Blutegel und Regenwurm ermittelten „Wurmwirksamkeit" des Camphers $(2 \cdot 10^{-4})$ war die Wirkung am Ganglienpräparat größer.

Pervitin wird im Abschnitt der vegetativen Nervengifte beschrieben, da es am Ganglion gar keine erregende Eigenschaft zeigt.

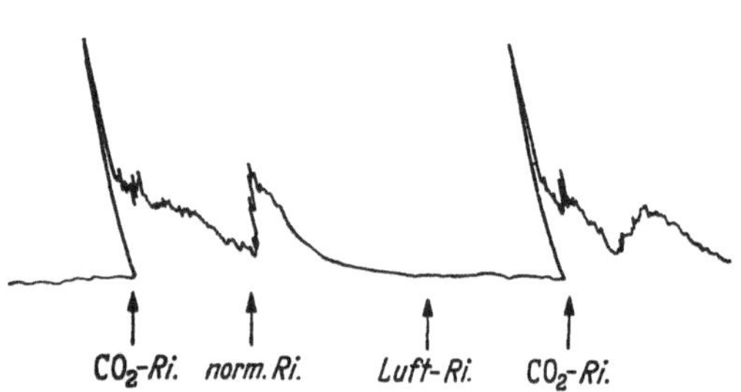

Abb. 2. Kohlensäureerregung des Ganglienpräparates. Bei ← „CO₂-Ringer" erfolgte Zusatz von CO₂-durchblasenem Ringer, bei ← „Ringer" erfolgte Wechsel gegen Ringer, bei ← „Luft-Ringer" erfolgte Kontrolle mit luftdurchblasenem Ringer. Zeitschreibung in 20 sec.

CO_2-Erregung.

Die Annahme, daß die hinteren Abdominal-Ganglien bei Insekten der Atmungsregulation dienen, indem sie die automatischen Kontraktionen der Abdominalmuskulatur und damit die Ventilation der Tracheen steuern, gab uns Veranlassung, auch in einigen orientierenden Versuchen den Einfluß der Kohlensäure zu prüfen. Wir durchbliesen die übliche Insekten-Ringer-Lösung einige Minuten mit CO_2 und in Parallele dazu eine andere Probe mit Luft. Wenn der „CO₂-Ringer" in das Vorratsgefäß gefüllt wurde, in welches die Ganglien eintauchten, so erfolgte sofort ein steiler Kontrakturanstieg mit nachhaltiger tonischer Wirkung, die beim Wechsel gegen Ringer-Lösung wieder verschwand. Einfüllung von „Luft-Ringer" löste keine solche Erregung aus (vgl. Kurvenbild 2).

B. Lähmende Gifte.

Äthylalkohol zeigte in mäßigen Konzentrationen (0,5%) deutlich erregende Wirkungen, höhere Konzentrationen lähmten auch. Auch an Kaulquappen und Fröschen werden erst Konzentrationen von 1—1,5% bei Verteilungsgleichgewicht im „Schwimmversuch" als narkotisch bezeichnet.

Äthylurethan bewirkte meist bei der ersten Applikation einen schnellen Tonusanstieg, der aber schnell wieder abklang und bei Konzentrationen 5×10^{-3} in eine volle Lähmung überging (Abb. 3). An Kaulquappen und Fröschen bezeichnet man 0,3—0,5%, d. h. also auch 3×10^{-3} im Schwimmversuch als narkotische Konzentration.

Myanesin $(= \alpha, \beta\text{-}Dioxy\text{-}\gamma[2methyl\text{-}phenoxy]propan)$ (verwendet als Tolopan) gilt als ein curareartiges ,,Relaxans``, dessen Angriff aber nicht

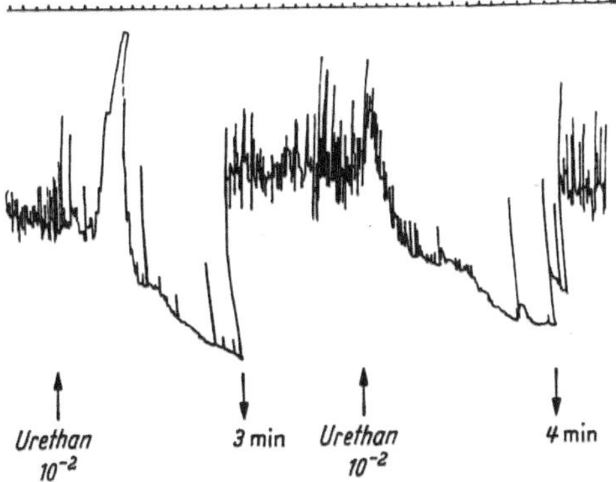

Abb. 3. Urethanwirkung am Ganglienpräparat. Bei ← Einfüllen von 2% Urethan-RINGER, bei ← Auswaschen mit RINGER-Lösung. Zeitschreibung in 20 sec.

die periphere Nervmuskelübertragung ist, sondern die multisynaptischen Umschaltungen im Rückenmark. Diese werden nahezu spezifisch ausgeschaltet. Für eine volle Lähmung benötigt man bei Injektionen am Frosch und an der Ratte etwa 200 mg/kg. Daraus läßt sich, da der Stoff selbst nicht schnell eliminiert wird, als wirksame Konzentration annäherungsweise 1:5000—10000 schätzen. In unseren Versuchen an den Ganglien wirkten 10^{-3} lähmend; die Wirksamkeit war also etwas geringer.

Novocain (*Procain*) wird als Lokalanästhetikum mit Konzentrationen $^1/_4$—2% praktisch gebraucht. Es ist aber bekannt, daß seine Wirksamkeit auf das Zentralnervensystem höher ist. Kaulquappen werden mit 1:5—10000 gelähmt. Am Herzen und Skeletmuskel wurden Wirkungen schon mit 1 : 20000—1 : 100000 beschrieben. An unserem Ganglienpräparat fanden wir 10^{-4} als reversibel lähmend. Die Wirksamkeit dürfte also der am Zentralnervensystem der Wirbeltiere annähernd entsprechen. Am Meerschweinchen und Kaninchen gelten Dosen von 40—70 mg/kg bei intravenöser schneller Injektion als tödlich, d. h. unter diesen Umständen würde bei Verteilung auf 7% des Körpergewichtes (als Blut) etwa eine Konzentration von 1:2000 wirksam.

C. Zusammenfassung für zentralnervös wirksame Pharmaka.

Einige typisch erregend und lähmend wirksamen Gifte zeigten in den auch aus der Wirbeltierpharmakologie bekannten Grenzkonzentrationen gleiche Eigenschaften. Eine Abweichung bestand darin, daß Strychnin nur lähmend, Campher in den möglichen Konzentrationen nur erregend wirksam waren.

Die lähmenden Stoffe vermochten andere Erregungen der Ganglien, z. B. durch Insektizide aufzuheben, wenn sie in höheren Konzentrationen einwirkten. Cardiazol durchbrach mit seiner Erregung auch leichtere Lähmungszustände.

II. Vegetative Nervengifte.

In dieser Gruppe der in ihrer Wirkungsweise am Wirbeltier gut bekannten Stoffe vermuteten wir mögliche Überträgerstoffe für nervöse Impulse auf das Erfolgsorgan. Eine Untersuchung mußte daher klären, ob solche Stoffe an den Ganglien oder auch direkt an der Muskulatur erregende Eigenschaften entfalten bzw. ob einige Pharmaka antagonistische Eigenschaften zu solchen künstlichen Erregungen bzw. zu den spontanen Erregungsvorgängen zeigen. Etwaige Wirkungen konnten auch unter dem Gesichtspunkt der Beeinflussung der Atmungsregulation betrachtet werden.

In unsere Versuche wurden nicht mehr die ganglienblockenden Stoffe einbezogen, die schon vorher von Fritsch und Krupp geprüft worden waren, ebenso wie das Nicotin (Krupp, Lendle und Stapenhorst). Es mag ein Hinweis auf diese Ergebnisse bei der folgenden Besprechung genügen. Von den sogenannten esterasehemmenden Stoffen kamen Eserin und Prostigmin zur Prüfung. Alle erzielten Ergebnisse sind kurz in Tab. 2 zusammengefaßt.

A. Sympathicotrope Stoffe.

Es wurden nur sogenannte „erregende" Gifte geprüft. Adrenalin, Arterenol, Veritol (1-[4'-Oxy-phenyl]-2-methylamino-propan) und Pervitin (1-Phenyl-2-methylaminopropan) wirkten aber alle nur lähmend auf die automatischen Erregungsvorgänge in den Ganglien. Diese Wirkung erfolgte für alle Stoffe gleichmäßig mit Konzentration 10^{-4}. Die Wirkungen waren beim Auswaschen reversibel.

Dieser Befund ist nicht zu vereinbaren mit den Erfahrungen aus der Pharmakologie der Wirbeltiere. Man kennt für die Sympathicomimetika im allgemeinen keine Wirkungen auf ganglionäre Elemente. Ihr Angriffspunkt ist das Erfolgsorgan der autonomen Innervation, welches zum Teil erregt, zum Teil gelähmt wird (Darm und Bronchus). Sie sind hier zum Teil als „Überträgerstoffe" erkannt worden. Eine erregende Wirkung auf das Zentralnervensystem besitzt nur das Pervitin und angedeutet auch das Ephedrin und Veritol. Im allgemeinen ist die Wirksamkeit der Sympathicomimetika am Warmblüter auch viel größer. Man kennt am isolierten

Tabelle 2. *Vegetative Nervengifte.*

Stoff	Konzentration	Wirkung auf			Anzahl der Vers.	Bemerkungen
		Tonus	Freq.	Ampl.		
Adrenalin	10^{-8}—10^{-5}	0	0	0	20	
	10^{-4}	+;—	—	—	6	auswaschbar
Arterenol	10^{-8}—10^{-5}	0	0	0	24	
	10^{-4}	—	—	—	5	auswaschbar
Veritol	10^{-4}	—	—	—	7	auswaschbar
	$3 \cdot 10^{-4}$	—	—!	—!	2	nicht auswaschbar
Pervitin	10^{-4}	—	—	—	6	auswaschbar
Acetylcholin	10^{-8}—10^{-4}	0	0	0	19	—
Atropin	10^{-6}—10^{-4}	0	0	0	26	—
	10^{-3}	0	—	—	5	auswaschbar
Physostigmin	10^{-5}	wellenart. Tonus-schwankg.	—	—	13	auswaschbar · } eine 2. Gabe ist nach Auswasch. weniger wirksam
	$3 \cdot 10^{-5}$	ebenfalls, dann: —	—!	—!	9	schwer aus-waschbar
Prostigmin	10^{-5}—$3 \cdot 10^{-5}$	wellenart. Tonus-schwankg.	—	—	23	auswaschbar; eine 2. Gabe ist nach Aus-waschen weniger wirks.

Zeichenerklärung siehe Tab. 1.

Organ Wirkungen im Bereich von 10^{-6}—10^{-7}. Wenn man die erregende Pervitin-Dosis am Menschen mit 5—10 mg einer Berechnung zugrunde legt, dann könnte man, da dieser Stoff nicht schnell eliminiert wird und sich vermutlich auf alle Organe verteilen kann, auch 10^{-6}—10^{-7} als wirksame Konzentration im Nerven-system schätzen. Die Wirksamkeit an unserem Ganglienpräparat wäre also zwei Größenordnungen niedriger.

B. Parasympathicotrope Stoffe (Tab. 2).

Acetylcholin, der Überträgerstoff des parasympathischen Systems, der auch in ganglionären Synapsen des sympathischen Systems Er-regungsvorgänge durch geringe Konzentrationen auszulösen vermag, er-wies sich in Konzentrationen von 10^{-8} bis 10^{-4} als unwirksam an den Ganglien, ebenso wie sein pharmakologischer Antagonist, das Atropin, in Konzentrationen bis 10^{-4}. Ab 10^{-3} lähmte Atropin offensichtlich un-spezifisch. Im Bereich der Wirbeltierpharmakologie ist Atropin an vege-tativen Organen als hoch wirksam bekannt (in Konzentrationen von 10^{-7} bis 10^{-8}). An ganglionären Synapsen ist Atropin nach FELDBERG und VARTIAINEN freilich auch erst in höheren Konzentrationen wirksam (vgl. S. 458).

Am peripheren Muskel zeigten Acetylcholin und Atropin in genannten Konzentrationsbereichen bei Injektionen an Blatta orientalis (Krupp) auch weder Erregung noch Lähmung. Nach diesen Befunden kann man diesen parasympathischen Pharmaka also keine Bedeutung für die Überträgerfunktion bei Insekten zusprechen.

C. Esterasehemmer (Tab. 2).

Diese Stoffgruppe vermag durch Blockierung des acetylcholinspaltenden Fermentes die Wirksamkeit des parasympathischen Überträgerstoffes zu verstärken. Die beiden geprüften Verbindungen wirken bei Wirbeltieren also wie eine parasympathische Erregung. Am zentralen Nervensystem (Rückenmark) hat man für das Physostigmin erregende und für das Prostigmin lähmende Reaktionen nachgewiesen, weil der erste lipoidlösliche Stoff in die Zelle eindringt, während das wasserlösliche Prostigmin nur die Zellmembranen besetzen soll. In der Muskel-

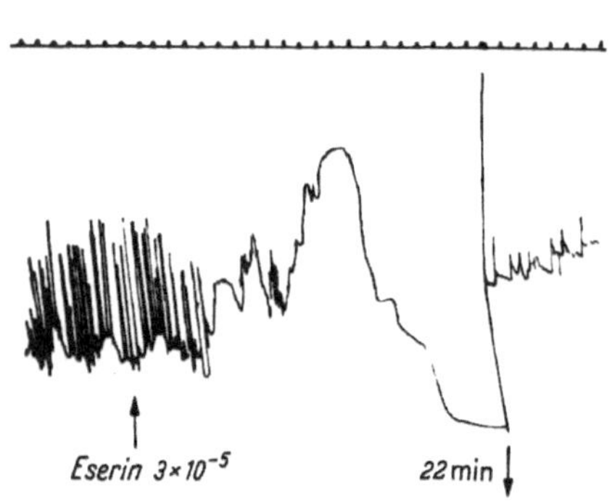

Abb. 4. Physostigmin-(Eserin-)Wirkung am Ganglienpräparat. Bei ← wurde 22 min mit Ins.-Ringer ausgewaschen. Zeitschreibung in 20 sec.

pharmakologie des Wirbeltieres erzielt man mit hohen Dosen der Stoffe eine Durchbrechung der Curarelähmung und durch besonders hohe Dosen selbst eine Lähmung, weil die zu großen Mengen von Acetylcholin, die sich nun an der Endplatte anreichern, die Übertragung selbst blockieren.

An den isolierten Ganglien des Gelbrandkäfers fanden wir keine typische Verhaltungsweise, die auf eine Sensibilisierung für einen Überträgerstoff sprechen konnte.

1. Physostigmin (Eserin). Physostigmin wirkte ab 10^{-5} auf die Ganglien. Der Tonus stieg zunächst an und zeigte dann auf diesem Niveau wellenartige Schwankungen. Dabei nahm die Frequenz und die Amplitude ab. Bei 3×10^{-5} sank der Tonus dann nach diesen anfänglichen Schwankungen unter das Ausgangsniveau ab; gleichzeitig blieb jegliche rhythmische Automatie weg (siehe Abb. 4). Die Wirkungen der niedrigeren Konzentrationen waren reversibel, die der höheren nur sehr schwer. Wenn die gleiche Gabe nach dem Auswaschen gegeben wurde, so war sie weniger wirksam.

Physostigmin prüften wir auch peripher am Muskel. Es ergab sich, daß bei 10^{-3} bis 2×10^{-3} der Tonus kurz anstieg, es folgten wenige

Kontraktionen, und dann erreichte der Tonus langsam wieder das Ausgangsniveau (insgesamt 8 Versuche).

2. Prostigmin (Neostigmin). Die Prostigminwirkung glich der des Physostigmins weitgehend. Im Konzentrationsbereich von 10^{-5} bis 3×10^{-5} kam es zu den beschriebenen Tonusschwankungen mit Abnahme der Frequenz und der Amplitude. Allerdings trat bei 3×10^{-5} keine starke Tonusabnahme mit Aufhören der Automatie ein. Alle Wirkungen waren reversibel.

3. Atropin-Physostigmin. Im Anschluß an die Physostigmin-Versuche stellte sich die Frage ein, ob das Antidot Atropin die Physostigminwirkung antagonistisch zu beeinflussen vermöchte. Atropin zeigte im Bereich von 10^{-6} bis 10^{-4} keine Eigenwirkung. Bei 10^{-3} trat eine gewisse lähmende Tendenz auf, die sich auf Frequenz und Amplitude erstreckte. Nach diesen Vorversuchen untersuchten wir das Verhalten der beiden Stoffe zueinander. In 5 Versuchen zeigte sich, daß die Wirkung einer Physostigminlösung von 3×10^{-5} durch Vorbehandlung mit Atropin 10^{-5} bis 2×10^{-5} nicht beeinflußt wurde.

Unsere Beobachtungen mit diesen Stoffen bestätigen auch Erfahrungen von BECKER am Nervmuskelpräparat von Feldheuschrecken (Acrididen). Er applizierte Gift nach Dekapitierung und Fixierung der Tiere in ihre Bauchhöhle, nachdem er den Darm an der Schnittfläche herausgezogen hatte. Physostigmin führte nun in diesen Versuchen in Lösungen von 10^{-6} an zu heftigem Vibrieren der Sprungbeine, dann zu Streckkrämpfen und schließlich zur Lähmung. Bei stärkeren Konzentrationen war der Ablauf der Reaktion verkürzt, ohne daß eine qualitative Änderung der Reaktion eintrat. Versuche mit Atropin hatten ein völlig negatives Ergebnis.

Ferner stehen unsere Beobachtungen meist in Übereinstimmung mit den neueren Erfahrungen von FLOREY, der an verschiedenen Insektenarten die Bewegungsaktivität registrierte als Ausdruck von Änderungen der zentralnervösen Erregbarkeitsverhältnisse. Beim Physostigmin, Atropin und Adrenalin stimmen seine Ergebnisse selbst in quantitativer Hinsicht mit den unseren überein. Anders beim Prostigmin und Acetylcholin. Er fand, daß Acetylcholin (10^{-5}—10^{-3}) die Bewegungsaktivität erhöht und den Tonus steigert. Die Acetylcholinwirkung trat auffallenderweise nicht regelmäßig ein. Prostigmin hatte in seinen Versuchen an Küchenschaben und auch an anderen Insekten selbst in Konzentrationen von 10^{-3} „so gut wie keinen Einfluß".

D. Zusammenfassung über vegetative Nervengifte.

In der Reihe der sympathico- und parasympathicotropen Gifte der Wirbeltierpharmakologie ließen sich keine spezifischen oder antagonistischen Wirkungen an den Insektenganglien nachweisen. Acetylcholin und Atropin waren praktisch unwirksam. Die Sympathicotonika — auch die sonst nervös erregenden Stoffe Veritol und Pervitin — wirkten alle erst mit 10^{-4} lähmend. Nur die Esterasehemmer Physostigmin und Prostigmin hatten in mäßigen Konzentrationen eine tonussteigernde, kontrakturartige Wirksamkeit. Für keinen der geprüften Stoffe kann mit

Wahrscheinlichkeit eine Bedeutung als Überträgerstoff angenommen werden. Eine vergleichende Betrachtung zu den Wirkungsbedingungen dieser Stoffe am Cervical-Ganglion der Katze folgt später im Teil V.

III. Peripher nervös lähmende Stoffe.

Hier interessierten uns neben dem schon in Teil I behandelten Novocain vorwiegend Gifte, welche beim Wirbeltier die synaptische Übertragung in der Nervmuskelplatte spezifisch aufzuheben vermögen. Sie besitzen auch eine antagonistische Wirksamkeit zu dem „Überträgerstoff" Acetylcholin. Bei unseren Versuchen benutzten wir ein aus Calebassen-Curare stammendes Curarin-Präparat W S 896 der Firma Boehringer-Mannheim, welches etwa 10 mal wirksamer ist als d-Tubo-Curarin, ferner ein synthetisches curareartiges Mittel „C 10" (Dekamethoniumjodid). Für das Curarin wird nach Literaturangaben in höheren Konzentrationen eine lähmende Wirkung auch an vegetativen Ganglien angenommen, für C 10 dagegen ist nichts über ganglionäre Wirkungsmöglichkeiten bekannt.

Die Ergebnisse in Tab. 3 zeigen, daß Curarin in Konzentrationen bis 10^{-3} ohne jede Wirkung auf die spontane Motilität der Präparate war. C 10 setzte erst in sehr hoher Konzentration (10^{-3}) reversibel die Frequenz und Amplitude der automatischen Kontraktionen herab, während es mit 10^{-5} bis 10^{-4} (25 Versuche) unwirksam blieb.

In früheren Versuchen von Fritsch und Krupp war auch schon nachgewiesen worden, daß Curarin und C 10 auf die neuromuskuläre Übertragung bei Injektion der Stoffe an intakten Insekten (Blatta orientalis) keine lähmende Wirkung entfalten. Damit kann auch die Annahme ausgeschlossen werden, daß Curarin wie am Wirbeltier einen spezifischen Antagonismus zum Acetylcholin am Muskel besitzt.

Tabelle 3. *Peripher nervös lähmende Stoffe.*

Stoff	Konzentration	Wirkung auf			Anzahl der Vers.	Bemerkungen
		Tonus	Freq.	Ampl.		
Curare	10^{-6}—10^{-3}	0	0	0	33	—
C 10	10^{-3}	0	—	—	4	auswaschbar

Florey hatte mit seinen Curarin-Präparaten lähmende Wirkungen erzielt (vgl. S. 444), aber selbst kritische Zweifel ausgesprochen, ob in den hohen Konzentrationen der Ampullenlösung nicht konservierende Stoffe (Chloreton) die unspezifische Ursache der Lähmung waren.

IV. Ionenwirkung (Tab. 4).

Da bei den Versuchen mit den Überträgerstoffen kein positives Ergebnis zu verzeichnen war, wurden auch noch einige Ionen, die im Nervensystem auch die Erregbarkeitsverhältnisse bestimmen können, zu Versuchen herangezogen.

Tabelle 4. *Ionen.*

Stoff	Konzentration	Wirkung auf			Anzahl der Vers.	Bemerkungen
		Tonus	Freq.	Ampl.		
KCl	10^{-3}	(+)	(+)	(+)	14	schwer auswaschbar
	$3 \cdot 10^{-3}$	+	+	+	21	
CaCl$_2$	10^{-2}	+	0	0	11	
	$2 \cdot 10^{-2}$	+;—	(—)	—	6	auswaschbar
	$3 \cdot 10^{-2}$	0	—!	—!	9	
MgSO$_4$	2—5%	0	(—)	(—)	54	nicht auswaschbar
	6%	0	—!	—!	5	
BaCl$_2$	10^{-3}	(+)	0	(+)	15	schwer auswaschbar
	$3 \cdot 10^{-3}$— $5 \cdot 10^{-3}$	+	(+)	+	12	

Zeichenerklärung siehe Tab. 1.

Vom *Kalium* weiß man (FLECKENSTEIN), daß es bei allen Erregungsvorgängen im Nerv und Muskel ursächlich beteiligt ist. So beobachteten FELDBERG und VARTIAINEN, daß unterschwellige KCl-Dosen die Erregbarkeit des oberen Cervicalganglions der Katze verstärken gegenüber präganglionären Reizen, Acetylcholin und anderen chemischen Stimulantien.

Beim *Barium*, dessen Wirkung auf die glatte Muskulatur feststeht, vermutet man außerdem noch einen Angriffspunkt an ganglionären Elementen, da es z. B. am Herzen Flimmerbewegungen auszulösen vermag, die wohl auf eine Beeinflussung ganglionärer Elemente zurückgehen. Ba, direkt auf die Hirnrinde appliziert, erregt die weiße Substanz und steigert die Erregbarkeit der grauen Substanz (SOLLMANN).

Vom *Magnesium* weiß man schon seit langem, daß es eine lähmende Wirkung auf das Zentralnervensystem hat (MELTZER und AUER), die durch intravenöse Calcium-Injektion schlagartig aufgehoben wird. SCHOEN und KOEPPEN wiesen an Kaninchen nach, daß sowohl die Lähmung durch Mg als auch die Wiedererweckung durch Ca an den Reflexbögen der einzelnen Reflexe der Körperstellung und der Labyrinthreflexe angreift.

Calcium wurde als Antagonist des Kaliums in die Untersuchungen einbezogen, da es bekannt ist, daß es sich an den verschiedenartigsten biologischen Substraten gegenüber Kalium antagonistisch verhält. Weiter wurde es auch wegen seines Antagonismus zum Mg (siehe oben) an dem Ganglienpräparat geprüft.

1. KCl. Kalium wirkte erregend. Die Grenzkonzentration lag bei 10^{-3}. Bei dieser Konzentration reagierten aber die Präparate nicht in allen Fällen. Eine sichere Wirkung trat erst mit 3×10^{-3} auf: Tonus, Frequenz und Amplitude stiegen an. Die Kalium-Wirkung war nur schwer reversibel. KCl wirkte auch — wie zu erwarten war — peripher am Muskel. In einer Konzentration von 10^{-2} erzeugte es einen starken Tonusanstieg, dem ein langsamer Abfall folgte (2 Versuche).

2. BaCl$_2$. Barium verhielt sich in seiner Wirkung ganz ähnlich wie das Kalium. Bei 10^{-3} trat in einer Reihe von Fällen eine Erregung auf, die aber nur den Tonus und die Amplitude betraf. Zwischen 3×10^{-3} und 5×10^{-3} kam es zu einer sicher erregenden Wirkung, wobei die Frequenz nicht immer zunahm. Auch Ba war schwer reversibel.

3. CaCl₂. Ca wirkte erst erregend, dann lähmend. Die Grenzkonzentration lag bei 10^{-2}; hierbei trat ein Tonusanstieg ein, ohne daß sich die Frequenz oder die Amplitude änderten. Bei 2×10^{-2} stieg der Tonus zunächst an, sank dann aber wieder etwas ab; gleichzeitig wurden Frequenz und Amplitude gehemmt. Bei 3×10^{-2} kam es schließlich ohne wesentliche Tonusänderung zur totalen Lähmung von Frequenz und Amplitude. Alle Ca-Wirkungen waren reversibel.

4. Antagonistische Wirkung. Bei der Prüfung des Antagonismus zwischen KCl und CaCl₂ konnten wir keine eindeutigen Ergebnisse ableiten. Wir ließen zunächst KCl 3×10^{-3} auf das Ganglion einwirken bis zum Eintritt der erregenden Wirkung und wechselten dann die Lösung gegen CaCl₂ 10^{-2} bis 3×10^{-2}. KCl war schwer auswaschbar, so daß man bei diesem Wechsel das Zusammenwirken beider Ionenarten unter den genannten Konzentrationsbedingungen erwarten konnte.

Es zeigte sich nun in 6 Fällen eine Abschwächung, in 4 Fällen jedoch eine Verstärkung des Kaliumeffektes. In drei weiteren Versuchen, in denen wir unterschwellige Kalium- (3×10^{-4}) und Calciumkonzentrationen (10^{-3} und 2×10^{-3}) verwendeten, kam es in 2 Fällen zu einer Verstärkung der Spontanschreibung.

Bei der umgekehrten Reihenfolge — erst eine unwirksame CaCl₂-Dosis (5 gtt. 10^{-3}) und dann 1 gtt. 2×10^{-3} KCl-Lösung (= einer Konzentration von 3×10^{-4}) dazugesetzt — trat in 2 von 3 Fällen eine Vergrößerung der Amplitude auf. Diese Versuche mit unterschwelligen Konzentrationen sprechen für eine additive Wirkung der beiden Stoffe.

5. MgSO₄. Magnesium bewirkte an den Bauchganglien eine Lähmung. Es fiel die starke Streuung der wirksamen Konzentrationen auf. Im Bereich von 2—5%igen Lösungen kam es nicht in allen Fällen zur Lähmung von Frequenz und Amplitude. Bei 6% trat immer eine totale Lähmung ein. Die Tonuslage wurde niemals beeinflußt. Die Lähmungen waren nicht reversibel.

Eine Lähmung durch MgSO₄-Lösungen von 4 und 6% konnte durch CaCl₂ 3×10^{-2} nicht aufgehoben werden (2 orientierende Versuche).

6. Erörterung der Befunde. Die geprüften Ionen hatten eine verhältnismäßig geringe Wirksamkeit und ließen auch das sonst wohlbekannte antagonistische Verhalten untereinander vermissen. Am Froschherzen wirken schon viel schwächere Konzentrationen auf Automatie und Kontraktilität: KCl lähmt diastolisch mit 2×10^{-4}, BaCl₂ lähmt systolisch etwa in der gleichen Konzentration und CaCl₂ ebenso mit 4×10^{-4}.

Bei der Beurteilung der Ionenwirkung an den Ganglien des Gelbrandkäfers stellte sich verständlicherweise die Frage ein, ob es sich etwa um rein *osmotische Erscheinungen* handele.

Da die physiologische Insekten-RINGER-Lösung eine 1,3%ige Salzlösung ist, kann man diese Frage für K und Ba und wohl auch für Ca verneinen. Denn aus anderen biologischen Versuchen ist bekannt, daß doppelte, ja selbst dreifache Isotonie die Zellen noch nicht irreversibel zu schädigen vermag. Die Ca-Lähmung halten wir auch nicht für osmotisch bedingt, denn einmal spricht die Reversibilität dieser Lähmung gegen eine osmotische Wirkung und dann auch die Tatsache, daß der Umschlag von Erregung zu Lähmung durch die geringe Konzentrations-änderung von 1% bewirkt wird. Anders verhält es sich dagegen mit dem Mg. Die Mg-Lähmung am Ganglienpräparat spricht wohl für einen osmotischen Effekt. Das schließen wir aus der Irreversibilität und aus den außerordentlich hohen Konzentrationen. Denn SCHOEN und KOEPPEN benötigten am Kaninchen zur Mg-Narkose nur 1 g/kg; wenn man den unsicheren Eliminationsfaktor unberück-sichtigt läßt, so entspricht das etwa einer Konzentration von 10^{-3}. Ähnliche Zahlen gibt ESSEN an. Er bekam bei Fröschen mit folgenden Konzentrationen eine Läh-mung: für periphere Nerven mit 10^{-2}, für das ZNS mit $2 \cdot 10^{-3}$ und für die Nerven-endplatte mit $3 \cdot 10^{-3}$.

Vielleicht erklärt sich die negative Magnesiumwirkung am Ganglienpräparat aus einer fehlenden Permeationsfähigkeit. Freilich erwiesen sich die anderen Ionen, insbesondere auch das Calcium, doch als deutlich permeationsfähig.

Auf Grund unserer Versuche läßt sich nicht entscheiden, wie weit die geprüften Ionen bei den Erregungsvorgängen im Zentralnerven-system des Gelbrandkäfers eine Rolle spielen. Am Ganglion Cervicale des Warmblüters haben FELDBERG und VARTIAINEN auch mit KCl-Lösungen $2 \cdot 10^{-3}$—$4 \cdot 10^{-3}$ erregende Wirkungen erzielt, und STAN-BURY beschrieb nach Injektionen von Magnesium in Mengen von 2 bis 10 mg/kg in die Carotis bzw. Art. Lingualis eine Lähmung der Erregungs-übertragung im Cervical-Ganglion der Katze.

V. Vergleichende Betrachtung der Ganglienwirksamkeit am Gelbrandkäfer-Präparat und am Cervical-Ganglion der Katze.

Unsere Versuchsergebnisse an isolierten Insektenganglien mögen noch verglichen werden mit Beobachtungen von FELDBERG und VAR-TIAINEN am sympathischen Cervical-Ganglion der Katze, das sie nach KIBJAKOW unter Registrierung der Nickhaut als Test für Erregungs-und Lähmungserscheinungen an der ganglionären Synapse perfundierten. Sie injizierten verschiedene Pharmaka in einer Lösungsmenge von 0,1 cm³ in die zuführende Arterie dicht vor dem Ganglion. Dabei dürfte sich die Giftlösung noch etwas mit der Perfusionsflüssigkeit verdünnt haben und das Gift wirkte nur während des Durchflusses, nicht im Konzentrationsausgleich wie bei unseren Versuchen, wo die wirksamen Grenzkonzentrationen direkt ermittelt werden konnten. Mit dieser kritischen Beschränkung mag aber doch eine Vergleichung der an den verschiedenen Ganglienarten gefundenen Konzentrationen vorgenommen werden. In Tab. 5 sind die Zahlen zusammengestellt, wobei noch ähnliche Ergebnisse von BRÜCKE bei Perfusion des Ganglion Cervicale in

Klammern beigefügt sind. Ferner ist in der Tabelle auch das Arecolin mit aufgenommen, welches in seiner Wirkung am Ganglion von Stapenhorst beschrieben wurde.

Tabelle 5. *Wirksame Konzentrationen an verschiedenen Ganglienpräparaten.*

Stoff	Konzentrationen für die Erregung		Konzentrationen für die Lähmung	
	Katze Cervicalganglion	Gelbrandkäfer Ganglienkette	Katze Cervicalganglion	Gelbrandkäfer Ganglienkette
Acetylcholin	10^{-5}—$3 \cdot 10^{-5}$ $(5 \cdot 10^{-6}$—$10^{-4})$	0	$2 \cdot 10^{-4}$—10^{-3} (10^{-3})	0
Physostigmin	10^{-6}—$5 \cdot 10^{-5}$	10^{-5}	10^{-4}	$3 \cdot 10^{-5}$
Atropin	0	0	10^{-3}	10^{-3}
Strychnin	0	0	10^{-4}—$5 \cdot 10^{-4}$	10^{-4}—$3 \cdot 10^{-3}$
Nicotin	10^{-6}	$3 \cdot 10^{-6}$	10^{-5} (5 cm³!)	10^{-5}
Arecolin	$5 \cdot 10^{-4}$	10^{-5}—10^{-1}	in höh. Dosen	0
KCl	$2 \cdot 10^{-3}$—$4 \cdot 10^{-3}$	10^{-3}—$3 \cdot 10^{-3}$	0	0

Die Übereinstimmung im qualitativen und quantitativen Verhalten ist für einige Stoffe überraschend gut (Atropin, Strychnin, Nicotin, Arecolin und KCl). Völlig fällt heraus das Acetylcholin, das an den Insektenganglien unwirksam ist. Strychnin wirkte auch am Cervical-Ganglion lähmend! Nicotin hatte am Cervical-Ganglion eine etwas größere Wirkungsbreite. Arecolin lähmte nicht an den Insektenganglien.

Im Hinblick auf die Übertragungsfunktion in ganglionären Zellen entfällt nach unserer Erfahrung also das Acetylcholin, während Physostigmin noch eine gewisse Erregung auslösen kann. Daß Atropin am Cervical-Ganglion auch erst in sehr hohen Konzentrationen (also vielleicht unspezifisch) lähmt, macht uns etwas skeptisch, ob man danach wirklich auf eine spezifische Hemmung von Überträgerstoffen durch Atropin an der Synapse schließen darf.

Aus der früheren Arbeit von Fritsch und Krupp muß noch zusätzlich entnommen werden, daß außer Nicotin andere sogenannte Ganglienblocker, die am Cervical-Ganglion der Katze in hohen Verdünnungen schon lähmend wirken, an den Insektenganglien in Konzentrationen bis 10^{-3} völlig unwirksam waren (Pendiomid und Buscopan). Auch bei Injektionsversuchen am intakten Insekt waren sie beide gegenüber nervös oder muskulär erregenden Insektiziden nicht antagonistisch wirksam.

Zusammenfassung.

An einem isolierten Ganglien-Präparat aus dem Bauchmark des Gelbrandkäfers wurden Pharmaka geprüft, die am zentralen, vegetativen und peripheren Nervensystem der Wirbeltiere erregend oder lähmend wirken. Auch Ionen und ihr antagonistisches Verhalten wurden in die Versuche einbezogen. Aus den erzielten Befunden können keine Schlüsse auf chemische Überträgerstoffe in den Ganglien oder in der neuromuskulären Verbindung bei Insekten abgeleitet werden. Besonders die Gifte des vegetativen Nervensystems wirkten an den Insektenganglien nicht spezifisch. Alle Sympathicomimetika wirkten in höherer Konzentration lähmend. Esterasehemmer erzeugten Kontrakturen. Es ließ sich aber kein antagonistisches Verhalten des Atropins erkennen.

Eine Vergleichung der Wirkungsbedingungen an den Insektenganglien und am Cervical-Ganglion der Katze zeigte für die meisten Stoffe eine gute qualitative und quantitative Übereinstimmung. An den Insektenganglien war Acetylcholin jedoch völlig unwirksam. Strychnin wirkte an beiden Ganglienarten lähmend. Auch Atropin lähmte an beiden Ganglienarten, aber erst in sehr hohen Konzentrationen.

Literatur.

BACQ, Z. M.: Biol. Rev. Cambridge Philos. Soc. **22**, 73 (1947); zit. Ber. wiss. Biol. **64**, 92 (1949). — BECKER, R.: Arch. exper. Path. u. Pharmakol. **100**, 335 (1923). — BRÜCKE, F. TH.: Arch. exper. Path. u. Pharmakol. **177**, 532 (1935). — ESSEN, K. W.: Arch. exper. Path. u. Pharmakol. **159**, 387 (1931). — FELDBERG, W., and A. VARTIAINEN: J. of Physiol. **83**, 103 (1935). — FLECKENSTEIN, A.: Arch. exper. Path. u. Pharmakol. **212**, 416, 54 (1951). — FLOREY, E.: Pflanzenschutzber. **7**, 81 (1951). — Z. vergl. Physiol. **33**, 327 (1951). — FRITSCH, H., u. H. KRUPP: Arch. exper. Path. u. Pharmakol. **214**, 227 (1952). — JOACHIMOGLU, G., u. P. BOSE: Arch. exper. Path. u. Pharmakol. **102**, 325 (1924); **88**, 364 (1925). — KIBJAKOW, A. W.: Pflügers Arch. **232**, 432 (1933). — KRUPP, H.: Dissertat. 1951 Göttingen. — KRUPP, LENDLE u. STAPENHORST: Arzneimittelforschung 1952 (im Druck). — MELTZER and AUER: Amer. J. of Physiol. **14,15, 16** (1905/06); zit. nach Handb. d. exp. Pharmakol. **3**, 1, 273 (1927). — SCHOEN, R., u. S. KOEPPEN: Arch. exper. Path. u. Pharmakol. **154**, 115 (1930). — SOLLMANN T.: Man. of Pharm. Seventh Edition, S. 479. Philadelphia and London: W. B. Sauders Comp. 1948. — STANBURY, J. B.: J. of Pharmacol. **93**, 52 (1948). — STAPENHORST, K.: Diss. 1952 Göttingen.

Prof. Dr. L. LENDLE, Göttingen, Geiststr. 9, Pharmakol. Institut.

Arch. exper. Path. u. Pharmakol., Bd. 215, S. 460—468 (1952).

Aus dem Pharmakognostischen und dem Pharmakologischen Institut der
Universität Innsbruck.

Morphinähnlich wirkende Analgetika und Darmmotorik.
I. Spasmolyse und Peristaltik*.

Von

O. SCHAUMANN, M. GIOVANNINI und K. JOCHUM.

Mit 2 Textabbildungen.

(Eingegangen am 4. Februar 1952.)

In seinen klassischen Untersuchungen über die Dünndarmmotorik
kommt TRENDELENBURG[1] zu dem Schluß, daß die „rein neurogene Entstehung der Darmperistaltik wohl nicht bezweifelt werden kann"; er hält
es für bewiesen, „daß der Vorgang der peristaltischen Entleerung an die
Tätigkeit eines nervösen Reflexbogens gebunden ist". Da andererseits
nach EBBECKE[2] „der Schmerz auch in seinem subjektiven Anteil die
Eigentümlichkeiten hat, die als Reflexgesetzmäßigkeiten aus den Untersuchungen am Spinaltier bekannt sind", konnte es vielleicht möglich
sein, den Peristaltikreflex als leichter zu durchschauendes Modell für den
Schmerzreflex zu benützen.

Grundbedingung für derartige Erwägungen ist, daß die Peristaltikhemmung eine *spezifische* Wirkung der morphinähnlichen Analgetika
(m.ä.A.) ist, d. h. daß sie ihrer analgetischen Wirksamkeit parallel geht.
Zur Prüfung dieser Bedingung erscheinen vor allem die optischen Isomeren der gleichen Verbindung geeignet, die durch die Entwicklung der
synthetischen m.ä.A. zugänglich geworden sind und nach überein-
stimmenden Versuchen verschiedener Autoren[3] in ihrer analgetischen
Wirksamkeit stark differieren. Eine solche spezifische Wirkung auf die
Peristaltik war nicht von vornherein vorauszusehen, da bezüglich der
„niederen" Bewegungsformen des Darmes — Pendelbewegungen und
Tonusschwankungen — sowie bezüglich des Antagonismus gegen krampferregende Gifte, der sogenannten „spasmolytischen" Wirkung, nach den
Untersuchungen von THORP[4] eine solche Spezifität nicht vorhanden ist.
So sind in dieser Beziehung die optischen Isomeren des Polamidons**
trotz ihrer stark differierenden analgetischen Wirksamkeit ungefähr
gleich wirksam; dem Morphin (Mo.) und dem Dromoran*** fehlt eine

---

* Herrn Prof. Dr. W. HEUBNER zum 75. Geburtstag gewidmet.
** Polamidon = Markenname für dl-2-Dimethylamino-4,4-diphenylheptanon-5.
*** Dromoran = Markenname für dl-3-Oxy-N-Methyl-morphinan.

spasmolytische Wirkung fast völlig[5], während sie andererseits bei dem analgetisch bedeutend schwächer wirksamen Dolantin* in erheblichem Maße vorhanden ist[6].

In der vorliegenden Arbeit wurde daher die Wirkung der m.ä.A., vor allem ihrer optischen Isomeren, auf Spasmolyse und Peristaltikhemmung des isolierten Darmes vergleichsweise untersucht. Der Wirkung auf den Peristaltikreflex wurde besonderes Interesse gewidmet, da sich aus ihr vielleicht auch auf Angriffspunkt und Mechanismus der analgetischen Wirkung Rückschlüsse ziehen ließen.

Methodik.

Die Versuche über die spasmolytische Wirkung wurden am isolierten Dickdarm des Meerschweinchens in der üblichen Versuchsanordnung nach MAGNUS durchgeführt.

Für die Peristaltikversuche wurde die Originalmethode von TRENDELENBURG am isolierten Dünndarm des Meerschweinchens benützt. Als Badflüssigkeit diente die modifizierte Tyrodelösung nach FLEISCH[7] mit einer p_H von 7,2—7,4 und einer Temperatur von 35—36°. Die Menge der Badflüssigkeit betrug in allen Versuchen 35 cm³. Es hat sich als zweckmäßig erwiesen, entgegen den Angaben von TRENDELENBURG zur Durchperlung der Badflüssigkeit nicht Luft, sondern Sauerstoff zu verwenden, wodurch eine „Ermüdung" der Peristaltik viel langsamer eintritt und gleichmäßigere Ergebnisse erzielt werden. Unter diesen Bedingungen konnte der Peristaltikreflex am Meerschweinchendünndarm durch viele Stunden ausgelöst werden.

Für die Versuche über den Einfluß auf die Kotausscheidung des Ganztieres dienten Ratten im Gewicht von 150—200 g, die vor dem Versuch längere Zeit gleichmäßig mit Körnerfutter und Wasser ad libitum gefüttert waren. Die Zählung der Kotballen der während der Versuchszeit unter Entziehung von Futter und Wasser in Gruppen von je 4 Tieren in Stoffwechselkäfigen gehaltenen Ratten ergibt, zumindest für die ersten Stunden, einen Anhaltspunkt für die peristaltische Aktivität des Dickdarms. Die Methode ist ähnlich derjenigen von SATO[8] für das Kaninchen angegebenen, die von SCOTT c. s.[9] für den Vergleich der obstipierenden Wirkung von Mo und Polamidon (Pol.) verwendet wurde. Der Hauptunterschied unserer Methode besteht in der Verwendung von Ratten und in der Zählung der Kotballen alle 3 Std bis zur 9. Std und dann nach 24 Std.

Versuchsteil.

a) Spasmolyse.

Zwischen den optischen Isomeren des Pol., des Dromoran (Drom.) und des dem Pol. ähnlichen 2-Pyrrolidyl-4,4-diphenylheptanon (Hö. 10819) wurde bezüglich der spasmolytischen Wirkung gegenüber einer durch Lentin, Histamin oder Barium hervorgerufenen Tonussteigerung kein signifikanter Unterschied gefunden, wie dies von THORP[4] für die Isomeren des Pol. bereits festgestellt wurde. Bei den optischen Isomeren des Drom. war in Bestätigung der Angaben von RANDALL und LEHMANN[10] für das Racemat eine bemerkenswerte spasmolytische Wirkung überhaupt nicht zu beobachten.

---

* Dolantin = Markenname für 1-Methyl-4-Phenylpiperidin-carbonsäure-äthylester.

b) Peristaltik.

Hier wurden vergleichsweise folgende Verbindungen untersucht: d-und l-Pol., d- und l-Drom., Mo, Dol. und 1-Methyl-4-(3-Oxyphenyl)-piperidin-4-äthylketon (Hö. 10720). Abb. 1 gibt ein Versuchsbeispiel.

Die Tab. 1 stellt die an der Peristaltik gefundenen Verhältnisse der Wirkungsstärken denjenigen der analgetischen Wirksamkeit gegenüber. Man kann aus ihr ersehen, daß unter Berücksichtigung der sowohl bei

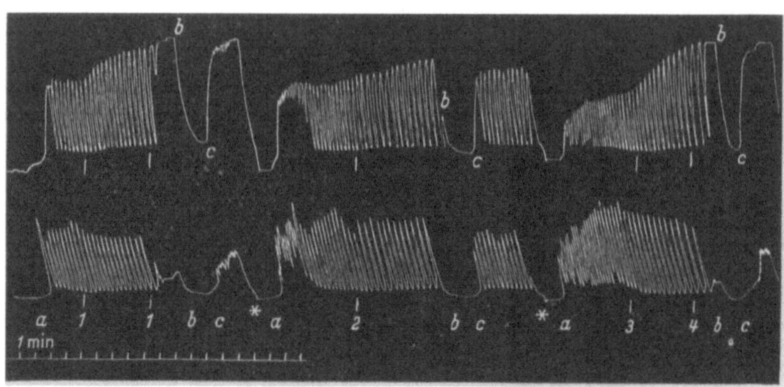

Abb. 1. Meerschweinchen-Ileum. Oben: Volumen, unten: Tonus. a) Belastung mit 2,5 cm H_2O Innendruck. b) Entlastung; Innendruck 0 cm. c) Wiederbelastung wie bei a). x) Auswaschen. 1. 10 + 10 γ Dolantin; nach Wiederbelastung keine Peristaltik. 2. 15 γ Dolantin; nach Wiederbelastung Peristaltik. 3. 1,0 γ + 4. 0,5 γ l-Polamidon; Längsmuskel-Tonus nach Sistieren der Peristaltik abgesunken, nach Wiederbelastung keine Peristaltik.
10 + 10 γ Dolantin = 1,0 + 0,5 γ l-Pol. $\rangle$ 15 γ Dol.

der Bestimmung der peristaltikhemmenden sowie der analgetischen Wirksamkeit methodisch begründeten Fehler die Übereinstimmung zwischen peristaltikhemmender und analgetischer Wirksamkeit recht befriedigend ist. Das analgetische Wirkungsverhältnis von l-Pol. zu Dol. ist der Literatur nicht direkt zu entnehmen, läßt sich aber aus den Angaben des Racemates zum Dol. und des l-Isomeren zum Racemat leicht berechnen. Das gleiche gilt bezüglich l-Pol. und Hö. 10720. Das Wirkungsverhältnis der beiden Isomeren des Drom. ist bezüglich der Analgesie nicht festzulegen, da am Ganztier die Dosierung des d-Isomeren durch seine dem l-Isomeren ungefähr gleiche Toxizität nach oben begrenzt wird. Nach Fromherz[11] ist das Verhältnis jedenfalls größer als 1:50. Auch an der Peristaltik ist ein genaues Verhältnis bei diesem Isomerenpaar nicht festzustellen, da die d-Verbindung nicht nur mehr als 200mal schwächer, sondern anscheinend auch qualitativ anders wirkt als das l-Isomere. Während nämlich bei allen anderen m.ä.A. — auch beim d-Pol. — die Stillegung der Peristaltik mit einer maximalen oder nahezu maximalen Tonussenkung der Längsmuskulatur einhergeht, bleibt beim d-Drom. die Verkürzung der Längsmuskulatur auch nach Sistieren der Peristaltik fast immer bestehen (Abb. 2).

Tabelle 1.

Präparate	Peristaltik	Analgesie
l-Pol. : d-Pol.	15 : 1	7 : 1 Ratte[1]
		(12,5 : 1)* Ratte[2]
l-Pol. : dl-Pol.	—	1,5 : 1 Maus[3]
		1,36 : 1 Ratte[2]
l-Pol. : Dol.	13 : 1	(12 : 1)** Maus
dl-Pol. : Dol.	—	7 : 1 Maus[2]
		8 : 1 Maus[4]
		8 : 1 Ratte[5]
10720 : Dol.	12 : 1	10 : 1 Maus[2]
		8 : 1 Ratte[5]
l-Pol. : 10720	1 : 1	(1 : 1)**
l-Drom. : d-Drom.	>300 : 1	>50 : 1 Ratte[6]
l-Drom. : Mo.	2 : 1	—
dl-Drom. : Mo.	—	1,7 : 1 Ratte[6]
l-Pol. : Mo.	1,7 : 1	

* bei niedriger Dosierung.   ** berechnete Werte.

[1] K. K. Chen: Ann. N.Y. Acad. Sci. **51,** 83 (1948).

[2] O. Schaumann: Interne I. G. Berichte 1942; veröff. durch Publ. Board. Dep. Com. Washington D.C.

[3] R. Thorp: Brit. J. Pharmacol. **4,** 98 (1949).

[4] F. Herr u. J. Pérszász: Arch. exper. Path. u. Pharmakol. **210,** 294 (1950).

[5] C. C. Scott, K. G. Kohlstaedt u. K. K. Chen: Anest. u. Analg. **26,** 12 (1947).

[6] K. Fromherz: Arch. Internal. Pharmacodyn. **85,** 387 (1951).

c) „Obstipierende" Wirkung am Ganztier.

Wie die Tab. 2 zeigt, verursacht die subcutane Injektion der geprüften Analgetika eine signifikante Verminderung der Kotabsetzung in den ersten 3 Std nach der subcutanen Injektion, die in der 7.—9. Std durch eine entsprechende Mehrausscheidung wieder entsprechend kompensiert wird, so daß die nach 9 bzw. 24 Std abgeschiedene Gesamtmenge zwischen den einzelnen Tiergruppen keinen signifikanten Unterschied mehr aufweist.

Die Versuchsergebnisse zeigen ferner, daß auch diese Wirkung der relativen analgetischen Wirkungsstärke recht annähernd parallel verläuft: Das l-Pol. ist auch hier annähernd zehnmal wirksamer als das d-Isomere oder Dol. und etwa doppelt so wirksam als Mo. Bemerkenswert ist ferner, daß die bereits wirksamen Dosen ungefähr den zehnten Teil derjenigen betragen, die am Ganztier zur Unterdrückung der Schmerzreaktion nötig sind.

Tabelle 2.

Präp. mg/kg	Tier-zahl	Stdn. 1–3			4–6		7–9		10–24		0–24	
		m	± e	k	m	± e	m	± e	m	± e	m	± e
Kontr.	40	4,4	0,93	—	3,2	0,64	2,3	0,62	7,2	0,99	17,1	1,0
l-Pol.												
0,1	40	2,9	0,64	1,33	3,2	0,79	3,3	0,42	8,2	1,79	17,6	2,2
0,2	40	1,8	0,68	2,23	3,6	0,93	4,3	0,68	5,3	0,81	15,0	1,73
0,5	40	1,4	0,79	2,46	3,0	0,89	5,2	0,99	6,5	1,18	15,5	2,0
1,0	16	0,0	0,0	4,75	4,0	1,67	5,0	0,84	10,0	1,9	19,0	3,9
d-Pol.												
1,0	40	3,5	0,56	0,8	4,1	0,47	3,4	0,76	6,4	1,28	17,4	1,45
2,0	40	2,4	0,83	1,6	6,1	1,35	2,4	0,62	6,8	1,12	17,7	1,84
5,0	40	1,4	0,54	2,65	4,0	0,79	4,6	0,93	8,6	1,33	18,6	2,3
10,0	16	0,8	0,75	3,0	3,3	0,70	4,3	1,71	11,8	2,55	20,0	2,76
Dol.												
5,0	24	1,6	0,24	2,9	3,2	0,86	3,2	0,97	8,2	1,78	16,2	2,26
Mo.												
0,2	16	2,5	1,11	0,95	1,0	1,0	2,5	0,94	10,0	2,28	16,0	1,74
0,5	28	1,7	0,57	2,48	4,2	2,18	5,1	1,79	10,2	1,92	21,3	3,0

$$k = \frac{m_1 - m_2}{\sqrt{e_1{}^2 + e_2{}^2}}$$

Besprechung der Versuche.

Die beschriebenen Versuche lassen zunächst erkennen, daß zwischen der Lösung einer pharmakodynamisch durch Lentin, Histamin oder Barium hervorgerufenen Tonuserhöhung am Dickdarm und der Hemmung der Peristaltik keinerlei Zusammenhang besteht. Die in ihrer analgetischen Wirksamkeit so sehr differierenden Isomeren des Pol. sind, wie schon Thorp[4] zeigte und wir bestätigen konnten, „spasmolytisch" praktisch gleich wirksam. Dem Mo und dem Drom. fehlt diese Wirkung praktisch völlig, während andererseits das analgetisch wesentlich schwächer wirksame Dol. sie wieder in ganz ausgesprochenem Maße besitzt. Man kann daher diese spasmolytische Wirkung der m.ä.A. als eine unspezifische Nebenwirkung bezeichnen.

Im Gegensatz hierzu geht die peristaltikhemmende Wirkung der analgetischen Wirksamkeit weitgehend parallel, wie dies am eindringlichsten die Verhältnisse bei den optischen Isomeren gleicher Verbindungen (d- und l-Pol., d- und l-Drom.) zeigen.

Es ergibt sich somit, daß die Peristaltikhemmung eine *spezifische* Wirkung der zentralen Analgetika vom Wirkungstypus des Mo ist und daher auch in einem inneren Zusammenhang mit ihrer analgetischen Wirksamkeit stehen könnte.

Ein weiterer Hinweis auf die Spezifität ist die außerordentlich große Empfindlichkeit des Peristaltikreflexes gegenüber diesen Verbindungen. Schon TRENDELENBURG[1] hat in seinen klassischen Versuchen die peristaltikhemmende Grenzkonzentration für Mo zu 1 zu 50—100 Millionen gefunden. Auch in unseren Versuchen war sie unter Berücksichtigung der analgetischen Wirkungsstärken von der gleichen Größenordnung. Im Vergleich hierzu fand ELLIOTT u. Mitarb.[12] mit der Isotopenmethode bei Injektion einer die Schmerzreaktion des Tieres aufhebenden Dosis von 10 mg/kg eines mit ^{14}C markierten Pol. (Methadon) im Blut eine Konzentration von etwa 1:2 Millionen. Berücksichtigt man aber, daß die klinische analgetische Dosis für den erwachsenen Menschen etwa 10 mg/70 kg beträgt, so ergäbe das — gleiche Verteilung wie im Tier vorausgesetzt —, eine Blutkonzentration von etwa 1:140 Millionen, die von der gleichen Größenordnung ist, wie sie am isolierten Darm zur Unterbrechung des Peristaltikreflexes nötig ist.

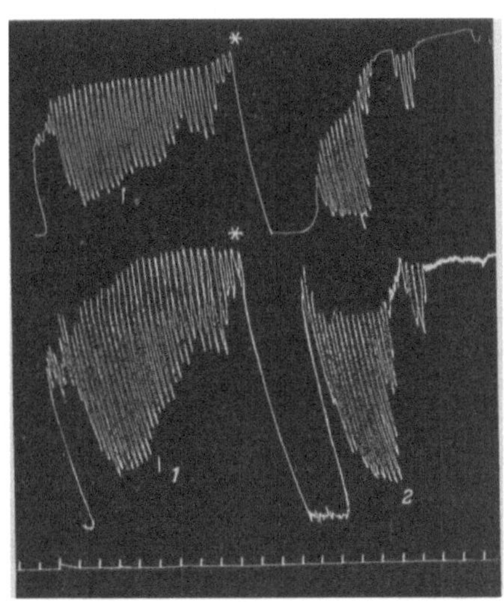

Abb. 2. Meerschweinchen - Dünndarm, Innendruck 2,5 cm, x = Drucksenkung und auswaschen, 1 = unbeeinflußte Peristaltik, 2 = 200,0 γ d - Dromoran. Man beachte die Tonuslage nach Sistieren der Peristaltik.

Ein ähnliches quantitatives Verhältnis ergibt sich auch am Ganztier zwischen ,,obstipierender'' und ,,analgetischer'' Wirkung. Auch hier genügt zu einer signifikanten Hemmung der Kotausscheidung etwa der zwanzigste Teil der Dosis, die zu einer Unterdrückung der Schmerz*reaktion* notwendig ist, liegt also der zur klinischen Analgesie benötigten näher. Bemerkenswert ist ferner der rasche Wirkungseintritt und die auf etwa 3 Std beschränkte Wirkungsdauer. Dies würde für den akuten Versuch eher auf eine Hemmung der Peristaltik und eventuell des subjektiven Defäkationsreizes als ursächliches Moment hindeuten als auf eine, sich vor allem auf die oberen Darmabschnitte erstreckende spasmogene Wirkung, die sich bezüglich der Kotabscheidung erst viel später auswirken dürfte und von vielen Autoren als die eigentliche Ursache der Obstipation durch Mo und m.ä.A. angesehen wird[13]. Dagegen könnte ein solcher wahrscheinlich zentrogener Spasmus bei chronischer Darreichung neben der Peristaltikhemmung wohl mit eine Rolle spielen. Darauf würden auch die klinischen Erfahrungen hindeuten, die mit den Versuchsergebnissen von Williams und Streeten[14] am Hund übereinstimmen, daß bei analgetisch gleich wirksamen Dosen die obstipierende Wirkung von Dol. und Pol. geringer ist als diejenige des Mo. Hierfür dürfte die spasmolytische Komponente dieser beiden m.ä.A. verantwortlich sein, die dem Mo fehlt.

Für die Ermittlung des *Angriffspunktes* der peristaltikhemmenden Wirkung könnten folgende einfache Überlegungen Hinweise geben: Die Peristaltik ist ein reflektorischer Vorgang, dessen auslösender Reiz in der Dehnung der Ringmuskulatur zu suchen ist. Dieser Reflexbogen muß also an irgendeiner Stelle durch die m.ä.A. unterbrochen werden. In direkten nervösen Leitungsbahnen kann diese Unterbrechung nicht liegen, da die m.ä.A. zwar eine gewisse lokalanästhetische Wirksamkeit besitzen können —wie etwa Dol. oder Pol.[15] — aber nicht müssen, wie z. B. Mo oder Drom. Außerdem liegen auch bei den lokalanästhetisch wirksamen Analgetika die zu einer Unterbrechung der Nervenleitung nötigen Konzentrationen um einige Zehnerpotenzen höher als bei der Peristaltikhemmung.

Auch eine atropinähnliche Wirkung kommt nicht in Frage. Beim Atropin sind nach den Versuchen Trendelenburgs diejenigen Konzentrationen, die am isolierten Darm zur Peristaltikhemmung nötig sind, ganz wesentlich größer als diejenigen, welche die direkte Acetylcholinwirkung aufheben. Bei den m.ä.A. dagegen sind gerade umgekehrt zur Aufhebung der Acetylcholinwirkung Konzentrationen nötig, welche die an der Peristaltik bereits wirksamen um mehrere Zehnerpotenzen übersteigen, wenn sie nicht vagolytisch überhaupt unwirksam sind, wie Mo oder Drom.

Schließlich ist es höchst unwahrscheinlich, daß durch die m.ä.A. die Empfindlichkeit der Receptoren des Dehnungsreizes herabgesetzt wird, wenn auch am Darm ein direkter Beweis hierfür fehlt. Dagegen konnte Bein[16] nachweisen, daß die durch den Reiz der Lungendehnung ausgelösten Aktionsströme durch bereits atmungshemmende Dosen eines m.ä.A. (Cliradon) nicht ausgelöscht werden. Auch für die Analgesie selbst ist ein peripherer Angriff an den Schmerzreceptoren kaum möglich, da dann Schmerz*gefühl* und Schmerz*reaktion* durch die gleiche Dosierung unterdrückt werden müßten, was ja keineswegs der Fall ist.

Es ist somit wohl der Schluß erlaubt, den Angriffspunkt der m.ä.A. für die *Peristaltik*hemmung in jenen Schaltorganen zu suchen, in denen der Dehnungsreiz den zurück zur Darmmuskulatur laufenden motorischen Impuls auslöst.

Zwischen Analgesie und Peristaltikhemmung ergeben sich aus unseren Versuchen ziemlich weitgehende Analogien: 1. In beiden Fällen handelt es sich um Unterbrechung eines Reflexbogens. 2. Beide Wirkungen gehen in quantitativer Hinsicht einander parallel. 3. Die Empfindlichkeit für beide Wirkungen ist von ungefähr gleicher Größenordnung. 4. In beiden Fällen nimmt die zur Unterbrechung der Reizfolgen nötige Dosis mit der Stärke des auslösenden Reizes zu.

Bei dieser auf einen inneren Zusammenhang hindeutenden Analogie könnte der Schluß erlaubt sein, für beide Wirkungen analoge *Angriffspunkte* und einen ähnlichen Wirkungsmechanismus anzunehmen. Die Ergebnisse am Peristaltikreflex können so die Annahme stützen, auch bei der Analgesie den Angriffspunkt in den in die Schmerzbahn eingebauten Schaltstellen zu sehen. Dies würde auch der Ansicht von WIKLER u. Mitarb.[17] entsprechen. Diese Autoren kommen auf Grund ihrer Versuche an Spinaltieren zu dem Schluß, daß die Wirkung der m.ä.A. ihren Angriffspunkt in Zwischenneuronen der Reflexbahnen hat.

Die viel größere Empfindlichkeit der komplizierten Reflexe der Peristaltik sowie des subjektiven Schmerzerlebnisses gegenüber den einfacheren Reflexen der unbewußten Schmerzreaktion, der Atmung oder der Reflexe am Spinaltier könnte ferner darauf hindeuten, daß sie die Folge einer Summation von Einzelwirkungen auf hintereinandergeschaltete Schaltstellen ist.

Besonderes Interesse verdienen vielleicht die eigentümlichen Ergebnisse mit dem d-Oxy-Morphinan (Dromoran). Während nämlich bei allen anderen untersuchten m.ä.A. mit dem Erlöschen der Peristaltik auch der Tonus der Längsmuskulatur zum Ausgangswert zurückkehrt, bleibt hier die Längsmuskulatur auch nach Aufhören der Peristaltik fast immer verkürzt. Das gleiche Verhalten zeigen die von FELDBERG und LIN[18] veröffentlichten Kurven über die Wirkung der Lokalanästhetika und des Tubocurarins auf die Peristaltik. Diese Autoren neigen daher der Ansicht zu, daß die bei steigendem Innendruck als Vorläufer der peristaltischen Welle auftretende Verkürzung der Längsmuskulatur myogenen Ursprungs ist. Die Lösung dieser Tonuserhöhung durch die m.ä.A. — mit Ausnahme des analgetisch praktisch unwirksamen d-Drom. — durch Konzentrationen, die sonst noch keine myogene „Spasmolyse" hervorrufen, würde jedoch darauf hindeuten, daß auch hier ein nervöses Zwischenglied eingeschaltet ist. Diese Verhältnisse bedürfen jedenfalls noch eines näheren Studiums, über dessen Ergebnisse später berichtet werden soll.

Der Peristaltikreflex des isolierten Darmes, der von den meisten am Ganztier störenden Nebenwirkungen unabhängig ist, könnte so vielleicht noch weitere experimentelle Beiträge zum Studium des gesamten Wirkungsmechanismus der m.ä.A. liefern.

Zusammenfassung.

Versuche am Peristaltikreflex des Meerschweinchendünndarms ergaben bei den morphinähnlich wirkenden Analgeticis eine weitgehende Parallelität zwischen peristaltikhemmender und analgetischer Wirksamkeit. Dies gilt auch für die optischen Isomeren gleicher Verbindungen und auch für die Hemmung der Kotabscheidung an der Ratte.

Bei der spasmolytischen Wirkung besteht ein derartiges Parallelgehen mit der Analgesie nicht.

Aus der auch in anderer Beziehung bestehenden Analogie zwischen Peristaltikhemmung und Analgesie wird auch auf ähnliche Angriffspunkte geschlossen, die in den zwischenneuronalen Schaltstellen angenommen werden.

Literatur.

[1] TRENDELENBURG, P.: Arch. exper. Path. u. Pharmakol. 81, 55 (1917). — [2] EBBECKE, U.: Naturwiss. 34, 336 (1947).— Dtsch. med. Wschr. 74, 133 (1949). — [3] THORP, R. H.: Brit. J. Pharmacol. and Chemother. 4, 98 (1949). — SCOTT, C. C., E. B. ROBBINS, u. K. K. CHEN: J. of Pharmacol. 93, 282 (1948). — FROMHERZ, K.: Arch. internat. Pharmacodynamie 85, 387 (1951). — [4] THORP, R H.: Brit. J. Pharmacol. and Chemother. 4, 98 (1949). — [5] RANDALL, L. O., u. O. LEHMANN: J. of Pharmacol. 99, 163 (1950). — [6] SCHAUMANN, O.: Arch. exper. Path. u. Pharmakol. 186, 109 (1940). — DUGUID, A. M., and R. A. HEATHCOTE: Quart. J. Pharm. and Pharmacol. 8, 318 (1940). — GRUBER, C. M., E. R. HART, u. C. M. GRUBER jun.: J. of Pharmacol. 73, 318 (1940). — SCOTT, C. C., u. K. K. CHEN: J. of Pharmacol. 87, 63 (1946). — [7] FLEISCH, A.: Arch. exper. Path. u. Pharmakol. 94, 22 (1922). — [8] SATO, M.: Tohoku J. exper. Med. 26, 83 (1935), zit. nach [11]). — [9] SCOTT, C. C., K. K. CHEN, K. G. KOHLSTAEDT, E. B. ROBBINS, u. F. W. ISRAEL: J. of Pharmacol. 81, 147 (1947). — [10] RANDALL, O., u. G. LEHMANN: l. c. [5]). — [11] FROMHERZ, K.: Arch. internat. Pharmacodynamie 85, 387 (1951). — [12] ELLIOTT, H. W., F. CHANG, J. ABDOU, u. H. H. ANDERSON: J. of Pharmacol. 95, 494 (1948). — [13] GRUBER, C. M., E. R. HART, u. C. M. GRUBER jun.: J. of Phamacol. 73, 319 (1941). — [14] WILLIAMS, E. M. VAUGHAM, and D. H. P. STREETEN: Brit. J. Pharmacol. and Chemother. 5, 584 (1950). — [15] LEONG WAY, E.: J. Amer. Pharmaceut. Assoc. 35, 44 (1946). — THORP, R. H.: l. c. [6]. — DUTTA, W. K.: Brit. J. Pharmacol. and Chemoth. 4, 197 (1949). — [16] BEIN, H. J.: zit. nach F. GROSS u. R. MEIER: Schweiz. med. Wschr. 79, 1154 (1949). — [17] WIKLER, A.: Proc. Soc. Exper. Biol. a. Med. 58, 193 (1943). — WIKLER, A., u. W. FRANK: J. of Pharmacol. 94, 382 (1948); vgl. a. R. HOUDE, M. H. SEEVERS, F. PURCELL, u. S. IRWIN: J. of Pharmacol. 98, 14 (1949). — IRWIN, S., R. HOUDE, D. R. BENNETT, L. C. HENDERSHOT u. M. H. SEEVERS: J. of Pharmacol. 101, 132 (1951). — [18] FELDBERG, W., u. R. C. Y. LIN: Brit. J. Pharmacol. and Chemoth. 4, 33 (1949).

Prof. Dr. O. SCHAUMANN,
Pharmakognostisches Institut der Universität Innsbruck, Peter-Mayr-Str. 1.

Arch. exper. Path. u. Pharmakol., Bd. 215, S. 469—482 (1952).

Aus dem Pharmakologischen Institut der Universität Bern
(Direktor: Prof. Dr. W. WILBRANDT).

Die Rattenschwanzsehne als Testobjekt für adstringierende Wirkung[*].

Von

W. WILBRANDT, H. RYSER und P. N. WITT.

Mit 9 Textabbildungen.

(Eingegangen am 31. Januar 1952.)

Die Adstringentien gehören chemisch sehr verschiedenen Gruppen an. Neben den organischen Gerbmitteln wie Tannin und anderen Gerbsäuren rechnet man zu ihnen den Formaldehyd, ferner Schwermetallsalze, Aluminiumsalze und Calcium.

Gemeinsam ist allen diesen Verbindungen bis zu einem gewissen Grade eine Wirkung, nämlich die Fällung löslichen Eiweißes. Auf diesen Zusammenhang ist vielfach hingewiesen worden. Die Wirkung auf das gelöste Eiweiß ist auch direkt zur Deutung der adstringierenden Wirkung in der Weise herangezogen worden, daß die Bildung einer Schutzschicht ausgefällten Eiweißes supponiert wurde, die die Zellen gegen äußere Reize abschirmen sollen[11,14]. Auf die Unzulänglichkeit dieser Deutung hat HEUBNER schon 1924[6] aufmerksam gemacht.

Eine andere Möglichkeit, die gemeinsame Eiweißwirkung zur Deutung zu verwenden, liegt in der Wirkung auf Gerüsteiweißkörper. In diesem Fall kann die Wirkung allerdings nicht in einer Ausfällung bestehen, sondern wäre in Vorgängen zu suchen, die eiweißchemisch der ausfällenden Wirkung am löslichen Eiweiß entsprechen müßte.

Ein Beispiel solcher Wirkungen an Gerüsteiweiß wurde in der Beeinflussung der Zellmembran gefunden, für die die Untersuchungen von WYSS[19], sowie von HEIMANN[20] und von GERBER[4] Belege erbracht haben (siehe auch [16, 17]). Der Formaldehyd löst an diesen Zellen eine Wirkung aus, die mit größter Wahrscheinlichkeit als Membranwirkung gedeutet werden darf und die zu einer starken Verzögerung von Penetrationsprozessen führt, also offenbar mit einer Herabsetzung der Membrandurchlässigkeit verbunden ist. Auch für Tannin konnte eine ähnliche, wenn auch schwächere Wirkung nachgewiesen werden. Möglicherweise besteht sie auch bei Schwermetall, wo sie jedoch noch genauer analysiert werden muß.

---

[*] Herrn Prof. Dr. W. HEUBNER zum 75. Geburtstag gewidmet.

Ein anderes Objekt, an dem Gerüsteiweißwirkungen als Modell der Adstriktion benützt werden können, ist die Rattenschwanzsehne[3, 8, 14]. Die ersten Untersuchungen, die an diesem Objekt durchgeführt worden sind, sind diejenigen von Friedberg. Er benützte vor allem die Dehnbarkeit der Sehne als Kriterium der Wirkungen.

In einer späteren Arbeit von Komiyama[8], ebenfalls aus dem Straubschen Institut, wurde dann ein anderes Phänomen als Modell der adstringierenden Wirkung benützt, nämlich die Verkürzung der Sehne in Lösungen von Adstringentien. Da die Wirkung der Adstringentien von jeher mit der Vorstellung einer „Zusammenziehung" in Verbindung gebracht worden ist (worauf schon der Name Adstriktion hinweist, ferner die immer wieder gemachte Angabe, der Geschmack der Adstringentien sei „zusammenziehend"), schien die Beobachtung von Komiyama ein besonders anschauliches Bild der adstringierenden Wirkung zu geben. Die Adstriktion im Sinne der zusammenziehenden Wirkung schien hier unmittelbar augenfällig gemacht.

Trotzdem dürfte die Deutung Komiyamas eine Fehldeutung gewesen sein. Es fiel schon frühzeitig auf, daß die von Komiyama beschriebene Kontraktion der Sehne nicht durch alle Adstringentien bewirkt werden. Tanninlösungen rufen sie so gut wie gar nicht hervor, auch Formaldehydlösungen nur unter Bedingungen, die von denjenigen der therapeutischen Verwendung weit entfernt sind.

Der Komiyamasche Effekt ist als Modell der adstringierenden Wirkung jedoch nicht nur deshalb unzulänglich, weil er gewisse Adstringentien nicht erfaßt, sondern er ist direkt falsch in dem Sinne, daß er eine Eiweißwirkung zeigt, die der adstringierenden Wirkung eiweißchemisch entgegengesetzt ist. Dies zu zeigen ist neben anderem Zweck der vorliegenden Arbeit.

Die Untersuchungen gingen aus von der Beobachtung, daß neben den Adstringentien eine zweite Gruppe eiweißchemisch charakterisierter Verbindungen eine typische Wirkung auslösen, nämlich die Eiweißdenaturantien. Man erhält mit ihnen ähnliche Spannungsentwicklungen wie mit gewissen Adstringentien, etwa Aluminiumacetat[15]. Für eine eingehendere Analyse dieser Wirkungen schien es empfehlenswert, nicht nur eine einzelne Spannungsmessung als Kriterium zu benützen, sondern das Verhalten der Sehne in einem weiteren Bereich zu prüfen, mit anderen Worten ganze Längenspannungsdiagramme aufzunehmen[13]. Das Resultat dieser Untersuchungen ergab nicht nur ein einheitlicheres, lückenloseres Bild der adstringierenden Wirkungen, sondern auch eine experimentell sowohl als theoretisch gut gestützte Abgrenzung gegenüber den denaturierenden Wirkungen. Die beiden Wirkungstypen erweisen sich als im Grundmechanismus entgegengesetzt, indem die denaturierende

Wirkung auf Lösung, die adstringierende offenbar auf Neubildung seitlicher Verknüpfungen der Eiweißketten beruht. Der KOMIYAMAsche Verkürzungseffekt gehört offenbar zur Gruppe der denaturierenden Wirkungen.

Methodik.

Methodisch wurden zwei Anordnungen benützt. Die eine (Methode I) bestimmt die Länge der Sehne als Funktion der Spannung, die andere (Methode II) die Spannung als Funktion der Länge. Die Methode II ist

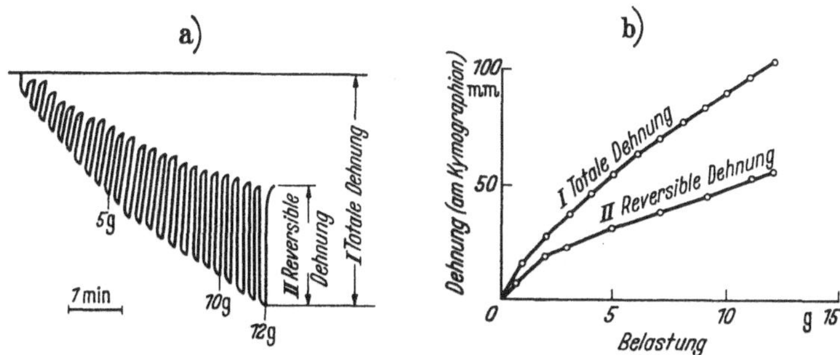

Abb. 1. a) Dehnungskurve eines Sehnenfadens. Verlängerung des Fadens nach unten gezeichnet. Durchgepauste Originalrußkurve. — b) Auswertung der Kurve a. Hebelübersetzung 1:47 (47 mm Dehnung am Kymographion = 1 mm Dehnung der Sehne).

die bequemere und präzisere. Sie kann auch benützt werden zur Messung bzw. Registrierung von Spannungen, die durch chemische Einwirkungen ausgelöst werden (KOMIYAMAscher Effekt).

Die Methode I ist die von KOMIYAMA benützte, bei der die Sehne zwischen einem Fixpunkt und einem Muskelschreiber eingespannt und ihre Verkürzung direkt am Kymographion registriert wird. Längenspannungsdiagramme können mit dieser Anordnung leicht aufgenommen werden, indem der Schreibhebel auf der der Sehne entgegengesetzten Seite des Drehpunkts belastet und die Verkürzungen aufgezeichnet werden.

Eine Dehnungskurve, die auf diese Weise gewonnen wurde, zeigt Abb. 1a. Die Sehne wurde in gleichen Zeitabständen mit steigenden Gewichten (in Stufen von 0,5 g) belastet und wieder entlastet. Die Kurve zeigt, daß die Verlängerung der Sehne zwei Anteile enthält, einen reversiblen und einen irreversiblen bzw. schlecht reversiblen (Dehnungsrückstand). Ein Längenspannungsdiagramm läßt sich demnach auf zwei verschiedene Arten erhalten (Abb. 1b): durch Auftragen des reversiblen Teils der Dehnung (Kurve I) oder der gesamten Verlängerung (Kurve II) gegen die Belastung.

Als die aufschlußreichere Komponente wurde die reversible Dehnbarkeit betrachtet. Sie ist die im Folgenden als „Dehnbarkeit" bezeichnete Größe, beispielsweise in den Messungen der Abb. 8.

Die zweite Methode, die sich im ganzen besser bewährt hat und bei den späteren Versuchen ausschließlich benützt worden ist, ist in Abb. 2 dargestellt. Sie benützt ein früher beschriebenes [18] pneumatisches Übertragungsprinzip. Die Sehne ist auch hier zwischen zwei Punkten A und B

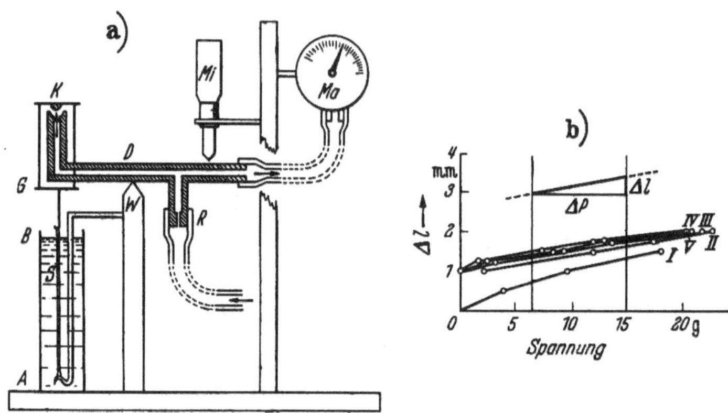

Abb. 2. a) Schema der Anordnung Methode II. S = Sehne, A und B = Einspannpunkte der Sehne, G = Gehänge, K = Kugel, D = Düsenrohr, W = Drehpunkt, R = Widerstand, Mi = Mikrometerschraube, Ma = Manometer; näheres im Text. — b) Dehnungskurven, die mit der Anordnung A gewonnen wurden. Ordinate: Verlängerung der Sehne (Ablesung an der Mikrometerschraube). Abscisse: Spannung in Gramm (aus den Ablesungen an Ma und der zugehörigen Eichkurve gewonnen).

eingespannt, die bei der Aufnahme von Dehnungskurven gegeneinander verschoben werden (s. unten), bei der Registrierung des Komiyamaschen Effektes dagegen nahezu unveränderlichen Abstand haben. Es wird also die entwickelte Spannung beim Komiyamaschen Effekt weitgehend isometrisch gemessen. (Über den Grad der Annäherung an isometrische Bedingungen siehe unten.)

Das Prinzip der Spannungsmessung ist folgendes. Aus einem Druckreservoir strömt durch den Widerstand R in das Düsenrohr D ein (mit Pfeilen angedeuteter) Luftstrom, der an der Kugel K entweichen kann. Die Kugel K ist in die Ausgangsöffnung der Düse eingeschliffen und mit einem starren Gehänge G verbunden, das den Aufhängungspunkt B der Sehne trägt. Entwickelt die Sehne Spannung, so wird die Kugel K gegen die Düse gepreßt und die Luft zurückgestaut. Der entstehende Staudruck P kann am Manometer Ma abgelesen oder mit einer Registrierkapsel registriert werden. Eichungen der Anordnung durch Anhängen von Gewichten an G haben gezeigt, daß in einem genügend großen Bereich der Druck P der Spannung t proportional ist.

Zur Dehnung der Sehnenfäden dient die Mikrometerschraube Mi, mit der das Düsenrohr D um den Auflagepunkt W gedreht werden kann. Die Abstände der Mikrometerschraubenspitze und der Zuglinie der Sehne vom Drehpunkt sind gleich, so daß die an Mi abgelesene Zahl unmittelbar die Dehnung der Sehne in mm angibt.

Mit Hilfe der Dehnvorrichtung wurde auch geprüft, inwieweit Isometrie der Messung erreicht werden kann. Die Sehne kann sich bei Spannungsentwicklung noch um den Betrag verkürzen, um den der Spalt zwischen Kugel und Düse verengt wird. Er kann folgendermaßen bestimmt werden.

Ersetzt man die Sehne durch einen starren Metallstab und betätigt die Mikrometerschraube, so verengt man den Spalt um die an Mi abgelesene Millimeterzahl m und erzeugt so meßbare Staudrucke P. Entnimmt man die zugehörigen Spannungswerte t aus der Spannungseichkurve (P gegen t, siehe oben), so erhält man durch Auftragen von m gegen t die Verkürzung pro Spannungseinheit.

Es ergab sich eine Verkürzung von etwa 0,002 mm/g Spannung. Mit dieser Größe wären an sich auch die gemessenen Dehnungen bei Aufnahme der Längenspannungsdiagramme zu korrigieren. Die Korrektur beträgt etwa 6% der gemessenen Dehnung. Da keine Absolutmessungen bezweckt waren, sondern nur Änderungen der Dehnbarkeit interessierten, bei denen die Korrekturen weitgehend herausfallen würden, wurde auf ihre Anwendung verzichtet *.

Längenspannungsdiagramme, die an einem normalen Sehnenfaden mit der Methode II gemessen wurden, zeigt Abb. 2b. Der Faden wurde mehrmals gedehnt. Die erste erhaltene Kurve ist die steilste, die späteren sind flacher. Auch hier erweist sich so die Dehnbarkeit als zusammengesetzt aus einem reversiblen und einem irreversiblen Anteil. Um den letzteren auszuschalten, wurden alle Sehnenfäden mehrmals gedehnt und erst die 3. oder 4. Kurve wurde verwertet.

Als Maß der Dehnbarkeit wurde die Neigung der Kurve, $\varDelta l/\varDelta t$ (l = Länge, t = Spannung) gewählt. Sie wurde in dem mit bester Annäherung linearen Kurventeil (zwischen 6,5 und 15 g Spannung) bestimmt und betrug im Mittel etwa 0,38 mm/8,5 g Spannung. Diese Größe ist in den folgenden Darstellungen der Bezugswert (1,0) der „relativen Dehnbarkeit".

Eine Berechnung in absoluten Einheiten muß die Länge l und den Querschnitt q der Sehnenfäden berücksichtigen. Die Länge der verwendeten Fäden war einheitlich 70 mm, der Querschnitt wurde in der Regel nicht ausgemessen, es wurden jedoch nur Sehnenfäden eines mittleren Querschnitts benützt, für den als Näherungswert 0,1 mm² eingesetzt werden kann. Mit diesen Zahlen ergibt sich für die Dehnungszahl (= Elastizitätskoeffizient):

$$\alpha = \frac{\varDelta 1 \cdot q}{1 \cdot \varDelta t}$$

der Wert $\dfrac{0,38 \cdot 0,1}{70 \cdot 0,0085} = 0,0655$ mm²/kg bzw. für den Elastizitätsmodul $\left(E = \dfrac{1}{\alpha}\right)$ der Wert 15,66 kg/mm² **.

Die Sehnenfäden wurden frischgetöteten Ratten entnommen und in isotonischer Kochsalzlösung im Kühlschrank aufbewahrt. Das Vorgehen bei der Entnahme wurde von FRIEDBERG ausführlich beschrieben. Die Fäden wurden meist am gleichen Tag, niemals später als am 2. Tag benützt.

---

* *Anmerkung bei der Korrektur:* Neuere Versuche scheinen zu zeigen, daß die Längenänderungen der Sehnenfäden doch größer waren als diese Korrektur (Verbiegbarkeit und Dehnung der zur Verbindung von Sehne und Gehänge benützten Glashaken und Zwirnfäden). Näheres in der demnächst erscheinenden Dissertation RYSER (Bern 1952).

** Dieser Wert ist erheblich kleiner als diejenigen von FRIEDBERG (150—200), vermutlich weil FRIEDBERG viel höhere Spannungen verwendete.

Alle Lösungen waren, wenn nicht ausdrücklich anders vermerkt, mit isotonischer Kochsalzlösung hergestellt bzw. verdünnt. Das entspricht zwar insofern nicht dem therapeutischen Vorgehen, als die praktisch therapeutisch verwendeten Lösungen im allgemeinen mit Leitungswasser verdünnt werden. An den lebenden Zellen, vor allem auf Schleimhäuten, werden aber doch durch die Anwesenheit von Drüsensekreten und Gewebssäften die Bedingungen sich den unserigen mehr

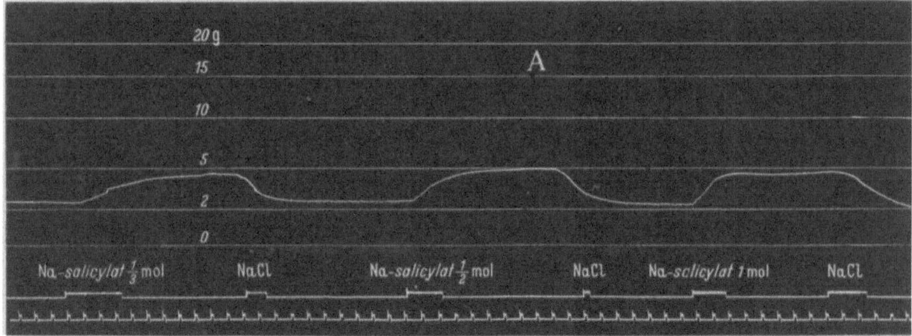

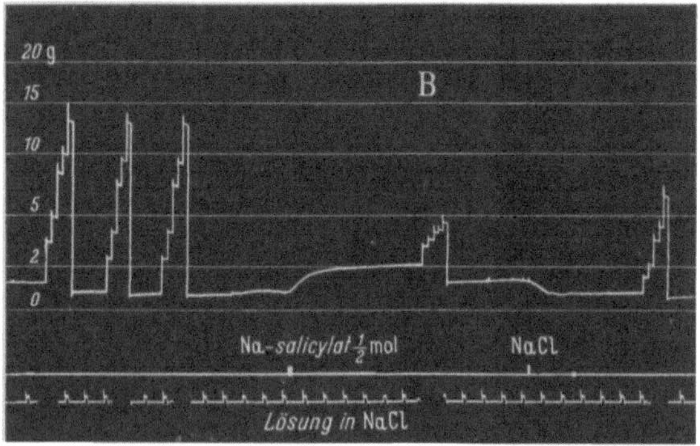

Abb. 3. *A* Spannungsentwicklung eines Sehnenfadens in verschieden konzentrierten Lösungen von Natriumsalicylat. — *B* Dehnungskurven vor, während und nach der Einwirkung von ½ mol. Natriumsalicylat auf einen Sehnenfaden. Während der Einwirkung des Natriumsalicylats ist eine spontane Spannung von 1 g entwickelt worden und die in diesem Zustand registrierte Dehnungskurve zeigt beträchtlich erhöhte Dehnbarkeit (geringere Spannungsentwicklung bei Dehnung). Die Spannungsentwicklung geht nach Auswaschen der Salicylatlösung vollständig zurück, die Dehnbarkeitsänderung teilweise. — Zeitsignal: 7,5 sec.

annähern als denjenigen in elektrolytfreiem Wasser, so daß sie uns zweckmäßiger erschienen.

Um die Dehnbarkeit unter verschiedenen Einwirkungen zu vergleichen, wurden teils Messungen an verschiedenen Sehnen durchgeführt, mit und ohne Anwesenheit des zu prüfenden Agens, teils Messungen an der gleichen Sehne, vor und nach der Einwirkung. Das zweite Vorgehen ist zweckmäßiger. Beim ersten erhält man, vermutlich wegen der Streuung der Fadendicke, stärker streuende Resultate, die statistisch beurteilt werden müssen und größere Versuchszahlen erforderlich machen. Die in den Abb. 4, 5 und 6 wiedergegebenen Versuche sind mit dem *t*-Test von Student [9] geprüft. Die Resultate sind statistisch gesichert.

I. Die Wirkung eiweißdenaturierender Agentien.

Über die spannungserzeugende Wirkung von Eiweißdenaturantien an Sehnenfäden wurde schon in einer kurzen Mitteilung von WEBER und ROWEDDER[15] berichtet. Eine ausführlichere Veröffentlichung darüber erfolgt demnächst an anderer Stelle.

Abb. 3A zeigt Registrierungen solcher Wirkungen, die mit Natriumsalizylat gewonnen wurden. Die Lösungen erzeugten Spannungen von einigen Gramm, die nach Auswaschen mit Kochsalzlösung rasch wieder zurückgingen. Bei Steigerung der Konzentration erreichte die entwickelte Spannung bald ein Maximum. Höhere Konzentrationen bewirken in diesen Versuchen nur noch eine Beschleunigung der Spannungsentwicklung. Bei den höchsten Konzentrationen nimmt die Spannung wieder ab, schließlich kann die Sehne bei Dehnung reißen.

Andere Denaturantien, die mit ähnlichen Resultaten geprüft wurden, sind Guanidin, Rhodanid und Iodid.

Man erhält also mit diesen eiweißdenaturierenden Agentien gleiche Wirkung wie KOMIYAMA sie beschrieben hat, obwohl sie keine Adstringentien sind.

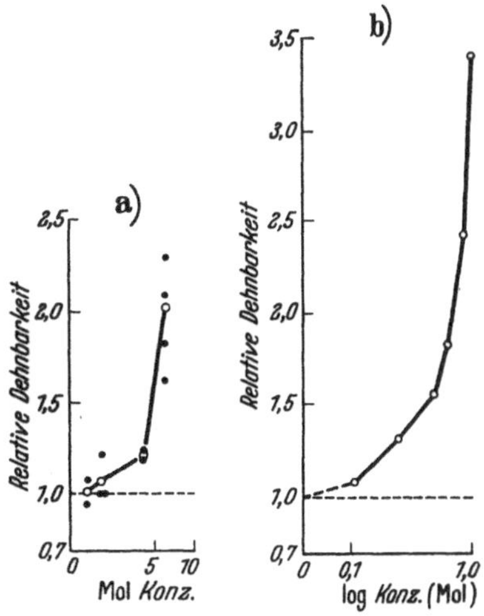

Prüft man die Dehnbarkeit eines Sehnenfadens unter diesen Bedingungen, so erweist sie sich als erhöht. Der Elastizitätskoeffizient kann auf ein Vielfaches des Normalwertes steigen. Abb. 4 zeigt Messungen für Harnstoff und Salicylat.

Abb. 4. Dehnungskurven von Sehnenfäden in *a* Harnstoff- und *b* Salicylatlösungen. — Ordinate: Relative Dehnbarkeit (siehe Text). — Abscisse: Konzentration der Lösungen in logarithmischem Maßstab. In Abb. 4a geben die Kreise die Mittelwerte aus den Einzelmessungen (Punkte) an. — Einwirkungszeit 5 min.

Abb. 3B zeigt eine Registrierung der Spannungsentwicklung und der erhöhten Dehnbarkeit unter Salicylat an der gleichen Sehne. Nach Aufnahme von zwei Dehnungen wird die Kochsalzlösung durch Natriumsalicylatlösung ersetzt. Die Sehne entwickelt nun ohne Dehnung eine Spannung von 1—2 g. Die darauf folgende neuerliche Dehnung dagegen erzeugt fast keine Spannung mehr, der Elastizitätskoeffizient ist stark angestiegen. Die Spannungsentwicklung geht in Kochsalzlösung sofort ganz zurück, die Änderung der Dehnbarkeit teilweise bzw. langsamer.

II. Die Wirkung von Gerbstoffen.

Tannin bewirkt keine Spannungsentwicklung. Dagegen wird die Dehnbarkeit durch Tannin herabgesetzt. Abb. 5 zeigt Messungen in verschiedenen Konzentrationen. Die Wirkung ist in einem beträchtlichen Bereich unabhängig von der Konzentration. Mazerat aus Eichenrinde zeigt sie in gleicher Weise (Abb. 5b).

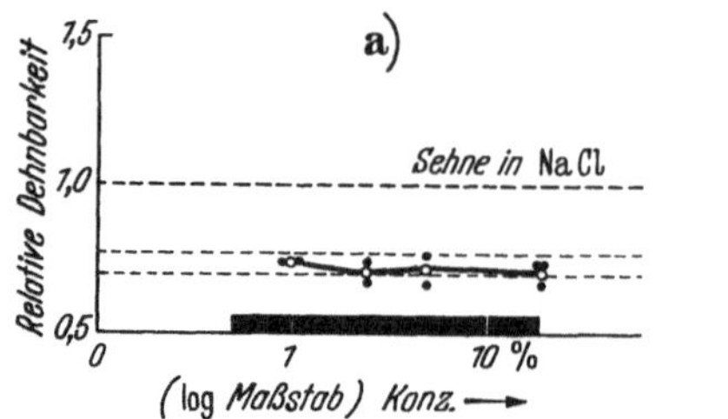

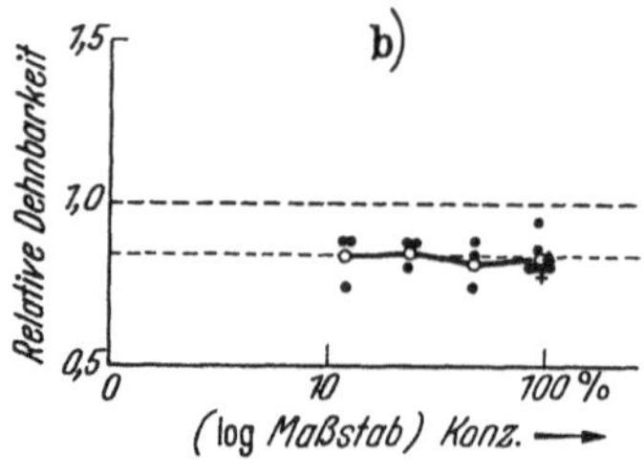

Abb. 5. Dehnbarkeitsmessungen von Sehnenfäden in a Tanninlösungen und b Eichenrinde-Macerat. — Ordinate: Relative Dehnbarkeit (siehe Text). — Abscisse: Konzentration in logarithmischem Maßstab. Die Kreise sind die Mittelwerte aus den Einzelmessungen (Punkte). Die gestrichelten Linien geben die Meßresultate bei Messungen an ein und derselben Sehne vor und nach der Einwirkung an. Das schraffierte Gebiet entspricht etwa den therapeutisch gebräuchlichen Verdünnungen. Einwirkungszeit 5 min.

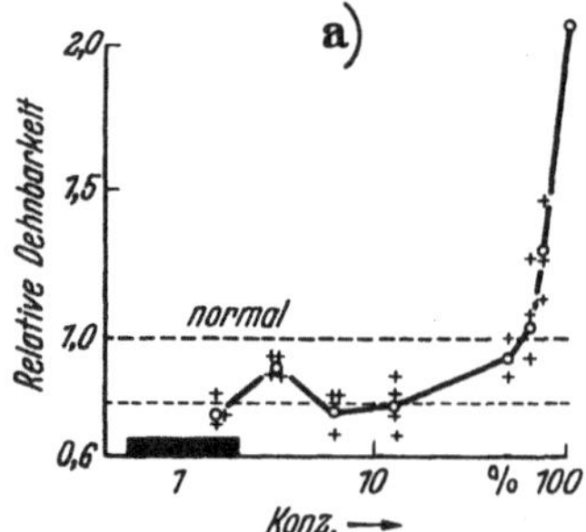

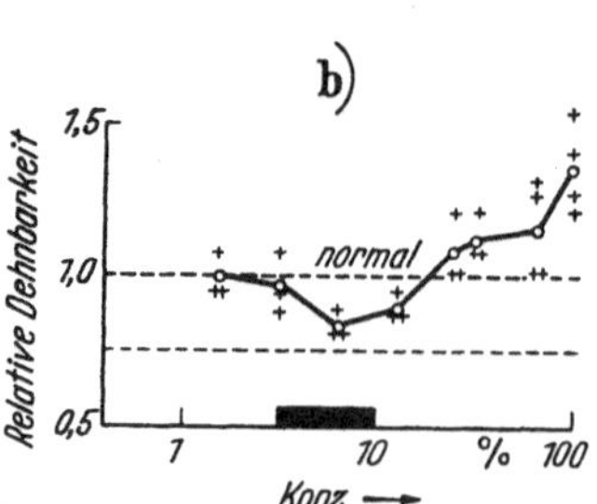

Abb. 6. Dehnbarkeitsmessungen von Sehnenfäden in Lösungen von a essigsaurer Tonerde und b Bleiwasser. — Ordinate: Relative Dehnbarkeit (siehe Text). — Abscisse: Konzentration in logarithmischem Maßstab. (100% = schweizerische offizinelle Lösung unverdünnt.) Schraffiert sind die therapeutisch etwa gebräuchlichen Verdünnungen angegeben. Kreise: Mittelwerte aus den Einzelmessungen (Kreuze). Gestrichelte Linie: Resultat von Messungen an ein und derselben Sehne (vgl. Abschnitt Methodik). Einwirkungszeit 5 min.

III. Die Wirkung metallischer Adstringentien.

Die Wirkung von Metallsalzlösungen ist komplex. Abb. 6 zeigt Dehnbarkeitsmessungen in verschiedenen Konzentrationen von essigsaurer Tonerde und Bleiwasser. In einem Konzentrationsbereich, der etwa den therapeutisch gebräuchlichen Verdünnungen entspricht, ist die Dehnbarkeit nach 5 min Einwirkung herabgesetzt wie bei Tannin. In höheren Konzentrationen ist sie stark gesteigert wie bei Denaturantien.

Hier bestehen offenbar zwei Wirkungen, die sich möglicherweise überlagern: eine gerbende und eine lockernde. Sie können (in Anlehnung an analoge gebräuchliche Bezeichnungsweisen) nach den Agentien, die sie in reiner Form erzeugen, als „tanninartige“ und als „harnstoffartige“ Wirkung bezeichnet werden.

Abb. 7 zeigt die Prüfung auf Spannungsentwicklung in verschieden konzentrierten Lösungen von essigsaurer Tonerde. In unverdünnter Lösung tritt beträchtliche Spannung auf, in 1/10 Verdünnung ist sie schon

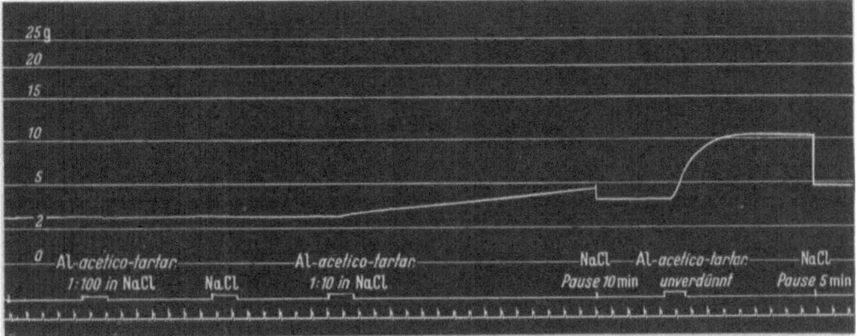

Abb. 7. Spannungsentwicklung eines Sehnenfadens in verschieden konzentrierter Lösung von essigsaurer Tonerde. Die unverdünnte Lösung erzeugt starke, die 10fach verdünnte noch geringfügige Spannung, die 100fach verdünnte ist wirkungslos. Beim Auswaschen mit Natriumchloridlösung wurde die Registrierung unterbrochen, weil der Rückgang der Spannung sehr langsam erfolgt. Zeitsignal: 7,5 sec.

fast verschwunden, in 1/100 ganz. Sie ist also vor allem dann stark, wenn die Dehnbarkeit erhöht ist, im Gegensatz zu der KOMIYAMASchen Angabe (aber in Übereinstimmung mit seinen Messungen, siehe unten).

Daß Metalle an Kollagenfasern in verschiedenen Richtungen wirken können, ist aus anderen Beobachtungen bekannt und bei der hohen Reaktionsfähigkeit der Metalle nicht überraschend. Calciumsalze senken beispielsweise die Schrumpfungstemperatur (siehe unten) und erhöhen die Dehnbarkeit[3] wie es Eiweißdenaturantien tun, Chromsalze erhöhen sie[13].

Nach unseren bisherigen Beobachtungen wird das gegenseitige Verhältnis der beiden Wirkungen bei Metalladstringentien nicht nur durch die Konzentration bestimmt, sondern noch durch andere Faktoren, wie die Anwesenheit oder Abwesenheit anderer Elektrolyte, die Einwirkungszeit und vermutlich weitere. Eine Analyse dieser Faktoren und ihres Einflusses würde beträchtlich mehr Beobachtungsmaterial erfordern als bisher vorliegt. Für den Augenblick möchten wir uns auf die Feststellung beschränken, daß unter unseren Versuchsbedingungen, die wir der therapeutischen Situation anzupassen bestrebt waren (5 min Einwirkungszeit, isotonische Kochsalzlösung als Lösungsmittel), die untersuchten metallischen Adstringentien in therapeutischen Verdünnungen tanninartig wirken, in höheren Konzentrationen harnstoffartig.

Abb. 8 zeigt eine Zusammenstellung von Dehnungskurven nach der Methode I, Abb. 9 Meßresultate nach der Methode II. Neben den bisher genannten Agentien ist hier noch Formaldehyd aufgenommen, der ähnlich wie die Metalle bei mäßigen Konzentrationen tanninartige, bei sehr hohen harnstoffartige Wirkung zeigt.

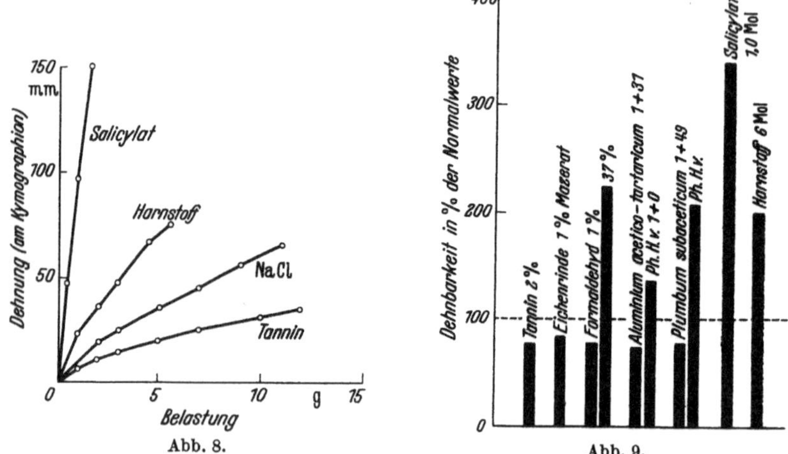

Abb. 8. Dehnungskurven nach Methode I in verschiedenen Lösungen. Konzentrationen: Natrium-Salicylat 1,0 mol. Harnstoff 6 mol. NaCl isotonisch (0,95%), Tannin 5%. Einwirkungszeit 5 min.
Abb. 9. Zusammenfassung der Resultate mit Methode II. — Ordinate: Relative Dehnbarkeit in Prozent des normalen Werts. Einwirkungszeit 5 min.

Es ergibt sich so als gemeinsame Wirkung aller geprüften Adstringentien die Herabsetzung der Dehnbarkeit in Verdünnungen, die etwa den therapeutisch gebräuchlichen entsprechen, daneben eine dehnbarkeitssteigernde Wirkung der Denaturantien sowie einiger Adstringentien in hohen bis höchsten Konzentrationen. Spannungsentwicklung an der ungedehnten Sehne ergibt sich im allgemeinen dann, wenn die Dehnbarkeit erhöht ist.

IV. Die Grundwirkungen am Eiweißmolekül und ihre pharmakologische Bedeutung.

Kollagen ist ein Fadeneiweiß, d. h. die Moleküle sind langgestreckte Polypeptidketten, die in der Richtung der Faser parallel zueinander liegen. Die Faser erhält ihre Festigkeit durch seitliche brückenartige Verbindungen zwischen den Kettenmolekülen. Im Kollagen bestehen sie vorwiegend aus Wasserstoffbrücken, z. B. zwischen —NH und —CO-Gruppen, sowie aus salzartigen Bindungen zwischen —COO⁻ und

—NH$_3^+$-Gruppen an Seitenketten von Diamino- und Dicarboxyl-Aminosäuren. Daneben können auch andersartige Brücken vorkommen. Im Keratin z. B. sind — S-S-Brücken von großer Bedeutung, die den Hauptangriffspunkt keratolytischer Wirkungen (z. B. durch SH-Gruppen) bilden. Eine Zusammenstellung der möglichen Brückenarten findet sich bei LUNDGREN[10].

Wird eine Faser gedehnt, so können entweder Kettenmoleküle aneinander gleiten („Fließen" der Sehne) oder die Hauptvalenzketten selbst gestreckt werden. Letzteres geschieht gegen elastische Kräfte, die in der gegenseitigen Anziehung gewisser Gruppen begründet sind, und führt daher zu Spannungsentwicklung. Je starrer das System durch Brückenbindungen gefügt ist, desto größer wird die entwickelte Gegenspannung sein, d. h. desto kleiner die Dehnungszahl (Elastizitätskoeffizient) und desto größer der Elastizitätsmodul. „Vernetzung" durch Seitenbrücken ist demnach ein möglicher Mechanismus der tanninartigen Wirkung. Tatsächlich wird der Mechanismus der Ledergerbung auf solche Vernetzungsvorgänge bezogen (eine ausführliche Darstellung findet sich bei GUSTAVSON[5]), die zum Teil gut bekannt sind (z. B. beim Formaldehyd, Literatur dazu siehe bei FRENCH und EDSALL[2]). Auf die Parallele zwischen Ledergerbung und Adstriktion ist wiederholt, so z. B. bei HEUBNER und SCHREIBER 1937[7], hingewiesen worden.

Die Wirkung der Denaturantien am löslichen Globulareiweißmolekül wird heute in der Lösung von Brückenbindungen gesehen, z. B. mit Angriff an Wasserstoffbrücken durch Moleküle, die selbst Wasserstoffbindungen eingehen (Harnstoff, Salicylat u. a.) oder durch Entladung der ionisierten Gruppen der Salzbindungen (Säure, Alkali). Am löslichen Eiweiß ist die Folge eine Entfaltung der Polypeptidkette, die sich in erhöhter Viskosität, erhöhter Reaktionsfähigkeit gewisser Gruppen (z. B. SH) verminderter Löslichkeit u. a. äußert. (Eine ausführlichere Diskussion findet sich bei ANSON.)

Am unlöslichen Fadenmolekül wird die gleiche Wirkung sich zunächst in erhöhter Dehnbarkeit äußern müssen, wie sie tatsächlich beobachtet wird. Wird die Zahl der geöffneten Brücken sehr groß, so „zerfließt" die Sehne bei Dehnung, die Moleküle gleiten aneinander vorbei, ohne daß noch die Möglichkeit zur Bildung elastischer Gegenkräfte bestehen würde.

Wird die Sehne nicht gedehnt, so äußert sich die Lösung der Brücken unter der Wirkung von Denaturantien in freierer thermischer Beweglichkeit der Ketten in der Querrichtung zur Faser. Die Folge davon muß eine Erhöhung der Spannung sein, in Übereinstimmung mit der Beobachtung. Für den Fall der Hitzedenaturierung ist diese Anschauung schon 1937 von MEYER und FERRI[12] thermodynamisch begründet und experimentell belegt worden. Die Verkürzung der freien Sehne bei der Hitzedenaturierung (die der Spannungszunahme der isometrisch fixierten

Sehne entspricht) ist seit langem bekannt und das schmale Temperaturgebiet der Hitzedenaturierung spielt als „Schrumpfungstemperatur" in
der Gerbereichemie die Rolle eines wichtigen Tests. Sie ist eine Funktion
der Zahl der Seitenbrücken, bei Vernetzung steigt sie an, bei Entnetzung („Denaturierung") sinkt sie. Die so molekularkinetisch erzeugte
Spannung zeichnet sich durch einen (thermodynamisch begründeten)
positiven Temperaturkoeffizienten aus, wie er für die Spannung von
Kautschuk bekannt ist. Das Verhalten wird daher auch als „Kautschukelastizität" bezeichnet.

Erweisen sich so die Spannungserzeugung durch Denaturantien und
die Dehnbarkeitsverminderung durch Gerbstoffe als im Wesen antagonistisch, so ergibt sich in der Tat die Folgerung, daß die KOMIYAMAsche
Beobachtung nicht als Modell der adstringierenden Wirkung betrachtet
werden darf, sondern einen gegensinnigen Effekt darstellt.

Es geht auch aus allen von KOMIYAMA wiedergegebenen Kurven hervor, daß in seinen Versuchen die Dehnbarkeit der Sehne stark erhöht
war, wenn eine Verkürzung durch Adstringentien ausgelöst worden war.
In der KOMIYAMAschen Diskussion wird das dadurch verschleiert, daß
er von „Verringerung der absoluten, Erhöhung der relativen Dehnbarkeit" spricht. Gemeint ist mit dieser unverständlichen und irreführenden
Bezeichnung vermutlich die Tatsache, daß die etwa durch Aluminiumacetat verkürzte Sehne sich bei Belastung mit 8 g zwar stärker dehnt als
die unbehandelte (etwa um einen fünffach höheren Betrag!), aber doch
noch nicht die Länge des unbehandelten Fadens erreicht. Das ist jedoch
offenbar nur eine Frage der angesetzten Belastung. Verstärkt wird die
Irreführung dadurch, daß in der Zusammenfassung der Veröffentlichung
überhaupt nur noch die Rede ist von „Verminderung der Dehnbarkeit".

Für die Gruppe der konzentrationsabhängig wirkenden Agentien, d.h.
für die Metalle, aber auch für den Formaldehyd ist demnach anzunehmen,
daß sie sowohl vernetzen, also neue Brücken bilden, als auch bestehende
lösen können.

Es ist nicht wahrscheinlich, daß beides an den gleichen Punkten der
Kette geschieht. Im Fall des Formaldehyds findet die Vernetzung in
erster Linie zwischen NH_2-Gruppen statt (ausführliche Diskussion bei
FRENCH und EDSALL[2]). Die harnstoffartige Wirkung (Dehnbarkeitszunahme) in hohen Konzentrationen dagegen wird auf die Fähigkeit des
Moleküls zurückzuführen sein, Wasserstoffbindungen einzugehen. In den
Versuchen von MEYER und FERRI wurde, um den positiven Temperaturkoeffizienten der Spannung an der hitzedenaturierten Sehne zu zeigen,
mit verdünnten Lösungen von Formaldehyd vorbehandelt. Dadurch
wurden offenbar an Stellen, an denen die Denaturierung nicht angreift,
Brücken geschaffen, die dann nach der Denaturierung das „Gleiten"
verhinderten.

Die Eigenschaft metallischer Adstringentien, in hohen Konzentrationen harnstoffartig zu wirken, wird auf die Fähigkeit der Metalle zu beziehen sein, mit verschiedenen Gruppen Bindungen einzugehen. Eine Sprengung von Brücken ist auf diese Weise sowohl an der Stelle der Wasserstoffbindungen als an der Stelle der salzartigen Bindungen denkbar.

Die Beobachtungen am Fasereiweiß des Kollagens haben auffallende Parallelen an der Zellmembran, die auf ähnliches Verhalten des Membraneiweißes zu beziehen sein dürften.

Tannin verzögert den Durchtritt gelöster Substanzen, wie des Glycerins und in besonders starkem Ausmaß von Anionen. Alle geprüften Denaturantien bewirken Durchlässigkeitssteigerungen, die sich vor allem in kolloid-osmotischer Hämolyse äußern (Kationenpermeabilität), aber auch organische Moleküle wie Saccharose betreffen. Formaldehyd wirkt in mäßigen Konzentrationen penetrationsverzögernd (vor allem auf die Penetration des Wassers und des Formaldehyds selbst), in hohen penetrationsbeschleunigend (kolloid-osmotische Hämolyse). Schwermetalle haben ebenfalls beide Wirkungen: kolloid-osmotische Hämolyse und „Härtung" (letztere noch nicht genügend analysiert in bezug auf den Angriffspunkt der Vernetzung: Membraneiweiß oder Hämoglobin).

So ergibt sich aus diesen Parallelen eine weitere Stütze für die Annahme, daß das Substrat der biologischen Eiweißwirkung der Adstringentien weniger in gelösten Eiweißkörpern zu suchen ist als in Gerüsteiweißen, vor allem in der Zellmembran.

Zusammenfassung.

Die Sehnenfäden der Rattenschwanzsehne zeigen unter der Einwirkung chemischer Agentien hauptsächlich zwei Reaktionstypen, die als tanninartig und als harnstoffartig bezeichnet werden.

Die tanninartige Wirkung besteht in einer Herabsetzung der Dehnbarkeit der Sehne und wird auf Vermehrung der Brückenbindungen zwischen den Kettenmolekülen der Fadeneiweiße bezogen.

Die harnstoffartige Wirkung, die von einer Reihe als Eiweißdenaturantien bekannten Agentien ausgelöst wird, besteht in einer spontanen Spannungsentwicklung und in einer erhöhten Dehnbarkeit des Fadens. Die spontane Spannungsentwicklung wird als thermoelastischer Effekt im Sinne der Kautschukelastizität (Spannungsentwicklung durch vermehrte thermische Beweglichkeit in der Querrichtung zur Faser) gedeutet. Ihre Ursache wird in der Lösung von Querverbindungen gesehen, die auch als die Grundlage der erhöhten Dehnbarkeit betrachtet wird. Die gelösten Brücken sind in diesem Fall offenbar Wasserstoffbrücken, im Fall der Säure- oder Alkaliwirkung in erster Linie Salzbrücken.

Metalladstringentien und Formaldehyd zeigen beide Wirkungen: in therapeutischen Verdünnungen tanninartige, in höheren Konzentrationen harnstoffartige Wirkung. Auch diese Wirkungen werden in gleicher Weise auf Vermehrung bzw. Verminderung der Querverbindungen bezogen. Die in Frage kommenden Mechanismen werden diskutiert.

Es wird auf die Parallele zu Wirkungen hingewiesen, die an der Zellmembran mit Adstringentien auslösbar sind. Es wird angenommen, daß sich dabei am Membraneiweiß ähnliche Vorgänge abspielen wie an den Fasermolekülen des Kollagens in der Rattenschwanzsehne. Solche Wirkungen an Zellmembraneiweiß werden als das wichtigste Substrat der pharmakologischen adstringierenden Wirkung betrachtet.

Literatur.

[1] ANSON, M. L.: Advances of Protein Chemistry **II**, 361 (1945). — [2] FRENCH, D., and J. T. EDSALL: Advances of Protein Chemistry **II**, 278 (1945). — [3] FRIEDBERG, E.: Arch. exper. Path. u. Pharmakol. **89**, 66 (1921). — [4] GERBER, J.: Diss. Bern 1952. — [5] GUSTAVSON, K. H.: Advances of Protein Chemistry **V**, 354 (1949). — [6] HEUBNER, W.: Klin. Wschr. **3**, 824 (1924). — [7] HEUBNER, W., u. E. SCHREIBER: Arch. exper. Path. u. Pharmakol. **184**, 340 (1937). — [8] KOMIYAMA, T.: Arch. exper. Path. u. Pharmakol. **112**, 22 (1926). — [9] LINDER, A.: Statistische Methoden. Basel 1951. — [10] LUNDGREN, H. P.: Advances of Protein Chemistry **V**, 305 (1949). — [11] HEYER, H. H., u. E. GOTTLIEB: Experimentelle Pharmakologie, S. 245. Wien 1936. — [12] MEYER, K. H., u. C. FERRI: Pflügers Arch. **238**, 78 (1937). — [13] RYSER, H., W. WILBRANDT et P. N. WITT: Helvet. Physiolog. Acta 8, C 70. — [14] STRAUB, W.: J. of Pharmacol. **29**, 83 (1926). — [15] WEBER, J. R., et M. ROWEDDER: Helvet. Physiol. Acta 7, C 64 (1949). — [16] WILBRANDT, W.: Arch. exper. Path. u. Pharmakol. **212**, 9 (1950). — [17] WILBRANDT, W.: Schweiz. med. Wschr. 1952 (im Druck). — [18] WILBRANDT, W., et J. L. DE LA CUADRA: Helvet. Physiol. Acta 5. 272 (1947). — [19] WILBRANDT, W., et H. U. WYSS: Helvet. Physiol. Acta 5, 457 (1947). — [20] WILBRANDT, W., et H. HEIMANN: Helvet. Physiol. Acta 6, 750 (1948).

Prof. Dr. W. WILBRANDT, Bern, Pharmakol. Institut der Universität.

Arch. exper. Path. u. Pharmakol., Bd. 215, S. 483—491 (1952).

Aus dem Pharmakologischen Institut der Freien Universität Berlin.

Beitrag zur Theorie der Chloratoxydation*.

Von

WOLFGANG KORANSKY.

Mit 4 Textabbildungen.

(Eingegangen am 31. März 1952.)

Seit den Untersuchungen von MARCHAND[1] im Jahre 1879 und von v. MERING[2] 1885 galt das Chlorat als typischer, direkter Hämiglobin-Bildner, und diese Ansicht hielt sich lange Zeit. Schon 1887 wiesen aber RIESS[3] und später LIPSCHITZ[4] und NICKEL[5] darauf hin, daß bei Einwirkung von Chlorat auf Blut eine gewisse Latenzzeit verstreicht, bis die ersten meßbaren Veränderungen auftreten und gaben der Vermutung Ausdruck, daß eine unmittelbare Reaktion des Chlorats mit dem Blutfarbstoff wenig wahrscheinlich ist. RUDOLF MAYER[6] (1922) nahm an, daß bei der Reaktion eine katalytische Sauerstoffübertragung stattfindet und daß hierbei Hämiglobin eine gewisse Funktion besitzt.

1941 konnten dann HEUBNER und JUNG[7, 8] für den Reaktionsmechanismus nachweisen, daß die Hämiglobinbildung durch Chlorat eine katalytische Reaktion ist, die nach einer gewissen Latenzzeit einsetzt und sich selbst beschleunigt. Als Katalysator dient das primär vorhandene und während der Reaktion gebildete Hämiglobin. Dauer der Latenzzeit, Anfangsgeschwindigkeit der Reaktion und Anstieg der Geschwindigkeit sind also Funktion der jeweiligen Hämiglobinkonzentration. Hieraus folgt, daß Chlorat nicht der eigentliche Hämoglobinbildner sein kann und das Oxydationsmittel unter den niederen Oxydationsstufen des Chlors gesucht werden muß.

In ihrer ersten Mitteilung prüfen HEUBNER und JUNG die Wirkung des Hypochlorits und Chlorits auf Hämoglobin und kommen zu dem Ergebnis, daß beide Ionen die gleichen Umsetzungen bewirken wie das Chlorat. Chlorit reagiert nur wenig rascher und intensiver als Chlorat, dagegen Hypochlorit augenblicklich und in geringer Konzentration quantitativ mit Hämoglobin zu Hämiglobin. VALYI-NAGY[9], der die Versuche später erneut aufnahm, fand dagegen direkte und rasche Hämiglobinbildung durch Chlorit und sieht im dreiwertigen Chlor das eigentliche Oxydationsmittel des Hämoglobins.

Durch diese und andere Untersuchungen ist es jedoch bis jetzt nicht gelungen, den ersten Schritt der katalytischen Reaktion zu klären und

---

* Herrn Professor Dr. W. HEUBNER zum 75. Geburtstag gewidmet.

den primären Sauerstoff-Acceptor zu finden und ebensowenig die Funktion des Hämiglobins bei diesem Schritt zu erkennen. Für die weitere Aufklärung dieses komplizierten Reaktionsablaufs ist es jedoch von besonderer Bedeutung, zu wissen, welche Oxydationsstufe des Chlors zur Einwirkung auf das Hämoglobin fähig ist. Aus diesem Grunde wurden erneute Versuche mit verbesserter Methodik unternommen.

Methodik.

Bei allen Versuchen wurde Hämoglobin vom Menschen verwendet. Die Hämolyse der gewaschenen Erythrocyten erfolgte durch Toluol. Das Hämiglobin wurde durch Behandeln der Erythrocyten mit isotonischer Natriumnitrit-Lösung während 3 Std bei 37° C und nachfolgendem Auswaschen mit isotonischer Kochsalzlösung bis zum Verschwinden der Nitritreaktion erhalten.

Die Bestimmung des Hämoglobins und Hämiglobins geschah im Colorimeter nach HAVEMANN nach dem von HAVEMANN, JUNG und v. ISSEKUTZ[10] angegebenen Verfahren.

Das verwendete Chlorit-Präparat* wurde analysiert nach der bei WIELAND, VOGELBACH und BIELIG[11] angegebenen Methode. Der vom Hersteller mitgeteilte Chloritgehalt betrug 98,12%. Die eigene Analyse der Substanz ohne vorherige Trocknung hatte folgendes Ergebnis:

$$NaClO = 0,4\%$$
$$NaClO_2 = 97,5\%$$
$$NaClO_3 = 0,5\%.$$

Als Maß für die Geschwindigkeit der Oxydation wurde die Extinktionszunahme mit der Zeit im roten Spektralbereich bei 628 mμ gewertet. Die Reaktion erfolgte in ummantelten Cuvetten, die durch einen Wasserthermostaten auf 20° C gehalten wurden. Als Lichtquelle diente eine Wolframfadenlampe in Verbindung mit einem Zeiss-Einfach-Monochromator mit 0,05 mm Eingangs- und Ausgangsspalt. Das Licht fiel nach Durchgang durch die Cuvetten auf die Photokathode eines Sekundär-Elektronen-Vervielfachers und der erzeugte Photostrom wurde mit einem Spiegelgalvanometer mit logarithmischer Skala direkt in Extinktionseinheiten gemessen. Die Lichtquelle wurde aus einer Accumulatorenbatterie von großer Kapazität, der Sekundär-Elektronen-Vervielfacher aus Anodenbatterien gespeist. Auf diese Weise wurden Photoströme von großer Konstanz über Zeiträume von mehreren Stunden erhalten. Die Mischung der Reaktionspartner erfolgte in der Cuvette selbst. Die Konzentration des Oxydationsmittels war so bemessen, daß durch seinen Zusatz ein Fehler von 1% entstand. Der p_H-Wert in allen Versuchen wurde durch Phosphatpuffer auf 6,8 gehalten und durch Messung mit der Glaselektrode kontrolliert.

Ergebnisse.

Läßt man Natriumchlorit auf Hämoglobin einwirken, so beginnt sogleich nach der Mischung ohne meßbare Latenzzeit die Extinktion der Lösung anzusteigen. An der nach oben konkaven Krümmung der Kurven (Abb. 1) läßt sich erkennen, daß die Reaktionsgeschwindigkeit mit der Zeit zunimmt, wie dies für eine Autokatalyse charakteristisch ist. Erst nach etwa 5—10 min, je nach den Anfangsbedingungen, hat die

---

* Dem Werk Griesheim d. ehem. I. G. Farbenindustrie danke ich an dieser Stelle für die Überlassung des Präparates.

Reaktionsgeschwindigkeit ihr Maximum erreicht. Bis dahin zeigt sich die Kurvenform weitgehend analog der Form der Chloratoxydation. Der weitere Verlauf entspricht dem von VALYI-NAGY beschriebenen: Die Geschwindigkeit der Extinktionsänderung geht asymptotisch nach Null, während bei der Chloratoxydation bald eine Zunahme der Extinktion durch Trübung der Lösung erfolgt.

Variiert man die Anfangskonzentration an Hämiglobin, ohne die Gesamtkonzentration an Hämoglobin zu ändern, so erweist sich die Anfangsgeschwindigkeit als abhängig von der Hämiglobinkonzentration in gleicher Weise wie bei Anwendung von Chlorat: je stärker das Verhältnis Hämoglobin zu Hämiglobin zu Gunsten des Hämiglobins verschoben ist, desto größer ist die Anfangsgeschwindigkeit.

Durch Zugabe von Cyanid, Cyanat, Rhodanid, Acid zu Hämiglobin entstehen Verbindungen[12], von denen sich einige durch eine besonders kleine Dissoziationskonstante auszeichnen. HEUBNER und JUNG konnten nachweisen, daß durch Bindung des Katalysators Hämiglobin an diese Anionen die Chloratwirkung auf das Hämoglobin gehemmt wird. Diese Hemmung ist um

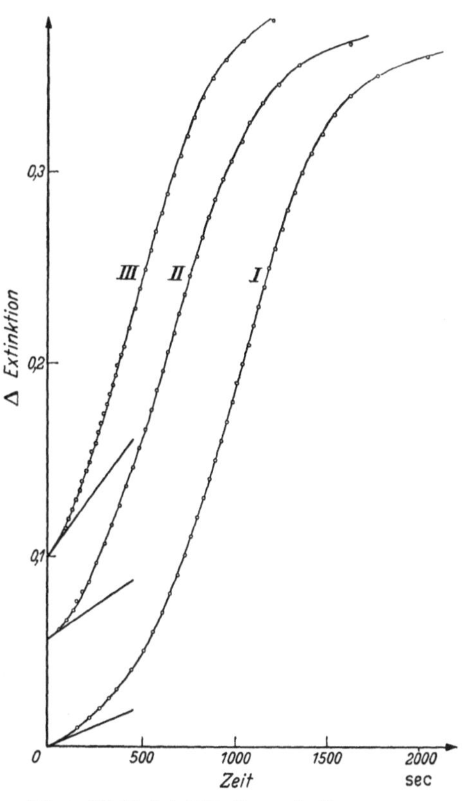

Abb. 1. Blutfarbstoff-Endkonzentration $= 3{,}8 \cdot 10^{-5}$ valar, Hämiglobin-Anfangskonzentration: *I* $1{,}4 \cdot 10^{-6}$ valar, *II* $5{,}3 \cdot 10^{-6}$ valar, *III* $9{,}0 \cdot 10^{-6}$ valar. Natriumchlorit-Endkonzentration $= 2{,}8 \cdot 10^{-3}$ valar.

so größer, je fester das Anion gebunden wird und zeigt sich besonders ausgeprägt bei der Anwendung von Cyanid. Eigene Versuche mit Chlorit unter Zusatz von Cyanid und Rhodanid ergeben grundsätzlich das gleiche Resultat. Die Kurven (Abb. 2) veranschaulichen die Einwirkung auf Hämoglobin mit einem relativ hohen Gehalt an Hämiglobin bei Anwesenheit von Kaliumcyanid.

Den Angriff der Hämiglobin-bildenden Oxydationsmittel sehen HEUBNER und JUNG nicht am Oxyhämoglobin, sondern am freien, reduzierten Hämoglobin, dessen stetes Vorhandensein im Gleichgewicht mit

Oxyhämoglobin ein Postulat der reaktionskinetischen Gesetze ist. Daraus ergibt sich, daß ein Agens, das mit Hämoglobin eine Verbindung geringerer Dissoziation als Oxyhämoglobin eingeht, die Reaktion in gleicher Weise hemmen muß wie Cyanid. Die entsprechenden Versuche mit Kohlenoxyd haben bei der Chlorat-Oxydation diese Ansicht bestätigt. Prüft man unter den bisher eingehaltenen Bedingungen die Wirkung von Chlorit auf Hämoglobin bei Kohlenoxydanwesenheit, so zeigt

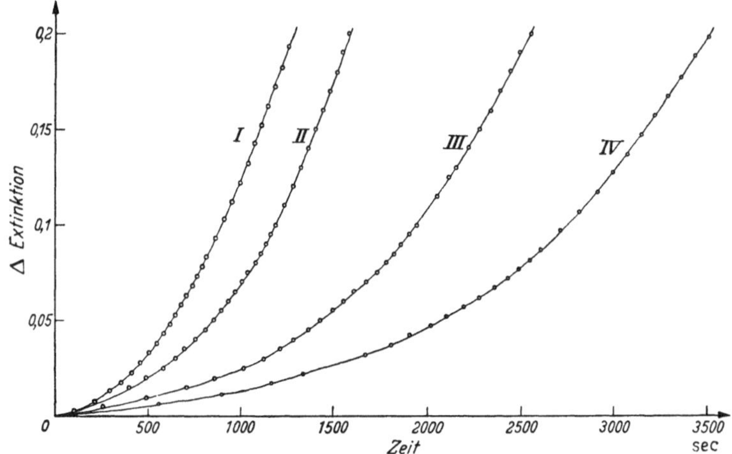

Abb. 2. Blutfarbstoff-Endkonzentration = $3,5 \cdot 10^{-5}$ valar, Hämiglobin-Anfangskonzentration = $1,7 \cdot 10^{-6}$ valar. Kaliumcyanidkonzentration: I $= 0$; II $= 0,65 \cdot 10^{-5}$ valar; III $= 1,0 \cdot 10^{-5}$ valar; IV $= 1,3 \cdot 10^{-5}$ valar. Natriumchlorit-Endkonzentration $= 2,8 \cdot 10^{-3}$ valar.

sich, daß der autokatalytische Reaktionsablauf im Prinzip erhalten bleibt, aber durch Kohlenoxyd nicht gehemmt, sondern beschleunigt wird (Abb. 3).

Noch eine weitere Besonderheit ist aus den Kurven zu ersehen: die Reaktion kommt nicht zum Stillstand nach einer bestimmten Zeit wie in der kohlenoxyd-freien Probe, sondern die Kurve zeigt einen zweiten Wendepunkt, und die dann folgende rasche Extinktionszunahme ist bedingt durch eine Trübung der Lösung. Es tritt also eine oxydative Zerstörung des Eiweißmoleküls ein, die zu seiner Ausfällung führt.

In diesem Zusammenhang ist noch ein weiterer Befund von Interesse. Heubner und Jung diskutierten die Möglichkeit, daß bei der Katalyse der Chlorat-Oxydation das Wechselspiel der Oxydationsstufen des Eisens wie bei den Cytochromen von Bedeutung sein könne. Hämiglobin müßte dann als sekundärer Sauerstoffdonator fungieren, wie schon Rudolf Mayer[6] annahm und auch zeigen konnte, allerdings erst dann, wenn er dem System einen Sauerstoffacceptor, etwa Kaliumjodid, zusetzte. Der hemmende Effekt des Kohlenoxyds würde sich so aus der Blockierung der Ferro-Stufe des Hämoglobins leicht erklären lassen. Heubner und

Jung prüften diese Frage, indem sie an Hämiglobin den weiteren Abbau durch Chlorat verfolgten und die Geschwindigkeit verglichen mit Kohlenoxyd und ohne Kohlenoxyd. Sie konnten hierbei keine Differenz finden. Durch diesen und andere Versuche schlossen sie einen Valenzwechsel $Fe^{II} \leftrightharpoons Fe^{III}$ bei der Katalyse aus. Läßt man nun Chlorit auf Hämiglobin einwirken, so zeigt sich im roten Spektralbereich nur eine geringe Extinktionsänderung im Sinne einer oxydativen Zerstörung des Moleküls. Erfolgt die gleiche Reaktion jedoch bei Anwesenheit von Kohlenoxyd,

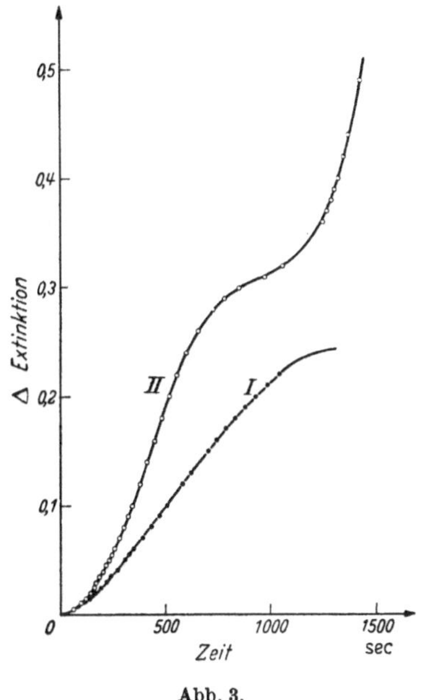

Abb. 3.

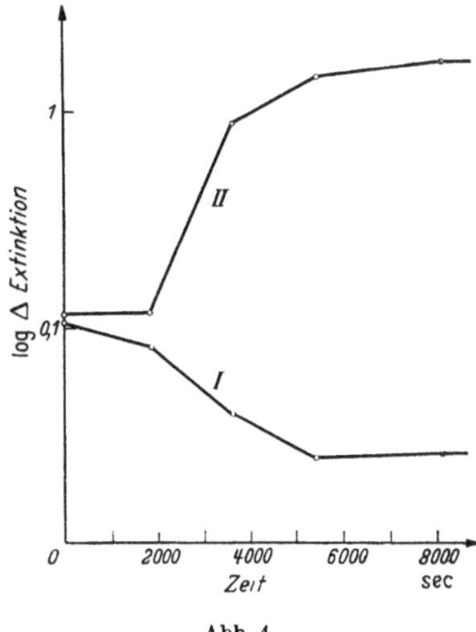

Abb. 4.

Abb. 3. Blutfarbstoff-Endkonzentration $= 3{,}5 \cdot 10^{-5}$ valar. Hämiglobin-Anfangskonzentration $= 1{,}4 \cdot 10^{-6}$ valar. I = ohne Zusatz. II = mit Kohlenoxyd gesättigt. Natriumchlorit-Endkonzentration $= 2{,}8 \cdot 10^{-3}$ valar.

Abb. 4. Hämiglobin-Endkonzentration $= 3{,}5 \cdot 10^{-5}$ valar. I = ohne Zusatz, II = mit Kohlenoxyd gesättigt. Natriumchlorit-Endkonzentration $= 2{,}8 \cdot 10^{-3}$ valar.

so setzt nach kurzer Latenzzeit eine starke Zunahme der Extinktion infolge Trübung des Reaktionsmediums ein. Es resultiert also Denaturierung des Hämoglobinmoleküls (Abb. 4).

Dieser unerwartete Verlauf der Reaktion läßt sich nur dann verstehen, wenn man eine direkte Beteiligung des Kohlenoxyds an der chemischen Umsetzung annimmt. O. Warburg und Mitarb. [13] konnten zeigen, daß die in der chemischen Technik viel benutzte Reaktion

$$CO + KOH \rightarrow HCOOK, \tag{1}$$

die bei erhöhter Temperatur und erhöhtem Druck glatt und schnell abläuft, auch unter normalen Bedingungen meßbare Mengen an Kohlenoxyd zu ameisensaurem Kalium umsetzt. Weiterhin ist WARBURG[14] der Ansicht, daß lebende Zellen die Fähigkeit besitzen, die Reaktion

$$CO + H_2O \rightarrow HCOOH \qquad (2)$$

zu beschleunigen. Es ist daher anzunehmen, daß in den hier benutzten Lösungen, die ja noch die Zellfermente der Erythrocyten enthalten, Ameisensäure in geringer Menge gebildet wird, die dann als Reduktionsmittel in die ablaufenden Redox-Reaktionen eingreifen kann. Die Prüfung im Experiment ergibt, daß sich durch einen relativ hohen Zusatz von Ameisensäure zur Hämiglobinlösung und Einwirkung von Chlorit der gleiche Effekt wie bei Kohlenoxyd-Anwesenheit erreichen läßt.

Diskussion.

Bei dem Vergleich der Reaktionsweisen von Chlorat und Chlorit in äquivalenten Mengen und bei gleicher Ausgangskonzentration an Hämiglobin zeigt sich, daß die Anfangsgeschwindigkeit der Umsetzung mit Chlorit wesentlich größer ist als diejenige der Chloratoxydation. Jedoch ist auch bei Anwendung von Chlorit in allen Versuchen unverkennbar die Steigerung der Reaktionsgeschwindigkeit mit der Zeit, also ein autokatalytischer Vorgang, zu beobachten. Diese Eigenheit scheint VALYI-NAGY deswegen entgangen zu sein, weil er durch Erhöhung der Temperatur auf 37° C die an sich schon relativ schnelle Reaktion noch beschleunigt hat und mit der Messung der Extinktionsänderung zu spät einsetzt; nach 6 Minuten hat die Reaktion schon bei 20° C fast stets ihre höchste Geschwindigkeit erreicht. Es ergibt sich nun aus dem Nachweis des autokatalytischen Verlaufs mit großer Wahrscheinlichkeit, daß weder Chlorat noch Chlorit das eigentliche Oxydationsmittel des Hämoglobins sind, sondern daß dieses erst im Ablauf der Reaktion entsteht.

Bei Betrachtung des Oxydationsverlaufs unter Anwesenheit von Cyanid fällt auf, daß nach anfänglich starker Hemmung der Reaktion die Geschwindigkeit schließlich doch fast normale Werte erreicht, wie sie ohne Cyanid-Zusatz beobachtet werden. Ebenso zeigt sich, daß die Extinktion bei der durch Cyanid gehemmten wie bei der ungehemmten Reaktion zu annähernd gleicher Höhe ansteigt. Nach Ansicht von HEUBNER und JUNG hemmt Cyanid die Reaktion durch Blockierung des katalytisch wirksamen Hämiglobins. Hämiglobin-Cyanid hat jedoch eine äußerst kleine Dissoziationskonstante (HAVEMANN[15]), so daß die Konzentration des wirksamen Katalysators immer sehr gering bleiben muß, auch bei langsamem Anwachsen der Hämiglobinmenge. Weiterhin besitzt das Hämiglobin-Cyanid in dem zur Messung gewählten Spektralbereich nur eine geringe Absorption. Auf diese Weise läßt sich also das Ansteigen der Reaktionsgeschwindigkeit und die Zunahme der Extinktion nicht ganz erklären. Wenn man Hypochlorit als das eigentliche Oxydationsmittel des Hämoglobins annimmt, so würde der Vorgang so zu deuten sein: Die winzigen Mengen des vorhandenen freien Hämiglobins genügen zur Bereitung kleiner Quantitäten von Hypochlorit auf bisher noch nicht bekanntem Wege. Hypochlorit reagiert aber schnell und glatt mit Cyanid zu Cyanat und Chlorcyan[16] nach:

$$CN' + ClO' + 2\,H^+ \; \rightarrow \; CN.Cl + H_2O \tag{3}$$

$$CN' + ClO' \; \rightarrow \; CNO' + Cl' \tag{4}$$

Chlorit und Chlorat reagieren bei neutraler Reaktion nicht oder nur sehr langsam mit Cyanid.

Hierzu ist noch folgende Beobachtung von Bedeutung: Ein Überschuß von 30—50 Val Hypochlorit zerstört Hämoglobin in wenigen Sekunden. Das Oxydationsmittel erweist sich jedoch als ganz unwirksam, wenn man dem Hämoglobin vorher eine dem Hypochlorit zehnfach äquivalente Menge an Kaliumcyanid zusetzt.

Durch die Umsetzung mit dem entstehenden Hypochlorit nimmt also die Konzentration des Cyanids laufend ab unter Freigabe von Hämiglobin, so daß die durch Hämiglobin katalysierte Oxydation des Hämoglobins schließlich normale Geschwindigkeit erreicht.

Nach den Arbeiten WARBURGS und seiner Mitarb. erscheint die Annahme, daß sich bei Anwesenheit von Kohlenoxyd im Reaktionsmedium intermediär Ameisensäure bildet, hinreichend gestützt. Wie verhält sich nun das Ameisensäure-Anion zu den verschiedenen Oxydationsstufen des Chlors? Mit Hypochlorit reagiert Formiat recht schnell. Aber die Geschwindigkeit der Umsetzung zwischen Hämoglobin und Hypochlorit ist größer. Es gelingt nicht, wie z. B. mit Cyanid, das Hämoglobin durch Anwesenheit eines großen Überschusses von Formiat vor der Oxydation mit Hypochlorit zu schützen. Chlorit wird von Formiat ebenfalls reduziert[17], wenn auch nur langsam bei neutralem p_H nach:

$$Na\,ClO_2 + 2\,NaHCO_2 \rightarrow NaCl + 2\,NaHCO_3. \tag{5}$$

Die erste Stufe dieser Reaktion läßt sich so formulieren:

$$NaClO_2 + NaHCO_2 \rightarrow NaClO + NaHCO_3. \tag{6}$$

Eine Umsetzung mit Chlorat in gleichem Sinne ist nicht zu erkennen.

Unter der Annahme, daß allein Hypochlorit in der Lage ist, Hämoglobin zu oxydieren und daß Ameisensäure an der Reaktion teilnimmt, könnte man die Unterschiede zwischen der Oxydation mit Chlorit und Chlorat in Anwesenheit von Kohlenoxyd so erklären: Durch die entstehende Ameisensäure wird aus dem Chlorit nach Gleichung (6) vermehrt Hypochlorit freigesetzt, das seinerseits zu einer schnelleren Oxydation des Hämoglobins beiträgt. Chlorat reagiert nicht mit Ameisensäure, so daß nur das durch den noch unbekannten katalytischen Prozeß aus ihm entstehende Hypochlorit auf das Hämoglobin einwirken kann. Die Geschwindigkeit der Gesamtreaktion wird also durch Kohlenoxyd nur dann erhöht, wenn Chlorit als Oxydationsmittel dient. Auch nach Ablauf der katalytischen Reaktion geht die Bildung von Ameisensäure weiter und durch sie ebenso die Reduktion des Chlorits. Das entstehende Hypochlorit greift seinerseits jetzt das Eiweißmolekül an unter oxydativer Zerstörung. Die Reaktionslösung trübt sich durch das ausfallende denaturierte Hämoglobin.

Der gleiche eben beschriebene Vorgang tritt ein bei der Vermischung von Hämiglobin mit Chlorit in Anwesenheit von Kohlenoxyd. Das gegensätzliche Verhalten des Chlorates erklärt sich, wie oben schon erwähnt, aus der Tatsache, daß Chlorat mit Formiat unter den gegebenen Bedingungen nicht reagiert.

Alle oben angeführten Argumente machen in hohem Maße wahrscheinlich, daß nur Hypochlorit in der Lage ist, das Fe^{II} des Hämoglobins zum Fe^{III} des Hämiglobins zu oxydieren. Es erscheint nicht ausgeschlossen, daß auch Chlorat und Chlorit gewisse oxydative Wirkungen auf das Molekül des Blutfarbstoffs entfalten, jedoch nicht am Eisen. Völlig außer Betracht gelassen wurde bei dieser Untersuchung der Mechanismus der autokatalytischen Bildung des Oxydationsmittels, über den zu gegebener Zeit berichtet werden soll.

Zusammenfassung.

Die Untersuchung der Einwirkung von Natriumchlorit auf Hämoglobin ergibt folgende Befunde:

1. Die Reaktion beschleunigt sich autokatalytisch.

2. Als Katalysator wirkt das bei der Reaktion entstehende Hämiglobin.

3. Die Umsetzung wird gehemmt durch Cyanid und andere Anionen, die mit Hämiglobin eine wenig dissoziierende Verbindung eingehen.

4. Anwesenheit von Kohlenoxyd beschleunigt den Reaktionsablauf und bewirkt oxydative Veränderungen am Eiweiß.

5. Bei Einwirkung von Chlorit auf Hämiglobin in Gegenwart von Kohlenoxyd zeigt sich gleiche Denaturierung des Globins.

6. Durch Zusatz von Ameisensäure wird der Reaktionsverlauf ähnlich beeinflußt wie durch Kohlenoxyd.

Die Diskussion der Befunde ergibt mit großer Wahrscheinlichkeit, daß bei Einwirkung der Chlorsauerstoffsäuren auf Blut nur der Hypochloritstufe die direkte Hämiglobinbildung möglich ist.

Literatur.

[1] MARCHAND, F.: Virchows Arch. **77**, 455 (1879). — [2] v. MERING: Das chlorsaure Kalium. Berlin: Verl. Aug. Hirschwald, 1885. — [3] RIESS: Zbl. Physiol. **213**, 1887. — [4] LIPSCHITZ: Z. physiol. Chem. **109**, 189 (1920). — [5] NICKEL, A.: Studien üb. d. Blutwirkung d. Chlorats. Inaug. Diss. Göttingen 1920. — [6] MAYER, R.: Arch. exper. Path. u. Pharmakol. **95**, 315 (1922). — [7] HEUBNER, W., u. F. JUNG: Schweiz. med. Wschr. **71**, 27 (1941). — [8] HEUBNER, W., u. F. JUNG: Ber. dtsch. chem. Ges. **75**, 636 (1942). — [9] VALYI-NAGY, T.: Arch. exper. Path. u. Pharmakol. **205**, 382 (1948). — [10] HAVEMANN, JUNG, u. v. ISSEKUTZ: Biochem. Z. **301**, 116 (1939). — [11] WIELAND, VOGELBACH u. BIELIG: Liebigs Ann. **561**, 123 (1949). — [12] s. HEUBNER, W.: Erg. Physiol. **43**, 18 (1940). — [13] WARBURG, O., F. KUBOWITZ, u. W. CHRISTIAN: Biochem. Z. **242**, 170 (1931). — [14] WARBURG, O.: Schwermetalle als Wirkgruppen v. Fermenten, S. 71. Berlin: Verlag Dr. W. Saenger 1946. — [15] HAVEMANN, R.: Biochem. Z. **316**, 138 (1944). — [16] MAGUIN et SIMON: C. r. Acad. Sci. Paris **169**, 474 (1919). — Ann. d. Chim. (9) **15**, 18 (1921). — MARCKWALD u. WILLE: Ber. dtsch. chem. Ges. **56**, 1325 (1923). zit. n. F. SERIN: Acta Pharmacol. et Toxicol. Vol. **5**, 1 (1949). — [17] LEVI: Atti Linc. (5) **31**, 1, 373 (1922). — Gazz. **52**, II, 58 (1922). zit. n. GMELIN: Handb. d. anorgan. Chem.

WOLFGANG KORANSKY, Berlin-Dahlem, Thielallee 69/73, Pharmakol. Institut.

Arch. exper. Path. u. Pharmakol., Bd. 215, S. 492—511 (1952).

Aus der Pharmakologischen und Bakteriologischen Abteilung der Asta-Werke AG., Chemische Fabrik, Brackwede i. Westf.

Beiträge zur quantitativen Auswertung von Arzneimitteln*.

I. Statistische Grundlagen der Auswertung von Spasmolytika am isolierten Organ.

Von

Norbert Brock, Franz J. Geks und Dietrich Lorenz.

Mit 7 Textabbildungen.

(Eingegangen am 8. März 1952.)

Für die Klärung des Wirkungsmechanismus von Pharmaka hat sich das Studium der *quantitativen* Beziehungen zwischen Dosis und Wirkung als besonders bedeutsam erwiesen[3]. Dieses ist deshalb eine wichtige Aufgabe der experimentellen therapeutischen Forschung, zumal auch die Kenntnis der Beziehungen zwischen chemischer Konstitution und pharmakologischer Wirkung, damit also die organische Weiterentwicklung unserer therapeutischen Möglichkeiten auf dieser Grundlage beruhen.

Die Untersuchung der Gesetzmäßigkeiten einer pharmakologischen Wirkung stößt am komplizierten Warmblüterorganismus nicht selten auf Schwierigkeiten, da die Reaktion des Pharmakons mit den spezifischen Bestandteilen der Zellen durch variable konkurrierende und interferierende Vorgänge beeinflußt und darüber hinaus die Wirkung selbst durch die reaktiven Regulationen des biologischen Milieus verändert werden kann. So lassen derartige Versuchsresultate an Klarheit und Eindeutig-oft zu wünschen übrig. Aus diesem Grunde sind zahlreiche grundsätzliche Untersuchungen erfolgreich an einfachen Objekten in übersichtlicher Methodik durchgeführt worden.

Diese Vorzüge bietet auch die Versuchsanordnung nach Magnus, in der die Möglichkeit besteht, die Wirkungen von Pharmaka unmittelbar an einem überlebenden isolierten Organ, z. B. an einem Stückchen Darm, Uterus usw. zu studieren. Obwohl inzwischen mit dieser Methode zahlreiche Fragestellungen qualitativer und auch quantitativer Art bearbeitet worden sind, ist die Handhabung der Versuchstechnik, die Auslegung der Ergebnisse und die Auswertung des Zahlenmaterials keineswegs einheitlich und verbindlich geklärt. Hierauf haben Miller, Becker und Tainter neuerdings mit Nachdruck verwiesen und betont, daß hier nur die Anwendung statistischer Methoden Klarheit schaffen kann.

Grundsätzlich erfordert jede quantitative Auswertungsmethode eine exakte statistische Analyse der Dosis-Wirkungsbeziehungen. Dabei besteht für den Untersucher die Möglichkeit, die Wirkung eines Pharmakons

---

* Herrn Professor Dr. W. Heubner zum 75. Geburtstag gewidmet.

entweder in Form eines quantitativen, sich stetig ändernden Merkmals oder auch als qualitatives, alternatives Ereignis zu beurteilen. Welche von beiden Methoden zur Bewertung der Effekte von Fall zu Fall herangezogen wird, wird meist durch die Versuchsbedingungen bestimmt. Wenn auch nach Möglichkeit der ersteren Methode der Vorzug gegeben werden sollte [5, 12, 15], wird in praxi die Verwendung der zweiten Methode oft nicht zu umgehen sein. Es muß indes betont werden, daß zwischen beiden Auswertungsarten ein strenger, gesetzmäßiger Zusammenhang besteht, der im allgemeinen keine ausreichende Beachtung gefunden, auf der anderen Seite aber bereits dazu geführt hat, quantitative Effekte willkürlich in qualitative zu überführen (z.B. [9]).

Im Zusammenhang mit quantitativen Untersuchungen über Spasmolytika ergab sich somit für uns die Notwendigkeit, die zahlreichen Vorschläge und Möglichkeiten der Literatur kritisch zu betrachten und grundsätzlich zu den aufgeworfenen Problemen Stellung zu nehmen. Insbesondere interessierte uns die Frage, unter welchen Bedingungen die Überführung quantitativer Effekte in qualitative möglich und zweckmäßig ist. Eine gründliche Beschäftigung mit diesen Problemen erschien lohnend, da ihre Klärung nicht nur eine wichtige Voraussetzung für die quantitative Beurteilung von Spasmolytika darstellt, sondern darüber hinaus ganz allgemein für analoge Fragestellungen der Pharmakotherapie von Bedeutung sein kann.

I. Kritische Übersicht über die bisherigen Auswertungsmethoden.

Die Prüfung antispasmodischer Substanzen mit der MAGNUS-Methode erfolgt heute wohl allgemein nicht am normalen, sondern am spastisch veränderten Organ, wobei der Krampf sowohl muskulär (z.B. durch $BaCl_2$ oder Histamin) als auch cholinergisch (durch Acetylcholin und verwandte Stoffe) bedingt sein kann. Von dieser verschiedenartigen Ausgangslage aus läßt sich die *Richtung* der pharmakologischen Wirkung bereits in wenigen Versuchen übersehen. Über die Wahl des Organs und der Tierart besteht indes keine Übereinkunft. An sich ist jedes Organ mit glatter Muskulatur zum Nachweis einer spasmolytischen Wirkung geeignet und bereits irgendwann einmal für entsprechende Studien verwendet worden; doch kann die unbegründete Auswahl verschiedenartiger Organe und Tierarten eine Erschwerung für spätere Vergleiche bedeuten, wenn der Untersucher *ausschließlich* an dem einen oder anderen Organ oder an der einen oder anderen Tierart gearbeitet hat. Auf Grund eigener Erfahrungen können Ergebnisse an verschiedenen Organen und Tierarten um mehr als eine Größenordnung schwanken; sie stellen in dieser Form *keine* gültige Vergleichsgrundlage dar. Aus diesem Grunde werden neuerdings quantitative Untersuchungen zur Beurteilung von Spasmolytika zumeist nur noch am *isolierten Darm*, und zwar am isolierten Ileum von Meerschweinchen oder Kaninchen vorgenommen.

Auch über die Methode der Auswertung gehen die Ansichten — selbst in der Literatur des letzten Jahrzehnts — weit auseinander. Ein Teil der Autoren zieht seine Schlüsse aus der völligen Beseitigung eines Krampfzustandes, ein anderer Teil versucht die Auswertung von Spasmolytika auf der Basis verschiedener Spasmolysegrade zu erreichen, wobei die meisten entweder sich mit der „beginnenden" Spasmolyse begnügen oder den 50%igen Erfolg als Maßstab nehmen. Praktisch wird der Vergleich in diesen Arbeiten derart durchgeführt, daß zunächst eine teils maximale, teils submaximale bzw. minimale Hemmung des Spasmus durch den Standard angestrebt und anschließend versucht wird, eine gleich große Hemmung durch das zu prüfende Präparat zwischen zwei gleichen Wirkungen des Standards herbeizuführen.

Dieses Verfahren ist in der Auswertung mit einem großen Risiko belastet, da die Ergebnisse stark streuen. Eine Vielzahl von Einzelprüfungen ist somit notwendig, um eine genügende Sicherung der gewonnenen Ergebnisse zu erhalten[8], eine Forderung, die nicht immer gebührend Beachtung findet. Nur unter Anwendung statistischer Methoden läßt sich diese Unsicherheit überwinden. Hierauf haben Miller, Becker und Tainter 1948 mit besonderem Nachdruck verwiesen und ein Prüfverfahren angegeben, das diese Nachteile weitgehend zu vermeiden versucht und einheitlichere Versuchsbedingungen schafft.

Die genannten Autoren beurteilen — um von der Grenzwertreaktion (der maximalen oder minimalen Krampflösung) und der quantitativen Einzelbewertung abzukommen — einen spasmolytischen Effekt als „positiv", wenn nach Applikation des Spasmolytikums 75% und mehr des Krampfes gelöst sind, als „negativ", wenn die Wirkung geringer ist als 75%. *Durch diese Maßnahme wird der an sich quantitative Vorgang der Krampflösung willkürlich in ein qualitatives Ereignis (Entweder-Oder-Reaktion) überführt.* Für verschiedene Konzentrationen eines Spasmolyticums stellen sie nunmehr die Prozentsätze der positiv reagierenden Darmstücke fest und tragen die Ergebnisse in Abhängigkeit vom Logarithmus der Dosis in ein Wahrscheinlichkeitsnetz ein, wie es ja z. B. bei Letalitätsbestimmungen üblich ist. Die Berechtigung hierzu leiten die Autoren aus der Feststellung ab, daß an den Systemen $BaCl_2$-Papaverin und Acetylcholin-Atropin die bei diesem Vorgehen erhaltenen Punktenfolgen in ihren Untersuchungen einer Geraden angenähert sind. Aus der *graphisch* bestimmten Geraden wird sodann die mittlere wirksame (effektive) Dosis (D_{E50}) abgelesen und als Vergleichswert benutzt. Sie ist definiert als die Dosis, bei der 50% der Darmstücke positiv, d. h. mit 75% und mehr Krampflösung reagieren. Eine rechnerische Bestimmung der Geraden bzw. desZentralwertes und dessen Streuung halten die Verfasser nur für angebracht, wenn eine genaue Austestung besonders erwünscht ist und das vorliegende Material die Mühe lohnt.

II. Eigene Überlegungen und Untersuchungen.

Die offensichtlichen Vorteile des methodischen Vorgehens von Tainter und Mitarbb. ließen es uns angebracht erscheinen, das Verfahren einer Nachprüfung zu unterziehen; gleichzeitig wollten wir durch weitere variations-statistische Untersuchungen Einblick in die Gesetzmäßigkeiten des Spasmolysevorganges gewinnen.

a) Klärung der Voraussetzungen.

Voraussetzung für die Gültigkeit des Auswertungsverfahrens nach Miller, Becker und Tainter ist die Annahme, daß im Wahrscheinlichkeitsnetz eine lineare Beziehung zwischen dem Logarithmus der Dosis und dem Prozentsatz der ein bestimmtes Ausmaß an Krampflösung (hier 75% und mehr) aufweisenden Darmstücke besteht; mit anderen Worten ausgedrückt: es müssen die zur Erzielung eines bei allen Darmstücken gleichen Effektes notwendigen Dosenlogarithmen normal verteilt sein. Aus methodischen Gründen stehen dem Untersucher im allgemeinen nur wenige Punkte zur Auswertung zur Verfügung, so daß die experimentelle Beweismöglichkeit dieser Beziehung begrenzt ist. Dies ist auch in der erwähnten Arbeit von TAINTER und Mitarbb. der Fall, in der die Autoren selbst die Zahl ihrer Beobachtungen als noch zu gering ansehen. Unter diesen Bedingungen kommt auch der χ^2-Methode, die gewöhnlich zum Nachweis der Anpassung gegebener Beobachtungen an eine angenommene Verteilung herangezogen wird, nur geringe Bedeutung zu. Wir haben uns daher bemüht, auf einem anderen Wege eine genauere Kenntnis der zugrunde liegenden Gesetzmäßigkeiten zu erhalten.

W. SCHÄFER hat in seinen „variationsstatistischen Untersuchungen zur Wertbestimmung von Diphtherie-Impfstoffen" auf Grund theoretischer Darlegungen auf den strengen Zusammenhang zwischen der aus Alternativ-Reaktionen gewonnenen Dosis-Wirkungskurve* und der Normalverteilung der durch eine für alle Tiere gleichen Dosis erzielten Reizerfolge (quantitativ beurteilt) hingewiesen. Da im Spasmolyseversuch sowohl eine quantitative Bestimmung der Krampflösung als auch durch Einführung einer willkürlichen Begrenzung eine Alternativbeurteilung[9] durchgeführt werden kann, war hiermit die Möglichkeit gegeben, erstens die von SCHÄFER theoretisch erörterten Beziehungen experimentell zu unterbauen und zweitens auf diese Weise die Gültigkeit des von MILLER, BECKER und TAINTER angegebenen Verfahrens auf wesentlich erweiterter Grundlage nachzuprüfen.

Zum besseren Verständnis der Zusammenhänge soll zunächst an Hand einer graphischen Darstellung (Abb. 1) der Nachweis geführt werden, daß auf einen geradlinigen Verlauf der alternativen Dosis-Wirkungs-Kurve im Wahrscheinlichkeitsnetz über logarithmischer Abszisse (MILLER, BECKER, TAINTER) nur dann geschlossen werden darf, wenn die nachfolgend aufgeführten 3 Voraussetzungen gegeben sind:

1. Die durch eine *bestimmte* Dosis des Pharmakons an einem Kollektiv, z. B. von Darmstücken bewirkten Reizerfolge (hier prozentuale Krampflösungen) müssen normal verteilt sein, d. h. ihre Summenhäufigkeitsprozente müssen sich im Wahrscheinlichkeitsnetz einer Geraden annähern. Diese Bedingung muß für jede andere Dosis ebenfalls gelten; dabei kann die Normalverteilung grundsätzlich sowohl über arithmetischer als auch über logarithmischer Merkmalsteilung vorliegen.

2. Für *verschiedene* Dosen müssen die Streuungen der Einzelreaktionen gleich groß sein, d. h. im Wahrscheinlichkeitsnetz müssen die Häufigkeitsgeraden parallel laufen.

3. Die Beziehung zwischen den Dosenlogarithmen und dem Reizerfolg (hier prozentuale Krampflösung) muß linear sein; wird der Reizerfolg durch einen statistischen Mittelwert charakterisiert, so müssen die für jede Dosis errechneten Mittelwerte eine geradlinige Funktion der zugehörigen Dosenlogarithmen darstellen.

---

* Im folgenden werden „alternative" und „quantitative" Dosis-Wirkungskurven unterschieden. Unter den ersteren verstehen wir Dosis-Wirkungskurven, die auf Grund *alternativer* Reaktionsbeurteilung gewonnen werden, während die letzteren bei *quantitativer* Reaktionsbeurteilung erhalten werden.

Zur Erläuterung sind in Abb. 1a für vier verschiedene Dosen ($A_1 — A_4$) die Häufigkeitsverteilungen der prozentualen Krampflösungen (hier über arithmetischer Merkmalsskala) als Normalverteilungen im Wahrscheinlichkeitsnetz wiedergegeben (entsprechend der unter Punkt 1 gemachten Voraussetzung). Mit steigender Dosis ($A_1 < A_2 < A_3 < A_4$) verschieben sich die Häufigkeitsgeraden nach rechts, also in

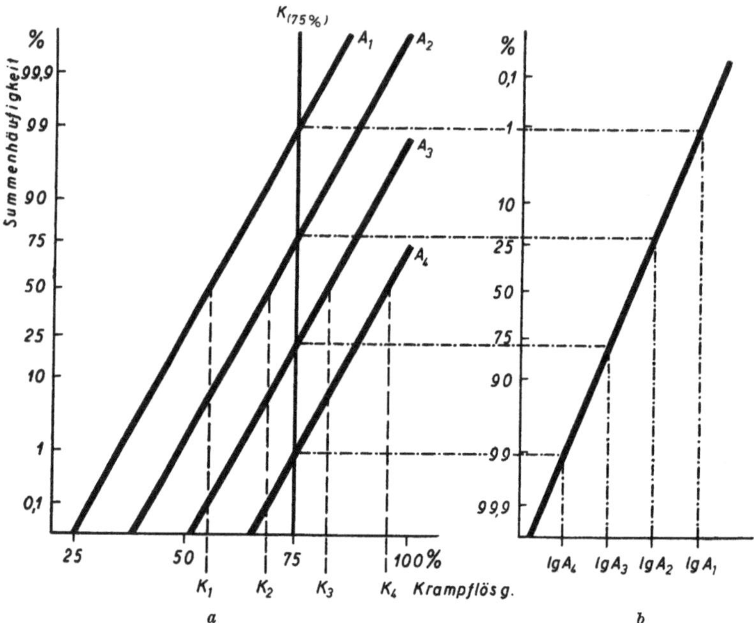

Abb. 1. Beziehung zwischen den mit logarithmisch abgestuften Dosen erzielten normal verteilten quantitativen Reaktionen (a) und der entsprechenden alternativen Dosis-Wirkungskurve (b).

das Gebiet der größeren Krampflösungen. Entsprechend der zweiten Voraussetzung wird in unserem Beispiel ein paralleler Verlauf der Häufigkeitsgeraden angenommen.

Die Abstände der Geraden voneinander werden bestimmt durch die Zunahme des Reizerfolges, die ihrerseits von den verwendeten Dosenabständen abhängig ist. Bei Annahme einer linearen Beziehung zwischen den Dosenlogarithmen und dem Reizerfolg, entsprechend der unter Punkt 3 gemachten Voraussetzung, müssen die Abstände zwischen den einzelnen Geraden bei der Wahl gleicher logarithmischer Dosenabstände ebenfalls gleich sein*.

Führt man nun für die Beurteilung der Krampflösung eine willkürliche Begrenzung (bei den amerikanischen Autoren 75%) ein, dann schneidet die dazugehörige Ordinate $K_{(75\%)}$ sämtliche Häufigkeitsgeraden. Die in den einzelnen Kollektiven vorhandenen Prozentsätze der Darmstücke, die eine mindestens

---

* Wählt man im vorliegenden Beispiel geometrisch abgestufte Dosen mit dem Proportionalitätsfaktor k und charakterisiert man den Reizerfolg (hier prozentuale Krampflösung) durch den statistischen Mittelwert (K), so entsprechen diese Voraussetzungen dem Weber-Fechnerschen Gesetz. Für Abb. 1 besteht dann die folgende Beziehung:

$$K_2 — K_1 = k\,(\lg A_2 — \lg A_1)\,. \tag{1}$$

75%ige Krampflösung gezeigt haben, werden dann durch die Ordinaten zu $K_{(75\%)}$ angegeben. Überträgt man diese Ordinaten auf die nebenstehende Abb. 1b, in der auf der Abszisse die Logarithmen der Dosen abgetragen sind, so gelangt man wieder zu einer geradlinigen Beziehung, wobei man die gewohnte Dosis-Wirkungsbeziehung erhält, wenn man die Abb. 1b um 180° dreht.

Da die von den amerikanischen Autoren angegebene Dosiswirkungskurve mit der Abb. 1b identisch ist, unternahmen wir den Versuch, die Gültigkeit dieser Beziehung durch den experimentellen Nachweis der oben angeführten 3 Voraussetzungen zu bestätigen. Hierbei wurde die Übereinstimmung der dabei beobachteten Ergebnisse mit den 3 oben angeführten Voraussetzungen von Fall zu Fall mit Hilfe variationsstatistischer Methoden nachgeprüft.

b) Methodische Vorbedingungen.

Die Untersuchungen wurden einheitlich am isolierten Meerschweinchen-Ileum in der üblichen Anordnung nach Magnus geprüft [Badflüssigkeit 30 ml Warmblüter-Ringer-Lösung (Zusammensetzung siehe[2]) mit Luftdurchströmung, Versuchstemperatur 37,5° C, pH 7,3]. Als cholinergisches Spasmodicum diente Carbaminoylcholin (Doryl „Merck"), als anticholinergische Wirksubstanz Atropin. Auf der anderen Seite fanden Bariumchlorid und Histamin als muskulotrope Spasmodika, Papaverin als muskuläres Spasmolytikum Verwendung. So ergaben sich für unsere Untersuchungen 3 verschiedene Systeme: $BaCl_2$—Papaverin, Histamin—Papaverin und Doryl—Atropin.

Zum Versuch wurden ausschließlich männliche Tiere aus gleicher Zucht mit einem Körpergewicht von 300—400 g eingesetzt. Die Kost bestand aus Hafer, frischem Grün, Heu und Wasser ad libitum. Die Tiere wurden vor dem Tode nicht nüchtern gesetzt, nachdem wir die Erfahrung gemacht hatten, daß der Darm bei normaler Fütterung empfindlicher reagiert. Der Tod erfolgte durch Nackenschlag; anschließend wurde das Ileum von der Ileocoecalklappe her entnommen, in 2 Teile geteilt, vorsichtig unter Vermeidung von Überdehnung durchspült, in Warmblüter-Ringer-Lösung gelegt und bei einer Temperatur von 5—7° C 16—24 Std lang aufbewahrt. Unmittelbar vor Versuchsbeginn wurde jeweils ein etwa 2,5 cm langes Darmstück abgeschnitten und nach Magnus suspendiert, wobei die Übersetzungsverhältnisse der Schreibhebel und die gewichtsmäßige Belastung der Darmstücke in den verschiedenen Apparaturen gleichmäßig eingestellt waren. An jedem Darmstück wurde nur ein Versuch durchgeführt. Nach einer Vorperiode von 30 min wurde das entsprechende Spasmodikum appliziert; die Konzentrationen betrugen für $BaCl_2$: $4 \cdot 10^{-4}$, für Histamin: 10^{-7} und für Doryl: 10^{-7}; sie garantierten maximale Effekte; 4 min später war im allgemeinen das Maximum der Kontraktionshöhe erreicht. In diesem Zeitpunkt gelangte das Spasmolytkium zur Einwirkung.

Der Grad des erzielten Krampfabfalles wurde nach weiteren 3 min abgelesen („Drei-Minuten-Reaktion"), wie es bei Routineuntersuchungen üblich ist, wobei jeweils der während dieses Zeitraumes erreichte *maximale* Erschlaffungsgrad ausgemessen und in Prozent der gesamten Krampfhöhe ausgedrückt wurde. Da zu diesem Zeitpunkt keineswegs immer das Maximum der Wirkung erreicht war, warteten wir darüber hinaus in jedem Falle solange, bis dieses erreicht war, d. h. bis die Kurve parallel zur Grundlinie verlief („Auslaufreaktion").

Die Aufhebung des Krampfzustandes durch ein Spasmolytikum ist möglicherweise eine Abklingfunktion (Druckrey und Küpfmüller). Obwohl unter dieser Voraussetzung das Studium der Zeit-Wirkungsbeziehungen besonderes Interesse beansprucht, haben wir die Bearbeitung dieser Fragestellung auf später verschoben und zunächst nur die eigentliche Dosis-Wirkungsbeziehung untersucht. Zu diesem Zweck war es erforderlich, die Zeit als Variable auszuschalten und „zeitlos" zu arbeiten, was durch einheitliche Begrenzung der Reaktion auf 3 min bzw. durch Wahl des Endpunktes der Reaktion erreicht wurde.

Im Folgenden sollen nunmehr unsere Befunde mit der Drei-Minuten-Reaktion besprochen werden; auf die Auswertung der Auslaufreaktion werden wir im späteren Teil der Arbeit eingehen.

c) Variationsstatistische Analyse der Drei-Minuten-Reaktion am isolierten Meerschweinchen-Ileum.

α) Normalverteilung über der Einzeldosis (Punkt 1 der geforderten Voraussetzungen).

Unter den im vorigen Abschnitt dargelegten Versuchsbedingungen wurde die spasmolytische Wirksamkeit von Papaverin und Atropin studiert. Zu diesem Zweck wurde zunächst ein $BaCl_2$-, Histamin- oder Dorylspasmus hervorgerufen und die entsprechenden Spasmolytika anschließend *in vier verschiedenen Dosen* appliziert* und die prozentuale Krampflösung bestimmt.

Die Dosenangaben erfolgten in Übereinstimmung mit Miller, Becker und Tainter nicht in unübersichtlichen Verdünnungswerten, sondern — analog der Angabe der Wasserstoffionenkonzentration in pH-Werten — entsprechend dem Vorschlag dieser Autoren als pD-Werte [pD = negativer Logarithmus der Verdünnung (D = dilution)].

Von jedem Meerschweinchen-Ileum fanden 10 Darmstücke Verwendung, wobei eine Dosis jeweils an 5—10 Tiere, also an 50—100 Darmstücke verabfolgt wurde. Die Ergebnisse wurden dann der Dosis entsprechend zu einer Stichprobe vereint.

An sich gelangt man bei diesem Vorgehen nur dann zu einer „einheitlichen" Stichprobe, wenn die Darmstücke *eines* Tieres sich völlig gleich verhalten. In der Literatur (z. B. [11]) wird gelegentlich die Meinung vertreten, daß die Reaktionsempfindlichkeit der einzelnen Darmstücke aber nicht gleich ist, sondern coecalwärts zunimmt, ohne daß dies allerdings zahlenmäßig belegt wurde. Da ein derartiges Verhalten für die geplanten Untersuchungen von Bedeutung sein konnte, haben wir die Empfindlichkeit gegen Papaverin und Atropin von je 5 Darmstücken aus dem coecumnahen und dem coecumfernen Ileumabschnitt an einer größeren Tierzahl miteinander verglichen. In der Tat lag die Empfindlichkeit des coecumnahen Ileumabschnittes um durchschnittlich 25% höher als die des coecumfernen. Da es sich aber hierbei um eine fließende Zunahme der Empfindlichkeit handelt, liegt eine sogenannte „geschichtete" Stichprobe vor. Wie die nachfolgenden Befunde zeigen, wurde durch diesen Tatbestand unsere variationsstatistische Analyse nicht beeinträchtigt.

---

* Aus äußeren Gründen wurden die Abstände der Dosenlogarithmen unterschiedlich gewählt.

In Verfolg unserer statistischen Analyse wurden die Ergebnisse in
üblicher Weise als Summenhäufigkeitsprozente in ein Wahrscheinlichkeitsnetz eingetragen (Abb. 2a—2c). Hierbei zeigt sich bereits augen-

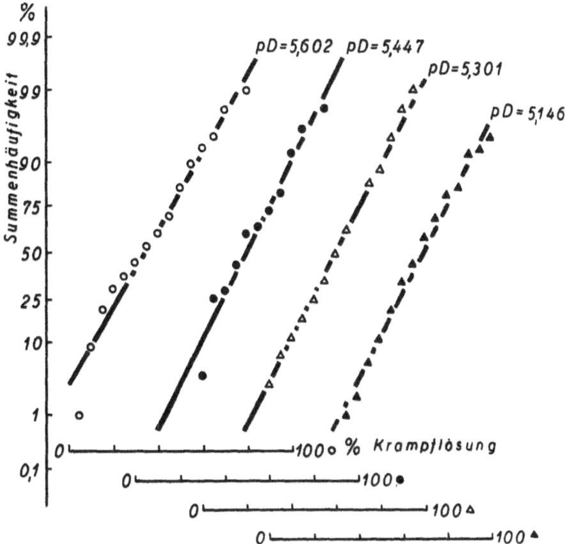

Abb. 2a. Summenhäufigkeitsprozente der jeweils mit vier verschiedenen Dosen erzielten Krampflösungen im Wahrscheinlichkeitsnetz für das System *BaCl$_2$ — Papaverin*. Die eingezeichneten Geraden
wurden rechnerisch ermittelt.

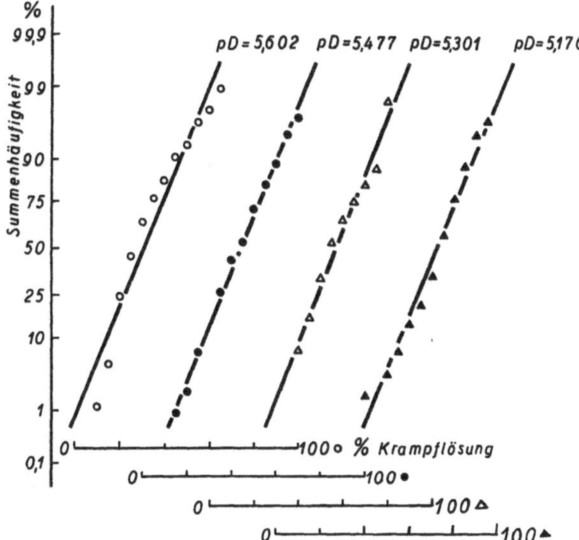

Abb. 2b. Summenhäufigkeitsprozente der jeweils mit vier verschiedenen Dosen erzielten Krampflösungen im Wahrscheinlichkeitsnetz für das System *Histamin — Papaverin*. Die eingezeichneten
Geraden wurden rechnerisch ermittelt.

scheinlich, daß die Punktfolgen über *arithmetischer* Abszisse in allen Fällen den jeweils errechneten Verteilungen weitgehend angenähert sind. Trotzdem wurde aber der Grad der Übereinstimmung mit der Normalverteilung wenigstens für je eine Dosis der 3 erwähnten Systeme mittels der χ^2-Methode rechnerisch bestimmt, und zwar sowohl für die arithme-

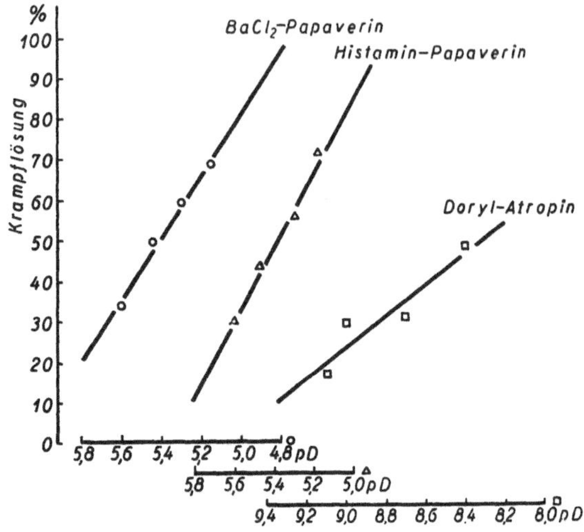

Abb. 3. Zentralwerte der prozentualen Krampflösungen im halblogarithmischen Koordinatensystem. Die eingezeichneten Geraden sind rechnerisch ermittelt.

Abb. 2c. Summenhäufigkeitsprozente der jeweils mit vier verschiedenen Dosen erzielten Krampflösungen im Wahrscheinlichkeitsnetz für das System *Doryl—Atropin*. Die eingezeichneten Geraden wurden rechnerisch ermittelt.

tische als auch logarithmische Abszisseneinteilung. Die in der Tab. 1 wiedergegebenen Werte für P bestätigen für die beiden *muskulotropen* Systeme die aus den Abb. 2a und 2b bereits deutlich erkennbare gute

Tabelle 1. *Gegenüberstellung der bei arithmetischer und logarithmischer Normalverteilung erhaltenen χ^2-Werte mit den dazugehörigen P-Werten.*

System	n	Freiheitsgrade	arithmetisch		logarithmisch	
			χ^2	P	χ^2	P
BaCl₂-Papaverin (pD = 5,301)	100	8	2,014	$\sim 98\%$	12,699	$20\% > P > 10\%$
Histamin-Papaverin (pD = 5,477)	101	8	4,900	$80\% > P > 70\%$	9,527	$\sim 30\%$
Doryl-Atropin (pD = 8,699)	104	11	19,884	$\sim 5\%$	19,575	$\sim 5\%$

Annäherung; dagegen passen sich die beobachteten Häufigkeiten einer log-normalen Verteilung weniger gut an (siehe entsprechende P-Werte Tab. 1).

Bei dem System *Doryl — Atropin* war die Annäherung an eine Normalverteilung nicht so befriedigend, wie sowohl aus der Abb. 2c als auch aus den P-Werten der Tab. 1 hervorgeht. Hier liegen, wie wir im folgenden noch erörtern werden, besondere Verhältnisse vor. *Für die beiden muskulotropen Systeme kann indes das Vorliegen einer Normalverteilung über arithmetischer Abszisse (Vorausstzung unter Punkt 1) als bewiesen angesehen werden.*

β) Vergleich der Streuungen (Punkt 2 der erforderlichen Voraussetzung).

Die zweite Voraussetzung verlangt, daß die Streuungen (σ_i) bei verschiedenen Dosen des Spasmolyticums gleich groß sind. Bei der graphischen Darstellung im Wahrscheinlichkeitsnetz müssen daher die Häufigkeitsverteilungen einen parallelen Verlauf ergeben. Für die Systeme $BaCl_2$—Papaverin und Histamin—Papaverin ist dies augenscheinlich der Fall (Abb. 2a und 2b); hingegen erfüllen die verschiedenen Häufigkeitsgeraden des Systems Doryl—Atropin diese Bedingung weniger gut. Zur weiteren Klärung der Verhältnisse wurde die Übereinstimmung der Streuungen statistisch mit Hilfe eines Homogenitätstestes geprüft. Wir verwendeten hierzu den BARTLETT-Test, auf den uns freundlicherweise Frau Prof. GEPPERT, Bad Nauheim, aufmerksam machte. Hierbei werden die einzelnen Streuungen mit einer aus ihnen errechneten gemittelten Streuung verglichen und eine Größe B berechnet, die wie χ^2 mit k—1 Freiheitsgraden verteilt ist (vgl. auch EMMENS und JOHNSON).

Die σ_i-Werte wurden über den Richtungskoeffizienten (R_i) berechnet $\left(\sigma_i = \dfrac{1}{R_i}\right)$. Dieser Umweg wurde gewählt, da in einigen Versuchen sogenannte „gestutzte Verteilungen" ("truncated distributions") (BLISS) vorliegen.

Die gestutzten Verteilungen kommen bei den vorliegenden Untersuchungen dadurch zustande, daß bei sehr niedrigen bzw. sehr hohen Dosen ein Teil der Darmstücke *gleichmäßig* mit 0 bzw. 100% reagiert, obwohl ihre Empfindlichkeit gegenüber dem Pharmakon sicher unterschiedlich ist. Daher fallen maximale bzw. minimale Reaktionen, besonders wenn sie in größerer Zahl auftreten, aus dem Verteilungsgesetz heraus. Man erhält daher bei der üblichen Berechnung von σ zu kleine Werte. — Aus dem gleichen Grund wurden bei Mittelwertsbildungen an Stelle der arithmetischen Mittel die Zentralwerte verwendet.

Da der BARTLETT-Test in der uns bekannten deutschen Literatur bislang kaum verwendet worden ist, soll seine Rechnung an einem Beispiel durchgeführt werden.

Die Berechnung der Größe B erfolgt nach der Formel (2).

$$B = \frac{1}{C}\,[(N-k)\cdot ln\,S^2 - \Sigma\,(n_i-1)\cdot ln\,\sigma_i^2].\qquad(2)$$

Die hierzu notwendigen Größen C, N und S^2 werden nach Gl. (3), (4) und (5) bestimmt; σ_i entspricht der bereits angegebenen Streuung; k ist die Anzahl der Dosengruppen.

$$C = 1 + \frac{1}{3\,(k-1)}\left[\sum \frac{1}{n_i-1} - \frac{1}{N-k}\right]^{*}.\qquad(3)$$

$$N = \Sigma\,n_i \;(n_i = \text{Zahl der Einzelbeobachtungen in den } i\text{-Dosengruppen})\qquad(4)$$

$$S^2 = \frac{\Sigma\Sigma_i (y_j - Y_i)^2}{N-k}.\qquad(5)$$

In Formel (5) bedeuten y_j die Einzelbeobachtungen in den Dosengruppen und Y_i deren Zentralwert.

Beispiel: BaCl₂-Papaverin.

$X_i = \mathrm{pD}$	n_i	σ_i	$\Sigma_i (y_j - Y_i)^2$ **	$\dfrac{1}{n_i-1}$	$ln\,\sigma_i^2$	$(n_i-1)\cdot ln\,\sigma_i^2$
5,602	103	17,68	31 883,2	0,0098	5,7462	586,11
5,447	51	15,63	12 215,0	0,0200	5,4972	274,86
5,301	100	15,88	24 964,8	0.0101	5,5294	547,41
5,146	101	15,85	25 122,0	0,0100	5,5255	552,55
$\Sigma =$	355		94 185,0	0,0499		1960,93

$$k = 4$$
$$N = 355$$
$$S^2 = \frac{94\,185,0}{351}$$
$$= 268,33$$
$$C = 1 + \frac{1}{9}\cdot\left(0,0499 - \frac{1}{351}\right)$$
$$= 1,00522$$
$$B = \frac{1}{1,00522}\,[(351\cdot 5,591) - 1960,93] = 0,99481\cdot 1,511$$
$$= 1,5032.$$

Der zu B gehörige P-Wert wird in einer gewöhnlichen χ^2-Tabelle aufgesucht. Im vorliegenden Beispiel liegt P bei 3 Freiheitsgraden zwischen 50 und 70%. Das bedeutet, daß die geringen Unterschiede bei den beobachteten σ-Werten weit innerhalb des Zufallsbereiches liegen.

Für die drei untersuchten Systeme sind die Ergebnisse des Bartlett-Testes in Tab. 2 zusammengestellt. Wiederum zeigt sich eine gute Übereinstimmung bei den beiden muskulotropen Systemen, während die σ-Werte beim cholinergischen System Doryl–Atropin überzufällig verschieden sind.

---

* Der Korrekturfaktor C beeinflußt bei großen Beobachtungszahlen, wie im vorliegenden Fall, die Größe B nur unwesentlich.

** Da die Streuungen σ_i über den Richtungskoeffizienten berechnet worden waren, erfolgte der Einfachheit halber die Berechnung der Abweichungsquadrate über die Größe $\sigma_i\,[\Sigma_i (y_j - Y_i)^2 = \sigma_i^2\,(n_i-1)]$.

Tabelle 2. *Homogenitätsprüfung der bei den einzelnen Systemen beobachteten Streuungen mit Hilfe des* BARTLETT-*Testes.*

System	pD	n	σ	B	P
BaCl$_2$-Papaverin	5,602	103	17,68		
	5,447	51	15,63	1,5032	$70\% > P > 50\%$
	5,301	100	15,88		
	5,146	101	15,85		
Histamin-Papaverin	5,602	85	12,83		
	5,477	101	12,67	$< 0,1$	$> 99\%$
	5,301	56	12,62		
	5,176	58	12,59		
Doryl-Atropin	9,097	93	17,36		
	9,000	100	20,37	8,325	$5\% > P > 2\%$
	8,699	104	21,53		
	8,398	84	23,35		

γ) Beziehung zwischen Dosis und Reizerfolg (Punkt 3 der erforderlichen Voraussetzung).

Zum Nachweis der unter Punkt 3 gemachten Voraussetzungen trugen wir die Zentralwerte der einzelnen Verteilungen in Abhängigkeit von den Dosenlogarithmen in ein Koordinatensystem ein (Abb. 3) und prüften,

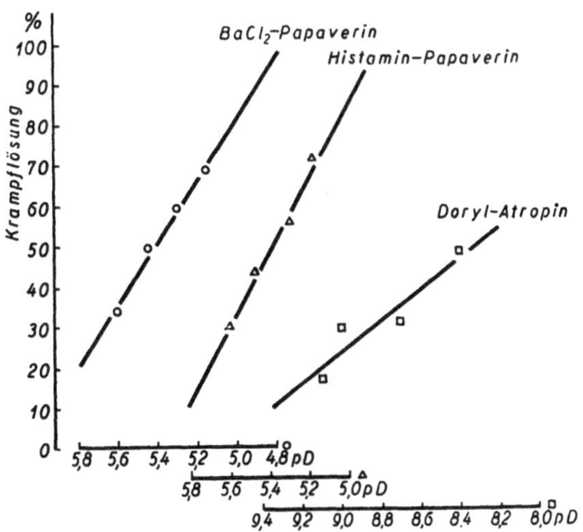

Abb. 3. Zentralwerte der prozentualen Krampflösungen im halblogarithmischen Koordinatensystem. Die eingezeichneten Geraden sind rechnerisch ermittelt.

inwieweit sich bei den verschiedenen Systemen die einzelnen Werte einer Geraden anpassen. Für die beiden muskulotropen Systeme ergab sich praktisch eine lineare Beziehung, während die Punkte für das System Doryl—Atropin von einer Geraden beträchtlich abwichen.

Die Übereinstimmung der beobachteten Werte mit der angenommenen linearen Regression wurde mit Hilfe der Varianz-Analyse geprüft. Hierbei werden die beobachteten Streuungen innerhalb der einzelnen Dosengruppen mit den Abweichungen der Zentralwerte (wegen der gestutzten Verteilungen nicht Mittelwerte) von der errechneten Geraden *mit Hilfe des F-Testes* verglichen.

Der Rechengang wird am Beispiel $BaCl_2$-Papaverin durchgeführt. Die lineare Regression (R) wird nach Formel (6) bestimmt. Hierin sind X_i die verwendeten Dosen (pD-Werte), Y_i die zugehörigen Zentralwerte und $\bar{X}$ und $\bar{Y}$ deren gewogenes Mittel.

$$R = \frac{\Sigma(X_i - \bar{X}) \cdot (Y_i - \bar{Y})}{\Sigma(X_i - \bar{X})^2}$$

$$= \frac{-8,8995}{0,1169} = -76,13. \tag{6}$$

Der Gang der Varianz-Analyse ist aus der nachstehenden tabellarischen Zusammenstellung ersichtlich:

X_i	Y_i	n_i	$n_i(X_i - \bar{X})(Y_i - \bar{Y})$	$n_i(X_i - \bar{X})^2$	$n_i(Y_i - \bar{Y})^2$	$\Sigma_i (y_j - Y_i)^2$
5,602	34,29	103	— 531,0577	6,541	43 117,036	31 883,16
5,447	49,56	51	— 25,6734	0,479	1 373,74	12 214,85
5,301	59,8	100	— 24,75	0,240	2 550,3	24 964,83
5,146	69,42	101	— 302,2627	4,202	21 736,109	25 122,25
$\Sigma =$		355	— 883,7448	11,462	68 777,185	94 185,09

Art der Variation	Summe der Abweichungsquadrate	Freiheitsgrade	Mittleres Abweichungsquadrat (Varianz)	F	P
Quadrate der Abweichungen von der Geraden	$\Sigma n_i(Y_i - \bar{Y})^2 -$ $-\dfrac{[\Sigma n_i(X_i - \bar{X})(Y_i - \bar{Y})]^2}{\Sigma n_i(X_i - \bar{X})^2} =$ $68\,777,185 - \dfrac{781\,033,458}{11,462} =$ $= 638,688$	$k - 2 = 2$	$\dfrac{638,688}{2} =$ $319,324$	$\dfrac{319,324}{268} =$ $1,19$	$>20\%$
Quadrate der Abweichungen innerhalb der Dosengruppen	$\Sigma_i\Sigma(y_i - Y_i)^2 = 94\,185,09$	$N - k =$ $= 351$	$\dfrac{94\,185,09}{351} =$ $= 268$		

In entsprechenden Tabellen kann man die den F-Werten zugehörigen Prozentwerte ablesen. Im übrigen verweisen wir auf die ausgezeichnete Zusammenstellung statistischer Methoden von Emmens, in der auch die Varianz-Analyse eine klare Darstellung gefunden hat.

Die Ergebnisse der Varianz-Analyse für die drei Systeme sind in Tab. 3 zusammengestellt.

Bei den Systemen Bariumchlorid—Papaverin und Histamin—Papaverin entsprechen die P-Werte einer befriedigenden Übereinstimmung der beobachteten Zentralwerte mit der errechneten linearen Beziehung; beim System Doryl—Atropin dagegen zeigen die Zentralwerte überzufällige Abweichungen.

Tabelle 3. *Ergebnisse der Varianz-Analyse für die Anpassung der beobachteten Zentralwerte (Z) an die angenommene lineare Regression.*

System	pD	n	Z	F	P
BaCl$_2$- Papaverin	5,602 5,447 5,301 5,146	103 51 100 101	34,29 49,56 59,8 69,42	1,19	$> 20\%$
Histamin- Papaverin	5,602 5,477 5,301 5,176	85 101 56 58	30,7 43,6 56,8 72,12	3,05	5%
Doryl- Atropin	9,097 9,000 8,699 8,398	93 100 104 84	17,0 29,6 30,23 48,6	8,26	$< 0,1\%$

An sich ist somit die Auswertung spasmolytischer Substanzen zumindest für die muskulotropen Pharmaka bereits mit Hilfe der in Abb. 3 wiedergegebenen quantitativen Dosis-Wirkungskurven möglich und im Spezialfall auch durchaus zweckmäßig; für den praktischen Gebrauch, besonders für Routinearbeiten, ist dieses Verfahren jedoch zu umständlich, da jeder einzelne Krampfabfall genau ausgemessen werden muß und die entsprechenden statistischen Parameter nicht graphisch (wie bei einer alternativen Dosis-Wirkungskurve), sondern nur rechnerisch ermittelt werden können. In dieser Hinsicht bedeutet die Behandlung der Resultate nach dem Vorschlag der amerikanischen Autoren eine wesentliche Vereinfachung.

d) *Überführung der quantitativen Versuchsergebnisse in eine alternative Dosiswirkungsbeziehung.*

Da durch die von uns erarbeiteten Versuchsergebnisse für die muskulotropen Systeme die eingangs erwähnten Voraussetzungen als erfüllt angesehen werden können, muß wegen des in Abb. 1 dargestellten strengen Zusammenhangs die Auswertung der Versuche nach dem Prinzip von MILLER, BECKER und TAINTER im Wahrscheinlichkeitsnetz zu einer linearen Beziehung führen. Dies trifft gemäß Abb. 4 augenscheinlich zu. Auch die χ^2-Zerlegung ergab für die zugrunde liegenden Daten eine gute Annäherung an die zu fordernde Gerade (siehe Tab. 4).

Auf Grund dieser eindeutigen Befunde ist es somit möglich, die Bewertung der spasmolytischen Wirksamkeit, zumindest bei den muskulotropen Systemen, entsprechend dem Vorgehen von Tainter *u.* Mitarbb. *mit Hilfe einer alternativen Wirkungsgeraden ohne weiteres vorzunehmen.*

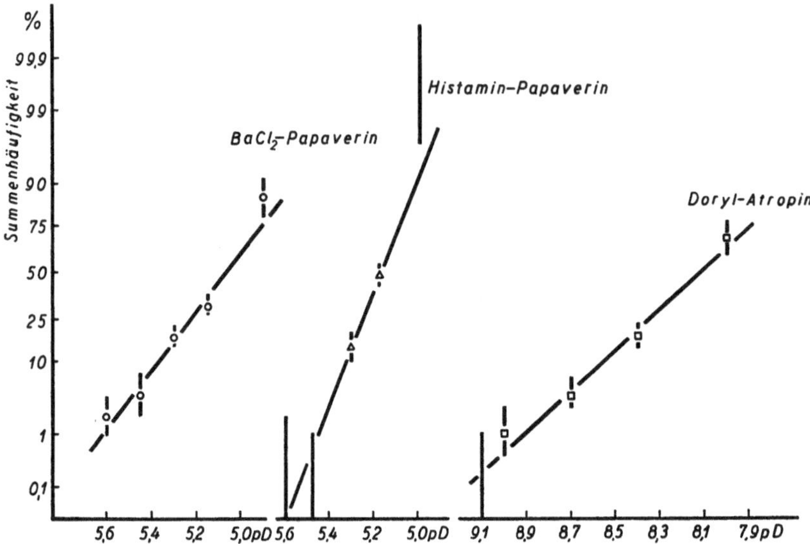

Abb. 4. Alternative Dosis-Wirkungskurven der jeweils mit 5 Dosen erzielten Krampfabfälle im Wahrscheinlichkeitsnetz. — Die mit der größten Dosis erzielten Krampfabfälle wurden in die statistische Analyse nicht mit einbezogen [Überwiegen der 100% Ergebnisse (gestutzte Verteilung); siehe Text]. — Die eingezeichneten Geraden sind rechnerisch ermittelt; die an den experimentell bestimmten Punkten eingezeichneten Vertikalen entsprechen den Mutungsbereichen ($k = 1$) nach Prigge und Schäfer.

Auffallenderweise erhielten wir jedoch auch für das System Doryl—Atropin (Abb. 4, Tab. 4) eine gute Annäherung an eine Gerade, obschon die von uns geforderten 3 Voraussetzungen nicht erfüllt waren. Wegen des in Abb. 1 dargestellten strengen Zusammenhanges kann diese Beobachtung, wie auch aus den nachstehend besprochenen Versuchen hervorgeht, nur zufälliger Natur sein.

Tabelle 4. *Ergebnisse der* χ^2*-Zerlegung der alternativen Dosen-Wirkungskurven.*

System	Zahl der Freiheitsgrade	χ^2	P
BaCl₂-Papaverin	1	1,4600	$30\% > P > 20\%$
Histamin-Papaverin.	1	0,87711	$50\% > P > 30\%$
Doryl-Atropin	1	0,8076	$50\% > P > 30\%$

e) Analyse der „Auslaufreaktion".

Zur Klärung des abweichenden Verhaltens des cholinergischen Systems waren weitere Untersuchungen erforderlich.

Bei der Auswertung der verschiedenen Reaktionen war uns aufgefallen, daß das Maximum der jeweiligen spasmolytischen Wirkung bei den beiden muskulotropen Systemen im allgemeinen nach 3 min bereits erreicht war; beim System Doryl—Atropin war dies dagegen keineswegs der Fall. So war daran zu denken, daß das gegenüber den beiden muskulotropen Systemen unterschiedliche Verhalten des Systems Doryl—Atropin vielleicht auf die zeitliche Begrenzung bei der Auswertung zurückzuführen sei. Wir unterzogen deshalb die bei unseren Versuchen gleichzeitig registrierten „Auslaufreaktionen" bei allen 3 Systemen einer analogen statistischen Analyse.

Bei den *muskulotropen* Systemen war praktisch kein Unterschied zwischen den Ergebnissen der Drei-Minuten- und Auslaufreaktion nachweisbar.

Beim System Doryl—Atropin war aber das Gegenteil der Fall. Hier beobachteten wir *bei allen Konzentrationen* eine gleichartige systematische Abweichung von der Normalverteilung, wie es für eine Dosis in Abb. 5 wiedergegeben ist. Die Abweichungen von einer Geraden sind hier erheblich stärker als bei der entsprechenden Drei-Minuten-Reaktion. Die χ^2-Zerlegung ergab für die Auslaufreaktion einen P-Wert von $< 2\%$, was auf eine überzufällige Abweichung von der Normalverteilung schließen läßt, während sich bei der Drei-Minuten-Reaktion ein P-Wert

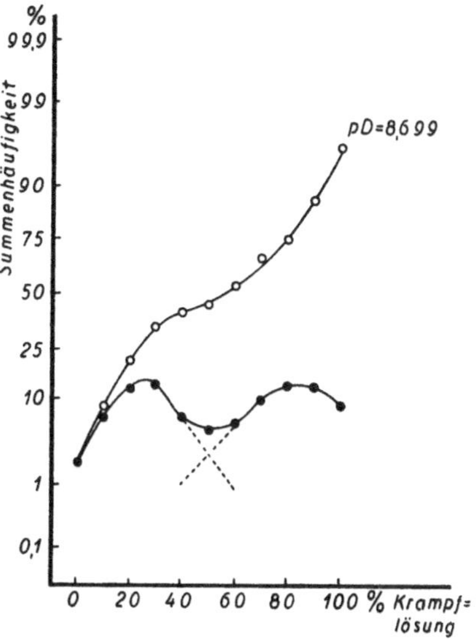

Abb. 5. Summenhäufigkeitsprozente der mit einer Dosis Atropin am Dorylkrampf erzielten sogenannten Auslaufreaktion im Wahrscheinlichkeitsnetz und ihre Auflösung in zwei entsprechende Teilkollektive.

von $\sim 5\%$ (siehe Tab. 1) und damit noch eine befriedigende Anpassung an eine Normalverteilung gefunden hatte.

Eine eindeutige Klarstellung der dieser Beobachtung zugrunde liegenden statistischen und pharmakologischen Gesetzmäßigkeiten erfordert weitere Untersuchungen, mit denen wir zur Zeit beschäftigt sind. Es ist naheliegend, diese Art der Verteilung *statistisch* als *Mischverteilung* zu deuten. Dieser Annahme entsprechend ist in Abb. 5 eine derartige Häufigkeitsanalyse durchgeführt, die das Vorhandensein zweier Teilkollektive erkennen läßt.

Pharmakologisch könnten diesen Teilkollektiven zwei verschiedene Gruppen von spezifischen Receptoren entsprechen, deren Besetzung mit cholinergisch wirksamen Substanzen (z. B. Doryl) zur Erregung und damit zur Entwicklung eines Krampfzustandes führt. Setzt man eine verschieden starke Affinität des Cholinergikums an den beiden Receptorengruppen voraus, so müßte sich der verdrängende Einfluß einer anticholinergisch wirkenden Substanz (z. B. Atropin) mit verschiedenem Erfolg auswirken. Weitere Untersuchungen müssen zeigen, welchem anatomisch-physiologischen Substrat diese Receptorengruppen gegebenenfalls entsprechen

(Nervenendplatte? Ganglienzelle?) und welcher Wirkungsmechanismus diesen Befunden zugrunde liegt.

Die charakteristischen Abweichungen der Auslaufreaktion sind andeutungsweise auch bereits in der Verteilung der 3-min-Reaktion vorhanden (Abb. 2c). Allerdings sind die Unterschiede, wie bereits erwähnt, erheblich geringer, das Gesamtbild demnach weit weniger charakteristisch und daher, für sich betrachtet, nicht geeignet, derart weittragende Schlüsse zu ziehen. Die Gründe für die „Verwischung" der charakteristischen Unterschiede bei der 3-min-Reaktion sind noch nicht klar, vielleicht vermag hier das Studium der Zeit-Wirkungsbeziehungen einen tieferen Einblick zu gewähren.

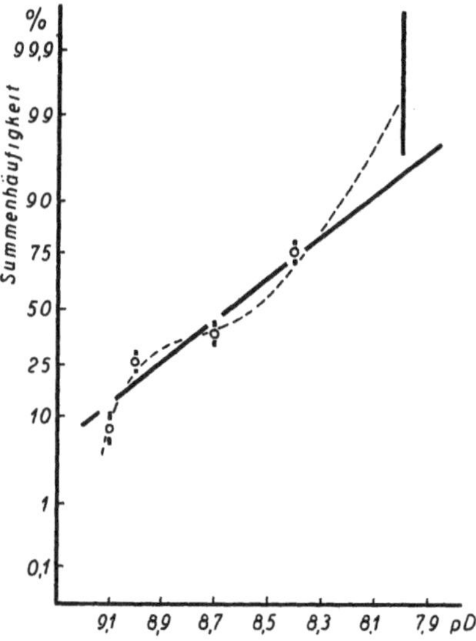

Abb. 6. Alternative Dosis-Wirkungskurve der am System *Doryl—Atropin* erhaltenen sogenannten Auslaufreaktionen im Wahrscheinlichkeitsnetz. Die eingezeichnete Gerade ist rechnerisch ermittelt; die gestrichelte Kurve ist den experimentell bestimmten Punkten graphisch angenähert.

Nach diesen Untersuchungen ist bei Auswertung der *Auslaufreaktion* eine strenge lineare Beziehung bei der Ermittlung der alternativen Dosiswirkungskurve für das System Doryl—Atropin theoretisch ausgeschlossen; dementsprechend zeigte auch die Auswertung der Auslaufreaktion nach dem Prinzip von Miller, Becker, Tainter (Abb. 6) überzufällige Abweichungen von der linearen Regression (P $\sim 2\%$).

Interessanterweise ist dieser bedeutsame Unterschied zwischen dem muskulotropen und cholinergischen System grundsätzlich bereits der Arbeit von Miller, Becker und Tainter zu entnehmen (Kaninchendarm!) (Abb. 7). Obwohl von diesen Autoren nur relativ wenig Werte bestimmt wurden, sieht man, daß sich die Punkte für das System $BaCl_2$—Papaverin weitgehend einer Geraden anpassen, während sie bei dem System Acetylcholin—Atropin die gleiche charakteristische Abweichung zeigen wie in unserem Fall.

Es empfiehlt sich demnach, Auswertungen spasmolytischer Wirksamkeit am System Doryl—Atropin bis zum Vorliegen weiterer Befunde nicht mit Hilfe der Auslauf-, sondern der Drei-Minuten-Reaktion vorzunehmen. Hier sind die Abweichungen von den grundsätzlichen Voraussetzungen wohl nicht so groß, als daß sie zu ernsten Irrtümern Veranlassung geben könnten. Eine bessere Methode steht ohnedies noch nicht zur Verfügung. Mit den bereits erwähnten Vorbehalten lassen sich auch hier die Versuchsergebnisse im Sinne von Miller, Becker und Tainter ordnen, wobei die alternative Dosiswirkungskurve dann als Grundlage der vergleichenden Beurteilung verschiedener Spasmolytika dienen kann. In der Zwischenzeit hat sich uns in der Tat die Verwendung von Drei-

Minuten-Reaktionen sowohl für die Auswertung muskulotroper als auch anticholinergisch wirksamer Substanzen in praxi vielfältig bewährt.

Bezüglich weiterer Einzelheiten der Versuchanordnung sowie der genauen Beschreibung der Auswertung verweisen wir auf die grundlegende Arbeit von MILLER, BECKER und TAINTER, in der sich auch Angaben über die Berechnung der Fehlerbreite finden.

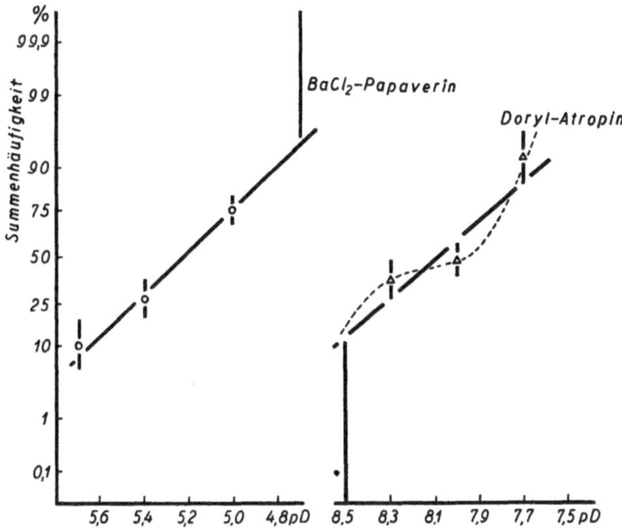

Abb. 7. Alternative Dosis-Wirkungskurven aus der Publikation von MILLER, BECKER und TAINTER. Die eingezeichneten Geraden sind von uns rechnerisch ermittelt; die gestrichelte Kurve ist den experimentell bestimmten Punkten graphisch angenähert.

Ein Vergleich der Ergebnisse unserer Untersuchungen mit denen der amerikanischen Autoren zeigt für die Substanzen Atropin und Papaverin trotz Verwendung verschiedener Tierarten eine befriedigende Übereinstimmung (Tab. 5a u. b). In unserem Falle wurden zwar die $D_{E_{50}}$-Werte

Tabelle 5a. *Werte der mittleren wirksamen Dosis* ($D_{E_{50}}$) *sowie ihrer mittleren Fehler (ε) für Atropin und Papaverin (nach* MILLER, BECKER *und* TAINTER*)*.

Objekt	Spasmodicum Konzentr. (pD)	Spasmolyticum	$D_{E_{50}} \pm \varepsilon$
Kaninchen-Ileum	$BaCl_2$ pD = 4,0	Papaverin	pD = 5,24 ± 0,05 ≙ 5,8 · 10⁻⁶
Meerschweinchen-Ileum	Histamin pD = 6,7	Papaverin	pD = 5,06 ≙ 8,7 · 10⁻⁶
Kaninchen-Ileum	Acetylcholin pD = 6,0	Atropin	pD = 8,1 ± 0,05 ≙ 8,0 · 10⁻⁹

Tabelle 5b. *Werte der mittleren wirksamen Dosis* ($D_{E_{50}}$) *sowie ihrer mittleren Fehler* (ε) *für Atropin und Papaverin auf Grund eigener Auswertungen.*

Objekt	Spasmodicum Konzentr. (pD)	Spasmolyticum	$D_{E_{50}} \pm \varepsilon$
Meerschweinchen-Ileum	BaCl$_2$ pD = 3,4	Papaverin	pD = 5,07 $\pm$ 0,0281 $\widehat{=}$ 8,5 $\cdot$ 10^{-6}
Meerschweinchen-Ileum	Histamin pD = 7,0	Papaverin	pD = 5,17 $\pm$ 0,0205 $\widehat{=}$ 6,76 $\cdot$ 10^{-6}
Meerschweinchen-Ileum	Doryl pD = 7,0	Atropin	pD = 8,12 $\pm$ 0,0564 $\widehat{=}$ 7,58 $\cdot$ 10^{-9}

und ihre Fehler *berechnet*, doch genügt im allgemeinen für praktische Belange die von Miller, Becker und Tainter empfohlene graphische Ermittlung dieser Größen vollkommen.

Die Auswertung spasmolytisch wirksamer Substanzen hat unter gleichzeitiger Prüfung von Atropin und Papaverin als Standard zu erfolgen. Nur so lassen sich Bezugswerte erhalten, die eine vergleichende Beurteilung verschiedener Substanzen untereinander möglich machen. Voraussetzung hierfür ist allerdings die einheitliche Gestaltung der Prüfungs- und Auswertungsverfahren sowie die Kenntnis der ihnen zugrunde liegenden Gesetzmäßigkeiten. Erst wenn diese Voraussetzungen erfüllt sind, erhält man — unabhängig von Zeit und Ort der Untersuchung — exakte Vergleichszahlen, die die Grundlage jedes therapeutischen Fortschritts darstellen.

Zusammenfassung.

Grundlage der quantitativen Auswertung von Pharmaka im Tierversuch ist die Analyse der Dosis-Wirkungsbeziehungen. Die hier zugrunde liegenden Gesetzmäßigkeiten lassen sich nur durch Anwendung statistischer Methoden ermitteln. Aufgabe der vorliegenden Arbeit war in diesem Sinne die Klärung der statistischen Grundlagen für die spasmolytische Wirkung von Atropin und Papaverin am spastisch beeinflußten Meerschweinchen-Ileum in der Anordnung nach Magnus. Im besonderen wurde der Zusammenhang zwischen einer quantitativen und alternativen Beurteilung am Beispiel der Spasmolysereaktion theoretisch und experimentell eingehend untersucht.

Im einzelnen wurden folgende Befunde erhoben:

1. An den Systemen BaCl$_2$ — Papaverin und Histamin — Papaverin wurde für die prozentualen Krampfabfälle eine Normalverteilung über arithmetischer Merkmalskala nachgewiesen. Innerhalb der einzelnen Systeme war die Streuung der Einzelreaktionen bei verschiedenen Dosen gleich groß.

2. Die Beziehung zwischen den Dosenlogarithmen und dem Grad der Krampflösung ist bei den unter Punkt 1 genannten Systemen linear (WEBER-FECHNER).

3. Auf Grund der unter Punkt 1 und 2 angeführten Befunde konnte erstmalig der theoretisch bestehende Zusammenhang zwischen quantitativer und alternativer Beurteilung einer pharmakologischen Wirkung am Modell der Papaverin-Spasmolyse experimentell bestätigt werden. Daher ist hier eine Auswertung der spasmolytischen Wirksamkeit mittels einer alternativen Dosis-Wirkungskurve im Sinne von MILLER, BECKER und TAINTER möglich.

4. Für das System Doryl-Atropin trafen diese Befunde dagegen nicht zu. Bei der Häufigkeitsanalyse der sogenannten Auslaufreaktion fand sich eine Abweichung, die im Sinne einer Mischverteilung gewertet werden kann. Eine alternative Beurteilung der spasmolytischen Wirksamkeit ist somit bei Verwendung der „Auslaufreaktion" nicht möglich. Hingegen war bei zeitlicher Begrenzung des Spasmolyseeffektes auf 3 min („Drei-Minuten-Reaktion") die Abweichung von der Normalverteilung auch für dieses System relativ gering, so daß eine alternative Beurteilung der Versuchsergebnisse bedingt möglich ist.

Fräulein M. BUNTE, R. GERLOFF und H. POHLMANN danken wir herzlich für ihre Mitarbeit bei der Durchführung der Untersuchungen.

Literatur.

[1] BLISS, C. I.: Ann. Appl. Biol. 24, 815 (1937). — [2] BROCK, N., D. LORENZ, u. H. BARTLING: Arch. exper. Path. u. Pharmakol. 215, 512 (1952). — [3] DRUCKREY, H., u. K. KÜPFMÜLLER: „Dosis und Wirkung". Editio Cantor (1949). — [4] EMMENS, C. M.: Principles of Biological Assay. London, 1948. — [5] IPSEN, J.: Contribution to the Theory of Biological Standardization, Copenhagen, 1941. — [6] JOHNSON, P. O.: Statistical Methods in Research. New York, 1950. — [7] MAGNUS, R.: Pflügers Arch. 102, 123 (1904). — [8] MEIER, R.: Klin. Wschr. 15, 1403 (1936). — [9] MILLER, L. C., T. J. BECKER, u. M. L. TAINTER: J. of Pharmacol. 92, 260 (1948). — [10] MILLER, L. C., u. M. L. TAINTER: Proc. Soc. Exper. Biol. a. Med. 57, 261 (1944). — [11] PEPE, M.: Boll. Soc. ital. Biol. sper. 26, 1396 (1950). — [12] PERRY, W. L. M.: Med. Res. Counc. Spec. Rep. No. 270. H. M. Stationary Office. London, 1950. — [13] PRIGGE, R., u. W. SCHÄFER: Arch. exper. Path. u. Pharmakol. 191, 281 (1939). — [14] SCHÄFER, W.: Arbeiten a. d. Staatsinst. f. exper. Therapie u. d. Georg-Speyer-Haus zu Frankfurt a. M. H. 32, 51 (1935). — [15] WIGAND, R., G. HERRNRING, u. K. SOEHRING: Arch. internat. Pharmacodynamie 83, 228 (1950).

Dozent Dr. NORBERT BROCK, Brackwede (Westf.), Bielefelder Straße 83.

Arch. exper. Path. u. Pharmakol., Bd. 215, S. 512—524 (1952).

Aus der Pharmakologischen Abteilung der Asta-Werke A.G.
Chemische Fabrik, Brackwede i. Westf.

Beiträge zur quantitativen Auswertung von Arzneimitteln*.

II. Mitteilung:
Quantitative Prüfung von Spasmolytika am Ganztier.

Von

Norbert Brock, Dietrich Lorenz und Hasso Bartling.

Mit 9 Textabbildungen.

(Eingegangen am 8. März 1952.)

Die quantitative Auswertung von Spasmolytika erfolgte bislang zumeist „in vitro" am isolierten glattmuskulären Organ in der bekannten Versuchsanordnung nach R. Magnus. Mit den Voraussetzungen und Grundlagen dieser Methode haben wir uns in einer früheren Mitteilung befaßt[5]. Die Ergebnisse sind für die Beurteilung der Wirkungsstärke und des Wirkungscharakters der untersuchten Substanzen von großem Nutzen, dagegen kann eine unmittelbare Übertragung der Resultate auf den Menschen selbst bei optimaler Versuchsgestaltung und Auswertung nur mit großen Vorbehalten geschehen, da die Reaktionsbedingungen am isolierten Organ und im menschlichen Organismus zu verschieden geartet sind. Vor allem lassen sich die so ermittelten Resultate nicht zur Charakterisierung der therapeutischen Breite verwenden, da die hierfür erforderlichen Maßzahlen möglichst nur in vivo an ein und derselben Tierart unter den gleichen Versuchsbedingungen gewonnen werden sollten[4].

Im Gegensatz hierzu kann die bisher vielfach übliche einseitige Betrachtung der spasmolytischen Wirksamkeit am isolierten Organ zu verhängnisvollen Fehlschlüssen führen[7, 8], da hierbei die Möglichkeit eines toxischen Effektes einer in vivo vollwirksamen therapeutischen Dosis nicht geklärt werden kann.

Es ist somit notwendig, die „in vitro" ermittelten Gesetzmäßigkeiten auch „in vivo" zu überprüfen. Eine exakte *quantitative* Beurteilung der spasmolytischen Wirksamkeit ist allerdings in vivo methodisch nicht ohne weiteres möglich. Trotz einer großer Anzahl brauchbarer Anordnungen für den *qualitativen* Nachweis spasmolytischer Wirksamkeit in vivo[14] ist ein einwandfreier *quantitativer* Test am Ganztier bislang nicht beschrieben worden.

Dies erscheint verständlich, da eine quantitative Auswertung am Ganztier infolge der erheblich größeren Variabilität der Versuchsbedingungen im Vergleich zum isolierten Organ auf große Schwierigkeit stößt. Darüber hinaus ist eine vergleichende quantitative Auswertung von Test- und Standardsubstanzen an ein und

---

* Herrn Prof. Dr. W. Heubner zum 75. Geburtstag gewidmet.

demselben Tier oft recht problematisch, da exakte Dosis-Wirkungsbeziehungen so nicht gewonnen werden können. Für eine eingehende Analyse sind auch hier möglichst zahlreiche Einzelbeobachtungen an größeren Stichproben erforderlich, um

mit Hilfe der statistischen Bewertung der Ergebnisse zur Konstruktion einer Dosis-Wirkungskurve zu gelangen. Diese Voraussetzungen und Erfordernisse waren bei der Schaffung eines Testes für die spasmolytische Wirksamkeit am Ganztier zu berücksichtigen.

A. Methodik am Ganztier.

Aus den genannten Gründen entfallen wohl alle Versuchsanordnungen an *größeren* Tieren (Hund, Katze, Kaninchen). Auch die Versuchsanordnung von W. Straub am Meerschweinchendarm in vivo erwies sich in orientierenden Versuchen zum Nachweis oder gar zur Auswertung spasmolytischer Wirkung so ohne weiteres nicht als geeignet: Schon in den Versuchen von Straub führte ein so charakteristisches Spasmolytikum wie *Papaverin* in der hohen Dosierung von 250 mg/kg *subcutan* nur zu einer ganz geringfügigen Verminderung der Tonuslage, die Peristaltik dagegen blieb völlig unbeeinflußt (vgl. auch Bornmann und Loeser); das gleiche Bild war in unseren Untersuchungen auch nach *intravenöser* Applikation von Papaverin bei Anwendung subletaler Dosen (25 mg/kg) zu beobachten. Die „normale" Ausgangslage des Darmes ist offensichtlich zum Nachweis spasmolytischer Wirksamkeit wenig geeignet.

Aus diesem Grunde versuchte Biehler, entsprechend dem eigentlichen Sinn eines Spasmolytikums, den Darm zuvor in einen Krampfzustand zu versetzen und an diesem den Nachweis der Krampflösung zu führen. Während sich in seinen Versuchen nach oraler, intravenöser und subcutaner Applikation verschiedener Spasmodika nur ein schnell vorübergehender Krampfzustand entwickelte, konnte er nach *intraperitonealer* Applikation von Bariumchlorid und Prostigmin einen länger dauernden Tonusanstieg beobachten, an dem sich eine spasmolytische Wirkung darstellen ließ.

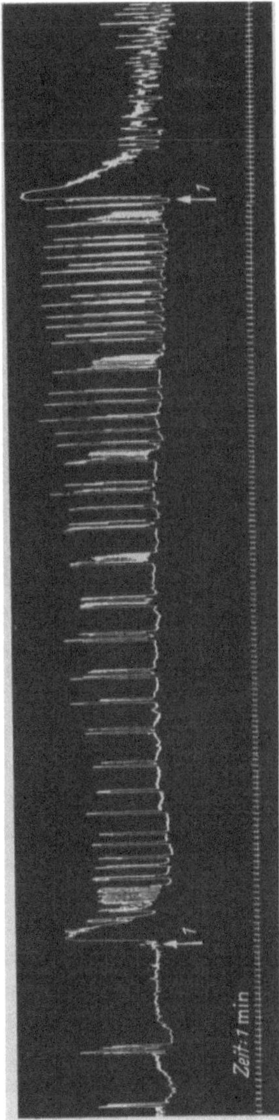

Abb. 1. *Meerschweinchen-Ileum in situ* (Straub). Nach intraperitonealer Applikation von 10 mg/kg $BaCl_2$ (↑₁) kommt es zu einem vorübergehenden Spasmus.

Auf Grund unserer Beobachtungen erwies sich jedoch auch die Versuchsanordnung von Biehler zur quantitativen Beurteilung von Spasmolytika als nicht geeignet. Im Anschluß an die intraperitoneale Gabe von *Bariumchlorid* (10 mg/kg) kam es regelmäßig nur zu einem vorübergehenden Spasmus, der nach einer Dauer von 2—3 min von einer heftigen Reizperistaltik auf normaler Tonuslage abgelöst wurde (Abb. 1). Nach intraperitonealer Gabe von *Prostigmin* (1 mg/kg) war zwar im Verlauf von 20 min eine erhebliche Tonussteigerung zu beobachten, die Peristaltik nahm indes ebenfalls stark zu, so daß eine quantitative Auswertung sehr erschwert war. *Die einfache intraperitoneale Verabfolgung von BaCl₂ und Prostigmin war somit zur Auslösung eines Dauerkrampfes ebenso ungeeignet wie die orale, intravenöse und subcutane Applikation.*

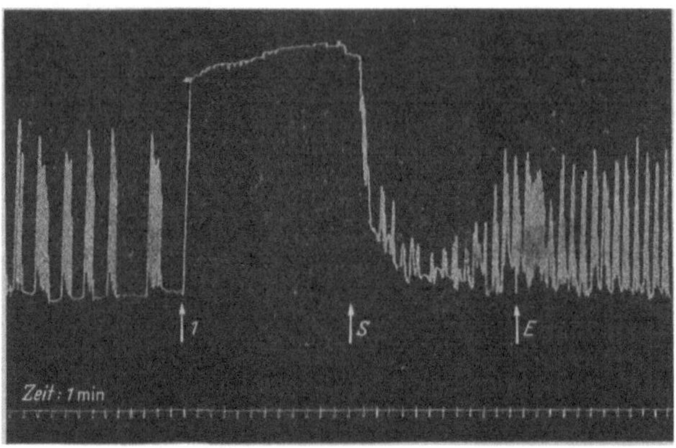

Abb. 2. Erzeugung eines Dauerspasmus am Ileum des Meerschweinchens in situ durch fortlaufende Durchströmung des Bauchraumes mit BaCl₂-Lösung. Die Wirkung ist auswaschbar. ↑₁ Durchströmung des Bauchraumes mit BaCl₂ (pD 3,47). ↑ s Durchströmung des Bauchraumes mit Ringer-Lösung. ↑ e Ende der Durchströmung mit Ringer-Lösung.

Erst als wir — in einer Modifikation der Versuchsanordnung nach STRAUB — die Bauchhöhle mit der spasmogenen Lösung fortlaufend durchströmten, ließ sich ein echter langdauernder Darmspasmus auslösen, der im allgemeinen ohne peristaltische Nebenbewegungen 30 min und länger aufrecht erhalten werden konnte (Abb. 2). Hiermit war offensichtlich eine günstige Ausgangssituation zur quantitativen Beurteilung von Spasmolytika am Ganztier gegeben, wobei die Auswertung methodisch analog zum isolierten Organ vorgenommen werden konnte und von vornherein eine gute Vergleichsmöglichkeit zwischen den Ergebnissen der „in vitro" und „in vivo"-Versuche gegeben war.

Wir verwendeten Meerschweinchen beiderlei Geschlechts mit einem Gewicht von mehr als 450 g, da die operativen Eingriffe an den relativ großen Tieren besonders schonend gestaltet werden können. Die Kost bestand aus einem Weichfuttergemisch (gekochte Kartoffeln, Gerstenschrot, Weizenkleie und Dorschmehl), Heu und je nach der Jahreszeit aus frischem Grün oder Rüben. 12 Std vor Versuchsbeginn wurden die Tiere nüchtern gesetzt. Zur Narkose verwendeten wir Urethan in einer Dosis von 1,2 g/kg intramuskulär, gegebenenfalls mit Zusatz von Äther während der Operation. Im übrigen hielten wir uns an die Angaben von Straub. Zu unserem Versuch wählten wir einheitlich das *Ileum*, wobei wir die

erforderlichen Darmligaturen an die Abgangsstelle des 3. und 6. größeren Blut-
gefäßstammes innerhalb des Mesenteriums oberhalb der Ileocoecalklappe legten.
Auf diese Weise erfaßten wir in allen Versuchen gleichmäßig ein etwa 15—20 cm
langes Darmstück des gleichen Ileumabschnittes. Auf das Durchspülen der ab-
gebundenen Darmschlingen konnten wir bei den nüchtern gesetzten Tieren regelmäßig verzichten.

Vor dem Verschluß der Bauchhöhle wurde ein dünner Gummikatheter (N. 8)
zur Perfusion eingelegt, mit seiner Öffnung bis zum Zwerchfell hochgeschoben und
anschließend mit der Darmkanüle in den unteren Wundwinkel so lose eingenäht,

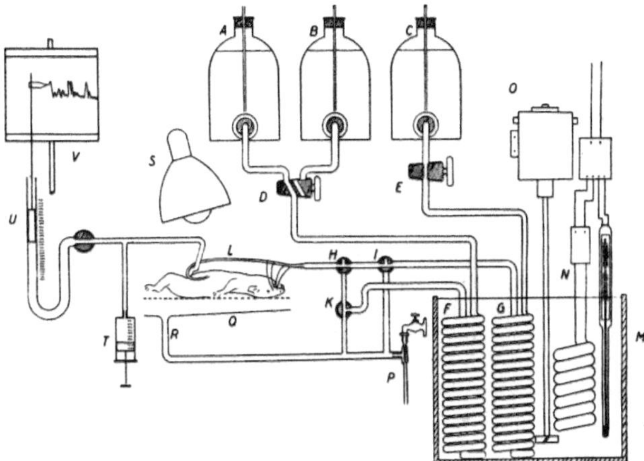

Abb. 3. Schematische Darstellung der Versuchsanordnung. Erklärung siehe Text.

daß die Perfusionsflüssigkeit neben Katheter und Kanüle ungehindert abfließen
konnte. Das Einlegen eines Drains zum Ablauf der Perfusionslösung erwies sich
als überflüssig.

Grundsätzlich blieb das Präparat nach der Operation 1 Std lang in Ruhe
liegen, bevor der Druck im Manometersystem bis zum Auftreten der normalen
Darmbewegung erhöht wurde. Die Perfusion mit spasmogener Lösung erfolgte erst
nach Eintritt einer regelmäßigen Peristaltik.

Die genaue Versuchsanordnung ist in Abb. 3 schematisch wiedergegeben: Die
MARIOTTEschen Flaschen A und B (Inhalt jeweils etwa 3 Liter) enthalten die
spasmogenen Lösungen (z. B. $BaCl_2$- oder Prostigminlösung). Sie können durch
den Umschalthahn D wechselweise in Betrieb genommen werden. Die Flasche C
enthält Warmblüter-RINGER-Lösung (Zusammensetzung: 0,9% NaCl, 0,021% KCl,
0,024% $CaCl_2$ (siccum), 0,05% $NaHCO_3$, 0,05% Glukose); sie kann durch Hahn E
bei Bedarf geöffnet werden. Die MARIOTTEschen Flaschen stehen über 2 Heizschlangen F und G und 3 Dreiweghähnen H, I und K mit dem Gummikatheter L
in Verbindung, der in die Bauchhöhle des Versuchstieres führt. In den beiden
Heizschlangen werden die Perfusionsflüssigkeiten durch das Wasserbad M mittels
eines Thermostaten N und Rührwerks O auf eine konstante Temperatur erwärmt.

Durch die Wasserstrahlpumpe P wird die Perfusionslösung bei entsprechender
Einstellung der Dreiwegehähne H, I und K aus den MARIOTTEschen Flaschen an-
gesaugt, bis sie als körperwarme Lösung die Heizschlangen durchflossen hat. Dann
erst wird die Lösung in die Bauchhöhle eingeleitet.

Das Versuchstier ist auf einem abgeschrägten Operationsbänkchen Q fixiert, an dessen Tiefpunkt ein Ablaufrohr R angebracht ist, das mit der Wasserstrahlpumpe P in Verbindung steht. Die aus der Bauchhöhle ablaufende Perfusionsflüssigkeit wird auf diese Weise laufend abgesaugt.

Die Heizlampe (S), die Rekordspritze (T), das Wassermanometer (U) und das Kymographion (V) vervollständigen die Versuchsanordnung.

Als muskulotropes Spasmodikum gelangte Bariumchlorid zur Anwendung, als cholinergische Wirkstoffe Acetylcholin, Physostigmin, Pilocarpin, Arecolin, ferner der Dimethylcarbaminsäureester des m-Oxyphenyltrimethylammoniums (Prostigmin ,,Roche‘‘) sowie Carbaminoylcholinchlorid (Doryl ,,Merck‘‘). Die Wirkungen der verschiedenen Cholinergika waren prinzipiell gleichartig: Wir wählten für unsere Versuche zumeist Prostigmin, da diese Substanz relativ gut vertragen wurde und regelmäßig zu einem verwertbaren Dauerkrampf führt. Die optimale Konzentration des Prostigmins zur Auslösung eines Dauerkrampfes lag bei 10^{-6} (pD 6), für Bariumchlorid bei $3{,}3 \cdot 10^{-4}$ (pD 3,47)*.

Die Spasmodika wurden in *0,9% NaCl-Lösung* gelöst, da es unter diesen Bedingungen zu einem gleichmäßigen Tonusanstieg zumeist ohne jedwede Eigenperistaltik kam. Wurden die spasmogenen Substanzen in Ringer-*Lösung* appliziert, so trat zwar ebenfalls ein sofortiger Tonusanstieg ein, doch war die peristaltische Tätigkeit auch auf der Höhe des Tonusanstieges sehr rege, so daß die Auswertung hierdurch erschwert wurde.

Die Durchströmung als solche, etwa mit körperwarmer Ringer- oder 0,9%-NaCl-Lösung, war ohne Einfluß, die normale Tätigkeit des Darmes blieb innerhalb des geprüften Zeitraumes von 30 min praktisch unbeeinflußt.

Die Temperatur der Perfusionslösungen betrug 38° an der peritonealen Ausflußstelle. Um zu klären, mit welchen Störungsmöglichkeiten bei etwaigen Temperaturschwankungen zu rechnen ist, wurden Perfusionslösungen verschiedener Temperaturen infundiert. Bei Durchströmung mit Lösungen zwischen 35 und 40° C wurde weder die normale Darmtätigkeit noch die Reaktion auf die verschiedenen Spasmodika und Spasmolytika erkennbar beeinflußt. Bei stärkerer Unterkühlung oder Überhitzung der Perfusionslösungen kam es dagegen meist unter Tonusabfall zu einem Sistieren der normalen peristaltischen Tätigkeit.

Unmittelbar nach Beginn der Durchströmung des Bauchraumes mit *Bariumchlorid*lösung kommt es — wie gesagt — zu einem steilen Tonusanstieg, der bereits nach 30 sec seinen Höhepunkt erreicht (Abb. 2). Unter völliger Aufhebung der normalen Peristaltik entwickelt sich ein Dauerspasmus mit unveränderter Tonuslage. Nach Umschaltung auf Ringer-Lösung sinkt der Tonus innerhalb von 1—2 min rasch zur Norm ab, worauf im allgemeinen eine Periode stark vermehrter Peristaltik folgt. Im Verlauf von etwa 60 min tritt eine völlige Normalisierung ein, und nach erneuter Applikation eines Spasmodikums entwickelt sich — falls die zeitliche Dauer des abgelaufenen Krampfes nicht zu ausgedehnt war — im allgemeinen das gleiche Bild.

Nach *Prostigmin*-Durchströmung wird im Gegensatz zum Bariumchlorid-Krampf oft erst nach 60—90 sec die höchste Tonuslage erreicht; diese bleibt bei fortlaufender Durchströmung im allgemeinen ebenfalls (analog Abb. 2) längere Zeit (> 30 min) gleichmäßig bestehen.

---

* pD = negativer Logarithmus der Verdünnung.

Die Reversibilität des Effektes ist allerdings geringer als beim Barium-
chloridkrampf.

Nunmehr prüften wir die Frage, ob unter den geschilderten Versuchsbedingungen die Wirkung von Spasmolytika *qualitativ* überhaupt in Erscheinung tritt und ob mit diesem Test die Möglichkeit einer *quantitativen* Beurteilung der Wirksamkeit gegeben ist. Um den störenden Einfluß unterschiedlicher Resorptionsbedingungen auszuschalten, untersuchten wir zunächst den Effekt der *intravenösen* (Vena jugularis), später
auch den der *enteralen* und *subcutanen* Applikation.

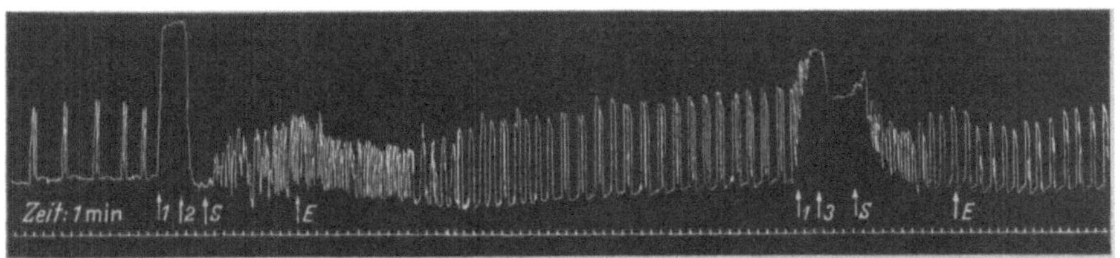

Abb. 4. Erzeugung eines Dauerspasmas am Ileum des Meerschweinchens in situ durch fortlaufende
Durchströmung des Bauchraumes mit BaCl₂-Lösung. Nach intravenöser Applikation von 15 mg/kg
Papaverinhydrochlorid wird der Spasmus vollkommen, nach Verabfolgung von 7,5 mg/kg zu etwa
30% gelöst.
↑ ₁ Durchströmung des Bauchraumes mit BaCl₂ (pD 3,47). ↑ ₂ Papaverinhydrochlorid 15 mg/kg
i. v. ↑ ₃ Papaverinhydrochlorid 7,5 mg/kg i. v. ↑ s Durchströmung des Bauchraumes mit RINGER-
Lösung. ↑ E Ende der Durchströmung mit RINGER-Lösung.

Als muskulotropes Spasmolytikum diente *Papaverin*, als anticholinergische
Wirksubstanz *Atropin*, als Spasmolytikum mit kombinierter Wirkung *Avacan*
„Asta" = α-[N-(β-diaethylaminoaethyl)]-amino-phenylessigsäure-isoamylester-hy-
drochlorid³. Die Injektion erfolgte stets auf dem Höhepunkt der Tonussteigerung,
und zwar beim muskulär bedingten Bariumchlorid-Krampf *1 min* nach Beginn der
Perfusion, beim cholinergisch bedingten Prostigmin-Krampf *2 min* nach Beginn
der Perfusion. Die Injektionsdauer der Spasmolytika betrug einheitlich 30 sec. Die
Injektionsmenge war im allgemeinen so bemessen, daß die jeweils für 1 kg Tiergewicht errechnete Menge in 1 ml physiologischer Kochsalzlösung gelöst war.

Das Ergebnis war völlig eindeutig: Sowohl muskulär (Abb. 4) als auch
cholinergisch (Abb. 5) als auch muskulär *und* cholinergisch (Abb. 6) bedingte Krampfzustände ließen sich durch intravenöse Applikation der
entsprechenden Spasmolytika in geeigneter Dosierung *trotz fortlaufender
Perfusion* der spasmogenen Lösung schnell und vollkommen lösen. In
der Mehrzahl der Fälle war bereits etwa 3 min nach Injektionsbeginn
der durch die Wirkung des Spasmolytikums bedingte Tiefpunkt der
Tonuslage erreicht. In diesem Zeitpunkt wurde deshalb der Auswertungs-
versuch abgeschlossen, der Bauchraum anschließend 10 min lang mit vor-
gewärmter RINGER-Lösung durchspült, um die spasmogene Lösung nach
Möglichkeit vollständig zu entfernen. Ganz vereinzelt war das Maximum
das spasmolytischen Effektes nach 3 min noch nicht erreicht; in diesen
Fällen wurde mit der Spülung solange gewartet, bis die Spasmolysekurve

in einen waagerechten Verlauf überging. Nach Beendigung der Spülung wurde eine Erholungsphase von 60 min eingeschaltet, nach deren Ablauf die Reaktionsfähigkeit des Präparates praktisch wiederhergestellt war. So ließen sich die geschilderten Krampfstadien bei Verwendung von $BaCl_2$ mehrfach auslösen, während dies bei Applikation von Prostigmin höchstens ein zweites Mal möglich war.

Das Ausmaß der Spasmolysereaktion war dosenabhängig (Abb. 4), so daß hiermit die Möglichkeit einer *quantitativen* Beurteilung der Wir-

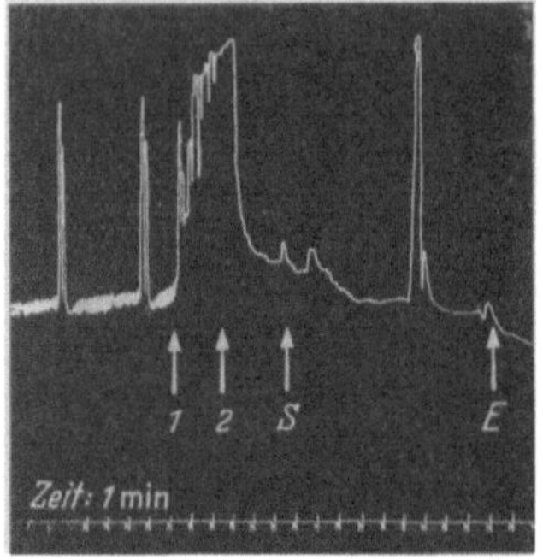
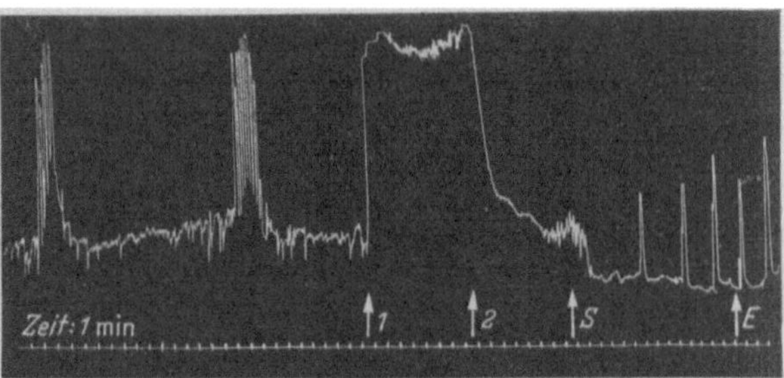

Abb. 5.   Abb. 6.

Abb. 5. Erzeugung eines Dauerspasmus am Ileum des Meerschweinchens in situ durch fortlaufende Durchströmung des Bauchraumes mit Prostigmin-Lösung. Atropin (35 γ/kg) i. v. führt zu einer vollkommenen Lösung des Spasmus. ↑₁ Durchströmung des Bauchraumes mit Prostigmin (pD 6,0). ↑₂ Atropin 35 γ/kg i. v.   ↑ₛ Durchströmung des Bauchraumes mit Ringer-Lösung.   ↑ₑ Ende der Durchströmung mit Ringer-Lösung.

Abb. 6. Erzeugung eines Dauerspasmus am Ileum des Meerschweinchens in situ durch fortlaufende Durchströmung des Bauchraumes mit $BaCl_2$- *und* Prostigmin-Lösung. Avacan (10 mg/kg) i. v. beseitigt den „kombinierten" Krampf. ↑₁ Durchströmung des Bauchraumes mit $BaCl_2$ (pD 3,3) *und* Prostigmin (pD 7,0) ↑₂ Avacan 10 mg/kg i. v.   ↑ₛ Durchströmung des Bauchraumes mit Ringer-Lösung.   ↑ₑ Ende der Durchströmung mit Ringer-Lösung.

kungsstärke gegeben ist. Zur Auswertung wird der Tonusabfall ausgemessen und in Prozent der ursprünglichen Krampfhöhe berechnet. Dies ist meist ohne weiteres durchführbar, da der obere Meßpunkt durch die praktisch waagerecht verlaufende „Krampflinie" eindeutig festgelegt ist, der untere Meßpunkt der Einstellung der Tonuslage nach vollendeter Auswirkung der verabfolgten Spasmolytika entspricht.

Bisweilen allerdings macht die exakte Bestimmung des unteren Meßpunktes gewisse Schwierigkeiten, vor allem, wenn sich kurze Zeit nach der Lösung des Krampfes ein erneuter Tonusanstieg bemerkbar macht. In diesem Fall wählten wir den tiefsten Punkt des Krampfabfalles als unteren Meßpunkt.

Um einen Überblick zu gewinnen, welche Mengen der spasmogenen Lösung während einer Auswertungsperiode infundieren und wieviel an spasmodischer Wirksubstanz gegebenenfalls zur Resorption gelangt, bestimmten wir in 10 Versuchen die einfließende und ausfließende Menge an Bariumchloridlösung und in dieser dann den Gehalt an $BaCl_2$.

Hierbei stellte sich heraus, daß innerhalb der Durchströmungszeit von 4 min durchschnittlich 100 cm³ Bariumchloridlösung in den Bauchraum einströmten und daß rund 80 cm³ Flüssigkeit unmittelbar wieder gewonnen werden konnten. Das Defizit an $BaCl_2$ (analytisch bestimmt) zwischen Infusion und Ausfluß lag bei 13 mg $BaCl_2$. Der größte Teil dieser Menge wurde allerdings bei der anschließenden Perfusion mit RINGER-Lösung (10 min) ebenfalls aus dem Bauchraum entfernt; nur wenige (etwa 5) Milligramm des infundierten $BaCl_2$ konnten analytisch in den Perfusionslösungen nicht mehr erfaßt werden.

Die Beeinflussung des muskulär bzw. cholinergisch bedingten Dauerspasmus war nicht nur durch intravenöse, sondern auch durch subcutane oder enterale Applikation des Spasmolytikums möglich, jedoch waren hierzu wesentlich höhere Dosen erforderlich.

Die Resorptionsgeschwindigkeit der einzelnen Pharmaka zeigte in Abhängigkeit von der chemischen Struktur erhebliche Verschiedenheiten: So führte *Avacan*, im Zeitpunkt der Krampfauslösung ($BaCl_2$) subcutan appliziert, in einer Dosis von 50 mg/kg bereits nach 3 min zu einem starken Tonusabfall und nach etwa 10 min zu einer völligen Lösung des Krampfes; *Papaverin*, unter den gleichen Bedingungen verabfolgt, vermochte erst in einer Dosis von 400 mg/kg den Spasmus zu beseitigen, darüber hinaus trat die Spasmolyse selbst in dieser hohen Dosis erst 20 min nach der Injektion in Erscheinung. Da ein derartiger Unterschied der Wirkungsstärke zwischen den beiden Substanzen bei intravenöser Gabe nicht nachweisbar ist, spricht diese Beobachtung für eine schlechtere Resorbierbarkeit des Papaverins.

Auch bei intrajejunaler Applikation[6] ließ sich die spasmolytische Wirksamkeit am Dauerkrampf zur Darstellung bringen. So bewirkte Avacan (100 mg/kg), 12 min vor Auslösung des Krampfes verabfolgt, bereits 2 min nach Krampfauslösung eine völlige Beseitigung des Krampfzustandes.

Zur quantitativen Auswertung sind derartige Befunde weniger geeignet, jedoch erlauben sie bereits eine gewisse Orientierung über die Geschwindigkeit der Resorption sowie die Art des Angriffspunktes und die Dauer der Wirkung.

B. Auswertung der spasmolytischen Wirksamkeit am Ganztier.

Nach Klärung der methodischen Voraussetzungen zur Prüfung der spasmolytischen Wirkung am Ganztier wird im folgenden über die eigentliche Auswertung und ihre statistischen Grundlagen berichtet. Sowohl hinsichtlich der Bewertung der Effekte als auch hinsichtlich der Wahl der Definitionen versuchten wir eine möglichst weitgehende Übereinstimmung mit dem Vorgehen am isolierten Darm zu erreichen, über das in der ersten Mitteilung bereits berichtet wurde[5]. Eine einfache Übertragung der am isolierten Organ ermittelten Gesetzmäßigkeiten auf das Ganztier erschien uns angesichts der großen Unterschiede der Versuchsanordnung allerdings nicht ohne weiteres statthaft, vielmehr waren an diesem Modell die gleichen Voraussetzungen zu prüfen und zu klären, wie dies für das isolierte Organ geschehen war.

Die grundlegenden Versuche wurden an den Systemen Papaverin-$BaCl_2$ und Atropin-Prostigmin unternommen; darüber hinaus lagen ausgedehnte Untersuchungen mit Avacan vor.

Die Zahl der Einzelbeobachtungen konnte aus äußeren Gründen nicht so umfangreich sein wie in den Versuchen am isolierten Organ. Von jedem Tier gelangten nur eine (System Prostigmin-Atropin) bzw. höchstens 2 Reaktionen (System $BaCl_2$-Papaverin) zur Auswertung, da die Reaktionslage bei mehrfacher Applikation der Spasmolytika doch soweit verschoben war, daß eine quantitative Auswertung unter gleichen Versuchsbedingungen nicht mehr gewährleistet war. Die Zahl der Beobachtungen war jedoch ausreichend, um die erforderliche statistische Analyse vorzunehmen.

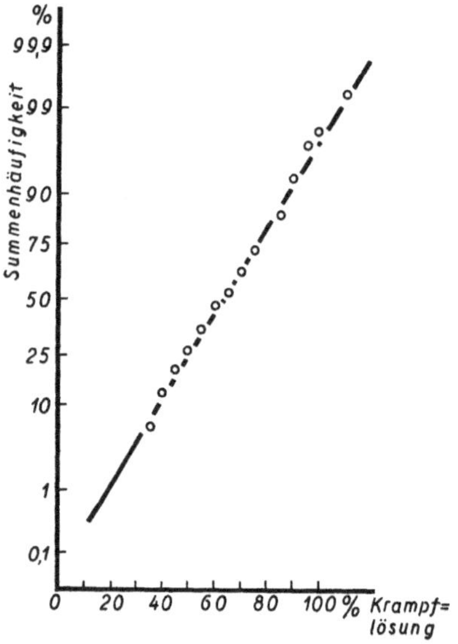

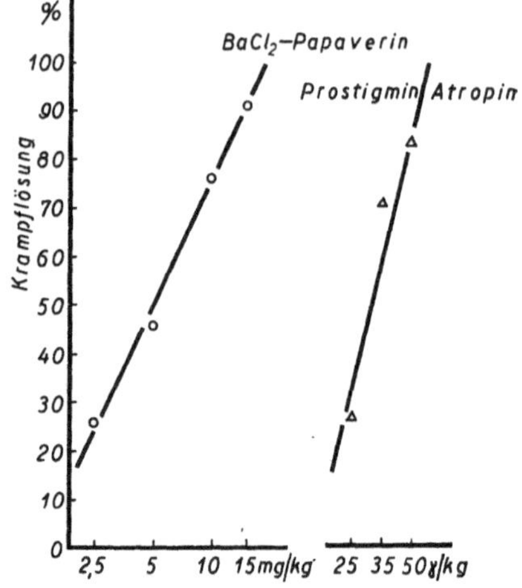

Abb. 7. Summenhäufigkeitsprozente der mit 5 mg/kg Avacan i. v. erzielten Krampflösungen im Wahrscheinlichkeitsnetz (n = 101). Die eingezeichnete Gerade wurde rechnerisch ermittelt.

Abb. 8. Zentralwerte der prozentualen Krampflösungen im halblogarithmischen Koordinatensystem. Die eingezeichneten Geraden wurden rechnerisch ermittelt.

Zunächst prüften wir wieder, inwieweit sich die mit einer bestimmten Einzeldosis erzielten Krampfabfälle einer Normalverteilung annähern, und zwar aus äußeren Gründen nur am System $BaCl_2$-Avacan. Die Summenhäufigkeitsverteilung von 101 Krampflösungen im Wahrscheinlichkeitsnetz, die mit einer Dosis von 5 mg/kg Avacan intravenös erzielt wurden, war bei Abtragung über *arithmetischer* Abszisse einer Normalverteilung gut angenähert[5]. Der χ^2-Wert betrug bei 11 Freiheitsgraden $\chi^2 = 4{,}493$, entsprechend P $\sim$ 95%. Bei Abtragung über *logarithmischer* Abszisse war auch hier die Anpassung deutlich schlechter ($\chi^2 = 9{,}532$, $\widehat{=}$ 70% > P > 50%) (vgl. Abb. 7).

Die Zahl der Einzelbeobachtungen bei den übrigen Dosen war allerdings nicht ausreichend, um eine exakte Berechnung der Streuungen (σ) zu ermöglichen[5]. Die Homogenitätsprüfung der Streuungen nach Bartlett konnte daher nicht durchgeführt werden. Dagegen ließen die Zentralwerte

Tabelle 1. *Ergebnisse der Varianz-Analyse für die Anpassung der beobachteten Zentral-*
werte (Z) an die angenommene lineare Regression.

System	Dosis	n	Z*	F	P
BaCl$_2$-	2,5 mg/kg	3	26		
Papaverin	5,0 mg/kg	8	46	0,132	20%>P>5%
	10,0 mg/kg	11	76		
	15,0 mg/kg	9	91		
Prostigmin-	25 /kg	13	27		
Atropin	35 /kg	12	71	2,96	20%>P>5%
	50 /kg	12	83,5		

* Die Zentralwerte wurden nach E. WEBER berechnet.

der Krampfabfälle bei allen untersuchten Systemen (BaCl$_2$-Papaverin,
Prostigmin-Atropin, BaCl$_2$-Avacan, Prostigmin-Avacan) eine gute Annäherung an eine lineare Beziehung[5] erkennen (Abb. 8, Tab. 1).

Dementsprechend ergab die Überführung der am Ganztier erzielten
Krampflösungen über 75% in eine alternative Dosiswirkungskurve im

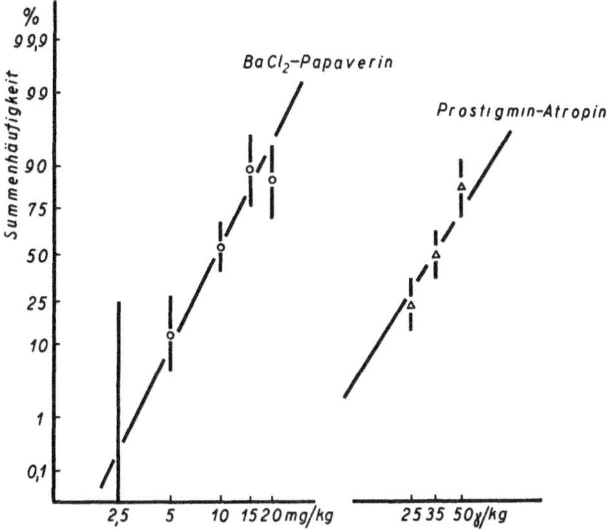

Abb. 9. Alternative Dosis-Wirkungskurven im Wahrscheinlichkeitsnetz. Die eingezeichneten Geraden wurden rechnerisch ermittelt; die an den experimentell bestimmten Punkten eingetragenen
Vertikalen entsprechen den Mutungsbereichen (*k = 1*) von PRIGGE und SCHÄFER.

Wahrscheinlichkeitsnetz bei den genannten Systemen eine gute Übereinstimmung mit der geforderten Verteilung (Abb. 9, Tab. 2), so daß an
diesem Testobjekt die Auswertung mit der alternativen Dosis-Wirkungskurve im Sinne von MILLER, BECKER und TAINTER ebenfalls möglich
und begründet ist.

Tabelle 2. *Ergebnisse der χ^2-Zerlegung der alternativen Dosis-Wirkungskurven.*

System	Zahl der Freiheitsgrade	χ^2	P
$BaCl_2$-Papaverin . .	1	1,18513	$30\% > P > 20\%$
Prostigmin-Atropin.	1	0,97038	$50\% > P > 30\%$

In der ersten Mitteilung wurde bereits hervorgehoben, daß an sich eine Auswertung mit der in Abb. 8 dargestellten quantitativen Dosis-Wirkungskurve möglich ist. Im vorliegenden Fall ziehen wir jedoch die Wahl des alternativen Verfahrens vor, um Übereinstimmung mit dem Vorgehen am isolierten Organ zu gewinnen und darüber hinaus auch die Möglichkeit zu haben, die für die Charakterisierung der therapeutischen Breite wichtigen Parameter[4] zu ermitteln.

Die Wirkungsgeraden lassen sich ebenso wie am isolierten Organ graphisch oder auch rechnerisch ermitteln (Abb. 9). Hierbei ist die mittlere wirksame Dosis ($D_{E\,50}$) definiert als die Dosis, die in 50% der Fälle eine „Spasmolyse" von 75% und mehr Krampfabfall hervorruft. Bei graphischer Ermittlung bewährte sich uns für die Bestimmung der Fehlerbreite der mittleren wirksamen Dosis die Methode nach Miller und Tainter.

In der Tab. 3 sind die mittleren wirksamen Dosen ($D_{E\,50}$) sowie die „vollwirksamen" Dosen ($D_{E\,95}$)[4] für die Systeme $BaCl_2$-Papaverin und Prostigmin-Atropin dargestellt.

Tabelle 3. *Übersicht über die mittleren und „vollwirksamen" Dosen verschiedener Spasmolytika mit ihren mittleren Fehlern (ε) am Meerschweinchen-Ileum in situ. Die Werte sind rechnerisch ermittelt.*

Spasmodikum	Spasmolytikum	$D_{E\,50} \pm \varepsilon$ mg/kg	$D_{E\,95} \pm \varepsilon$ mg/kg
$BaCl_2$ (pD $= 3,47$)	Papaverin	$9,31 \begin{array}{l} +1,19 \\ -1,06 \end{array}$	$20,5 \begin{array}{l} +4,6 \\ -3,7 \end{array}$
Prostigmin (pD $= 6$)	Atropin	$0,034 \begin{array}{l} +0,0048 \\ -0,0043 \end{array}$	$0,091 \begin{array}{l} +0,06 \\ -0,036 \end{array}$

Ein Vergleich der $D_{E\,50}$-Werte aus den Versuchen am isolierten Organ einerseits und am Ganztier andererseits ist in Tab. 4 durchgeführt.

Die Berechnung der pD-Werte erfolgte für das Ganztier aus den in Tab. 3 angegebenen D_E-Werten. Natürlich stellen die so gewonnenen Zahlen, die sich aus dem Verhältnis von Dosis und Tiergewicht errechnen, nur eine Annäherung dar.

Tabelle 4. *Vergleich der am isolierten Organ erhaltenen mittleren wirksamen Dosen ($D_{E\,50}$) mit den analogen Ergebnissen am Ganztier.*

	Meerschweinchen-Ileum in vitro (Magnus) $D_{E\,50}$	Meerschweinchen-Ileum in situ (Ganztier) $D_{E\,50}$
Atropin-Doryl	pD $= 8,2$	—
Atropin-Prostigmin	—	pD $= 7,45$
Papaverin-$BaCl_2$	pD $= 5,37$	pD $= 5,03$

Immerhin ist die Übereinstimmung der mit den verschiedenen Methoden ermittelten Werte für die Standardsubstanzen Atropin und Papaverin durchaus befriedigend.

Diese Tatsache ist praktisch von besonderer Bedeutung, da hierdurch der Wert des Ganztier-Testes vor allem im Zusammenhang mit der Entwicklung neuer Pharmaka eindeutig belegt wird. Wir kennen heute bereits Substanzen, die — bei guten „in vitro" Werten — im Ganztier-Test und später auch klinisch versagten; dem Ganztiertest kommt somit die letzte Entscheidung in der pharmakologischen Beurteilung der spasmolytischen Wirksamkeit zu.

Auf Grund der im vorigen durchgeführten statistischen Analyse sowie der hier erbrachten Ergebnisse halten wir uns für berechtigt, die quantitative Beurteilung der Wirkungsstärke spasmolytisch wirksamer Substanzen mit der hier dargestellten Methode am Ganztier vorzunehmen. Für die große Gruppe der Spasmolytika sind wir somit in der Lage, entsprechend unserer eingangs erhobenen Forderung sowohl die *therapeutische* (spasmolytische) *als auch die toxische Wirkungsgerade an ein und derselben Tierart eindeutig festzulegen* und hieraus die für die Charakterisierung der therapeutischen Breite erforderlichen Größen[4] zu gewinnen. Diese Werte gestatten ohne weiteres eine vergleichende Beurteilung auch chemisch vollkommen verschieden strukturierter Stoffe, und bieten die Möglichkeit, die in vitro gewonnenen Werte in vivo zu kontrollieren und weitere Einblicke in die Beziehung zwischen chemischer Konstitution und pharmakologischer Wirkung zu gewinnen. Der quantitative Test am Ganztier stellt somit ein wichtiges und notwendiges Bindeglied zwischen der mehr systematischen Vorprüfung am isolierten Organ und der therapeutischen Anwendung eines Stoffes am Menschen dar.

Zusammenfassung.

1. Es wird eine Methode mitgeteilt, am Ganztier sowohl einen muskulär als auch einen cholinergisch bedingten „Dauerkrampf" auszulösen.

2. Die Methode besteht darin, daß man den Bauchraum von Meerschweinchen mit Lösungen geeigneter Spasmodika in 0,9% NaCl-Lösung fortlaufend durchströmt und die Darmtätigkeit in der STRAUBschen Anordnung registriert. Als muskuläres Spasmodikum diente $BaCl_2$ (pD 3,47), als cholinergisches Spasmodikum Prostigmin (pD 6).

3. Unter dem Einfluß der Spasmodika kommt es zu einem erheblichen Tonusanstieg, der im allgemeinen länger als 30 min in gleicher Höhe und Stärke bestehen bleibt.

4. Parenterale und enterale Applikation spasmolytisch wirksamer Substanzen lösen den Krampfzustand. Der Grad der Wirkung ist dosisabhängig. Als Typ eines muskulotropen Spasmolytikums wurde Papaverin, als Typ eines anticholinergischen wurde Atropin, als Typ eines Spasmolytikums mit kombinierter Wirkung wurde Avacan geprüft.

5. Der beschriebene Test ist zur quantitativen Auswertung von Spasmolytika geeignet.

6. Mit Hilfe der von uns statistisch analysierten alternativen Dosis-Wirkungskurve läßt sich der Wirkungswert einer spasmolytischen Substanz auch am Ganztier exakt bestimmen. Diese bildet somit eine wichtige Grundlage für die Charakterisierung der therapeutischen Breite der untersuchten Substanzen.

Literatur.

[1] Biehler, W.: Arch. exper. Path. u. Pharmakol. 178, 101 (1935). — [2] Bornmann, G., u. A. Loeser: Arch. internat. Pharmacodynamie 79, 332 (1949). — [3] Brock, N.: Dtsch. med. Wschr. 76, 474 (1951). — [4] Brock, N., u. F. J. Geks: Arzneim. Forschg. 1, 63 (1951). — Naturwiss. 38, 351 (1951). — [5] Brock, N., F. J. Geks, u. D. Lorenz: Arch. exper. Path. u. Pharmakol. 215, 492 (1952). — [6] Enders, A.: Arch. exper. Path. u. Pharmakol. 201, 366 (1943). — [7] Fromherz, K.: Dtsch. med. Wschr. 75, 1377 (1950). — [8] Klosa, J.: Dtsch. med. Wschr. 75, 870 (1950). — [9] Magnus, R.: Pflügers Arch. 102, 123 (1904). — [10] Miller, L. C., T. J. Becker, u. M. L. Tainter: J. of Pharmakol. 92, 260 (1948). — [11] Miller, L. C., u. M. L. Tainter: Proc. Soc. Exper. Biol. a. Med. 57, 261 (1944). — [12] Prigge, R., u. W. Schäfer: Arch. exper. Path. u. Paharmakol. 191, 281 (1939). — [13] Straub, W., u. P. Viaud: Arch. exper. Path. u. Pharmakol. 169, 1 (1933). — [14] Ther, L.: Pharmakologische Methoden. Stuttgart 1949. — [15] Weber, E.: Grundriß der biologischen Statistik. Jena 1948.

Dozent Dr. Norbert Brock, Brackwede (Westf.), Bielefelder Straße 83.

Arch. exper. Path. u. Pharmakol., Bd. 215, S. 525—546 (1952).

Aus dem Department of Pharmacology, University of Utah College of Medicine.

Selektive Erregung sympathischer Ganglien durch Cresoxycholine (COC)***.

Von

S. LOEWE und SUSANNE L. PUTTUCK.

Teilweise unter technischer Mitarbeit von

P. E. BARTSCHI***, J. G. GELERNTER***, L. O. KIMBALL***, R. SNYDER***, und V. K. VANCE***.

Mit 15 Textabbildungen.

(Eingegangen am 5. Februar 1952.)

Eine Frage der allgemeinen Pharmakologie, der WOLFGANG HEUB-NERS Denken für lange Jahre zugewandt war, war die nach der Beziehung zwischen Erregung und Lähmung durch Pharmaka. War es doch z. B. dieses Problem, das er vor genau 40 Jahren einem Novizen des Göttinger Instituts als Arbeitsgegenstand vorschlug. Es ist in der Erinnerung an jene Zeit, daß der damalige Novize heute dem Jubilar, der inzwischen über jene Fragestellung, wie diese über sich selbst, hinausgereift ist, den Bericht über eine kleine Beobachtung widmet, die in ihrer Art als Beitrag zu dem revidierten Problem betrachtet werden mag.

Die Beobachtung war ein Nebenergebnis des Studiums der Frage, in welcher Weise Quaternisierung der aliphatischen Aminogruppe der Histaminantagonisten verschiedener Klassen deren selektive Antihistaminwirkung verändert[19]. Es fand sich dabei, daß die quaternären Analogen der kurz zuvor von uns[17, 18] und unabhängig anderwärts[20] als Histaminantagonisten entdeckten Klasse der Benzylphenyläther des Dimethylaminoäthanols (C 5881 und Verwandte) zwar in wechselndem Ausmaße die Antihistaminwirkung der tertiären Muttersubstanzen beibehielten, aber in mehrere Größenordnungen niedrigerer Dosierung starke blutdrucksteigernde Wirkung besaßen. Die Umwandlung dieser teriären Amine in Choline bringt also Substanzen mit einer neuen und viel stärkeren Wirkung zustande. Über einige Versuche, die Pharmakologie dieser Körperklasse aufzuklären, soll hier berichtet werden.

---

* Herrn Prof. Dr. W. HEUBNER zum 75. Geburtstag gewidmet.

** Diese Untersuchungen wurden zum Teil mit einer Forschungsbeihilfe des Life Insurance Research Fund durchgeführt.

*** Student der Medizin der University of Utah; in teilweiser Erfüllung der Kursaufgaben des Department of Pharmacology ausgeführte Untersuchungen.

                    S. Loewe und S. L. Puttuck:

I. Chemie und Bezeichnungsweise.

Den hier zu behandelnden Stoffen* ist die allgemeine Struktur $R\text{-}CH_2\text{-}C_6H_4\text{-}O\text{-}CH_2\text{-}CH_2\text{-}\overset{+}{N}(CH_3)_3$ gemeinsam, und die Klasse mag daher als die der *Cresoxycholine* (COC) bezeichnet werden. In den drei Vertretern, in denen bisher die stärkste Blutdruckwirkung gefunden wurde, ist R Phenyl, p -Fluorphenyl oder 2 -Thenyl; die drei Spitzenvertreter sind also o-Benzylphenoxycholin (I), o-(4 -Fluorbenzyl)-phenoxycholin (III) und o-(2 -Thienyl)-phenoxycholin (II). Da alle drei praktisch ziemlich gleiche

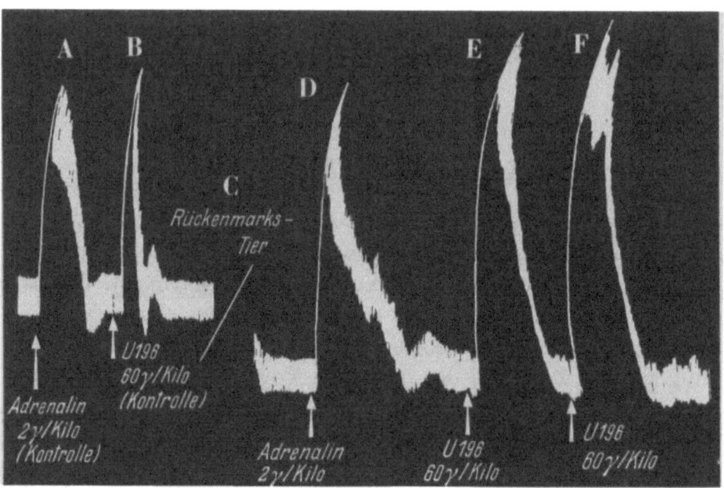

Abb. 1. Hund, Urethannarkose. Blutdruck über Carotiskanüle, Prüfungslösungen in eine Jugularvene. *A* und *D*: Adrenalin. *B, E* und *F*: COC (II = „U 196"). Bei *C*: Hohe Cervicalmarkdurchschneidung.

Wirkungsstärke und -qualität besitzen, werden sie im folgenden vereinfachend generell als „COC" oder die „COCe" bezeichnet werden. Die Mehrzahl der Versuche wurde mit III ausgeführt, in vielen entscheidenden Versuchen wurden alle drei nebeneinander verwendet.

Alle drei Substanzen kamen als Hydrojodide zur Anwendung. Diese Salze sind farblose kristallinische Substanzen von begrenzter, aber für alle vorliegenden Zwecke ausreichender Wasserlöslichkeit. 1%ige Vorratslösungen, in heißem Wasser bereitet, kristallisieren in der Kälte langsam aus. Mäßiges Erwärmen bringt die Kristalle schnell wieder in Lösung. Die Lösungen sind, im Kühlschrank aufbewahrt, mindestens für mehrere Wochen haltbar. Bei Verdünnung mit gepufferten physiologischen Salzlösungen tritt Opalescenz mit geringfügiger Neigung zu Präzipitatbildung auf. Die Substanzen liefern haltbare Lösungen von viel höherer Konzentration in Propylenglykol.

---

* Alle Substanzen dieser Verwandtschaftsreihe wurden erstmalig in den Bristol Laboratories, Inc., Syracuse, N. Y., synthetisiert[4, 29, 32] und uns zur pharmakologischen Untersuchung von deren Forschungsdirektor, Dr. A. Menotti, überlassen.

II. Blutdruckwirkung.

1. *Allgemeines Wirkungsbild; Zuführungsbedingungen.* Die Blutdrucksteigerung, die durch intravenöse COC-Dosen von weniger als 10 γ auf-
wärts an Katzen und Hunden in Urethan- oder Nembutal (= Äthyl-
methylbutyl-barbitursäure)-Narkose hervorgerufen wird, ähnelt in man-
cher Hinsicht der durch wirkungsgleiche Epinephrin*dosen erzeugten. Die
Latenzzeit scheint manchmal, aber keineswegs regelmäßig, etwas länger,

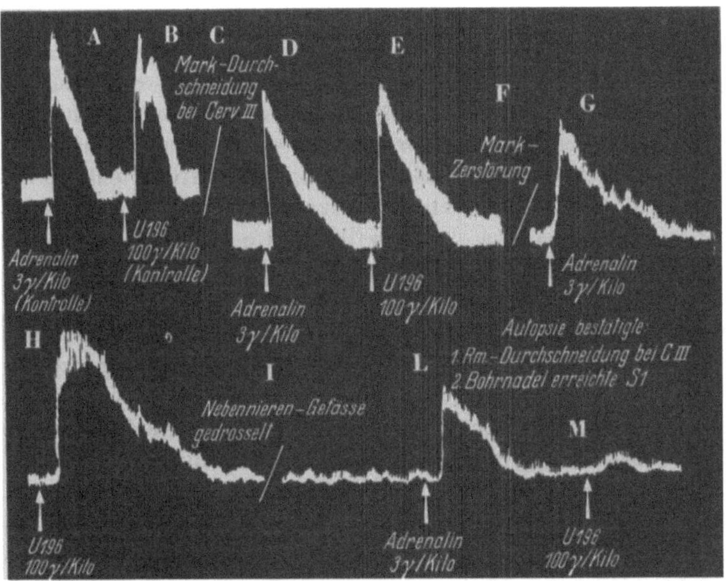

Abb. 2. Hund, wie in Abb. 1. Bei *C*: Hohe Cervicalmarkdurchschneidung.
Bei *F*: Rückenmarkausbohrung. Bei *I*: Nebennierenausschaltung.

der Druckanstieg, gleichfalls nicht durchgehend, ein wenig langsamer zu
sein. Der unsymmetrische Doppelgipfel, der in wechselnder Deutlichkeit
beim Epinephrin zur Beobachtung kommt, kann manchmal nach COC
ausgeprägter sein; besonders wenn dies der Fall ist, ist die Gesamtdauer
der Blutdrucksteigerung, manchmal ganz offensichtlich dank Verlängerung der zweiten Druckphase, länger als die des Epinephrins (vgl. Abb. 1,
2 u. a.). Eine sekundäre hypotensive Phase kommt ebenfalls wie nach
Epinephrin zur Beobachtung, kann aber beim Vergleich am gleichen Tier
oft weniger ausgeprägt sein oder ganz fehlen. Mässige Atropinisierung hat
mässigen Einfluß auf den Wirkungsablauf; 0,3—0,5 mgm/kg kann, wie
beim Epinephrin, den Wirkungsgipfel, zumal kleiner schwellennaher
Dosen, erhöhen und gleichmäßiger reproduzierbar machen, ebenso wie
Vagusdurchschneidung den zeitweilig ungeheuren Pulsdruck und andere

---

* Epinephrin = Adrenalin (m. Kurvenbildern).

compensatorische Vaguseffekte verringern und den sekundären Blutdruckabfall unter die Grundlinie durch Ausschaltung etwaiger cholinergischer Komponenten vermindern (siehe Abb. 12).

Die mengenmäßige Beziehung zwischen Epinephrin und COC kann kaum durch eine einfache Verhältniszahl ausgedrückt werden, weil aus weiter unten ersichtlichen Gründen die Dosis-Wirkungsstärke-Kurven der COCe von der des Epinephrins verschieden sind. Diejenige der COCe steigt zwar gleichfalls anfänglich steil an, flacht aber bei höheren Dosen viel mehr als die des Epinephrins ab (vgl. Abb. 12 und 13) und sinkt in einem nach Tierart und Individuum wechselnden Dosenbereich um 1 mgm/kg herum unter immer stärkerem Hervortreten einer sekundären depressorischen Phase, bis schließlich bei noch höheren Dosen auch anfängliche Blutdrucksteigerung praktisch ausbleiben kann. In dem ganzen großen Anfangsbereich der Dosis-Wirkungsstärke-Kurve fehlt der COC-Wirkung jede Andeutung einer Tachyphylaxie; die Wirkungen von Dosen unterhalb von etwa 0,5 mgm/kg sind quantitativ und qualitativ in Abständen von 3—5 min völlig reproduzierbar.

Bei intravenöser Dauerzufuhr lassen sich mäßige Blutdrucksteigerungen ungefähr proportional der Einflußgeschwindigkeit für eine gewisse Zeit aufrechterhalten. Bei intraarterieller Einspritzung ist die Blutdrucksteigerung wesentlich, im Durchschnitt etwa um die Hälfte, geringer als bei Einspritzung in eine Hals- oder Beinvene. Intramuskulär ist die Wirksamkeit noch sehr viel mehr abgeschwächt.

Die Wirksamkeit der COCe ist am höchsten an der Katze, gewöhnlich deutlich geringer am Hund. Am Kaninchen war drucksteigernde Wirkung nur bei einem von sechs Tieren beobachtbar. An ihrer Stelle erschien eine Blutdrucksenkung von ähnlicher Dauer schon von Dosen von wenigen Gamma an; sie ist weder durch Atropin noch durch Antihistamine beeinflußbar und kann auch nicht als ganglionäre Lähmungswirkung erklärt werden, denn im Gegensatz zu der Wirkung höherer Dosen an der Katze bleibt auch am Tiefpunkt dieser hypotensiven Wirkung am Kaninchen die Antwort auf Carotisdruckentlastung unvermindert.

2. Mechanismus der Blutdrucksteigerung. Schrittweise Ausschaltung des Cerebrospinalapparats — Decerebrierung, örtliche Novokainisierung der Medulla oblongata, Decapitierung, spinale Querschnittsunterbrechung auf der Höhe von CII oder CIII, totale Rückenmarkszerstörung — läßt die blutdrucksteigernde Wirkung von COC unvermindert, steigert sie sogar (Decerebrierung ausgenommen) gewöhnlich wie die des Epinephrins (siehe Abb. 1 und 2). Dementsprechend ist auch keinerlei COC-Wirkung von Angriffspunkten auf der afferenten Seite des blutdruckregulierenden Apparats aus zu erhalten. Hirnwärts gerichtete Einspritzung in die Carotis interna oder communis und Einspritzungen in die Lungenarterie und die Herzvorhöfe und -kammern sind ebenso wie die in Extremitätenarterien stets wesentlich schwächer wirksam als intravenöse Zufuhr. Nach doppelseitiger Carotissinusdenervierung ist intravenöse Zufuhr unverändert wirksam (vgl. Abb. 3), Einspritzung in

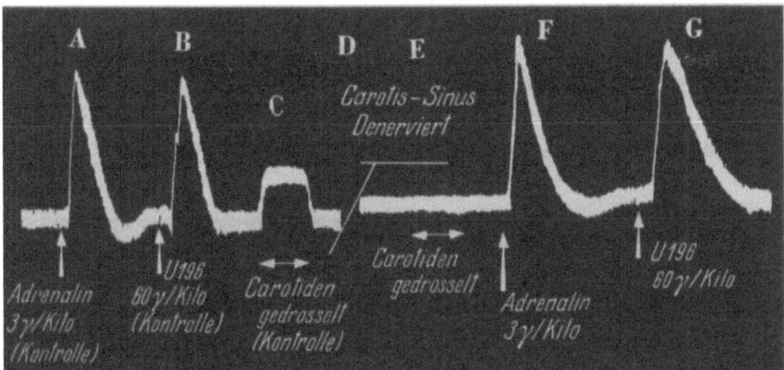

Abb. 3. Hund, Urethannarkose. Blutdruck über Femoraliskanüle, Prüfungslösungen in Beinvene. Bei *D*: Denervierung des Carotissinus. Bei *C* und *E*: Doppelseitige Carotissinusentlastung für je 1 min.

eine Carotis communis mit denerviertem Sinus ist von quantitativ gleicher Wirkung wie die in die andere, intakte Carotis.

Auf der efferenten Seite des Gefäßtonusapparats sind die COCe unwirksam auf den neuro-effektorischen Endmechanismus; die durchströmten Gefäße des ausgeschnittenen Kaninchenohrs erfahren durch keine Dosis eine wesentliche Querschnittsveränderung (Abb. 4). Örtliche

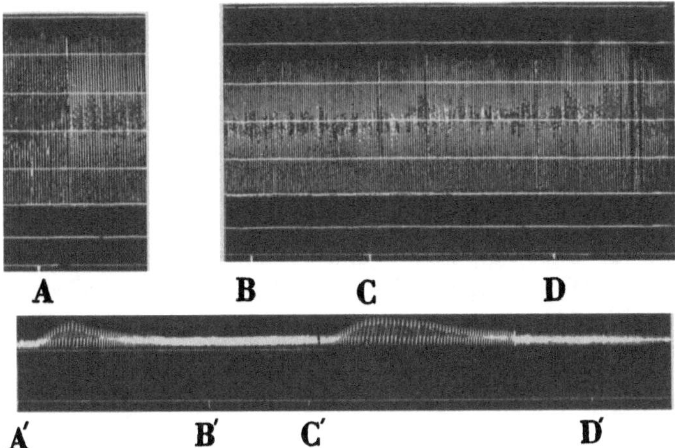

Abb. 4. Ausgeschnitten durchströmtes Kaninchenohr. Prüfungslösungen nahe der Einflußkanüle in den Zuführungsschlauch eingespritzt. Zeitabstände (Aufstrichhöhe) zwischen je 2 Ausflußtropfen mit Fleischs Intervallschreiber verzeichnet. Intervall-Maßstab der oberen und unteren Bildhälfte verschieden eingestellt, um den Vergleich zwischen der Wirkung kleiner Adrenalindosen und der Unwirksamkeit von COC zu erleichtern. Bei *A* COC II, bei *B* COC III, bei *C* COC I, je 200 γ. Bei *D* 600 γ COC III, bei *B'* COC I und bei *D'* COC II, je 20 γ. Bei *A'* und *C'* je 0,02 γ Epinephrin. Auch viel kleinere COC-Dosen, bis zu 1 γ herunter, waren unwirksam.

Zufuhr resorptiv blutdrucksteigernder Konzentrationen am Orte der Wahl für die Erzeugung der Pseudohernie des Meerschweinchens[14] ist im Gegensatz zu Epinephrin gänzlich unwirksam. Auch der durch Sympatholytika (amerik. Terminologie: „adrenergische blockierende Agentien") isolierte vasoconstrictorische Endapparat spricht nicht auf COC an; die Blutdrucksteigerung durch COC ist nach Vorbehandlung des Tiers mit 2-Benzyl-2-imidazolin (Priscol; 10—20 mgm/kg; Abb. 5), frisch gelöstem 2-(N-p'-tolyl-N-[m'-hydroxyphenyl]-aminomethyl)-imidazolin (Regitin; 5 mgm/kg), Dibenzyl-β-chloräthylamin (Dibenamin)

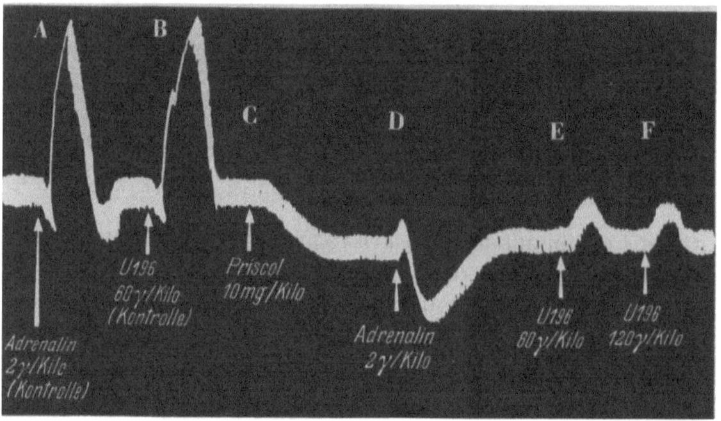

Abb. 5. Katze, Urethannarkose. Blutdruck über Carotiskanüle. *A* und *D*: Adrenalin. COC II bei *B* und *E* in gleicher, bei *F* in doppelter Dosis. C: Sympatholytikum (Priscol) intravenös.

oder anderen sympatholytischen Haloalkylderivaten aufgehoben. Auch an der postganglionären vasomotorischen Nervenbahn hat COC keinen Angriffspunkt; Unterbrecher der ganglionären Impulsübertragung, ob depolarisierend wie Nicotin (20 mgm/kg, aber auch schon niedrigere Dosen) oder ohne Depolarisation blockierend wie Tetraäthylammonium (TEA; 10—20 mgm/kg), Penta- und Hexamethonium (C 5 und C 6; 3—10 mgm/kg)[25] verringern oder verhindern die Blutdrucksteigerung der COCe (siehe Abb. 6). Aufbringung angemessener Konzentrationen auf den präganglionären Halssympathicus ist weder von erregender Wirkung auf den Dilatator pupillae oder den Retractor der Nickhaut noch von Einfluß auf den Erfolg elektrischer Reizung des Nerven.

Damit ist also die schon durch das allgemeine Wirkungsbild nahegelegte Lokalisation des Angriffspunktes an den sympathischen Ganglien recht wahrscheinlich gemacht und die Frage nach dem Anteil der Gefäßnervenganglien und des adrenomedullären „Ganglions,, an der Wirkung der COCe aufgetan.

3. *Anteil des Nebennierenmarks an der COC-Wirkung.* Bei aortenwärts gerichteter Einspritzung in die A. coeliaca steigt die Wirksamkeit von COC mit dem Anteil der so zugeführten Dosis, der der Nebenniere zugeleitet wird. Wenn die nebennierennahe Einspritzung a) ins intakte Tier, b) nach Abklemmung der Aorta gleich unterhalb der Abgangsstellen der Nierenarterien, c) in eine für die Zeit der Einspritzung zwerchfellnah verschließbare Aortentasche, die mantelartig eine in die Aorta auf

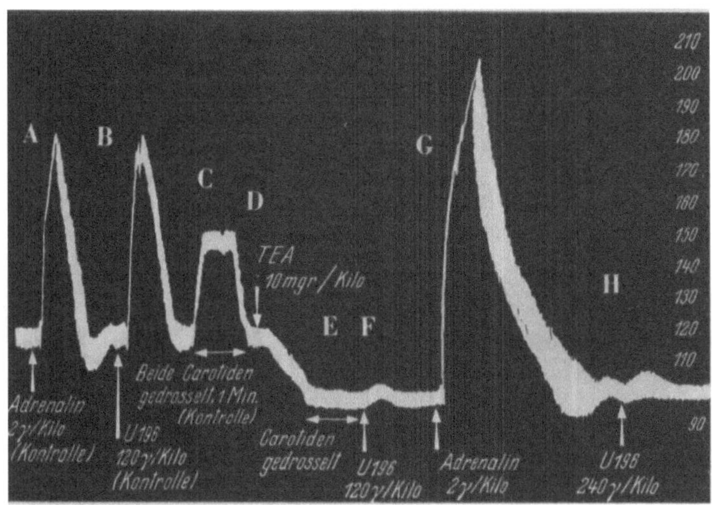

Abb. 6. Hund, Urethannarkose. Blutdruck über Femoraliskanüle. *A* und *G*: Adrenalin. COC II bei *B* und *F* in gleicher, bei *H* in doppelter Dosis. Bei *D* Gangliolytikum (TEA). Bei *C* und *E*: Doppelseitige Carotissinusentlastung für je 1 min.

Nierenarterienhöhe eingebundene und bis über den Austritt aus dem Zwerchfell hinaufragende Kanüle umgibt, und d) in ein vollständiges FELDBERG-MINZ-Präparat[6] erfolgt, so steigt das Verhältnis V/A zwischen wirkungsgleichen, in eine entfernte Körpervene (V) und in die Mesenterialarterie (A) eingespritzten Dosen in der Reihenfolge der Aufzählung. Das Dosenverhältnis schwankt im Falle a ungefähr zwischen 3 und 7 (Abb. 7), kann aber in den Fällen c und d mehr als 50 betragen; 0,1 γ COC per kg war dann noch beträchtlich blutdrucksteigernd. Auch schon ohne Evisceration, Bauchganglienausschaltung und Aortenabklemmung trat die größere Beteiligung der Nebenniere an der höheren Wirksamkeit der nebennierennah zugeführten Dosen oft in der größeren Ausprägung der sekundären Pressorphase und in langsamerem Druckanstieg in Erscheinung (vgl. z. B. Abb. 7, B versus E).

Durch Nebennierenausschaltung läßt sich selbst bei nur einigermaßen befriedigendem Allgemeinzustand des Versuchstiers die COC-Wirkung niemals vollständig verhindern. Der verbleibende Wirkungsanteil (siehe

Abb. 2, 9 und 10) wechselt bedeutend je nach dem Zustand des Tiers, aber auch bei voller Funktionstüchtigkeit des Gefäßapparats (unverändert hoher Blutdruck, unverändertes Ansprechen der sympathischen Ganglien auf präganglionäre elektrische Reizung von Splanchnicus oder Halssympathicus). Dieser Schwankungsbereich ist nicht wesentlich verschieden, einerlei ob die Nebennierenausschaltung durch allseitige zirkuläre Abklemmung, durch Abbindung oder durch Abtragung erfolgte, und

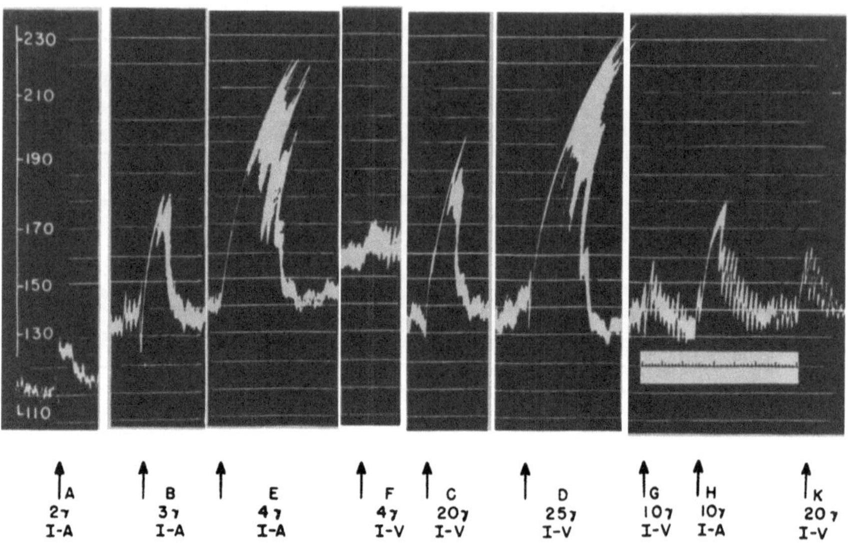

Abb. 7. Katze, Nembutalnarkose, Blutdruck über Carotiskanüle. Einspritzung von COC (III) in verschiedenen Dosen, abwechselnd in die A. coeliaca („i.-a.") bei *A*, *B* und *H*, und in eine Jugularvene („i.-v.") bei *F*, *C*, *D*, *G* und *K*. *E*: Adrenalin i.v. Zwischen *D* und *G*: Ausschaltung beider Nebennieren.

ein ähnlich schwankender Bruchteil der Wirkung am intakten Tier wurde am adrenopriven Tier auch dann gefunden, wenn die Vollständigkeit der Drüsenausschaltung durch Autopsie und/oder, im Falle der Abklemmung, durch eine auf die Lösung der Klemme folgende mächtige Blutdrucksteigerung erwiesen war.

In den Fällen, in denen von vornherein die Kurve der Blutdrucksteigerung durch stärker ausgeprägte Doppelgipfligkeit und durch längere Dauer des zweiten Gipfels von derjenigen alternierend gegebenen Epinephrins unterschieden ist (vgl. z. B. Abb. 1, 2, 7 und 9), kann man bereits am intakten Tier einen Hinweis auf die Beteiligung beider Erfolgsorgane sympathischer Ganglienreizung sehen. Daß der spätere Teil der Drucksteigerung wohl der Hormonausschüttung des Nebennierenmarks zugeschrieben werden darf, wird wiederum am deutlichsten in den oben beschriebenen Fällen dadurch nahegelegt, daß dieser Teil der Blutdruck-wirkung nach Nebennierenausschaltung fortfällt (vgl. z. B. Abb. 9).

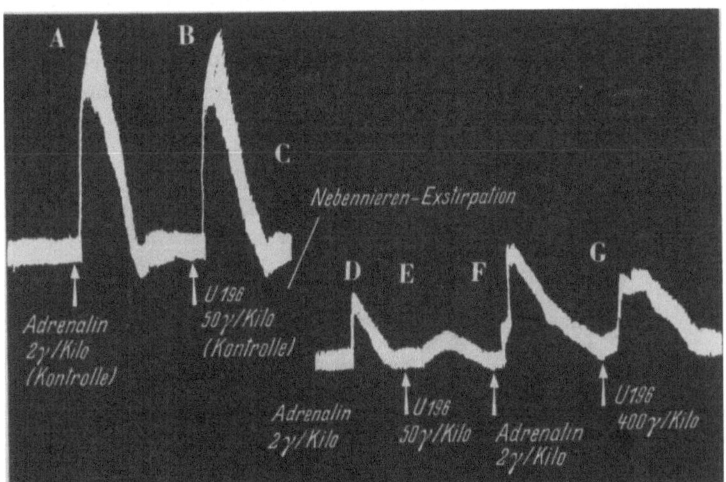

Abb. 8. Katze, Nembutal. Blutdruck über Carotiskanüle. Intravenös Adrenalin bei *A*, *D* und *F*, COC (II) bei *B* und *E* in gleicher, bei *G* in 8facher Dosis. Zwischen *C* und *E* Abtragung beider Nebennieren. Zeitsignal: 10 sec und 1 min.

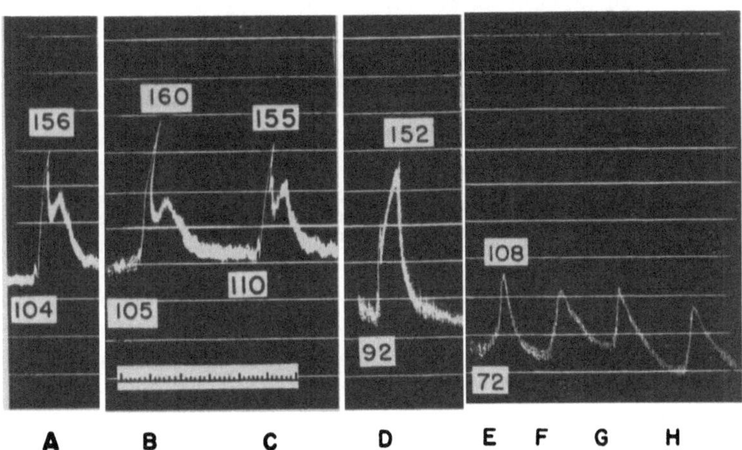

Abb. 9. Katze, Nembutalnarkose. Blutdruck über Carotiskanüle, Prüfungslösungen in eine Jugular-vene. COC-Gaben bei *A* (II), *B* (III) und *C* (I) und bei *F* (I), *G* (III) und *H* (II), je 32 γ/kg. Adrenalin bei *D* (6 γ) und *E* (4 γ). Zwischen *D* und *E*: Doppelseitige Nebennierenabtragung. Zeitsignal: 10 sec und 1 min.

Wird ein reversibles Sympatholytikum, z. B. Priscol, gegeben, so ist dessen Umkehrwirkung auf den COC-Effekt, wenn sie vorher nachweis-bar war, nach der Nebennierenausschaltung manchmal nicht mehr vor-handen, während die Epinephrinumkehr unverändert bleibt; wird das

Sympatholytikum erst nach der Adrenalektomie gegeben, so wird gleichfalls manchmal nur die Epinephrin-, nicht aber die COC-Wirkung umgekehrt. In der Mehrzahl der Versuchstiere erfährt freilich die COC-Blut-
drucksteigerung von vornherein im Gegensatz zu derjenigen wirkungsgleicher Epinephrindosen zwar Abschwächung oder Aufhebung, aber
keine Umkehr durch Sympatholytika (Abb. 10; siehe auch Abb. 5).

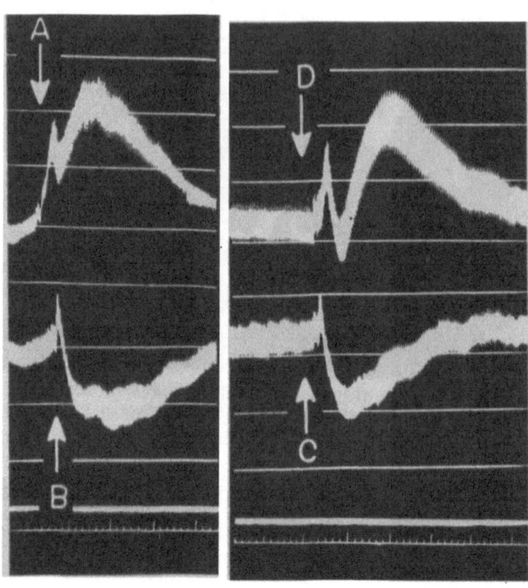

Abb. 10. Einfluß der Sympatholyse auf die Blutdruckwirkung zuvor wirkungsgleicher Dosen von
COC und Adrenalin. Katze, Nembutal, Blutdruck über Carotiskanüle. 45 min nach intravenöser
Gabe von 40 mg/kg Dibenamin. Bei A und D je 50 γ/kg COC (III), bei B und C je 5 γ/kg Adrenalin
intravenös; Reihenfolge: A, B, C, D; Zeitabstand zwischen je 2 aufeinanderfolgenden Dosen:
6 min. Die Wirkung von COC ist zwar viel niedriger als vor der Sympatholyse, erfährt aber nicht
eine Umkehrung, wie die des Adrenalins.

Dieser Unterschied zeigt sich sowohl nach reversiblen (Priscol, Regitin)
wie nach irreversiblen Sympatholytika (Haloalkylderivate). Die Höhe
der Sympatholytikum-Dosis spielt dabei im wesentlichen nur insoweit
eine Rolle, als sie die Höhe der Epinephrindosis bestimmt, welche die
„adrenergische Blockade" zu durchbrechen und aufzuheben vermag[21],
[22, 23]). Es scheint, daß geeignet hohe und/oder wiederholte COC-Gaben,
die noch genügend hohe Blutdrucksteigerung herbeiführen, gleichfalls
das Abklingen der Blockade beschleunigen, doch bedarf dies noch ge-
nauerer Untersuchung.

Solche Unterschiede der Umkehrbarkeit am intakten Tier deuten
darauf hin, daß auch bereits vor der Entfernung der Nebennieren die
Zusammensetzung der Mischung der Vermittlerstoffe der COC-Wirkung
von der des Handelsepinephrins verschieden ist. Da von den beiden

Gefäßhormonen Noradrenalin viel weniger zu Wirkungsumkehr neigt als Adrenalin und da die Mischung beider, welche die Gefäßnervenimpulse überträgt, im allgemeinen viel ärmer an Adrenalin ist als das Ausschüttungsprodukt des Nebennierenmarks[2, 8] (cf. auch v. EULERS Übersichtsartikel[5]), so sind alle hier aufgezählten Beobachtungen über die Gefäßwirkung der COCe mit der Vorstellung vereinbar, daß deren vasculäre Wirkung am intakten Tier einer wechselnden Kombination von Nebennierenmark- und Gefäßganglienerregung zuzuschreiben ist.

III. Erregungswirkung auf andere sympathische Ganglien.

Eine Wirkung der COCe auf das obere Cervicalganglion steht außer Zweifel. Die Auswirkungen am Auge — Protrusion, Pupillenerweiterung des Augapfels, Erweiterung der Lidspalte und Retraktion der Nickhaut — sind bei intaktem Ganglion sämtlich beobachtbar, erfordern freilich verhältnismäßig hohe Dosen, die wesentlich über denen für pressorische Schwellenwirkung liegen. Nach postganglionärer Nervendurchtrennung, Abtragung des Cervicalganglions oder Zufuhr ganglienlähmender Stoffe sind jedoch noch bedeutend höhere COC-Dosen erforderlich und auch zur Wirkung auf die durch genügend lange zurückliegende Denervierung sensibilisierten Erfolgsorgane sind verhältnismäßig große COC-Dosen nötig. Ähnliches gilt auch von anderen sympathischen Ganglien, an denen die Analyse der nervösen und humoralen Auswirkungskomponenten noch aussteht. Positiv chrono- und inotrope Herzwirkungen sind vorhanden, aber oft weniger ausgesprochen als nach Epinephrin; auch Peristaltikhemmung in situ wurde gelegentlich beobachtet.

IV. Grenzen der Selectivität der sympathoganglionären Erregungswirkung.

1. *Sympathoganglionäre Lähmungswirkung.* Die bereits bei der Schilderung des allgemeinen Wirkungsbildes erwähnte blutdrucksenkende Wirkung höherer COC-Dosen ist im wesentlichen Ausdruck einer Lähmungswirkung auf sympathische Ganglien. Mit steigender Dosis nimmt der Erfolg präganglionärer elektrischer Reizung des Halssympathicus an Pupille und Nickhaut mehr und mehr ab und ist schließlich ganz aufgehoben. In solch hohen Dosen heben die COCe auch, wie andere Gangliolytika, die Wirkung sympathoganglionärer Stimulantien auf, z. B. kleiner Nicotin-, Phenoxycholin-[10] oder auch COC-Dosen, wie auch durch sympathische Ganglien vermittelte Gefäßreflexe, z. B. die Antwort auf Carotissinusentlastung. Abb. 11 bringt Beispiele dafür, wie sich diese Lähmungsfolgen mit steigender COC-Dosis — in Einklang mit den in der Dosis-Wirkungsstärke-Kurve der pressorischen und depressorischen Wirkung (Abb. 13) ausgedrückten quantitativen Beziehungen — erst hinter, dann neben der ganglionär bedingten Blutdrucksteigerung entwickeln. Während sich, wie die Abb. 11 zeigt, die Anfänge der gangliolytischen

Wirkung bereits bei Dosen unter 1 mg/kg und beim Hund anscheinend früher als bei der Katze nachweisen lassen, bedarf es zur vollen Ganglienblockade bedeutend höherer Dosen. Ein Versuch zahlenmäßiger Darstellung der Dosenbeziehung zwischen der erregenden und der lähmenden COC-Wirkung auf sympathische Ganglien — wie überhaupt der Selektivitätsgrade verschiedener gangliotroper Stoffe in den „vier Quadranten der Ganglienwirkung"* — ist an anderer Stelle[16] unternommen.

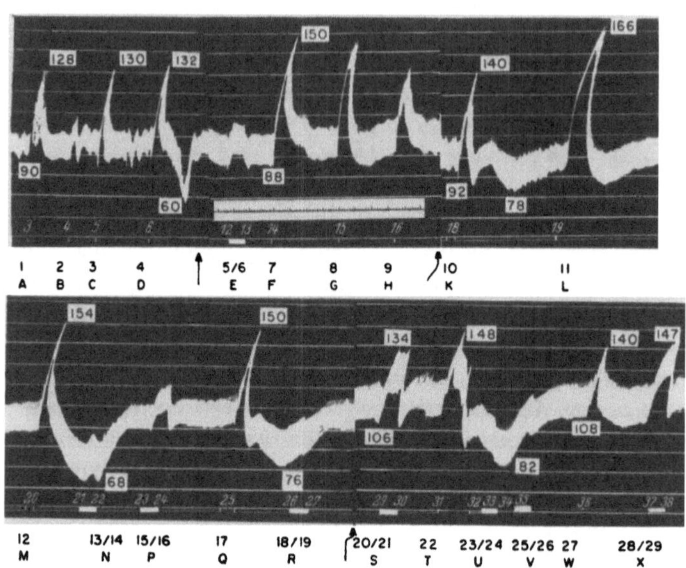

Abb. 11. Zunehmende Komponente vorübergehender Ganglienlähmung mit steigender Dosis von COC. Hund, Nembutal, Blutdruck über Femoraliskanüle. Dosen von COC (III) in γ/kg: 20 (bei *B*), 50 (*C, H* und *W*), 100 (*D*), 400 (*K*), 800 (*M*), 1200 (*Q*), 1600 (*S*). Bei *A, G* und *L*: 5 γ/kg Adrenalin. Bei *E, N, P, R, S, U, V* und *X* je 1 min Carotissinusentlastung. Bei den Pfeilen 500 γ/kg Atropin. Bei den höheren COC-Dosen (*K, M, Q, S*) zunehmende Ausprägung der sekundären Blutdrucksenkung, Abschwächung des Carotissinusreflexes (jedoch jeweils nur vorübergehend kurz nach einer COC-Dosis und bald darauf wieder in voller Höhe zurückkehrend) und Verringerung der Gipfeldruckhöhe.

2. *Wirkung auf parasympathische Ganglien.* Die Wirkung auf parasympathische Ganglien wurde genauer nur an einem der wenigen getrennt zugänglichen Testobjekte geprüft, dem intramuralen Ganglion des Meerschweinchen-Ileums; Erhöhung bzw. Herabsetzung der Reizschwelle für den, durch dieses praktisch rein parasympathische Ganglion vermittelten Peristaltikreflex wurde an Trendelenburgs ausgeschnittenem Darmrohrpräparat[31] unter Berücksichtigung der Erfahrungen von Feldberg und Lin[7] studiert. Dabei ließ sich in keinem Dosenbereich der COCe erregende oder erregbarkeitssteigernde Wirkung feststellen, und in

---

* Siehe Fußnote auf auf Seite 543.

der Tat wurden bisher auch an intakten Hunden und Katzen keine schlüssigen Hinweise darauf gefunden, daß die COCe parasympathische Ganglien erregen, wie dies Cholinester, Nicotin und Anticholinesterasen tun. Die COC-Wirkung am Trendelenburg-Präparat setzt unmittelbar mit einer Lähmung ein, und zwar erst bei wesentlich höheren Konzentrationen als die Lähmungswirkung von Phenoxycholin oder gar die von Nicotin, das an diesem Präparat praktisch keinen Dosenunterschied zwischen Erregung und Lähmung kennt[16]. Doch beginnt, soweit Schlüsse aus Vergleichen zwischen Badkonzentrationen an ausgeschnittenen Organen und Dosen am ganzen Tier möglich sind, die Lähmung jenes parasympathischen Ganglions durch COC bei niedrigerer Dosis als die sympathischer Ganglien. Daher mag denn auch die Erhöhung der pressorischen Wirkung von Epinephrin, die gewöhnlich mit der Entwicklung sympathoganglonärer Lähmung durch COC einhergeht, ebenso wie die z. B. nach Tetraäthylammonium und Hexamethonium beschriebene[24, 25] als Ausdruck der Lähmung parasympathischer Gegenregulationen vermittelnder Ganglien erklärt werden.

3. *Extraganglionäre Wirkungen*. Viele extraganglionären Teile des Wirkungsspektrums anderer gangliotroper Wirkstoffe scheinen den COCen zu fehlen. Die geringfügigen, deutlich erst nach wirksamen Dosen curarisierender Stoffe zum Ausdruck kommenden Einflüsse der COCe auf die *neuromuskuläre* Reizübertragung lassen sich als den ausgeschütteten Nebennierenmarkhormonen zuzuschreibende Sekundärwirkungen erklären und scheinen auch tatsächlich, wie die des Epinephrins (vgl. Paton und Zaimis[27]), bald die Blockade, bald die Erholung zu fördern, je nach dem Wirkungsmechanismus des verwendeten neuromuskulären Agens und je nach dem untersuchten Muskel; ob sie denen des

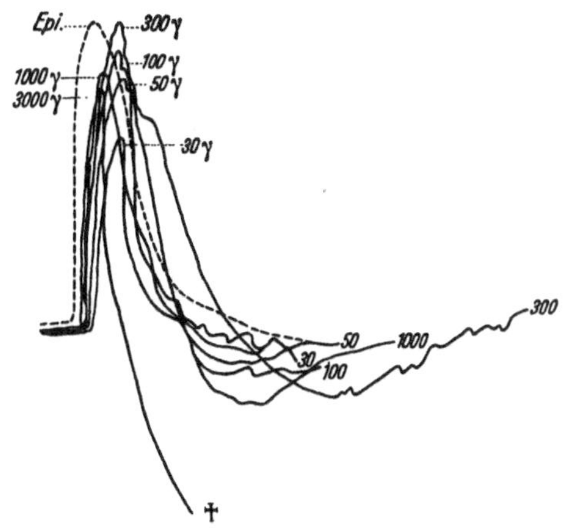

Abb. 12. Carotisblutdruckkurven steigender Dosen von COC (III) vom gleichen Anfangspunkt übereinanderprojiziert. Dosis (γ/kg) entweder durch auf den Gipfel der zugehörigen Kurve zeigende Pfeile oder durch die Zahlen rechts unten am Ende der zugehörigen Kurve vermerkt. Beim Pfeil „Epi": Vergleichskurve von 7,5 γ/kg Adrenalin. Alle Kurven an ein und derselben Katze in Nembutalnarkose erhalten. Daher geben die Kurven kein getreues Bild der Antwort am unvorbehandelten Tier, an dem die Abnahme der Gipfelhöhe erst bei höheren Dosen beginnt. Aus dem gleichen Grund ist auch die tödliche Wirkung nach 3000 γ/kg nicht der Einzeldosis, die in der Regel ganz subletal ist, sondern hauptsächlich der Vorgeschichte dieses Tiers zuzuschreiben.

Epinephrins immer gleichsinnig sind, wird zur Zeit noch untersucht. Curarisierende Eigenwirkung war bisher mit COC nicht nachweisbar*.

Ebenso scheinen den COCen die *muscarinartigen* Wirkungen aliphatischer Cholinäther und vieler Cholinester zu fehlen. Am ausgeschnittenen Darmstreifen sind selbst wesentlich höhere als die gangliolytischen Konzentrationen ohne Wirkung auf Tonus und Automatien und auch ohne Einfluß auf die Epinephrinwirkung.

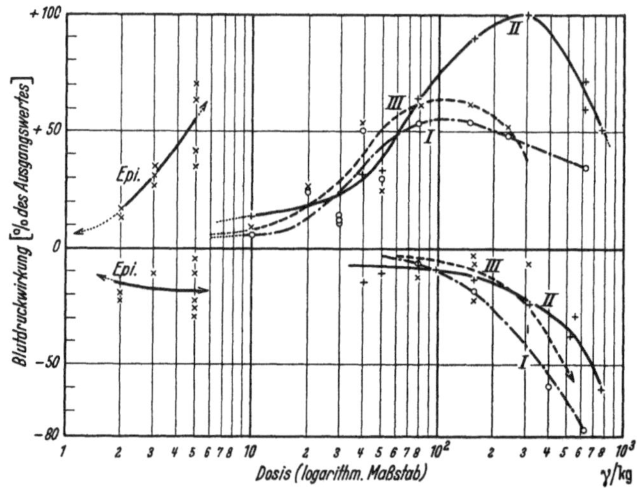

Abb. 13. Dosis-Wirkungsstärke-Kurve der hypertensiven und hypotensiven Gipfelwirkungen der drei COC I, II und III. Zusammengesetzt aus Werten, die an 3 Katzen in Nembutalnarkose gewonnen waren. Die Steilheit des Abfalls der Kurven ist nicht nur dem logarithmischen Maßstab der Abszisse, sondern, wie auch der Beginn des Abfalls bei ungewöhnlich niedrigen Dosen, der Vorgeschichte des Tiers zuzuschreiben (vgl. Abb. 13). Die Abbildung kann daher nur ein ungefähres und entstelltes Bild der Dosis-Wirkungsstärke-Kurve geben.

Eine, anderen Ganglienerregern fehlende extraganglionäre Wirkung der COCe ist deren *Antagonismus gegen Histamin*, der sowohl am Meerschweinchen-Ileum wie im Histaminasthmaversuch nachweisbar ist. Sie teilen diese Wirkung, wie einleitend erwähnt wurde, mit ihren tertiären (Dimethylamino-) Analogen, besitzen aber geringere Wirkungsstärke als diese. Die Benadryl (Benzohydryläther des Dimethylaminoäthanols) — Indices von I, II und III sind 0,67, 0,67 und 0,38 [19], der Histaminantagonismus ist also nicht proportional der ganglion-stimulierenden Wirksamkeit und diese „Selektivität zweiter Ordnung" [16] ist rund zwei Größenordnungen niedriger als die ganglionäre. Von den beiden anderen Wirkungen, die häufig, wenn auch weder regelmäßig noch in irgendwelcher Beziehung

---

* *Anm. bei der Korrektur:* Sie ist inzwischen für Dosen, die den gangliolytischen nahekommen, nachgewiesen und wird anderwärts ausführlicher berichtet werden. D. Verff.

zur Antihistaminwirksamkeit bei Histaminantagonisten gefunden werden, war *lokalanästhetische* bis zur Grenze der Wasserlöslichkeit bei keinem der drei COCe, *atropinartige* am ausgeschnittenen Meerschweinchendarm am deutlichsten (mit etwa 1/1000 der ganglionären Wirkungsstärke) bei dem ganglionär wirkungsschwächsten (I), dagegen bei dem ganglionär wirkungstärksten (III) bis zur Wasserlöslichkeitsgrenze gar nicht zu finden.

Nach den L.D.$_{50}$-Werten an der Maus* beurteilt, sind die COCe „toxischer" als ihre tertiären Analogen, aber zwischen Erregungswirkung auf sympathische Ganglien (Katze) und Tod (Maus) liegt doch bei allen dreien immerhin ein Dosenbereich von vier Größenordnungen.

Obzwar die *Atmungswirkungen* der COCe wohl gewiß mit der gangliogenen Blutdruckwirkung zusammenhängen, mögen sie an dieser Stelle kurze Erwähnung finden. Anfängliche Apnöe ist nach COC gewöhnlich viel weniger ausgeprägt als nach wirkungsgleichen Epinephrindosen; oft setzt die COC-Atmungswirkung unvermittelt mit dem höchsten Grad einer Hyperpnöe ein, die unter Epinephrin in allmählicherem Anstieg auf die Apnöeperiode folgt und sich meist über einen längeren Zeitraum erstreckt.

4. *Das Schicksal der COCe im Körper* ist noch kaum untersucht. Mit Leberbrei bei Körpertemperatur digeriert verlieren sie nach 3 min mehr als 90%, mit Muskelbrei nach 10 min etwa 70% ihrer Wirksamkeit. Ob dies auf Bindung ans Gewebe, auf Kuppelung oder auf Spaltung beruht und ob die mutmaßliche Spaltung bekannten Cholinesterasen zuzuschreiben ist oder an anderer Stelle des Moleküls einsetzt, bleibt weiterem Studium zu entscheiden.

5. *Synergismen und Antagonismen.* Die beiden wichtigsten Kombinationserscheinungen, Antagonismus der Sympatho- und der Gangliolytika gegen die sympathoganglionäre Erregungswirkung der COCe, wurden bereits oben behandelt, ebenso auch die Einflüsse der COCe auf die pharmakologische Unterbrechung neuromuskulärer Impulsübertragung. Hier seien noch drei Kombinationswirkungen auf den Blutdruck aufgeführt, denen einige vorläufige Versuche gewidmet waren.

Wurden Epinephrin und COC gleichzeitig intravenös gegeben (Abb. 14, E und F), so war der Blutdruckeffekt vergleichsweise merklich geringer als wenn COC mit Nicotin gegeben wurde (Abb. 14, I, L und M), obwohl im zweiten Falle COC nicht gleichzeitig, sondern kurze Zeit nach der Nicotingabe eingespritzt wurde und die COC-Wirkung erst am abfallenden Schenkel der Drucksteigerung durch Nicotin einsetzte. Wenn es zulässig wäre, aus den Druckwerten dieser Versuche allein, in denen Dosis und Dosenverhältnis nur ungenügend variiert worden waren, Schlüsse

---

* Auswertungen der Bristol Laboratories, Inc., Syracuse, N. Y.

zu ziehen, so würde man den Effekt in den Epinephrinversuchen als infra-, den in den Nicotinversuchen als supraadditiv bezeichnen. Jedenfalls scheinen die Versuche anzudeuten, daß die Mischung adrenomimetischer Wirkstoffe exogener, adrenaler und postganglionär-nervöser Herkunft, die im ersten Beispiel zur schließlichen Wirkung gelangt, sich an ihrem vasculären Angriffspunkt zu einem weniger vorteilhaften Effekt kombiniert als die beiden Wirkstoffe des zweiten Beispiels an deren ganglionärem Angriffspunkt. Die Vermutung kommt auf, daß im zweiten Beispiel das zuerst zur Einwirkung kommende Nicotin, obwohl seine

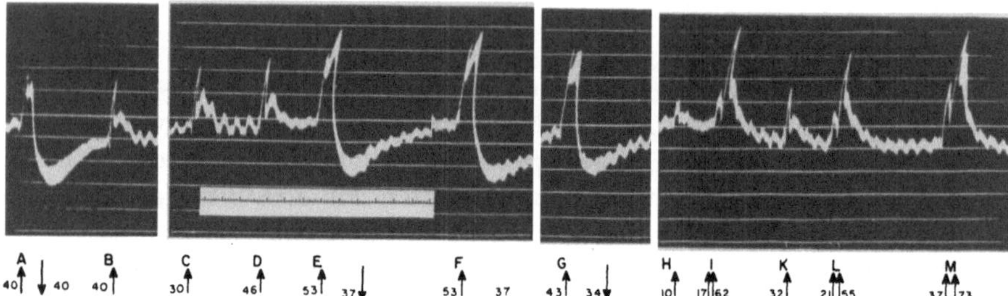

Abb. 14. Synergismus von COC mit Adrenalin und mit niedriger Nicotindosis am Blutdruck. Katze, Nembutal; Blutdruck über Carotiskanüle, Einspritzungen in eine Jugularis. Durchgehend Adrenalin 5 γ/kg und COC (III) 30 γ/kg; Nicotin 10 γ/kg, nur bei *H* 5 γ/kg. Zahlen bei den Pfeilen geben die Hypertensionsmaxima in mm Hg (→) und, wo vorhanden, die Hypotensionsminima (→) an. Zeitsignal: 10 sec und 1 min. Für Einzelheiten siehe Text.

Stimulierungswirkung bereits im Abklingen war, einen Zustand gesteigerter Ansprechbarkeit des Ganglions für das nachfolgende COC hergestellt hat. In der dritten Kombination (Abb. 15) vermag in dem untersuchten Dosenverhältnis eine für sich allein beträchtlich blutdrucksteigernde COC-Dosis die blutdrucksenkende Wirkung von Veratridin* nur höchst geringfügig zu vermindern. Der hauptsächlich vasokonstriktorische Ausführungsmechanismus des COC scheint gegenüber dem „besonders durchschlagskräftigen" (Jarisch[11]) Ausführungsmechanismus der Veratridinwirkung, mag dieser nun vorwiegend oder etwa nur zum Teil der eines im Jarisch-Bezold-Effekt getätigten Kreislaufsreflexes sein (vgl. [12, 30]), verhältnismäßig machtlos zu sein.

6. *Struktur und Wirkung.* Ein gewisser Einblick in den Zusammenhang zwischen chemischer Struktur und pharmakologischer Wirkung (SAR)[15] wurde durch die Untersuchung von 25 verwandten Stoffen zu gewinnen versucht. Keineswegs führt Quaternisierung eines jeden histaminantagonistischen tertiären Amins zu ganglienerregender Wirksamkeit. Weder das quaternäre (Trimethylammonium-) Analoge des 2-(Benzyl[2-dimethylaminoäthyl]amino)-pyridins (Pyribenzamins) noch auch

---

* Für die Überlassung der Substanz sind wir Herrn Prof. Dr. O. Krayer sehr zu Dank verpflichtet.

dasjenige des Benadryls, das als Benzohydryläther des Cholins den COCen recht nahe steht, noch auch ein, am einen seiner Phenolringe hexahydriertes „Benadrylinium" entfaltete bei irgendwelcher Dosis wesentliche blutdrucksteigernde Wirkung. Man könnte hierin einen Hinweis darauf sehen, daß in der engeren Verwandtschaft von Cholinäthern mit zwei Ringe enthaltenden aromatischen Alkoholen selektive sympathische Ganglienerregung nur mit Reihenschaltung, nicht aber mit Parallel-

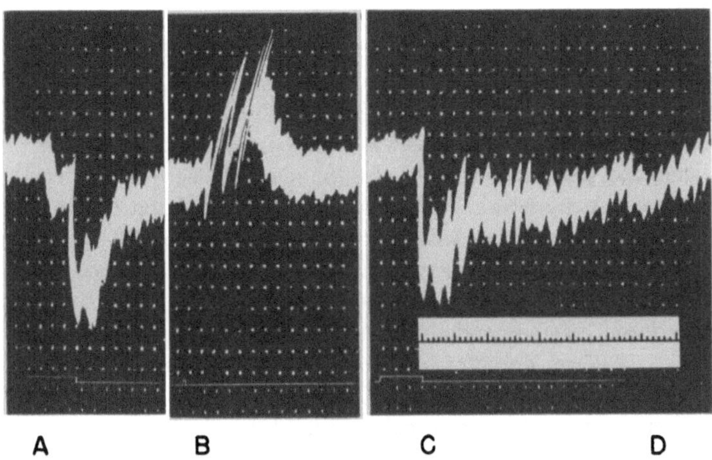

Abb. 15. Veratridin-COC-Antagonismus. Katze, Nembutal; Blutdruck über Carotiskanüle. A : Veratridin, 11 γ/kg. B: III, 50 γ/kg. C: Veratridin, 11 γ/kg und III, 50 γ/kg, gleichzeitig injiziert. Bei D: 6 Min. nach C injizierte 30 γ/kg III noch unwirksam.

schaltung der zwei Ringe einhergeht, und o-Benzylphenoxycholin (COC I) als den Grundkörper unserer Stoffklasse ansehen.

Daß der aromatische Charakter des Alkohols allein nicht zur Herausarbeitung der selektiven Wirkung ausreicht, geht am besten daraus hervor, daß bereits dem isomeren p-Benzylphenoxycholin jede blutdrucksteigernde Wirkung fehlt. Auch jede Veränderung im Cholinradikal von I — Ersatz eines, beider oder aller drei N-Methyle durch Äthyl, eines N-Methyls durch Benzohydryl, oder des Äthanolrests durch Propanol — setzt die Wirkung wesentlich herab. Die gleiche Folge haben alle bisher studierten Veränderungen an dem proximalen Ring des aromatischen Alkohols von I; Chlor-, Brom-, Fluor-, Methyl- oder Äthoxy-Substitution in para-Stellung dieses Rings bedingten wesentlichen Wirkungsverlust. Bei p'-Chlor-Substitution am distalen Ring bleibt eine mehr als dreifach abgeschwächte blutdrucksteigernde Wirkung erhalten, und nur Fluor-Substitution in p'-Stellung (COC III) erhöht die Wirkung um etwa 33% bis manchmal nahe an 100%. Ebenso führt auch Ersatz des Benzyls durch Phenyl (COC II), wie in den vorausgehenden Abschnitten gezeigt, zu einer ähnlichen, meist der in III nicht ganz gleichkommenden Wirkungssteigerung.

Angesichts der Empfindlichkeit der sympathoganglionären Erregungswirksamkeit gegen scheinbar geringfügige Veränderungen am aromatischen Zwei-Ring-Alkoholrest ist es bemerkenswert, daß die gleiche Wirkungsqualität bei so vielen Stoffen von wesentlich anderer Struktur gefunden werden kann, und, z. B. beim Nicotin, sogar in ganz ähnlicher Wirkungsstärke. Besonders bemerkenswert ist, daß, während beides auch für das soviel näherstehende Phenoxycholin, die eigentliche Muttersubstanz der COCe, gilt, das Zwischenglied zwischen Phenoxycholin und Benzophenoxycholin (I), das o-Phenylphenoxycholin, sich wiederum um zwei Drittel schwächer erweist. Die Methylenbrücke zwischen den beiden Ringen (oder, von einer etwas anderen Seite betrachtet, der Cresolcharakter des proximalen Alkoholrests) scheint also von großer Bedeutung für die Aufrechterhaltung bzw. Wiederherstellung der sympathoganglionären Erregungswirksamkeit und, mehr als das, für die besondere Selektivität der Ganglienwirkung der COCe zu sein, die sich ja ebensowohl wie in der hohen stimulierenden Wirksamkeit an sympathischen auch in deren anscheinendem Fehlen an parasympathischen Ganglien ausdrückt. Andere Modifikationen am Phenolring des Phenoxycholins, z. B. dessen Hexahydrierung, oder Dodekakydrierung der beiden Ringe des o-Phenylphenoxycholins ergeben nur blutdruckunwirksame Verbindungen; wie das denn auch schon Hunt und Renshaw[10] für Alkyl- und Alkoxyphenoxycholine und für Benzoylphenoxycholin festgestellt haben.

Besprechung der Ergebnisse.

Als Erregungsmittel sympathischer Ganglien sind die hier untersuchten Cresoxycholinderivate, die COCe, Gruppengenossen einer großen Reihe bekannter Wirkstoffe, ja, auch ihre Wirkungsstärke ist der des Nicotins nur wenig, der des Phenoxycholins wohl überhaupt nicht überlegen und scheint der des 1-Dimethyl-4-phenylpiperaziniums (DMPP)[3] nach den bisher vorliegenden Angaben sogar deutlich nachzustehen.

Eine Sonderstellung der COCe tritt erst in Erscheinung, wenn man die Gesamtheit ihrer Ganglienwirkungen und deren Selektivitätsgrad betrachtet. Sie unterscheiden sich dann im Wirkungstypus nicht nur scharf von den reinen Gangliolytika vom Typus von TEA, Penta- und Hexamethonium, deren Wirkung mit Ganglienlähmung beginnt, sondern auch von allen bisher bekannten primär ganglienerregenden Mitteln dadurch, daß ihnen nach dem bisher Ermittelten Erregungswirkung auf parasympathische Ganglien zu fehlen scheint. Die Selektivität ihrer Erregungswirkung an sympathischen Ganglien hat ihre Grenze also nur bei ihrer Lähmungswirkung an parasympathischen Ganglien, welche die Selektivität zweiten Grades der COCe bildet. Die zweithöchste Selektivität der anderen Ganglienerreger ist die Erregung parasympathischer Ganglien. Sie kommt beim Nicotin, und anscheinend auch beim DMPP, der sympathoganglionären Erregungsselektivität sehr nahe, beim Phenoxycholin ist sie 10fach geringer als diese. Da bei den COCen ein Einschlag parasympathoganglionärer Lähmung erst beim 20—40fachen der Schwellendosis sympathoganglionärer Erregung beginnt, ist der Spielraum, in dem sich diese selektiv, d. h. ohne Hineinspielen anderer Wirkungen entfalten kann, bei den COCen unvergleichlich größer als bei anderen Trägern dieser Wirkung*. Vor zu weitherziger Verallgemeinerung innerhalb irgendeiner der vier Gruppen ganglionärer Wirkung warnen freilich die sich mehrenden Erfahrungen, daß die Ganglienindividuen innerhalb einer Abteilung des autonomen Systems keineswegs im Gleichschritt marschieren; die schematische Vierzahl der Ganglienselektivität scheint sich in eine viel größere Zahl von Selektivitäten aufzulösen, die Selektivität scheint zwischen verschiedenen Ganglien der beiden Abteilungen in von Wirkstoff zu Wirkstoff wechselnder Weise hin- und herzuspringen (vgl. hierzu PATON[25]).

Es ist erklärlich, daß die erste Beschäftigung mit einer in gewissem Maße neuen Wirkstoffgruppe mehr Fragen auftut als sie beantwortet. Daß in den bereits erörterten Fragen der Systemselektivität und der Wirkungsstärke an verschiedenen Ganglien des gleichen autonomen Systems das meiste noch zu tun übrig bleibt, trifft für altbekannte Gruppengenossen der COCe in kaum geringerem Maß zu als für die neuen Stoffe. Das große Maß von Arbeit, das von und seit LANGLEY auf die qualitative Sicherstellung der Beziehungen zwischen Nicotin und autonomen Ganglien aufgewandt worden ist, muß um ein hohes Vielfaches vermehrt werden, soll die quantitative Beziehung der inzwischen so sehr gewachsenen Zahl gangliotroper Wirkstoffe zu der Vielzahl verschiedener Ganglien für Vergleichszwecke ausreichend klargestellt werden. Die Individualitätsunterschiede der einzelnen Ganglien werden am schärfsten durch die Eigenart des adrenomedullären Ganglions beleuchtet. Der Grad der, wie hier gezeigt wurde, beträchtlichen Beteiligung dieses Organs am COC-Effekt und die Bedingungen ihrer Schwankungen verdienen sicherlich weitere Bearbeitung.

---

* Zahlenmäßiges zu diesem wichtigen Problem der Selektivitätsstufen, Selektivitätsgrade und Selektivitätsquotienten gangliotroper Wirkstoffe ist an anderer Stelle[16] zu finden. Dort ist auch eine einfache Buchstabenbezeichnung der Wirkungsbefähigung in den „vier Quadranten autonom-ganglionärer Wirkung" („a" und „b": sympathisch, „c" und „e": parasympathisch, Vokale: Erregung, Konsonanten: Lähmung) versucht worden, mit der sich, wenn man diese Symbole jeweils in der Reihenfolge absteigenden Selektivitätsgrades anordnet, in knappster Form der Wirkungstypus des betreffenden Agens charakterisieren läßt. TEA, C 5 und C 6 haben dann den Typus „b,c", Nicotin und Phenoxycholin „a,b,e,c", während die COCe den Typus „a,b,c" vertreten.

Die Frage nach der Beziehung zwischen der chemischen Konstitution und der Wirkung der COCe ist, wie berichtet, in Angriff genommen. Es ist bemerkenswert, daß ganz bestimmte Aralkyl- oder Heterozycloalkyl-Substitutionen am Ring des Phenoxycholins erforderlich sind, um den Selektivitätsunterschied herbeizuführen. Daß diese Substitutionen in Ortho-Stellung sein müssen, trifft auch für die Antihistamin-Wirkung der tertiären Analogen zu und läßt u. a. auch an die besondere räumliche Anordnung des Doppelring-„Schirms" und partielle Rotationshemmung seiner Bestandteile denken. Daß die drei Spitzenvertreter der Gruppe so ziemlich die gleiche hohe Wirkungsstärke besitzen, ist wohl nur ein Hinweis darauf, daß der engere und weitere Verwandtschaftskreis der COCe erst noch eingehend qualitativ und quantitativ untersucht werden muß, ehe sich Richtlinien für eine tiefergehende SAR-Analyse finden werden.

In der wohl grundlegendsten Frage, der nach dem Wirkungsmechanismus der neuen Stoffe, bleibt noch alles zu tun übrig. Die Größe dieser Aufgabe ist besonders klar zu ermessen, seit wir, nicht zuletzt durch Patons und seiner Mitarbeiter Werk, wissen, auf wie vielen verschiedenen Wegen äußerlich scheinbar gleiche Wirkungen an autonomen Schaltstellen zustande gebracht werden können. Es wäre daher auch voreilig, aus dem Umstand, daß in höherem Dosenbereich schließlich die erregende Wirkung der COCe in lähmende umschlägt, auf Gleichheit ihres Wirkungsmechanismus mit dem des Nicotins zu schließen, von dem angenommen wird, daß es auf eine ganz oberflächlich als cholinomimetisch bezeichnete Weise die Wirkung endogenen Acetylcholins begünstigt. Schon die offenbar bedeutenden Unterschiede zwischen Nicotin- und COC-Wirkung, auf die die gegenwärtigen Versuche hinweisen, sollten da zu Zurückhaltung mahnen, bis zum mindesten Aufschluß über die Anticholinesterase-Eigenschaften der COCe, ihre Befähigung zur Befreiung von Acetylcholin, die elektrischen Begleiterscheinungen und ionalen Bedingungen ihrer Ganglienwirkung erhalten ist.

Solche im Zusammenhang mit dem vorliegenden Gegenstand auftauchende Fragen zeigen so recht, wie sich die Stellung zu dem im Eingangssatz dieser Mitteilung gestreiften Problem verschoben hat. Die Pharmakologie der autonomen Schaltstellen hat gelehrt, daß derselbe Mechanismus je nach seinen zeitlichen Charakteristika „Erregung" oder „Lähmung" zur Folge haben, daß „Lähmung" eines Ferments „Erregung" in Erscheinung bringen oder verstärken kann. Gewiß, die beiden Ausdrücke erscheinen noch gar häufig im vorangehenden Text — das Wort Lähmung sogar unter Bevorzugung vor dem heute von manchen schon wahllos für jede depressive Erscheinung statt seiner gebrauchten, nicht unverfänglichen Wort „Blockierung". Sie dienen auch heute noch einer oberflächlichen Verständigung. Aber bei den Bemühungen um die Lösung des großen, vieldimensionalen und dynamischen Kreuzworträtsels der biologischen Organisation sind Begriffe wie Lähmung und Erregung, standpunktbedingt und ephemer wie so viele biologische Termini, von um so beschränkterer Dienlichkeit, je mehr die Aufmerksamkeit feineren „Buchstabenverschiebungen" — innerhalb der Grenzbereiche des Korrelationsspielraums und des Rahmens pharmakologischer Selektivität — zugewandt ist.

Die Aussichten auf therapeutische Brauchbarkeit der hier beschriebenen Wirkstoffklasse mögen recht dürftig erscheinen, schon allein wegen der Flüchtigkeit ihrer Wirkungen. Mit einer Suche nach wirkungsverwandten Stoffen von noch ausgeprägterem Selektivitätstypus, etwa noch stärkerer Bevorzugung der Gefäßganglien vor dem Nebennierenmark, könnte man schon eher klinische Erwartungen verknüpfen. Als wissenschaftliches Werkzeug dagegen sind diese Cresoxycholine entschieden reizvoll und brauchbar.

Zusammenfassung.

1. Drei Cresoxycholinderivate (COCe) erwiesen sich als starke und selektive Erregungsmittel sympathischer Ganglien.

2. Sie sind in dieser Eigenschaft den stärkstwirksamen bisher bekannten Trägern dieser Wirkung vergleichbar, unterscheiden sich aber von ihnen vor allem dadurch, daß ihnen Erregungswirkung auf parasympathische Ganglien zu fehlen scheint.

3. Ihre erregende Wirkung trat am augenfälligsten an den Schaltganglien der Vasomotoreninnervation und am Nebennierenmark hervor. Die so zustande kommende Blutdrucksteigerung wurde zwar durch Sympatholytika verringert oder aufgehoben, neigte aber viel weniger als die des Epinephrins zur Umkehr.

4. Erst in viel höherem Dosenbereich lähmten die COCe beide Arten autonomer Ganglien.

5. Die eigenartigste extraganglionäre Wirkung der COCe ist ihre Antihistaminwirkung; sie kommt derjenigen gebräuchlicher Antihistaminika nahe, erfordert aber nahezu das Tausendfache der Schwellendosis der ganglionär bedingten Blutdrucksteigerung. Die muskarinartige Wirkung vieler verwandten Cholinäther und -ester fehlt den COCen.

6. Es wird über einige Synergismen und Antagonismen der COCe und, auf Grund des Vergleichs mit 25 verwandten Substanzen, über einige chemisch-strukturelle Bedingungen ihrer pharmakologischen Wirkung berichtet.

Literatur.

[1] BURN, J. H.: Physiol. Rev. 25, 377 (1945). — [2] CANNON, H. B., and A. ROSENBLUETH: Amer. J. Physiol. 104, 557 (1933). — [3] CHEN, G., R. PORTMAN and A. WICKEL: J. of Pharmacol. 103, 330 (1951). — [4] CHENEY, L. C., R. R. SMITH and S. B. BINKLEY: J. Amer. Chem. Soc. 71, 60 (1949). — [5] v. EULER,

U. S.: Erg. Physiol. 46, 261 (1950) und Pharmacol. Rev. 3, 247 (1951). — [6] Feld-berg, W., B. Minz and H. Tsudzimura: J. of Physiol. 81, 286 (1934). — [7] Feld-berg, W., and R. C. Y. Lin: Brit. J. Pharmacol. 4, 33 (1949). — [8] Folkow, B., u. B. Uvnäs: Acta Physiol. Scand. 15, 365 (1948); 17, 191 (1949). — [9] Holtz, P., u. H. J. Schümann: Arch. exper. Path. u. Pharmakol. 206, 49 (1949). — [10] Hunt, R., and R. R. Renshaw: J. of Pharmacol. 35, 99 (1929); 37, 193 (1929). — [11] Ja-risch, A.: Arch. f. Kreislaufforschg. 7, 267 (1940). — [12] Krayer, O., and G. H. Acheson: Physiol. Rev. 26, 383 (1946). — [13] Leonard, F., and C. P. Huttrer: Histamine Antagonists, Chem.-Biol. Coord. Center, Rev. No. 3. Washington D. C.: Natl. Research Council 1950. — [14] Loewe, S.: J. of Pharmacol. 63, 70 (1938). — [15] Loewe, S.: Arch. exper. Path. u. Pharmakol. 211, 175 (1950). — [16] Loewe, S.: J. Mt. Sinai Hospital, Anniversary Vol. f. E. P. Pick, 1952 (im Druck). — [17] Loewe, S., u. S. L. Puttuck: Veröff. in Vorbereitung; Ergebnisse mitgeteilt in: Leonard u. Huttrer, zit. unter Nr. 13, S. 67—76. — [18] Loewe, S., L. S. Goodman and S. L. Puttuck: Fed. Proc. 9, 296 (1950). — [19] Loewe, S., S. L. Puttuck u. Kay Seymour, Veröff. in Vorbereitung; Ergebnisse in: Leonard u. Huttrer, zit. unter Nr. 13, S. 23/24. — [20] Mills, J., E. Rohrmann, W. G. Dinwiddie et H. M. Lee: Arch. internat. Pharmacodynamie 80, 119 (1949). — [21] Nickerson, M.: J. of Pharmacol. 95, part II, 27 (1949). — [22] Nickerson, M., and L. S. Goodman: J. of Pharmacol. 89, 167 (1947). — [23] Nickerson, M., and G. M. Nomaguchi: J. of Pharmacol. 93, 40 (1948). — [24] Page, I. H., and R. D. Taylor: J. Amer. Med. Assoc. 135, 348 (1947). — [25] Paton, W. D. M.: Brit. Med. J. 1951i, S. 773. — [26] Paton, W. D. M., and W. L. M. Perry: J. of Physiol. 112, 48P (1951). — [27] Paton, W. D. M., and E. J. Zaimis: Lancet 1950ii, S. 568. — [28] Rosenblueth, A., D. B. Lindsley and R. S. Morrison: Amer. J. Physiol. 115, 53 (1936). — [29] Smith, R. R., and S. B. Binkley: Abstracts. Amer. Chem. Soc., 114th Meeting, 1948, 5K. — [30] Stutzman, J. W., Hope Simon and G. L. Maison: J. of Pharmacol. 101, 310 (1951). — [31] Trendelenburg, P.: Arch. exper. Path. u. Pharmakol. 81, 55 (1917). — [32] Wheatley, W. B., L. C. Cheney and S. B. Binkley: J. Amer. Chem. Soc. 71, 64 u. 3795 (1949).

Prof. S. Loewe, Dep. of Pharmacology, University of Utah College of Medicine, Salt Lake City 1, Utah, USA.

Arch. exper. Path. u. Pharmakol., Bd. 215, S. 547—555 (1952).

Aus dem Pharmakologischen Institut der Freien Universität Berlin.

Prüfung pharmakologischer Wirkungen am oberen sympathischen Halsganglion bei verschiedenen Erregungszuständen *.

Von

HELMUT KEWITZ und HARALD REINERT.

Mit 9 Textabbildungen.

(Eingegangen am 16. März 1952.)

Der chemische Nachweis von Acetylcholin in Hirnextrakten wurde 1937 von E. u. E. STEDMAN[16] erbracht. Später haben RICHTER und CROSSLAND[14] gewisse Beziehungen zwischen dem Acetylcholingehalt des Gehirns und seinem Funktionszustand festgestellt. Im Krampf soll wenig, in der Narkose viel Acetylcholin zu finden sein. Daher war es naheliegend anzunehmen, daß cholinergische Synapsen auch im Gehirn eine Rolle spielen. Zweifellos ist das Acetylcholin nicht der universelle Überträgerstoff für Erregungsvorgänge im ZNS. Das geht vor allem aus Untersuchungen von W. FELDBERG und M. VOGT[6] hervor, nach denen neben cholinergischen auch andere Neurone für das Zustandekommen zentralnervöser Funktionen notwendig sind.

Im Verlauf von Experimenten mit zentral erregenden und krampfhindernden Pharmaka interessierte uns die Wirkung derartiger Substanzen auf die Synapsen bei verschiedenen Erregungszuständen. Auf die Bedeutung des Funktionszustandes für pharmakologische Wirkungen sind wir in vorhergehenden Arbeiten[7, 8] bereits eingegangen.

Für die nähere Analyse solcher Zusammenhänge ist das Gehirn selbst, wegen seines komplizierten Aufbaues aus vielen Neuronen und Zwischenneuronen, wenig geeignet. Wesentliche Einblicke ermöglicht vielleicht schon das Studium der Erregungsübertragung an dem übersichtlicheren und experimentell leichter zugänglichen oberen Cervicalganglion, das als Modell einer cholinergischen Synapse betrachtet und dessen Funktion mittelbar durch die Reaktion der Nickhaut registriert werden kann. Aus diesem Grunde wurden in der vorliegenden Arbeit an dem genannten Objekt die Wirkungsbedingungen mehrerer Pharmaka untersucht.

Methodik.

Das obere sympathische Halsganglion wurde an Katzen beiderlei Geschlechts, im Gewicht von 1500—3000 g, nach der Methode von KIBJAKOW[9] mit den von KONZETT[10] angegebenen Modifikationen isoliert durchströmt. Als Narkotikum

---

* Herrn Professor Dr. WOLFGANG HEUBNER zum 75. Geburtstag gewidmet.

diente Urethan (1,25 g/kg) das nach F. Brücke, Macho und Werner[3] das Ganglion am wenigsten beeinflußt. Die Aufzeichnung der Nickhautkontraktionen erfolgte isotonisch auf einem Rußkymographion.

Die Durchströmungsflüssigkeit bestand aus Lockelösung mit 6—10% Serumzusatz oder 4,5% Kollidon. In einigen Versuchen registrierte ein Tropfenzähler die Ausflußgeschwindigkeit.

Nickhautkontraktionen wurden ausgelöst:

1. mittels elektrischer Reizung der präganglionären Fasern, und zwar a) als Einzelreize, mit Rechteckimpulsen von 50 Hertz, 10 msec Dauer der Einzelimpulse bei 0,02—1,0 mA und einer Schließungsdauer von 1 sec. b) als kontinuierliche über 20—60 min anhaltende Dauerreizung mit Frequenzen von 1—10 Hertz, der Impulsdauer von 10—15 msec und 0,02—0,2 mA.

2. durch Injektion von 0,25—10 γ Acetylcholin in die das Ganglion durchströmende Flüssigkeit.

Die Applikation des Acetylcholins und der zu untersuchenden Substanzen erfolgte in 0,1 cm³ Lockelösung durch eine in die Carotiskanüle eingeschmolzene, mit einem Hahn versehene, Kanüle von 0,1 mm Durchmesser.

In weiteren Experimenten blieben die normalen Blutkreislaufverhältnisse des Ganglions erhalten. Zur Injektion in die das Ganglion versorgenden Arterie befand sich in der Carotis comm. entgegengesetzt zur Richtung des Blutstromes eine Injektionskanüle, deren Öffnung unmittelbar am Abgang dieses Gefäßes lag.

Verwendete Substanzen: Die untersuchten Barbiturate: 5-aethyl-5-phenyl-Barbitursäure (Luminal), 5-aethyl-5-phenyl-1-methyl-Barbitursäure (Prominal), 5-(1-cyclohexen-1-yl)-1,5-dimethyl-Barbitursäure (Evipan), 5,5-diäthyl-Barbitursäure (Veronal), 5,5-diäthyl-2-thio-Barbitursäure (Thiothyr), 5-äthyl-5(1-methylbuthyl)-2-thio-Barbitursäure (Pentothal) wurden in Form ihrer Alkalisalze bei pH 7,3—7,5 verwendet, Chinin als Hydrochlorid und Diphenylhydantoin (Dilantin) in stark alkalischer Lösung bei pH 11. Hydergin (CCK) wurde aus den üblichen Originalpackungen des Handels benutzt. Adrenalin, Arterenol und Acetylcholin wurden jeweils frisch aus Ampullen entnommen und entsprechend verdünnt. Zur Verhinderung der Blutgerinnung benutzten wir Heparin (Liquemin der Fa. Hoffmann La Roche).

Versuchsergebnisse.

Versuche mit Barbitursäurederivaten: Zunächst konnte festgestellt werden, daß nach der Applikation von 100 γ eines der Barbitursäurederivate in den künstlichen Kreislauf des Ganglions die durch elektrische Reizung der präganglionären Fasern oder durch Acetylcholingabe ausgelösten Nickhautkontraktionen reversibel vermindert waren. Das Ausmaß dieser Hemmung der Erregungsleitung war von der Art des Barbiturates und von der Dosis abhängig. Die stärkste Wirkung hatten Luminal, Prominal und Evipan, etwas schwächer waren die Thiobarbiturate Pentothal und Thiothyr. Veronal war bei der angegebenen Dosis fast wirkungslos. Am besten quantitativ vergleichbar sind die Ergebnisse bei kontinuierlicher elektrischer Dauerreizung. In Abb. 1 ist ein derartiger Versuch dargestellt. Die zweite Abbildung zeigt die Wirkung auf die Acetylcholinerregung.

Durch die Registrierung der Ausflußrate konnte ein grober Anhalt für die Weite des Gefäßsystems gewonnen werden, da der Einflußdruck

konstant war. Dabei zeigte sich, daß mit Ausnahme von Prominal alle
Barbiturate eine kurzdauernde Gefäßverengerung verursachen. Eine Abhängigkeit der nervalen von der Gefäßwirkung kann jedoch ausgeschlossen
werden, weil das am Ganglion kaum wirksame Veronal die Ausflußrate

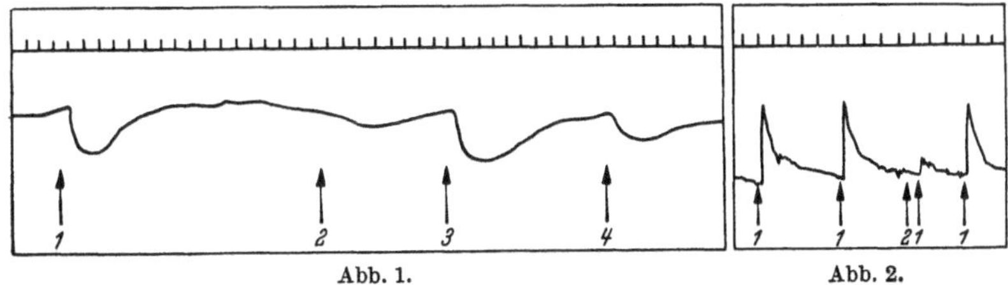

Abb. 1.   Abb. 2.

Abb. 1. Präganglionäre Dauerreizung. Oben: Zeit 30″. Unten: Nickhaut. Bei *1* 100 γ Evipan, bei *2*
100 γ Veronal, bei *3* 100 γ Luminal, bei *4* 100 γ Pentothal.

Abb. 2. Acetylcholinreizung. Oben: Zeit 30″. Unten: Nickhaut. Bei *1* 10 γ Acetylcholin, bei *2* 100 γ
Luminal.

am stärksten herabsetzte und das deutlich ganglionblockende Prominal
keinen wahrnehmbaren Einfluß auf die Gefäßweite ausübte (Abb. 3).
Außerdem wurde in Experimenten mit stark alkalischer Lockelösung von
p_H 12, die über relativ lange Zeit eine starke reversible Verminderung der
abfließenden Flüssigkeitsmenge hervorrief, die Funktion der Synapse
nicht verändert.

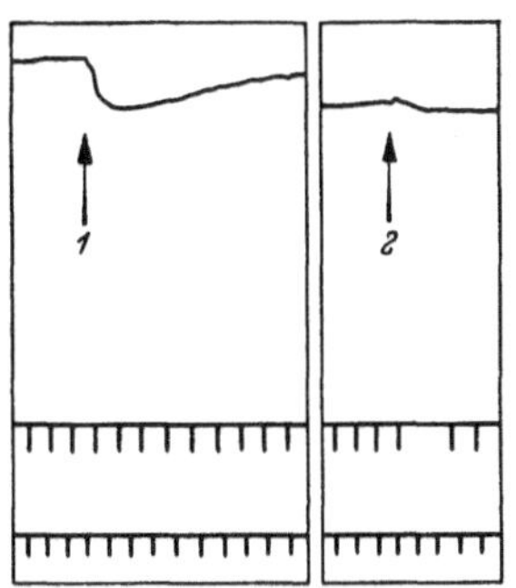

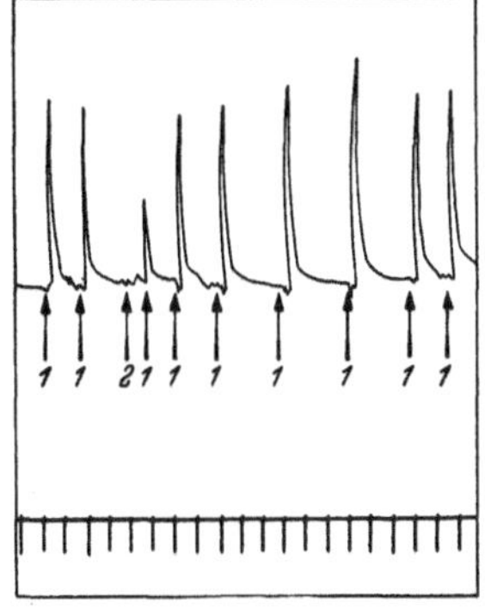

Abb. 3. Ausflußrate bei Veronal und Prominal.
Oben: Nickhaut. Mitte: Tropfenzahl.
Unten: Zeit 30″. Bei *1* 100 γ Prominal, bei *2*
100 γ Veronal.

Abb. 4. Steigerung der Acetylcholinerregung
nach Pentothal. Oben: Nickhautkontraktionen.
Unten: Zeit 30″. Bei *1* jeweils 2,5 γ Acetylcholin.
Bei *2* 100 γ Pentothal.

Bei intravenöser Injektion bewirkten die Barbiturate keine Verminderung der Nickhautkontraktion. Sie hemmten, wie zu erwarten war,
auch nicht die durch intravenöse Adrenalingabe hervorgerufenen Effekte.
Der Angriffspunkt ist daher weder an der glatten Muskulatur der Nickhaut noch am adrenergischen Neuron, sondern ausschließlich an der
cholinergischen Synapse im Cervicalganglion zu suchen.

Interessant ist festzustellen, daß die Barbiturate und auch die weiter unten besprochenen Substanzen Dilantin und Chinin sowie Adrenalin und Arterenol nur am erregten Ganglion wirkten, nicht aber an der normal tonisierten Nickhaut. Demnach wird die Vorbedingung für ihre Wirkung erst durch den gesteigerten Erregungszustand geschaffen. Es muß also der Funktionsänderung ein Stoffwechselvorgang zugrunde liegen, der vorher keine wesentliche Bedeutung hat.

Erwähnenswert scheint uns die in einigen Versuchen beobachtete Kontraktionssteigerung durch Pentothal, die besonders bei der Acetylcholinerregung im Anschluß an die hemmende Phase auftrat und in Abb. 4 zu sehen ist.

Versuche mit Diphenylhydantoin.

Im Gegensatz zu den Barbitursäurederivaten bewirkt Dilantin eine umschriebene Funktionsänderung im ZNS. Es hindert elektiv zentral ausgelöste Krämpfe ohne hypnotische Eigenschaften zu besitzen. Ratten werden nach Dilantin eher unruhig, obwohl die Elektrokrampfschwelle erhöht ist.

In unseren Versuchen verhielt sich das Pharmakon ähnlich wie die Barbiturate. Allerdings trat die Wirkung auf 100 γ langsamer, mehr schleichend ein, war etwa so stark wie die der Thiobarbitursäurederivate

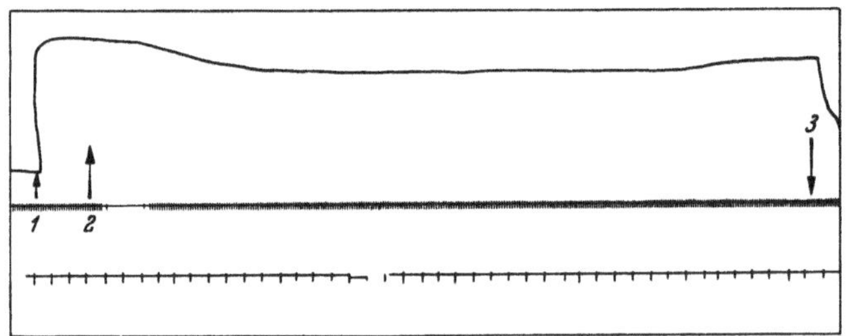

Abb. 5. Präganglionäre Dauerreizung. Oben: Nickhaut. Mitte: Tropfenzahl. Unten: Zeit 30″. Bei *1* Beginn des Dauerreizes (0,2 mA. 3 Hz 15 msec.). Bei *2* 50 γ Dilantin. Bei *3* Abschaltung des Stromes.

und hielt wesentlich länger an, wie es Abb. 5 zeigt. Dabei lag die wirksame Dosis offenbar nahe an der toxischen, denn es kam leicht zu einer irreversiblen Lähmung der Erregungsleitung. Der Angriffspunkt liegt hier wie bei der vorigen Gruppe am Ganglion.

Versuche mit Chinin.

Dieses vielseitig verwendete Arzneimittel wurde wegen seiner Stoffwechsel senkenden und gewisser adrenolytischer Wirkung (5,13) unter anderem von von G. v. Bergmann[1] in Kombination mit Luminal zunächst für die Therapie der Thyreotoxikose empfohlen und mit Erfolg angewendet. Später fand man auch bei Erregungszuständen des Sympathicus günstige Beeinflussungen. Die Berechtigung dieses Anwendungsgebietes kann experimentell am isoliert durchströmten Ganglion belegt werden.

Von den bisher beschriebenen Substanzen wirkte das Alkaloid am intensivsten hemmend auf die Nickhautkontraktion. In Abb. 6 ist ein derartiger Versuch dargestellt. Der Angriffspunkt liegt ebenfalls im Ganglion, wie durch die vorher angegebenen Variationen des Applikationsortes und der Testmethode erwiesen werden konnte.

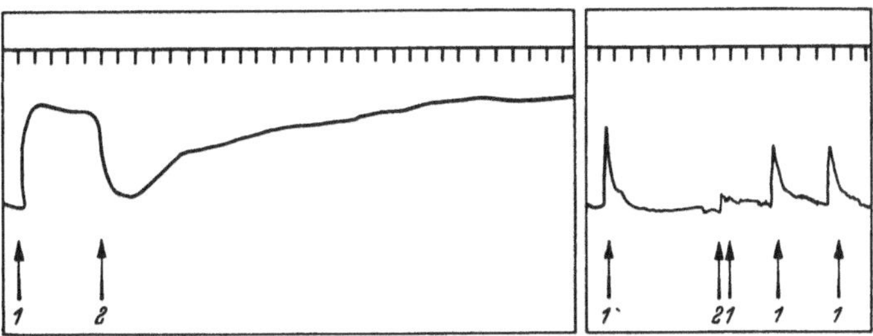

Abb. 6a und b. Zu a): Präganglionäre Dauerreizung (0,1 mA. 10 msec. 10 Hz).
Oben: Zeit 30″. Unten: Nickhaut. Bei *1* Beginn der Dauerreizung. Bei *2* 100 γ Chinin.
Zu b): Acetylcholinreizung. Bei *1* 10 γ Acetylcholin. Bei *2* 100 γ Chinin.

Versuche mit Adrenalin und Arterenol.

Beide Hormone erzeugen bekanntlich bei intravenöser Injektion in Dosen von 5—10 γ eine Nickhautkontraktion, Arterenol aber schwächer als Adrenalin. Diese Reaktion kommt durch direkte Wirkung auf die glatte Muskulatur der Nickhaut zustande und ist mit dihydrierten Mutterkornalkaloiden aufzuheben.

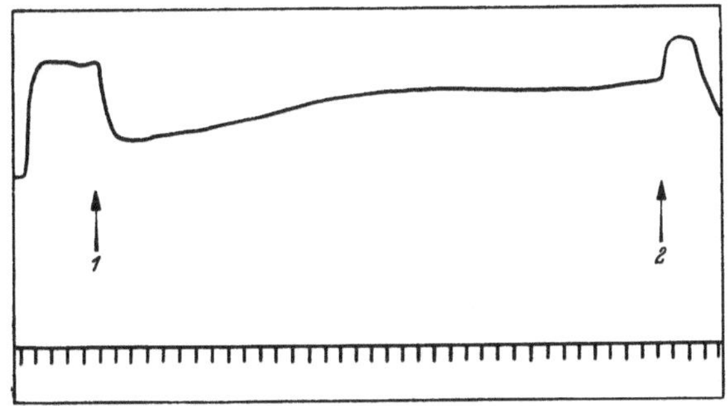

Abb. 7. Präganglionäre Dauerreizung. Oben: Nickhaut. Unten: Zeit 30″. Bei *1* 10 γ Adrenalin
in den Kreislauf des isolierten Ganglions. Bei *2* 10 γ Adrenalin intravenös.

KONZETT beschrieb, daß kleine Adrenalin- und Arterenoldosen die Wirkung des Acetylcholins am oberen Halsganglion verstärken. Gibt man aber Adrenalin oder Arterenol, wie wir das in dem auf Abb. 7 wiedergegebenen Experiment getan haben, während einer elektrischen Dauerreizung in das isoliert durchströmte Ganglion, dann wird die Erregungsleitung gebremst. 10 γ einer der beiden Substanzen haben etwa die gleiche

Wirkung wie 100 γ Luminal. Dabei wird der Ausfluß aus der venösen
Kanüle durch Arterenol stärker vermindert als durch Adrenalin (Abb. 8).
Schon das spricht gegen eine Abhängigkeit der nervalen Wirkungs-
komponente von der lokalen Gefäßwirkung. Außerdem wäre eher zu

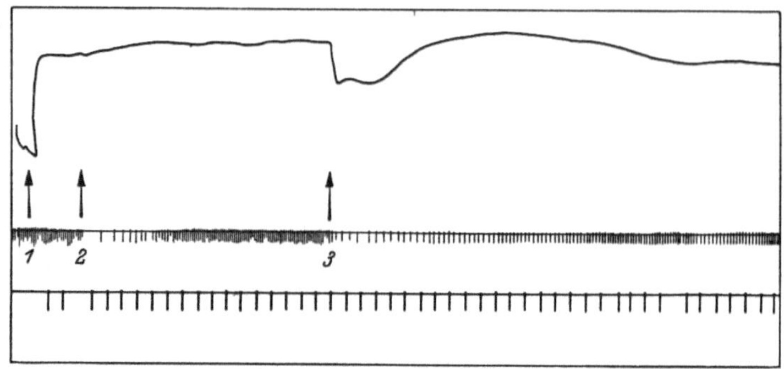

Abb. 8. Präganglionäre Dauerreizung. Oben: Nickhaut. Mitte: Tropfenzahl.
Unten: Zeit 30′′. Bei *1* Beginn der Dauerreizung. Bei *2* 1 γ Arterenol. Bei *3* 10 γ Adrenalin.

erwarten, daß ein durch Gefäßkonstriktion bedingter Nährstoffmangel zu
kurzdauernder Erregung führt. Überdies waren beide Wirkungen tachy-
phylaktisch, jedoch in verschiedenem Ausmaß. In einem Versuch war die
Tachyphylaxie für die nervale Wirkung bereits abgeklungen, dagegen
ließ sie sich für die Gefäßwirkung noch deutlich demonstrieren.

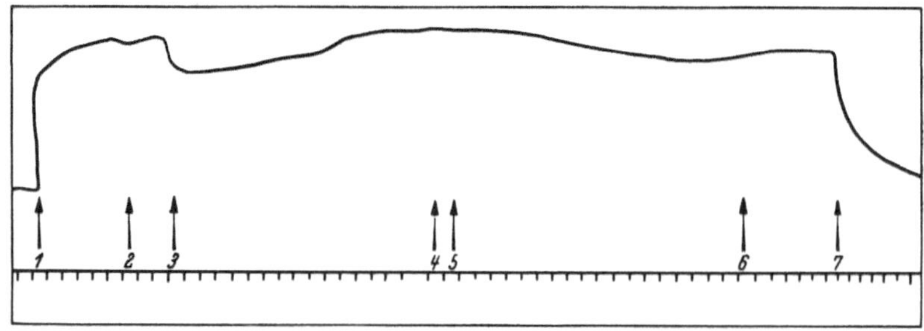

Abb. 9. Präganglionäre Dauerreizung. Wirkung von Hydergin auf das Ganglion. *1* Beginn der
Dauerreizung. *2* 5 γ Adrenalin. *3, 5, 6* 10 γ Adrenalin. *4* 30 γ Hydergin. *7* Ende der Reizung.

Recht eindrucksvoll zeigten sich die ganglionblockenden Wirkungen
nach Injektion in die zum Ganglion führende Arterie bei normaler Blutversorgung. Dabei kam es nach 10 γ Adrenalin während einer Dauerreizung in der ersten Phase zu einer plötzlichen, kurzdauernden Erschlaffung der Nickhaut und in der zweiten Phase zur Verstärkung der
Kontraktion, die durch die lokale Wirkung des Adrenalins an der glatten
Muskulatur ausgelöst wird. Intravenöse Adrenalingabe der gleichen Dosis

bewirkte nur eine Verstärkung. Nach 10 γ Arterenol intraarteriell sieht man lediglich die Erschlaffung, denn hier ist die periphere Wirkung auf die Nickhaut schwächer als beim Adrenalin.

Die Herabsetzung der Erregung durch Adrenalin oder Arterenol ist mit 30 γ Hydergin, in den künstlichen Kreislauf des Ganglions gespritzt, zu verhindern (Abb. 9). Gibt man 100 γ Hydergin intravenös, sind durch keine der angeführten Methoden Nickhautkontraktionen zu erzielen. Das ist ohne Schwierigkeiten zu erklären, weil das an der adrenergischen Synapse frei werdende oder das von außen zugeführte Adrenalin unwirksam werden.

Auch die hemmenden Wirkungen der Barbiturate, des Dilantins und des Chinins ließen sich an dem nicht vom Kreislauf isolierten Ganglion darstellen. Allerdings schien Chinin dabei etwas weniger wirksam zu sein, eine Tatsache, die wir bisher nicht erklären konnten.

Besprechung.

F. BRÜCKE, MACHO und WERNER[3] haben 1947 am gleichen Objekt die Wirkung von Luminal und Evipan studiert und sind zu denselben Ergebnissen gekommen. Unsere vergleichenden Untersuchungen haben gezeigt, daß Veronal, ähnlich wie zur Erzielung der schlafmachenden Wirkung, höher dosiert werden muß als die anderen Barbiturate. Andererseits gewinnen wir aus dem Verhalten von Luminal und Prominal gegenüber Veronal die Erkenntnis, daß die Hemmung der cholinergischen Synapse für die hypnotische Wirkung nicht entscheidend sein kann.

Beim Luminal tritt schon deutlich eine sedative Komponente für das vegetative Nervensystem auf. Diese ist noch ausgeprägter beim Prominal zu finden unter gleichzeitiger Abnahme der narkotischen Wirkung. Am Ganglion dagegen hemmen beide Substanzen etwa gleich stark. Besonders auffallend wird das beim Dilantin, das keine narkotischen Eigenschaften besitzt und trotzdem die Funktion des Ganglions vermindert.

Die Ergebnisse mit Chinin sind neben ihrer praktischen Bedeutung theoretisch beachtenswert, da Chinin, außer in toxischen Dosen, weder narkotische noch krampfhindernde Eigenschaften besitzt. Dadurch ist die Frage der Abhängigkeit zwischen narkotischer und krampfhemmender Wirkung und den hier beschriebenen Effekten eindeutig negativ entschieden.

Voraussetzung für die ganglionblockenden Eigenschaften aller untersuchten Pharmaka ist die gesteigerte Erregung, worauf schon bei der Schilderung der Versuchsergebnisse hingewiesen wurde. Diese durch die erhöhte Funktion geänderte Empfindlichkeit für pharmakologische Wirkungen bedeutet eine Stütze für die Erfahrungen der Praxis, und hat zu der verbreiteten Anwendung kleinster Luminal- und Prominaldosen für die Behandlung von Erregungszuständen des Sympathicus geführt.

Nebenher sei auf die Verstärkung der Veronalwirkung durch Einführung des Schwefels, wie das in dem Präparat Thiothyr geschehen ist, hingewiesen.

Die Wirkungsweise der Substanzen zu erklären soll weiteren Untersuchungen vorbehalten bleiben. Nach den bisherigen Ergebnissen können darüber nur Vermutungen angestellt werden. Eine Behinderung der Acetylcholinfreisetzung kommt unseres Erachtens nicht in Frage. Ebenso unwahrscheinlich ist eine Über- oder Dauerdepolarisation. Am ehesten könnte es sich, ähnlich wie bei dem Atropin-Acetylcholinantagonismus, um eine Verdrängung des Acetylcholins an den Receptorgruppen handeln. Andererseits kann man kaum mit einem einheitlichen Eingriff in die biochemischen Vorgänge des Ganglions rechnen, da die untersuchten Substanzen sehr verschiedenen Arzneimittelgruppen angehören. Wahrscheinlich sind die der Erregung der Synapsen zugrunde liegenden Stoffwechselabläufe vielgestaltig und von mehreren Fermentsystemen gesteuert. Sie bieten deshalb mancherlei Angriffsmöglichkeiten für Pharmaka, obwohl die Reaktionen an der Nickhaut sich nur wenig voneinander unterscheiden können.

Die für Adrenalin beschriebenen Beobachtungen entsprechen den Ergebnissen von Rosenblueth, Cannon und Rempel[15] und von Marrazzi[12], die eine Verminderung der postganglionären Aktionspotentiale unter Adrenalinwirkung fanden. Auch diese Autoren sahen solche Effekte nur bei präganglionärer Reizung und unabhängig von der Gefäßwirkung des Adrenalins. Bülbring und Burn[4] berichteten von einer Verstärkung der Durchströmungsherabsetzung der isolierten hinteren Extremitäten infolge elektrischer präganglionärer Reizung caudaler Grenzstrangganglien durch kleine in den Kreislauf der Ganglien gegebene Adrenalindosen und eine Verminderung des Reizerfolges durch große Dosen.

Im Gegensatz dazu sahen wir in Übereinstimmung mit Konzett[10] nur gegenüber der mit Acetylcholin ausgelösten Erregung verstärkende Einflüsse, und hemmende nur bei elektrischer Reizung. Damit ist eine Differenzierung zwischen präganglionärer elektrischer Reizung und der Acetylcholinerregung gegeben. Diese Tatsache ist schwer zu deuten, sie legt vielleicht die Vermutung nahe, daß durch Adrenalin oder Arterenol die zu gesteigerter Acetylcholinfreisetzung oder Bildung notwendigen biochemischen Umsetzungen gestört werden. Danach würde erst eine durch die Erhöhung des Stoffwechsels eintretende Änderung der biochemischen Verhältnisse den Angriffspunkt für die beiden Hormone darstellen. Qualitative Unterschiede zwischen Ruhe- und Erregungsstoffwechsel haben bereits Brock, Druckrey und Herken[2] an überlebenden Gewebeschnitten nachgewiesen.

Unsere Befunde bieten auch eine deutliche Parallele zu Beobachtungen von Leimdörfer[11] der bei Katzen, Hunden und beim Menschen durch intrazisternale Injektion von 0,25 — 0,5 mg/kg Adrenalin Analgesie und Schlaf erzeugen konnte.

Unsere Absicht war die Bedeutung des Funktionszustandes einer Synapse für das Zustandekommen pharmakologischer Wirkungen hervorzuheben. In vorangegangenen Arbeiten wurde mit Hilfe von Krampfschwellenbestimmungen bereits ähnliche Zusammenhänge für das ZNS nachgewiesen[7, 8]. Elektrische Erregungen lösten Funktionsänderungen aus, die mit Hilfe bestimmter Pharmaka erkannt und differenziert werden konnten.

Zusammenfassung.

Am isoliert durchströmten Ganglion cervicale sup. der Katze wird die Abhängigkeit hemmender Wirkungen mehrerer Barbitursäurederivate, des Dilantins, des Chinins und der Hormone Adrenalin und Arterenol vom Erregungszustand nachgewiesen und der Wirkungsmechanismus diskutiert.

Die Verfasser danken den Firmen Hoffmann La Roche für das zur Verfügung gestellte Liquemin, Farbwerke Hoechst für Arterenol, Bayer für Kollidon und Promonta für Thiothyr.

Literatur.

[1] v. BERGMANN, G.: Lehrbuch d. Inn. Med. II/210. Springer 1942. — [2] BROCK, N., DRUCKREY H. u. H. HERKEN: Biochem. Z. **302**, 393 (1939). — [3] BRÜCKE, F., MACHO u. WERNER: Wien. klin. Wschr. **1947**, 537. — [4] BÜLBRING, E., and H. J. BURN: J. of Physiol. **101**, 289 (1942). — [5] CLERC u. PEZZI: C. r. Acad. Sci. Paris **1918**, 169, 1117. — J. Physiol. et Path. gén. **18**, 1174 (1920); zit. bei D. BOVET et F. BOVET-NITTI: Structure et activite pharmacodynamique des Medicaments du systeme nerveux vegetatif. Bale: S. Karger 1948. — [6] FELDBERG, W., and M. VOGT: J. of Physiol. **107**, 372 (1948). — [7] HERKEN, H., H. KEWITZ u. I. KLEMPAU: Arch. exper. Path. u. Pharmakol. (im Druck). — [8] KEWITZ, H., u. H. REINERT: Arch. exper. Path. u. Pharmakol. (im Druck). — [9] KIBJAKOW, A. W.: Pflügers Arch. **232**, 432 (1933). — [10] KONZETT, H.: Helv. Physiol. Acta **8**, 245 (1950). — [11] LEIMDÖRFER, A.: Wien. klin. Wschr. **1948**, 382. — [12] MARRAZZI, A. S.: J. of Pharmacol. **65**, 395 (1939). — [13] NELSON: Proc. Soc. Exper. Biol. a. Med. **25**, 499 (1928); ref. in Ber. Physiol. **46**, 517 (1928). — Arch. internat. Pharmacodynamie **33**, 186 (1927); ref. in Ber. Physiol. **44**, 160 (1928). — [14] RICHTER u. CROSSLAND: Amer. J. Physiol. **159**, 247 (1949). — [15] ROSENBLUETH, A., W. B. CANNON and B. REMPEL: Amer. J. Physiol **116**, 414 (1936); ref. in Ber. Physiol. **98**, 558 (1937). — [16] STEDMAN, E., and E. STEDMAN: Biochemic. J. **31**, 417 (1937); zit. bei FELDBERG, W., Brit. Med. Bulletin **6**, 312 (1950).

Leider ist uns erst jetzt eine Arbeit von E. BÜLBRING (J. of Physiology **103**, 55, 1944/45) zugänglich geworden, in der die Adrenalinwirkung auf das obere Halsganglion beschrieben wird. Die Verf. fand, daß die durch Acetylcholin oder elektrische Reize hervorgerufenen Erregungen durch kleine Dosen Adrenalin verstärkt und durch größere gehemmt wurden. Unsere Ergebnisse stimmen damit gut überein. Außerdem hat E. BÜLBRING festgestellt, daß während präganglionärer Reizung im Ganglion Adrenalin freigesetzt wird.

Dr. H. KEWITZ, Berlin-Dahlem, Thielallee 69/73, Pharmakol. Institut.

Arch. exper. Path. u. Pharmakol., Bd. 215, S. 556—567 (1952).

Aus dem Institut für Medizin und Biologie der Deutschen Akademie der Wissenschaften zu Berlin und dem Pharmakologischen Institut der Universität Würzburg.

Über die Saponinhämolyse*.

III. Mitteilung.

Von

FRITZ JUNG und IRMTRAUD SCHWARTZKOPFF.

Mit 3 Textabbildungen.

(Eingegangen am 17. November 1951.)

Bei Erweiterung der früher[1,2] mitgeteilten quantitativen Daten über die *Digitonin*-Hämolyse ergab sich eine Reihe zunächst schwer verständlicher Phänomene, welche nachfolgend kurz beschrieben werden sollen. Auf eine eingehendere Wiedergabe unseres relativ umfangreichen experimentellen Materials wollen wir verzichten, da weitere Versuche von E. HEINISCH[3] und J. WENDLER[4] an verschiedenen Handelssaponinen wie Hexadecylsulfonat die große Bedeutung des von uns zunächst vernachlässigten Polymerisationsgrades des Hämolytikums belegten. Auch bei wohl definierten *Digitonin-Merck*-Lösungen kennt man die Einzelbestandteile (Einzelmolekel, ungeladene und geladene komplexe Teilchen usw.) nicht. Diese sind, wie uns die Erfahrung lehrte, nicht nur von der Konzentration, sondern auch von der Vorgeschichte der Lösung wie den zusätzlichen Bestandteilen abhängig. Jeder Eingriff führt zu zunächst unübersichtlichen Veränderungen der Hämolyseaktivität.

Mit dieser Feststellung waren für uns ebenso unsere eigenen früheren Untersuchungen wie die Feststellungen anderer Autoren an Saponinen und verwandten Hämolysinen etwas entwertet. Wir können daher auch auf eine Diskussion der sicherlich verfrühten, wenn auch sehr interessanten Ableitung RUHENSTROTH-BAUERS[5] aus unseren früheren Befunden verzichten; wir selbst hatten — bereits in Kenntnis gewisser Schwierigkeiten — uns seinerzeit mit Andeutungen hinsichtlich des Hämolysemechanismus begnügt. Nicht berührt werden durch diese neuen Feststellungen die Ergebnisse der Cholesterin-Digitonin-Titration mit Hilfe roter Blutzellen nach SCHMIDT-THOMÉ[6].

I. Methodik.

Der zeitliche Ablauf der Hämolyse wurde nach WILBRANDT[7] photoelektrisch registriert (lichtelektrisches Photometer nach KORTÜM, ZIMMERMANNsches Registriergerät). Soweit keine Temperaturangaben gemacht sind, wurden die Versuche bei Zimmertemperatur durchgeführt. Die Hämolysereihen wurden ebenso wie in den vorhergehenden Mitteilungen angesetzt. Die Digitoninlösungen waren jeweils nach SCHMIDT-THOMÉ[6] gegen Cholesterin eingestellt. Die Stammlösungen wurden einige Wochen auf Eis gehalten und die einzelnen Verdünnungen

---

* Herrn Professor Dr. W. HEUBNER zum 75. Geburtstag gewidmet.

bei Zimmertemperatur ohne erneutes Erhitzen der Stammlösung hergestellt. Die meisten Versuche wurden mit menschlichen Zellen durchgeführt. Abb. 1 zeigt eine typische Aufnahme eines Hämolyseversuches. Die Definitionen der Größen Latenzzeit (L) und Hämolysezeit (H) sind aus ihr zu entnehmen: H ist diejenige Zeit, in welcher 50% der Zellen hämolysieren, L ist der Zeitpunkt des Hämolysebeginns. Obwohl L schlechter definiert ist als H, wird es vorgezogen, da bei langsamen und unvollständigen Hämolysen (geringe Digitoninkonzentration) H schlecht bestimmbar wird, L jedoch noch deutlich festgelegt werden kann. Ein Maß für die eigentliche Hämolysegeschwindigkeit ist $H—L$.

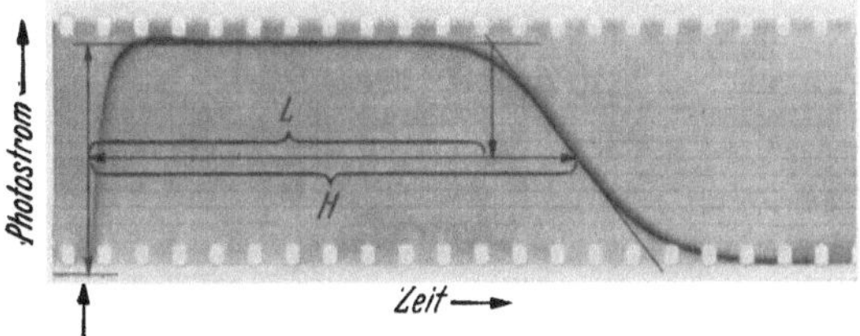

Abb. 1. Beispiel einer Originalregistrierung. Beim Pfeil Zugabe der Zellen zu der Digitoninlösung. Ausschlag nach oben bedeutet verminderte Durchlässigkeit infolge der Lichtstreuung durch die Zellen.

II. Digitoninhämolyse und osmotische Vorgänge.

Nach WILBRANDT[7] ist die Saponinhämolyse im allgemeinen „nichtosmotisch", doch sollen mitunter osmotische Prozesse mitbeteiligt sein. Zur Frage dieser Beteiligung wurden einige Versuche durchgeführt:

a) Die Zellen wurden in 0,75—2% iger NaCl-Lösung aufgeschwemmt und in Digitoninlösungen derselben NaCl-Konzentration eingegeben. Der Digitoningehalt war 0,75 mg%. Für Latenz- und Hämolysezeit ergaben sich folgende Werte:

NaCl	2	1,5	1,0	0,75%
L	13,4	13,8	11,5	11,2 sec
H	15,5	16,2	14,5	14,0 sec

Latenz- und Hämolysezeit nehmen also mit der Kochsalzkonzentration ab, jedoch wesentlich geringfügiger, als die Veränderung des osmotischen Drucks erwarten läßt. Da bei dieser Versuchsanordnung die NaCl-Konzentration auch den Zustand des Digitonins beeinflussen kann, wurde der Versuch in anderer Anordnung wiederholt.

b) Die Zellen wurden vor Versuchsbeginn mehrere Stunden teils in 3% iger Kochsalzlösung (Schrumpfung), teils in 0,6% iger Lösung (fast maximale Schwellung) aufbewahrt. Anschließend wurden sie in 0,3 mg% Digitonin enthaltende Kochsalzlösungen verschiedener osmotischer Konzentration gegeben: unter diesen Bedingungen überlagern sich der Digitoninhämolyse sehr erhebliche Wasserbewegungen, zudem bleibt das Digitonin unter denselben osmotischen Bedingungen (Tab. 1).

Wiederum zeigte sich, daß die Hämolyse in Lösungen geringerer osmotischer Konzentration etwas schneller verläuft. Andererseits ist die Latenzzeit völlig unabhängig davon, ob die Zellen zunächst geschwollen oder geschrumpft sind, d. h. ob sie während der Latenzzeit schrumpfen oder schwellen. Damit dürfte die Beteiligung kolloidosmotischer Vorgänge ausgeschlossen sein.

Tabelle 1.

Zustand der Zellen	NaCl-Konzentration der Digitoninlösung	L	H
		je in sec	
geschrumpft . . .	3	26	32
geschwollen. . . .	3	28	33
geschrumpft . . .	1,5	25	30
geschwollen. . . .	1,5	25	29,5
geschrumpft . . .	1,0	24	28,5
geschwollen. . . .	1,0	23	28,0
geschrumpft . . .	0,6	21	26

c) Durch direkte Beobachtung der Zellen während der Latenzzeit im Hell- wie Dunkelfeld und mittels Phasenkontrastverfahren war kein Hinweis auf Formveränderungen der Zellen in der prälytischen Phase zu gewinnen. Ebensowenig waren Veränderungen bei elektronenoptischer Beobachtung von Zellen feststellbar, welche prälytisch mittels OsO_4 fixiert wurden. Prälytische Schwellungsvorgänge finden daher in der Latenzperiode nicht statt.

d) Schließlich wurden Zellen aus normalem Milieu in hypotone, digitoninhaltige, Lösungen eingegeben, in welchen dann eine langsame osmotische Schwellung und Hämolyse neben der Digitoninhämolyse ablief. Dabei zeigte sich auch in Digitoningegenwart keine Veränderung der osmotischen Schwellung, erst nach Ablauf der Latenzperiode über-lagerte sich der langsamen osmotischen Hämolyse die erheblich schnellere Lyse durch das Saponin.

Aus den unter a)—d) geschilderten Beobachtungen ist zu entnehmen, daß einerseits die osmotische Situation die Digitoninhämolyse kaum oder nicht beeinflußt und andererseits die osmotische Funktion der Zell-membran in der prälytischen Phase der Digitoninhämolyse nicht merklich verändert ist.

III. Einfluß von Formalin und Rutin.

Formalin in geringen Konzentrationen (0,05—0,3%) verändert die Membran der roten Blutzellen in sehr charakteristischer Weise. Es ver-festigt die früher als Plasmolemma bezeichnete Schicht derart, daß sie

durch Erwärmen auf 49° nicht mehr zerstört wurde (Kontrolle der Zell-
form wie der übermikroskopischen Struktur). Die Ursache dürfte eine
Formalingerbung des Membraneiweißes sein[8]. Bei Hämolyseversuchen in
Formalingegenwart ist zu beachten, daß Formalin selbst osmotisch aktiv
ist, zudem aber schnell permeiert. Bei Einbringen von Zellen aus höheren
Formalinkonzentrationen in isotone Salzlösungen kann daher eine
Schwellungshämolyse eintreten (vgl. WILBRANDT).

a) Zellen wurden zunächst in 1—3% igen Formalinlösungen gehalten
und dann in formalinfreie Digitoninlösungen (0,3 mg% Digitonin)
gegeben. (Als T_{90} ist hier auch die Zeit vermerkt, in welcher die Zellen zu
90% hämolysieren.)

Tabelle 2.

Behandlung der Zellen	L	H	T_{90}	
		je in sec		
unbehandelt	21	24	31	
30 sec Formalin 1% . . .	21	26	37	
3 min Formalin 1% . . .	20	26	39	
10 min Formalin 1%. . .	19	27	48	
17,5 min Formalin 1% . .	18,5	29	47	
27 sec Formalin 2% . . .	20	27	—	
2,5 min Formalin 2% . .	19	22		25% } Hämolyse zu
25 sec Formalin 3% . . .	19	—		50% } Versuchsbeginn

Formalin ändert somit die Latenzzeit kaum, dagegen wurde H und noch
deutlicher T_{90} erheblich verlängert. Bei den höheren Formalinkonzentrationen störte „osmotische Hämolyse" die Beurteilung des Versuchs.

b) Die osmotische Hämolyse durch das Formalin läßt sich ausschalten,
indem der ganze Versuch in Formalin durchgeführt wird. Hier führten
nun 1—3% ige Formalinlösungen zu erheblichen Verlängerungen der
Latenzzeit, die oben erwähnten Konzentrationen von 0,05—0,3% waren
jedoch ohne Einfluß. Da unter diesen Bedingungen der Farbstoffaustritt
in Formalingegenwart stattfindet, könnte die Verzögerung auf einer
Hämoglobinveränderung beruhen, doch liegt die Annahme näher, daß
hier wieder Effekte auf das Digitonin oder die Adsorption des Digitonins
eine Rolle spielen.

Grundsätzlich kann wohl festgestellt werden, daß Formalin in eben
fixierenden Konzentrationen die Geschwindigkeit der Digitoninhämolyse
nicht beeinflußt. Höhere Formalinkonzentrationen vermögen die Latenzzeit zu verlängern, insbesondere aber führen sie zu Verzögerungen des
Farbstoffaustritts nach Ablauf der Latenzzeit.

Schließlich wurden noch einige Versuche mit Rutin angeschlossen. Dabei wurde
unter 2×10^{-5} g/ml Rutin (einer schon sehr kräftig gefärbten Lösung) keine Veränderung des Hämolyseablaufes gesehen. P. MOSER[9], welcher gewisse Förderungen
bemerken konnte, verwandte höhere Konzentrationen.

IV. Hämolysegrad und Digitoninkonzentration.

a) **Zonenbildung.** Bei Digitoninkonzentrationen über 10^{-5} g/ml nahm bei allen geprüften Blutkörperchenarten (Mensch, Rind, Schwein, Ratte und Schaf) von einer bestimmten Konzentration an der Hämolysegrad wieder ab, um erst bei sehr viel höheren Konzentrationen wieder zuzunehmen. Die Erscheinung wird in Abb. 2a wiedergegeben. Die für andere verwandte Hämolysine bekannte und als „Zonenbildung" bezeichnete Erscheinung läßt sich nur bei sehr hohen Blutkörperchenkonzentrationen

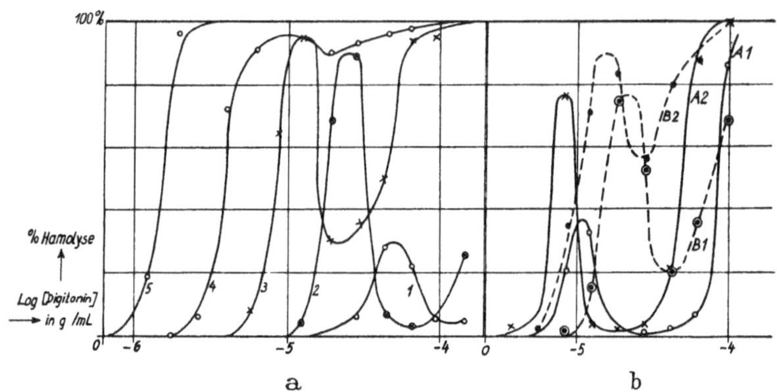

Abb. 2. *a* Rinderblut (30. 4.), Versuch bei 40°. Ordinate: Hämolyse in % ausgetretenes Hämoglobin ($\approx$ % hämolysierte Zellen). Abszisse: Digitoninkonzentration in g/ml (logarithmischer Maßstab.) 1. $6,1 \times 10^9$ Zellen/ml, 2. $3,5 \times 10^9$ Zellen/ml, 3. $7,0 \times 10^8$ Zellen/ml, 4. $1,4 \times 10^8$ Zellen/ml, 5. $8,5 \times 10^6$ Zellen/ml. *b* Hammelblut (2. 6.), Ordinate und Abszisse wie bei *a*. *A*: Versuch bei 4° und mit 24 Std Hämolysedauer. *B*: Versuch bei 40° und mit 4 Std Hämolysedauer. 1. $2,4 \times 10^{10}$ Zellen/ml, 2. $1,2 \times 10^{10}$ Zellen/ml.

demonstrieren. Die in der Abbildung angegebenen Digitoninkonzentrationen sind aus diesem Grund (hohe Volumkonzentration der Zellen) nicht richtig, da sie sich auf das Gesamtvolumen, statt auf das freie Lösungsvolumen beziehen.

b) **Temperatureinfluß.** Wie für die übrigen Saponine schon lange bekannt ist, nimmt auch für Digitonin die hämolytische Aktivität mit sinkender Temperatur zu. Der zeitliche Ablauf der Hämolyse ist allerdings erheblich verlangsamt. — Abb. 2b demonstriert nicht nur diese Aktivitätszunahme, sondern auch die viel stärkere Ausprägung der Zonenbildung bei sinkender Temperatur.

c) **Agglutinationserscheinungen.** Hohe Digitoninkonzentrationen wirken nicht nur hämolytisch, sondern auch agglutinierend. Diese Agglutination ist im Bereich der Hemmzonen und bei tieferer Temperatur besonders auffallend. Jedoch läßt sich durch kräftiges Schütteln belegen, daß die Hämolysehemmung keine Folge der Zellverklebung ist.

Diese Erscheinungen bedürfen insgesamt noch einer eingehenderen Klärung. Sie sind von besonderem Interesse, da die erwähnte Aktivitätssteigerung bei Temperaturerniedrigung wie die Agglutination auch einer Reihe von Spontanhämolysinen der menschlichen Pathologie zukommt. Zwischen Zonenbeginn und Digitonin- wie Zellkonzentration lassen sich einfache, quantitative Gesetzmäßigkeiten feststellen. Die nicht hämolysierenden Zellen der Hemmzonen scheinen bei Isolierung normal. Wird jedoch das Digitonin durch Waschen entfernt, so hämolysieren sie auch noch bei sehr schnellem Arbeiten und großen überschüssigen Lösungsmengen. Die Zunahme der Hämolyseaktivität und der Ausbildung der Hemmzonen bei Temperatursenkung weisen darauf hin, daß die Fixation des Digitonins ein Adsorptionsvorgang ist.

V. Der zeitliche Ablauf der Digitoninhämolyse.

Die in der zweiten Mitteilung niedergelegte Annahme, die andersartigen Befunde PONDERS[10] und WILBRANDTS[7] über den zeitlichen Ablauf der Saponinhämolyse beruhten auf Verwendung eines uneinheitlichen Präparats, konnte inzwischen von E. HEINISCH[3] bestätigt werden. Tatsächlich sind die verschiedenen Saponinum album-Arten Gemische pflanzlicher Saponine für technische Zwecke. — Die Erscheinungen, welche bei gleichzeitiger Gegenwart von wohl definierten Saponinen (Digitonin, Tigonin usw.) auftreten, sind außerordentlich komplex, vermutlich weil die in Lösung entstehenden Aggregate gemischten Aufbau zeigen. Es zeigte sich zum Beispiel, daß das praktisch wirkungslose Tigonin die Wirksamkeit von Digitonin in geeigneten Gemischen fördert.

Der grundsätzliche Ablauf der Digitoninhämolyse geht aus Abb. 1 hervor. Die prähämolytische Phase (Latenzzeit) fällt bereits bei Beobachtung mit dem bloßen Auge auf, es ist also sehr verwunderlich, daß sie nicht schon lange das Interesse geweckt hat. Wird sehr empfindlich registriert, so läßt sich gegen Ende der Latenzzeit eine leichte Zunahme der Lichtstreuung der Zellsuspension registrieren. Ihr folgt unmittelbar die Aufhellung als Zeichen der eigentlichen Lyse. Für verschiedene Digitoninkonzentrationen ergeben sich verschieden große Latenzperioden. Durch Veränderung des Zeitmaßstabes lassen sich aber die einzelnen Kurven zur Deckung bringen, d. h. die Größen L, H und H—L verändern sich gleichsinnig. Beobachtet man eine Zellsuspension in Digitoninlösungen direkt mikroskopisch, so sieht man, daß die Lyse an der Einzelzelle praktisch nach dem Alles-oder-Nichtsgesetz verläuft. Somit kommt die Zeitdifferenz H—L dadurch zustande, daß trotz gleicher Digitoninkonzentration nicht alle Zellen synchron zerfallen. H—L dürfte somit ein Ausdruck für die statistische Schwankung der Latenzzeit der einzelnen Zellen sein. H ist der Mittelwert der individuellen Latenzzeiten. Damit ist auch die beobachtete Proportionalität von H und L verständlich. —

Sie trifft nicht mehr zu, sowie das Ausdiffundieren des Hämoglobins auf irgend eine Weise gehemmt wird (vgl. Formalinversuche).

a) Abhängigkeit der Hämolysegeschwindigkeit von der Zellkonzentration. Bei allen untersuchten Tierarten wurde etwa dieselbe Abhängigkeit von der Zellkonzentration festgestellt. Abb. 3a bringt einen Auszug aus einem Versuch mit menschlichen Zellen: die Latenzzeit L ist bei geringen Zellkonzentrationen von dieser unabhängig, bei höheren Konzentrationen stellt sich eine starke Abhängigkeit ein, welche bei der

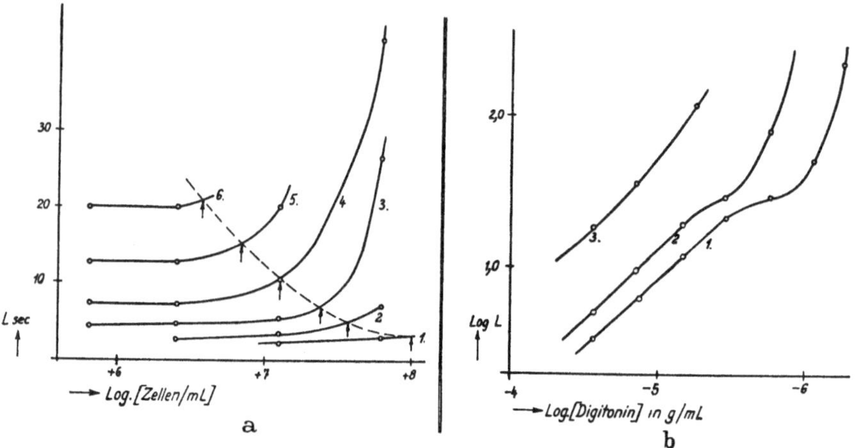

Abb. 3. *a* Menschliches Blut. (8. 3.), Versuch bei Zimmertemperatur. Ordinate: Latenzzeit L in Sekunden. Abszisse: Zellkonzentration in Zellen/ml (logarithmischer Maßstab). 1. $5,7 \times 10^{-5}$ g/ml Digitonin, 2. $2,8 \times 10^{-5}$ g/ml Digitonin, 3. $1,4 \times 10^{-5}$ g/ml Digitonin, 4. $7,2 \times 10^{-6}$ g/ml Digitonin, 5. $3,6 \times 10^{-6}$ g/ml Digitonin, 6. $1,8 \times 10^{-6}$ g/ml Digitonin. *b* Menschliches Blut (28. 5.), Versuch bei Zimmertemperatur. Ordinate: Latenzzeit in Sekunden, Abszisse: Digitoninkonzentration in g/ml (je logarithmischer Maßstab). jeweils $2,65 \times 10^{8}$ Zellen/ml. 1. Versuch mit gereinigtem Digitonin „Neumann", sowie Original-Digitonin „Merck" 1949 Nr. 94632. 2. Digitonin „Merck" 1924 Nr. 2261 laut Prof. Neumann praktisch reines Gitonin. 3. Tigonin „Neumann". (Kurve um 1 Einheit nach rechts verschoben.)

Verwendung geringerer Digitoninkonzentrationen erheblich stärker hervortritt als bei hohen. Die leicht feststellbare Ursache wird in Abb. 3a durch die unterbrochene Linie demonstriert. Rechts von dieser ist das Digitoninbindungsvermögen der Zellen im Ansatz größer als die anwesende Digitoninmenge; sowie aber die Zellen in einigem Umfang Digitonin binden, sinkt die Digitoninkonzentration und mit ihr die Hämolysegeschwindigkeit schnell ab. Die Abhängigkeit der Größe L von der Zellkonzentration ist somit nur scheinbar.

b) Abhängigkeit von der Digitoninkonzentration. Die Latenzzeit und die Hämolysezeit H zeigt sich bis hinunter zu Digitoninkonzentrationen von etwa $4\text{—}5 \cdot 10^{-6}$ g/ml der Digitoninkonzentration praktisch proportional. Bei sehr hohen Digitoninkonzentrationen erlaubten technische Gründe keine genauen Messungen mehr. (Grenzfrequenz des verwandten

Registriergalvanometers.) Immerhin konnte bei entsprechender Darstellung durch lineare Extrapolation festgestellt werden, daß etwa 1 sec Lysezeit nicht unterschritten wird. Es liegt nahe, diese Zeit als Dauer der eigentlichen Lyse anzusehen. — Genaue Proportionalität von Geschwindigkeit und Digitoninkonzentration war nur für Schweine- und Schafzellen vorhanden, bei den übrigen Tierarten bewegte sich der Quotient $d \log L / d \log$ (Digitonin) zwischen 0,76 und 0,84. Abb. 3 b bringt ein Beispiel für menschliche Zellen und Digitonin.

In allen Versuchen wurde diese einfache Gesetzmäßigkeit für Digitoninkonzentrationen unter 4—$5 \cdot 10^{-6}$ g/ml ungültig. Die auftretenden Unregelmäßigkeiten waren von der Vorbehandlung der Digitoninlösung und auch von der Zellart abhängig. Abb. 3 b zeigt den an gut gealterten Lösungen ermittelten Befund: bei weiterer Abnahme der Digitoninkonzentration bleibt die Latenzzeit zunächst relativ konstant, um dann wieder sehr schnell zuzunehmen. Auf diese Weise entsteht eine Stufe. Am Ende der Stufe zeigt sich zusätzlich, daß nunmehr die Hämolyse meist nicht mehr ganz zu Ende geht, sondern auf einem relativ gut definierten Prozentwert früher zum Stillstand kommt. — Die Ausbildung der Stufe war nicht immer so deutlich. E. HEINISCH zeigte schließlich, daß bei frisch erhitzten Digitoninlösungen die Stufe entfällt. Bei Kaninchen- und Hundeblut wurde ebenfalls häufig ein andersartiger Verlauf gefunden, indem im kritischen Konzentrationsbereich die Latenzzeit ohne deutliche Stufenbildung plötzlich sehr stark zuzunehmen begann.

Abb. 3 b zeigt schließlich noch die Ergebnisse an verschiedenen Saponinen der Digitoningruppe. Kurve 1 ist ein durch W. NEUMANN besonders gereinigtes Digitonin, die Kurve deckt sich mit dem Ergebnis für das sonst verwandte Digitonin Merck (Fabrikationsnummer 94632), Kurve 2 gibt ein Digitonin Merck aus dem Jahr 1924 Nr. 2261 wieder, welches nach W. NEUMANN praktisch aus Gitonin bestand, schließlich gibt Kurve 3 das Ergebnis für Tigonin, welches nur eine sehr geringe hämolytische Wirksamkeit zeigt. (Herrn Prof. NEUMANN sind wir für Überlassung der 3 Substanzen dankbar.)

VI. Besprechung.

a) Geschwindigkeit der Digitoninhämolyse (Latenzzeit) und osmotische Funktion der Zellmembran sind gegenseitig voneinander unabhängig. Da die osmotische Funktion der Membran Ausdruck ihrer Struktur ist, folgt, daß die geschwindigkeitsbestimmenden Vorgänge nicht Veränderungen von wesentlichen Strukturbestandteilen betreffen. Ein weiterer Beleg dafür ist die Unabhängigkeit der Latenzzeit von einer Formolvorbehandlung der Zelle. Die Latenzzeit muß infolgedessen durch Umsetzungen am Hämolytikum zustande kommen. Direkte Hinweise hierauf sind die Versuche von E. HEINISCH[3] und J. WENDLER[4], welche beim Digitonin bzw. beim Hexadecylsulfonat durch geeignete Vorbehandlung des Hämolytikums die Latenzzeit reduzieren bzw. zum Verschwinden bringen konnten.

b) Die Latenzzeit ist weiterhin von der Zellkonzentration unabhängig. Dies ist eine Selbstverständlichkeit, wenn man bedenkt, daß die thermodynamische Konzentration des Reaktionspartners des Digitonins allein durch dessen Oberflächenkonzentration an der Zelle bestimmt wird. Diese wird aber durch Vermehrung der Zellzahl im System nicht variiert.

Variationen könnten eintreten 1. durch Dehnung der Zelloberfläche infolge osmotischer Prozesse: eine einfache Überschlagsrechnung zeigt aber, daß echte Membrandehnungen bei Blutzellen kaum eintreten; die Zelle hämolysiert osmotisch in dem Moment, in welchem die Volumzunahme durch Schwellung nicht mehr durch Formänderung beherrscht werden kann. 2. Bei Vergleich der Verhältnisse bei verschiedenen Tierarten: die notwendigen Daten hierzu liegen vor, falls man annimmt, daß das Cholesterin der primäre Reaktionspartner des Digitonins ist:

Tabelle 3.

Tierart	Cholesteringehalt je Zelle (in 10^{-13} g/Zelle) zu Durchmesser (in μ^2)	log (Latenzzeit) (in sec)
Schaf	3,2	1,4
Rind	3,2	1,06
Katze	3,3	0,9
Ratte	2,65	0,87
Schwein	3,2	0,85
Mensch	2,65	0,81
Kaninchen	2,3	0,74
Hund	2,9	0,72

Die zweite Spalte demonstriert die relativ gute Proportionalität des Cholesterins der Zelle zur Zelloberfläche. Die Abweichungen von dieser Proportionalität zeigen eine gewisse Korrelation zur Latenzzeit, doch ist diese gerade umgekehrt als erwartet werden durfte: mit abnehmender Cholesterinkonzentration nimmt die Latenzzeit ab, d. h. die Reaktionsgeschwindigkeit wird größer. Proportionalität ist auch nicht entfernt vorhanden.

c) Die Abhängigkeit der Latenzzeit bzw. der Hämolysegeschwindigkeit von der Digitoninkonzentration zeigt, daß in einem bestimmten Konzentrationsbereich das Digitonin konzentrationsproportional reagiert. Diese aus den Geschwindigkeitsverhältnissen abzuleitende Tatsache steht in einem gewissen Widerspruch zu der für denselben Konzentrationsbereich früher mitgeteilten Regel, nach welcher für die Hämolysegrenze die Proportion Zellen/Digitonin^2 konstant ist. Für den primären Bindungsprozeß sind jedoch in erster Linie die Ergebnisse der kinetischen Messung entscheidend, die seinerzeit gefundene Regel bezieht sich auf die Mindestmenge Digitonin, welche eine Zelle überhaupt zur Hämolyse bringt. Aus diesem Grund enthält sie auch die Zellkonzentration.

Für die Reversibilität dieser Bindung stammen einige Belege von WILBRANDT[7], dies ist insofern überraschend, als SCHMIDT-THOMÉ[6] für die Digitonin-Cholesterinbindung und RUHENSTROTH-BAUER[5] für die Digitonin-Zellbindung die Irreversibilität belegen konnte.

Die bei fast allen Tieren verzeichnete Abweichung von der genauen Proportionalität ist außer mit der Inhomogenität des Reaktionssystems kaum zu deuten. Es wird noch an anderer Stelle gezeigt werden, daß Reaktionssysteme aus Einzelelementen mit statistisch schwankenden Eigenschaften solche Abweichungen zeigen *müssen*. Es läßt sich aber auch direkt einsehen, daß ein Funktionalzusammenhang durch das Hineinwirken statistischer Faktoren weniger fest erscheint (also etwa statt $y = a \times x^1$ sich wie oben $y = a \times x^{n<1}$ ergibt).

d) Bei geringen Digitoninkonzentrationen wurden schon früher Abweichungen von der einfachen quadratischen Beziehung zwischen Digitoninresistenz und Zellkonzentration mitgeteilt. Diesen schließen sich die nunmehr beobachteten Unstetigkeiten der Latenzzeit — Digitoninkonzentrationskurve ergänzend an. — Nun ist bekannt, daß Digitonin in sehr großen Verdünnungen im Wasser molekulardispers gelöst ist und zudem in dieser Form keine Oberflächenaktivität zeigt. Erst nach Überschreiten einer bestimmten Konzentration beginnt die Oberflächenspannung des Lösungswassers abzusinken. — Man nimmt an, daß bei dieser die Aggregation zu polymolekularen Komplexen beginnt, welche allein oberflächenaktiv sind. In ebendemselben Konzentrationsbereich liegt die von uns beobachtete Unstetigkeit. Vermutlich ist somit die letztere der Ausdruck der nunmehr einsetzenden Polymerisation. Unterhalb der Übergangszone ist der Reaktionspartner der Zellen molekulardisperses Digitonin, was sich auch in einer Veränderung des Charakters des Zeitablaufs ausdrückt (keine deutlich abgegrenzte Latenzperiode). Oberhalb der Reaktionszone ist der Partner ein Digitoninsol, dessen Teilchengröße mit der Konzentration zunimmt. Wird das Digitoninsol vor Ansetzen des Versuchs durch Erhitzen peptisiert, so entfällt die Stufe und die hämolytische Aktivität nimmt zu. Doch ist diese Zunahme nur oberhalb der Übergangszone nachweisbar. Wird nicht stark erhitzt, sondern lediglich der Versuch bei etwas erhöhter Temperatur durchgeführt, so wird der Existenzbereich der molekulardispersen Lösung größer, d. h. die Stufe verschiebt sich gegen höhere Konzentrationen (E. Heinisch).

Diese Versuche sind ein Hinweis, daß die Latenzphase mit der Existenz von Digitoninkomplexen zusammenhängt, welche als solche zwar adsorbiert werden können, jedoch zunächst nicht hämolytisch wirken und die Zelle nur unwesentlich verändern. Weitere Belege dafür sind die Agglutinationserscheinungen und die Hemmzonen.

e) Derartige Hemmzonen bei Seifen wurden von anderer Seite mit der Bildung sehr stabiler Adsorptionsschichten erklärt. Die Stabilität wurde dabei rein mechanisch aufgefaßt. Für das Digitonin (und das Hexadecylsulfonat) nehmen wir dagegen an, daß bei vollständiger Bedeckung (zu hoher Digitoninoberflächenkonzentration) irgend eine sekundäre Reaktion innerhalb des Digitoninkomplexes und damit die Lyse verhindert wird. — Die Agglutination ist ein direkter Hinweis auf die Bildung einer veränderten Oberflächenschicht.

f) Schließlich fügen sich auch die beobachteten Temperaturwirkungen gut dem nachfolgend zusammengefaßten Bild. Bei tiefer Temperatur ist die Adsorption vollständiger, daher wird das Digitonin bei weit geringerer Konzentration wirksam sein (an sich gesteigerte Adsorption, Ausdehnung der Existenz adsorbierbarer Komplexe), andererseits aber die Umordnung des adsorbierten Digitonins langsamer gehen (Verlängerung der Latenzzeit).

Im meist angewandten Konzentrationsbereich (um 10^{-5} g/ml) werden also zunächst oberflächenaktive Digitoninmicellen an die Zelloberfläche adsorbiert. Diese Adsorption geht relativ schnell vor sich und ist reversibel. Unter dem Einfluß von Oberflächenkräften ordnet sich das Digitonin um, eine bestimmte Konfiguration an der Zelloberfläche (eventuell bestimmte Art der Feldbesetzung) führt zur hämolytischen Reaktion. Diese wieder vollzieht sich sehr schnell. Bei sehr geringen Digitoninkonzentrationen wird infolge Schwund der oberflächenaktiven Teilchen die hämolytische Aktivität unverhältnismäßig schnell kleiner. Bei sehr hohen Digitoninkonzentrationen und tiefen Temperaturen können Adsorptionsschichten entstehen, in welchen die Umlagerung verzögert ist.

Für diese Vorgänge dürfte zunächst die Cholesterinaffinität des Digitonins keine Rolle spielen. Für ihre mehr sekundäre Bedeutung sprechen die analogen Erscheinungen bei der Lyse durch Hexadecylsulfonat, ferner die Tatsache, daß das Digitonin trotz seiner besonders aktiven und irreversiblen Cholesterinaffinität unter den übrigen Saponinen als Hämolytikum *keine* Sonderstellung besitzt, und schließlich auch die negative Korrelation zwischen Cholesterinoberflächenkonzentration und Latenzzeit. Ein Hinweis ist ferner die primäre Reversibilität und sekundäre Irreversibilität der Digitoninbindung. Nach Aufklärung der einfacheren Verhältnisse bei den Seifen wird — nun in Anknüpfung an die Analyse RUHENSTROTH-BAUERS — das Problem zugänglicher werden.

Zum Abschluß sei kurz angedeutet, daß die für Digitonin beobachteten Phänomene Konsequenzen für eine Reihe anderer pharmakodynamisch und physiologisch interessanterer Stoffe haben können (vgl. etwa Membranphase der Wirkung herzwirksamer Glykoside). Möglicherweise lassen sich ebenso wie hier manche Effekte, welche auf Zellveränderungen bezogen werden, auf einfache physikochemische Alterationen des Wirkstoffs zurückführen.

Zusammenfassung.

Es werden weitere quantitative Daten zur Digitoninlyse roter Blutzellen mitgeteilt, welche eine Beteiligung von Polymerisations- und Adsorptionsvorgängen beim Ablauf der Lyse wahrscheinlich erscheinen lassen.

Osmotische Vorgänge spielen beim Ablauf der Digitoninlyse keine Rolle. Rutin und Formalin in geringen Konzentrationen beeinflussen die Lyse ebenfalls nicht.

Der Ablauf der Digitoninhämolyse ist im Gegensatz zum Endgleichgewicht bei Wahl geeigneter Versuchsbedingungen von der Zellkonzentration unabhängig.

Die Abhängigkeit der Hämolysegeschwindigkeit von der Digitoninkonzentration ist sehr kompliziert. Sie zeigt im Polymerisationsbereich des Digitonins Unstetigkeiten.

Es wird eine Theorie der Digitoninhämolyse vorgeschlagen, welche zunächst qualitativ die Erscheinungen der Latenzzeit, Zonenbildung und der Unabhängigkeit vom osmotischen Zustand der Zelle zu erklären vermag.

Literatur.

[1] Jung, F., u. A. Böhm: Arch. exper. Path. u. Pharmakol. 207, 144 (1949). — [2] Jung, F., u. L. Wirth: Arch. exper. Path. u. Pharmakol. 210, 328 (1950). — [3] Heinisch, E.: Inauguraldissertation Berlin 1951. — [4] Wendler, J.: Inauguraldissertation Berlin 1951. — [5] Ruhenstroth-Bauer, G.: Z. f. Naturforschung 5, 250 (1950). — [6] Schmidt-Thomé, J.: Z. physiol. Chem. 275, 183 (1942). — [7] Wilbrandt, W.: Pflügers Arch. 245, 22 (1942). — [8] Jung, F.: Naturwiss. 37, 229, 254 (1950). — [9] Moser, P.: Z. klin. Med. 147, 180 (1950). — [10] Ponder, E.: Hemolysis and related Phenomena. New York: Grune a. Stratton 1949.

Prof. Dr. F. Jung, Berlin-Buch, Lindenberger Weg 80.

Arch. exper. Path. u. Pharmakol., Bd. 215, S. 568—572 (1952).

Aus dem Institut für Medizin und Biologie der Deutschen Akademie der Wissenschaften zu Berlin (Direktor: W. FRIEDRICH).

Über reversible und partielle Hämolyse*.

Von

F. JUNG.

Mit 2 Textabbildungen.

(Eingegangen am 17. November 1951.)

Wird eine osmotisch hämolysierte Blutkörperchensuspension durch Salzzusatz wieder isoton gemacht, so trübt sie sich und man kann wieder farbstoffhaltige Zellen abzentrifugieren: *Reversible Hämolyse*. Wird dabei der Hämolyseversuch mit wenig Wasser angesetzt, so soll man sowohl im hämolysierten Ansatz wie nach „Reversion" zahlreiche Zellen mit mehr oder minder großem Hämoglobingehalt finden können: *Partielle Hämolyse*. Eine solche läßt sich auch bei den üblichen Hämolysereihen nachweisen (PONDER[1], WILBRANDT[2] u. a.).

Beide Erscheinungen hängen eng miteinander zusammen. PONDER hat gezeigt, daß Blutkörperchenschatten nach osmotischer Lyse bei Wiederherstellung des normalen osmotischen Drucks wieder ihr altes Volumen einnehmen. Enthalten sie infolge partieller Hämolyse noch Farbstoff, so tritt reversible Hämolyse auf. Nach totaler Hämolyse ist eine echte Reversion nicht möglich; farbstofffreie und isolierte Schatten sind bei normalem Ionenmilieu Hämoglobin-impermeabel. Ein besonderes Problem stellt die partielle Hämolyse dar. Sowie die Membran hämoglobindurchlässig wird, sollte der Farbstoff schnell und vollständig bis zur Herstellung des Diffusionsgleichgewichtes abdiffundieren. Tatsächlich wird auch schnell ein Gleichgewicht erreicht, bei dem aber noch — wie Gesamtanalysen an Blutproben zeigten (PONDER) — mit abnehmendem Hämolysevolumen zunehmend überschüssige Mengen Farbstoff in den Zellen zurückgehalten werden. PONDER schließt daraus auf eine adsorptive Bindung des Hämoglobins im Zellinnern. Eine verwandte Folgerung zieht LINDEMANN[3] aus seinen Beobachtungen bei partiellen Hämolysen: Hämoglobin liege primär in den Zellen in Form nicht-diffusibler polymolekularer Assoziate vor und die Hämolyse komme weniger durch eine Membranveränderung als durch eine Dissoziation dieser Assoziate zustande. Partielle Hämolyse habe eine teilweise Dissoziation zur Ursache, bei der Reste der ursprünglichen Assoziate in Form körniger Strukturen elektronenoptisch im Zellinnern nachweisbar bleiben. Die

---

* Herrn Prof. Dr. W. HEUBNER zum 75. Geburtstag gewidmet.

Erscheinung der partiellen Hämolyse ist somit für die Frage der Bindung des Hämoglobins in der roten Blutzelle nicht unwichtig. Da sich nun sowohl die PONDERsche wie die LINDEMANNsche Ansicht nicht mit der aus anderen Gründen plausibleren Annahme verträgt, das Hämoglobin befinde sich als echte, wenn auch höchst konzentrierte Lösung im Zellinnern, haben wir einige eigene Versuche durchgeführt.

Methodisches.

Sämtliche Versuche wurden bei Zimmertemperatur, etwa 21°, vorgenommen. Colorimetrische Messungen wurden mit Hilfe des von HAVEMANN oder auch des von KORTÜM angegebenen lichtelektrischen Colorimeters vorgenommen. Zu übermikroskopischen Aufnahmen diente das von RUSKA und BORRIES konstruierte Mikroskop mit elektromagnetischen Linsensystemen.

I.

Menschliche rote Blutzellen wurden durch die Zugabe verschiedener Volumina Wasser hämolysiert und nach 15 min Hämolysedauer eine dem zugesetzten Wasser volumgleiche Menge 2% NaCl-Lösung zugegeben. Es trat meist „Reversion" ein. Dann wurden die Zellen abzentrifugiert, ihr Farbstoffgehalt bestimmt und ihr Aussehen im Licht — wie im Elektronenmikroskop — geprüft. Abb. 1 zeigt ein Versuchsergebnis:

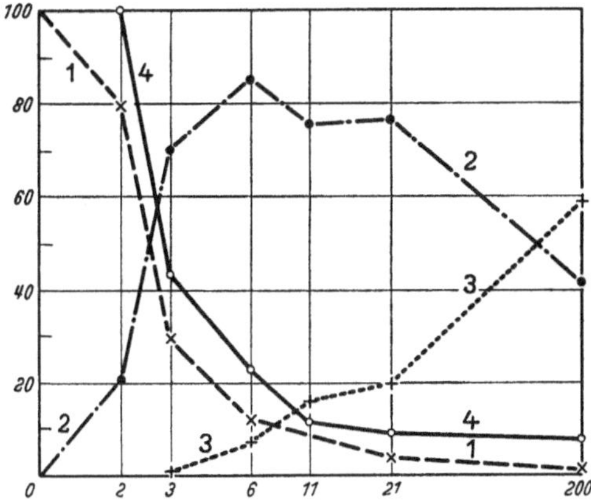

Abb. 1. Versuch zur partiellen Hämolyse: je 1 cm³ Zellsuspension wurde mit 1—100 cm³ Wasser und nach 15 min mit 1—100 cm³ 2% Kochsalzlösung versetzt. Abszisse: Verdünnungsgrad der Ausgangssuspension nach Ansatz des Hämolyseversuchs. Ordinate: Prozent veränderter Zellen bzw. des Ausgangshämoglobins. 1. Unveränderte Zellen, 2. Stechapfelformen, 3. Farbstofffreie ausgebreitete Membranen, 4. Hämoglobingehalt der abzentrifugierten Zellreste.

Entsprechend den PONDERschen Angaben bleibt bei der osmotischen Hämolyse eine mit zunehmendem Hämolysevolumen abnehmende Farbstoffmenge in den Zellen zurück. Dieses Resthämoglobin wird durch die Dauer des Hämolyseversuchs nicht beeinflußt. Größenordnungsmäßig entsprechen unsere Werte den Ponderschen: Im Ausgangsansatz war das Zellvolumen 40%; wurde also mittels Wasser auf das Dreifache verdünnt, so hätten die Zellen nach volummäßiger Gleichverteilung des Farbstoffs noch 40%/3, d. h. 13% des ursprünglichen Farbstoffs enthalten dürfen. Tatsächlich waren noch 43% in den Zellen, d. h. das 3,3fache. Ponder erhielt in einem entsprechenden Versuch bei Verdünnung $^1/_6$ das 3,8fache. Von Ponder wird nun angenommen, daß sich dieses nicht zum Diffusionsgleichgewicht einstellende Hämoglobin in den Zellen adsorbiert befindet. —. Unser Versuch zeigt aber ferner, daß jenes Resthämoglobin in den Zellen nicht gleichmäßig verteilt ist: Die in jedem Ansatz noch vorhandenen unhämolysierten Zellen und jenes Resthämoglobin gehen einander parallel, d. h. es kann sich zum größten Teil um kein — in den Schatten adsorbiertes — Hämoglobin handeln, sondern um den Farbstoff noch erhaltener Zellen. Die Menge adsorbierten Hämoglobins drückt sich im Abstand zwischen beiden Kurven aus; sie ist relativ klein.

In unserem Versuch konnte ferner bei Verwendung genügend großer Hämolysevolumina eine umfangreichere Wiederaufnahme von Farbstoff in die Zellen nicht beobachtet werden; eine solche war auch nicht zu erzwingen, wenn farbstofffreie oder -arme Schatten in konzentrierten Hämoglobinlösungen suspendiert und dann Salz zugefügt wurde. Ponders Ansicht, die reversible Hämolyse sei keine echte Wiederaufnahme des Farbstoffes, sondern einfach die Folge einer unvollständigen Hämolyse, besteht daher zu Recht. Andererseits handelt es sich bei dem sogenannten Resthämoglobin im wesentlichen um kein Adsorptionsphänomen, sondern um nicht-hämolysierte Zellen.

II.

Lindemann nimmt an, daß dieses Resthämoglobin in Form größerer Komplexe vorliegt, also als polymolekulare Assoziate, die durch die Erythrocytenmembran nicht durchdiffundieren können. Das wesentliche Argument seiner Beweisführung sind von ihm beobachtete, im Lauf der Hämolyse auftretende körnige Strukturierungen des Zellinhaltes. In eigenen Versuchen konnten wir eine solche Strukturierung nur gelegentlich beobachten; im allgemeinen war das Zellinnere — soweit hämoglobinarme, also partiell hämolysierte Zellen vorlagen — praktisch homogen. Abb. 2 gibt das Ergebnis einer Versuchsreihe wieder. Sie demonstriert auch eindeutig die von Lindemann bereits betonte außerordentliche Vielfalt der Formen.

Im Gegensatz zu Lindemann möchten wir die Ursache dieser Körnung in einem Eintrocknungs- und Fixierungseffekt suchen. Die Abhängigkeit der Körnung vom Suspensionsmedium der Zellen ist kein Beleg zugunsten eines Vorganges am Hämoglobin und gegen einen Fixierungseffekt — auch die letzteren sind sehr stark mediumabhängig. Auch das Argument, die

Membran der Zelle werde bei der Hämolyse mechanisch nicht verändert, die Veränderung müsse also am Hämoglobin liegen, ist nicht zwingend. PONDER hat nämlich eindeutig gezeigt, daß nach osmotischer Hämolyse die Membran vorübergehend verändert, nämlich hämoglobin- und kationendurchlässig geworden ist. Dies lies sich auch in physikochemischen Messungen bestätigen (FRICKE und CURTIS).

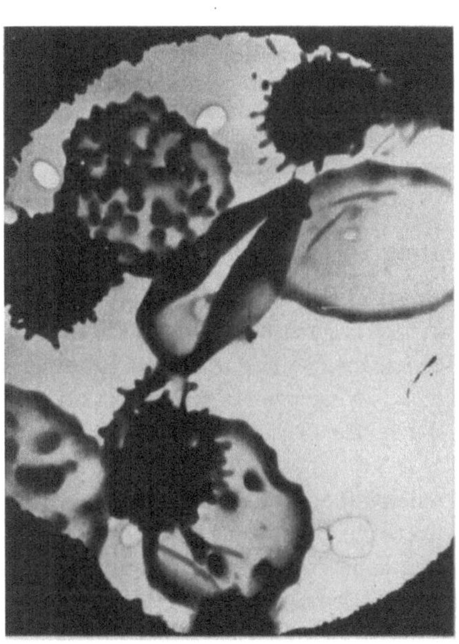 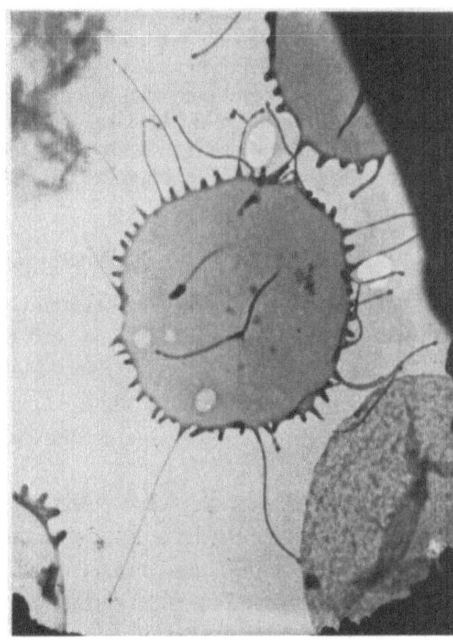

a   b

Abb. 2. Erythrocytenreste nach Versuchen zur reversiblen Hämolyse: *a.* 1 cm³ Zellsuspension + 10 cm³ H⁰O und anschließend + 10 cm³ NaCl-Lösung 2% ig. *b.* 1 cm³ Zellsuspension + 100 cm³ H_2O und anschließend + 100 cm³ NaCl-Lösung 2% ig. — Die Zellen wurden nach Versuchsende mit 1% iger NaCl-Lösung gewaschen und nach Entfernung des freien Hämoglobins mit Osmiumsäure fixiert. Anschließend wurden sie zurück in destilliertes Wasser gebracht.

Polymolekulare Hämoglobinassoziate sind übrigens auch in konzentrierten Lösungen nicht bekannt; die von ANDERSON festgestellte Dissoziation des Hämoglobinmoleküls in Halbmoleküle kommt nur unter besonderen Bedingungen vor und ist während des Hämolysevorgangs ganz unwahrscheinlich. Schließlich wäre noch zu vermerken, daß das Hämoglobin im Zellinneren entsprechend seinem Molekulargewicht osmotisch aktiv ist; eine Assoziation im Sinne einer vollständigen Diffusionsverhinderung wird dadurch ausgeschlossen. Die LINDEMANNsche Ansicht ist daher in ihrer gegenwärtigen Formulierung kaum vertretbar, wenn auch andererseits einige Belege vorliegen, daß das im Zellinnern dicht gepackte Hämoglobin infolge dieser dichten Packung sich besonders verhält.

III.

Während diese grundsätzlichen Fragen zur partiellen Hämolyse relativ einfach lösbar erscheinen, gibt die elektronenoptische Beobachtung der „revertierten" Zellen einige neue Rätsel auf. Abb. 1 zeigt bereits, daß sich die Zellen nicht gleichmäßig verhalten, sie besitzen nach Abschluß des Versuches zu einem erheblichen Teil Stechapfelform. Die Gestalt dieser Stechapfelformen kann außerordentlich bizarr sein; sie ist auf keinen Fall durch ein osmotisches Phänomen allein zu erklären. Noch sonderbarer sind die Veränderungen, die an zahlreichen Zellen nach Beendigung des Versuches zu beobachten sind. Sie erfordern noch eine eingehende elektronenoptische Untersuchung. An anderer Stelle waren für derartige Erscheinungen Störungen zwischen den beiden Schichten der Erythrocytenmembran, dem Epilemma und dem Plasmolemma, verantwortlich gemacht worden. Es wäre denkbar, daß die große Leichtigkeit, mit der bei NaCl-suspendierten Zellen (insbesondere nach schroffem Wechsel des Mediums) solche Veränderungen auftreten, ihre Ursache in einer Veränderung des Gefüges und der Stabilität der Stützsubstanz im Plasmolemma besitzt.

Zusammenfassung.

1. Auf Grund eigener Versuche über partielle und reversible Hämolyse ist es unwahrscheinlich, daß das in den Erythrocyten enthaltene Resthämoglobin adsorbiert ist. Es dürfte sich meist um das Hämoglobin noch intakter Zellen handeln. Die Menge adsorbierten Hämoglobins an den Schatten ist im allgemeinen unter 10% des Gesamtfarbstoffes der Zelle.

2. Die von Lindemann vertretene Ansicht über das Vorkommen von polymolekularen Hämoglobinassoziaten im roten Blutkörperchen ist sehr unwahrscheinlich. Es besteht auf Grund der zur Zeit vorliegenden Befunde kein triftiges Argument gegen das Bestehen einer echten und molekulardispersen Lösung des Hämoglobins im Zellinnern. Damit dürfte die Lindemannsche Dissoziationstheorie der Hämolyse erheblich an Gewicht verlieren.

Literatur.

[1] Ponder, Eric: J. of Exper. Biology 18, 257 (1942). — [2] Wilbrandt, W.: Experientia 1, Heft 3 (1945). — [3] Lindemann, Bruno: Arch. exper. Path. u. Pharmakol. 206, 197 (1949). — [4] Ponder, Eric: Hemolysis and related Phenomena. New York: Grune a. Stratton 1949).

Prof. Dr. F. Jung, Berlin-Buch, Lindenberger Weg 80.

Arch. exper. Path. u. Pharmakol., Bd. 215, S. 573—578 (1952).

Aus dem Institut für Medizin und Biologie der Deutschen Akademie der Wissenschaften zu Berlin und dem Pharmakologischen Institut der Humboldt-Universität zu Berlin.

Synthetische Azulene III*.

Beeinflussung der Leukocytenfunktion durch Azulenderivate im Vergleich zu anderen aromatischen Kohlenwasserstoffen.

Von

H. BARTON und M. WENDLER.

Mit 5 Textabbildungen.

(Eingegangen am 2. Februar 1952.)

In früher mitgeteilten Versuchen blieb das Wesen der antiphlogistischen Wirkung des Chamazulens bzw. verschiedener synthetischer Azulene noch offen[1, 2]. Auf Histaminfreisetzung und folgende Histamindesensibilisierung oder direkte Gefäßwirkungen kann sie nicht zurückgeführt werden.

Es folgen nun Versuche über Funktionsänderungen menschlicher Leukocyten nach Zugabe von Kamillenöl oder eines synthetischen Azulenpräparats (A 18, Azulol-Homburg). Die zu beschreibenden Wirkungen traten nur bei älteren oder künstlich gealterten A 18-Zubereitungen auf, so daß sie sich nicht an dessen Struktur als 1-Isopropyl-5-methyl-azulen knüpfen können. Diese Tatsache wurde allerdings erst lange nach Abschluß der zu beschreibenden Versuche bei einer Kontrollserie an frisch angeliefertem „Azulol" festgestellt, sie trifft, wie weitere Beobachtungen in unserem Arbeitskreis zeigten, auch für andere, speziell die antiphlogistische, Azulenwirkungen zu. Eine Reihe entzündungserregender Kohlenwasserstoffe, Benzol, Naphthalin, Pyren und Benzpyren wurde in die Versuchsreihe einbezogen.

Methodik.

1. Emigrationsversuche. Wir benutzten die von K. LANGNER[3] angegebene Versuchsanordnung mit geringfügigen Änderungen: Das Leukocytenexplantat wurde nicht in Plasma-Placentarextrakt eingebettet, sondern in ein 10%iges Serum-Tyrodegemisch. Plasma gerinnt nämlich, die damit verbundene Trübung stört aber die Beurteilung, insbesondere dann, wenn trübe Kohlenwasserstoffemulsionen zugegeben werden. Abb. 1 zeigt die Leukocytenemigration aus einem Explantat in einem 10%igen Serum-Tyrodegemisch. Die Auswertung erfolgte planimetrisch unter Verwendung von Dunkelfeldmikrophotographien. — Unter Azulen ist in den folgenden Ausführungen jeweils das zunächst untersuchte wirksame, also gealterte Präparat verstanden.

---

* Herrn Professor Dr. WOLFGANG HEUBNER zum 75. Geburtstag gewidmet.

2. Phagocytose. Tusche und Carmin sind zur Phagocytose sehr ungeeignet: Bei Tusche ist schwer zu entscheiden, ob die Partikel phagocytiert oder nur auf die Zellen aufgelagert sind, und bei Carmin werden zudem zahlreiche Zellen zerstört. Gut brauchbar ist die Reisstärke-Phagocytose. Abb. 2 bringt einen Vergleich der Ergebnisse bei Verwendung von Carmin oder Reisstärke. 2 cm³ menschliches Blut wurden in

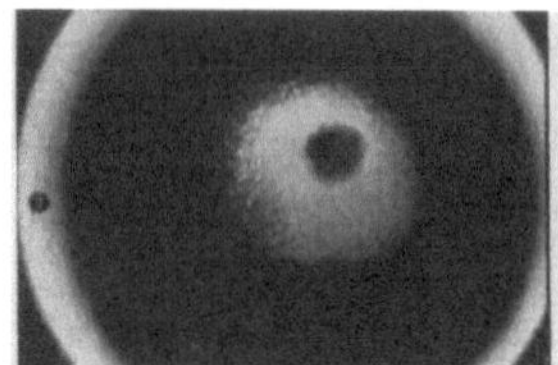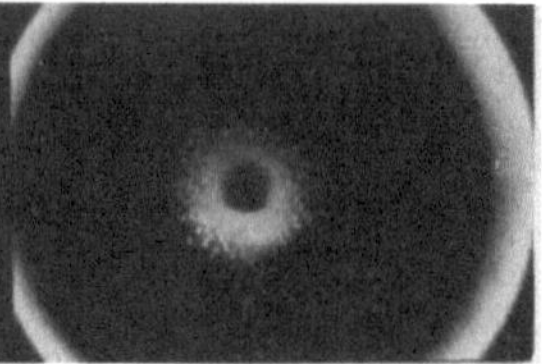

Abb. 1. Dunkelfeld-Mikroaufnahme der Leukocytenemigration aus einem Explantat im 10%igen Serum-Tyrodegemisch. Vergrößerung 15fach. Links: Normale Emigration. Rechts: Eine durch Azulen (A 18) 3mal 10⁻⁴ g/ml gehemmte Emigration.

Reagensröhrchen abgefüllt, das Azulen durch intensives Verschütteln im Serum des gleichen Blutes emulgiert und 0,1 cm³ dieses Serums mit jeweils der gewünschten Azulenmenge dem Blut zugefügt. Der Ansatz wird dann etwa 30—60 min bei 37° C gehalten und sofort danach noch warm in eine Schüttelapparatur gebracht. Nach 20 min wird das Blut ausgestrichen und nach Pappenheim mit anschließender Nachfärbung durch Lugolsche Lösung gefärbt. Wir bestimmten jeweils von 100

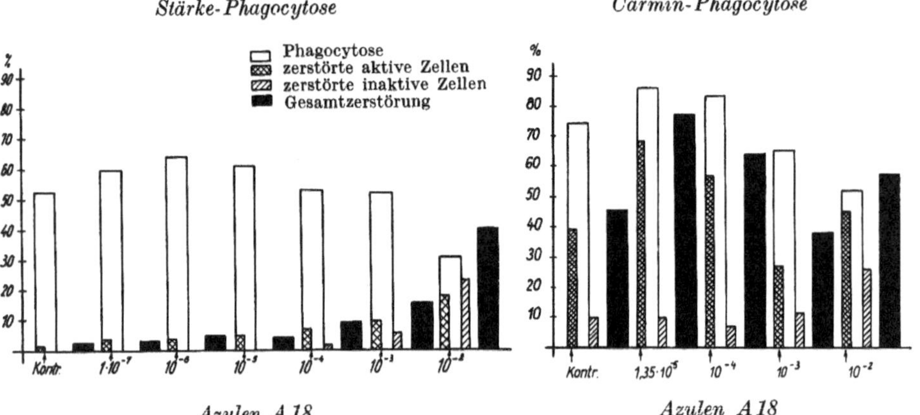

Abb. 2. Reisstärkephagocytose (links) im Vergleich zur Carminphagocytose (rechts). Abszisse: Kontrollversuch und Azulenkonzentration (A 18) in g/ml. Ordinate: Phagocytose in Prozent. Die Säulen bezeichnen Mittelwerte. Die Zerstörung der Zellen bei der Carminphagocytose ist nicht durch den Kohlenwasserstoff, sondern mechanisch durch Carmin bedingt.

neutrophilen Leukocyten die Zellen, welche phagocytiert hatten. Beide Gruppen, d. h. die aktiven und die inaktiven Zellen, teilten wir dann außerdem in zerstörte und erhaltene Zellen ein. Pro Ausstrich wurden jeweils 100 Zellen ausgezählt, pro Ansatz 15 Ausstriche angefertigt. In einer besonders angesetzten Versuchsreihe wurde festgestellt. daß bei gleichartigen Ansätzen die Streuung um den Mittelwert

(3 σ) nicht mehr als 5% beträgt. Nicht alle in den folgenden Versuchen beobachteten Konzentrationsdifferenzen waren daher signifikant, die den Kontrollversuchen gegenüber optimal fördernden und stärker hemmenden Konzentrationen dagegen immer.

3. Injektionsversuche. Weiße Mäuse erhielten jeweils entweder ein Gemisch von 0,05 ml Kamillenöl mit 0,05 ml Paraffinöl oder zur Kontrolle 0,1 ml Paraffinöl subcutan unter das Rückenfell rechts und links der Wirbelsäule. Die Tiere wurden in Abständen von 3, 24, 48 Std und 1 Woche getötet und die Hautreaktion histologisch beurteilt. Die Beurteilung erfolgte ohne Kenntnis danach, ob ein Kontroll- oder Versuchspräparat vorlag. Die Auswertung wurde nach einem Punktsystem vorgenommen.

Ergebnisse.

1. Emigrationsversuche. Kamillenöl und A 18-Zubereitungen fördern die Emigrationstendenz von Leukocyten bei Gegenwart von $3 \cdot 10^{-7}$ bis $3 \cdot 10^{-5}$ g/ml. Höhere Konzentrationen $3 \cdot 10^{-4}$ bis $3 \cdot 10^{-2}$ g/ml hemmen. Die Versuchsergebnisse sind einwandfrei reproduzierbar. Schwierigkeiten bei der Durchführung der Versuche, insbesondere die sehr empfindliche Abhängigkeit der Emigrationsförderung von der Wasserstoffionenkonzentration, veranlaßten uns zum Abbruch der Versuche. Benzol, Naphthalin und Pyren zeigen niemals positive Wirkungen, sondern hemmen die Emigration ab $3 \cdot 10^{-4}$ g/ml stets (Abb. 3).

2. Phagocytoseversuche. Azulen im Ansatz steigert in Konzentrationen $1 \cdot 10^{-7}$ bis $1 \cdot 10^{-5}$ g/ml die Phagocytose. Eine deutlich optimale Wirkung wurde bei $1 \cdot 10^{-6}$ g/ml Azulen gesehen. Konzentrationen um $1 \cdot 10^{-4}$ g/ml verhalten sich indifferent bezüglich Förderung oder Hemmung. Höhere Konzentrationen wiederum hemmen die Phagocytose. Naphthalin,

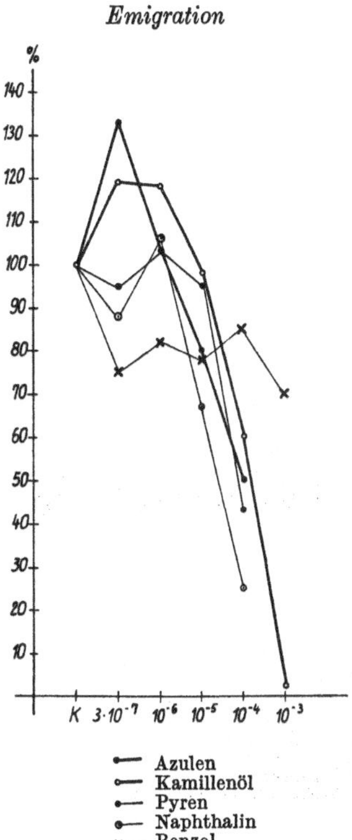

Abb. 3. Zusammenfassung der Wirkungsweise der Kohlenwasserstoffe auf die Leukocytenemigration. Abszisse: Kontrollversuch und Kohlenwasserstoffkonzentration in g/ml. Ordinate: Emigrationsfläche in Prozent nach planimetrisch.Bestimmung.

Pyren, Benzpyren zeigen lediglich Hemmung ab 10^{-4} g/ml (am stärksten wohl Naphthalin). Förderung wurde niemals beobachtet. Indifferent war Benzol. Doch möchten wir dies nicht einer verringerten Giftigkeit, sondern der höheren Flüchtigkeit der Substanz zuschreiben. Die eingemessenen Benzolmengen dürften schon zum Zeitpunkt des Versuchsbeginns nicht mehr anwesend gewesen sein.

Zellzerstörungen bzw. Zellschädigungen (Plasmavakuolen, Kernpyknose, Caryorhexis, Auflösung des Protoplasmas) deuten bei Azulen ab $1 \cdot 10^{-4}$ g/ml auf eine beginnende toxische Wirkung hin. Die morphologischen Schädigungseffekte, die bei den übrigen Kohlenwasserstoffen schon ab $1 \cdot 10^{-5}$ g/ml gesehen werden, sind bei gleicher Konzentration erheblich stärker ausgeprägt als in den Versuchen mit Azulen. Abb. 4 gibt eine Zusammenstellung der Phygocytoseergebnisse wieder.

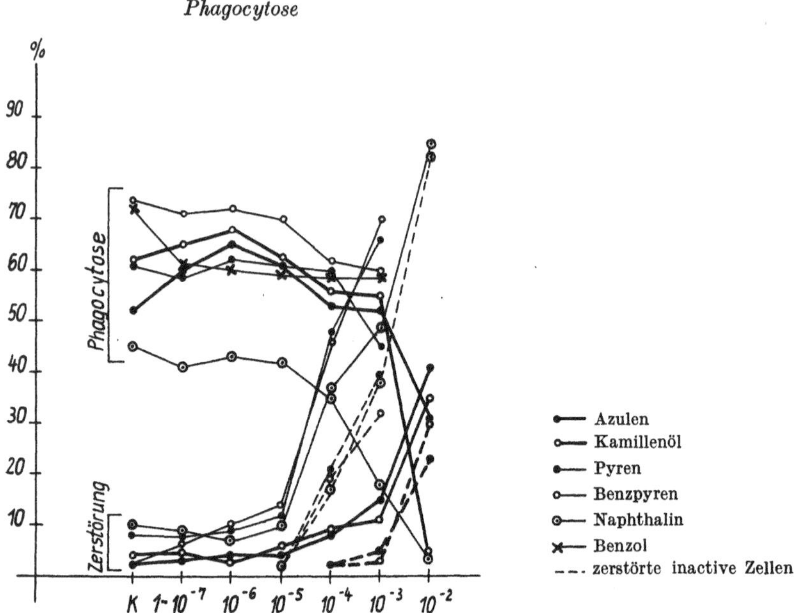

Abb. 4. Zusammenstellung der Phagocytoseergebnisse. Abszisse: Kontrollversuch mit Kohlenwasserstoffkonzentrationen in g/ml. Ordinate: Mittelwerte der Phagocytose und der Zellzerstörung in Prozent. Die ausgezogenen Linien innerhalb des mit Zerstörung bezeichneten Feldes geben die Gesamtzerstörung, die gebrochenen die zerstörten inaktiven Zellen an (vgl. Abb. 2).

3. *Injektionsversuche.* Die azulenhaltigen Öle führten zu einer sehr viel stärkeren leukocytären Reaktion als Kontrollinjektionen mit Paraff. liqu. alb. Im histologischen Schnitt imponiert eine starke ringförmige Infiltration um den Azulentropfen herum. Nach etwa 8 Tagen ist das Innere der ursprünglichen Tropfenhöhle mit zerfallenen Leukocyten und Kernen gefüllt. Abb. 5 zeigt das Auswertungsergebnis nach einem Punktsystem.

Besprechung.

Azulenderivate beeinflussen den leukocytären Abwehrapparat spezifisch. Eine gesteigerte Aktivität der Leukocyten könnte zu einer schnelleren Beseitigung einer Noxe und damit zu einem schnelleren Heilungsverlauf führen. Ein Schluß über den Wirkungsmechanismus und Angriffs-

punkt des Azulens dagegen ist noch nicht zulässig. Ungarische Autoren
führen die Wirkung des Azulens auf Erzeugung einer leichten chronischen Entzündung mit laufender Histaminentbindung und anschließender Histamindesensibilisierung zurück. Dagegen sprechen die Befunde
von HEUBNER[5] und GRABE, worauf schon von JUNG[6] hingewiesen wurde.
Nach BERGLJOT KRÜGER-NILSEN[7] handelt es sich bei der Azulenwirkung
um unterschwellige Entzündungen, um Reizzustände, in deren Folge eine
Steigerung der Abwehrkräfte erreicht wird. Unsere Befunde lassen sich
nur gezwungen in diesem Sinne deuten. Eine Funktionssteigerung der

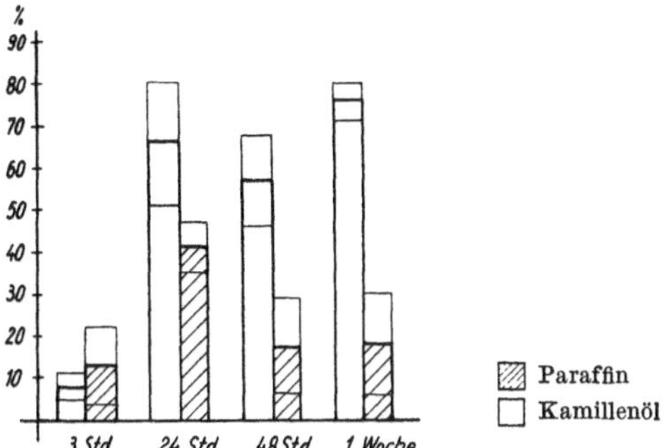

Abb. 5. Leukocytärer Reaktionsablauf nach Injektion von Paraff. liqu. alb. und Kamillenöl an
der weißen Maus. Abszisse: Zeit nach der Injektion. Ordinate: Stärke der Reaktion in Prozent
ausgewertet nach einem Punktsystem. Paraffin zeigt nach 24 Std maximale Wirkung. Sie fällt
im Laufe einer Woche ab, während die des Kamillenöls weiter ansteigt.

Leukocyten, wie sie auch in einer verstärkten Emigration im histologischen Schnitt z. B. nach Azulenapplikation sichtbar wird, ist nicht einer
entzündlichen Reaktion gleichzusetzen. Die entzündungserregenden Kohlenwasserstoffe zeigen keine Funktionssteigerung. Die Hemmung der
Funktion durch höhere Konzentrationen dagegen zeigen alle Kohlenwasserstoffe gemeinsam. Sie sind sicher auf deren toxische Wirkung und
die damit verbundene Zellschädigung zurückzuführen. Sie verlaufen, wie
die Abb. 4 zeigt, proportional dem Grad der Zerstörung. Auch in diesem
unterscheidet sich das Azulen von den entzündungserregenden Kohlenwasserstoffen. Nach ARNOLD könnte die Wirkung der Azulene auf deren
Additionsvermögen anderen Stoffen gegenüber zurückzuführen sein. Auf
Grund unserer Beobachtungen dürfte nicht das Azulenmolekül als solches
wirksam sein, sondern ein Umwandlungsprodukt.

Zusammenfassung.

1. A 18-Zubereitungen und Kamillenöl bewirken in Konzentrationen
von $1 \cdot 10^{-7}$ bis $1 \cdot 10^{-5}$ im Optimum $1 \cdot 10^{-6}$ g/ml eine Funktionssteigerung, in Konzentrationen von $1 \cdot 10^{-4}$ bis $1 \cdot 10^{-2}$ eine Funktionshem-
mung der Leukocyten.

2. Entzündungserregende Kohlenwasserstoffe wie Benzol, Naphthalin, Pyren und Benzpyren lassen eine solche Funktionssteigerung vermissen; ihre hemmenden Wirkungen sind dagegen deutlicher.

3. Die Toxizität des Azulens ist im Vergleich zum Naphthalin und den höheren Kohlenwasserstoffen gering.

4. Subcutane Injektionen von 0,05 g ätherischen Kamillenöls an der weißen Maus zeigen eindeutig eine stärkere leukocytäre Reaktion als Kontrollinjektionen gleicher Mengen von Paraff. liqu. alb.

Literatur.

[1] Jung, F.: Arch. exper. Path. u. Pharmakol. **213**, 1 (1951). — [2] Jung, F.: Arch. exper. Path. u. Pharmakol. **213**, 255 (1951). — [3] Langner, K.: Klin. Wschr. **28**, 177 (1950). — [4] Miklós Jancsó: Orvosok Lapja **III**, 1025 (1947). — [5] Heubner, W., u. F. Grabe: Arch. exper. Path. u. Pharmakol. **171**, 329 (1933). — [6] Jung, F.: Pharmazie **6**, 192 (1951). — [7] Krüger-Nilsen, Bergljot: Arch. exper. Path. u. Pharmakol. **174**, 197 (1934).

Dr. H. Barton, Berlin-Buch, Lindenberger Weg 70.

Arch. exper. Path. u. Pharmakol., Bd. 215, S. 579—589 (1952).

Aus dem Institut für Medizin und Biologie der Deutschen Akademie der Wissenschaften (Abt. Pharmakologie) und dem Pharmakologischen Institut der Humboldt-Universität zu Berlin.

Synthetische Azulene IV*.

Versuche zur Frage Struktur und Wirksamkeit.

Von

M. REINECKE, H. BARTON und **F. JUNG.**

Mit 2 Textabbildungen.

(Eingegangen am 18. Februar 1952.)

Mit Hilfe einer — im Anschluß an frühere Versuche aus dem HEUB-NERschen Institut — entwickelten Auswertungstechnik gelang uns[1, 2] der Nachweis, daß außer dem Chamazulen auch synthetisch darstellbare Körper der Verbindungsklasse der Azulene eindeutige antiphlogistische Wirkungen besitzen. Eindeutige Beziehungen zwischen Konstitution und Wirkung konnten wir nicht feststellen.

Inzwischen ist auch von H. JANISTYN[3] mitgeteilt worden, daß eine Reihe synthetisch dargestellter Azulene antiphlogistisch wirksam sind; nähere Angaben wurden nicht gemacht, doch befand sich unter den geprüften und gut wirksamen Verbindungen S-Guajazulen. Darüber hinaus wird aber von JANISTYN angegeben, daß gute Effekte nur reinen Blauölen zukommen, blauviolette und rotstichige Öle dagegen weniger wirksam seien. Hinter dieser Behauptung steckt die Feststellung einer Beziehung zwischen Lichtabsorption bzw. chemischer Struktur und Wirksamkeit, welche auf Grund unserer früheren und neueren Feststellungen überprüfbar ist. Antiphlogistische Wirkung eines synthetischen Azulens wird auch von BOSCH[4] behauptet, doch wird die Konstitution nicht mitgeteilt. und auch die übrigen Angaben scheinen nicht sehr verwertbar.

Wir haben nun, namentlich im Hinblick auf die Behauptung JANISTYNs, einige weitere Azulene und Azulenderivate auf ihre Wirksamkeit geprüft. Eine früher schon vermerkte, nun wieder auffallende, schwankende Wirksamkeit „chemisch identischer" Azulene verschiedener Herkunft veranlaßte uns anschließend zu einer eingehenderen Analyse der Wirkungsbedingungen. Insbesondere interessierte uns die Frage einer Wirkungsänderung durch „Alterung". In der vorhergehenden Mitteilung[5] hatte nämlich einer von uns berichtet, daß eine für Kamillenöl charakteristische Wirkung auf die Leukocytenfunktion nur durch „altes" 1-Isopropyl-5-methylazulen (A 18, Azulol-HOMBURG) hervorgerufen wird. Wir können nunmehr belegen, daß auch die antiphlogistische Wirkung nicht dem Azulen selbst zukommt, sondern einem in „alten" Zubereitungen vorkommenden Umwandlungsprodukt. Die Isolation dieses Wirkstoffes gelang uns noch nicht.

---

* Herrn Professor Dr. W. HEUBNER zum 75. Geburtstag gewidmet.

I. Methodik.

Die seither verwandte Methodik wurde in ihren wesentlichen Grundzügen bei-
behalten. Die Ausschaltung von Sekundärinfektionen durch Zugabe von Penicillin
zu den Behandlungslösungen (5—10000 Einheiten/ml Penicillin-Jenapharm) zeigte
sich als eindeutige technische Verbesserung. Von 43 Versuchsserien an über 800 Tieren wurden lediglich 4 ohne Penicillin durchgeführt. Während bei diesen 4 Reihen
(ebenso wie in den früheren Versuchen) die Streuung zwischen 0,15 und 0,5 lag
(Reihen zu ca. 20 Tieren), lag sie diesmal erheblich tiefer. Besonders deutlich ist
dies in den letzten 14 Serien — nach Einübung der Methode — in welchen 2 ohne
Penicillin durchgeführte Reihen Streuungen von 0,37 und 0,17 zeigten, während bei
allen übrigen Reihen die Streuung erheblich unter 0,15 lag. *Penicillin*anwendung
verbessert somit die *Signifikanz* der Ergebnisse. Stellt man in den Versuchsreihen,
in welchen ein bestimmtes Azulen wiederholt mit und ohne Penicillin geprüft
wurde, die Ergebnisse gegenüber, so zeigen die ersteren meist Ergebnisse mit
höheren Wirksamkeiten. Auch dies ist nicht überraschend, da das Penicillin einen
Faktor ausschaltet, der durch Azulen nicht beeinflußt werden dürfte. In einigen
oberflächlichen Versuchen haben wir nämlich das Fehlen antiseptischer Wirkungen
schon vor längerer Zeit festgestellt. Eine wenigstens teilweise additiv in den Ablauf der Senfölentzündung sich einschaltende Größe — wie die Infektion — drückt
aber die von uns (vgl. I. Mitt.[6]) auf den Gesamteffekt bezogene Wirksamkeit herab,
falls sie durch Azulen nicht beeinflußt wird. *Penicillinanwendung* verbessert somit
nicht nur die Streuung, sondern auch die „*Wirksamkeit*" selbst.

In einer umfangreichen Serie von Vorversuchen haben wir zunächst die Methodik überprüft; dabei wurden insbesondere Selbstkontrollen eingeschaltet. Die angewandten Azulene bzw. Azulenderivate oder -umwandlungsprodukte wurden
meist zu 10 mg% in physiologischer Lösung emulgiert. Die Emulgierung geschah
mittels eines Ultraschallgeräts (VEM Dresden, Quarzschwinger, 4 W/cm²), in
einigen Versuchen auch mittels eines Homogenisators. Mit Ausnahme des in der
Tabelle vermerkten Alkohols machte die Emulgierung keine Schwierigkeiten.

Die von uns geprüften Substanzen verdanken wir einerseits der Homburg-AG.
Frankfurt, andererseits Herrn Prof. Treibs (Leipzig). Beiden danken wir für die
Förderung unserer Arbeit.

II. Antiphlogistische Wirksamkeit verschiedener Azulenderivate.

Die Auswertungsergebnisse am Senföl-entzündeten Meerschweinchenauge sind in Tab. 1 zusammengestellt. Eine Reihe von Verbindungen,
insbesondere A 18 wurde mehrfach geprüft, um ein Bild über Differenzen
der Ergebnisse in verschiedenen Versuchsreihen zu bekommen. Sie lagen
bei Verwendung desselben Präparates innerhalb der Streuung. Die Ergebnisse wurden aus diesem Grund in den Tabellen zusammengezogen.
Aus der Tabelle läßt sich folgendes entnehmen:

1. Wie schon früher festgestellt worden war, übertrifft Chamazulen
A 18 um ein geringes an Wirksamkeit. Überraschend war nun die relativ
hohe Wirksamkeit des Kamillenöls, welches ja nur zu einem wechselnden Anteil aus Chamazulen besteht. Es ist möglich, daß infolge der
besonderen Anwendungsbedingungen (Emulsion, vgl. hierzu I Mitt.[6])
Chamazulen im Kamillenöl genau so wirksam wird, wie in Emulsionen
des reinen Körpers. Andererseits muß auch an die Möglichkeit gedacht

werden, daß im Kamillenöl neben dem Chamazulen noch eine besondere wirksame Komponente ist, welche bei Aufbereitung des Azulens verschwindet.

Tabelle 1.

Bezeichnung	Konstitution	Tierzahl	Wirksamkeit
	Kamillenöl	42	$0,53 \pm 0,05$
XXIX . . .	S-Guajazulen (T)	36	$0,24 \pm 0,07$
XXVIII. . .	Se-Guajazulen (T)	38	$0,28 \pm 0,05$
XXV	1,2-Benzazulenester (Treibs)	36	$0,25 \pm 0,04$
A 18	1-Isopropyl-5-Methylazulen	30	$0,41 \pm 0,07$
A 101	1-Isopropyl-5-methyl-6-carbinol-azulen	40	$0,01 \pm 0,05$
XXII	1-Isopropyl-5-methyl-6-azulen-carbonsäure	40	$0,22 \pm 0,04$
XXIV. . . .	1-Isopropyl-5-methyl-6-azulen-carbonsäureamid	25	$0,12 \pm 0,04$

2. Die beiden Guajazulene waren wirksam, das violette Se-Guajazulen vielleicht sogar etwas mehr als das blaue S-Guajazulen. Wir halten daher die Angabe JANISTYNS[3] für nicht zuverlässig:

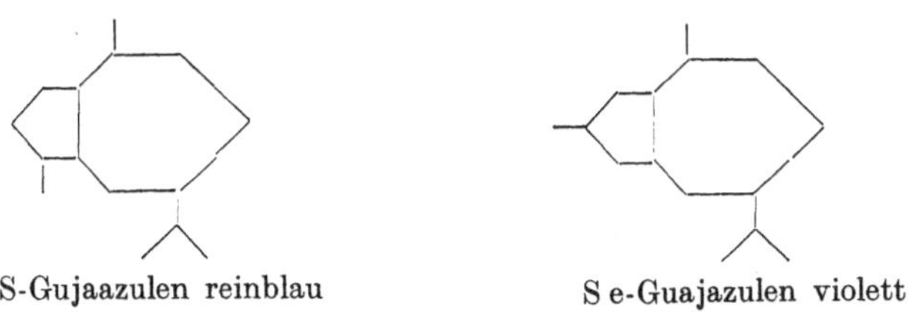

Der Zusammenstellung von POMMER[7] entnehmen wir, daß 1,5-substituierte Azulene blau und 2,4-substituierte Derivate mehr violett sind. Unter den in der II. Mitt. erwähnten Verbindungen war eine Reihe 2- bzw. 4-substituierte violett-stichiger Produkte mit eindeutig guter Wirkung, auch bei diesen traf somit die erwähnte Kopplung von Wirksamkeit und Farbstich nicht zu. Auch angesichts der weiter unten zu berichtenden Tatsachen halten wir eine eingehendere Besprechung dieser Angelegenheit für überflüssig.

3. Überrascht wurden wir zunächst durch die eindeutige Wirkung des Benzazulenderivats. Wir nehmen heute an, daß diese einen Hinweis auf den Wirkungsmechanismus gibt.

4. Der untersuchte Alkohol ließ sich auf Grund seiner physikochemischen Eigenschaften nicht emulgieren. Dies ist uns insofern rätselhaft, als man ihm unbefangen sogar eine gewisse Wasserlöslichkeit zugestehen

würde. Vielleicht lag er uns in einer polymeren Form vor. — Die schlechte Emulgierbarkeit könnte die Wirkungslosigkeit erklären.

5. Die erneut geprüfte Carbonsäure A 25 zeigte sich auch diesmal wieder wirksam, im Gegensatz zu unseren früheren Versuchen war jedoch das Ergebnis eindeutig signifikant (Penicillineinfluß). Das von H. Pommer dargestellte Präparat lag kristallisiert vor. Etwas weniger wirksam war das Säureamid.

Die von uns in der II. Mitteilung erwähnten „Substitutionsregeln" werden durch das Se-Guajazulen durchbrochen. Überhaupt nicht einfügbar ist der Benzazulenester. Unsere damalige Annahme war — auf Grund zu wenig zahlreicher Befunde — verfrüht. Durch die im folgenden Abschnitt mitzuteilenden Befunde dürfte sich zudem die ganze Fragestellung grundsätzlich verschieben. Wir können auch nicht ausschließen, daß Spurenverunreinigungen mit anderen Azulenen Träger der beobachteten Effekte sind, nachdem wir wissen, daß der Effekt an geringe Spuren eines Umwandlungsproduktes gebunden ist.

III. Antiphlogistische Wirksamkeit gealterter und unreiner Präparate.

Im Verlauf unserer Versuche erhielten wir neue Chargen des schon früher therapeutisch brauchbar gefundenen A 18. Diese zeigten sich bei Prüfung auf antiphlogistische Wirksamkeit am Meerschweinchenauge voll oder praktisch voll wirksam. Dagegen war es uns nicht möglich, einen bei einer älteren Charge regelmäßig feststellbaren Effekt auf die Leukocytenfunktion (Phagocytose, Beweglichkeit und Stoffwechsel) zu reproduzieren. Dies sei in Tab. 2 dargestellt:

Tabelle 2. *Phagocytose menschlicher Leukocyten in vitro.*

	Azulenkonzentration	Phagocytosesteigerung
A 18 „alt"	10^{-7}	20
	10^{-6}	25
A 18 „neu"	10^{-7}	½
	10^{-6}	1

Das als A 18 „alt" bezeichnete Präparat war längere Zeit in einem offenen Gefäß im Laboratorium aufbewahrt worden und ca. vor 2 Jahren hergestellt. A 18 „neu" war ein wohl ziemlich frisch dargestelltes Azulen (Homburg AG.), welches erst kurz vor Versuchsbeginn aus einer zugeschmolzenen Ampulle entnommen wurde. Die beiden Präparate zeigten eindeutige Geruchs- und Farbdifferenzen. Bedauerlicherweise wurde das alte Präparat vor Erkennung der Differenz verbraucht.

Im Anschluß an diese Beobachtung wurde eine systematische Versuchsreihe angesetzt, deren Ergebnis wie einige einschlägige Befunde in Tab. 3 zusammengefaßt sind. Aus ihr folgt:

Tabelle 3.

Bezeichnung	Prüfung	Tierzahl	Wirksamkeit	Urteil
II + III	A 18 (ohne Penicillin!)	22	$0{,}19 \pm 0{,}16$	
IV + XIII	A 18	30	$0{,}41 \pm 0{,}07$	
XXXIII	A 18 laufend gereinigt	43	$0{,}12 \pm 0{,}05$	
XXXI	A 18 vergrünt ⟵⟶ A 18	40	$0{,}21 \pm 0{,}05$	A 18 grün > A 18
XXXIV	A 18, praktisch vollständig „vergrünt"	40	$0{,}17 \pm 0{,}05$	
XXXV	A 18 (blaugrüner Anteil)	40	$0{,}32 \pm 0{,}06$	
XXXVI	A 18 (brauner Anteil)	40	$0{,}01 \pm 0{,}05$	
XXXVII	A 18 grüner Ant. v. XXXV	40	$0{,}29 \pm 0{,}06$	
XXXVIII	A 18 blauer Ant. v. XXXV	33	$0{,}24 \pm 0{,}06$	
XXI	S-Guajazulen (D) ⟵⟶ A 18	36	$0{,}14 \pm 0{,}03$	Az. (D) > A 18

1. Wurde A 18 „neu" unter den Versuchsbedingungen ausgewertet, unter welchen die Versuche der II. Mitt. durchgeführt worden waren, d. h. ohne Gegenwart von Penicillin, so ergab sich eine Wirksamkeit von $0{,}19 \pm 0{,}16$. In den früheren Versuchen war für A 18 „alt" ein Wert um $0{,}4 \pm 0{,}15$ erhalten worden. Wenn auch die große Streuung die Differenz nicht sicher erscheinen läßt, so ist doch wahrscheinlich, daß A 18 „neu" eine etwas geringere Wirksamkeit besitzt als das frühere Produkt. Infolge der Penicillinanwendung (vgl. Methodik) war uns diese Differenz zunächst entgangen, da laut Tab. 1 A 18 „neu" nunmehr $0{,}41 \pm 0{,}07$ ergeben hatte und dieser Wert dem früher für A 18 „alt" erhaltenen Ergebnis entsprach.

2. Auf diese Beobachtung hin wurde die zur Therapie verwandte Emulsion täglich zweimal neu aus frisch an Al_2O_3-gereinigtem Azulen angesetzt. Dabei ergab sich eine Wirksamkeit von $0{,}12 \pm 0{,}05$, d. h. eine sehr erhebliche Wirkungsreduktion! Mit diesem Versuch dürfte belegt sein, daß die eigentliche antiphlogistische Wirkung nicht dem Azulen selbst, sondern einer in ihm enthaltenen Verunreinigung zukommt, die wir zunächst als Wirkstoff X bezeichnen wollen.

3. In diesem Zusammenhang erinnerten wir uns an die speziell bei A 18 beobachtete Vergrünungsneigung: Ältere Emulsionen (ca. 1 Woche alt) enthalten meist ein grünliches Produkt; bei Papierchromatographie von Azulengemischen geht A 18 im Papier an Luft und Licht schnell in ein grünes, chromatographisch abtrennbares Derivat über, und ähnliches ist auch sonst beim Stehen an Luft zu beobachten. Wie die Tabelle zeigt, ist die antiphlogistische Wirkung eines solchen vergrünten Azulens dem des A 18 „neu" eindeutig überlegen. Vermutlich dürfte das geprüfte

Produkt das wirksamste sämtlicher von uns überhaupt geprüfter Präparate gewesen sein. Wie die Tabelle aber ferner zeigt, ist bei zu weitgehender „Vergrünung“ wieder ein Wirkungsschwund feststellbar.

4. Diese Beobachtungen werden bei Prüfung eines (von uns unbekannter Seite hergestellten) S-Guajazulens bestätigt. Dieses Produkt zeigte bei Wirkungsvergleich mit A 18 „neu“ eine erheblich überlegene Wirkung. Andererseits war oben mitgeteilt worden, daß ein — vermutlich viel einwandfreieres — S-Guajazulen (Prof. Treibs) zwar wirksam war, diese Wirkung jedoch geringer war als die des A 18 „neu“ (Tab. 1). Praktisch dürfte das letztere (S-Guajazulen-T) etwa nur die halbe Wirksamkeit wie jenes zweifelhafte Präparat (S-Guajazulen-D) besessen haben. S-Guajazulen-D entsprach oder übertraf sogar damit Kamillenöl, allerdings wohl nicht das oben erwähnte vergrünte A 18. S-Guajazulen-D zeigte sich bei längerer Aufbewahrung in einem verschlossenen Gefäß wenig beständig, während S-Guajazulen-T relativ haltbar war.

Aus den Beobachtungen dieses Abschnittes läßt sich somit entnehmen, daß gealterte oder unreine Azulenpräparate eine erheblich bessere antiphlogistische Wirkung besitzen als reine Zubereitungen. Die wirksame Komponente entsteht aber aus dem'Azulen, und zwar vermutlich während der sogenannten Vergrünung.

IV. Versuche zur Isolation des antiphlogistischen Wirkstoffs X.

Infolge der wesentlieh geringen Streuung in den neuen Versuchsserien läßt sich die Wirksamkeit einer bestimmten Zubereitung täglich feststellen. Diese muß bei einem regulären Heilungsablauf zunächst zunehmen, mit Schwund der Erscheinungen (d. h. Abheilung auch des Kontrollauges) wieder abnehmen. Bei Auftauchen negativer Werte liegen Schädigungen vor. (Bei der in der II. Mitt., Abb. 1 gewählten Darstellung war anders als hier die Wirksamkeit bis zu einem bestimmten Tage aufgetragen worden.) Vergleicht man den Wirkungsablauf bei verschiedenartigen Zubereitungen, so ergibt sich ein gewisser Einblick in die Bedingungen, unter welchen der Wirkstoff X auftritt.

1. Abb. 1 gibt den Wirkungsablauf für ein frisches Azulen (Serie XIII), für ein gereinigtes Azulen (Serie XXXIII) und die tägliche Wirkungsdifferenz zwischen einem frischen und vergrünten Azulen (Serie XXXIV) wieder. (Vgl. Tabelle 3). — Das gereinigte Produkt zeigt namentlich in den ersten Behandlungstagen eine sehr geringe Wirksamkeit; diese nimmt aber zu, und gegen Schluß des Versuches ist keine eindeutige Differenz gegenüber dem unbehandelten Azulen (Serie XIII) nachweisbar. Der Wirkstoff X dürfte somit im Zug der Behandlung auch bei Verwendung des gereinigten Azulens entstehen. Wird dagegen die Wirkung des vergrünten und normalen Azulens verglichen, so zeigt sich — dem

eben erwähnten Versuch völlig reziprok — die Wirkungsdifferenz am 1. Behandlungstag maximal zugunsten des vergrünten Produktes, um mit der Behandlungsdauer abzunehmen. Noch vor Versuchsende wird die Wirksamkeit beider Präparate praktisch identisch. Dies ist an sich nicht weiter überraschend, da auch das normale Azulen im Zuge des Versuches eindeutig vergrünt, so daß zu Versuchsende etwa aus der Emulsion rückgewonnenes Azulen keine wesentlichen Unterschiede zwischen beiden Ansätzen mehr zeigt.

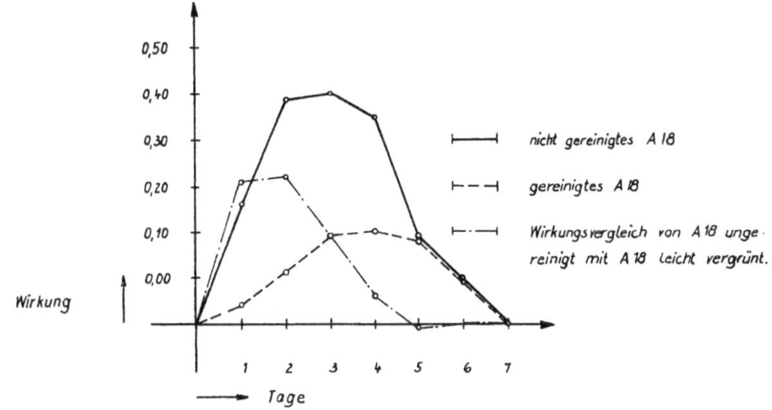

Abb. 1. Wirkungsablauf verschiedener Präparate des 1-Isopropyl-5-methylazulens.

Mit den Versuchen der Abb. 1 scheint uns gesichert, daß X sich aus dem Azulen im Zuge des Vergrünens bildet. Sie geben vielleicht auch bereits einen Hinweis, daß X selbst relativ kurzlebig ist, d. h. im Verlauf der Testperiode primär vorhandener Wirkstoff verschwindet. Anderenfalls könnte nämlich bei Versuchsende die Wirkung der drei geprüften Produkte nicht identisch sein.

2. Ein weitgehend vergrüntes A 18-Präparat wurde an der Aluminiumoxydsäule in einzelne Fraktionen aufgetrennt. Dabei werden sehr zahlreiche Fraktionen feststellbar, welche jedoch nach Isolation bei Aufbewahrung nicht sehr stabil sind. Als Lösungsmittel dienten Petroläther und Methanol: Die Reihenfolge auf der Säule bei Verwendung von Petroläther zur Entwicklung des Chromatogramms ist von unten nach oben: blau (Azulen), weitere bläuliche Fraktionen, grün, gelbliche Produkte und schließlich einige braune und schwärzliche, sich scharf in einzelne Zonen absetzende Produkte. Nach Elution mittels Petroläther (blaue und grüne bis gelbliche Fraktionen) und Methanol (mißfarbene Fraktionen) zeigte ein solches mißfarbenes Präparat folgende Zusammensetzung:

7,4% Blauanteil
5,6% Grünanteil, blaugrüne Fraktion

85,1% gelbe und braune Stoffe
1,9% braune Stoffe in Petroläther unlöslich.

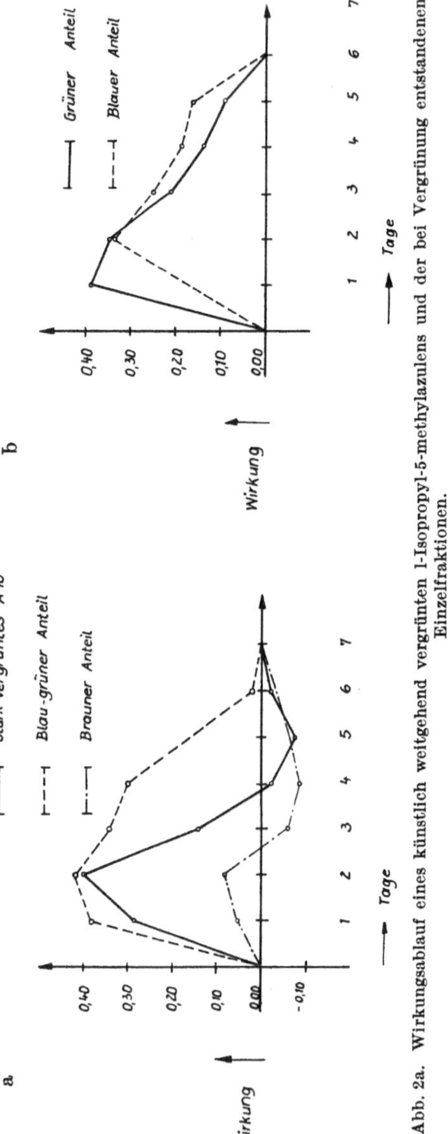

Abb. 2a. Wirkungsablauf eines künstlich weitgehend vergrünten 1-Isopropyl-5-methylazulens und der bei Vergrünung entstandenen Einzelfraktionen.

Abb. 2b. Auftrennung der wirksamen Fraktion des in a) beschriebenen Präparates.

Auffallend war, daß in der grünen Fraktion nach einiger Zeit wieder blaue Verbindungen nachweisbar waren.

Die Wirksamkeit des Ausgangsproduktes beträgt $0,17 \pm 0,05$ (Tab. 3), d. h. sie war trotz der weitgehenden Zerstörung immer noch größer als die eines hochgereinigten 1-Isopropyl-5-methylazulens. Der Wirkungsablauf unterscheidet sich charakteristisch von dem des gereinigten Produktes, es zeigt nämlich zu Versuchsbeginn eine sehr gute Wirkung, welche durchaus mit der normalen Azulens vergleichbar ist. Diese Wirkung fällt jedoch sehr schnell ab, um gegen Versuchsende vielleicht sogar in Schädigung überzugehen (Abb. 2a).

Die isolierten braunen und gelben Fraktionen sind insgesamt unwirksam. Bei täglicher Darstellung der Wirksamkeit ist vielleicht zu Versuchsbeginn ein geringer Effekt nachweisbar, welcher aber gegen Versuchsende in eine Schädigung umschlägt. Es liegt auf Grund von Abb. 2a

nahe, die beim Gesamtprodukt beobachtete gegen Versuchsende feststellbare Schädigung diesen Fraktionen zuzuordnen.

Die Summe der blauen und grünen Fraktionen zeigten eine sehr gute
Wirksamkeit, welche insbesondere am 1. Behandlungstag in Erscheinung tritt. An diesem übertrifft ihre Wirksamkeit die des Ausgangs-A 18
(A 18 „neu") erheblich. Werden beide getrennt geprüft (Abb. 2b), so
zeigen sich beide wirksam. Auffallend ist aber, daß die grüne Fraktion
wieder eine besonders hohe Wirksamkeit am 1. Versuchstag besitzt,
während die blaue ihr Wirkungsmaximum erst am 2. Behandlungstag
erreicht. Die Wirkung der grünen Fraktion scheint auch etwas schneller
abzuklingen als die der blauen Komponente.

Mit diesen Beobachtungen kann die antiphlogistische Wirksamkeit
mit einiger Sicherheit einem in der grünen Umwandlungsstufe enthaltenen Azulenderivat zugewiesen werden. Allerdings scheint der Wirkstoff — ebenso wie die gesamte grüne Fraktion — chemisch nicht sehr
stabil zu sein. Eine nähere Festlegung wäre zu wünschen; sie scheitert
zunächst noch an der Umständlichkeit des Testverfahrens.

V. Besprechung.

A. Im Laufe unserer Untersuchungsreihe haben wir positive Effekte
an chemisch sehr verschiedenartigen Verbindungen gesehen. Dies scheint
uns ein Hinweis, daß bei der Bildung der wirksamen Verbindung ein
ziemlich eingreifender Effekt am Gesamtmolekül beteiligt ist, möglicherweise Spaltung des Fünfringes. In dieser Richtung kann auch die Wirksamkeit des Benzol-annellierten Produktes zu verstehen sein. Das Additionsvermögen der Azulene kann kaum mehr als Ursache der antiphlogistischen Wirkung herangezogen werden. Eigene orientierende Versuche mit lokal stark wirksamen polycyclischen Kohlenwasserstoffen,
deren spezifische Wirkungen reduziert wurden, hatten uns schon früher
an einer solchen Deutung zweifeln lassen.

Mit den hier mitgeteilten Befunden ist es notwendig, eine Reihe
unserer in der II. Mitt. berichteten Versuche zu wiederholen, da wir damals auf Alterung etc. nicht achteten. Sie dürften auch die etwas widersprechenden Ergebnisse der Literatur über antiphlogistische Effekte an
Kamillenzubereitungen bzw. synthetischen Azulenen erklären.

Die Suche nach einem auf Grund einer besonderen Konfiguration am
Ringsystem besonders wirksamen Azulens scheint uns weniger vordring-
lich als die eingehendere Definition des Wirkstoffes X. Wirkungsdiffe-
renzen verschiedener Azulene lassen sich ebensosehr als Differenzen primärer Wirksamkeiten verschiedener Derivate X wie deren Bildungs-
und Zerfallsbedingungen deuten. Da X unter den üblichen Anwendungsbedingungen nur in sehr kleiner Menge anwesend sein und gebildet werden dürfte, kann es sich um einen recht hoch wirksamen Stoff handeln.
Leider wissen wir über seinen Angriffspunkt praktisch noch nichts.

B. Auf Grund dieser und bereits an anderer Stelle kurz mitgeteilter Befunde[8] werden die Verhältnisse bei der therapeutischen Anwendung der Kamille recht verwickelt. Der primär in der Droge enthaltene Stoff geht über mehrere Vorstufen in Azulen über. Für das Zustandekommen eines antiphlogistischen Effekts muß das letztere aber noch weiter umgewandelt werden, so daß sich etwa eine Folge:

Droge → praktisch farblose Azulenvorstufen → blauer Farbstoff Wegners → Azulen → (grüner Stoff + Wirkstoff X) → schädigende Produkte und Verharzung

ergibt, bei welcher der Ablauf wesentlich durch äußere Faktoren bestimmt wird. Es ist uns durchaus verständlich, daß in bestimmten Versuchsanordnungen „Proazulen" keine antiphlogistische Wirkung zeigt. Unter unseren Auswertungsbedingen kommt es in seiner Wirksamkeit dem Kamillenöl nicht nahe, übertrifft aber etwa hoch gereinigtes A 18. Bei den üblichen Zubereitungsvorschriften scheint uns praktisch immer die Möglichkeit einer Bildung von X vorhanden zu sein.

Besondere Schwierigkeiten kann unseren Erfahrungen nach die Beurteilung des Kamillenöls machen. Ist dieses Azulen reich, so sind die Verhältnisse klar, ist das Öl jedoch grünlich verfärbt oder relativ hell, so bestehen folgende Möglichkeiten:

1. Azulen- und Vorstufen-arme Öle. Der geringe Azulengehalt führt zu einer Grün- bis Schmutziggrünverfärbung des ziemlich wertlosen Öles.

2. Vorstufen-reiche Öle. Unter uns noch unklaren Bedingungen geht die Vorstufe bei der Wasserdampfdestillation mitunter nicht in Azulen über (G. Kunert[9]). Bereits beim Stehen, besser aber bei wiederholter Wasserdampfdestillation, nimmt der Azulengehalt solcher Öle zu. Die Vorstufe scheint mit zunehmender Reinigung immer leichter in Azulen umwandelbar zu werden (Entfernung hemmender Faktoren oder chemische Veränderungen der Vorstufe im Zuge des Reinigungsprozesses). Die grünliche Farbe solcher Öle kommt ebenso zustande wie die Azulenarmer Öle; vielleicht gibt es aber auch unter den Vorstufen noch grünliche Produkte.

3. Vergrünte Öle. Bei ungeeigneter Aufbewahrung (Luft und Licht, Gegenwart von Wasser) kommt es zur Vergrünung und schließlich Verharzung. Solche Öle sollten als verdorben gelten und vor Verwendung gereinigt werden.

Ein Problem dürfte auch die Wertbestimmung einer Drogencharge sein. Hier sind wir der Ansicht, daß die von Kohlstaedt vorgeschlagene Rückführung auf den Azulengehalt immer noch am verläßlichsten ist. Nur muß die Art der Wasserdampfdestillation eine vollständige Azulenbildung gewährleisten.

Zusammenfassung.

1. Gegenwart von Penicillin bedeutet eine erhebliche methodische Verbesserung bei Entzündungsaustestungen am Meerschweinchenauge, indem es die Streuung reduziert und die spezifischen Effekte einer Therapie vergrößert.

2. Von einer Reihe erneut geprüfter synthetischer Azulene und Azulenderivate zeigten sich die beiden Guajazulene gut wirksam. Auffallend war auch die eindeutige Wirksamkeit eines Benzazulenesters.

3. Unreine oder gealterte Azulenzubereitungen sind wirksamer als frische, praktisch chemisch reine Präparate.

4. Die den Azulenen zugeschriebenen antiphlogistischen Effekte kommen nicht ihnen selber zu, sondern Umwandlungsprodukten, welche in einer auf Aluminiumoxyd abtrennbaren grünen Fraktion enthalten sind. Diese sind wenig stabil; sie entstehen zudem spontan in Azulenzubereitungen.

5. Die von JANISTYN aufgestellte Behauptung über Zusammenhänge zwischen Azulenfarbe und -wirkung trifft nicht zu.

Literatur.

[1] ARNOLD, H., F. JUNG, W. SCHOETENSACK u. G. BRUNO: Klin. Wschr. 27, 511 (1949). — [2] JUNG, F., W. SCHOETENSACK, E. MAHLER u. L. BURCKHARD: Arch. exper. Path. u. Pharmakol. 213, 255 (1951). — [3] JANISTYN, H.: Parfümerie und Kosmetik 32, 1 (1951). — [4] BOSCH, G.: Über die entzündungswidrige Wirkung von synthetischem Azulen im Vergleich mit Auszügen aus Matricaria Chamomilla L. Inaugural-Diss. München 1948. — [5] BARTON, H.: Arch. exper. Path. u. Pharmakol (im Druck). — [6] JUNG, F., W. SCHOETENSACK u. G. BRUNO: Arch. exper. Path. u. Pharmakol 213, 1 (1951). — [7] POMMER, H.: Angew. Chemie 62, 281 (1950). — [8] JUNG, F., M. WENDLER u. M. REINECKE: Naturwiss. (im Druck). — [9] KUNERT, G.: Pharmazie 1951, S. 549.

Prof. Dr. F. JUNG, Berlin-Buch, Lindenberger Weg 80.

Arch. exper. Path. u. Pharmakol., Bd. 215, S. 590—599 (1952).

Aus dem Physiologischen und Experimentell-Pathologischen Institut der Medizin.
Universität in Debrecen, Ungarn
(Direktoren: Prof. Dr. S. Went und Prof. Dr. L. Kesztyüs).

Der Einfluß verschiedener Farbstoffe auf die Ausflockung des Caseins*.

Von

L. Kesztyüs und **A. Surányi**.

Mit 2 Textabbildungen.

(Eingegangen am 18. Februar 1952.)

Es wurde von Labes und Billmann[1] (1934) gezeigt, daß die stärkst-wirksamen Chemotherapeutica — wie das Germanin und einzelne Trypanfarbstoffe — die Ausflockung des Caseins am auffälligsten in derartigen Verdünnungen beeinflussen, welche den im tierischen Organismus zur Anwendung kommenden Dosen weitgehend entsprechen. Vermittels dieser Untersuchungen sind Zusammenhänge klargestellt worden zwischen chemischer Struktur und kolloidchemischer Affinität, fernerhin zwischen chemischer Konstitution und desinfektorischer Kraft bzw. pharmakodynamischer Wirksamkeit. Nach den Versuchen von Labes und Billmann geht die Zunahme der therapeutischen Wirkungsstärke in der Chinin-Eucupin-Vuzin-Reihe parallel mit der Zunahme der kolloidchemischen Wirkungsstärke. Die die Ausflockung des Caseins beeinflussenden Grenzkonzentrationen sind solche, welche an Hand der therapeutischen Anwendung obengenannter Stoffe auch im Organismus entstehen. Nach Axmacher und Opetz[2] stimmt die Wirkung der Kongo- und Trypanfarbstoffe auf die Gärfähigkeit von Bierhefe bezüglich ihrer Intensität mit den kolloidchemischen Wirkungen dieser Farbstoffe überein.

Auf Grund obiger Daten haben wir den Entschluß gefaßt, die uns zur Verfügung stehenden organischen Farbstoffe systematisch zu prüfen, um den etwaigen Zusammenhang zwischen kolloidchemischem Verhalten und chemischer Struktur festzustellen.

Methodik.

Unter Benützung des Verfahrens von Michaelis und Rona[3] bzw. von Michaelis und Szent-Györgyi[4] haben wir die von der Wasserstoffionenkonzentration abhängige Ausflockung des Caseins mit und ohne Zusatz der untersuchten Farbstoffe festgestellt, und daraus sind Schlüsse auf die Wechselwirkungen des Farbstoffes auf das Eiweiß gezogen worden. — Bei jedem Versuch wurde 1 cm³ eines Essigsäure-Acetat-Puffergemisches in je eine Eprouvette gegeben; je 7 cm³ dest.

---

* Herrn Professor Dr. W. Heubner zum 75. Geburtstag gewidmet.

Wasser, 1 cm³ der geprüften Farbstofflösung und je 1 cm³ einer 0,125%igen Caseinlösung wurden fernerhin zugesetzt. Die Farbstoffe wurden in m/100, m/1000 und
m/5000 Konzentration in dest. Wasser gelöst. In den einzelnen Röhrchen betrug
demnach die Farbstoffkonzentration m/1000, m/10000 und m/50000. Da die Löslichkeit und zum Teil auch die Farbe dieser Farbstoffe von der Hydrogen-Ionen-
konzentration abhängen, sind dieselben zunächst auch ohne Zusatz von Casein
untersucht worden. Die überwiegende Mehrzahl der Farbstoffe hat sich in der
erwähnten Konzentration unter der genannten Wasserstoffionenkonzentration gut
gelöst, so daß die erfolgte Ausflockung, Trübung oder Opalescenz des Caseins ohne
Schwierigkeit beurteilt werden konnte. Lediglich Brillantgrün, Fluorescein, Alizaringelb und Alizarin fielen zum Teil oder zur Gänze in der Konzentration m/1000
aus (das Brillantgrün sogar in der Konzentration von m/10000 gegen die weniger
sauren Röhrchen).

Die unter Farbstoffzusatz erfolgte Ausflockung des Caseins wurde mit der Ausflockung desselben in Kontrollversuchen verglichen, in denen statt dem Farbstoff
je 1 cm³ dest. Wasser den einzelnen Röhrchen zugesetzt war.

Ergebnisse. Die Ergebnisse sind in Abb. 1 zusammengestellt.

Zwecks besserer Übersicht der durchgeführten Versuche teilen wir die
untersuchten Farbstoffe in 3 Gruppen auf Grund ihrer Wirkung auf den
isoelektrischen Punkt des Caseins. In die erste Gruppe gehören 23 elektronegative Farbstoffe, durch welche das Präcipitationsoptimum des Caseins
gegen die saure Seite zu verschoben wurde. Die stärkste Affinität zum
Caseinmolekül weist das Wasserblau auf, dem der Reihe nach (in absteigender Intensität) Wollblau, Indigocarmin, Alizarinblau, Methyl-
orange, Naphtholgelb, Erythrozin, Alizarinrot, carminsaures Natron,
Metanylgelb, Purpurin, Echtgelb, Chromotrop 2 R, Azocarmin, Eosin,
Tropeolin, Orange G, Alkaliblau, Rosolsäure, Alizaringelb, Pikrinsäure,
Alizarin und Fluorescein folgen. Wir haben zwischen Strukturformel und
kolloidchemischer Wirkungsstärke in dem Sinne einen Zusammenhang
nachweisen können, daß die Affinität zum Casein mit der Zahl der Sulfogruppen proportional ist. — Das Wasserblau, das sich als der am stärksten wirksame Farbstoff erwiesen hat, hat 3 Sulfogruppen, das nachfolgende Wollblau, Indigocarmin und Alizarinblau haben deren zwei. Die
den Sulfogruppen zugeschriebene kolloidchemische Affinität wird aber
selbstverständlich durch andere Radikale der Farbstoffe beeinflußt. So
ergaben das Azocarmin G (B) und das Echtgelb, obzwar beide Farbstoffe je zwei Sulfogruppen enthalten, eine geringere Verschiebung des
isoelektrischen Punktes; die wahrscheinliche Ursache hierfür liegt darin,
daß die Wirkung der Sulfogruppen durch je eine Aminogruppe abgeschwächt wird. Es ist anzunehmen, daß die räumliche Anordnung der
Amino- und Sulfogruppen hierbei eine Rolle spielen, vielleicht durch die
Möglichkeit einer internen Salzbildung. Die Wirksamkeit der Sulfogruppen ist übrigens auch durch die Natur des substituierten Ringes beeinflußt. So ist die Wirkung von an den Naphtholring gebundenen Sulfogruppen wesentlich schwächer als der Benzolsulfosäure-Abkömmlinge.

Auf diese Weise erklären wir die schwache kolloidchemische Wirksamkeit vom Chromotrop 2 R und von Orange G, welche wohl je zwei Sulfogruppen enthalten, diese aber an Naphthalin gebunden sind.

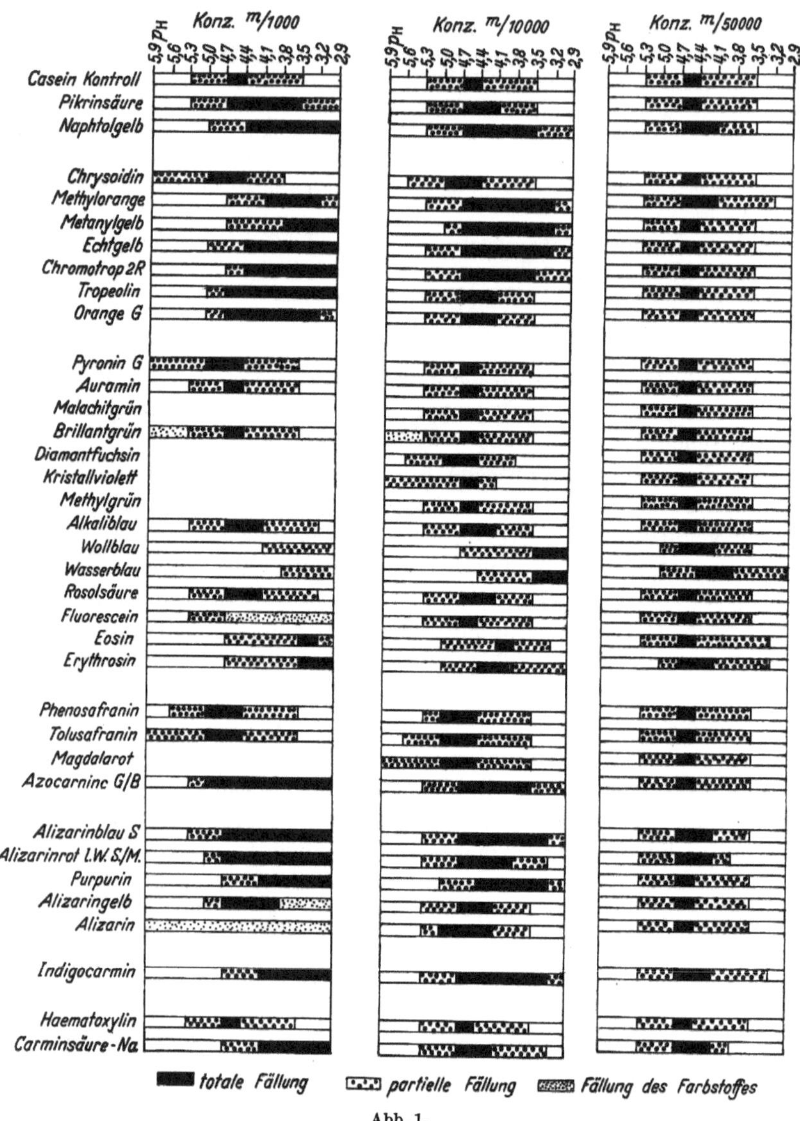

Abb. 1.

Die Bedeutung der halogen-substituierten Derivate sowie der OH- und NO_2-Gruppen am Phenolkern ist nach unseren experimentellen Erfahrungen neben den Sulfogruppen von sekundärem Rang.

In die zweite Gruppe der Farbstoffe gehören die Elektropositiven. Am stärksten wirksam war das Diamantfuchsin, dem der Reihe nach Magdalarot, Tolusafranin, Phenosafranin, Chrysoidin, Krystallviolett und Pironin G folgen. Die kolloidchemische Aktivität verdanken diese basischen Farbstoffe ihren Aminogruppen. Da aber die Aminogruppen wesentlich schwächer dissoziieren als die Sulfogruppen der vorerwähnten sauren Farbstoffe, setzen sie die ursprüngliche negative Ladung der kolloidalen Casein-Teilchen auch im geringeren Grade herab. Man sieht auch bei keinem der basischen Farbstoffe eine ähnliche Verschiebung des isoelektrischen Punktes in die alkalische Richtung, wie man in die saure Richtung durch Sulfofarbstoffe zu sehen gewohnt ist.

Zur dritten Gruppe gehören jene Farbstoffe, durch welche die Ausflockung des Caseins überhaupt nicht beeinflußt wird. Hierbei fällt es auf, daß die Dialkylaminogruppen enthaltenden Farbstoffe den p_H-Wert der Ausflockung weniger verschieben als die Aminofarbstoffe, obzwar die Dialkylamino-Verbindungen stärkere oder zumindest gleich starke Basen sind wie die entsprechenden primären Amine. Unter den wirkungslosen basischen Farbstoffen sind beim Brillantgrün beide Aminogruppen dimethyliert; die Wirkungslosigkeit schreiben wir den Methylgruppen zu. Diese Annahme wird durch den Befund unterstützt, daß ein Chlormethylabkömmling des Kristallvioletts, das Kristallgrün ebenfalls keine Wirkung auf die Ausflockung des Caseins ausübt. Als wirkungslos erwiesen sich fernerhin das Auramin, das Malachitgrün, welches methylierte Aminogruppen enthält. Diese sind auf Grund ihrer Struktur als elektrochemisch neutrale Verbindungen anzusehen. Aus dem Umstand, daß diese Farbstoffe selbst in einer Konzentration von m/1000 das Ausflockungsoptimum des Caseins nicht verändern, folgt bei weitem nicht, daß sie durch das Casein nicht adsorbiert wären. Die Möglichkeit einer derartigen Adsorption besteht; es ist indes ganz sicher, daß diese wirkungslosen Farbstoffe keine Änderung der ursprünglichen elektrostatischen Eigenschaften der Caseinteilchen bewirken.

Im zweiten Teil unserer Versuche haben wir die Einwirkung sonstiger Pharmaka und Chemotherapeutica auf den isoelektrischen Punkt des Caseins geprüft.

Die einzelnen geprüften Stoffe wurden im allgemeinen im dest. Wasser gelöst, bis auf einzelne wasserunlösliche Stoffe. Diese sind in Alkohol gelöst worden, der keine Elektrolyt-Eigenschaften besitzt, die Ausflockung des Caseins an sich nicht beeinflußt; in der verwendeten starken Verdünnung kommt auch die denaturierende Wirkung des Alkohols auf das Eiweiß nicht zur Geltung.

Vor der Prüfung des Einflusses auf die Casein-Ausflockung haben wir die vom p_H abhängigen Löslichkeitsverhältnisse der Medikamente studiert. Alle verwendeten Mittel waren in der angewandten Konzentration beim gewählten p_H gut löslich, ausgenommen das Novatophan, das in den Röhrchen mit m/1000 Konzentration ausnahmslos ausgefallen ist.

Die Ergebnisse sind graphisch dargestellt.

Von den Farbstoffen mit desinfizierender bzw. chemotherapeutischer Wirksamkeit haben wir zu allererst die beiden Harndesinfizienzien, das zu den basischen Monoazofarbstoffen gehörende Vestin (Phenylazodiaminopyridin) und Cystural (p-Äthoxy-2-4-Diaminoazobenzolchlorhydrat) untersucht. Da sie zwei freie Aminogruppen enthalten, sind sie desinfizierend wirkende Kationen, welche an die Oberfläche der Caseinteilchen adsorbiert vermittels ihrer positiven Ladung die negative Ladung derselben teilweise paralysieren. Hierdurch wird die Stabilität und der Dispersionsgrad der Caseinlösung herabgesetzt; das Ausflockungsoptimum erfährt eine Linksverschiebung, das ist gegen weniger saure p_H-Werte zu. Das Vestin übt nur in der m/1000 Konzentration eine Wirksamkeit aus, wogegen das Cystural in der Konzentration von m/50000 noch eine deutliche Linksverschiebung der Zone der kompletten Ausfällung bewirkt (bei p_H 4,4—5,0). Der Grund dieses verschiedenen Verhaltens mag vielleicht im höheren Molekulargewicht des Cysturals liegen; weiterhin hat das Vestin nebst den beiden — ohnehin schwach dissoziierten — Aminogruppen keine weiteren adsorptiven Gruppen, wogegen im Cystural zur chemischen Adsorption auch andere Radikale zur Verfügung stehen.

Die Erklärung des elektronegativen Verhaltens der Caseinteilchen ist durch die Coehnsche Regel gegeben, wonach von zwei miteinander in Kontakt stehenden Medien dasjenige vom positiven Charakter ist, dessen Dielektrizitätskonstante größer ist. Daraus folgt, daß im Wasser, dessen Dielektrizitätskonstante hoch ist (D = 81), die meisten Stoffe, darunter auch das Casein, eine negative Ladung aufweisen.

Die gelösten Caseinteilchen verhalten sich als polare amphotere Adsorbentien. Von ihrer Oberfläche dissoziieren H+- und OH⁻-Ionen, sie schaffen um sich herum ein elektrisches Kraftfeld, ihre Oberfläche ist von Ionen, polaren Radikalen gebildet. — Diese wirken aufeinander, aber auch auf Ionen, Moleküle und Radikale in ihrer Nähe elektrostatisch anziehend, polarisierend und dispergierend, wodurch sie auch chemisch gefällt werden können. — So bildet sich um die Caseinteilchen zunächst die aus Wasserdipolen bestehende, diffus strukturierte Hydrosphera und bei der Ionenadsorption die sogenannte elektrische Doppelschichte. Auf einer solchen Oberfläche werden die polaren Adsorptiva — wie es die von uns untersuchten Stoffe sind — polar adsorbiert (und zwar die verschiedenen Teile der Moleküle in verschiedenem Grade), und zugleich wird auch die Adsorption geordnet, gerichtet sein (hydrophile Radikale verbinden sich mit Hydrophilen, und umgekehrt). Bei einer derartigen Adsorption beeinflußt das polare Adsorptiv das elektrokinetische Potential des Adsorbens wesentlich und, in Abhängigkeit hiervon, auch dessen isoelektrischen Punkt. Der Grad der Verschiebung des isoelektrischen Punktes durch das adsorbierte An- bzw. Kation dient nach Labes und Billmann als Maßstab für die mit den elektrokinetischen Potentialänderungen der Caseinteilchen verknüpften Oberflächenphänomene, Chemosorptionsprozesse.

Demnach ist die kolloidchemische Affinität des Cysturals dem Casein gegenüber wesentlich größer als die des Vestins.

Das in die Triphenylmethangruppe gehörende Phenolphthalein und das Rubrophen (Trimethoxy-Dioxy-Oxotritan) haben trotz ihren beiden

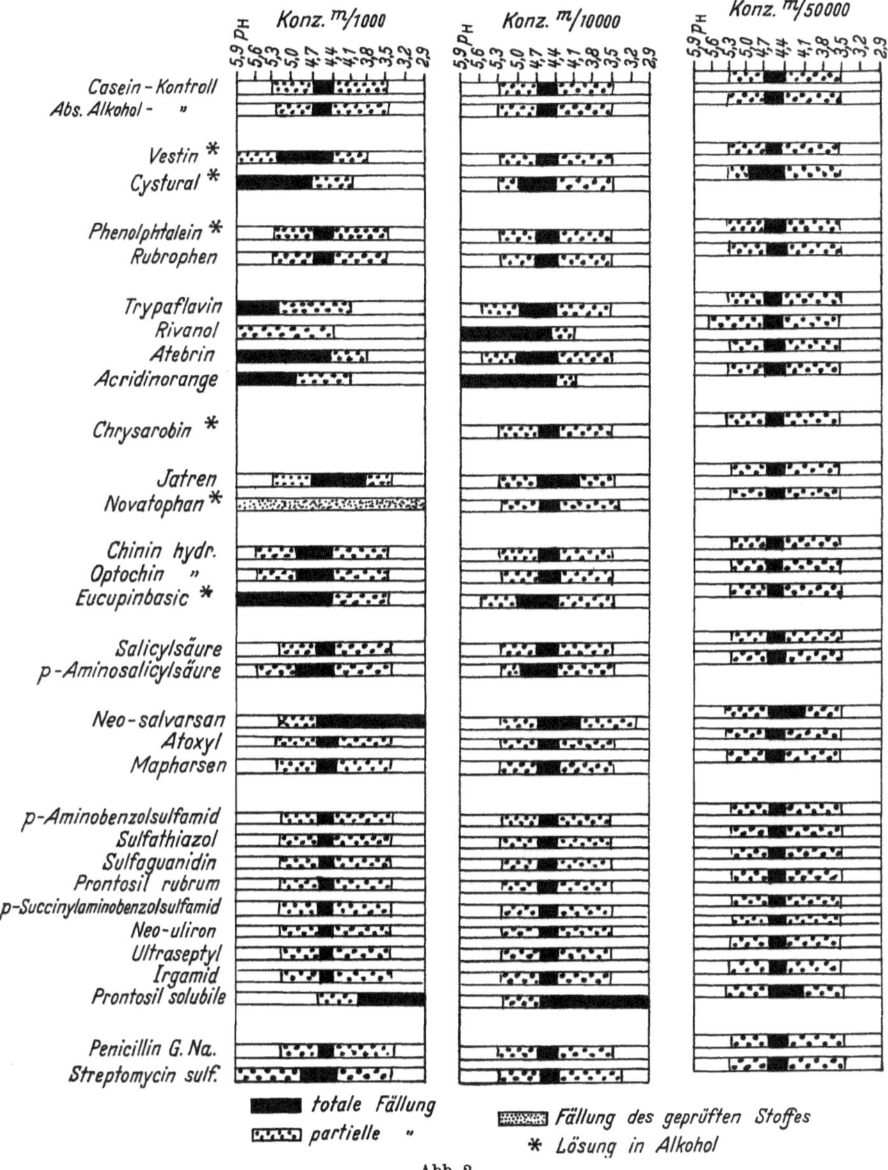

Abb. 2.

Phenol-Hydroxylgruppen keine Wirkung auf den isoelektrischen Punkt des Caseins.

Von den Acridinfarbstoffen wurden das Trypaflavin (3-6-Diamino-10-Methylacridinchlorid), das Rivanol (2-Ätoxy-6-9-Diamino-Acridinlactat), das Atebrin (2-Methoxy-6-Chlor-9-alpha-Diäthylamino-Pentyl-Aminoacridin-Chlorhydrat) und das Acridin-Orange (3-6-Tetramethyl-Diamino-9-Phenylacridin) untersucht. Alle haben sowohl die Zone der totalen als auch der partiellen Fällung des Caseins stark gegen die alkalische Richtung zu verschoben. Diese starke Affinität der genannten Farbstoffe zum Eiweiß macht es verständlich, daß sie bei interner Verabreichung die Gewebe gelb färben. Ein schöner Parallelismus der kolloidchemischen und desinfektorischen Wirkung ließ sich am Trypaflavin und Rivanol zeigen. Das Rivanol ist ein wesentlich stärkeres Antisepticum als das Trypaflavin, dementsprechend ist auch sein Einfluß auf den isoelektrischen Punkt des Caseins viel stärker ausgeprägt. Die Zone der totalen Fällung erfuhr bei m/1000 Konzentration eine so starke Verschiebung zur alkalischen Seite, daß sie links außerhalb des Versuchsspektrums liegt; die Wirkung ist noch bei der m/50000 Konzentration nachweisbar. — Erwähnenswert ist der Befund, daß die Grenzkonzentrationen sowohl vom Rivanol, als auch vom Trypaflavin, welche einen Einfluß auf die Fällung des Caseins ausüben, den Blutkonzentrationen weitgehend entsprechen, welche bei der therapeutischen Anwendung in Wirklichkeit entstehen. Dies beträgt beim Rivanol m/50000, beim Trypaflavin m/10000. In m/1000 Konzentration ist das Atebrin weniger wirksam als das Trypaflavin, während die m/10000 und m/50000 Verdünnungen der beiden Farbstoffe sich gleich verhalten. Auf die Einwirkung von Acridin-Orange hinreicht die Zone der totalen Caseinfällung bei einer m/10000 verdünnten Lösung von p_H 4,4 bis zum linken Rand des Versuchsspektrums, bis an p_H 5,9. Die m/50000 Konzentration dieses Farbstoffes war wirkungslos.

Infolge seiner schlechten Löslichkeit gelangte das in die Anthranolgruppe gehörende Chrysarobin (Methyldioxyanthranol) nur in m/10000 und m/50000 Verdünnung zur Anwendung. In diesen Verdünnungen erwies es sich, obzwar es zwei Hydroxylgruppen am Anthranolkern besitzt, als wirkungslos. Anscheinend sind die an Phenol- und Anthranolkerne gebundenen OH-Gruppen in den Adsorptionsprozessen vom Casein, welche durch elektrochemische Phänomene begleitet sind, von einer untergeordneten Bedeutung.

Von der Chinolingruppe wurde das Yatren (Jodoxychinolinsulfosäure) untersucht. Infolge seiner Sulfogruppe und der Halogensubsitution werden durch die Caseinteilchen zahlreiche elektronegative Valenzen gebunden, was in der Abbildung sich als eine Rechtsverschiebung des Ausflockungsoptimums (gegen die sauren p_H-Werte hin) in den Konzentrationen von m/1000 und m/10000 manifestiert. In der Konzentration von m/10000 und m/50000 ist das Novatophan (2-phenylchinolin-4-carbonsaurer Methylester) wirkungslos; somit ist es als elektrochemisch neutrales Mittel anzusehen.

Von den Cupreinderivaten weist das Chinin — wie in der Abbildung ersichtlich — nur in der m/1000 Konzentration eine Linksverschiebung entsprechend seiner basischen Natur auf (von p_H 4,4 bis p_H 5,0). m/10000 und m/50000 Chininzusätze sind wirkungslos. Die Wirkung des zu den Hydrocupreinen gehörenden Optochins (Äthylhydrocuprein) stimmt mit der des Chinins überein. Das Eucupin (Isoamylhydrocuprein) erwies sich als wesentlich stärker wirksam; in der m/1000 Konzentration hält bei p_H 5,9 die Zone der kompletten Fällung an. Zugleich bewirkt es in der Konzentration von m/10000 eine derartige Linksverschiebung sowohl der kompletten als auch der partiellen Fällungszone, wie das Chinin und Optochin es in m/1000 Konzentration zu tun vermögen (Grenzkonzentrationen).

Diesfalls besteht zwischen kolloidchemischer Affinität und chemotherapeutischer Wirksamkeit ein eindeutiger und geradliniger Zusammenhang. Während Kokken von Chinin und Optochin binnen 24 Std in der Verdünnung 1 : 2000 bis 4000 vernichtet werden, wirkt das Eucupin in der Verdünnung 1 : 20000—40000, d. h. das Eucupin hat eine 10fach verstärkte chemotherapeutische Wirksamkeit, zugleich eine 10fach stärkere Wirkung auf den isoelektrischen Punkt des Caseins als das Chinin oder Optochin. Hierdurch sind die Ergebnisse von LABES und JANSEN[5] bestätigt, nach deren Befunden die chemotherapeutische Wirksamkeit der Chininderivate parallel mit deren Lipoidlöslichkeit und basischen Eigenschaften gegen die nicht dissoziierenden Verbindungen zunimmt.

Von den Abkömmlingen der Salicylsäure war diese selbst, als eine elektrochemisch neutrale Verbindung, ohne Einfluß auf die Ausflockungskurve des Caseins. Entsprechend ihrer Aminogruppe ergab die p-Aminosalicylsäure in der Konzentration von m/1000 und m/10000 eine geringgradige Linksverschiebung. Die chemotherapeutische Wirksamkeit der Salicylsäure-Abkömmlinge beruht nicht auf deren kolloidchemischen Eigenschaften, sondern auf einer Hemmung des bakteriellen Stoffwechsels, wie dies durch die neuesten Forschungen klargestellt worden ist.

Von den organischen Arsenverbindungen bewirkt das Neosalvarsan (p-dioxy-m-diamino-arsenobenzol-monomethylensulfonsaures Natrium) entsprechend seiner chemischen Struktur (Sulfingruppe, großes Molekulargewicht) erwartungsgemäß eine starke Verschiebung des isoelektrischen Punktes des Caseins zu den sauren p_H-Werten hin; es ist auch in der m/50000 Konzentration wirksam. Die kolloidchemischen Eigenschaften sind indes zur Erklärung der spirilloiden Wirksamkeit der Arsenikalien ungeeignet, was durch die bekannte Tatsache, daß Neosalvarsan die Spirochäten in vitro kaum schädigt, belegt ist. Das im Organismus frei werdende Oxydationsprodukt des Neosalvarsans, das 3-Amino-4-Oxyphenylarsenoxyd (Mapharsen) ist auch in vitro stark spirillocid

wirkend, es hat hingegen keine wie auch geartete Wirkung auf den iso-
elektrischen Punkt des Caseins (es ist also ein elektrochemisch neutrales
Produkt). — Ebenso verhält sich das Atoxyl (p-aminophenylarsensaures
Na). —

Die Wirkung von 9 Sulfonamidabkömmlingen auf den isoelektrischen
Punkt des Caseins ist geprüft worden; hiervon war nur das Prontosil
solubile wirksam; infolge seinen beiden freien Sulfogruppen verschiebt
es das Ausflockungsoptimum des Caseins gegen die sauren p_H-Werte
selbst in einer Verdünnung von m/50000. Die anderen 8 Präparate, darunter das Deseptyl (p-Aminobenzolsulfamid), das Sulfathiazol, Sulfa-
guanidin, p-Succinylaminobenzolsulfamid, das Prontosil rubrum, das
Neo-Uliron (4-4'-Aminobenzolsulfamidbenzol-Sulfonmonomethylamid),
das Ultraseptyl (p-Aminobenzolsulfamid-Methylthiazol) und das Irga-
mid (Dimethylacroylsulfanylamid), waren zur Gänze wirkungslos. Es sind
dies alles elektrochemisch neutrale Stoffe, deren freie Aminogruppen
durch das Sulfanylamid neutralisiert sind. Es besteht also zwischen dem
kolloidschemischen Verhalten der Sulfonamide und ihrer chemothera-
peutischen Wirksamkeit kein wie auch gearteter Zusammenhang. Ihre
wirksame Komponente und ihr Wirkungsmechanismus sind wohl bekannt: sie sind spezifische Gifte des p-Aminobenzolsäure enthaltenden
Fermentsystems von verschiedenen Bakterien.

Von den modernen Antibioticis ist das Penicillin — entsprechend
seiner Strukturformel — frei von jeglicher Wirkung auf den isoelektrischen Punkt des Caseins, während das Streptomycin infolge seiner beiden
Amino- und Imidogruppen eine geringgradige Linksverschiebung (in den
Konzentrationen von m/1000 und m/10000) bewirkt. Bezüglich ihres
Wirkungsmechanismus ist es bekannt, daß sie in den Stoffwechsel der
Bakterien einbezogen werden und diesen spezifisch vergiften. Ihre kolloidchemischen Eigenschaften spielen in ihrer antibiotischen Wirksamkeit
keinerlei Rolle.

Zusammenfassung.

Es wurde die kolloidchemische Wirkung von 35 Farbstoffen verschiedener Konstitution nach der Methode von Michaelis und Rona in
bezug auf das Präcipitationsoptimum des Caseins geprüft. 23 Farbstoffe
haben die Ausflockungszone des Caseins gegen die sauren p_H-Werte verschoben. Beim Zustandebringen obigen Effektes kommt der Anzahl der
Sulfogruppen der elektronegativen Farbstoffe die größte Bedeutung zu,
während die Bedeutung der halogen-substituierten, der phenolierten OH-
und der NO_2-Gruppen wesentlich geringer ist. Die Fällungszone des
Caseins wurde durch 7 Farbstoffe gegen die alkalische Richtung zu verschoben. Das kolloidchemische Verhalten dieser elektropositiven Farbstoffe ist durch deren Aminogruppen determiniert. Die Alkylierung der

Aminogruppen setzt die Wirkung auf den isoelektrischen Punkt des Caseins stark herab. 5 Farbstoffe erwiesen sich als wirkungslos. Ihre Wirkungslosigkeit ist durch ihre strukturell-chemischen Eigenschaften zu erklären.

Auf Grund ähnlicher Untersuchungen unter Heranziehung von Medikamenten haben wir festzustellen vermocht, daß die Abkömmlinge der Salicylsäure, die organischen Arsenikalien, die modernen Chemotherapeutica und Antibiotica (wie Sulfonamide, Penicillin, Streptomycin) keinen wesentlichen Einfluß auf den isoelektrischen Punkt des Caseins ausüben. Ihre bakteriostatische Wirkung ist von ihrem kolloidchemischen Verhalten völlig unabhängig. Sie hemmen spezifischerweise durch ihre zum Teil bereits bekannte, zum Teil noch unbekannte Wirkgruppen einzelne Phasen im Stoffwechsel der Parasiten. Wahrscheinlich dürfte diese geringgradige kolloidchemische Aktivität einer der Gründe der verhältnismäßig geringgradigen Toxizität dieser Stoffe, vor allem der Sulfonamide und Antibiotica, sein.

Die Desinfizientien und die früher angewandten Chemotherapeutica, wie Azo- und Triphenylmethan, Acridinfarbstoffe, Chinolin- und Cupreinabkömmlinge, üben einen starken Einfluß auf die Ausflockungskurve des Caseins aus. Mehrfach konnte zwischen chemotherapeutischer und kolloidchemischer Wirksamkeit ein weitgehender Parallelismus nachgewiesen werden (Trypaflavin — Rivanol; Chinin — Optochin — Eucupin). Diese Stoffe entfalten ihre chemotherapeutische Wirksamkeit entsprechend den LANGMUIRschen Adsorptionsgesetzen durch chemosorptive Vorgänge des Zelleiweißes. Daher wirken sie in vitro stärker auf Krankheitserreger, während ihre Wirkung in vivo — wahrscheinlich infolge ihrer allgemeinen Affinität zu Proteinen — viel Enttäuschung den Forschern bereitet hat. Ihre Wirkung ist selbstverständlich nicht spezifisch, sie schädigen auch die Leukocyten. Infolge ihrer starken kolloidchemischen Aktivität sind sie in den therapeutischen Mengen nahe stehenden Dosen bereits toxisch.

Literatur.

[1] LABES, R., u. F. BILLMANN: Biochem. Z. **274**, 75 (1934). — [2] AXMACHER, F., u. G. OPETZ: Arch. exper. Path. u. Pharmakol. **174**, 427 (1934). — [3] MICHAELIS, L., u. P. RONA: Biochem. Z. **94**, 225 (1919). — [4] MICHAELIS, L., u. A. SZENT-GYÖRGYI: Biochem. Z. **103**, 178 (1920). — [5] LABES, R., u. E. JANSEN: Arch. exper. Path. u. Pharmakol. **158**, 1 (1930).

Prof. Dr. L. KESZTYÜS, Debrecen, Ungarn, Physiol. und exper.-pathol. Institut der med. Universität.

Arch. exper. Path. u. Pharmakol., Bd. 215, S. 600—609 (1952).

Aus dem Pharmakologischen Institut der Humboldt-Universität zu Berlin.

Die Bedeutung statistischer Faktoren für die Analyse biologischer Reaktionsabläufe*.

Von

F. Jung.

Mit 2 Textabbildungen.

(Eingegangen am 2. Februar 1952.)

Bei der Anwendung mathematischer Verfahren auf biologische Reaktionen wird oft übersehen, daß die Mathematik eine Sprache ist, d. h. ihre Anwendung auch ohne „grammatikalischen Verstoß" zu falschen Aussagen führen kann. So ist die Beschreibung eines Reaktionsablaufs durch eine bestimmte Funktion nur sehr gelegentlich eine echte Analyse: Auch wenn sich etwa eine Konzentrationsabhängigkeit einer Wirkung mit dem Formalismus des Massenwirkungs- oder Adsorptionsgleichgewichts beschreiben läßt, so ist das meist eher ein Hinweis auf die Elastizität der Formel als auf Beteiligung bestimmter physikochemischer Vorgänge. Im folgenden soll gezeigt werden, daß die Wirksamkeit statistischer Faktoren sehr erhebliche Fehlanalysen bewirken kann und in vielen Fällen vielleicht eine mathematische Analyse überhaupt verhindert. Statistische Faktoren werden heute allgemein für den Fall der Dosis- oder Konzentrationsabhängigkeit eines Effekts berücksichtigt, bei der Analyse zeitlicher Abläufe und anderer Funktionalzusammenhänge jedoch fast regelmäßig vernachlässigt. Auf die Bedeutung dieser Faktoren führten uns Beobachtungen an Blut und Blutzellensuspensionen (Methämoglobinbildung und -rückbildung, Hämolyseversuche usw.), an welchen sie bereits früh auch Ponder[1] und Wildbrandt[2] aufgefallen sind. Grundsätzlich aber dürften sie an anderen vielzelligen Organen oder auch Gesamtorganismen genau so von Bedeutung sein.

A. Mathematische Ableitungen.

I. Es ist direkt einzusehen, daß ein bestimmter Funktionalzusammenhang zwischen 2 Größen in einer ganz bestimmten Weise sich verändert sowie die eine von beiden ein statistisches Kollektiv darstellt. Das einfachste uns daher bekannteste Beispiel dürfte die Beziehung zwischen Dosis und Wirkung (etwa Eintritt eines bestimmten Ereignisses) sein;

---

* Herrn Professor Dr. W. Heubner zum 75. Geburtstag gewidmet.

statt der für sämtliche Tiere einer Versuchsgruppe erwarteten charakteristischen Dosis (etwa Dosis letalis) erhält man eine Verteilungsfunktion; statt des Zusammenhangs

$$y = \begin{cases} 0 \\ \tfrac{1}{2} \\ 1 \end{cases} \text{für } x \begin{array}{c} < \\ = \\ > \end{array} a \tag{1}$$

wird zum Beispiel

$$Y = \int\limits_{-\infty}^{x} \frac{1}{\sqrt{2\pi}}\, e^{-\frac{(a-x)^2}{2\,s^2}}\, dx \tag{2}$$

erhalten, falls man annimmt, daß bei der Dosis a jeweils die Hälfte der Tiere reagiert habe, das Kollektiv durch eine einfache GAUSSsche Verteilung charakterisiert sei und Y jeweils den Anteil der reagierenden Tiere vorstelle. Bekanntlich sind sehr verschiedene Verteilungsfunktionen möglich.

II. Der Zusammenhang (2) ist nur ein Sonderfall für die extrem einfache Beziehung (1) zwischen x und y. Der Effekt Y kann aber auch irgendeine beliebige Funktion des Merkmals x (etwa der Dosis, Zeit, des Volumens usw.) sein, in der irgendwelche Parameter $(a, b, c \ldots)$ (bei Betrachtung eines statistischen Kollektivs als Merkmalsträger) statistisch verteilt sind. Ist somit der Vorgang am Einzelelement

$$y = f\,(x,\, a_i,\, b_i,\, c_i,\, \ldots),$$

so wird der Bruttovorgang

$$Y = f\,(x,\, a_i,\, b_i,\, c_i,\, \ldots h\,(a),\, g(b),\, f(c),\, \ldots),$$

wenn die Funktionen $h(a)$ usw. die Verteilungsfunktionen der Einzelwerte der Parameter a_i usw. in den „Individualfunktionen" darstellen.

Wegen der mathematischen Schwierigkeiten soll hier nur die einfache lineare Funktion $y = a_i x + b_i$ behandelt werden; ein für unsere eigenen Arbeiten aktuelles Beispiel ist die Rückbildung des Methämoglobins in einer Blutprobe. Um der Anschaulichkeit willen soll ein Teil der folgenden Entwicklung an Hand dieses Beispiels erläutert werden. Statistisch variieren kann die Größe a (also die Rückbildungsgeschwindigkeit des $Hb(3)$ bzw. Methämoglobins), ferner b (der Ausgangsgehalt des $Hb(3)$ in den einzelnen Zellen) und schließlich a neben b voneinander abhängig oder unabhängig. Der besondere Ablauf des Bruttovorgangs wird dadurch bestimmt, daß (bei positivem a) y irgendeinen ausgezeichneten Wert (Maximalwert) erreicht oder (bei negativem a) 0 wird. Mathematisch unterscheiden sich beide Fälle kaum, im folgenden wird aber nur der zweite behandelt, da er dem Beispiel „$Hb(3)$-Rückbildung" entspricht.

α. Der Ausgangsgehalt b möge in den Einzelelementen zwischen 0 und 1 variieren (andere Werte für b können im Endergebnis durch eine einfache Koordinatentransformation berücksichtigt werden). Zu Versuchsbeginn ist dann der Ausgangsgehalt im Gesamtsystem einfach das arithmetische Mittel

$$Y_{t=0} = \int_0^1 g(b) \cdot b \cdot db.$$

Die Umsetzungsgeschwindigkeit (im Einzelelement konstant und in jedem Element gleich groß und gleich a) stellt ebenfalls ein Mittel dar.

$$\left(\frac{dY}{dt}\right)_{t=0} = \int_0^1 g(b) \cdot a \cdot db = a.$$

Die Größe a (Rückbildungsgeschwindigkeit) sei nun eine negative Größe ($a = -|a|$). Es fallen im Gesamtvorgang alle Einzelelemente aus, für welche $y_i = 0$ geworden ist (Ende der $Hb(3)$-Rückbildung). Im Zeitpunkt t sind das alle Elemente, für welche $b_i \leqq -at$ ist. Die Zahl der insgesamt ausgefallenen Elemente ist $\int_0^{-at} g(b)\, db$, die Bruttogeschwindigkeit zum Zeitpunkt t daher nur noch

$$\frac{dY}{dt} = a \int_{-at}^1 g(b)\, db. \tag{3}$$

Durch Integration bis zur Zeit t und Ermittlung der Integrationskonstanten aus den Werten für die Zeit $t = 0$ erhält man schließlich

$$Y = Y_0 + a \int_0^t dt \int_{-at}^1 g(b)\, db. \tag{4}$$

Je nach der Verteilungsfunktion $g(b)$ wird ein andersartiger Verlauf von Y erhalten. Trotz gleicher und konstanter Umsetzungsgeschwindigkeit in den Einzelelementen ist Y keine lineare Funktion von t! Tab. 1 enthält für einige sehr einfache Verteilungsfunktionen $g(b)$ die resultierenden Funktionen $Y = f(t)$.

β. Die Umsetzungsgeschwindigkeit möge in den einzelnen Elementen zwischen 0 und $-\infty$ variieren. Der Ausgangsgehalt b sei in allen Elementen dagegen gleich groß, so daß $Y_0 = b_i = b$ wird. Das Ergebnis einer analogen Überlegung wie unter α ergibt für die Geschwindigkeit zum Zeitpunkt t und entsprechend dem Bruttoumsatz zu diesem Zeitpunkt

$$\frac{dY}{dt} = \int_{a=0}^{\frac{Y_0}{t}} h(a) \cdot a \cdot da; \tag{5}$$

$$Y = Y_0 + \int_0^t dt \int_0^{\frac{Y_0}{t}} h(a) \cdot a\, da. \tag{6}$$

Allerdings müssen die Verteilungsfunktionen $\cdot h(a)$ eine Reihe von Bedingungen erfüllen, damit die entstehenden Integrale konvergieren. Eine

Berechnung von Beispielen ist mit aus diesem Grunde unterblieben. Man wird (6) meist graphisch lösen müssen, was keine weiteren Schwierigkeiten mit sich bringt. — Ist $h(a)$ für beliebig kleine Werte des Parameters a endlich, so nähert sich Y der t-Achse asymptotisch. Die unter (4) besprochenen Funktionen besitzen dagegen auf der t-Achse einen Berührpunkt im Endlichen.

Tabelle 1. *Abklingfunktion eines mit konstanter Geschwindigkeit sich abwickelnden Vorgangs, welcher sich aus einzelnen Teilvorgängen mit verschiedenen Ausgangspunkten zusammensetzt.*

	$g(b)$	Y_0	Y
1.	1	$^1/_2$	$+ at + \dfrac{a^2 t^2}{2}$
2.	$2\,b$	$^2/_3$	$+ at + \dfrac{a^3 t^3}{3}$
3.	$2\,(1-b)$	$^1/_3$	$+ at + a^2 t^2 + \dfrac{a^3 t^3}{3}$
4.	$\dfrac{\pi}{2} - \dfrac{\pi}{2}\,b$	$^2/\pi$	$+ \dfrac{2}{\pi} \sin \dfrac{\pi}{2}\,at$
5.	$\dfrac{\pi}{2} - \pi b$	$^1/_2$	$+ \dfrac{at}{2} + \dfrac{1}{2\pi} \sin at\,\pi$

Partialgeschwindigkeiten gleich groß und konstant gedacht, Ausgangswerte stetig nach $g(b)$ variierend. Y_0 ist der jeweilige Ausgangspunkt des integralen Vorgangs (Mittelwert der individuellen Ausgangspunkte); (a ist negativ gedacht).

III. Ist Y wie in II eine stetige Funktion der unabhängigen Veränderlichen (x oder t), so wird auch ein allgemeineres Problem zugänglich, bei welchem die Parameter a und b unabhängig voneinander nach verschiedenen Funktionen variieren. Für einen einzigen Parameter b ergibt sich zunächst

$$Y = \int\limits_0^1 f(x, b)\, g(b)\, db. \tag{7}$$

Diese Beziehung wird nun auf die in IIβ beschriebenen Vorgänge angewandt. Konkret heißt dies also: Man berechnet zunächst den Verlauf der Rückbildung für sämtliche Zellen mit gleichem Ausgangsgehalt b_i. Dann wird entsprechend dem aus $g(b)$ folgenden Gewicht für jedes individuelle Y_i noch über sämtliche Werte addiert bzw. integriert. Als Ergebnis erhält man für die Geschwindigkeit

$$\frac{dY}{dt} = \int\limits_0^1 g(b)\, db \int\limits_0^{b/t} h(a)\, a\, da \tag{8}$$

und für den Bruttoumsatz

$$Y = \int_0^1 g(b) \cdot b \, db + \int_0^1 g(b) \, db \int_0^t dt \int_0^{b/t} h(a) \cdot a \, da. \tag{9}$$

Entsprechend dem bei (6) Betonten müssen die entstehenden Integrale fast immer graphisch (oder auch numerisch) ausgewertet werden.

Es ist wohl direkt einzusehen, daß bei geeigneter Wahl der Funktionen $g(b)$ und $h(a)$ praktisch jeder beliebige mit t stetig abnehmende Verlauf von Y beschrieben werden kann! Ist umgekehrt ein empirischer

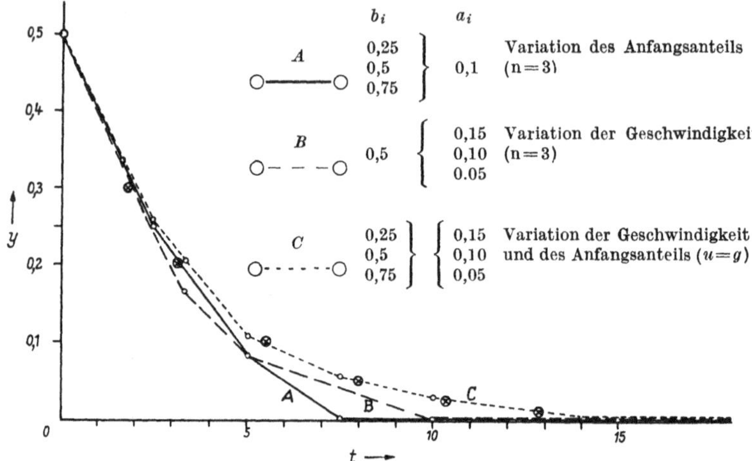

Abb. 1. Abklingkurve eines Vorgangs, welcher in wenige Teilkomponenten mit verschiedener, jedoch konstanter, Teilgeschwindigkeit (a_i variierend) oder bei identischen Teilgeschwindigkeiten mit verschiedenen Ausgangspunkten (b_i) zerfällt. Mit Kurve C deckt sich praktisch die empirisch ermittelte Exponentialfunktion $Y = 10^{-\frac{t+2,4}{8}}$, deren Einzelwerte — mit $\oplus$ bezeichnet — zusätzlich eingezeichnet wurden. Die Ausgangswerte und Geschwindigkeiten wurden jeweils so gewählt, daß Ausgangswert und Ausgangsgeschwindigkeit des Integralvorganges identisch sind.

Verlauf (9) gegeben und zunächst nichts über die zugrunde liegende Primärreaktion bzw. die Verteilung bekannt, so sind kaum Aussagen möglich. Immerhin enthalten Y-Funktionen gegenüber den y-Funktionen Integrale, d. h. sie müssen von höherer Ordnung sein. Ist also die beobachtete Bruttoumsetzung etwa linear, so wird die Wirksamkeit statistischer Faktoren „weitgehend" ausgeschlossen. Wird sie einwandfrei! durch eine quadratische Funktion beschrieben, so muß entweder diese die Primärreaktion sein, oder eine sehr einfache Verteilung zugrunde liegen. Treten kompliziertere Funktionen auf, so ist kein Schluß mehr möglich, falls nicht experimentell die Verteilung irgendwie erfaßt werden kann (vgl. Hämolyseversuche).

IV. Die obigen Überlegungen gelten auch für arithmetische Verteilungen. Auf die entsprechenden Ableitungen wird verzichtet. Statt der Integrale treten Summen auf. Da die mathematische Beweisführung in Abschnitt I—III vielleicht etwas abstrakt ist, soll in Abb. 1 für ein sehr einfaches Beispiel das Wesentliche demonstriert werden. Es sind lediglich 3 verschiedene Elemente gegeben, in welchen (A) b_i die Werte 0,25, 0,5 und 0,75 annimmt und a konstant ist bzw. (B) b konstant und a_i die Werte 0,15, 0,1 und 0,05 je Zeiteinheit annimmt. Unbefangen würde man die Knickpunkte einer empirischen Kurve A oder B bereits durch ein Polynom oder eine Exponentialfunktion verbinden. Nimmt man 9 Elemente an, so sind eine sehr einfache Exponentialfunktion und der gebrochene Verlauf der empirischen Kurve im Maßstab der Abb. 1 nicht mehr voneinander zu unterscheiden, d. h. man würde ohne Bedenken eine empirische Kurve C als Exponentialkurve ansprechen.

V. Derartige Zusammenhänge zwischen Y und X sind nicht umkehrbar. Diese an sich selbstverständliche Feststellung sei an einem einfachen Beispiel demonstriert. Die beiden Funktionen

$$y = e^{-bx} \quad \text{und} \quad x = -\frac{1}{b}\ln y$$

sind an sich identisch. Wird der erste Zusammenhang nach (7) behandelt, so ergibt sich zunächst

$$Y = \int_0^1 e^{-bx} g(b)\,db \quad \text{und weiter, falls etwa}$$

$$g(b) = 1 \text{ gesetzt wird,} \quad Y = \frac{e^x - 1}{x}.$$

Bei Behandlung des zweiten Zusammenhangs erhält man dagegen

$$X = -\int_0^1 \frac{1}{b}\ln y\, g(b)\,db = -\ln y \int_0^1 \frac{g(b)\,db}{b} \text{ und wieder etwa für } g(b) = 1$$

$$X = -\ln y\, [\ln b]_0^1 = \infty! \text{ (d. h. keine Konvergenz).}$$

B. Beispiele.

I. Wir hatten seinerzeit an Katzen[3], Meerschweinchen, Kaninchen und Ratten festgestellt, daß die Rückbildungsgeschwindigkeit des Methämoglobins in vivo nicht linear verläuft, sondern etwa nach einem Exponentialgesetz abnimmt und „daher eine Reaktion erster Ordnung darstelle". Diese Feststellung stand im Widerspruch mit Ergebnissen von KIESE[4] an Zellen verschiedener Tiere, daß die Rückbildung mit konstanter Geschwindigkeit verlaufe. Nach KIESE gilt dies auch für die Umsetzung im homogenen System (nach Hämolyse). Für die Rückbildung an isolierten Zellen in vitro werden in der Literatur bald lineare Funktionen, bald logarithmische Funktionen wiedergegeben, so daß hinsichtlich der Reaktionsordnung erhebliche Widersprüche bestehen.

Ohne Zweifel ist meine frühere Deutung unrichtig und ein Beispiel für die eingangs erwähnte falsche Aussage „ohne grammatikalischen Verstoß". Je nach Herstellungsmodus von teilweise Hb(3)-haltigen Blutzellsuspensionen bzw. Blut muß ein andersartiger Verlauf der Rückbildungskurve auftreten: Wird z. B. einem Tiere Natriumnitrit intravenös gegeben, so dürfte der Hb(3)-gehalt der einzelnen Zellen erheblich variieren und damit der unter II beschriebene Sachverhalt zutreffen. Ebendasselbe trifft auch für Mischung in vitro zu. Wird ein Hb(3)-Bildner verwandt, welcher gleichzeitig mit der Hb-Umwandlung noch Zellschädigungen setzt, so sind sicherlich auch die rückbildenden Fermentsysteme betroffen. Die Verhältnisse hinsichtlich der integralen Rückbildungsgeschwindigkeit in einer entnommenen Blutprobe oder gar im Gesamttier werden damit ganz unübersichtlich. Grundsätzlich sind sie natürlich durch die Gleichungen (8) und (9) beschreibbar. Diese besitzen aber sehr zahlreiche Auflösungen. Setzt man voraus, daß der Grundvorgang eine eindeutig linear verlaufende Rückbildung ist, so kann man natürlich ohne besonderen Aufwand wenigstens gewisse Rückschlüsse über die vorliegende Verteilung aus dem Gesamtablauf gewinnen (erhebliche oder geringe Homogenität des Ansatzes, vorwiegende Schwankung der Geschwindigkeit oder des Ausgangsgehalts). — Grundsätzlich wäre also festzustellen, daß die (nicht nur zwischen Kieses Befunden und eigenen Ergebnissen, sondern in erheblich weiterem Umfang bestehenden) Differenzen leicht als statistische Effekte deutbar sind. In diesem einfachen Falle ist sogar eine weitgehende Analyse möglich.

II. Entsprechend sind statistische Faktoren auch beim Studium anderer Effekte an roten Blutzellen deutlich (Transportleistungen durch die Zelloberfläche, Stoffwechselleistungen, Hämolysephänomene). Wiederum scheint mir ein Ergebnis Kieses[5] ein gutes Beispiel zu sein: Die Umsetzung zwischen Hämoglobin und Phenylhydroxylamin geht im homogenen System (Hämoglobinlösung) zu Versuchsbeginn der Phenylhydroxylaminkonzentration proportional, im heterogenen System (Blutkörperchen) dagegen der 0,4ten Potenz derselben. Auf Grund unserer Überlegungen muß dies so sein. Nur unter recht seltenen Voraussetzungen kann Identität des Ablaufs erwartet werden; falls von Zelle zu Zelle statistisch in ihren Eigenschaften differierende Fermentsysteme jedoch beteiligt sind, muß der Exponent abnehmen! Ganz entsprechend haben wir in Versuchen über die Abhängigkeit der Hämolysegeschwindigkeit von der Digitoninkonzentration einen je nach Blutkörperchenart schwankenden Exponenten erhalten (vgl. Jung und Mitarbeiter[6]).

Die übliche Deutung für derartige Phänomene sind Adsorptionserscheinungen. Solche können wohl auch gelegentlich vorkommen, sind aber als Grundphänomene ohne Zweifel überwertet.

Abb. 2 gibt einen einfachen experimentellen Beleg für die Bedeutung der besprochenen Erscheinung. Sie stellt zunächst den mittels oszillographischer Registrierung aufgenommenen Ablauf der Hämolyse durch Wasser dar (sogenannte Schwellungskurve), daneben ist für einige Zeitpunkte das Ergebnis einer groben visuellen Analyse auf noch unhämolysierte oder partiell hämolysierte Zellen angegeben. Aus ihm ist zu entnehmen, daß im photometrisch aufgenommenen integralen Prozeß ein variierendes Kollektiv verschieden schnell zerfallender Zellen enthalten

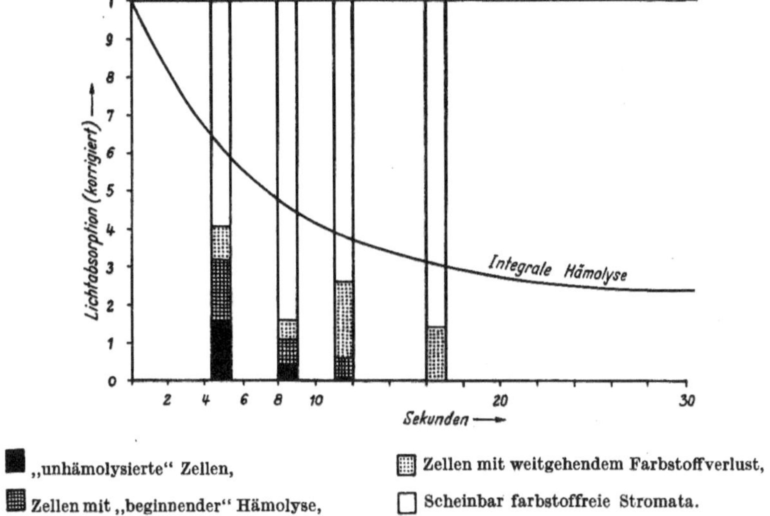

■ „unhämolysierte" Zellen,

▒ Zellen mit „beginnender" Hämolyse,

▒ Zellen mit weitgehendem Farbstoffverlust,

☐ Scheinbar farbstoffreie Stromata.

Abb. 2. Photoelektrisch registrierter Ablauf der Wasser-Hämolyse menschlicher roter Blutkörperchen (praktisch zeitgetreue Registrierung), als Beispiel eines „Integralvorgangs". Daneben Ergebnisse direkter mikroskopischer Beobachtung einzelner Zellen (schnelle Fixation mit OsO_4, Eosinfärbung und folgende Auszählung im Ausstrich. Versuch mit J. WENDLER).

ist. Aus diesem Grund gelingt es auch nicht — durch Milieueinflüsse modifizierte — schnelle Hämolysekurven einer so einfachen mathematischen Analyse zu unterwerfen, wie sie WILBRANDT u. a. für andere langsamer verlaufende Prozesse durchführen konnten. Bei unseren Untersuchungen über Hämolyse durch sehr verschiedenartige Hämolytika (z. B. Saponine, Seifen) wurden von uns laufend entsprechende Feststellungen gemacht. Die vorliegende Studie ging von diesen Versuchen aus (vgl. JUNG[7]).

III. Die roten Blutzellen sind für uns lediglich ein Modell einer noch recht primitiven und einheitlichen Zelle. Die Wirksamkeit der individuellen Variation wird aber überall in Erscheinung treten müssen, wo Stoffwechselgrößen usw. in Abhängigkeit von Substratkonzentrationen, Hemmstoffkonzentrationen, Zeit, Temperatur usw. untersucht werden.

Voraussetzung ist lediglich, daß das stoffwechselnde oder umsetzende Objekt inhomogen ist und in Einzelkomponenten zerfällt. Das gilt aber praktisch für jede Summe von Zellen, gleichgültig, ob diese in Suspension oder im Verband untersucht werden. Aus der Form einer Konzentrations- oder Zeitabhängigkeitskurve können somit keine Rückschlüsse gezogen werden, falls nicht weitere konkrete Daten vorliegen.

Ein Beispiel dafür ist die Dosis-Wirkungskurve des Acetylcholins und verwandter Körper, die sich bekanntlich an vielen Organen gut als Massengleichgewichtskurve deuten läßt. Trotzdem besteht durchaus die Möglichkeit, sie als statistische Kurve zu erklären, wie man es ohne Zweifel für die Konzentrationsabhängigkeit des negativ inotropen K-Effekts am Froschherzmuskel tun sollte (vgl. CLARK[8]). Liegt der Acetylcholinwirkung ein Massenwirkungsgleichgewicht zugrunde, bei dem zahlreiche Rezeptoren mit verschiedenen, nach irgendeiner Funktion ($f(a)$) verteilten Affinität zusammenwirken, so haben wir ein typisches Beispiel für die unter I—V beschriebenen Funktionen.

Die vorgelegten 3 Beispiele ($Hb(3)$-rückbildung, Hämolyse und Dosis-Wirkungskurve des Acetylcholins bzw. K) wurden absichtlich aus dem eigenen Arbeitsbereich gewählt; für falsche Deutungen zitiert man am besten nur sich selbst. Beispiele mit zum Teil sehr weit ausgedehnten Konsequenzen finden sich mehr als zahlreich in der Literatur.

Zusammenfassung.

1. Durch die Wirksamkeit statistischer Faktoren können an inhomogenen Reaktionssystemen, insbesondere also bei biologischen Versuchsanordnungen, erhebliche Veränderungen der zu bestimmenden Funktionalzusammenhänge herbeigeführt werden.

2. Ein bestimmter Funktionalzusammenhang wird — auch bei Hineinwirken einfachster Verteilungen — komplizierter (höherer Ordnung).

3. Empirisch ermittelte Funktionalzusammenhänge an biologischen Systemen sind im allgemeinen kaum analysierbar, falls nicht mittels besonderer Verfahren die beteiligten statistischen Funktionen ermittelt werden. Werden an solchen Systemen komplizierte Zusammenhänge festgestellt, so muß das nicht — wie in der Homogenkinetik chemischer und physikochemischer Systeme — ein Hinweis auf komplizierte Reaktionsmechanismen sein.

4. Es wird gezeigt, daß die Beachtung dieser Zusammenhänge scheinbare Widersprüche in der Literatur zu lösen vermag.

5. Es wird mit einfachen mathematischen Mitteln die Lösung einiger der vorliegenden Probleme versucht.

Literatur.

[1] PONDER, E.: The Mammalian Red Cell and the Properties of Haemolytic Systems. Berlin: Gebr. Borntraeger 1934. — [2] WILBRANDT, W.: Pflügers Arch. **245**, 22 (1941). — [3] JUNG, F.: Arch. exper. Path. u. Pharmakol. **192**, 464 (1939). — [4] KIESE, M.: Klin. Wschr. **1947**, 24/25, 81. — [5] KIESE, M. u. D. REINWEIN: Arch. exper. Path. u. Pharmakol. **211**, 392 (1950). — [6] JUNG, F. u. I. SCHWARTZKOPFF: Arch. exper. Path. u. Pharmakol (im Druck). — [7] JUNG, F.: Arch. exper. Path. u. Pharmakol (im Druck). — [8] CLARK, A. J.: Handbuch der exper. Pharmakol., Ergänzungswerk 4. Berlin: Springer 1937.

Prof. Dr. F. JUNG, Berlin-Buch, Lindenberger Weg 80.

Arch. exper. Path. u. Pharmakol., Bd. 215, S. 610—618 (1952).

Aus dem Gewerbehygienischen Laboratorium
der Farbenfabriken Bayer, W.-Elberfeld.

Zur Wirkung von Dimethylaminoazobenzol.

Von

G. Hecht.

Mit 6 Textabbildungen.

(Eingegangen am 4. April 1952.)

Im Rahmen von methodischen Studien zur Prüfung von Lebensmittelfarbstoffen hatten wir in den letzten Jahren Gelegenheit, einige Ratten zu beobachten, die nur in ihrer Jugend eine kurze Zeit lang Dimethylaminoazobenzol („Buttergelb") mit der Kost aufgenommen hatten. Ein Teil derselben ist erst viele Monate später im Alter mit Lebercarcinom zugrunde gegangen. Da solche experimentellen Beobachtungen nicht sehr häufig sind, möchte ich sie hier bekanntgeben. Im allgemeinen sind ja die in der Literatur mitgeteilten Versuche über die Erzeugung von Tumoren durch Chemikalien und besonders über die Entstehung von Lebercarcinomen bei Fütterung von Ratten mit Dimethylaminoazobenzol mit bereits erwachsenen Tieren begonnen worden, denen dann das Gift bis zum Auftreten des Tumors weitergegeben wurde. In solchen Versuchen ist meist nicht mehr zu beurteilen, zu welchem Zeitpunkt und nach welcher Giftdosis die irreversible Veränderung auftrat. Clayton und Baumann[1] haben Ratten in 2 Perioden von je 4 Wochen, getrennt durch verschieden lange Pausen, mit dem Farbstoff gefüttert. Druckrey[2] hat kürzlich einige Beobachtungen beschrieben und die bevorstehende Veröffentlichung von Versuchen im größeren Rahmen angekündigt, die in der zeitlichen Disposition unseren hier mitzuteilenden Versuchen ähneln.

Die benutzten Tiere waren männliche Jungtiere von dem Inzuchtstamm des Physiologischen Laboratorium unseres Werkes. Beim Beginn unserer Versuche hatten sie ein Durchschnittsgewicht von 57 g (das kleinste Tier wog 45, das größte 94 g). Dimethylaminoazobenzol wurde ihnen mit der Kost verabreicht. Diese bestand aus kleinen harten Kuchen je 10 g nach folgendem Rezept:

71 Teile gemahlener Weizen
20   ,,   Magermilch-Trockenpulver
4   ,,   McCollum Salz-Gemisch
4,5 ,,   Erdnußöl
0,5 ,,   Lebertran.

Diesem Gemisch wurde Dimethylaminoazobenzol in zwei Konzentrationen beigemischt, und zwar auf die Trockensubstanz bezogen 0,01% bzw. 0,05%. Die Konsistenz der Kuchen war so, daß keine nennenswerten Bruchstücke im Käfig

---

* Herrn Professor Dr. Wolfgang Heubner zum 75. Geburtstag gewidmet.

verstreut wurden. Die Menge des aufgenommenen Giftes konnte durch einfaches Abzählen der von den in Einzelkäfigen gehaltenen Tieren gefressenen Kuchen hinreichend genau ermittelt werden.

Mit der Giftkonzentration von 0,01% wurde eine Reihe von 16 Tieren (Nr. 1—16) solange gefüttert, bis sie je Tier 100 mg (absolut) aufgenommen hatten. Dann wurde ein Teil der Tiere getötet, die übrigen zunächst mit der genannten Kost ohne Dimethylaminoazobenzol weitergefüttert. Nachdem eine Gewichtszunahme auf 200—300 g eingetreten

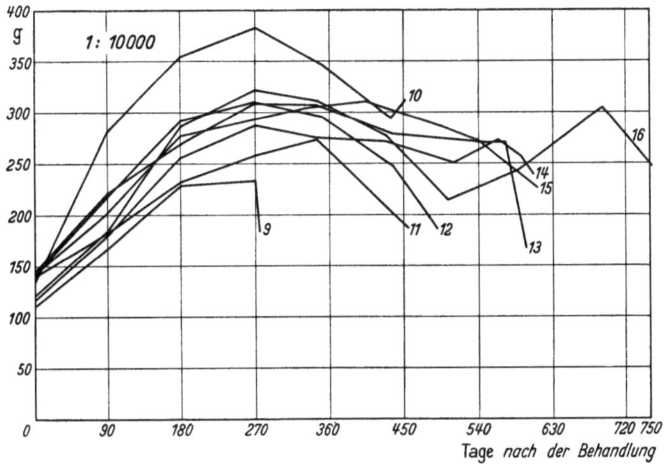

Abb. 1. Körpergewicht von Ratten nach Fütterung mit 100 mg Dimethylaminoazobenzol.

war, wurden die Tiere dann mit einem in unserem Laboratorium üblichen Körnermischfutter gefüttert und bis zum Tode weiter beobachtet.

Die zweite Gruppe umfaßte 20 Tiere (Nr. 17—36), die in der erwähnten Kostmischung 0,05% Dimethylaminoazobenzol erhielten. Die Tiere dieser Gruppe wurden damit so lange gefüttert, bis sie eine Gesamtmenge von 250—300 mg je Tier aufgenommen hatten. Unmittelbar danach wurden 8 von diesen Tieren getötet, die restlichen in der gleichen Weise wie die Tiere der ersten Gruppe zunächst mit derselben Kost ohne Dimethylaminoazobenzol, später mit Körnerfutter weitergefüttert. Über das Verhalten der einzelnen Tiere, die von ihnen aufgenommenen Farbstoffmengen, ihre Gewichtsverhältnisse und Überlebenszeiten gibt die Tabelle Auskunft. Die Gewichtskurven der nach Beendigung der Farbstoffzufuhr noch mehr als 200 Tage beobachteten Tiere der beiden Gruppen sind in den Abb. 1 und 2 dargestellt.

Die Tiere 1—7 zeigten bei der Sektion makroskopisch keine auffälligen Veränderungen, insbesondere war die Leber unauffällig. Bei der histologischen Untersuchung der Lebern, und zwar verschiedener Lappen derselben, wurden Bilder beobachtet, die kaum mehr als normal zu bezeichnen sind. Insbesondere fiel eine gewisse Unruhe in den Kerngrößen der Parenchymzellen auf mit einem erhöhten Prozentsatz vergrößerter Kerne. Sonst war aber kein deutliches Anzeichen für proliferatives Wachstum zu erkennen. Die Läppchenstruktur war ungestört. Die Zahl und Querschnittsgestaltung der Gallenkapillaren wich nicht in deutlicher Weise von den entsprechenden Bildern unbehandelter Tiere ab. Auch waren keine Anzeichen für cirrhotische Vorgänge erkennbar.

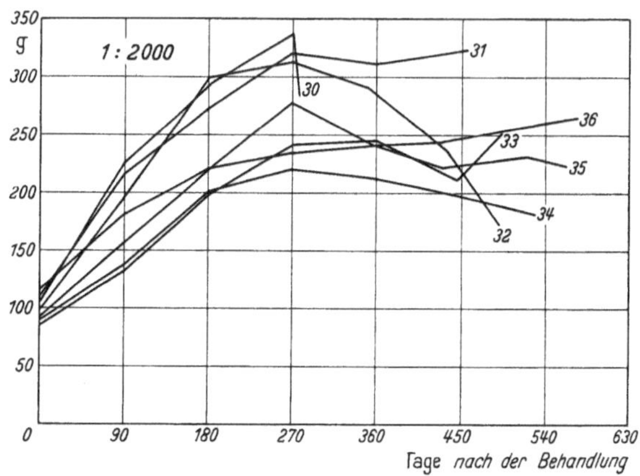

Abb. 2. Körpergewicht von Ratten nach Fütterung mit 250-300 mg Dimethylaminoazobenzol.

Von den nach der Behandlung weiter beobachteten Tieren dieser Gruppe Nr. 8—16 konnten 7 über 1 Jahr beobachtet werden. Bei keinem dieser Tiere, die interkurrent, zum Teil mit Lungenabscessen verendeten, wurde bei der Sektion ein Lebertumor gefunden. Auch die mikroskopische Untersuchung der Lebern dieser Tiere ließ sichere Andeutungen der für Dimethylaminoazobenzol charakteristischen Veränderungen vermissen.

Von der zweiten Versuchsgruppe wurden nach Beendigung der Behandlung 8 Tiere getötet. Bei der Sektion war bei 5 Tieren die Leber durch eine Unebenheit der Oberfläche charakterisiert. Bei 3 von diesen Tieren waren bereits mit dem bloßen Auge feine multiple Cysten in der Leber zu erkennen. Der mikroskopische Befund in diesen Lebern war nun bei allen 8 Tieren eindeutig im Sinne der bekannten Dimethylaminoazobenzolwirkungen verändert: In allen Fällen war eine reichliche Vermehrung der Gallenkapillaren vorhanden, die zum Teil in soliden Zellsäulen ohne Lumen bestanden, zum Teil aber auch stark vergrößerte Lumina und bei den 3 erwähnten Tieren sogar cystische Entartungen zeigten. Gelegentlich fanden sich diese Gallengangsproliferationen im cirrhotischen periportalen Gewebe. Das Leberparenchym zeigte degenerative Veränderungen verschiedener Art, stellenweise aber auch Anzeichen der ungeordneten proliferativen Vermehrung (vgl. Abb. 1—4).

Tabelle 1.

Nr.	Behand-lungsdauer Tage	Auf-genommene Menge mg/Tier	Gewicht in Gramm bei			Zeit vom Ende der Behandlung bis zum Tode. Tage	Gewicht der Leber in g
			Beginn der Behandlung	Ende der Behandlung	Letztes Ge-wicht vor dem Tode		
1	90	100	75	140	140	0	
2	78	100	88	185	185	0	
3	82	100	54	144	144	0	
3	82	100	54	144	144	0	
4	106	100	48	131	131	0	
5	73	101	63	177	177	0	
6	77	101	57	160	160	0	
7	90	101	46	135	135	0	
8	107	101	50	128	135	76	
9	101	107	57	110	187	272	6,5
10	92	109	57	135	310	451	
11	84	100	52	138	207	454	
12	95	100	60	142	214	485	
13	99	100	52	143	167	596	4,5
14	102	102	55	116	238	605	13,0
14	102	102	55	116	238	605	13,0
15	108	101	50	120	225	609	10,0
16	102	100	62	120	262	751	8,0
17	48	250	54	86	86	0	
18	45	255	60	116	116	0	
19	53	255	58	80	80	0	
20	54	255	64	99	99	0	
21	64	265	56	112	112	0	
22	68	275	50	66	66	0	
23	86	275	58	77	77	0	
24	61	280	94	109	109	0	
25	73	265	58	88	176	112	65,0
26	71	270	48	91	202	123	60,0
27	68	295	45	84	186	133	60,0
28	75	270	49	80	132	147	33,0
29	68	290	45	99	122	165	30,0
30	60	260	57	105	281	281	55,0
31	65	295	59	109	324	456	80,0
32	70	270	62	98	201	485	
33	66	300	60	82	232	485	23,0
34	74	280	41	88	186	529	25,0
35	67	270	59	92	227	568	
36	56	260	65	115	261	571	60,0

Die übrigen 12 Tiere dieser Gruppe, die wir weiter beobachteten und die nach 112—565 Tagen starben, wiesen ohne Ausnahme bei der Sektion bereits makroskopisch die bekannten riesigen, vorherrschend polycystichen Vergrößerungen der Lebern auf, deren Gewichte, soweit sie ermittelt wurden, 10—32% des Kadavergewichtes ausmachten. Auf die Beschreibung der histologischen Befunde kann verzichtet werden.

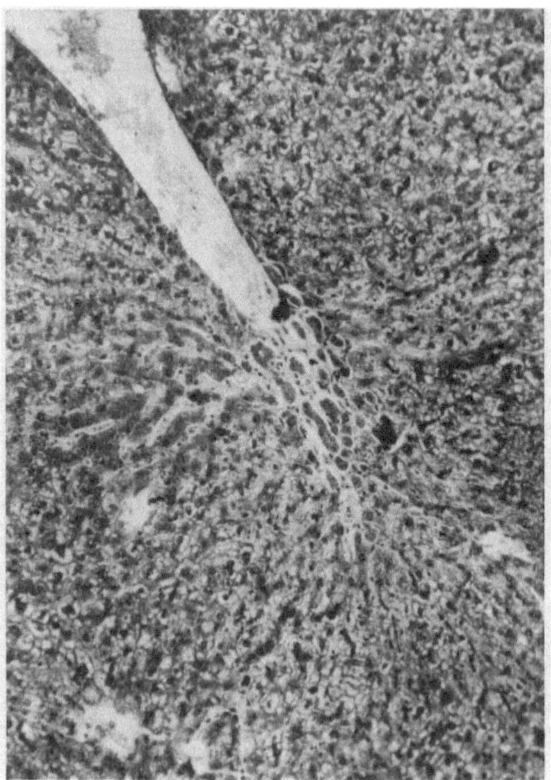

Abb. 3. Ratte 19. Leber 114 fach. Cholangiom.

Besprechung.

Die hier mitgeteilten Beobachtungen enthalten sicherlich nichts grundsätzlich Neuartiges, aber sie bieten doch in zwei Richtungen Besonderheiten, die uns bemerkenswert erscheinen. Zunächst einmal ist die Dosis des Dimethylaminoazobenzols, die in unseren Versuchen regelmäßig zur Entstehung der Lebertumoren führte, relativ klein. Druckrey und Küpfmüller[3] hatten früher ausgeführt, daß die für eine Ratte zur Entstehung eines Lebertumors erforderliche Dosis um etwa 1000 mg liege, und daß es für den Endeffekt nur in zeitlicher Hinsicht von

Bedeutung sei, in welchem Zeitraum diese Gesamtdosis dem Tier zugeführt wird. Neuerdings hat DRUCKREY[2] diese Angabe modifiziert, nachdem er in Versuchen, bei denen ebenso wie in den unsrigen die Farbstoffzufuhr zeitlich begrenzt war, festgestellt hatte, daß auch bereits kleinere Gesamtdosen nach einer gewissen Latenzzeit noch zu den typischen Cholangiohepatomen führten.

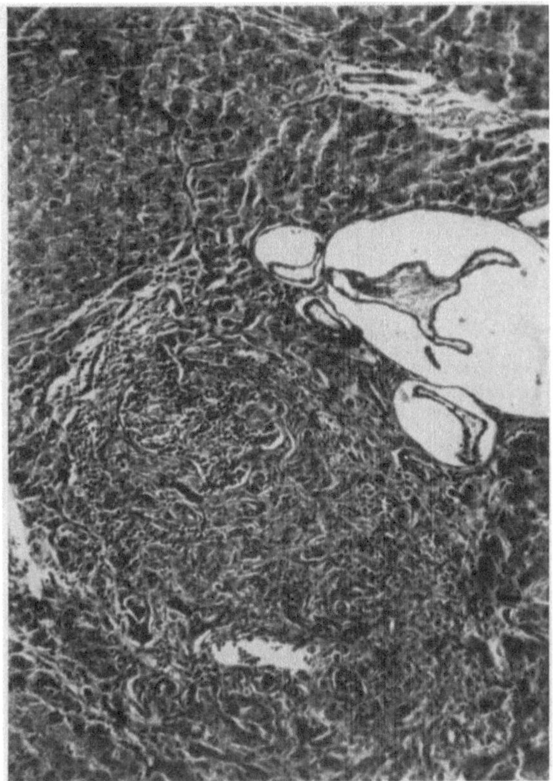

Abb. 4. Ratte 20. Leber 114 fach. Cystisches Cholangiom und Hepatom.

Die von uns als wirksam gefundene Gesamtdosis von 250—300 mg ist aber auch gegenüber den von DRUCKREY zuletzt genannten Zahlen noch als klein anzusehen. Wir möchten die Auffassung vertreten, daß dieser Befund kaum anders zu deuten ist, als dadurch, daß wir jugendliche, noch rasch wachsende Tiere zur Behandlung gewählt haben. Vielleicht kommt dabei eine besondere Bereitschaft des jugendlichen Organismus zur Tumorbildung zum Ausdruck. Andererseits ist aber wohl auch zu berücksichtigen, daß die Giftkonzentration in der Leber infolge

der relativ hohen Futteraufnahme der wachsenden Tiere bei der gleichen
Konzentration des Giftes im Futter größer sein kann als bei erwachsenen
Tieren. Wir möchten in diesem Zusammenhang noch erwähnen, daß
unsere Tiere der ersten Gruppe während der Behandlungszeit pro Tag
und pro kg Körpergewicht durchschnittlich 10 mg, die Tiere der zweiten
Gruppe durchschnittlich 54 mg Farbstoff aufnahmen.

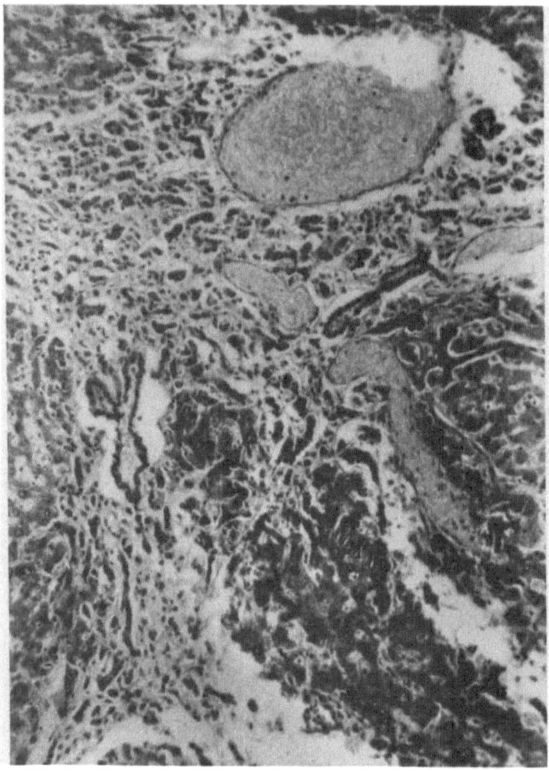

Abb. 5. Ratte 22. Leber 114 fach. Periportaler Cirrhoseherd mit gewucherten Gallencapillaren.

Wenn wir nicht einen Teil unserer Versuchstiere beim Abschluß der
Behandlung getötet hätten, so hätten wir annehmen können, daß die
Tumorbildung erst mit einer Latenzzeit nach Beendigung der Behandlung eingesetzt hätte, und daß das zum Teil noch recht lange Überleben
der anderen Tiere dieser Gruppe dadurch zu erklären sei. Die Betrachtung
der Lebern der Tiere Nr. 17—24 lehrte nun aber, daß der Tumor oder,
richtiger gesagt, die multizentrische proliferative Entartung des Leber-
gewebes beim Abschluß der Behandlung bereits eindeutig vorhanden war,
also sicherlich auch bei den übrigen Tieren der Gruppe. Es ist beachtens-

wert, daß die Mehrzahl von diesen trotzdem noch monatelang bis über 1 Jahr lang an Gewicht zunahm und äußerlich keinen kranken Eindruck machte.

Die durch die kleinere Dosis erzeugten Veränderungen in der Leber, die wir noch nicht als proliferative Vorgänge ansprechen können, erwiesen sich als einwandfrei reversibel.

Unsere Beobachtungen lassen insofern noch Wünsche offen, als diejenige Dosis, die bei einem Teil der Tiere reversibel, bei dem anderen Teil

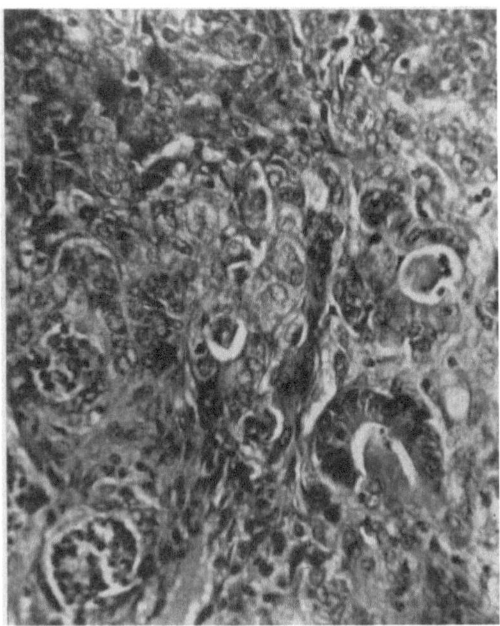

Abb. 6. Ratte 23, 320 fach. Ungeordnet wachsendes Hepatom.

nicht reversibel wirken würde, zwischen den von uns gewählten Dosierungen liegt, und der zeitliche Verlauf des Effektes einer solchen Dosis durch Untersuchung der Tiere zu verschiedenen Zeitpunkten nach Abschluß der Behandlung geklärt werden sollte. Erst dann könnte man sich für das Dimethylaminoazobenzol ein vollständiges Bild von der erzeugten „Pathobiose" machen, die HEUBNER[4] vor 30 Jahren in folgenden Sätzen charakterisiert hat:

„Nach Entfernung des Giftes bleiben nämlich die betroffenen Elemente in einem Zustand zurück, der nicht völlig normal, aber auch keineswegs unmittelbar mit dem Tode verknüpft ist; im weiteren Verlaufe des Lebens kann fortschreitende Degeneration mit schließlichem Absterben, oder eine allmähliche Erholung und Rückkehr zur Norm, oder endlich ein lang anhaltender abnormaler Zustand folgen, der für den Beobachter unter Umständen unübersehbar lange dauern kann. Die vergifteten lebendigen Gebilde befinden sich also nach Entfernung des Giftes in einem Zustand, der völlig dem eines erkrankten Organismus entspricht; auch hier ist der Ausgang in Tod, völlige Heilung oder dauerndes Leiden, Krüppelhaftigkeit und dergleichen möglich und anfangs meist ungewiß. Es scheint mir daher nützlich, diesen abnormen Zustand mit ungewissem Ausgang, der nach einem vorübergehenden Eingriff zurückbleibt, besonders zu bezeichnen als „Pathobiose".

In praktischer Hinsicht betrachten wir unsere Ergebnisse als einen wichtigen Hinweis auf die Bedeutung der Verwendung möglichst jugendlicher Tiere für Versuche zur Beurteilung von Chemikalien, deren Verwendbarkeit als Zusatz zu Lebensmitteln und dergleichen geprüft werden soll.

Zusammenfassung.

Die Behandlung jugendlicher Ratten mit Dimethylaminoazobenzol führte bereits nach der absoluten Dosis von 250—300 mg, in etwa 2 Monaten verabreicht, regelmäßig zu Lebertumoren. Die Anfänge derselben waren mindestens histologisch bereits beim Abschluß der Behandlung erkennbar. Sie wirkten sich für diese Tiere aber erst 10—47 Monate später tödlich aus. Die absolute Dosis von 100 mg, in der gleichen Weise verabreicht, war nicht carcinogen wirksam.

Literatur.

[1] Clayton u. Baumann: Cancer Research, 9, 575 (1949). — [2] Druckrey: Arzneimittel-Forschung, 1. Jg., S. 383 (1951). — [3] Druckrey u. Küpfmüller: Z. f. Naturf. 3b, 254 (1948). — [4] Heubner, W.: Nachr. v. d. königl. Gesellsch. d. Wiss. zu Göttingen. Weidmannsche Buchhandlung 1923.

Priv.-Doz. Dr. med. G. Hecht, Wuppertal-Vohwinkel, Gustav Freytag-Str. 8.

Arch. exper. Path. u. Pharmakol., Bd. 215, S. 619—648 (1952).

Aus dem Pharmakologischen Institut der Universität Kiel
(Direktor: Prof. Dr. B. BEHRENS).

Extrarenale Wirkungen diuresewirksamer Stoffe.

I. Mitteilung:

Biphasische Wirkungen der Purinkörper in vivo auf den Kolloiddruck und auf die Eiweißzusammensetzung des Serums sowie auf den Wasserhaushalt des Blutes*.

Von

GÜNTHER MALORNY.

Mit 2 Textabbildungen.

(Eingegangen am 20. Mai 1952.)

Zielsetzung.

Die alte Auffassung[1-4], daß die Wirkung eines Diureticums allein durch renale Faktoren, wie Reizung der sezernierenden Elemente des Nierenparenchyms, Hemmung der Rückresorption, Zunahme der Durchblutungsgröße u. a. zu erklären sei, kann in dieser Form nicht mehr aufrecht erhalten werden. Von wahrscheinlich gleich großer Wichtigkeit sind die extrarenalen Wirkungen, die jedem Diureticum zukommen[4-8]. Ihre Existenz läßt sich schon auf Grund einer einfachen Überlegung voraussetzen. Das im Verlauf einer Diurese zur Ausscheidung gelangende Wasser kann niemals dem Blut allein entstammen. Vielmehr ist die Annahme zwingend, daß ein Säftestrom aus den Geweben in die Blutbahn der eigentlichen Diurese vorauseilt. Diese Wasser- und Mineralverschiebungen innerhalb des Körpers sind sehr wahrscheinlich als primäre Wirkungen aufzufassen, wenigstens soweit es den Wirkungsmechanismus der kräftigen Diuretica aus der Purin- und Quecksilberreihe betrifft.

Eine solche Art der Auffassung steht in gutem Einklang mit den modernen Vorstellungen, die Kliniker und Pathologen über die verschiedenen Ursachen der sogenannten renalen Ödeme und über den Angriff der Diuretica entwickelt haben.

Danach seien einige Formen dieser Ödeme nicht auf eine primäre Insuffizienz der Nieren für die Wasserausscheidung, sondern auf pathologische Veränderungen der peripheren Gewebe und auf Störungen ihrer Stoffwechselfunktionen zurückzuführen. Man denke in diesem Zusammenhang nur an die Begriffe „extrarenale Azotämie" (REINWEIN[9]) bzw. „extrarenales Nierensyndrom" (NONNENBRUCH[10]); trotz schwerster Beeinträchtigung der Nierenfunktion fehlt in solchen Fällen an der Niere selbst der zu erwartende anatomische Befund.

Aus der Tatsache nun, daß die Diuretica mit in erster Linie diese extrarenalen Dysfunktionen beseitigen helfen, müsse der Schluß gezogen werden, daß diese Stoffe auch beim Kranken extrarenale Wirkungen entfalten (VOLHARD[11]).

---

* Herrn Prof. Dr. WOLFGANG HEUBNER zum 75. Geburtstag gewidmet.

Gewisse Wirkungen auf die Niere, wie Verbesserung der Konzentrationsleistung (Becher[12]), Verstärkung der glomerulären Filtration (Nachweis mittels Inulin-Clearance, Gukelsberger[13]) und Steigerung der Nierendurchblutung durch Gefäßerweiterung im Glomerulusgebiet (E. Frey[14]), sind fraglos vorhanden; es ist meines Erachtens aber noch unentschieden, bis zu welchem Grade auch diese Effekte als allgemeine Gewebewirkungen auf das Nierenparenchym aufzufassen sind.

Vielfältige Unklarheiten und Widersprüche in der Literatur über Abgrenzung, Bedeutung und Zuordnung des Begriffs „extrarenale Wirkung" haben uns veranlaßt, die Wirkungen diuretischer Stoffe auf den Wasser- und Mineralhaushalt des Körpers nach Möglichkeit bilanzmäßig zu untersuchen. Hierbei haben wir besondere Beachtung den folgenden Problemstellungen zugemessen:

1. Welche Rückwirkungen übt die Gewebswassermobilisierung, die der Diurese vorauseilend bald nach Verabfolgung des Diureticums einsetzt, auf die Organe und Gewebe aus? Bis zu welchem Ausmaß wird dieses Wasser den reinen Zellelementen entzogen? Sind solche „inneren" Wasserverschiebungen mit Elektrolytaustauschvorgängen vergesellschaftet? Eine Frage, zu der man auf Grund theoretischer Überlegungen wohl ohne weiteres berechtigt ist!

2. Inwieweit wird der Wasser- und Mineralhaushalt des Blutes durch den Flüssigkeitseinstrom aus den Geweben betroffen? Treten im Verhalten des Kolloiddrucks (KD) eindeutige Veränderungen im Blut, Plasma und Serum auf? Sind solche Effekte auf physikalisch-chemische Zustandsänderungen der Serumeiweißkörper zurückzuführen, oder sind sie bedingt durch Änderung der H^+-Konzentration im Blut oder durch Verschiebung des Albumin/Globulin-Verhältnisses des Serumeiweißes? Welche Hinweise geben Versuche in vitro?

3. Läßt sich für die Diuretica die Existenz extrarenaler Wirkungen auch nach Nierenausschaltung nachweisen? Oder sind hier gewisse Einschränkungen erforderlich?

4. Gibt es Stoffe, die gemäß der bisherigen Erfahrungen keine diuretischen Wirkungen entfalten, denen aber dennoch ähnliche extrarenale Effekte zukommen, wie beispielsweise den Purinkörpern? In diesem Zusammenhang wird man an das Chinin und gewisse Diaphoretica zu denken haben.

In unserer 1. Mitteilung behandeln wir die Frage, ob die Purinkörper bei Versuchen am Ganztier in der Lage sind, den KD im Blut und Serum eindeutig zu verändern.

Es ist dies ein durchaus offenes Problem. Ein Blick in die Literatur beweist, daß die ablehnenden bzw. einschränkenden Stimmen[15—17] die zustimmenden[5, 18] überwiegen. A. Ellinger, dem Hauptverfechter der Theorie, daß die Coffeindiurese durch eine Herabsetzung des Wasserbindungsvermögens der Serumeiweißkörper bedingt werde, kann der Einwand nicht erspart werden, daß er auf Grund unphysiologischer Versuche am experimentellen Säureödem des Froschgefäßpräparates die Eiweißwirkung des Coffeins zu eng mit der Diuresewirkung koppelte, ohne die zweifellos vorhandenen Wechselwirkungen auf die Gewebe in Betracht zu ziehen. Andererseits betonen seine Gegner zu stark das Nichtgelingen der Versuche in vitro. Für eine Widerlegung der Theorie sind zudem in vielen Fällen die angeführten Versuchszahlen und Kontrollversuche nicht ausreichend, die Dosenbewertung ungenügend. Der letztere Einwand ist um so schwerwiegender, als gerade bei den Purinkörpern biphasische Wirkungen in Abhängigkeit von der Dosis bekannt sind. So wirken beispielsweise niedrige Coffeingaben beim Hund diuresefördernd, während hohe Dosen einen hemmenden Einfluß ausüben. Die Wirkungsunterschiede kleiner und großer Dosen sind so erheblich, daß sie nicht nur beim Serum-KD ein gegensätzliches Verhalten zeigen, sondern auch beim Wasser- und Mineralhaushalt der Gewebe.

Methodik.

Die Versuche stellten wir fast ausschließlich an Hunden an. Katzen und Kaninchen erwiesen sich als weniger geeignet. Bei guter Ernährung und Pflege zeigten namentlich die großen Hunde einen gut ausgeglichenen Wasserhaushalt, der gemäß unserer Kontrollversuche durch mehrfache Blutentnahmen kaum gestört wurde. Am Vorabend der Versuche wurden aus dem Käfig die Futterreste entfernt, das Trinkwasser aber belassen. Hierdurch konnten Dursterscheinungen vermieden werden. Die Versuche wurden teils am wachen, nicht gefesselten Tier und teils in tiefer Pernocton*-Narkose vorgenommen.

Beim wachen Tier entnahmen wir das Blut durch Herzpunktion und injizierten die zu untersuchenden Stoffe in RINGER-Lösung intravenös (im allgemeinen 2 cm³ Lösungsmittel pro Kilogramm). Wir achteten darauf, nach Möglichkeit arterielles Blut zu gewinnen. Bei schonendem Vorgehen gehörten Abwehrreaktionen von seiten der Tiere zu den Seltenheiten, ebenso Verletzungen der Kranzgefäße. Wir fingen einen Teil des Blutes zur Serumgewinnung in Zentrifugenröhrchen unter Paraffin auf. Einen weiteren Teil defibrinierten wir mit Glasperlen zur Bestimmung der Elektrolyte, der Trockensubstanz, des Rest-N und des Hämatokrits. In einigen Fällen überführten wir zur Alkalireservebestimmung nach VAN SLYKE 2—3 cm³ Blut in vorbereitete Röhrchen (pro Kubikzentimeter 1,5 mg Ammoniumoxalat und 1,4 mg Kaliumfluorid). Im Serum bestimmten wir den Kolloiddruck (KD), den Gesamt-N und die Albumine. Die Stickstoffbestimmung erfolgte nach PARNAS und WAGNER[20].

Für die Messung des KD benutzten wir das Onkometer** nach HEPP[21]. Im Unterschied zu den sonst üblichen Geräten wird hier nicht die Druckhöhe der Kolloidlösung selbst gemessen, sondern es wird ein Gleichgewicht zwischen dem KD und einem gesetzten Gegendruck erstrebt. Das Gleichgewicht ist dann erreicht, wenn der Saugdruck des Manometers dem gebildeten Ultrafiltrat der Kolloidlösung die Waage hält (Stillstand des Flüssigkeitsmeniskus in der Beobachtungscapillare). Wegen der Schnelligkeit der Gleichgewichtseinstellung (meist nach 25 bis 40 min) und wegen der hohen Meßgenauigkeit eignete sich das HEPPsche

---

* Warenzeichen. Der Fa. Riedel de Haën danken wir für die großzügige Überlassung von Versuchsmengen.
** Herstellerfirma W. Schweder, Kiel-Wik.

Onkometer für unsere Reihenuntersuchungen besser als beispielsweise das Osmometer nach Krogh[15].

Im Anfang bedienten wir uns der von Hepp angegebenen Collodiummembranen, die wir von der Membranfiltergesellschaft Göttingen geliefert erhielten (Ultrafeinfilter, eiweißdicht, Durchlaufzeit 30—40 min, Durchmesser 6 cm). Aus Gründen der Kostenersparnis wandten wir uns dann den *Cellophan*membranen zu. Die Brauchbarkeit des Cellophans für KD-Messungen wiesen bereits früher Govaerts[22] und Verney[23] nach.

Überraschenderweise lieferten die Cellophanmembranen viel exaktere Werte als die Collodiummenbranen.

Die Membranen schnitten wir uns selbst aus großen, angefeuchteten Cellophanfolien* (Stärke 300, farblos, Dicke etwa 0,02 mm, Quadratmetergewicht 30 g) kreisrund und passend für die Meßkammer des Onkometers aus. In destilliertem Wasser hielten sie sich 4—6 Wochen lang; zur Verhütung von Pilzwachstum wurde ein Stückchen Kupferblech zugesetzt. Die Membrandichtigkeit prüften wir in orientierenden Versuchen mit Hilfe von Kongorotlösungen. Die Folien sind standardisiert und darum in gleichbleibender Qualität erhältlich.

In den ersten Prüfungen auf Brauchbarkeit der Cellophanmembran für die KD-Messung ermittelten wir mit Hilfe von Rinderserum die Zeit bis zur Erreichung der Wertekonstanz. Für die endgültige Einstellung war es ohne Belang, ob die Messung mit einem höheren oder niederen Saugdruck begonnen wurde. Der Einheitlichkeit wegen bevorzugten wir jedoch einen höheren Ausgangssog. Es zeigte sich, daß bei der ersten Messung mit einer neu in Versuch genommenen Membran die Gleichgewichtseinstellung in der Regel etwas später eintrat als bei den folgenden Messungen, im allgemeinen erst nach 40—60 min. Von der 2. Bestimmung ab stellte sich das Gleichgewicht bereits nach 25—35 min ein. Wir konnten mit einer Membran etwa 25 Messungen durchführen, ohne daß Ermüdungserscheinungen im Sinne einer Dichtigkeitszunahme auftraten.

Die Cellophanmembran eignete sich auch für die KD-Messung im Vollblut. Die Werte lagen nur wenige Millimeter höher als im zugehörigen Serum. Allerdings wurde die Membran manchmal schon nach 3—4 Messungen zunehmend dichter, so daß eine häufigere Auswechselung erforderlich wurde.

Vor jeder Erstmessung bestimmten wir die sogenannte *Durchlaufzeit* der zur Verwendung gelangenden Membran. Sie stellt die Zeit dar, die eine eiweißfreie Salzlösung, z. B. Ringer-Lösung, bei einem vorgelegten Saugdruck von 350 mm H_2O benötigt, um die Meßcapillare bis zur Hälfte zu füllen. Für die Membran der Stärke 300 betrug die Durchlaufzeit etwa 70 min. Sie änderte sich bei Wiederbenutzung an den folgenden Tagen in der Regel nicht. Die Konstanz der Durchlaufzeit erwies sich als guter Indicator für die Brauchbarkeit einer Membran.

Bei den dickeren Cellophanmembranen der Stärken 400 und 600 lagen die Durchlaufzeiten bei etwa 90 bzw. 130 min. Da bei Benutzung dieser Membranen für die Serum-KD-Messung dementsprechend auch die Zeiten für die Gleich-

---

* Lieferfirma Kalle & Co., Wiesbaden-Biebrich.

gewichtseinstellung sehr verzögert waren, führten wir alle künftigen Messungen nur mit den Membranen der Stärke 300 durch*.

In Tab. 1 geben wir je eine Meßreihe für Serum und Eieralbumin wieder. Die einzelnen Messungen zeigen nur kleine Schwankungen. In den fehlenden Zwischenmessungen waren den Eiweißlösungen andere Stoffe zugesetzt.

Tabelle 1. *KD-Messungen mit Cellophanmembranen (Stärke 300).*

Meßfolge	Kälberserum (6,25% Eiweiß)		Meßfolge	Ovalbuminlösung (5,36% Eiweiß)	
	KD in mm H_2O	nach min		KD in mm H_2O	nach min
1	339	43	1	411	35
2	338	27	2	404	25
11	341	30	9	408	30
12	341	30	12	408	30
1*	340	30	15	408	28
2*	340	30	16	409	32
5*	341	30			

* Neue Membran, Messungen 24 Std später.

Die Fehlerbreite bei der Verwendung der Cellophanmembran zur KD-Messung war auffallend gering. In unseren Doppelbestimmungen beobachteten wir in der Regel nur einen Unterschied von 1—3 mm H_2O. Für die Collodiummembran gab HEPP eine Fehlerbreite von etwa $\pm$ 10 mm H_2O an.

Zur Überprüfung unseres KD-Meßverfahrens mit Cellophanmembranen haben wir aus 114 Doppel- und Mehrfachbestimmungen die Fehlerstreuung s nach der folgenden Gleichung[24] berechnet:

$$s = \sqrt{\frac{n}{n-m}\,\sigma^2}\,.$$

Hier bedeutet n die Gesamtzahl der Messungen, m die Zahl der Doppel- und Mehrfachbestimmungen und σ die Gesamtstreuung. Wir erzielten für die vorliegenden KD-Messungen einen Genauigkeitsgrad von $s = \pm 3{,}10$ mm H_2O bei der Cellophanmembran. Die Fehlerstreuung für die Collodiummembran ließ sich auf Grund von 54 Doppel- und Mehrfachbestimmungen mit einem Wert von $\pm$ 7,13 mm H_2O berechnen. Hieraus ergibt sich deutlich die Überlegenheit der Cellophanmembran. Hinzu kommt noch, daß wir bei den Cellophanmembranen praktisch nie einen Versager erlebten, während von den gelieferten Collodiummembranen bereits primär 40—50% unbrauchbar waren.

Für die wertvolle Mithilfe bei der Durchführung der Bestimmungen danke ich meinen Doktoranden, den Herren P. HANSEN[25], G. LAUBINGER und K. H. BERNER, sowie den chem. bzw. med.-techn. Assistentinnen Frl. R. M. FISCHER und G. UTZ.

---

* Es standen uns zur Prüfung auch Cellophanfolien der Fa. Wolff & Co., Walsrode/Hann., in den Stärken 30, 40 und 60 zur Verfügung (hergestellt durch Walzverfahren). Die erzielten Ergebnisse entsprachen ungefähr den oben geschilderten; die Membranen erwiesen sich ebenfalls als gut brauchbar.

Experimenteller Teil.

a) Wirkungen der Purinkörper am nicht narkotisierten Hund.

Versuche am intakten Organismus sind zweifellos am ehesten geeignet, etwas über die wahren Wirkungen der Purinkörper auf den Wasserhaushalt und die Nierentätigkeit auszusagen. Die Vornahme von Operationen, ja selbst schon die Einleitung einer Narkose, führt zu nachhaltigen Störungen der Organfunktionen. Die widersprechenden Angaben der älteren Literatur[1, 26] über die diuresefördernde Wirkung des Coffeins beim Hund sind zum Teil auf die Nichtbeachtung der besonderen Versuchsbedingungen zurückzuführen. In unseren Versuchen am wachen Tier trat nach kleinen bis mittleren Dosen jedenfalls fast immer eine deutliche Diurese auf. Lediglich bei hohen, toxischen Coffeingaben beobachteten wir in mehreren Versuchen eine ausgesprochene Diuresehemmung.

Die Vornahme der Herzpunktionen und die intravenösen Injektionen bedeuteten für unsere Hunde keinen schweren Eingriff. Selbst kurzdauernde Störungen im Allgemeinverhalten waren kaum zu beobachten. Wegen der mehrfachen kleinen Blutentnahmen legten wir jedoch zwischen die Einzelversuche aus Sicherheitsgründen Abstände von 2—6 Wochen ein. Es erwies sich als notwendig, unmittelbar vor jeder Purinkörpergabe beim nüchternen Tier grundsätzlich die jeweiligen Ausgangswerte zu bestimmen, um so bessere Vergleichsmöglichkeiten zu haben.

Wie Tab. 2 erweist, änderte sich der Serumeiweißgehalt für den einzelnen Hund auch über längere Zeiträume hin nicht wesentlich. Hingegen waren die KD-Schwankungen etwas ausgeprägter.

Tabelle 2. *KD-Ausgangswerte bei 4 nüchternen, wachen Hunden im mehrmonatlichen Beobachtungszeitraum. n = Zahl der Bestimmungen. M = Mittelwerte.*

Nr.	Gewicht in kg		absol. KD mm H_2O	Gesamt-Eiweiß %	spez. KD mm H_2O	n
1	24,9	M	270,0	5,30	50,8	
		σ	$\pm$ 10,14	$\pm$ 0,272	$\pm$ 1,75	6
		ε	$\pm$ 4,14	$\pm$ 0,112	$\pm$ 0,72	
2	6,8	M	298,0	5,63	52,9	
		σ	$\pm$ 12,18	$\pm$ 0,259	$\pm$ 2,17	5
		ε	$\pm$ 5,44	$\pm$ 0,099	$\pm$ 0,97	
3	15,5	M	295,0	5,68	52,0	
		σ	$\pm$ 8,12	$\pm$ 0,094	$\pm$ 1,98	6
		ε	$\pm$ 3,32	$\pm$ 0,038	$\pm$ 0,81	
4	27,0	M	278,0	5,52	50,4	
		σ	$\pm$ 5,93	$\pm$ 0,085	$\pm$ 0,86	5
		ε	$\pm$ 2,66	$\pm$ 0,038	$\pm$ 0,39	

Die Streuungsbreite für die Einzelbeobachtungen (σ) lag bei den 4 Tieren zwischen 6 und 12 mm H_2O. Eine gewisse Verkleinerung des Beobachtungsfehlers konnten wir dadurch erzielen, daß wir den gemessenen KD (absoluter KD) in Beziehung zur Eiweißkonzentration setzten.

Den auf 1 g% Eiweiß bezogenen KD bezeichnen wir nach dem Vorgehen von KROGH und NAKAZAWA[15] als spezifischen KD. Wie wir noch sehen werden, können eindeutige Aussagen über das Verhalten des KD unter dem Einfluß der Diuretica nur über den spez. KD gemacht werden. Jede Änderung der Eiweißkonzentration geht zwangsläufig mit einer Änderung des absoluten KD einher. Der spez. KD ist unabhängig von der Eiweißkonzentration und sagt auf diese Weise direkt etwas über das Wasserbindungsvermögen der Eiweißkörper aus. In der Literatur ist die enge Beziehung zwischen KD und Eiweiß oft außer Acht gelassen worden, so z. B. bei KYLIN[18]. Auf Grund von 132 Einzelmessungen fanden wir für den KD des normalen Hundes als Mittelwert $293 \pm 1{,}64$ mm H_2O und als Mittelwert für den spez. KD $51{,}7 \pm 0{,}232$ mm H_2O (siehe Tab. 12).

Von mehrfach angestellten Kontrollversuchen mit RINGER-Lösung oder phys. NaCl-Lösung sind in Tab. 3 einige charakteristische Versuche, in denen alle Werte bestimmt werden konnten, zusammengestellt. Im Einzelversuch schwankte der KD des Serums innerhalb von 2 Std nur unerheblich. Die Blutentnahme bewirkte nur selten die Entstehung einer leichten Hydraemie (siehe Verhalten der prozentischen Trockensubstanz und des Hämatokrit im Vollblut). Aus diesen Leerversuchen geht hervor, daß die Bestimmung der Ausgangswerte für die Beurteilung des Versuchablaufs von grundsätzlicher Bedeutung ist, daß aber der auf den Eiweißgehalt bezogene KD im Beobachtungszeitraum von 2 Std weitgehend konstant bleibt.

Tabelle 3. *Leerversuche mit* RINGER-*Lösung bzw. 0,9% NaCl-Lösung am wachen Hund, 2 cm³/kg intravenös.*

Nr.	Gewicht in kg		Serumeiweiß %	KD in mm H_2O		Vollblut	
				absol.	spez.	Trock. S. %	Hämatokrit
1	6,9	vorher	6,25	307	49,2	19,4	43
		nach 2 Std	6,07	301	49,6	19,2	43
2	15,2	vorher	5,81	298	51,2	18,7	41
		nach 2 Std	5,92	302	51,1	18,3	39
3*	27,0	vorher	6,32	322	50,9	20,2	44
		nach 2 Std	6,18	318	51,5	20,2	45
4	12,8	vorher	5,54	288	52,0	21,1	46
		nach 2 Std	5,50	284	51,7	20,8	44
	Mittel:	vorher	5,98	304	50,8	19,9	44
		nach 2 Std	5,92	301	51,0	19,6	43

* Wasserzufuhr durch Schlundsonde.

Unsere Vermutung, daß die widersprechenden Angaben der Literatur über die Coffeinwirkung auf den KD möglicherweise auf die Nichtbeachtung der Dosis zurückzuführen sind, läßt sich weitgehend bestätigen. Nach unseren Versuchen bewirken nämlich niedrige Puringaben

Tabelle 4. *Wirkungen niedriger Purindosen auf den KD des Serums und den Wasserhaushalt des Blutes beim nicht narkotisierten Hund.*

Nr.	Gewicht kg	Dosis mg/kg	Zeit in min	Eiweiß %	KD in mm H_2O absol.	spez.	Änd. %	Rest-N	Tr. S. %	H. krit	Alk. Res. in Vol% CO_2	Bemerkungen
a) Theobromin												
47	30,5	2,7	vorher	6,63	320	48,3		37,0	21,5	41	34,0	venös
			nach 95	6,26	291	46,5	— 3,7	35,0	20,2	42	31,8	venös
			nach 165	6,10	281	46,2	— 4,4	32,0	18,5	45	—	venös
52	14,9	3,0	vorher	5,25	271	51,7		50,8	18,2	38	29,8	venös
			nach 95	4,87	246	50,5	— 2,3	38,2	16,7	33	—	venös
			nach 145	4,88	241	49,4	— 4,5	36,1	16,2	33	38,3	arteriell
48	7,0	3,0	vorher	5,76	288	50,0		27,0	22,5	50	30,8	venös
			nach 95	5,63	271	48,1	— 3,8	26,6	20,4	45	38,4	arteriell
			nach 160	5,34	268	50,2	+ 0,4	35,0	20,5	46	28,6	venös
45	6,8	5,0	vorher	5,04	295	58,6		26,6	20,3	46	—	arteriell
			nach 90	5,32	278	52,2	—10,9	26,3	20,1	43	31,0	arteriell
			nach 150	5,13	279	54,4	— 7,2	28,0	20,2	42	25,9	arteriell
54	15,0	6,0	vorher	5,64	278	49,4		32,2	18,3	36	34,4	arteriell
			nach 70	5,31	265	49,9	+ 1,0	29,0	17,9	36	36,1	venös
			nach 135	5,69	260	45,7	— 7,5	28,3	17,5	35	—	arteriell
b) Theophyllin												
64	27,7	3,0	vorher	5,29	300	56,7		26,6	22,1	46	38,0	arteriell
			nach 65	5,37	311	57,9	+ 2,1	27,7	22,3	47	—	venös
			nach 125	5,53	297	53,7	— 5,3	30,5	21,7	46	34,2	arteriell
43	6,8	4,0	vorher	5,78	306	53,0		42,8	23,0	49	28,7	venös
			nach 135	5,72	294	51,4	— 3,0	47,0	22,5	48	31,5	venös
			nach 215	5,69	300	52,7	— 0,6	40,6	21,8	44	32,3	venös
46	27,0	5,0	vorher	5,16	303	58,7		28,0	21,2	49	—	venös
			nach 115	5,05	289	57,2	— 2,6	28,8	20,9	49	—	arteriell
			nach 180	5,14	287	55,8	— 4,9	31,0	21,0	48	—	arteriell
49	6,2	8,0	vorher	5,43	281	51,8		21,3	20,0	47	32,3	arteriell
			nach 130	5,47	292	53,3	+ 2,9	24,2	20,4	48	26,4	venös
			nach 185	5,56	279	50,2	— 3,1	25,0	20,7	48	30,9	arteriell
50	5,1	10,0	vorher	5,57	287	51,5		21,6	21,6	53	—	venös
			nach 95	5,41	269	49,7	— 3,5	24,0	20,8	50	—	arteriell
			nach 150	5,42	271	50,0	— 2,9	23,4	20,3	49	—	arteriell

Tabelle 4. (Fortsetzung).

Nr.	Ge-wicht kg	Dosis mg/kg	Zeit in min	Ei-weiß %	KD in mm H_2O absol.	spez.	Änd. %	Rest-N	Vollblut Tr. S. %	H. krit	Alk. Res. in $Vol^0/_0CO_2$	Bemer-kungen
c) *Coffein*												
34	27,9	5,0	vorher	5,76	287	49,8		37,4	19,7	43	—	arteriell
			nach 60	5,94	285	48,0	— 3,6	28,8	19,4	43	—	arteriell
			nach 120	6,22	287	46,2	— 7,2	27,7	19,1	42	—	arteriell
36	27,6	5,0	vorher	6,02	274	45,5		26,8	19,8	46	—	arteriell
			nach 60	5,94	263	44,3	— 2,6	28,2	19,1	44	—	arteriell
			nach 120	5,63	242	43,0	— 5,5	29,0	18,6	43	—	arteriell
38	25,9	5,0	vorher	6,30	318	50,5		26,6	22,7	48	—	arteriell
			nach 60	6,26	305	48,7	— 3,6	32,2	22,0	47	—	venös
			nach 120	6,18	294	47,5	— 5,9	32,2	21,7	45	—	arteriell
12	22,1	7,5	vorher	6,47	321	49,6		31,5	21,5	44	—	arteriell
			nach 90	6,35	297	46,7	— 5,8	33,2	21,4	42	—	arteriell
			nach 135	6,31	295	46,7	— 5,8	34,0	21,1	43	—	venös
6	20,3	10,0	vorher	6,50	319	49,1		26,2	19,9	45	—	arteriell
			nach 90	6,64	313	47,2	— 3,9	29,4	21,1	46	—	arteriell
			nach 150	6,46	320	49,5	+ 0,8	30,7	20,2	41	—	arteriell
Mittelwerte:			vorher	5,77	297	51,6		30,9	20,8	45		
			nach 90	5,70	285	50,0	— 3,1	30,5	20,3	44		
			nach 150	5,69	280	49,2	— 4,7	30,9	19,9	43		

von 3—10 mg/kg, die also im therapeutischen Bereich liegen, fast regelmäßig ein Absinken des KD im Serum (siehe Tab. 4), während hohe Gaben von 30—100 mg/kg einen Anstieg verursachen (siehe Tab. 6). Von großer Wichtigkeit ist die Feststellung, daß die Dosenabhängigkeit nicht nur für den absoluten KD, sondern vor allem auch für den spez. KD gilt.

Die Ergebnisse der Versuche mit *kleinen* Purindosen sind in Tab. 4 niedergelegt. Es fällt auf, daß die KD-Effekte für die drei natürlichen Purinderivate Coffein, Theophyllin und Theobromin durchaus gleichgerichtet sind, und zwar in Richtung einer Abnahme. Dies ist deswegen bemerkenswert, weil mehrere Untersucher an unserem Institut unabhängig voneinander sowohl bei Verwendung von Collodium- als auch Cellophanmembranen praktisch zu den gleichen Ergebnissen gekommen sind. Wegen der Gleichartigkeit der Befunde für die einzelnen Purinkörper halten wir uns für berechtigt, aus allen Versuchen die Mittelwerte zu berechnen und gemeinsam abzuhandeln.

Der Serumeiweißgehalt zeigt nur geringfügige Schwankungen; eine Tendenz zur Abnahme ist festzustellen; sie beträgt 1,4%. Deutlicher ausgeprägt ist die Erniedrigung des absoluten KD, im Mittel aller Versuche um 5,7%. Für den spez. KD sind die prozentigen Änderungen bei jedem Versuch einzeln aufgeführt. Wegen der leichten Eiweißverminderung sind die Effekte etwas geringgradiger, aber doch deutlich nachweisbar. *Das Absinken des KD unter dem Einfluß kleiner Purindosen ist also nicht durch eine bloße Verminderung des Eiweißgehaltes im Serum zu erklären.*

Bluttrockensubstanz und Hämatokrit zeigen synonyme Änderungen im Sinne einer geringen Abnahme. Die geringfügige Hydraemie führen wir auf die mit den Purinkörpern zugeführte Flüssigkeitsmenge zurück.

Obwohl wir bemüht waren, bei der Herzpunktion nach Möglichkeit arterielles Blut zu gewinnen, gelang es uns nicht immer. Auf die Ergebnisse hatte dies gemäß unserer Protokolle (siehe Tab. 4) offenbar aber keinen sichtbaren Einfluß. P. MEYER[27] sah im abgetrennten Plasma des gestauten Venenblutes geringgradige Erhöhungen gegenüber dem arterialisierten Blut. Ähnliche Befunde erhob KYLIN[28]. Früh auf nüchternen Magen lag der KD im Arterien- und Venenblut oft bei gleichen Werten.

Das Auftreten von Wasser- und Elektrolytverschiebungen beim Abtrennen des Serums konnten wir dadurch hintanhalten, daß wir das Blut in Zentrifugenröhrchen unter Paraffin auffingen. Unmittelbar darauf begannen wir mit dem Zentrifugieren. Nach 10 min hielten wir die Zentrifuge an, durchstachen das Fibrinhäutchen und zentrifugierten für weitere 30 min das Serum scharf ab. Auf diese Weise kam das Serum im gleichen Zustande wie in vivo zur Messung. Auch in der Meßkammer des Onkometers wurde das Serum mit Paraffin überschichtet.

Besondere Aufmerksamkeit widmeten wir der Frage, ob die depressiven KD-Effekte etwa auf die Entstehung einer Blutsäuerung zurückzuführen seien. Seit den Untersuchungen von HEPP[29] sowie HEINZ und NETTER[30] ist bekannt, daß hohe CO_2-Spannungen den KD im Serum herabsetzen, im Vollblut dagegen weitgehend unbeeinflußt lassen. Bei unseren Versuchen in vivo am nicht betäubten Tier war die Annahme einer Acidoseentstehung von vornherein unwahrscheinlich. Gleichwohl bestimmten wir die Alkalireserve im Vollblut; sie zeigte ebenso häufig eine geringe Zunahme wie Abnahme. ENDRES[31] fand nach Coffein ein Absinken der alveolären CO_2-Spannung um 10%. Wir untersuchten bereits früher (MALORNY[32]) die intraperitonealen und subcutanen Gewebsgasspannungen nach Coffein und Theophyllin mikrotonometrisch. Über

Tabelle 5. *Gewebsgasspannungen nach subcutaner Injektion von Coffein und Theophyllin bei der weißen Ratte. Mittelwerte aus 12 Versuchen mit Coffein bzw. 8 Versuchen mit Theophyllin.*

Stoff	mg/kg	Gasdepot	vorher		nach 60 min		% Änderung	
			mm CO_2	mm O_2	mm CO_2	mm O_2	für CO_2	für O_2
Coffein	20	subcutan	43,3	34,8	36,5	36,4	—15,7	+ 4,6
		intraperitoneal	42,1	32,9	33,8	34,7	—19,7	+ 5,5
Theophyllin	10	subcutan	41,5	46,7	35,6	45,5	—14,2	— 2,6
		intraperitoneal	39,2	47,9	32,6	48,3	—16,8	+ 0,8

einen Teil dieser Versuche wurde in anderem Zusammenhang schon berichtet. In erweitertem Umfang bringen wir die Ergebnisse in Tab. 5. Danach sinkt die CO_2-Spannung in den Gasdepots eindeutig ab bei gleichzeitig verbesserter Arterialisation der Gewebe (Zunahme der O_2-Spannung in den Gewebsgasen). Da die Gewebeventilation bei niedriger Purinkörperdosierung also erheblich verbessert wird, ist eher an die Ausbildung einer alkalotischen Stoffwechsellage als an die Entstehung einer Acidosis zu denken. Die *KD-Abnahmen bei kleinen Puringaben* sind somit *nicht auf eine Säuerung des Blutes* zurückzuführen.

Ein grundsätzlich anderes Wirkungsbild bietet sich uns nach *hohen* Purindosen dar. Aus den in Tab. 6 niedergelegten Einzelergebnissen geht hervor, daß sowohl im Serum als auch im Vollblut Wasserverluste auf treten. Serumeiweiß, Bluttrockensubstanz und Hämatokrit steigen im Vergleich zu den Ausgangswerten an. Das Wasserdefizit ist nun aber nicht, wie man erwarten könnte, auf eine verstärkt einsetzende Diurese zurückzuführen, sondern auf ein Abwandern des Wassers vorzugsweise in die Muskulatur. Es handelt sich hier nicht nur um eine vermehrte Durchtränkung dieses Gewebes mit extracellulärer Flüssigkeit, sondern auch um eine Erhöhung des Wassergehaltes der reinen Muskelfaser. Die Verminderung der Muskeltrockensubstanz geht mit einer verstärkten K^+-Abgabe und einer nicht voll äquivalenten Na^+-Aufnahme einher (MALORNY[33]). Weiterhin wird ein erheblicher Flüssigkeitsanteil in den Magendarmkanal sezerniert (EBEL und MAUTNER[34]). Die Diurese selbst ist nach den hohen Purindosen fast immer gehemmt; nur ganz zu Beginn der Resorption kann sie vorübergehend etwas verstärkt sein, um aber wenige Minuten später in eine ausgeprägte *Diuresehemmung* umzuschlagen.

Eingehende Untersuchungen zur Frage der Diuresehemmung am Hund haben WALLACE und PELLINI[19] angestellt. Nach diesen Autoren wird durch hohe Coffein- bzw. Diuretingaben die Harnproduktion auf fast die Hälfte der normalen Harnbildung herabgesetzt. Sie bestätigen somit die alten Befunde v. SCHROEDERS[1], der nach Verabfolgung hoher Dosen (60—70 mg/kg) keine Diurese erzielte. Wegen Nichtbeachtung der Dosis hielt v. SCHROEDER die Hundeniere also irrtümlicherweise für coffeinrefraktär. Andere Untersucher, die mit niedrigeren Dosen arbeiteten, konnten auch beim Hunde das Einsetzen einer Coffeindiurese beobachten[35]. Nach ROGGENKAMP[36] wirken kleine und mittlere Dosen von Theophyllino-Natrium aceticum stark diuretisch, sehr hohe Dosen dagegen nur schwach; es handelt sich hier um Diureseversuche an der weißen Maus.

In diesem Zusammenhang sei auf die eingehenden Versuche von VOLLMER[37] hingewiesen, der nach hoher Coffeindosierung bei Ratten ein verspätetes Einsetzen der Diurese beobachtete. Interessanterweise sah er nach 50 mg/kg Coffein die stärkste Harnflut am 2. Tage einsetzen, während nach 100 mg/kg das Maximum der Diurese erst vom 3. Tag ab erkenntlich war.

Wir werden in einer späteren Mitteilung auf Grund umfangreicher Versuche an der weißen Maus indirekte Beweise dafür erbringen, daß für das Einsetzen der Diurese die Beachtung der Purindosis von elementarer Bedeutung ist.

Tabelle 6.
Wirkungen hoher Coffein- und Theobromindosen beim nicht narkotisierten Hund.

Nr.	Gewicht kg	Dosis mg/kg	Zeit in min	Eiweiß %	KD in mm H_2O absol.	spez.	Änd. %	Rest-N	Vollblut Tr. S. %	H. krit
a) Coffein										
7	25,0	38 intra-venös	vorher	5,91	294	49,8		33,8	20,4	44
			120	6,08	331	54,5	+ 9,2	37,2	21,6	47
11	26,0	40 intra-venös	vorher	5,80	275	47,4		34,2	19,2	45
			90	5,86	291	49,7	+ 4,9	38,8	20,1	47
10	13,1	60 per os	vorher	5,90	272	46,1		19,2	17,1	37
			120*	5,95	300	50,5	+ 9,6	24,8	18,0	46
			240	5,92	314	53,2	+ 15,4	21,4	17,4	42
20	15,1	60 per os	vorher	6,10	302	49,5		32,6	18,9	42
			120	6,32	339	53,7	+ 8,5	28,0	20,1	47
13	20,5	100 per os	vorher	5,63	293	52,0		36,7	21,4	45
			135	6,39	322	50,4	— 3,1	42,3	22,1	50
14	24,5	100 per os	vorher	5,60	267	47,7		23,0	17,3	35
			60	6,51	317	48,7	+ 2,1	43,1	20,9	47
b) Theobromin										
74	20,8	50 per os	vorher	4,96	230	46,4		23,0	17,9	39
			50*	4,83	229	47,5	+ 2,4	22,9	17,6	38
			140	4,95	240	48,5	+ 4,5	28,0	18,9	41
81	25,0	56 per os	vorher	5,68	318	56,0		34,4	24,2	55
			250	5,58	294	52,7	— 5,9	32,0	23,2	51
78	15,5	60 per os	vorher	5,82	291	50,0		31,3	21,3	50
			100*	5,70	292	51,2	+ 2,4	34,7	21,4	49
			250	5,44	275	50,6	+ 1,2	29,6	20,3	47
83	15,2	75 per os	vorher	5,64	293	51,9		29,1	22,2	50
			80*	5,63	291	51,8	— 0,2	29,4	22,2	50
			240	5,35	289	54,0	+ 4,0	29,0	21,7	47
	Mittelwerte:		vorher	5,70	283	49,7		29,7	20,0	44
			nachher	5,84	302	51,7	+ 4,0	32,9	20,6	47

* Bei der Mittelwertberechnung nicht berücksichtigt.

Worauf ist nun die Diuresehemmung bei hohen Dosen zurückzuführen? Wir glauben, daß das Verhalten des KD im Serum gewisse Rückschlüsse auf den Mechanismus der Purinkörperwirkung ganz allgemein erlaubt. Zunahme des KD spricht für Erhöhung der Wasserbindungsfähigkeit, also für eine Quellung; Voraussetzung hierfür ist, daß auf den Eiweißgehalt Bezug genommen wird. Wir bemerkten schon weiter oben, daß bei den hohen Purindosen auch das Muskeleiweiß vermehrt Wasser zu binden vermag. Es ist nicht unmöglich, daß ein ähnlicher Mechanismus auch für die filtrierenden bzw. sezernierenden Elemente der Niere selbst zutrifft. Es würde zu prüfen sein, in welcher Phase der Harnbildung Störungen auftreten, ob im Stadium der Ultrafiltratbildung oder der Rückresorption.

Diesen Ausführungen möge entnommen werden, daß keine direkte Abhängigkeit zwischen KD des Serums und Diurese zu bestehen braucht, sondern daß allgemeine Eiweiß- und Permeabilitätswirkungen dem Mechanismus der Diuresehemmung zugrunde liegen können.

Wie aus Tab. 6 ersichtlich, steigt der absolute und auch der spez. KD in fast allen Versuchen deutlich an. Das Wasserbindungsvermögen der Eiweißkörper ist somit erhöht. Die KD-Effekte sind nicht durch Entstehung einer alkalotischen Stoffwechsellage zu erklären, da Kreislauf und Atmung durch die hohen Purindosen eher depressiv beeinflußt werden.

Die Purinkörper entfalten demnach in Abhängigkeit von der Dosis beim nicht narkotisierten Hund eine biphasische Wirkung: *Abfall des KD bei niedrigen Gaben — Anstieg bei hohen Dosen!* Diesen Wirkungen konform geht die Diurese. Die Beziehung zwischen KD und Diurese ist aber nicht eng aufzufassen, sondern als ein den anderen Purinwirkungen parallel gehendes Symptom. Wie wir später sehen werden, ist ein ähnlich gegensätzliches Verhalten auch für den Wasser- und Mineralhaushalt von Blut und Geweben festzustellen. Hierfür sind weitgehend Änderungen der Zellpermeabilität verantwortlich zu machen.

b) Wirkungen der Purinderivate beim Hund in Pernoctonnarkose.

So wichtig die im vorangegangenen Abschnitt geschilderten Versuche über den Einfluß der Purinkörper beim wachen, völlig intakten Tierorganismus für die Beurteilung des KD-Verhaltens waren, so ließen sich aus mehreren Gründen Untersuchungen über den Einfluß der Narkose doch nicht umgehen. Für die Prüfungen des Wasser- und Mineralhaushaltes in den Geweben und Organen, für die Vornahme langdauernder Coffeininfusionen und für die Fahndung nach extrarenalen Wirkungen bei ausgeschalteter Nierenfunktion erwies sich die Einleitung einer guten Narkose als notwendig.

Am naheliegendsten war es, an die Verwendung von Chloralose zu denken, da nach Bonsmann[38] durch diesen Stoff die Nierentätigkeit praktisch nicht beeinflußt wird. Da wir aber auf die vorherige Gabe kleiner Morphingaben verzichten mußten, um nicht neue Unsicherheitsfaktoren für die Beurteilung der KD-Effekte zu schaffen, benötigten wir bis zur Erzielung einer ausreichenden Narkose meist zu große Chloralosemengen, die zum Teil intravenös injiziert werden mußten. Unruhe der Tiere und Entstehung einer störenden Hämolysebereitschaft ließen uns von diesem Mittel Abstand nehmen. Von den Barbitursäurederivaten ist eine mehr oder minder starke Hemmung der Nierentätigkeit seit langem bekannt. Am nachhaltigsten wird die Diurese durch Luminal gehemmt.

Wir wählten als Narkoticum das Pernocton (RIEDEL), das im Handel als 10%-Lösung erhältlich ist. Wir wandten es in einer Dosierung von 0,5 cm³/kg an und injizierten es in mehreren Depots tief intramuskulär. Zwar fand BONSMANN[38] für Pernocton beim Hund eine flüchtige Hemmung der Diurese, die nach etwa 1 Std, also vor Abklingen der Narkosewirkung, verschwand. Uns brauchte die vorübergehende Hemmung nicht zu stören, da wir die Purin-Injektionen frühestens 1 Std nach Eintritt der tiefen Narkose vornahmen. Das Blut für die Bestimmung der Narkosewerte entnahmen wir entweder durch Herzpunktion oder aus der A. carotis sin.

Den Einfluß der Pernoctonnarkose auf die Serumeiweißkörper, auf den Serum-KD und auf die Trockensubstanz des Blutes zeigt Tab. 7. Im ganzen gesehen kommt es zu einer Blutverdünnung, die offenbar durch einen Einstrom eiweißarmer Gewebsflüssigkeit in die Blutbahn bedingt ist. Die Bluttrockensubstanz vermindert sich im Mittel um rund 5%, in etwas stärkerem Maße fällt der Hämatokritwert ab. Bei Betrachtung der Serumeiweißkonzentration fällt auf, daß die Eiweißabnahme einer Erniedrigung des absoluten KD im Serum parallel geht. Dementsprechend zeigt der auf 1 g% Eiweiß reduzierte spez. KD keine Veränderung. Diese Feststellung ist wichtig, da allein der spez. KD ein guter Indicator für etwaige Änderungen des Wasserbindungsvermögens

Tabelle 7. *Änderungen des Serum-KD und der Eiweißzusammensetzung bei Hunden in Pernoctonnarkose.*

Nr.	Ge-wicht kg		Ei-weiß %	KD in mm H_2O absol.	KD in mm H_2O 1 g% Eiweiß	Gesamt-N	Rest-N	Alb. %	Glob. %	Alb./Glob.	Bluttr. S. %	Hä-ma-to-krit
27	18,8	vorher	5,32	301	56,6	887,6	36,1	4,06	1,26	3,22	18,0	38
		Nark.	5,58	319	57,1	932,4	39,2	4,24	1,34	3,16	18,6	40
29	5,5	vorher	6,26	326	52,1	1028,4	28,2	4,41	1,85	2,38	18,9	41
		Nark.	5,81	308	53,0	961,8	31,6	4,22	1,59	2,65	17,9	36
		2 Std	5,78	300	51,9	954,1	28,0	4,18	1,60	2,61	17,4	36
30	8,9	vorher	6,02	294	48,9	988,4	25,6	4,42	1,60	2,76	18,3	42
		Nark.	5,57	272	48,7	908,6	27,4	4,05	1,52	2,66	16,8	37
31	26,7	vorher	6,04	301	50,0	1000,2	36,8	4,25	1,79	2,37	19,9	44
		Nark.	5,76	290	50,4	988,4	34,4	4,16	1,60	2,60	17,9	38
		2 Std	5,80	291	50,2	956,8	29,2	4,25	1,55	2,74	18,4	38
32	5,3	vorher	5,62	264	47,0	932,4	33,8	3,77	1,92	1,96	16,4	36
		Nark.	5,12	242	47,4	855,4	31,6	3,41	1,74	1,96	16,9	32
33	12,7	vorher	5,57	293	52,5	928,2	36,8	3,64	1,93	1,89	16,6	37
		Nark.	5,74	298	52,0	947,8	29,1	3,68	2,06	1,79	15,6	31
35	12,4	vorher	6,34	330	52,1	1038,8	23,8	4,11	2,23	1,84	20,9	48
		Nark.	5,96	308	51,7	955,0	23,8	3,82	2,14	1,78	20,2	44
37	23,0	vorher	6,02	310	51,5	984,2	21,6	4,21	1,81	2,32	18,6	43
		Nark.	5,28	276	52,2	866,6	22,4	3,16	2,12	1,49	16,9	38
Mittel-werte:		vorher	5,90	302	51,3		30,4	4,11	1,80	2,28	18,5	41
		Nark.	5,60	289	51,6		29,9	3,84	1,76	2,18	17,6	37

der Serumeiweißkörper ist. Die Rest-N-Schwankungen liegen innerhalb der Fehlergrenze. Die mitbestimmten Albumin-Globulin-Fraktionen erfahren in der Narkose im allgemeinen gleichsinnige Änderungen. Im Mittel der Versuche bleibt der Albumin/Globulin-Quotient konstant.

Wir verfügen über weitere 14 Versuche, in denen vor und nach Narkoseeintritt der KD im Serum bestimmt wurde. Sie weichen insofern von den in Tab. 7 angegebenen reinen Narkoseversuchen ab, als hier vor der Blutentnahme nach Narkoseeintritt eine Reihe von Teiloperationen, wie Gefäßunterbindungen, Leberexcision u. a., durchgeführt wurden. In diesen Fällen hatte die Narkose also etwas länger eingewirkt. Eigenartigerweise war nun die Hydrämie weniger stark ausgeprägt. Da auch in diesen Versuchen der spez. KD im Mittel keine Veränderungen erfuhr, verzichten wir auf die Wiedergabe im einzelnen. Der mittlere KD pro 1 g% Eiweiß betrug in diesen Versuchen im Wachzustand 52,0 $\pm$ 0,574 und in der tiefen Narkose 52,4 $\pm$ 0,648 mm H_2O. Die von OELKERS[39] beim Kaninchen beobachtete Senkung des KD nach Pernocton konnten wir für den Hund an größerem Tiermaterial nicht bestätigen.

In den eben erwähnten Narkoseversuchen hatten wir auch die Alkalireserve bestimmt. Sie zeigte keine Änderung (vorher 30,4 Vol% CO_2, in der Narkose 31,7 Vol% CO_2 im Mittel). Bemerkenswerterweise fiel der K-Gehalt des Serums im Mittel von 11 Versuchen bei einem Ausgangswert von 27,7 mg% um 6,1 mg% ab. Wir erklären dies durch eine Zunahme der Zellmembrandichtigkeit im Narkosezustand.

Tabelle 8. *Verhalten des Serum-KD und der Serumeiweißfraktionen bei niedriger Purindosierung. Versuche in Pernoctonnarkose.*

Nr.	Gewicht kg	Dosis in mg/kg	Zeit in min	Eiweiß %	KD in mm H_2O absol.	spez.	Änd. %	Rest-N	Alb. %	Glob. %	Alb./Glob.	Blut-Tr. S %	Hämato-krit
72	27,0	3,5 (Coffein)	vorher	5,34	277	51,9		31,6	4,13	1,21	3,42	20,4	45
			nach 70	5,42	271	50,0	—3,7	28,2	4,22	1,20	3,52	19,8	45
39	25,3	5 (Coffein)	vorher	6,21	324	52,2		24,9	3,97	2,23	1,33	20,6	41
			nach 120	5,95	292	49,1	—6,0	25,2	3,77	2,18	1,73	20,0	38
40	7,4	5 (Coffein)	vorher	5,89	285	48,4		28,2	3,39	2,50	1,36	20,4	42
			nach 60	5,73	257	44,9	—7,3	25,6	3,36	2,37	1,42	20,0	39
59	12,3	5 (Coffein)	vorher	5,24	296	56,5		32,4	3,71	1,53	2,42	20,5	48
			nach 110	5,26	281	53,4	—5,5	33,3	3,96	1,30	3,05	21,2	51
53	6,8	4 (Theobromin)	vorher	5,21	320	61,3		47,0	3,27	1,94	1,69	21,4	50
			nach 130	5,37	312	58,1	—5,2	46,7	3,65	1,72	2,12	21,4	51
56	21,6	4 (Theobromin)	vorher	6,34	312	49,3		32,8	—	—	—	21,5	45
			nach 230	6,38	297	46,5	—5,7	35,7	—	—	—	21,6	47
46	24,4	5 (Theobromin)	vorher	5,94	313	52,7		36,4	4,04	1,90	2,13	23,8	55
			nach 180	5,14	267	51,9	—3,4	34,1	3,18	1,96	1,62	21,1	49
41	27,0	5 (Theophyllin)	vorher	5,36	284	53,0		22,8	3,91	1,45	2,70	21,2	49
			nach 120	5,19	249	48,0	—9,5	24,6	3,70	1,49	2,48	19,8	47
			Mittelwerte: vorher	5,69	302	53,2		32,0				21,2	47
			nachher	5,56	278	50,1	—5,8	31,7				20,6	46

Obwohl der Narkoseeffekt sich praktisch nur in Form einer leichten Hydraemie äußerte, wählten wir für die Bewertung des KD-Verhaltens nach Puringaben stets die Narkose-Meßergebnisse als Ausgangswerte.

In Tab. 8 sind Versuche mit *kleinen Dosen* von Coffein, Theobromin und Theophyllin beim narkotisierten Tier zusammengestellt. Während der Gesamteiweißgehalt des Serums im Mittel nur wenig abnimmt, fällt der absolute KD um 24 mm H_2O ab, das sind 8% des Narkoseausgangswertes. Der spez. KD zeigt ebenfalls eine Verminderung um fast 8%. Zwischen den drei untersuchten Purinkörpern besteht hinsichtlich ihrer KD-Wirkung offenbar kein Unterschied. In 7 von 8 Versuchen sind auch die Albumine und Globuline mitbestimmt worden. Betrachtet man die Eiweißquotienten in den Einzelversuchen, so treten sowohl Verschiebungen in Richtung einer Globulinvermehrung als auch -verminderung auf. Im Mittel der Versuche liegen beide Fraktionen etwas niedriger als

Tabelle 9. *Coffeinversuche mit hohen Dosen beim Hund in Pernoctonnarkose.*

Nr.	Ge-wicht kg	Dosis in mg/kg	Zeit in min	Ei-weiß %	KD in mm H_2O			Rest-N	Alb. %	Glob. %	Alb./Glob.	Blut-Tr. S %	Hä-ma-to-krit
					absol.	spez.	Änd. %						
26	24,8	58	vorher	6,49	357	55,0		33,2	4,76	1,73	2,75	19,4	44
			nach 45	6,14	360	58,6	+ 6,6	32,2	4,70	1,44	3,26	21,7	52
			nach 135	5,76	370	64,2	+ 16,7	35,0	4,34	1,42	3,05	22,2	51
			nach 240	6,36	370	58,2	+ 5,8	31,8	4,69	1,67	2,81	20,6	49
17	8,5	60	vorher	5,82	298	51,2		28,4	3,75	2,07	1,81	22,2	51
			nach 120	6,08	329	54,1	+ 5,7	27,6	3,79	2,29	1,65	24,5	59
27	18,8	75	vorher	5,32	300	56,5		36,1	—	—	—	18,1	36
			nach 120	5,40	318	58,9	+ 4,3	34,2	—	—	—	20,0	45
			nach 240	5,52	343	62,2	+ 10,1	28,8	—	—	—	21,1	48
19	14,5	80	vorher	4,82	270	56,5		30,1	3,27	1,55	2,11	16,7	35
			nach 75	5,32	305	57,5	+ 3,5	37,8	3,22	2,10	1,53	19,5	45
28	26,9	100	vorher	5,88	264	44,9		25,2	4,14	1,74	2,38	17,4	42
			nach 60	6,21	297	47,8	+ 6,5	31,7	4,45	1,76	2,53	19,2	46
			nach 120	6,02	305	50,7	+ 12,9	29,2	—	—	—	20,2	46
			nach 240	6,13	316	51,6	+ 14,9	21,6	4,80	1,33	3,61	19,2	47
30	8,9	100	vorher	5,57	272	48,8		27,4	4,05	1,52	2,68	16,8	37
			nach 60	5,12	305	59,7	+ 22,3	36,0	3,95	1,17	3,37	17,9	42
			nach 120	5,10	275	54,0	+ 10,7	34,4	3,70	1,40	2,64	18,0	43
24	12,0	120	vorher	5,91	296	50,1		22,6	—	—	—	18,0	38
			nach 60	6,12	294	48,1	— 4,0	28,2	—	—	—	20,7	46
			nach 120	5,64	262	46,5	— 7,2	40,8	—	—	—	19,0	44
25	8,9	163	vorher	6,00	304	50,7		31,2	3,49	2,51	1,39	17,3	38
			nach 60	5,14	261	50,8	+ 0,2	38,2	3,27	1,87	1,75	17,1	36
			nach 126	5,37	280	52,2	+ 3,0	43,4	3,56	1,81	1,97	18,5	45
Mittelwerte:			vorher	5,73	295	51,5		29,3				18,2	40
			nach 120	5,59	306	54,8	+ 6,4	35,4				20,2	47

die Ausgangswerte. Die Globulinabnahme ist etwas geringfügiger. Der Albumin/Globulin-Quotient beträgt vor der Puringabe 2,08 und nachher 2,11.

Den Einfluß *hoher Coffeingaben* auf die Zusammensetzung der Serumeiweißkörper, auf den KD und den Trockensubstanzgehalt des Vollblutes beim tiefnarkotisierten Hund zeigt Tab. 9.

Die Versuche erstreckten sich zum Teil über 4 Std. In diesen Fällen (Nr. 26, 27 und 28 der Tab. 9) wurden keinerlei Operationen durchgeführt; die Blutentnahmen erfolgten in der Narkose durch Herzpunktion; die Tiere überlebten den Versuch ohne Nachstörungen. Es fällt auf, daß der Serumeiweißgehalt mit fortschreitender Versuchsdauer ansteigt, ebenso der absolute und spez. KD sowie die Bluttrockensubstanz und der Hämatokrit.

In den übrigen Versuchen wurden Gefäßunterbindungen zur Fixierung der Muskulatur-Ausgangswerte und Leberexcisionen durchgeführt. KD und Wassergehalt zeigen den reinen Narkose-Coffein-Versuchen analoge Veränderungen. Lediglich die beiden letzten Versuche der Tab. 9 mit offenbar zu hoher, bereits toxischer Coffeindosierung fallen aus dem Rahmen.

Faßt man alle Versuche mit hoher Coffeindosierung zusammen, so läßt sich für den spez. KD eine Erhöhung von 6,4% im Mittel errechnen. Aus dem Verhalten der prozentischen Trockensubstanz des Blutes und des Hämatokrit geht hervor, daß eine Bluteindickung stattgefunden hat. Es sei aber betont, daß dieses Wasserdefizit nicht auf vermehrte renale Abgabe, sondern auf Flüssigkeitsverschiebungen in die Muskulatur und auf vermehrte Sekretion in den Magen-Darmkanal zurückzuführen ist. Die Diurese selbst ist, wie oben näher ausgeführt, gehemmt. Hierfür spricht u. a. auch der Rest-N-Anstieg.

Die hier gemachten Feststellungen nach hohen Coffeingaben treffen für den Hund zu. In einigen orientierenden Versuchen an Katzen hatten wir den Eindruck, daß bei diesen Tieren nach hohen Dosen der spez. KD nur in einigen Fällen zunahm, des öfteren jedoch abnahm. Ähnliche Verhältnisse mögen auch für das Kaninchen zutreffen. Möglicherweise ist ein solches Verhalten auf die für diese Tiere relativ großen Blutentnahmen zurückzuführen.

Um nun die wichtige Frage eindeutig zu entscheiden, bis zu welchem Grade die biphasischen Änderungen des KD bei niedriger und hoher Purindosierung vielleicht doch durch eine *Verschiebung des Albumin/ Globulin-Verhältnisses* zu erklären sind, haben wir alle unsere Bestimmungen der Eiweißfraktionen zum spez. KD in Beziehung gesetzt (Tab. 10). Es sind nicht nur die Versuche in Pernoctonnarkose, sondern auch die am nicht betäubten Tier erhaltenen Befunde berücksichtigt. Wir glauben, zur gemeinsamen Abhandlung berechtigt zu sein, da die Ergebnisse der Albumin/Globulin-Bestimmungen beim wachen Tier durchaus den in den Tab. 8 und 9 niedergelegten Werten entsprechen.

Aus Raumersparnisgründen verzichten wir auf eine Wiedergabe der Einzeldaten.

Unsere Messungen der Eiweißfraktionen stehen in guter Übereinstimmung mit den Werten, die MATHEW[40] für den normalen, nüchternen Hund angibt. Seine Eiweißquotienten liegen zwischen 1,90 und 2,32.

Gemäß Tab. 10 sinkt der spez. KD bei kleinen Purindosen signifikant ab, unter Zugrundelegung von 78 Einzelmessungen bei einer Überschreitungswahrscheinlichkeit von 0,27% (nach KOLLER[41]). Das Albumin/Globulin-Verhältnis in den zugehörigen Versuchen erfährt jedoch keine Veränderung. Insbesondere sind die Globuline nicht vermehrt. Für den hohen Dosenbereich ist der Unterschied im KD-Verhalten ebenfalls gesichert. Wesentliche Änderungen der Albumine und Globuline treten auch hier nicht zutage. Eine leichte Erhöhung der Albumine, die wohl

Tabelle 10. *Verhalten des spez. KD und der Albumin/Globulin-Quotienten im Hundeserum nach kleinen und großen Purinkörpergaben. n = Zahl der KD-Einzelmessungen.*

Mittl. Dosis in mg/kg	Zahl der Versuche		KD pro 1 g% Eiweiß			Albumine %	Globuline %	Alb./Glob.
			Mittelwerte	n	t_{Diff}			
5,8	21	vorher	$52,2 \pm 0,711$	38	3,19	$3,94 \pm 0,282$	$1,82 \pm 0,273$	2,16
		nachher	$49,4 \pm 0,610$	40		$3,96 \pm 0,270$	$1,82 \pm 0,271$	2,17
84,0	22	vorher	$50,2 \pm 0,627$	32	3,71	$3,97 \pm 0,108$	$1,98 \pm 0,074$	2,00
		nachher	$53,8 \pm 0,739$	31		$4,07 \pm 0,107$	$1,89 \pm 0,095$	2,15

noch im normalen Schwankungsbereich der Einzelbestimmung liegt, ist aus Tab. 10 zu erkennen; dadurch, daß gleichzeitig eine geringe Verminderung der Globuline feststellbar ist, resultiert eine mäßige Zunahme des Quotienten. Eine statistische Sicherung dieses Befundes dürfte aber selbst bei Vermehrung der Versuchszahl nicht erreicht werden.

Der Einwand, daß gegebenenfalls eine Eindickung des Serums die Erhöhung des KD bewirkt haben könnte, hätte zwar für den absoluten KD eine gewisse Berechtigung; er gilt aber keinesfalls für den spez. KD Selbst in Extremfällen von Eiweißeindickung, die in vivo nicht in Frage kommen, wird der spez. KD kaum beeinflußt (siehe spätere Mitteilung).

Das Fehlen einer Beziehung zwischen dem KD-Verhalten und der Albumin/Globulin-Verteilung bei der Purinkörperwirkung ist deswegen so bemerkenswert, weil eine Reihe von Autoren mit gewissem Recht der Ansicht ist, daß der KD des Serums durch seinen prozentigen Anteil an Albuminen und Globulinen bestimmt werde[42, 43]. Hieraus geht aber noch nicht hervor, daß nun alle Änderungen des KD immer durch eine Verschiebung des Eiweißquotienten bedingt sein müssen. Andere Autoren[44-46] finden nämlich, besonders in pathologischen Fällen, zwischen KD und Albumin/Globulin-Verhältnis keine strengen Gesetzmäßigkeiten.

Aus unseren Versuchen geht somit hervor, daß die *KD-Änderungen des Serums* nach Puringabe *nicht durch eine Verschiebung der Albumin/ Globulin-Verteilung* zu erklären sind. Sie sind unseres Erachtens als Purinkörpereffekt zu deuten.

c) Coffein-Dauerinfusionen.

Um den Einwand zu entkräften, daß auf eine einmalige Coffein-injektion irgendwelche noch unbekannte Regulationsmechanismen

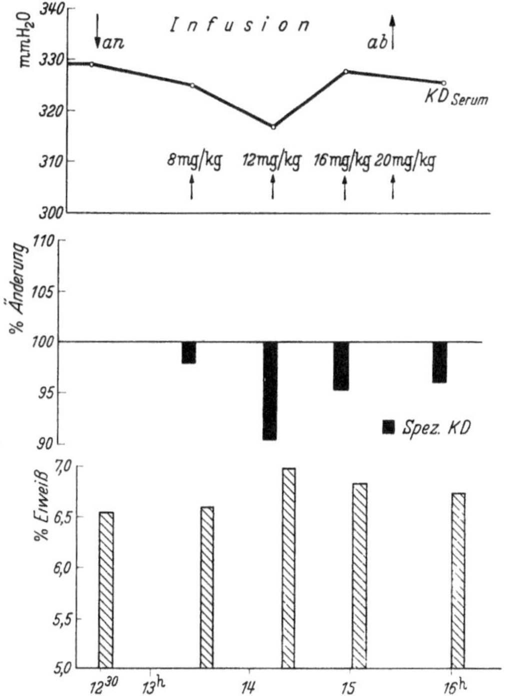

Abb. 1. Versuch Nr. 103. Coffein-Infusion beim Hund „Terry", 10 kg. Infusionsbeginn 2 Std nach Eintritt der Pernoctonnarkose. Infusionsgeschwindigkeit 10 cm³ einer 0,7% Coffein-RINGER-Lösung pro Stunde.

zwischen Blut und Organsystemen in Gang gesetzt werden, die dann sekundäre KD-Änderungen hervorrufen, verabfolgten wir bei einigen Tieren Coffein mittels Dauerinfusion.

Hunden in tiefer Pernoctonnarkose wurde eine Coffein-RINGER-Lösung langsam in die V. saphena infundiert. Von Zeit zu Zeit wurde aus der A. carotis möglichst wenig Blut zur Analyse entnommen.

Abb. 1 zeigt einen Versuch mit niedriger Coffeinkonzentration. Bei einer Gesamtdosis von 8 mg/kg beginnt der Serum-KD abzusinken, um nach 12 mg/kg seinen tiefsten Punkt zu erreichen. Bis zu diesem

Zeitpunkt ist die Serumeiweißkonzentration kontinuierlich angestiegen.
Der spez. KD liegt etwa um 10% niedriger als der Ausgangswert. Die
Diurese hat ihr Maximum erreicht. Bei weiterer Erhöhung der Coffeingabe
werden die Änderungen für den KD und das Serumeiweiß wieder rückläufig,
ohne aber die Ausgangswerte zu erreichen.

Der Verlauf dieses Versuches zeigt somit, daß bei der Infusion kleiner
Coffeinmengen der absolute und spez. KD in ähnlicher Weise erniedrigt
werden wie nach einmaliger Coffeingabe.

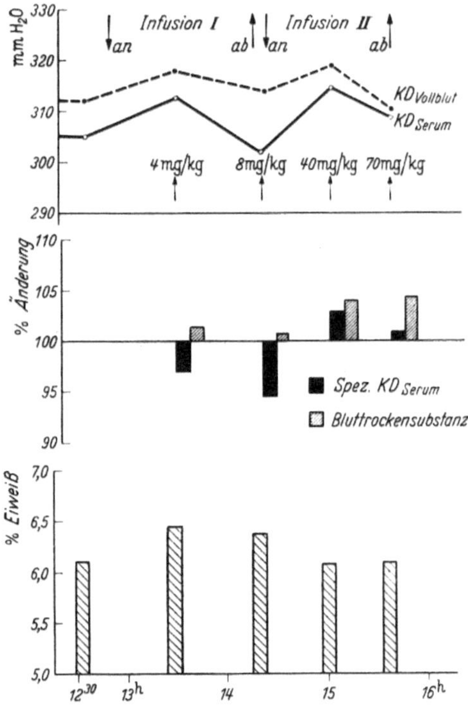

Abb. 2. Versuch Nr. 107. Hündin „Senta", 25 kg. Beginn der Coffein-Infusion 2 Std nach Eintritt
der Pernoctonnarkose. Infusion I: 8 mg/kg Coffein als 0,4% Coffein-Ringer-Lösung.
Infusion II: 62 mg/kg Coffein als 2% Coffein-Ringer-Lösung.

Wir bringen nun in Abb. 2 einen Versuch mit einer zunächst niedrigen und anschließend hohen Coffeininfusion beim gleichen Tier. Während der ersten Infusion bietet sich uns etwa das gleiche Bild wie in
Abb. 1. Bei einer Gesamtdosis von 4 mg/kg Coffein steigt der absolute
KD im Serum zwar an; bei Berücksichtigung der Serumeiweißvermeh-
rung ergibt sich für den spez. KD jedoch bereits eine Verminderung. Bei
Beendigung der ersten Infusion sind der absolute und spez. KD deutlich

vermindert. Etwa 40 min nach dem Einsetzen der hochprozentigen, zweiten Infusion kehren sich für den KD die Verhältnisse ins Gegenteil um. Die Bluttrockensubstanz ist deutlich über den Ausgangswert erhöht. Nach Absetzen dieser Infusion sind die KD-Verschiebungen weniger stark ausgeprägt.

Bemerkenswerterweise macht der KD im Vollblut die Bewegungen im Serum mit. Ein ähnliches Verhalten für den Vollblut-KD haben wir in vielen Fällen feststellen können. Dies ist ein weiterer Beweis für unsere Auffassung, daß die KD-Veränderungen echte Coffeineffekte darstellen.

Es seien nun noch einige Infusionsversuche bei Katzen wiedergegeben (Tab. 11). Im Prinzip ist ein gleiches Verhalten festzustellen. Nur sind die Effekte zum Teil viel ausgeprägter. So fällt nach 3 mg/kg Coffein in einem Fall der spez. KD um 14,3% ab. Bei der hohen Infusion steigt der spez. KD auch hier an; in einem Versuch fällt er im Laufe der weiteren Infusion allerdings ab. Auf die gleichsinnigen Änderungen des Vollblut-KD im Vergleich zum Serum-KD sei besonders hingewiesen.

Tabelle 11. *Coffein-Infusion bei Katzen.*

Nr.	Min. nach Inf.-Beg.	Coffein mg/kg	KD in mm H$_2$O Vollblut	Serum	Eiweiß %	Spez. KD Serum
		a) niedrige Coffein-Infusion:				
11	vorher	—	309	306	5,12	59,8
	60	3,0	—	255	4,99	51,2
	120	6,0	221	247	4,72	52,3
12	vorher	—	385	382	6,72	56,8
	60	4,0	—	360	6,62	54,4
	120	6,0	330	303	5,63	53,8
		b) hohe Coffein-Infusion:				
10	vorher	—	351	350	6,18	56,6
	60	50,0	—	348	6,51	53,4
	120	100,0	310	326	5,69	57,3
14	vorher	—	307	305	5,82	52,4
	60	42,0	—	301	5,34	56,3
	120	80,0	276	284	5,91	48,1

Aus unseren Versuchen mit Coffein-Dauerinfusionen geht hervor, daß bei der experimentellen Konstanthaltung der Coffeinkonzentration im Blut bei niedriger Coffeindosierung der spez. KD abfällt und bei hoher Dosierung ansteigt. Dieses Verhalten ist unseren weiter oben ausführlich wiedergegebenen Versuchen mit einmaliger Puringabe durchaus analog.

Diskussion.

Der Zweck unserer Untersuchungen ist nicht darin zu sehen, die fraglos vorhandenen renalen Wirkungen der Purinkörper in ihrer Bedeutung einzuschränken, auch nicht darin, die von uns beobachteten extrarenalen Effekte unbedingt mit dem Mechanismus der Diuresewirkung in Zusammenhang zu bringen. Wir beabsichtigen vielmehr, nur auf die *Existenz echter extrarenaler Wirkungen* eindringlich hinzuweisen, die *primär, d. h. ohne Beteiligung der Nierenfunktion*, durch Wechselwirkungen zwischen Geweben und Körpersäften ausgelöst werden. Wir werden in den späteren Mitteilungen Beweise dafür erbringen, daß unter dem Einfluß der Purinkörper und ähnlicher Stoffe *Flüssigkeitsverschiebungen innerhalb des Körpers* auftreten, die, wie zu erwarten, *mit Elektrolytaustauschprozessen vergesellschaftet* sind. Wir werden ferner zeigen, daß diese Vorgänge auch nach der experimentellen Nierenausschaltung statthaben, also nicht als sekundäre Folge der Diurese aufzufassen sind.

Einige Befunde der vorliegenden Untersuchungen, die das Verhalten des Kolloiddrucks im Serum und Blut nach Puringabe betreffen, dürften beim unvoreingenommenen Beobachter freilich den Eindruck erwecken, als ob gewisse Beziehungen zwischen Diuresetätigkeit und extrarenaler KD-Wirkung bestehen. *Förderung der Diurese* und *Senkung des KD* als Wirkung *kleiner* Coffeingaben auf der einen Seite, *Hemmung der Diurese* und *Erhöhung des KD* als Coffeineffekt *großer* Dosen auf der anderen Seite stehen sich nämlich als *biphasische Grundphänomene* gegenüber. Hierzu vertreten wir aber die Meinung, daß die zutage tretende Parallelität zwischen Nierentätigkeit und KD wohl nur der Ausdruck einer übergeordneten *Allgemeinwirkung der Purinkörper auf den Gesamtorganismus* ist, so daß also zwischen diesen beiden Grundphänomenen keine direkte Abhängigkeit zu bestehen braucht. Vieles spricht dafür, daß die Purinkörperwirkung im wesentlichen als *Permeabilitätsproblem* aufzufassen ist.

Wir führen zahlreiche Meinungsverschiedenheiten über den Coffeinwirkungsmechanismus auf die Nichtbeachtung oder Unterbewertung der Dosis zurück. Daneben kommen unzweckmäßige Tierauswahl, zu geringe Versuchszahl und Überbewertung von Versuchen in vitro, die auf die natürlichen Verhältnisse im Tierkörper meist keine Rücksicht nehmen, als Ursachen für die gegensätzlichen Meinungsbildungen in Frage. Wir glauben, daß man *nur bei bilanzmäßiger Betrachtung*, also durch Untersuchung möglichst vieler Einzelfaktoren, zur *Beurteilung der wahren extrarenalen Wirkungen* gelangen kann.

Zu den ersten Untersuchern, die auf eine Beteiligung der Gewebe beim Zustandekommen der Coffeindiurese hinwiesen, gehören K. Spiro und H. Vogt (1902)[47]. Ihnen folgte Bock[48], der unter dem Einfluß des Theophyllins eine starke Vermehrung der Phosphorsäureausscheidung beobachtete, die dem Serum allein nicht entstammen konnte. S. Weber[49] stellte fest, daß durch hohe Theophyllingabe die Permeabilität der Gefäßwand gesteigert wird. Später sah P. Spiro[50] (1918) beim nephrektomierten Kaninchen nach Purinderivaten im Blut einen Wasserverlust auftreten.

Aufsehen erregte seinerzeit eine Theorie, die A. ELLINGER[5] kurz darauf über
den extrarenalen Diuresemechanismus des Coffeins entwickelte. Die Theorie besagt,
daß Coffein das Wasserbindungsvermögen der Serumeiweißkörper vermindere,
wodurch vermehrt Wasser für die Harnbildung frei werde. ELLINGER führt also
die diuretische Wirkung des Coffeins auf rein physikalisch-chemische Zustandsänderungen der Eiweißkörper zurück. In dieser allgemeinen Form wurde seine
Auffassung in der Folgezeit von vielen Autoren abgelehnt, wobei hinzukam, daß
seine Versuche nicht überzeugten, sondern viele Einwände erlaubten. ELLINGER
hatte Froschgefäßpräparate, bei denen nach Durchspülung mit 0,001 n H_2SO_4 oder
0,007 n NaOH sich ein starkes Ödem gebildet hatte, anschließend mit Pferdeserum-
RINGER-Lösungen mit und ohne Coffeinzusatz durchströmt. Nach seinen Feststellungen vermochte die coffeinhaltige Durchströmungsflüssigkeit dem ödematösen Gewebe weniger Wasser zu entziehen als die Kontrollösung. Hieraus schloß
er auf eine Erniedrigung des Quellungsdruckes der Serumeiweißkörper durch
Coffein. Mit Hilfe von Ultrafiltrationsversuchen glaubte er den Nachweis erbracht
zu haben, daß die Filtrationsgeschwindigkeit des Serums bei Anwesenheit von
Coffein erheblich beschleunigt werde. ELLINGER und NEUSCHLOSZ[51] beobachteten
in vitro auch Änderungen der Viscosität.

Diese Befunde konnte O. SCHULTZ[16] für die Coffeindiurese am Menschen und
auch in vitro nicht bestätigen. Seiner Auffassung nach werden bei der Säuredurch-
spülung des Froschpräparates im Gewebe unnatürliche p_H-Werte geschaffen. Auch
OEHME[17] sah keine meßbaren Änderungen der Viscosität bei Blutreaktion. KROGH
und NAKAZAWA[15] vermißten in vitro Erniedrigungen des KD der Serumeiweißkörper, FALUDI[52] Erhöhungen der Ultrafiltrationsgeschwindigkeit.

Wir glauben nicht, daß man auf Grund von Ultrafiltrationsversuchen exakte
Rückschlüsse auf das Wasserbindungsvermögen der Eiweißkörper ziehen kann.
BRÜHL[53] konnte nämlich in seinen Filtrationsversuchen an eiweißbeladenen Kol-
lodiummembranen die reversible Durchlässigkeitssteigerung nach Coffeinzusatz auf
eine Veränderung des Dispersitätsgrades der die Porenwandung bekleidenden
Eiweißschicht zurückführen. Durch Coffein werde der Porendurchmesser der
Membran vergrößert. Somit sei die Steigerung der Ultrafiltration als Membran-
effekt zu deuten. Für die Beurteilung unserer KD-Meßergebnisse sind diese Vorstellungen von geringerer Bedeutung, da der Mechanismus der Ultrafiltration und
der KD-Messung grundsätzliche Unterschiede zeigt. Während im ersteren Falle
ein Druck auf die Eiweißlösung ausgeübt wird, ist bei der KD-Messung die Kolloidlösung bestrebt, sich durch Ansaugen von Wasser zu verdünnen. Solche ,,Quellungs-
druckmessungen'' der Ultrafiltrationsgeschwindigkeit erlauben nur ganz grobe
Schätzungen des KD; sie stehen nicht in einfacher umgekehrter Proportion zum
KD. Die so erhaltenen Werte sind unsicher, da die Porenweiten der Ultrafilter
sogar während einer einzigen Messung dauernd wechseln (P. MEYER[54]). Wir möchten
hierzu noch bemerken, daß im Serum nach der Tierpassage niemals so hohe Purin-
konzentrationen enthalten sind, wie zur Erzielung des obigen Membraneffektes
erforderlich sind.

Wie lassen sich unsere Befunde der KD-Beeinflussung durch Purinkörper in die bisher entwickelten Vorstellungen einordnen? Wir haben
alle unsere Meßergebnisse, die wir am unbetäubten und am narkotisierten
Hund für die Xanthinderivate Coffein, Theophyllin und Theobromin erheben konnten, in einer Übersichtstabelle zusammengefaßt (Tab. 12) und
lediglich eine Unterteilung nach der angewandten Dosis vorgenommen.
Der normale KD des Serums beim nüchternen Hund liegt im Mittel aller

Versuche bei 293 mm H_2O und der auf 1 g% Eiweiß reduzierte KD bei 51,7 mm H_2O.

Die Fehlerbreite der Bestimmungen ist auffallend gering. Dies ist um so bemerkenswerter, als es sich hier um die Meßergebnisse von 4 Untersuchern handelt, die allerdings mit dem gleichen Onkometer arbeiteten. Die in der Literatur angegebenen Werte zeigen viel größere Streuungen. P. Meyer[55] gibt in seinen Übersichten für den KD des Hundes einen Schwankungsbereich von 245—365 mm H_2O an.

Tabelle 12.

Ergebnisse der KD-Messungen im Hundeserum vor und nach Puringaben.

	Dosis mg/kg	Zahl der Versuche	Zahl der Einzelmessungen	Absol. KD in mm H_2O Mittelwerte	t_{Diff}	Spez. KD in mm H_2O Mittelwerte	t_{Diff}
I. Normalwerte	—	—	132	$293 \pm 1{,}64$		$51{,}7 \pm 0{,}232$	
II. nach niedrig. Puringaben .	3—20	45	72	$286 \pm 2{,}40$	2,40 (I/II)	$49{,}2 \pm 0{,}379$	5,64 (I/II)
III. nach hohen Puringaben .	60—100	27	35	$306 \pm 4{,}49$	2,72 (I/III)	$53{,}7 \pm 0{,}762$	2,51 (I/III)

Setzt man unsere normalen KD-Werte zu den Meßergebnissen nach kleinen und großen Purindosen in Beziehung, so stellt man fest, daß die nach den Puringaben erhaltenen Werte eindeutig niedriger bzw. höher als der Normalwert liegen. Gleichwohl sind die Abweichungen von der Norm bei Berücksichtigung der Differenzen und der mittleren Fehler noch nicht voll gesichert, wenn auch sehr wahrscheinlich. Lediglich für den spez. KD nach niedrigen Puringaben besteht Signifikanz. Es erscheint uns nicht zweifelhaft, daß bei weiterer Vermehrung des Versuchsmaterials auch die übrigen Befunde sich statistisch sichern ließen.

Tabelle 13.

Sicherung der KD-Unterschiede nach niedrigen und hohen Purindosen.

	M_{Diff} (mm H_2O)	σ_{Diff} (mm H_2O)	t_{Diff}	n
absol. KD	20,0	5,09	3,93	72
spez. KD	4,5	0,805	5,58	35

Dies ist jedoch nicht erforderlich, wenn man unter Außerachtlassung der Normalwerte lediglich die KD-Befunde für niedere und hohe Purindosen miteinander vergleicht (Tab. 13). Bei einer Zahl von 105 Freiheitsgraden kann bei einer Sicherungsgrenze von $P = 0,27\%$ die Größe $t = 3$ gesetzt werden. Wenn also der $3\,\sigma_{\text{Diff}}$-Wert die Zahl 15,27 erreicht, liegt der Befund außerhalb des Zufallbereichs. Aus unserer Tab. 12 lesen wir für den absoluten KD eine Differenz von 20 ab. Noch ausgeprägter ist die Sicherung des Befundes für den spez. KD.

Wir waren zuerst geneigt, die KD-Effekte nach Coffein auf Änderungen der H^+-Konzentration im Blut oder in den Geweben zurückzuführen, zumal bei Anwesenheit höherer Coffeinkonzentrationen eine Viscositätssteigerung des Eiweißes bei saurer Reaktion seit langem bekannt ist. HANDOVSKY[56], PAULI und FALEK[57] fanden für das Säureeiweiß nach Coffein eine Zunahme der Hydratation. OEHME[17] wies darauf hin, daß eine Senkung der Viscosität sich erst bei einem $p_H > 9$ anbahne. Solch extreme p_H-Verschiebungen können aber in vivo niemals auftreten. Wir befaßten uns daher eingehender mit dem Verhalten des CO_2 im Blut und in den Geweben. Diese Prüfung war deswegen wichtig, weil eine Erhöhung der CO_2-Spannung im abgetrennten Serum den KD erniedrigt[29, 30]. Von maßgeblicher Bedeutung für den KD ist die CO_2-Spannung, die im Augenblick der Abtrennung der geformten Blutelemente herrscht. Da wir das Blut stets unter Paraffin auffingen und zentrifugierten, bestimmten wir somit jeweils den unter Körperbedingungen herrschenden KD. Für einen p_{CO_2}-Anstieg im Laufe unserer Purinkörperversuche fanden wir keinen Anhalt. Im Gegenteil fiel der CO_2-Gehalt in den experimentell gesetzten subcutanen und intraperitonealen Gasdepots (sogenannten CAMPBELL-Blasen) regelmäßig ab; die Alkalireserve des Blutes zeigte, speziell in den Versuchen am nicht narkotisierten Tier, nur geringe Schwankungen und blieb im Mittel unverändert. Somit sind also unsere *KD-Befunde in vivo nicht durch p_H-Verschiebungen zu erklären.*

Damit soll aber nicht gesagt sein, daß die im lebendigen Zellverband bestehenden feineren p_H-Unterschiede zwischen Zelle und extracellulärer Flüssigkeit ohne Bedeutung wären für den Wasser- und Mineralhaushalt. Wir werden in einer späteren Mitteilung zeigen können, daß unter dem Einfluß des Coffeins deutliche Wasser- und Elektrolytverschiebungen im System Gewebezellen/Außenflüssigkeit auftreten.

Wir machten uns den weiteren Einwand, daß die Ursachen für das KD-Verhalten nach Coffein möglicherweise in einer Änderung der Serumeiweißzusammensetzung zu sehen seien. Ein solcher Verdacht ist naheliegend, da der spez. KD für Albumin etwa dreimal höher liegt als für Globulin[58, 59]. Gesicherte Behauptungen über etwaige Verschiebungen des Albumin/Globulin-Verhältnisses als Folge der Coffeinwirkung liegen in der Literatur nicht vor. Wir können auf Grund zahlreicher Bestimmungen einen *Zusammenhang zwischen KD- und Eiweißzusammensetzung verneinen.*

Desgleichen kommen die unter Coffeineinfluß — übrigens geringfügigen — *Schwankungen der Neutralsalzkonzentrationen* des Blutes für die KD-Änderungen *nicht in Frage*. Krogh und Nakazawa[15] finden bei NaCl-Konzentrationen zwischen 0,3 und 1,5% gleiche KD-Werte, Befunde, die auch wir in vitro bestätigen können.

Wie sollen wir nun die aus Tab. 12 erkenntlichen, gegensätzlichen Effekte kleiner und großer Purindosen auf den Serum-KD erklären? Es handelt sich hier ganz offenbar um *biphasische Wirkungen der Purinkörper*.

Die *Senkung des spez. KD nach kleinen Dosen*, die wohl nur als Verringerung des Wasserbindungsvermögens der Serumeiweißkörper aufgefaßt werden kann, geht mit eindrucksvollen Änderungen des Wasser- und Mineralhaushaltes in den Geweben einher. Die Trockensubstanz der Muskulatur steigt an; der K^+-Gehalt nimmt zu (Malorny[33]). Das Ruhepotential des quergestreiften Froschmuskels erfährt eine Verstärkung; wir fassen dies als Zunahme der Membrandichtigkeit auf (Jacobi und Malorny[60]). Die Diuresetätigkeit ist gesteigert. Die am Blutdruck decapitierter Katzen registrierte Adrenalinempfindlichkeit wird nach häufiger intravenöser Zufuhr sehr kleiner Purindosen in zunehmendem Maße erhöht (Malorny[61]).

Die *Steigerung des spez. KD nach hohen Puringaben* zeigt bemerkenswerterweise für die beschriebenen Gewebseffekte ein durchaus gegensätzliches Verhalten: am Muskel Depolarisation, Trockengewichtsabnahme, die mit einer K^+-Abgabe und einer Na^+-Aufnahme konform geht, Desensibilisierung der Adrenalinwirkung auf den Blutdruck, Hemmung der Diuresetätigkeit.

Diese *biphasischen Begleiterscheinungen in den Geweben* stellen *für unsere KD-Befunde* im Serum eine *wichtige Stütze* dar. Die Echtheit der KD-Effekte gewinnt hierdurch an Wahrscheinlichkeit.

In vitro fanden bereits frühere Untersucher[62, 63] an Hand von Viscositätsmessungen im nativen Serum bzw. in Gelatinelösungen bei gleichbleibendem p_H für niedrige und hohe Coffeinkonzentrationen gegensätzliche Veränderungen der Viscosität. Zu diesen Versuchen ist nur zu bemerken, daß die dosenabhängigen Wirkungen in vitro beobachtet wurden, während uns der Nachweis des entgegengesetzten Verhaltens am intakten Gesamtorganismus gelang.

Es wäre verfrüht, auf die Diskussion der Änderungen am Eiweißmolekül, die durch niedrige und hohe Purindosen bewirkt werden, schon an dieser Stelle ausführlich einzugehen.

Es sei nur darauf hingewiesen, daß gemäß der Micellentheorie von Naegeli in den quellenden Stoffen das Wasser in drei verschiedenen Formen vorkommt: erstens als Konstitutionswasser, das gewisse Parallelen zum Kristallwasser zu ziehen erlaubt, zweitens als Capillar- bzw. Adhäsionswasser und drittens als sogenanntes freies Wasser. Da im Organismus das Wasser in ständiger Bewegung längs der dipolartig orientierten Adsorptionsschichten strömt, kann durch die scherende Wirkung des Fließens die Hydratationsgröße der Kolloide laufend geändert werden (LICHTWITZ[64]). Kommt nun hinzu, daß oberflächenaktive Alkaloide von Ampholytnatur, wie es etwa für die Stoffe der Purinkörperreihe zutrifft, in den Hydratationsraum eingreifen, so dürften auf diese oder ähnliche Weise Änderungen der Viscosität erklärlich werden. Es ist vorstellbar, daß verschiedene Alkaloidkonzentrationen auch gegensätzliche Effekte hervorrufen können.

Abschließend seien noch einige *kritische Bemerkungen zu den* ELLINGERSCHEN *Vorstellungen* über die Zusammenhänge zwischen Eiweiß- und Diuresewirkung des Coffeins niedergelegt. Wir stimmen mit ELLINGER darin überein, daß das Coffein extrarenale Wirkungen im Körper entfaltet. Sie sind unseres Erachtens aber viel allgemeinerer Natur, als ELLINGER es annimmt. Dieser Autor hat sich nämlich fast nur auf Ultrafiltrationsversuche und Viscositätsbestimmungen beschränkt und die interstitiellen Wasser- und Mineralverschiebungen weder untersucht noch in Rechnung gestellt. Die Vorstellung, daß die Freisetzung von Wasser im Blut als Folge eines Angriffs des Coffeins an den Serumeiweißkörpern genüge, vermehrt Wasser in der Niere auszuscheiden, erscheint uns zu mechanistisch und primitiv gedacht. Die Mitwirkung renaler Faktoren am Zustandekommen der Purinkörperdiurese kann nicht geleugnet werden. ELLINGERS Behauptung, daß die harntreibende Wirkung aller von ihm untersuchten Diuretica ohne Unterschied ihrer Konstitution durch eine gleichsinnige Herabsetzung des Quellungsdrucks zustande komme, bleibt unbewiesen. Hinzu kommt, daß ELLINGER Stoffe, die diureseunwirksam sind, aber dennoch extrarenal ähnliche Wirkungen wie Coffein entfalten, wie z. B. das Chinin, nicht geprüft hat. Seine Deutung der Coffeinwirkung scheint uns aus diesen Gründen allzu eng mit der Diuresewirkung verquickt.

Zusammenfassung.

Die Existenz extrarenaler Wirkungen läßt sich für die natürlichen Purinderivate Coffein, Theophyllin und Theobromin in vivo sowohl am wachen als auch narkotisierten Hund nachweisen. An extrarenalen Einzelfaktoren werden im Serum bestimmt: der Kolloiddruck (KD), Gesamt-N, Rest-N, die Albumine und Globuline; im Vollblut: Hämatokrit und Trockensubstanz, in einigen Fällen auch der KD und die Alkalireserve.

Für die KD-Messung wird das Onkometer nach HEPP benutzt, das hinsichtlich Meßgenauigkeit und Meßgeschwindigkeit dem Osmometer von KROGH überlegen ist. Statt der bisher üblichen Kollodiummembran wird die Cellophanmembran verwendet. Sie bietet den Vorteil größerer Genauigkeit, Haltbarkeit und Rentabilität. Die Fehlerstreuung s für die Cellophanmembran beträgt auf Grund von 114 Doppel- und Mehrfachbestimmungen $\pm$ 3,10 mm H_2O. Die Brauchbarkeit einer jeden Membran läßt sich durch die sogenannte Durchlaufzeit charakterisieren.

Der Normalwert für den Serum-KD des Hundes beträgt gemäß 132 Einzelmessungen 293 $\pm$ 1,64 mm H_2O. Sämtliche Messungen werden auf den Serumeiweißgehalt bezogen. Allein der auf 1 g% Eiweiß reduzierte KD (sogenannte spez. KD) sagt etwas über das Wasserbindungsvermögen aus. Für den normalen Hund beträgt der spez. KD 51,7 $\pm$ 0,232 mm H_2O.

Nach intravenöser Injektion kleiner Purinkörpergaben (3—20 mg/kg) sinkt in 45 Versuchen der spez. KD signifikant ab. Die Hydratation ist vermindert. Nach hohen Coffeingaben (60—100 mg/kg) steigt der spez. KD einwandfrei über die Norm an. Konform hiermit geht eine Erhöhung des Wasserbindungsvermögens. Die Purinkörper entfalten demnach im Organismus in Abhängigkeit von der Dosis biphasische Wirkungen. Sie sind im Wachzustand wie auch in der Pernoctonnarkose in gleicher Weise nachweisbar. Die gegensätzliche Wirkung kleiner und großer Purindosen ist statistisch gesichert. Hierbei ist es von untergeordneter Bedeutung, ob z. B. das Coffein als einmalige Gabe oder in Form einer langsamen Infusion dem Tier einverleibt wird. Die Geringachtung der Dosis ist offenbar für die uneinheitlichen Auffassungen in der Literatur verantwortlich zu machen.

Die biphasischen KD-Effekte sind nicht durch Änderungen der H^+-Konzentration im Blut oder in den Geweben zu erklären. Sie sind auch nicht bedingt durch Verschiebungen in der Albumin/Globulin-Verteilung. Es bleibt nur die Annahme möglich, daß die Purinkörper am Eiweiß selbst angreifen.

Als auffällig wird vermerkt, daß mit der Senkung des KD nach kleinen Dosen eine Förderung der Diurese und mit dem Anstieg des KD nach großen Dosen eine Hemmung der Diurese parallel geht. Hieraus ist aber nicht ohne weiteres auf einen engen Zusammenhang zwischen Wasserbindungsvermögen des Serumeiweißes und Diuresetätigkeit zu folgern. Es handelt sich hier vielmehr um gleichgeordnete Grundphänomene der Purinkörperwirkung, die im ganzen Organismus nachweisbar sind und sich am ehesten als Permeabilitätsproblem auffassen lassen. Sie betreffen den Wasser- und Mineralhaushalt der Muskulatur, die Ansprechbarkeit des adrenergischen Systems, die Potentialbildung an der Muskelmembran usw.

Der Ellingerschen Theorie, daß Coffein die Serumeiweißkörper zur Entquellung bringe und daß das hierdurch freiwerdende Wasser für die Ausscheidung in der Niere zur Verfügung stehe, kann wegen Nichtberücksichtigung der Vorgänge in den Geweben nicht zugestimmt werden.

Literatur.

[1] v. SCHROEDER, W.: Arch. exper. Path. u. Pharmakol. **22**, 39 (1887). — [2] v. SOBIERANSKY, W.: Arch. exper. Path. u. Pharmakol. **35**, 144 (1895). — [3] LOEWI, O.: Arch. exper. Path. u. Pharmakol. **53**, 15 (1905). — [4] CUSHNY, A. R.: Die Absonderung des Harns, S. 221. Gustav Fischer 1926. — [5] ELLINGER, A., P. HEYMANN u. G. KLEIN: Arch. exper. Path. u. Pharmakol. **91**, 1 (1921). — ELLINGER, A.: Verh. d. dtsch. Ges. f. inn. Med., 34. Kongreß 1922, S. 274. — [6] NONNENBRUCH, W.: Arch. exper. Path. u. Pharmakol. **91**, 332 (1921). — [7] VEIL, W. H., u. P. SPIRO: Münch. med. Wschr. 1918, 1119. — [8] STARKENSTEIN, E., in: Medizinische Kolloidlehre von LICHTWITZ, LIESEGANG u. SPIRO, S. 864. Th. Steinkopff 1935. — [9] REINWEIN, H.: Extrarenale Azotämie in: E. BECHER, Nierenkrankheiten, II. Bd., S. 231. G. Fischer 1947. — [10] NONNENBRUCH, W.: Dtsch. Arch. klin. Med. **189**, H. 1 (1942). — [11] VOLHARD, F.: Hdb. d. inn. Med., Nierenerkrankungen Bd. VI, 1. 2. Aufl. Springer 1931. — [12] BECHER, E.: Nierenkrankheiten, I. Bd., S. 491. G. Fischer 1944. — [13] GUKELSBERGER: Helvet. Med. Acta **10**, 47 (1943); **11**, 17 (1944). — [14] FREY, E.: Pflügers Arch. **115**, 175 (1906). — Nierentätigkeit und Wasserhaushalt, S. 22. Springer 1951. — [15] KROGH, A., u. F. NAKAZAWA: Biochem. Z. **188**, 241 (1927). — [16] SCHULTZ, O.: Z. exper. Med. **31**, 221 (1923). — [17] OEHME, C.: Arch. exper. Path. u. Pharmakol. **102**, 40 (1924). — [18] KYLIN, E.: Arch. exper. Path. u. Pharmakol. **164**, 33 (1932). — [19] WALLACE, G. B., and E. J. PELLINI: J. of Pharmacol. **29**, 397 (1926). — [20] PARNAS, J. K., u. R. WAGNER: Biochem. Z. **125**, 253 (1921). — [21] HEPP, O.: Z. exper. Med. **99**, 709 (1936). — [22] GOVAERTS, P.: C. r. Soc. Biol. Paris **89**, 678 (1923); **90**, 969 (1924).— [23] VERNEY, E. B.: J. of Physiol. **61**, 319 (1930). — [24] GEBELEIN, H., u. H. J. HEITE: Statistische Urteilsbildung, S. 136. Springer 1951. — [25] HANSEN, P.: Inaug.-Diss. Kiel 1951. — [26] CERVELLO e LO MONACO: Arch. Ital. de Biol. **14**, 148 (1891). — [27] MEYER, P.: Z. klin. Med. **117**, 260 (1931). — [28] KYLIN, E.: Arch. exper. Path. u. Pharmakol. **161**, 91 (1931). — [29] HEPP, O.: Z. f. Biol. **99**, 230 (1938). — [30] HEINZ, E., u. H. NETTER: Klin. Wschr. 1947, 491. — Biochem. Z. **319**, 529 (1949). — [31] ENDRES, G.: Biochem. Z. **132**, 220 (1922). — [32] MALORNY, G.: Verh. dtsch. Ges. Kreislaufforschg **16**, 237 (1950). — [33] MALORNY, G.: Verh. dtsch. Physiol. Ges. Mainz 1951. — [34] EBEL, A., u. H. MAUTNER: Arch. exper. Path. u. Pharmakol. **175**, 128 (1934). — [35] BECO, L., et L. PLUMIER: J. de physiol. et pathol. gén. 8, 10 (1906). — [36] ROGGENKAMP, K.: Inaug.-Diss. Hamburg 1940. — [37] VOLLMER, H.: Arch. exper. Path. u. Pharmakol. **193**, 483 (1939). — [38] BONSMANN, M. R.: Arch. exper. Path. u. Pharmakol. **161**, 76 (1931). — [39] OELKERS, H. A.: Klin. Wschr. 1931, 1499. — [40] MATHEW, C. W.: J. Biol. Chem. **74**, 557 (1927). — [41] KOLLER, S.: Graph. Tafeln Nr. 7, S. 37, 2. Auf. Leipzig: Steinkopff 1943. — [42] GOVAERTS, P.: C. r. Soc. Biol. Paris **93**, 441 (1925). — [43] v. FARKAS, G.: Z. exper. Med. **53**, 666 (1927). — [44] OELKERS, H. A.: Z. klin. Med. **115**, 854 (1931). — [45] MEYER, P.: Erg. Physiol. **34**, 47 (1932). — [46] GRIGAUT, A., et A. CODOUNIS: Bull. Soc. Chim. biol. Paris **12**, 417 (1930); zit. nach P. MEYER, ebenda. — [47] SPIRO, K., u. H. VOGT: Erg. Physiol. **1**, 436 (1902). — [48] BOCK, E.: Arch. exper. Path. u. Pharmakol. **58**, 227 (1908). — [49] WEBER, S.: Arch. exper. Path. u. Pharmakol. **65**, 389 (1911). — [50] SPIRO, P.: Arch. exper. Path. u. Pharmakol. **84**, 123 (1918). — [51] ELLINGER, A., u. S. M. NEUSCHLOSZ: Biochem. Z. **127**, 241 (1922). — [50] FALUDI, F.: Z. exper. Med. **62**, 242 (1928). — [53] BRÜHL, H.: Biochem.

Z. **212**, 291 (1929). — [54] Meyer, P.: Erg. Physiol. **34**, 18 (1932). — [55] Meyer, P.: Med. Kolloidlehre, S. 52. Leipzig: Th. Steinkopff 1935. — La pression colloido-osmotique des liqu. biol. Imprim. L. Sēzanne Lyon 1939, S. 102. — [56] Handovsky, H.: Biochem. Z. **25**, 510 (1910). — [57] Pauli, W., u. O. Falek: Biochem. Z. **47**, 269 (1912). — [58] v. Farkas, G.: Z. exper. Med. **50**, 410 (1926). — [59] Govaerts, P.: Bull. Akad. Mēd. Belg. **7**, 356 (1927). — [60] Jacobi, G. W., u. G. Malorny: Verh. dtsch. Pharmacol. Ges. Mainz 1951. — [61] Malorny, G.: Arch. exper. Path. u. Pharmakol. **212**, 149 (1950). — [62] Ellinger, A., u. S. M. Neuschlosz: Biochem. Z. **127**, 241 (1922). — [63] Riesser, O., u. S. M. Neuschlosz: Arch. exper. Path. u. Pharmakol. **94**, 190 (1922). — [64] Lichtwitz, zit. nach Liesegang, R. E., in: Med. Kolloidlehre, S. 498. Leipzig: Th. Steinkopff 1935.

Professor Dr. G. Malorny, Kiel, Pharmakologisches Institut, Hospitalstraße 20.

Biochemische Zeitschrift, Bd. 322, Heft 6.

Aus der Medizinischen Klinik Kiel und dem Pharmakologischen Institut
der Universität Marburg/Lahn.

Untersuchungen über Cytochrome. I.
Die prosthetische Gruppe des sauerstoffübertragenden Ferments (Cytochromoxydase)*.

Von

HARTWIG DANNENBERG und MANFRED KIESE.**

Mit 3 Textabbildungen.

(Eingegangen am 5. Dezember 1951.)

WARBURG und NEGELEIN [1, 2, 3, 4] sowie KUBOWITZ und HAAS [5]
haben mit Hilfe der photochemischen Spaltung der Kohlenoxydverbindung des sauerstoffübertragenden Ferments die Extinktionskonstanten
der Kohlenoxydverbindung dieses Ferments in Hefezellen und Essigbakterien bestimmt. Aus der Extinktionskurve haben sie geschlossen,
daß die prosthetische Gruppe des Ferments ein „mischfarbenes" Eisenporphyrin sei von einer dem Spirographishämin [6, 7, 8, 9] oder Phäohämin b$_6$ [10] ähnlichen Struktur. Aus gewaschenem Herzmuskelbrei
hat NEGELEIN [11] bald danach ein Hämin isoliert, das in seiner Lichtabsorption und in seinem chemischen Verhalten den erwähnten Häminen
ähnlich war und das als prosthetische Gruppe des Cytochrom a und
des sauerstoffübertragenden Ferments angenommen wurde [12]. Dieses
Hämin bildet ein Pyridinhämochrom mit Absorptionsmaxima bei 587
und 430 mμ.

WARBURG und GEWITZ [13] haben kürzlich aus Herzmuskel ein Hämin
isoliert und kristallisiert, das wohl mit dem NEGELEINschen Hämin
identisch ist. Aus seiner Reaktion mit Cystein haben sie auf die Anwesenheit einer Formylgruppe in dem Hämin geschlossen.

Die aus Diphtheriebakterien und aus gewaschenem Herzmuskelbrei extrahierbaren Hämine haben RAWLINSON und HALE [14] getrennt und
ein Hämin isoliert, das ein Pyridinhämochrom mit Banden bei 587 und
430 mμ bildet und wohl ebenfalls mit dem NEGELEINschen Hämin identisch ist. Das nach Abspaltung des Eisens gewonnene Porphyrin hatte
ein Spektrum vom Rhodotyp. Aus der Reaktion des Hämins und Porphyrins mit Hydroxylamin und Cystein ist auf die Anwesenheit einer
Formylgruppe auch in diesem Hämin zu schließen.

---

* Über die Ergebnisse dieser Untersuchung ist berichtet in Naturwiss. **38**, 261
(1951) sowie in der Sitzung der Medizinischen Gesellschaft Marburg am 23.5. 1951.
** Herrn Professor Dr. WOLFGANG HEUBNER zum 75. Geburtstag gewidmet.

Die Vermutung, daß das von Negelein dargestellte Hämin die prosthetische Gruppe des sauerstoffübertragenden Ferments und des Cytochrom a sei, war nicht auf dessen Isolierung aus den abgetrennten Fermenten gegründet. Außerdem haben Roche und Bénévent[15] mit einem dem Negeleinschen ähnlichen Verfahren aus gewaschenem Herzmuskelbrei ein Hämin isoliert, dessen Pyridinhämochrom neben den Extinktionsmaxima bei 587 und 430 mμ noch ein solches bei 530 mμ aufwies. Sie hielten dieses Hämin für die prosthetische Gruppe des Cytochrom a und das von Negelein isolierte Hämin für ein Kunstprodukt. Schließlich wurde auch die frühere Vermutung Keilins [16] wieder aufgegriffen, daß die Cytochromoxydase gleich anderen Oxydasen (Polyphenoloxydase [17], Laccase [18], Ascorbinsäureoxydase [19, 20]) Kupfer in der Wirkungsgruppe enthalte — allerdings lediglich gestützt auf nicht ganz eindeutige Hemmungseffekte[21] und ebenfalls nicht ganz beweiskräftige Kupferbestimmungen in Fermentpräparaten[22].

Straub[23] ist es gelungen, die in Wasser unlöslichen Partikel des Herzmuskelbreis, die nach Abtrennung grober Partikel durch Fällung mit Essigsäure erhalten werden[28, 49] und die sauerstoffübertragendes Ferment sowie die Cytochrome a, b und c enthalten, durch Zusatz von Cholat so zu suspendieren, daß aus ihnen ein Gemisch von sauerstoffübertragendem Ferment und Cytochrom a abgetrennt werden konnte, das nur noch kleine Mengen der anderen Cytochrome enthielt und in dem das sauerstoffübertragende Ferment noch katalytisch wirksam war. Ebenfalls aus Auflösungen der Cytochrome des Herzmuskels in 2%iger Cholatlösung haben Yakushiji und Okunuki[24] durch Fraktionierung mit Ammoniumsulfat Cytochrom a reinigen können. Sie konnten bei den gereinigten Präparaten nach Reduktion keine Veränderung der Banden nach Zugabe von Kohlenoxyd beobachten. Danach wäre sauerstoffübertragendes Ferment in nachweisbaren Mengen in den Präparaten nicht enthalten gewesen. Nach Zusatz von Pyridin wurde in den Präparaten ein Pyridinhämochrom mit einer Bande bei 585 mμ gebildet.

Wir haben aus solchen nach dem Straubschen Prinzip gewonnenen Präparaten von sauerstoffübertragendem Ferment und Cytochrom a, in denen Cytochrom b und c nicht mehr nachzuweisen waren, die prosthetische Gruppe mit salzsaurem Aceton abgetrennt und ein Hämin erhalten, das — soweit das aus der Extinktionskurve zu beurteilen ist — einheitlich war. Sein Pyridinhämochrom hatte zwei Extinktionsmaxima bei 587 und 430 mμ. Die aus dem Eisengehalt errechneten Extinktionskonstanten waren durchgängig etwas größer als die von Negelein für sein Hämin errechneten.

Die Abtrennung des Hämins aus den Fermentpräparaten gelang sehr vollständig, so daß im ausgefällten Protein kein mischfarbenes Hämin mehr nachweisbar war. Das gewonnene Hämin mußte also die prosthetische Gruppe beider Fermente sein. Das NEGELEINsche Hämin ist demnach die prosthetische Gruppe sowohl des sauerstoffübertragenden Ferments als auch des Cytochrom a.

Mit Rücksicht auf die oben erwähnten Vermutungen eines für die Wirkung wesentlichen Kupfergehaltes des sauerstoffübertragenden Ferments haben wir untersucht, ob die aus den Fermentpräparaten erhaltene prosthetische Gruppe Kupfer enthielt. Nach Entfernung des in den Extrakten enthaltenen, nicht komplex gebundenen Eisens und Kupfers durch Komplexbindung und Abtrennung an der Aluminiumoxydsäule fanden wir in der prosthetischen Gruppe nur Eisen.

Durch Abspaltung des Eisens aus dem Hämin des sauerstoffübertragenden Ferments wurde ein Porphyrin erhalten, dessen Absorptionsbanden gegenüber denen des Protoporphyrins nach Rot verlagert sind und dessen Absorptionsspektrum Rhodotyp aufweist. Das Porphyrin, das eine hohe Salzsäurezahl hat, reagiert mit Hydroxylamin unter Bildung eines Oxims und Verlagerung der Banden nach Blau. Das Oxim wiederum reagiert mit Essigsäureanhydrid (Nitrilbildung) unter Rotverlagerung der Banden. Durch Hydrierung mit Palladium-Wasserstoff wurde das Absorptionsspektrum des Porphyrins zum Ätiotyp verändert unter Verschiebung der Banden nach Blau. Das Porphyrin enthält also eine Carbonylgruppe in einer Seitenkette, die nach der schnellen Reaktion mit Hydroxylamin in der Kälte und nach der Reaktionsfähigkeit ihres Oxims mit Essigsäureanhydrid in einer Aldehydgruppe (Formylgruppe) anzunehmen ist.

Eine Reihe optischer Daten des Porphyrins, seines Oxims und Nitrils sowie anderer hier interessierender Porphyrine ist in Tab. 1 zusammengestellt. Diese Daten zeigen, daß das Porphyrin des sauerstoffübertragenden Ferments nicht identisch ist mit einem der beiden bekannten, aus dem Protoporphyrin abzuleitenden Formylporphyrine, dem Spirographisporphyrin oder dem VerdNO_2-Porphyrin, und auch nicht mit einem der anderen aufgeführten Porphyrine.

WARBURG und NEGELEIN[10, 25] haben die Möglichkeit einer Verwandtschaft des Fermentporphyrins mit dem Phäoporphyrin b_6 in Betracht gezogen, und danach ist das Fermenthämin gelegentlich als ein Phäohämin angenommen worden (z. B. MELNICK[26]). Sicher ist das Fermentporphyrin nicht mit dem Phäoporphyrin b_6 identisch, denn dieses hat nach den Daten von FISCHER, BREITNER, HENDSCHEL und NÜSSLER[27] durchgängig mehr im langwelligen Gebiet gelegene Banden und außerdem ein Spektrum vom Ätiotyp. Da das Fermentporphyrin durch Hydrierung mit Palladium-Wasserstoff in ein Porphyrin übergeführt wird, dessen Spektrum dem des Mesoporphyrins sehr ähnlich ist, ist es sehr unwahrscheinlich, daß das Fermentporphyrin überhaupt

Tabelle 1. *Optische Daten des Porphyrins aus sauerstoffübertragendem Ferment und Cytochrom a sowie dessen Oxims, Nitrils und einiger anderer Porphyrine.*

Verbindung	Lösungsmittel	Absorptionsmaxima (mμ)					Typ des Spektrums
		I	Ia	II	III	IV	
Ferment-Porphyrin	Äther	645	595	580	555	515	Rhodotyp
	Chloroform	645	595	584	562	521	Rhodotyp
	Pyridin	645	590	582	560	520	Rhodotyp
	Aceton	645		580	555	515	Rhodotyp
Ferment-Porphyrin- Oxim	Äther	637		577	545	505	Ätiotyp
	Chloroform	635	577	570	551	512	Rhodotyp
	Pyridin	635		575	548	508	Ätiotyp
Ferment-Porphyrin- Nitril	Äther	645		582	552	512	Rhodotyp
	Essigsäure- anhydrid	645		580	553	512	Rhodotyp
Hydriertes Ferment- porphyrin	Äther	624		570	529	498	Ätiotyp
Spirographis- Porphyrin	Chloroform[9]	645		581	561	520	Rhodotyp
	Äther [42]	643	593	581	555	515	Rhodotyp
Spirographis- Porphyrin-Oxim [9]	Äther	639		580	543	507	(Rhodotyp ?)
Spirographis- Porphyrin-Nitril [9]	Äther			581	549	506	Rhodotyp
Verd$_{NO_2}$-Porphyrin- methylester [41]	Chloroform	642		581	558	519	Rhodotyp
Verd$_{NO_2}$-Porphyrin- methylester-Oxim[41]	Chloroform	632		577	547	509	(Rhodotyp)
Phäoporphyrin b$_6$ [27, 45]	Pyridin- Äther	649		599	570	530	Ätiotyp
Phäoporphyrin b$_6$- dimethylestermon- oxim [44, 45]	Pyridin- Äther	643	607	594	567	534	Rhodotyp
Phäoporphyrin b$_6$- dimethylester- dioxim	Pyridin- Äther [44]	641		585	553	519	Ätiotyp
	Dioxan [45]	637		583	553	517	Ätiotyp
Oxorhodoporphyrin	Dioxan [43]	637		583	558	515	Rhodotyp
	Chloroform[8]	638		585	564	521	Rhodotyp
Oxorhodoporphyrin- oxim [44]	Dioxan	631		575	548	509	Rhodotyp

einen isocyclischen Ring oder einen Substituenten an einer Methin-brücke enthält.

In dem Fermentporphyrin hat die Formylgruppe stärkeren Einfluß auf die optischen Eigenschaften des Porphyrins als im Spirographis-porphyrin und Verd$_{NO_2}$-Porphyrin: die Verschiebung der Banden durch Überführung ins Oxim und ins Nitril ist größer. Das könnte durch eine andere, einflußreichere Stellung der Formylgruppe bedingt sein oder durch noch andere Abweichungen der Struktur des Fermentporphyrins vom Protoporphyrin.

Warburg und Gewitz[13] haben durch alkalische Hydrierung des Fermenthämins nur eine Vinylgruppe nachweisen können. Bei Hydrierung in Eisessig nahm das Fermenthämin 1 Mol Wasserstoff mehr auf als das Protohämin. Da eine Formylgruppe am Porphin mit Palladium-Wasserstoff bis zur Methylgruppe hydriert wird[8], enthält das Fermentporphyrin — außer der Formylgruppe statt einer Vinylgruppe — keine anderen hydrierbaren Gruppen als das Protoporphyrin.

Versuche:

A. Methoden.

1. Fermentpräparate.

Zur Abtrennung des sauerstoffübertragenden Ferments und Cytochrom a von anderen Häminen wurden zunächst aus Herzmuskel in Anlehnung an die Verfahren von Keilin und Hartree[28, 29] sowie Haas[30] feine Zellpartikel gewonnen, die sauerstoffübertragendes Ferment und alle Cytochrome enthielten. Diese wurden nach Straub[23] in Lösungen mit 2% Cholat oder Desoxycholat suspendiert. Durch fraktionierte Fällungen mit Ammoniumsulfat wurde das sauerstoffübertragende Ferment zusammen mit Cytochrom a daraus von anderen Hämoproteinen abgetrennt.

5—6 Rinderherzen wurden nach Entfernung von Fett und Bindegewebe zweimal durch die Fleischhackmaschine getrieben. Der Brei wurde in einem 60 Liter fassenden Holzgefäß unter Rühren mit Leitungswasser und 0,5%iger Natriumchloridlösung gewaschen, bis das Waschwasser farblos war. Der gewaschene Brei wurde durch ein Tuch geseiht, abgepreßt, mit dem dreifachen Gewicht Wasser verrührt und durch Zusatz von 0,1 mol Ammoniak-Ammoniumchloridlösung vom p_H 10,5 auf ein p_H von 8,5 eingestellt. Diese Suspension wurde in kleinen Portionen unter Eiskühlung durch rotierende Messer (20 000 Umdrehungen je Minute) 5 min homogeniert[50] und das Homogenat dann 1 Std lang mit etwa 3000 g zentrifugiert. Der Bodensatz wurde nochmals in gleicher Weise homogeniert wie der gewaschene und abgepreßte Herzbrei und der dann anfallende Bodensatz abermals in gleicher Weise.

Die nach dem Zentrifugieren des Homogenats über dem Niederschlag befindliche trübe Flüssigkeit wurde abgegossen, auf 1—2° C abgekühlt und danach mit 2 mol Natriumacetat-Essigsäurelösung vom p_H 4,6 auf p_H 5,6 gebracht. Der das Ferment und Cytochrome enthaltende Niederschlag wurde auf der Zentrifuge von der Lösung abgetrennt und mit dem gleichen Volumen 0,05 mol Ammoniak-Ammoniumchloridlösung vom p_H 8,5 2 min homogeniert und das Homogenat mit der ihm gleichen Menge derselben Ammoniakpufferlösung versetzt. Dieser Lösung wurde $^1/_9$ ihres Volumens neutraler 20%iger Natriumcholatlösung zugemischt. Schließlich wurden je Liter der Lösung 175 g Ammoniumsulfat in mehreren Portionen zugesetzt und dazwischen das p_H durch Zugabe von Ammoniak immer wieder auf einen Wert von 8,5 eingestellt. Die Lösung mit dem Niederschlag blieb über Nacht im Kühlschrank stehen. Am nächsten Morgen wurde sie im Wasserbad für 30 min auf 37° erwärmt und nach Abkühlung auf 1—2° C 20 min zentrifugiert. Der Niederschlag, der Cytochrom b und nur kleine Mengen von Ferment und Cytochrom a enthielt (spektroskopische Prüfung mit der Pyridin-Hämochromreaktion), wurde verworfen.

Aus der braunrot gefärbten Lösung wurden das sauerstoffübertragende Ferment und Cytochrom a gefällt. Im Eisbad wurden je Liter Lösung 125 g Ammoniumsulfat zugesetzt und das p_H dabei wieder durch Zugabe von Ammoniak auf 8,5 gehalten. Nach dem Zentrifugieren war das Ferment und Cytochrom a als klebrige braune Masse im Niederschlag; manchmal schwamm ein Teil als ölige Tropfen an der Oberfläche.

Nach Abtrennung von der Lösung wurde auf der Zentrifuge mit Wasser gewaschen. Dabei blieb manchmal ein Teil Ferment und Cytochrom a in Lösung und sedimentierte nicht beim Zentrifugieren mit 15 000 g (wasserlösliche Fraktion).

Der gewaschene Niederschlag wurde in 0,25 mol Ammoniak-Ammoniumchloridlösung vom p_H 8,5, die 2% Gallensäure enthielt, aufgelöst und die Lösung 1 Std mit 15 000 g zentrifugiert. So wurden schwach opalescierende Lösungen erhalten.

Manche Präparate von sauerstoffübertragendem Ferment und Cytochrom a enthielten bereits nach der ersten fraktionierten Fällung nur noch sehr geringe Konzentrationen von Cytochrom b und c. Meist gelang die Entfernung der Cytochrome b und c aber erst durch wiederholte Fraktionierungen mit Ammoniumsulfat. Der bei Sättigungsgrad 0,5 erhaltene Niederschlag wurde in der 5—8 fachen Menge 2%iger Natriumcholatlösung gelöst, auf 100 ml Lösung 5 g Glykokoll zugesetzt und das p_H mit Ammoniak auf 8,5 eingestellt. Dann wurde die Ammoniumsulfatkonzentration im Eisbad in kleinen Schritten (5 g Ammoniumsulfat auf 100 ml Lösung) gesteigert. Die einzelnen Fraktionen wurden spektroskopisch untersucht und die reinsten zur nächsten Fraktionierung vereinigt. Die Untersuchung jeder Fraktionierung war notwendig, da die Fraktionen mit der stärksten Anreicherung von sauerstoffübertragendem Ferment und Cytochrom a nicht immer durch die gleiche Ammoniumsulfatkonzentration erhalten wurden. Meist war das Cytochrom b leichter abzutrennen als die letzten Spuren Cytochrom c.

Zur Sammlung größerer Mengen von Fermentpräparaten wurden entweder die mit Ammoniumsulfat gefällten Präparate oder deren Lösungen in Ammoniak-Ammoniumchlorid-Cholat eingefroren und im Vakuum getrocknet.

Neben der Extraktion des Herzmuskels mit Lösungen vom p_H 8,5 wurde auch die Extraktion mit Phosphatlösungen vom p_H 7,3 durchgeführt und die Fraktionierung mit Ammoniumsulfat ebenfalls bei p_H 7,3 vorgenommen. Dies Verfahren lieferte Präparate, die weniger mit häminfreien Proteinen verunreinigt waren, aber die Ausbeute an Cytochrom a plus sauerstoffübertragendem Ferment war geringer.

Die Wirksamkeit der Präparate des sauerstoffübertragenden Ferments wurde durch die Sauerstoffaufnahme des Systems Hydrochinon-Cytochrom c-sauerstoffübertragendes Ferment manometrisch bestimmt [31, 30]: 0,25 ml Fermentlösung + 0,5 mg Cytochrom c und 3 mg Hydrochinon in 0,1 mol Phosphat p_H 7,1; Gesamtvolumen des Ansatzes 2,9 ml. Die Sauerstoffaufnahme wurde in der WARBURG-Apparatur bei 25° C gemessen. Die Wirksamkeit der Präparate wurde gekennzeichnet durch $Q_{O_2,Pr} = \mu l\ O_2 \cdot Std^{-1} \cdot mg\ Protein^{-1}$, das aus der Anfangsgeschwindigkeit der Reaktion errechnet wurde.

2. Abtrennung der prosthetischen Gruppe.

Zur Isolierung der prosthetischen Gruppe wurden je nach den anzuschließenden Untersuchungen verschiedene Präparate und Verfahren verwandt. In jedem Falle erfolgte die Abtrennung durch salzsaures Aceton.

Um eine Veränderung der prosthetischen Gruppe durch Oxydation auszuschließen, wurden zunächst Fermentpräparate, die frei von Cytochrom b und c waren, unter Ausschluß von Sauerstoff unter Stickstoff gespalten. Lösungen von Ferment und Cytochrom a in Ammoniak-Cholat-Lösung oder Phosphat-Cholat-Lösung wurden durch Überleiten von Stickstoff unter Schütteln vom Sauerstoff befreit und in einem geschlossenen System in die zehnfache Menge sauerstofffreien salzsauren Acetons (5 ml 20% Salzsäure auf 1 l Aceton), das im Eisbad gekühlt wurde, unter kräftigem Rühren langsam eingegossen. Nach einer Viertelstunde wurde, ebenfalls unter Stickstoff, vom ausgefällten Protein abfiltriert. Die klare braune Lösung des Hämins wurde, wiederum im Eisbad unter Stickstoff, tropfenweise mit einer gesättigten Acetatlösung versetzt, bis die Farbe von Braun nach Olivgrün umschlug. Das nunmehr trübe Aceton wurde sofort auf eine Aluminiumoxydsäule gegeben.

Zur Adsorption des Hämins wurde Aluminiumoxyd standardisiert nach BROCKMANN, das zur Entfernung löslichen Eisens und Kupfers mit 20%iger Salzsäure gewaschen war, verwandt. Das Aluminiumoxyd wurde mit Wasser eingeschlemmt und die Säule danach mit Aceton gewaschen. Das Hämin blieb beim Durchsaugen seiner Aceton-Acetatlösung am oberen Teil der Säule als grüner Ring haften. Die Säule wurde dann nacheinander mit Aceton, Wasser, saurer Acetatlösung (100 ml Wasser + 1 ml 6,6 mol Acetat p_H 4,5), saurem Aceton (80 ml Aceton + 20 ml Wasser + 1 ml 6,6 mol Acetat p_H 4,5), Aceton, Benzol, Amylalkohol, Chloroform, Aceton gewaschen.

Die Elution des Hämins erfolgte mit salzsaurem Aceton (1 ml 20%ige Salzsäure auf 100 ml Aceton). Dabei färbte sich das Hämin braun und wanderte als Ring durch die Säule. Die gefärbte Acetonlösung wurde aufgefangen und aus dieser das Hämin nochmal an Aluminiumoxyd adsorbiert. Dazu wurde das salzsaure Aceton zunächst mit $^1/_5$ Volumen Wasser verdünnt, um die Lösung des Acetats zu ermöglichen, und dann ebenso wie mit dem ersten Extrakt aus den Fermentpräparaten verfahren. Das zweite Eluat wurde entweder unmittelbar für die Untersuchungen verwandt oder im Vakuum bei Zimmertemperatur zur Trockne gebracht.

Häminpräparate, deren Eisen- und Kupfergehalt bestimmt werden sollte, wurden an der Aluminiumoxydsäule von beigemischtem, nicht ans Porphyrin gebundenem Eisen und Kupfer befreit, indem diese Metalle als Phenanthrolin- bzw. Diäthyldithiocarbamat-Komplex abgetrennt wurden. Dem aus dem Fermentpräparat gewonnenen salzsauren Acetonextrakt wurden nach der Abtrennung der gefällten Proteine auf 200 ml Aceton 0,6 ml einer Phenanthrolinlösung (2 g Phenanthrolin in 100 ml Wasser + 2 ml 20%ige Salzsäure) und nach Zusatz der Acetatlösung 0,6 ml einer 2%igen Diäthyldithiocarbamatlösung zugegeben. Vor der zweiten Adsorption des Hämins wurden die Komplexbildner ebenfalls zugesetzt. Der Kupferdiäthyldithiocarbamatkomplex haftete nicht an der Säule, sondern ging mit der Ausgangslösung bzw. den Acetonwaschungen durch. Der Eisenphenanthrolinkomplex haftete zunächst an der Säule und wurde durch essigsaures Aceton bzw. essigsaures Wasser ausgewaschen.

Da entsprechende Prüfungen ergaben, daß weder die Gegenwart von Sauerstoff bei der Abtrennung noch die vorherige Behandlung mit Aceton die prosthetische Gruppe veränderten, wurden zur Gewinnung größerer Mengen Hämin die Proteine aus den Fermentpräparaten zunächst im Eisbad mit Aceton gefällt und der Niederschlag wiederholt mit Aceton extrahiert. Der acetonfeuchte Niederschlag wurde dann in der 5—10fachen Menge Aceton suspendiert und im Eisbad unter Rührung langsam Salzsäure zugesetzt bis das p_H zwischen 2 und 3 war (Universalindicatorpapier Merck). Die Extraktion wurde mehrfach mit der gleichen Menge Aceton wiederholt.

Im Gegensatz zum vorigen Verfahren blieben auch nach mehrfacher Extraktion sehr kleine Mengen Fermenthämin am Protein haften.

Da das Hämin des Cytochrom c durch salzsaures Aceton nicht von seinem Protein abgespalten wird, wurden für die Gewinnung größerer Mengen von Fermenthämin auch Präparate verwandt, die zwar frei von Cytochrom b waren, aber noch kleine Mengen Cytochrom c enthielten.

Die salzsauren Acetonextrakte wurden vereinigt und das Aceton bei einer Temperatur von 10—12° C im Vakuum bis auf einen kleinen Rest abdestilliert; dieser und der Rückstand wurden in Chloroform aufgenommen. Das Chloroform wurde 2mal vorsichtig mit Wasser gewaschen, mit Natriumsulfat getrocknet und auf die Aluminiumoxydsäule gegeben.

3. Analytische Verfahren.

Zur Bestimmung von Eisen und Kupfer wurde das Hämin im Quarztiegel bei 500° C verbrannt, die Asche in 40%iger Salzsäure gelöst und das Eisen als Ferro-Phenanthrolin [46] in Acetat vom p_H 4,5 durch Messung der Extinktion bei 546 mμ bestimmt. Das Kupfer wurde als Diäthyldithiocarbamatkomplex ebenfalls optisch gemessen [47] nach Extraktion des Komplexes aus der mit Pyrophosphat versetzten Lösung der Asche mit Amylalkohol; Messung der Extinktion mit der blauen Quecksilberemission (Schott-Filter BGI und GG 18).

Der Proteingehalt der Fermentpräparate wurde photometrisch mit Hilfe der Biuretreaktion unter Verwendung des Kupfertartrat-Komplexes und Extinktionsmessung bei 546 mμ bestimmt [48].

Optische Konzentrationsbestimmungen für die einzelnen analytischen Methoden wurden im Photometer von Havemann unter Verwendung einer Quecksilberspektrallampe von Osram durchgeführt.

Für die optischen Untersuchungen der Fermentpräparate, Hämine und Porphyrine wurde teils ein Spiegelmonochromator von C. Leiss mit einem Sekundärelektronenvervielfacher von Maurer, teils ein Spektrophotometer von Beckman verwendet.

Extinktionskonstanten werden angegeben als $\beta = \ln \frac{I_0}{I} \times c^{-1} \times d^{-1}$, c = Konzentration in Grammatom Eisen $\times$ ml^{-1}, d = Schichte in cm.

B. Ergebnisse.

1. Die Präparate mit sauerstoffübertragendem Ferment und Cytochrom a.

a) Optische Messungen.

Die hier mitgeteilten Daten beziehen sich auf Präparate, in denen durch unmittelbare optische Untersuchung oder Hämochrombildung[1] Cytochrom b und c nicht mehr nachweisbar waren.

Die an unseren Präparaten gemessenen relativen Absorptionsspektren stimmen in der Lage der dem Cytochrom a und dem sauerstoffübertragenden Ferment zuzuschreibenden Absorptionsmaxima mit den von Straub[23] an seinen Präparaten gemessenen überein. In der von Straub als Spektrum von Cytochrom a und a_3 wiedergegebenen Absorptionskurve ist die Anwesenheit von Cytochrom b und c noch erkennbar.

Die unter Stickstoff mit Dithionit reduzierten Lösungen der Fermente in 0,1 mol Phosphat vom p_H 7,4 oder 0,05 mol Ammoniak-Ammoniumchlorid vom p_H 8,5 mit 2% Gallensäure wiesen ein einheitliches Absorptionsmaximum bei 606 mμ auf. Im Violett hatten die

---

[1] Wir folgen in der Nomenklatur Lemberg mit dem Namen „Hämochrom" statt „Hämochromogen" (R. Lemberg and J. W. Legge, Hematin Compounds, New York 1949).

oxydierten Fermente ein breiteres Absorptionsmaximum um 420 mμ. Durch Reduktion mit Dithionit unter Stickstoff wurde die Extinktion im Violett verstärkt, das Maximum wesentlich schärfer ausgeprägt und nach 443 mμ verlagert. Unter Kohlenoxyd trat nach Reduktion ein Maximum bei 432 mμ auf und im langwelligen Schenkel der Absorptionskurve war noch ein Maximum bei 443 mμ nachweisbar. Im langwelligen Gebiet war neben dem Maximum bei 606 mμ ein zweites bei 590 mμ vorhanden, das der gleichen Verbindung wie das Maximum bei 432 mμ angehört, der Kohlenoxydverbindung des sauerstoffübertragenden Ferments. Zwischen 600 und 500 mμ wurden noch weitere schwache Absorptionsmaxima nachgewiesen, deren Zuordnung noch nicht ganz sicher ist. So war in den reduzierten Präparaten je ein Maximum bei 565 und 520 mμ in konzentrierten Lösungen nachzuweisen. Durch Zugabe von Kohlenoxyd wurde die Bande von 565 nach 555 mμ verlagert. Ob die andere ein wenig verschoben wurde, war noch nicht sicher zu entscheiden. Die Banden gehören sicher nicht zu Cytochrom b oder c. Wahrscheinlich gehört die Bande bei 565 mμ zum sauerstoffübertragenden Ferment, da die betreffende Verbindung eine Kohlenoxydverbindung bildet. Auch aus den Messungen der Wirkungsspektren[5] ist zu schließen, daß das sauerstoffübertragende Ferment in diesem Bereich noch Banden hat. Es ist aber nicht mit Sicherheit auszuschließen, daß die Bande bei 565 mμ nicht einem aus dem Ferment oder Cytochrom a gebildeten Kunstprodukt angehört. Durch geringe Eingriffe können nämlich aus dem Cytochrom a Derivate erhalten werden, die im Spektrum von diesen abweichen, Kohlenoxydverbindungen bilden und autoxydabel sind. Wir werden in einer späteren Mitteilung darauf eingehen.

Das reduzierte sauerstoffübertragende Ferment bildet mit Blausäure eine Verbindung mit Absorptionsmaxima bei 590 und 440 mμ. Diese entspricht der von KEILIN und HARTREE in den Rohpräparaten der Gesamt-Cytochrome nachgewiesenen Verbindung.

Für die in unseren Präparaten vorliegenden Gemische von sauerstoffübertragendem Ferment und Cytochrom a wurden Extinktionskonstanten für den Wellenlängenbereich von 400—650 mμ bestimmt. Da die beiden Fermente die gleiche prosthetische Gruppe haben, die vollständig abgespalten werden kann, und die Extinktionskonstanten des Pyridinhämochroms der prosthetischen Gruppe bekannt sind (siehe unten), konnte die Summe der molaren Fermentkonzentration ermittelt werden. In Abb. 1 sind die Extinktionskonstanten eines Präparates niedergelegt. Für 606 mμ war die Extinktionskonstante dieses Gemisches ein wenig größer als die von WARBURG und NEGELEIN[2] für das langwellige Maximum der Kohlenoxydverbindung des sauerstoffübertragenden Ferments in Hefe gemessene, 4,5 · 10⁷ gegenüber 3,1 · 10⁷.

Dagegen war die Extinktionskonstante der Soret-Bande unserer Präparate kleiner als die der Kohlenoxydverbindung des sauerstoffübertragenden Ferments in Hefe, $2,3 \cdot 10^8$ gegenüber $3,8 \cdot 10^8$. Nimmt man an — was wahrscheinlich zutrifft —, daß die Extinktionskonstanten der Maxima der Soret-Banden des sauerstoffübertragenden Ferments und seiner Kohlenoxydverbindung nicht sehr verschieden sind, so ergibt sich für das Cytochrom a bei 432 mμ eine Extinktionskonstante von etwa 10^8. Das ist also ein wesentlich kleinerer Wert als der des sauerstoffübertragenden Ferments sowie der für Hämoglobin, Hämochrome und Cytochrom c gemessenen und entspricht mehr den Extinktionskonstanten der Verdoglobine[32]. Unter der erwähnten Annahme ergibt sich ferner, daß in unseren Präparaten der molare Anteil des sauerstoffübertragenden Ferments 0,2—0,3 des Gesamthämins betrug.

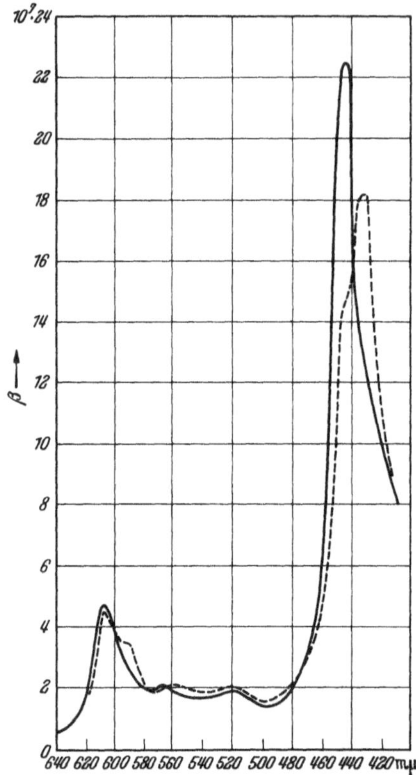

Abb. 1. Extinktionskonstanten eines Präparates von sauerstoffübertragendem Ferment und Cytochrom a, gelöst in 2% Cholat und 0,1 mol Phosphat p$_\mathrm{H}$ 7,4 · $\beta = ln\, \dfrac{Io}{I} \cdot c^{-1} \cdot d^{-1}$ · (c = Grammatom Eisen · ml^{-1}, d = Schichte in cm)
——— unter Stickstoff mit Dithionit reduziert.
----- unter Kohlenoxyd mit Dithionit reduziert,

Die in unseren Präparaten gefundenen Extinktionsmaxima des Cytochrom a sowie des sauerstoffübertragenden Ferments und seiner Kohlenoxydverbindung stimmen in der Wellenlänge mit den spektroskopischen Daten von Keilin und Hartree[16], die an einfachen Extrakten aus Schweineherzen gewonnen wurden, überein. Dagegen weichen Melnicks[26] Wirkungsspektren der Kohlenoxydverbindung des sauerstoffübertragenden Ferments in Extrakten aus Rattenherzen deutlich ab. Er fand Banden bei 450 und 589 mμ und eine weitere bei 510 mμ. Eichel, Wainio, Person und Cooperstein[33] betrachten die Existenz eines Cytochrom a neben dem sauerstoffübertragenden Ferment (Cytochrom a$_3$) als nicht erwiesen. Für ihre Präparate aus Herzmuskel, die ebenfalls unter Anwendung von Gallensäure hergestellt wurden und noch leicht erkennbare Konzentrationen von Cytochrom b

enthielten, machen sie keine Angabe über Spektren von Kohlenoxydverbindungen, so daß ein wesentliches Kriterium für die Beurteilung
der Präparate fehlt. An stark wirksamen Präparaten wurden nach
Reduktion u. a. Banden bei 442 und 602 mμ gefunden. Nach dem von
den Autoren angewandten Verfahren der Präparation ist es sehr wahrscheinlich, daß ihre Banden bei 442 und 602 mμ einem ähnlichen Gemisch von sauerstoffübertragendem Ferment und Cytochrom a entsprechen, wie es in unseren Präparaten vorlag.

b) Die Wirksamkeit der Präparate.

Alle Fermentpräparate, in denen bei der optischen Untersuchung
lediglich sauerstoffübertragendes Ferment und Cytochrom a nachgewiesen werden konnte, waren praktisch ohne Einfluß auf die Geschwindigkeit der Oxydation von Hydrochinon durch Sauerstoff und wurden
erst wirksam durch Zusatz von Cytochrom c. Die Wirksamkeit der
Präparate war ungleich und betrug $Q_{O_2,Pr}$ = 300—1000. Wir waren bei
diesen Untersuchungen weniger an Präparaten mit möglichst geringem
Proteingehalt und hoher Wirksamkeit interesssiert, als an einer guten
Ausbeute an sauerstoffübertragendem Ferment und Cytochrom a, frei
von den Cytochromen b und c.

Wir haben berechnet, in welchem Verhältnis die Wirksamkeit des in
unseren Präparaten enthaltenen sauerstoffübertragenden Ferments, getestet am System Cytochrom c-Hydrochinon, zu dem in der Zelle steht.
Der Gehalt der Präparate an sauerstoffübertragendem Ferment wurde
nach den im vorigen Abschnitt mitgeteilten Daten und Überlegungen
optisch bestimmt. Für gut wirksame Präparate, $Q_{O_2,Pr}$ = 1000, ergab
sich eine Sauerstoffaufnahme von etwa 10^3 Mol $O_2 \cdot$ (Mol Fe)$^{-1} \cdot$ min^{-1}.
WARBURG und KUBOWITZ[34] bestimmten den entsprechenden Wert für
das sauerstoffübertragende Ferment in Hefe zu $1,3 \cdot 10^4$. Demnach hatte
das aus den Herzmuskelzellen entfernte und mit Cholat suspendierte
Ferment unter den angegebenen Bedingungen nur etwa ein Zehntel der
Wirkung des Ferments in der Hefe. Jedoch ist bei diesem Vergleich zu
berücksichtigen, daß nicht bekannt ist, welcher Faktor in der Hefezelle
die Geschwindigkeit der Sauerstoffaufnahme begrenzt. Die Geschwindigkeit der Sauerstoffübertragung durch unsere Präparate konnte durch
Erhöhung der Konzentration von Cytochrom c und Hydrochinon noch
gesteigert werden[35, 36]. Immerhin ist die Geschwindigkeit der Reaktion unserer Präparate mit Sauerstoff noch recht hoch und dürfte
mit unserer Annahme vereinbar sein, daß das Hämin in unseren Präparaten, das eine Kohlenoxydverbindung bildet, sauerstoffübertragendes
Ferment ist.

An der Verminderung der Wirksamkeit der Fermentpräparate ist
die in dem STRAUBschen Verfahren angewandte Fraktionierung mit

Ammoniumsulfat wesentlich beteiligt, obwohl sie eine Reinigung der Fermente bewirkt. Eichel, Wainio, Person und Coopertein[33] haben durch fraktioniertes Auflösen der Keilin-Hartree-Präparate in Cholsäure Fermentpräparate mit einem $Q_{O_2,Pr}$ von fast 3000 erhalten. Mit unseren optischen Daten und der Annahme eines ähnlichen Mischungsverhältnisses von sauerstoffübertragendem Ferment und Cytochrom a wie in unseren Präparaten läßt sich aus den mitgeteilten Absorptionskurven der Gehalt dieser Präparate an sauerstoffübertragendem Ferment schätzen. Dann ergibt sich eine Wirksamkeit von $3 \cdot 10^3$ Mol O_2 (Mol Fe)$^{-1} \cdot$ min^{-1}. Dabei waren die Präparate, ganz abgesehen vom Gehalt an Cytochrom b, weniger rein hinsichtlich des Gehaltes an mischfarbenem Hämin als unsere. Die besten enthielten auf 1 mg Protein $0,4 \cdot 10^{-8}$ Mole mischfarbenes Hämin gegenüber 10^{-8} Mole auf 1 mg Protein in unseren Präparaten.

Welchen Reinheitsgrad die Präparate überhaupt haben ist mit Sicherheit nicht zu sagen. Für das sauerstoffübertragende Ferment hat Warburg[37] aus der Spaltung der Kohlenoxydverbindung mit Licht von 280 mμ ein Äquivalentgewicht von 75000 errechnet. Wenn das Cytochrom a das gleiche Äquivalentgewicht hat, so hatten einige unserer Präparate einen Reinheitsgrad von 0,4—0,5 — wahrscheinlich ist das Äquivalentgewicht des Cytochrom a kleiner als 75000. Über die Natur des Kolloids des sauerstoffübertragenden Ferments sind sichere Angaben noch nicht möglich. Die Auflösung in Cholat sowie die Tatsache, daß das Ferment durch Aceton und Alkohol auch in der Kälte irreversibel inaktiviert wird und dann auch nicht mehr in Cholat löslich ist, macht es wahrscheinlich, daß Lipoide einen wesentlichen Bestandteil des Ferments ausmachen. Dann wäre das Molekulargewicht größer als 75000.

2. Die prosthetische Gruppe.
a) Das Hämin.

Aus Präparaten von sauerstoffübertragendem Ferment und Cytochrom a, aus denen Cytochrom b bis auf nicht mehr nachweisbare Reste entfernt war, wurde durch Einwirkung von salzsaurem Aceton ein Hämin abgespalten, das nach dem Spektrum seiner Hämochrome (Pyridin, Hydrazinhydrat, Blausäure) ein einheitliches Hämin war. Sowohl das aus dem salzsauren Acetonextrakt nach Entfernung des Proteins als auch das an der Aluminiumoxydsäule gereinigte Hämin bildete in wäßrigem Pyridin nach Reduktion mit Dithionit unter Stickstoff ein Pyridinhämochrom mit zwei Absorptionsmaxima zwischen 400 und 700 mμ.

Um eine Oxydation des Porphyrins der prosthetischen Gruppe bei der Abtrennung und Reinigung auszuschließen, wurde die Abspaltung, Filtration und der Zusatz von Acetat zur salzsauren Acetonlösung des Hämins im allgemeinen unter

Stickstoff im Eisbad durchgeführt. Bei Durchführung der Operationen unter Luft wurde jedoch Hämin von den gleichen optischen und chemischen Eigenschaften erhalten.

Da das unter Ausschluß von Sauerstoff mit salzsaurem Aceton abgespaltene Hämin auch vor weiteren Reinigungsoperationen, wenn es unmittelbar nach der Abspaltung in sauerstofffreies wäßriges Pyridin übergeführt und mit Dithionit reduziert wurde, das Pyridinhämochrom mit den Banden bei 430 und 587 mμ bildete, ist es im höchsten Maße unwahrscheinlich, daß dieses Hämin ein oxydatives Abbauprodukt der eigentlichen prosthetischen Gruppe des sauerstoffübertragenden Ferments ist, wie ROCHE und BÉNÉVENT[15] annehmen. Wir haben auch weder an dem Hämin in salzsaurem Acetonextrakt noch in den unten erwähnten Pyridinextrakten aus unseren Fermentpräparaten ein Hämin auffinden können, das ein Pyridinhämochrom mit einer Bande bei 530 mμ bildet, die nur wenig schwächer ist als die bei 587 mμ. Das in unseren Fermentpräparaten enthaltene Hämin kann also nicht identisch sein mit dem Präparat, das ROCHE und BÉNÉVENT[15] mit einem leider nicht ausführlich beschriebenen Verfahren aus Herzmuskel gewannen und als prosthetische Gruppe des Cytochrom a bezeichneten.

Die Fermentpräparate, die zur Abtrennung des Hämins verwandt wurden, enthielten, wie oben erwähnt, ein Viertel bis ein Drittel des Hämins als sauerstoffübertragendes Ferment und den Rest als Cytochrom a. Der nach mehrmaliger Extraktion mit salzsaurem Aceton abfiltrierte Rückstand von Proteinen wurde durch Zusatz von Lauge oder Pyridin und Reduktion mit Dithionit auf noch am Protein haften gebliebene Hämine untersucht. Auch in den möglichst konzentrierten Extrakten war mischfarbenes Hämin nicht mehr nachzuweisen. Einige Proteinrückstände enthielten kleine Mengen von Cytochrom c. Dessen Anwesenheit störte die Isolierung der prosthetischen Gruppe des sauerstoffübertragenden Ferments und Cytochrom a jedoch nicht, da seine prosthetische Gruppe durch salzsaures Aceton nicht abgespalten wird. Daher wurde es im Rückstand gefunden. Die Abspaltung der prosthetischen Gruppe des sauerstoffübertragenden Ferments und Cytochrom a war also vollständig. Da nur ein Hämin gefunden wurde, muß dieses sowohl im sauerstoffübertragenden Ferment als auch im Cytochrom a vorhanden sein. Ein Gemisch zweier Hämine im Verhältnis 1 : 4 müßte im Spektrum der Hämochrome erkennbar sein.

In Häminpräparaten, die an der Aluminiumoxydsäule durch Anwendung von Phenanthrolin und Diäthyldithiocarbamat von beigemischtem Eisen und Kupfer gereinigt waren, wurde der Gehalt an Eisen und Kupfer bestimmt. So wurden in 5 ml eines Eluats nach Verbrennung 60 γ Eisen und 0,4 γ Kupfer gefunden. In anderen Analysen war das Verhältnis von Eisen zu Kupfer ähnlich. Die kleinen Mengen

Kupfer entsprachen denen, die auch gefunden wurden, wenn zu Blind-
analysen Kupfermengen zugesetzt wurden, die in den ungereinigten
salzsauren Acetonextrakten (aus dem Herzmuskel und unreinen Chemikalien stammend) vorhanden waren. Demnach enthalten die prosthetischen Gruppen des sauerstoffübertragenden Ferments und Cytochrom a
kein Kupfer, sondern Eisen.

Aus dem Eisengehalt gereinigter Häminlösungen wurden die Extinktionskonstanten der daraus hergestellten Pyridinhämochrome berechnet.

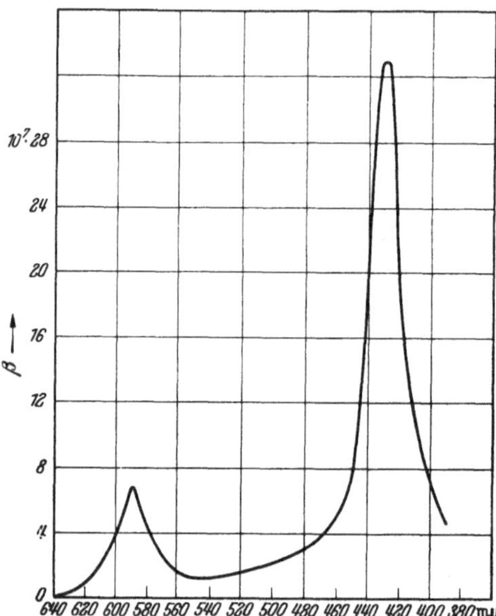

Die Ergebnisse sind in Abb. 2 wiedergegeben. Dieses Absorptionsspektrum stimmt mit dem des Hämochroms des von NEGELEIN [11] aus Herzmuskel isolierten Hämins in der Lage der Maxima überein. Die von uns ermittelten Extinktionskonstanten sind ein wenig größer als die von NEGELEIN angegebenen. Für die Wellenlängen 587 und 430 mμ (Maxima) fanden wir $\beta = 0,65 \cdot 10^8$ bzw. $3,0 \cdot 10^8$ und NEGELEIN $0,52 \cdot 10^8$ bzw. $2,4 \cdot 10^8$. Wahrscheinlich ist dieser Unterschied auf das in NEGELEINs Präparaten noch vorhandene Protohämochrom zurückzuführen und unser Hämin mit dem NEGELEINschen identisch.

Abb. 2. Extinktionskonstanten des Pyridinhämochroms des Hämins aus sauerstoffübertragendem Ferment und Cytochrom a im Gemisch von gleichen Volumina Wasser und Pyridin (siehe Erklärung Abb. 1).

Zugabe von Kohlenoxyd zum Pyridinhämochrom verschob das Absorptionsmaximum von 430 nach 432 mμ unter geringer Zunahme der Absorption und das Maximum von 587 nach 595 mμ unter Abnahme der Absorption. Sowohl das Pyridinhämochrom als auch seine Kohlenoxydverbindung waren bei Ausschluß von Sauerstoff in der Kälte über Stunden beständig.

Wurden die gleichen Fermentpräparate, aus denen mit saurem Aceton das beschriebene Hämin erhalten wurde, statt mit saurem Aceton mit 50%igem wäßrigen Pyridin oder Pyridin-Eisessig-Chloroform behandelt, so wurden nach Abtrennung des Niederschlags auf der Zentrifuge Extrakte erhalten, die nach Hämochrombildung auch die Banden bei 587 und 430 mμ aufwiesen, daneben aber noch eine Bande bei 417 mμ. Zugabe von Kohlenoxyd zu solchen Lösungen verminderte die

Absorption bei 430 mμ ein wenig und erhöhte die bei 417 mμ erheblich. Im Gegensatz zur Abtrennung der prosthetischen Gruppe mit salzsaurem Aceton wurde also kein einheitliches Hämin erhalten. Die Zusammensetzung des Gemisches, das in verschiedenen Extraktionen des gleichen Fermentpräparates erhalten wurde, war nicht gleichmäßig. Die Bande bei 417 mμ war um so stärker gegenüber der bei 430 mμ, je länger die Pyridinextrakte vor der optischen Untersuchung gestanden hatten. Das Hämochrom mit der Bande bei 417 mμ war also ein Umlagerungsprodukt der prosthetischen Gruppe der Fermente. Wurden die Pyridinextrakte nach Reduktion durch Dithionit mit Kohlenoxyd gesättigt, so verlief die Umlagerung noch schneller. Ebenso wie an den Banden im Blau konnte die Umlagerung auch an der Abnahme der Bande bei 595 mμ und dem Auftreten der Banden eines Kohlenoxydpyridinhämochroms im grünen Gebiet verfolgt werden.

An Pyridinhämochromlösungen, die aus dem mit salzsaurem Aceton abgetrennten Hämin hergestellt wurden, konnte eine gleich schnelle Umlagerung nicht beobachtet werden, auch nicht nach Zugabe des durch die Spaltung mit salzsaurem Aceton gewonnenen Proteins der Fermente. Der Mechanismus der Umlagerung ist noch unklar.

Durch Zugabe von Natriumhydroxyd zu der Phosphat-Cholat-Lösung der Fermente und Reduktion mit Dithionit wurde aus der prosthetischen Gruppe das Proteinhämochrom gebildet mit Banden bei 595 und 434 mμ; es war ebenso wie seine Kohlenoxydverbindung (602 und 432 mμ) unter Sauerstoffausschluß längere Zeit beständig.

b) Das Porphyrin.

Die Abspaltung des Eisens aus dem Hämin wurde nach verschiedenen Verfahren durchgeführt. Sowohl die Spaltung in Ameisensäure unter Zusatz von Eisen[51] als auch die in oxalsaurem Methanol mit Ferrosulfat und Salzsäure[38] lieferte mehr verändertes Porphyrin und schlechtere Ausbeuten als die Spaltung in Eisessig mit Ferroacetat und Salzsäure nach FISCHER, TREIBS und ZEILE[39]. Der Vorteil dieses Verfahrens lag wahrscheinlich im wesentlichen darin, daß ein großer Überschuß an Reduktionsmittel und Säure vermieden werden konnte.

Die durch Elution der Aluminiumoxydsäule gewonnene Lösung des Hämins in salzsaurem Aceton wurde im Vakuum zur Trockne gebracht, der Rückstand mit Eisessig übergossen und am Rückfluß unter Stickstoff zum Sieden erhitzt. Von einer unter Stickstoff frisch bereiteten Lösung von Ferroacetat in Eisessig wurde vorsichtig soviel zugegeben, bis das gesamte Ferri-Häm zu Ferro-Häm reduziert war, was am Umschlag der braunroten Farbe in eine grüne erkennbar war. Dann wurde vorsichtig 20%ige Salzsäure zugesetzt, bis das grüne Ferro-Häm verschwunden und die reine rote Farbe des Porphyrins vorhanden war.

Danach wurde noch 3 min gekocht, abgekühlt und das Porphyrin durch Eingießen in die 3—4fache Menge Wasser und Zusatz von Natriumacetat gefällt. Nach dem Filtrieren und Waschen mit Wasser wurde das Porphyrin ohne Trocknung in schwach salzsaurem Aceton oder Pyridin gelöst, die Lösung in peroxydfreien Äther gegossen und dieser mehrmals mit Wasser gewaschen. Dem Äther wurde das Porphyrin mit steigenden Salzsäurekonzentrationen fraktioniert entzogen. Mit Salzsäure von 4 bis 6% wurden kleine, bei den einzelnen Präparaten wechselnde Mengen von Porphyrinen mit Spektrum vom Ätiotyp entzogen, während das Fermentporphyrin erst in Salzsäure von 12—16% in größeren Mengen überging; im allgemeinen wurde das Fermentporphyrin mit 14—16%iger Salzsäure dem Äther entzogen. Aus der Salzsäure wurde das Porphyrin wieder in Äther getrieben und die Fraktionierung wiederholt, bis sich die Absorptionskurve der Lösung

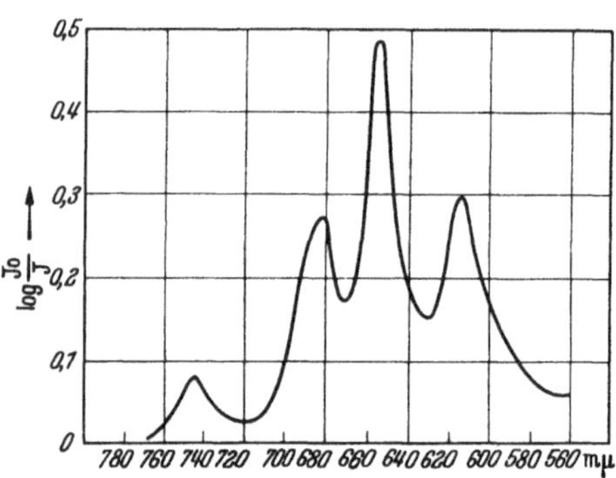

Abb. 3. Relatives Absorptionsspektrum des Porphyrins aus sauerstoffübertragendem Ferment in Äther[1].

nicht mehr änderte, insbesondere das Verhältnis der Extinktion bei 620, 555 und 470 mμ konstant blieb.

War die nach Abspaltung des Eisens aus dem Hämin, Fällung in Wasser und Auflösung in Pyridin erhaltene Porphyrinlösung stark mit braunen Substanzen verunreinigt, so wurde die Lösung auf die Aluminiumoxydsäule gegeben, mit Pyridin, Chloroform, Butanol, Methanol, Äther und Aceton gewaschen, das Porphyrin mit salzsaurem Aceton (50 ml Aceton + 2 ml 20%ige Salzsäure) eluiert und dann über Äther-Salzsäure fraktioniert.

Das relative Absorptionsspektrum des Porphyrins in Äther ist in Abb. 3 dargestellt. Es ist von ausgeprägtem Rhodotyp. Die Absorptionsmaxima liegen bei 645, 580, 555 und 515 mμ. Spektroskopisch erscheint die Ausbuchtung des langwelligen Schenkels der zweiten Bande noch als weiteres Maximum bei etwa 595 mμ.

Rawlinson und Hale [14] geben für das Porphyrin eines aus Herzmuskel extrahierten mischfarbenen Hämins in Äther die Lage der Banden bei 639, 582, 547 und 509 an. Diese Daten weichen von denen unseres Porphyrins so weit ab, daß die Identität der beiden Porphyrine zweifelhaft erscheint. Aus der Extinktionskuve die Rawlinson und Hale von der Lösung ihres Porphyrins in Pyridin abbilden

---

[1] Die Wellenlängen auf der Abscisse sind versehentlich alle um 100 mμ zu groß angegeben. Statt 700 mμ muß es heißen 600 mμ usw.

ist zu ersehen, daß das Porphyrin nicht soweit gereinigt war wie unser Präparat. Doch sind die scharfen Banden der Porphyrine auch in unreinen Präparaten leicht ziemlich genau zu bestimmen und Abweichungen von 5 und 6 mμ liegen außerhalb der Meßfehler.

Das Absorptionsspektrum des Fermentporphyrins in Äther stimmt zwar in der Lage der Maxima mit dem des Spirographisporphyrins überein, doch weichen die Extinktionen quantitativ sowohl von denen des Spirographisporphyrins[8, 40] als auch des Verd$_{NO_2}$-Porphyrins[41] ab. Deutlicher ist der Unterschied der optischen Eigenschaften der Porphyrine in Chloroform. Die Banden, die den in Äther sichtbaren entsprechen, liegen bei 645, 595, 584, 562 und 521 mμ. Die Bande bei 562 mμ ist die stärkste und die Extinktion bei 584 mμ ist wesentlich größer als bei 521 mμ. In Pyridin ist das Spektrum des Porphyrins dem in Äther sehr ähnlich. Die IV. Bande ist relativ schwächer. Die Maxima liegen bei 645, 582, 560 und 520 mμ.

Oximbildung. Durch Zusatz von 50 mg Hydroxylaminhydrochlorid und 50 mg wasserfreiem Natriumcarbonat zu etwa 5 ml Pyridinlösung des Porphyrins wurde das Spektrum sofort verändert. Erhitzen bewirkte keine weitere Veränderung. Das Spektrum ging vom Rhodotyp in Ätiotyp über; die Absorptionsmaxima wurden ins kurzwellige Gebiet verlagert, nämlich nach 635, 575, 548, 508 mμ.

Die Lösung des Oxims in Pyridin wurde in Äther gegeben und mehrmals mit 4%iger Salzsäure gewaschen. Mit 16%iger Salzsäure wurde das Oxim dem Äther entzogen, aus der Salzsäure wieder in frischen Äther getrieben und mit Natriumsulfat getrocknet. Spektrum vom Ätiotyp mit Maxima bei 637, 577, 545 und 505 mμ (Banden des Porphyrins in Äther: 640, 580, 555 und 515 mμ). Doch ist die IV. Bande nur wenig höher als die III. („modifizierter Ätiotyp").

Nach Verjagen des Äthers wurde der Rückstand in Chloroform aufgenommen. Das Spektrum des Oxims in Chloroform ist von ausgeprägtem Rhodotyp. Alle Maxima sind stark ins kurzwellige Gebiet verlagert: 635, 577, 570, 551 und 512 mμ (Maxima des Porphyrins in Chloroform: 645, 595, 584, 562, 521 mμ).

Nitrilbildung. Das Oxim in Äther oder Chloroform wurde im Vakuum zur Trockne gebracht und der Rückstand in Essigsäureanhydrid aufgenommen. Die Lösung bot ein Spektrum vom Rhodotyp, dessen Maxima unmittelbar nach der Auflösung bei 640, 575, 551 und 510 mμ lagen. Durch Erhitzen zum Sieden für 5 min wurden die Banden weiter ins langwellige Gebiet verlagert, nach 645, 580, 553 und 512 mμ. Nach Verdampfen des Essigsäureanhydrids im Vakuum wurde in Äther gelöst. Das Spektrum vom Rhodotyp hatte seine Maxima bei 645, 582, 552, 512 mμ (Oxim in Äther: 637, 577, 545, 505 mμ). Die Lösung war etwas mit braunem Farbstoff verunreinigt. Dieser konnte durch Fraktionierung über Äther-Salzsäure entfernt werden. Doch wurde dabei zum Teil das Oxim wieder gebildet.

Hydrierung des Porphyrins. Fermentporphyrin wurde in 10 ml wasserfreier Ameisensäure gelöst. Nach Durchleiten von reinem Stickstoff zur Entfernung des Sauerstoffs wurden 50—100 mg Palladiumasbest zugegeben. Dann wurde 24—36 Std lang reiner Wasserstoff durchgeleitet. Die Hydrierung wurde spektroskopisch verfolgt und vor der völligen Entfärbung der Lösung abgebrochen. Vom Palladiumasbest wurde abfiltriert und die Ameisensäure 12—24 Std offen stehengelassen. Danach wurde die Lösung in Äther gegossen, die Ameisensäure mit Wasser ausgewaschen und das Porphyrin dem Äther mit Salzsäure entzogen. Der größte Teil des Porphyrins ging bereits in 3—4%ige Salzsäure. Dieses Porphyrin wurde noch 1—2mal über Äther-Salzsäure fraktioniert. Das mit 4%iger Salzsäure aus Äther extrahierbare Porphyrin hatte in Äther ein Spektrum von reinem Ätiotyp mit Absorptionsmaxima bei 624, 570, 529 und 498 mμ.

Wurde die Hydrierung nach 24 Std noch fortgesetzt, so wurde mit der Zeit der Hydrierung zunehmend ein Porphyrin mit einem Spektrum vom Chlorintyp gebildet (in Äther starke Bande bei 650 und 500 mμ).

Die Untersuchungen wurden mit Mitteln der Notgemeinschaft der Deutschen Wissenschaft durchgeführt.

Fräulein Maria-Christiane Lütcke haben wir für Hilfe bei den Untersuchungen zu danken.

Zusammenfassung.

Aus Rinderherzen wurden die das sauerstoffübertragende Ferment zusammen mit Cytochromen enthaltenden Partikel abgetrennt, in Cholatlösung suspendiert und durch fraktionierte Fällungen mit Ammoniumsulfat sauerstoffübertragendes Ferment zusammen mit Cytochrom a von den anderen Cytochromen isoliert.

Aus den Präparaten von sauerstoffübertragendem Ferment und Cytochrom a konnte die prosthetische Gruppe mit salzsaurem Aceton quantitativ abgespalten werden. Es wurde nur ein Hämin erhalten, das also in beiden Fermenten vorhanden sein mußte. In gereinigten Präparaten der prosthetischen Gruppe wurde als Schwermetall nur Eisen, kein Kupfer gefunden.

Das Hämin bildete ein Pyridinhämochrom mit Banden bei 587 und 430 mμ. Seine Extinktionskonstanten wurden bestimmt.

Durch Abspaltung des Eisens aus dem Hämin wurde ein Porphyrin mit hoher Säurezahl und einem Spektrum vom Rhodotyp erhalten, dessen Banden gegenüber denen des Protoporphyrins nach Rot verlagert sind.

Das Porphyrin bildete ein Oxim und dieses war ins Nitril überzuführen. Demnach enthält das Porphyrin des sauerstoffübertragenden Ferments eine Formylgruppe. Es ist aber nicht identisch mit einem schon bekannten Formylporphyrin wie Spirographisporphyrin, $Verd_{NO_4}$-Porphyrin oder Phäoporphyrin b_6. Neben der Formylgruppe sind noch weitere Abweichungen der Struktur vom Protoporphyrin anzunehmen.

Literatur.

[1] WARBURG, O., u. E. NEGELEIN: Biochem. Z. **193**, 339 (1928). — [2] WARBURG, O., u. E. NEGELEIN: Biochem. Z. **214**, 64 (1929). — [3] WARBURG, O.: Naturwiss. **16**, 345 (1928). — [4] WARBURG, O., u. E. NEGELEIN: Biochem. Z. **202**, 202 (1928). — [5] KUBOWITZ, F., u. E. HAAS: Biochem. Z. **255**, 247 (1932). — [6] WARBURG, O., E. NEGELEIN u. E. HAAS: Biochem. Z. **227**, 171 (1930). — [7] WARBURG, O., u. E. NEGELEIN: Biochem. ·Z. **244**, 239 (1932). — [8] FISCHER, H., u. C. v. SEEMANN: Z. physiol. Chem. **242**, 133 (1936). — [9] FISCHER, H., u. G. WECKER: Z. physiol. Chem. **272**, 1 (1941). — [10] WARBURG, O., u. W. CRISTIAN: Biochem. Z. **235**, 240 (1931). — [11] NEGELEIN, E.: Biochem. Z. **266**, 412 (1933). — [12] WARBURG, O.: Schwermetalle als Wirkungsgruppen von Fermenten. S. 143. Berlin 1946. — [13] WARBURG, O., u. H.-S. GEWITZ: Z. physiol. Chem. **288**, 1 (1951). — [14] RAWLINSON, W. A., and J. H. HALE: Biochem. J. **45**, 247 (1949). — [15] ROCHE, J., et M. T. BÉNÉVENT: Bull. Soc. Chim. biol. Paris **18**, 1650 (1936). — [16] KEILIN, D., and E. F. HARTREE: Proc. Roy. Soc. B. **127**, 167 (1939). — [17] KUBOWITZ, F.: Biochem. Z. **292**, 221 (1937); **299**, 32 (1938). — [18] KEILIN, D., u. T. MANN: Nature **143**, 23 (1939). — [19] STOTZ, E.: J. of Biol. Chem. **133**, C (1940). — [20] LOVETT-JANISON, P. L., and J. M. NELSON: J. Amer. Chem. Soc. **62**, 1409 (1940). — [21] GRAUBARD, M.: Amer. J. Physiol. **131**, 584 (1940). — [22] EICHEL, B., W. W. WAINIO, P. PERSON and S. J. COOPERSTEIN: J. of Biol. Chem. **183**, 89 (1950). — [23] STRAUB, F. B.: Z. physiol. Chem. **268**, 227 (1941). — [24] YAKUSHIJI, E., u. K. OKUNUKI: Proc. Imp. Acad. Tokyo **17**, 38 (1941). — [25] WARBURG, O.: Ber. dtsch. chem. Ges. **64**, 682 (1931). — [26] MELNICK, J. L.: J. of Biol. Chem. **146**, 385 (1942). — [27] FISCHER, H., A. BREITNER, A. HENDSCHEL u. L. NÜSSLER: Liebigs Ann. **503**, 1 (1933). — [28] BATELLI, F., u. L. STERN: Biochem. Z. **67**, 443 (1914). — [29] KEILIN, D., and E. F. HARTREE: Biochemic. J. **41**, 500 (1947). — [30] HAAS, E.: J. of Biol. Chem. **148**, 481 (1943). — [31] STOTZ, E., A. E. SIDWELL and T. R. HOGNESS: J. of Biol. Chem. **124**, 733 (1938). — [32] KIESE, M.: Arch. exper. Path. u. Pharmakol. **204**, 385 (1947). — [33] EICHEL, B., W. W. WAINIO, P. PERSON and S. J. COOPERSTEIN: J. of Biol. Chem. **183**, 89 (1950). — [34] WARBURG, O., u. F. KUBOWITZ: Biochem. Z. **202**, 387 (1928). — [35] SLATER, E. C.: Biochemic. J. **44**, 305 (1949). — [36] KIESE, M., u. D. REINWEIN: Noch nicht veröffentlichte Untersuchungen 1951. — [37] WARBURG, O.: Naturwiss. **33**, 94 (1946). — [38] GRINSTEIN, M.: J. of Biol. Chem. **167**, 515 (1947). — [39] FISCHER, H., A. TREIBS u. K. ZEILE: Z. physiol. Chem. **195**, 1 (1931); **212**, 26 (1932). — [40] FISCHER, H., u. K. O. DEILMANN: Z. physiol. Chem. **280**, 186 (1944). — [41] ALSLEV, J., u. M. KIESE: Arch. exper. Path. u. Pharmakol. **207**, 525 (1949). — [42] WARBURG, O., u. E. NEGELEIN: Biochem. Z. **244**, 9 (1932). — [43] STERN, A., u. H. WENDERLEIN: Z. physik. Chem. A. **174**, 81 (1935). — [44] FISCHER, H., u. J. GRASSL: Liebigs Ann. **517**, 1 (1935). — [45] STERN, A., u. H. WENDERLEIN: Z. physik. Chem. A. **176**, 81 (1936). — [46] SAYWELL, L. G., and G. G. CUNNINGHAM: Ind. Chem., Anal. Ed. **4**, 67 (1937). — [47] McFARLANE, W. D.: Biochemic. J. **26**, 1022 (1932). — [48] GORNATT, A. G., C. J. BADAWIK and M. M. DAVID: J. of Biol. Chem. **177**, 751 (1948). — [49] KEILIN, D., and E. F. HARTREE: Proc. Roy. Soc. B **125**, 171 (1938). — [50] FOLLEY, S. J., and S. C. WATSON: Biochemic. J. **42**, 204 (1948). — [51] FISCHER, H., u. B. PÜTZER: Z. physiol. Chem. **154**, 39 (1926).

Prof. Dr. MANFRED KIESE, Marburg a. d. L., Pharmakologisches Institut.

Pflügers Archiv, Bd. 255, Heft 3.

Aus dem Pharmakologischen Institut der Universität Rostock.

Die Milzwirkung des Adrenalins und Arterenols*.

Von

PETER HOLTZ, FRITZ BACHMANN, ALBRECHT ENGELHARDT und KURT GREEFF.

Mit 14 Textabbildungen.

(Eingegangen am 18. Dezember 1951.)

In mehreren Veröffentlichungen[5] haben wir versucht, aus den *pharmakologischen* Unterschieden der Adrenalin- und Arterenolwirkung Rückschlüsse zu ziehen auf den verschiedenen *physiologischen* Aufgaben- und Funktionsbereich, der den beiden Sympathicusstoffen im Organismus zufällt. In manchen Fällen handelt es sich nur um quantitative Unterschiede, indem inhibitorische Wirkungen z. B. an der Darm-, Uterus- und Bronchialmuskulatur beim Adrenalin stärker sind, während umgekehrt Arterenol oder Nor-adrenalin, die noch nicht methylierte Vorstufe des Adrenalins, die bei den meisten Tierarten neben Adrenalin in beträchtlicher Menge im Nebennierenmark vorkommt und maßgeblich an der chemischen Übertragung sympathischer Nervenerregungen beteiligt ist, da wo die sympathische Innervation eine erregende ist, wirksamer sein soll. Abgesehen davon, daß diese auf vergleichende Untersuchungen von BARGER und DALE[2] über die Pharmakologie primärer und sekundärer aromatischer Amine zurückgehende Gegenüberstellung von „excitatorischem" Arterenol und „inhibitorischem" Adrenalin nach unseren jetzigen Kenntnissen nicht immer zutrifft — so wirkt Arterenol z. B. am Kaninchenuterus[4] schwächer erregend als das „inhibitorische" Adrenalin und im Bereich der Haut- und Schleimhautgefäße[6] schwächer konstriktorisch, während Adrenalin eine Tachykardie hervorruft, das „excitatorische" Arterenol aber eine Bradykardie[11] und im Vergleich mit Adrenalin eine ungefähr 10fach schwächere glykogenolytische[20] und oxydationssteigernde Wirkung[12] —, abgesehen also davon, daß die Unterscheidung „inhibitorisch" zur Kennzeichnung der Adrenalin- und „excitatorisch" zur Kennzeichnung der Arterenolwirkungen sich nicht generell durchführen läßt, würde sie auch da, wo sie wirklich zutrifft, sich nur auf pharmakologische Wirkungen beziehen, die nicht geeignet sind, ein Verständnis für die tatsächlich bestehenden wesentlichen Unterschiede und die hieraus sich ergebende verschiedene physiologische Bedeutung der beiden Stoffe zu vermitteln. Hierfür sind wichtiger als die an manchen autonom innervierten, glattmuskeligen Organen

---

* Herrn Professor Dr. WOLFGANG HEUBNER zum 75. Geburtstag.

bestehenden *quantitativen* Unterschiede der Wirkungsintensität die vor allem Herz und Kreislauf sowie den Stoffwechsel betreffenden, zum Teil auch *qualitativen* Wirkungsunterschiede.

Der akuten, auf Leistungssteigerung abgestellten Herz- und Kreislaufwirkung des *ergotropen* Adrenalins, die unter Erhöhung des Minutenvolumens und Erniedrigung des peripheren Gesamtwiderstandes zu einer vermehrten Durchblutung vor allem der Muskulatur führt und durch die gleichzeitige Mobilisierung von Energiereserven sozusagen subventioniert wird, steht die mehr chronisch-ökonomische Schon- und Sparwirkung des *vagotropen* oder *histiotropen* Arterenols gegenüber, das, ohne dem Herzen eine gesteigerte Förderleistung aufzuzwingen und ohne erheblichere Inanspruchnahme chemischer Energiedepots, vasokonstriktorisch und blutdrucksteigernd wirkt. Dem Wirkungscharakter des Adrenalins entspricht die Möglichkeit einer Ausschüttung aus dem Nebennierenmark, gegebenenfalls zur Ausübung von „Notfallsfunktionen", während dem Arterenol, wie wir in einer vorangegangenen Arbeit[7] dargelegt haben, die Dauersekretion und die chemische Übertragung nervöser Impulse an den Endverästelungen der „arterenergischen" Nerven des sympathischen Systems adäquat ist.

An der leistungssteigernden Kreislaufwirkung des Adrenalins ist neben einer Erhöhung des vom Herzen geförderten Blutvolumens eine Vermehrung der zirkulierenden Blutmenge durch die Entspeicherung von Blutdepots beteiligt. Durch BARCROFT[1] wissen wir, daß die *Milz* ein wichtiges Blutspeicherorgan ist und daß kleine — „physiologische" — Adrenalinmengen, die noch keine nennenswerte Blutdruckwirkung zu besitzen brauchen, schon eine Entspeicherung des in der Milz vorhandenen Blutdepots verursachen können. So gut diese Entspeicherungswirkung sich dem Gesamtbild einfügt, das die Kreislaufwirkung des „ergotropen" Adrenalins bietet, so wenig würde sie zu der die Förderleistung des Herzens herabsetzenden, auf sparsame Ökonomie und Durchblutungsdrosselung abgestellten Wirkung des „histiotropen" Arterenols passen.

Versuche.

Die Entspeicherung der Milz kommt durch eine Kontraktion der bei den einzelnen Tierarten verschieden stark entwickelten Kapsel- und Trabekelmuskulatur zustande. Sie findet ihren Ausdruck in einer vermehrten Blutströmung in der Vena lienalis, in einer Zunahme der zirkulierenden Blutmenge und der corpusculären Elemente sowie in einer Volumabnahme des Organs. Mißt man sie, wie wir das getan haben, durch onkometrische Registrierung des Milzvolumens, so *kann* eine auftretende Volumabnahme eine stattgefundene echte Depotentleerung anzeigen, *braucht* es aber nicht, da auch eine einfache Drosselung der

Durchblutung des Organs durch Konstriktion der arteriellen Blutzufuhr eine Volumschwankung gleicher Richtung hervorrufen würde, wenn diese auch wohl nie das Ausmaß der durch eine echte Entspeicherung verursachten annähme. Um Gefäßwirkungen auszuschließen und nur die für den eigentlichen Entspeicherungsvorgang in Frage kommende, an der Kapsel- und Trabekelmuskulatur angreifende Wirkung zu erhalten, haben wir deshalb die onkometrischen Untersuchungen am *in situ* belassenen Organ durch Versuche an der *isolierten* Milz, d. h. am Milzstreifenpräparat, das wie ein Stück Darm oder Uterus in Tyrodelösung bei 37° C aufgehängt war und seine Bewegungen durch einen Schreibhebel auf die berußte Trommel übertrug, zu ergänzen versucht.

1. Der Einfluß des Adrenalins und des Arterenols auf das Volumen der Katzenmilz.

In früheren Untersuchungen an Katzen[8], in denen wir Milz und Darm als Testobjekte zur Identifizierung der bei Carotissinusentlastung vom Nebennierenmark vermehrt abgegebenen Hormone benutzten, hatten Adrenalin und Arterenol in den bei diesen Versuchen nur in Frage kommenden *niedrigen* Dosierungen — 0,5—2 γ — meistens eine gleichstarke „Milzwirkung"; die 3—5fach stärkere Darmwirkung des Adrenalins machte die Differenzierung zwischen den beiden Hormonen möglich. — Bei *höherer* Dosierung erwies sich Adrenalin an der Milz im Vergleich mit Arterenol manchmal als wirksamer[9], wobei auffiel, daß der durch Arterenol verursachten schwächeren *Schrumpfung* des Organs häufig eine mehr oder weniger starke *Erweiterung*, d. h. Volumzunahme, folgte. Es war überraschend, daß die Entspeicherungswirkung, der eine Kontraktion der Milzmuskulatur, also eine „excitatorische" Wirkung zugrunde liegt, beim Arterenol schwächer sein sollte als beim Adrenalin, da Arterenol sonst auf glattmuskelige Organe meistens stärker excitatorisch wirkt. Wegen der erwähnten, an eine primäre Milz*schrumpfung* in manchen Versuchen sich anschließenden sekundären Milz*erweiterung* hielten wir[9] es für wahrscheinlich, daß an den nach Arterenol auftretenden Volumschwankungen zwei antagonistische Mechanismen beteiligt seien: ein „Entspeicherungsmechanismus", der wie nach Adrenalin eine Kontraktion der Kapsel- und Trabekelmuskulatur und damit eine Volum*abnahme* veranlaßt, und ein „Gefäßmechanismus", der — im Bereich des venösen Abflusses lokalisiert — ähnlich wie der histaminempfindliche venöse Sperrmechanismus der Hundeleber, die „Lebersperre"[15], zu Stauung und Volum*zunahme* führt und dem vielleicht eine wichtige physiologische Funktion im Dienste der Wiederauffüllung des entspeicherten Organs zukommt. Die unterschiedliche und individuell verschiedene Empfindlichkeit dieser beiden Mechanismen müßte von entscheidender Bedeutung für das Ausmaß der durch Arterenol hervorgerufenen onkometrisch gemessenen Veränderungen des Milzvolumens sein. Andererseits würde der durch Arterenol betätigte Sperrmechanismus, die „Milzsperre", auch in den Fällen, in denen er sich nicht in Form einer sekundären Milzerweiterung manifestiert, die auf Entspeicherung beruhende Schrumpfung antagonistisch beeinflussen müssen, so daß die dann weniger starke Abnahme des Milzvolumens ihre Ursache

nicht in einer schwächeren Kontraktionswirkung des Arterenols auf die glatte Muskulatur der Milz zu haben brauchte, sondern ihre Erklärung fände in diesem latenten Antagonismus der beiden auf Arterenol ansprechenden Mechanismen.

Der in der Abb. 1 dargestellte Versuch bestätigt unsere früheren Befunde, daß Adrenalin und Arterenol bei niedriger Dosierung eine praktisch gleichstarke Volumabnahme der Katzenmilz verursachen. Die Onkometerkurve zeigt in diesem Fall besonders schön das durch Adrenalin ausgelöste Auftreten von Wellenbewegungen, die zuerst von ROY[18] beschrieben worden sind, die aber entgegen der älteren Auffassung in keinem ursächlichen Zusammenhang mit den frequenteren TRAUBE-HERINGschen Blutdruckwellen stehen, nach neueren Untersuchungen von MERTENS[16] auch nichts mit rhythmischen Speicherungs- und Entspeicherungsvorgängen zu tun haben sollen, vielmehr durch rhythmische

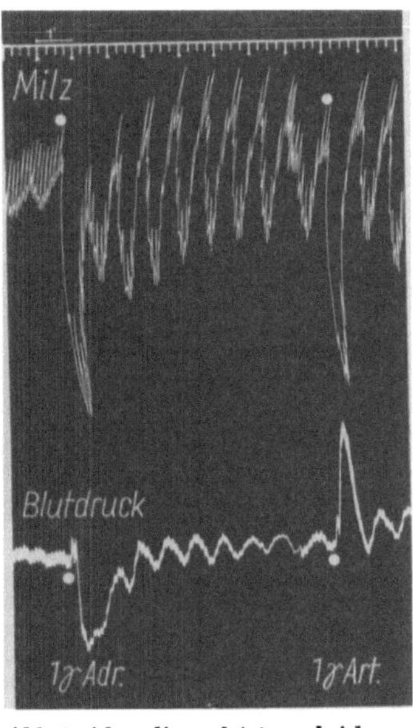

Abb. 1. *Adrenalin- und Arterenolwirkung an der Katzenmilz.* Katze, 2,5 kg. Pernoctonnarkose. — Adrenalin und Arterenol gleich „milzwirksam" (siehe jedoch Text). — Auslösung von „Milz- und Blutdruckwellen" durch Adrenalin.

Durchblutungsschwankungen bedingte „vasomotorische" Wellen sind[16]. In unserem Versuch verlaufen sie synchron mit den Blutdruckwellen derart, daß jedesmal ein Milzwellental mit einem Wellenberg der Blutdruckkurve zeitlich zusammenfällt. Zwischen der Injektion von 1 γ Adrenalin und 1 γ Arterenol liegen 8 Milzwellen, für deren Ablauf 7 min erforderlich waren, so daß auf jede Welle ungefähr 50 sec entfallen.

Im Versuch der Abb. 1 handelt es sich offenbar um eine Milz vom „Speichertyp", bei der der Entspeicherungsmechanismus, d. h. die Kapsel- und Trabekelmuskulatur, besonders empfindlich reagiert und die kleinen Hormonmengen von nur 1 γ deshalb schon zu einer starken Volumabnahme führen. Da diese nach Adrenalin bzw. Arterenol praktisch gleich ist, wäre zu folgern, daß die Wirkung der beiden Stoffe auf die Entspeicherungsfunktion der Milz gleich stark ist. Dem widerspricht

aber das Ergebnis am Streifenpräparat der gleichen Milz (Abb. 2). Hier
ist Arterenol nur halb so wirksam wie Adrenalin, in anderen Versuchen
wirkte es sogar 3mal schwächer als Adrenalin. Es ist deshalb bei der ja
auch in der erheblichen Blutdrucksteigerung zum Ausdruck kommenden
starken Gefäßwirksamkeit des Arterenols wahrscheinlich, daß an der
Abnahme des Milzvolumens nach Arterenol nicht nur die für Adrenalin
wohl als einziger Faktor in Frage
kommende Entspeicherung des
Organs, sondern daneben auch eine
Durchblutungsdrosselung durch
Vasokonstriktion im Bereich des
arteriellen Zuflusses beteiligt ist.

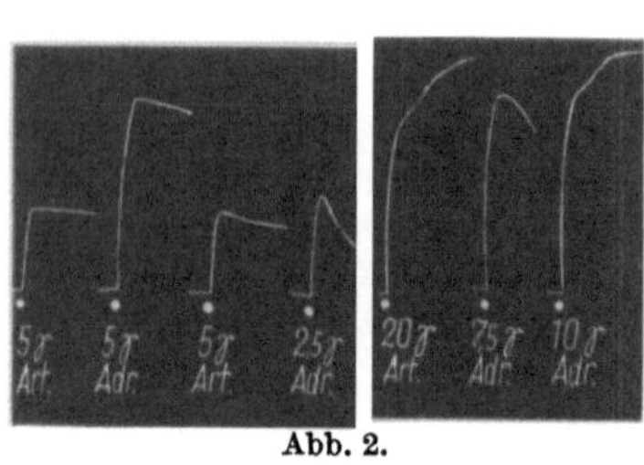
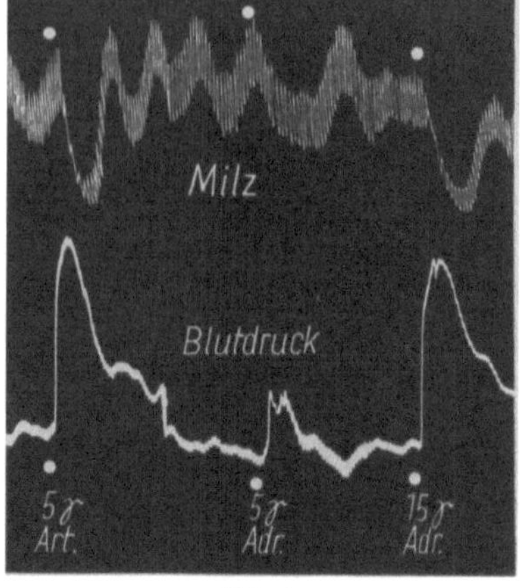

Abb. 2.   Abb. 3.

Abb. 2. *Isolierte Katzenmilz (Streifenpräparat).* Tyrodebad: 20 cm³, 37° C. — Adrenalin ist doppelt
so wirksam wie Arterenol (siehe Text).

Abb. 3. „*Vasomotorisch" bedingte Volumänderungen der Milz.* Katze, 2,7 kg. Pernoctonnarkose. —
Am Ende eines mehrstündigen Versuches, wenn Adrenalin und Arterenol keine Entspeicherungs-,
sondern nur noch Gefäßwirkungen besitzen, entspricht ihre „Milzwirksamkeit" der Blutdruckwirksamkeit.

Der zu Beginn des Versuchs auf Adrenalin und Arterenol gut ansprechende Entspeicherungsmechanismus wird meistens nach wiederholten Injektionen unempfindlicher, so daß die dann noch nach höheren
Adrenalin- und Arterenoldosen auftretenden verhältnismäßig schwachen
Abnahmen des Milzvolumens wohl überwiegend auf reinen Gefäßwirkungen, d. h. auf einer Drosselung der arteriellen Blutzufuhr beruhen. In solchen Fällen (Abb. 3) kann dann die „Milzwirkung" des
Adrenalins entsprechend seiner bei der Katze meistens überhaupt geringeren gefäßkonstriktorischen — blutdrucksteigernden — Wirkung
schwächer als diejenige des pressorisch wirksameren Arterenols sein und
wird dieser erst gleich, wenn man eine „äquipressorische" Dosis, in
diesem Fall die 3fach höhere, in anderen Fällen die 5fach höhere Dosis,
jedenfalls die der „ratio" am Blutdruck entsprechende Menge injiziert.

Der Versuch der Abb. 4a entspricht der erwähnten, schon früher
gemachten Beobachtung, daß bei gleicher Dosierung Arterenol eine
schwächere Milzschrumpfung als Adrenalin verursacht und sich dann
an die Schrumpfung eine Erweiterung als Sekundärreaktion anschließt,

die ihre Ursache in der Erregung einer der Wiederauffüllung dienenden
venösen Sperrvorrichtung zu haben scheint. Bei dieser Milz reagiert die
Venensperre offenbar empfindlicher, d. h. auf kleinere Arterenoldosen

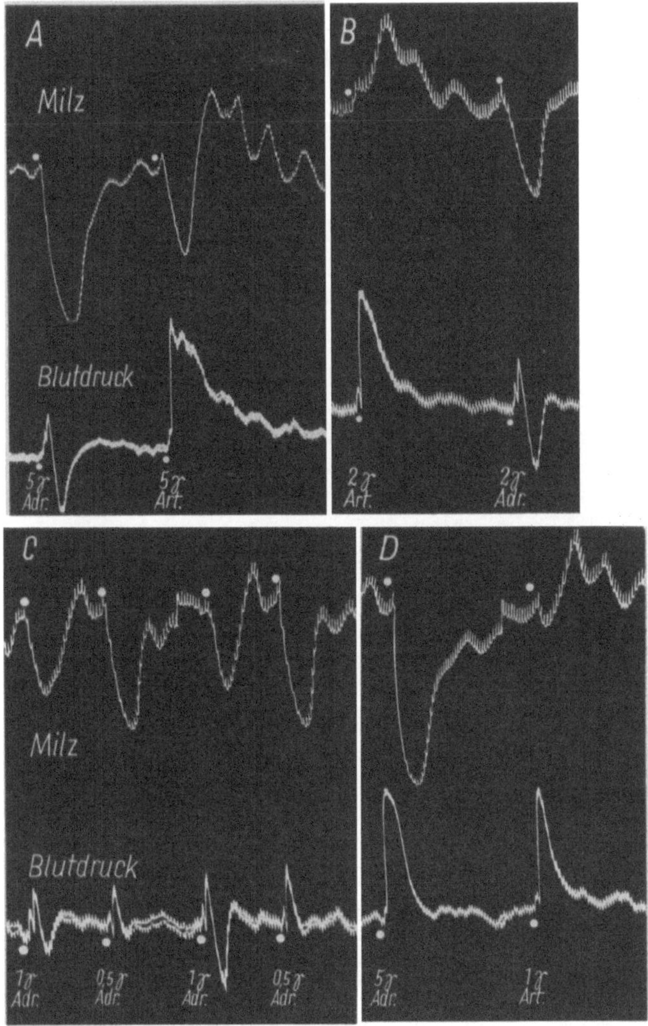

Abb. 4. „*Milzsperre*". Katze, 4,3 kg. Pernoctonnarkose. — Arterenol verursacht eine schwächere
Volumabnahme der Milz als Adrenalin: Arterenol greift nicht nur an der Kapsel- und Trabekelmuskulatur an („Entspeicherung", Volum*abnahme*), sondern auch an .den Milzvenen („Milzsperre", Volum*zunahme*). Einzelheiten siehe Text.

als die Entspeicherungsmuskulatur (Abb. 4b): bei der niedrigeren
Dosierung — anstatt 5 γ nur 2 γ — kommt es nach Arterenol überhaupt
nicht mehr zu einer Abnahme des Milzvolumens, sondern nur noch zu

einer Volumzunahme, während Adrenalin gerade umgekehrt wirkt. — Gegen die Deutung der in diesem Versuch nach $2\,\gamma$ Arterenol auftretenden Milzerweiterung im Sinne einer durch Venenkonstriktion bedingten Volumzunahme könnte man einwenden, sie beruhe auf einer passiven Erweiterung des Organs infolge der durch Arterenol verursachten Blutdrucksteigerung und trete nach Adrenalin nicht auf, da dieses hier —

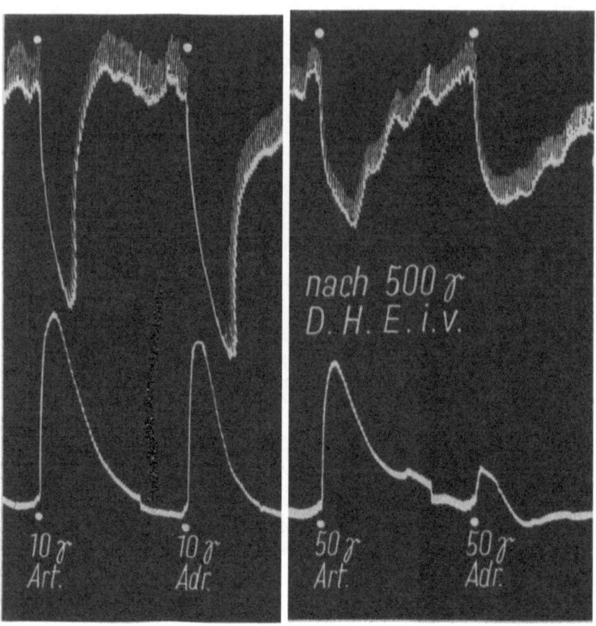

Abb. 5. *Einfluß von Dihydroergotamin (D.H.E.) auf die Milzwirkung des Adrenalins und Arterenols.* Katze, 4 kg. Pernoctonnarkose. — Künstliche Atmung.

in diesem Stadium des Versuches — blutdrucksenkend wirkt. Aber auch an der Adrenalinwirkung ist der von uns angenommene, auf Adrenalin nur eben weit schwächer als auf Arterenol ansprechende venokonstriktorische Sperrmechanismus mitbeteiligt, wie aus der Abb. 4c hervorgeht. Die kleinere Dosis von $0{,}5\,\gamma$ Adrenalin ruft eine stärkere Abnahme des Milzvolumens hervor als die größere Dosis von $1\,\gamma$, was offensichtlich dadurch bedingt ist, daß es im letzteren Fall zu einer auch in der Onkometerkurve deutlich in Erscheinung tretenden sekundären Milzerweiterung kommt, die von Anfang an durch die ihr zugrunde liegende Sperrung des venösen Abflusses den eigentlichen Entspeicherungseffekt abschwächte. Andererseits führt Adrenalin, auch wenn es im späteren Verlaufe des Versuches wie Arterenol rein *pressorisch* wirkt, wie in der Abb. 4d, wo $5\,\gamma$ Adrenalin eine gleichstarke Blutdruckerhöhung hervorriefen wie 5 γ Arterenol in der Abb. 4a, zu einer reinen, langdauernden Abnahme des Milzvolumens, der jetzt keine Volumzunahme folgt.

Wie die Blutdruckwirkung, so wird auch die „Milzwirkung" des Adrenalins durch Sympathicolytica stärker abgeschwächt als diejenige des Arterenols, wie aus dem in der Abb. 5 dargestellten Versuch mit Dihydroergotamin hervorgeht.

Während somit Adrenalin in erster Linie an der Entspeicherungsmuskulatur angreift und deshalb auch in kleinster, überhaupt wirksamer Dosierung eine Abnahme des Milzvolumens verursacht, besitzt Arterenol eine schwächere Wirkung auf die Depotfunktion der Katzenmilz, d. h. auf Kapsel- und Trabekelmuskulatur, daneben aber ausgesprochene Gefäßwirkungen, die, wenn sie sich im Bereich der arteriellen Blutzufuhr abspielen, eine durch Entspeicherung verursachte Volumabnahme *synergistisch* beeinflussen, wenn sie hingegen die Venen betreffen, der zu Volumabnahme führenden Entspeicherungswirkung *antagonistisch* entgegenarbeiten und diese durch eine sekundäre Milzerweiterung unter Umständen überkompensieren. So dürfte sich erklären, daß, obwohl Adrenalin eine stärkere Kontraktion der Milzmuskulatur hervorruft als Arterenol, die Unterschiede der onkometrisch gemessenen Volumabnahmen mitunter nicht sehr groß sind, wenn es nicht, abhängig von der Dosierung und der von Fall zu Fall wechselnden Empfindlichkeit der Entspeicherungsmuskulatur bzw. der Milzvenen, nach der Injektion des besonders gefäßwirksamen Arterenols anstatt zu einer Milzkontraktion zu einer Milzerweiterung kommt.

2. Die Entspeicherung der Hundemilz durch Adrenalin und Arterenol.

Die an der Hundemilz auftretenden Wirkungen sind übersichtlicher und leichter zu deuten, da hier offenbar weniger als bei der Katzenmilz Gefäßreaktionen eine Rolle spielen, vielmehr die Wirkung auf die für den eigentlichen Entspeicherungsvorgang allein in Frage kommende Kapsel- und Trabekelmuskulatur im Vordergrund zu stehen scheint. Während am Streifenpräparat der Katzenmilz Adrenalin meistens nur etwa doppelt so wirksam wie Arterenol ist, reagiert die isolierte Hundemilz 4—5mal empfindlicher auf Adrenalin (Abb. 6a). Auch an der isolierten Kaninchen- und Meerschweinchenmilz ist Adrenalin 3—5mal wirksamer als Arterenol (Abb. 6b).

Dem entsprechen die Befunde an der Hundemilz in situ. Hier verursacht Adrenalin ausnahmslos eine weit stärkere Volumabnahme als Arterenol. Die mit Adrenalin „milzäquivalente" Arterenoldosis liegt 4—5mal höher (Abb. 7). Der Hundeblutdruck ist leider wenig geeignet zur Austestung kleiner Adrenalin- oder Arterenolmengen. Sonst wäre die Hundemilz als empfindliches Testobjekt zur Differenzierung der

beiden Sympathicomimetica brauchbar, wie die Abb. 8 zeigt. Hier wird
ein Extrakt aus Meerschweinchennebennieren, die nach unseren früheren

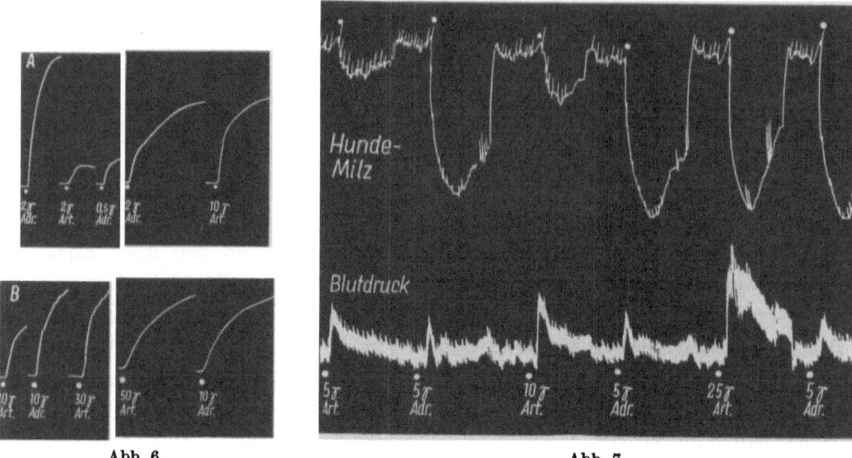

Abb. 6.   Abb. 7.

Abb. 6. *Isolierte Hunde- und Kaninchenmilz.* — *A.* Hundemilz: Adrenalin ist etwa 5 mal wirksamer
als Arterenol. — *B.* Kaninchenmilz: Adrenalin ist 3—5 mal wirksamer.

Abb. 7. *Hundemilz in situ.* Hund, 14 kg. Pernoctonnarkose. — Das Wirksamkeitsverhältnis von
Adrenalin und Arterenol an der Milz beträgt ungefähr 5 : 1.

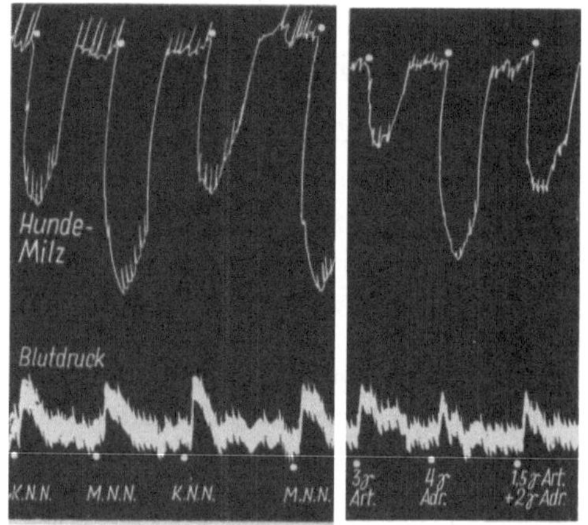

Abb. 8. *Milz- und Blutdruckwirkung von Extrakten aus Katzen- und Meerschweinchennebennieren.*
Hund, 14 kg. Pernoctonnarkose. — Der arterenolhaltige Katzennebennierenextrakt (K.N.N.)
ist am *Blutdruck* wirksamer, an der *Milz* schwächer wirksam als der nur Adrenalin enthaltende
Meerschweinchen-Nebennierenextrakt (M.N.N.).

Untersuchungen[21] praktisch nur Adrenalin enthalten, mit einem Extrakt
aus Katzennebennieren verglichen, die neben Adrenalin zu 30—60%
Arterenol enthalten. Der Extrakt aus Katzennebenniere ist wegen seines

Arterenolgehaltes stärker blutdruck-, aber deutlich schwächer milzwirksam.

Daß Arterenol aber auch bei der Hundemilz — ähnlich wie bei der Katzenmilz — nicht nur an der Milzmuskulatur, sondern auch an den Gefäßen angreift, zeigt sich, wenn auch nicht so häufig wie bei der Katze, darin, daß es, wie z. B. im Versuch der Abb. 9a, nach Arterenol anstatt zu einer Volumabnahme zu einer Zunahme des Milzvolumens

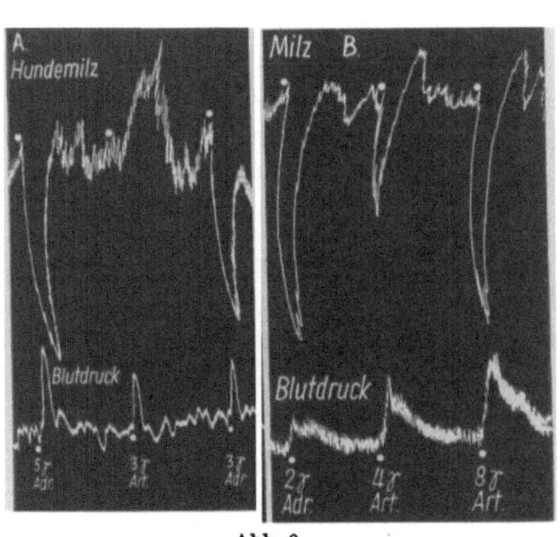

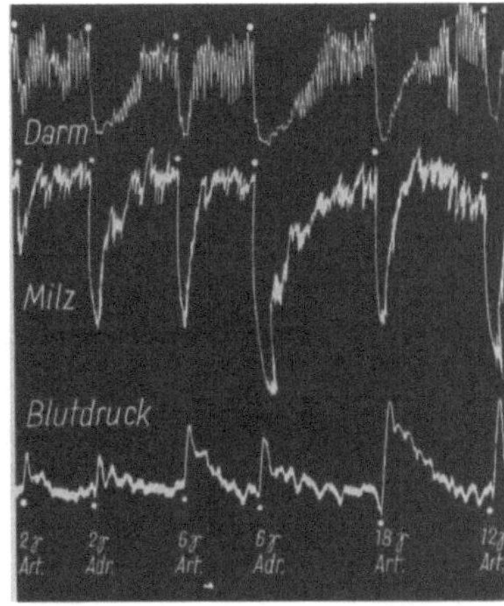

Abb. 9. Abb. 10.

Abb. 9. *„Milzsperre" am Hund. — A. Hund, 8,5 kg — Chloralosenarkose.* Bei gleicher Blutdruckwirksamkeit verursacht *Arterenol* eine reine Zunahme, *Adrenalin* eine reine Abnahme des Milzvolumens. Die venöse „Milzsperre" scheint in diesem Fall auf Arterenol empfindlicher zu reagieren als die „Entspeicherungsmuskulatur". — *B. Hund, 7,2 kg — Chloralosenarkose.* In diesem Versuch kommt die an den Milzvenen lokalisierte konstriktorische Wirkung des Arterenols darin zum Ausdruck, daß sich an die primäre Abnahme sekundär eine Zunahme des Milzvolumens anschließt.

Abb. 10. *Vergleich der Adrenalin- und Arterenolwirkung an Blutdruck, Milz und Darm bei verschiedener Dosierung.* Hund, 9,5 kg. Chloralosenarkose. — (Einzelheiten im Text.)

oder wie in Abb. 9b im Anschluß an die Milzkontraktion zu einer Milzerweiterung kommen kann, die wiederum ihre Ursache in einer Erregung der venösen „Milzsperre" haben dürfte und vermutlich auch dann, wenn sie nicht in Form einer sekundären Milzerweiterung direkt manifest wird, eine Abschwächung der zu Volumabnahme führenden Entspeicherungswirkung verursacht. Nur so scheint uns der in Abb. 10 dargestellte Befund erklärlich, daß — ähnlich wie in der Abb. 4c die höhere Adrenalindosis — so jetzt die höhere Arterenoldosis (18 γ), die erwartungsgemäß an *Blutdruck* und *Darm* einen stärkeren Effekt auslöst als die niedrigere Dosis von 6 und 12 γ, an der *Milz* schwächer wirksam ist als 12 γ und kaum wirksamer als 6 γ. — Wie in unseren früheren Untersuchungen am Katzendarm, so wirkt auch am Hundedarm Adrenalin deutlich stärker hemmend als Arterenol.

Anhang.

Über die Wirkung des Parasympathicus auf die Milz.

In der schon erwähnten Arbeit von Roy[18] wird dem Parasympathicus eine ähnliche Wirkung auf die Milz zugeschrieben wie dem Sympathicus: die elektrische Stimulierung des peripheren Stumpfes des Halsvagus soll eine Kontraktion der Milz verursachen. Während Strasser und Wolf[21] zu dem gleichen Ergebnis kommen, finden Magnus und Schaefer[13] sowie Schäfer und Moore[19], daß der Vagusreiz die Milz unbeeinflußt läßt. Auch in den Versuchen von Masuda[14] und in späteren Untersuchungen von Mertens[16], in denen der Vagus unterhalb des Abganges der zum Herzen ziehenden Äste gereizt wurde, war die Reizung ohne Einfluß auf die Durchblutung der Milz.

Nach unseren heutigen Vorstellungen von der chemischen Übertragung nervöser Erregungen müßte *Acetylcholin* der Überträger der nervösen Impulse sein, die bei elektrischer Stimulierung des Vagus die Milz treffen würden. Acetylcholin wirkt tatsächlich kontrahierend auf die Milzmuskulatur, wie Versuche am Streifenpräparat der Hunde- und Kaninchenmilz ergaben (Abb. 11). Es ist 10—25mal schwächer wirksam als Adrenalin. Im Einklang hiermit kommt es auch am intakten Tier nach der intravenösen Injektion von Acetylcholin ebenso wie bei elektrischer Reizung des Halsvagus zu einer Abnahme des Milzvolumens, ähnlich wie in den vorhergehenden Versuchen nach Adrenalin (Abb. 12). Wie an der isolierten Milz, so wird auch an der Milz in situ die Wirkung des Acetylcholins und des Vagusreizes durch *Atropin* verhindert (Abb.12). Die während der Vagusreizung auftretende Milzkontraktion kann aber trotzdem nicht dadurch verursacht sein, daß die Milzmuskulatur durch parasympathische Nervenimpulse unter Freisetzung von Acetylcholin an den Nervenenden erregt wird; denn auch nach *Denervierung* der Milz führt die elektrische Stimulierung des Halsvagus noch zu einer Volumabnahme, die sich in nichts von derjenigen unterscheidet, die man am normalen, innervierten Organ beobachtet (Abb. 13). Das wird besonders deutlich bei einem Vergleich mit der durch *Carotissinusentlastung* verursachten Milzkontraktion, der, wie wir in einer früheren Arbeit[10] dargelegt haben, zwei Mechanismen zugrunde liegen: ein *nervös-reflektorischer*, der sich auf dem Wege der sympathischen Milznerven auswirkt und durch die Denervierung in Wegfall kommt, und ein *hormonal-*

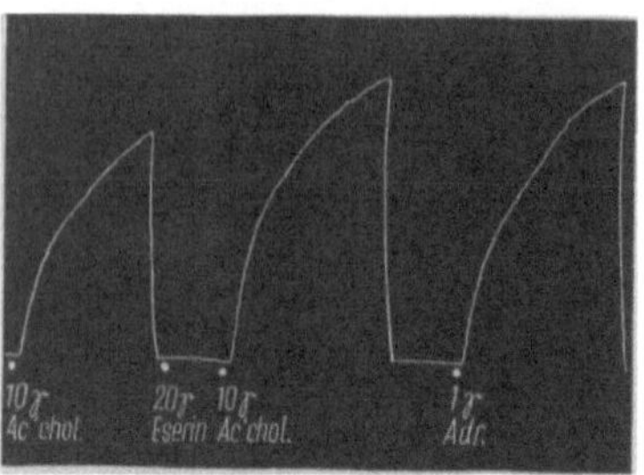

Abb. 11. *Kontraktion der isolierten Milz durch Acetylcholin.* Hundemilz (Streifenpräparat) in 20 cm³ Tyrode.

hämatogener, der in einer vermehrten Hormonsekretion aus dem Nebennierenmark besteht und nach der Denervierung die einzige Ursache der jetzt stark abgeschwächten Milzkontraktion ist.

Der Vagus enthält also keine zur Milz ziehenden parasympathischen Fasern, deren Erregung zu einer Kontraktion der Milzmuskulatur führen würde, und die „Milzwirkung" der elektrischen Vagusreizung kommt rein *passiv* zustande; sie hat ihre Ursache in der den Herzschlag ver-

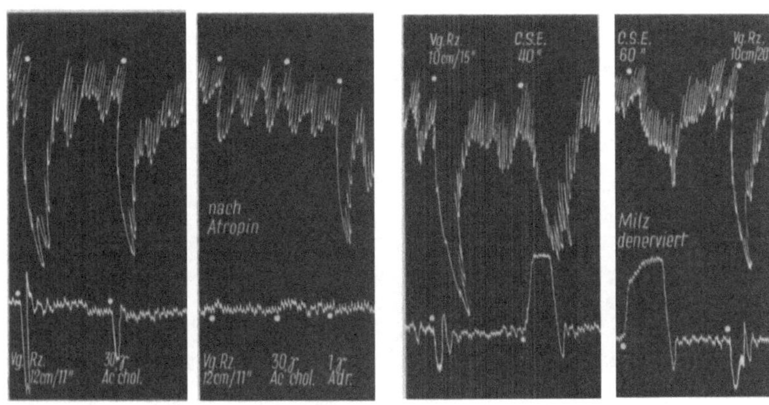

Abb. 12.Abb. 13.

Abb. 12. *Parasympathicus und Milz.* Hund, 17 kg. Chloralosenarkose. — Elektrische Reizung des Halsvagus (Schlitteninduktorium Du Bois-Reymond) und Acetylcholin verursachen gleichzeitig Blutdrucksenkung und Abnahme des Milzvolumens; Atropin (1 mg i.v.) verhindert beides.

Abb. 13. *Die Wirkung des Vagusreizes und der Carotissinusentlastung auf die denervierte Milz.* Hund, 8 kg. Chloralosenarkose. — Auch nach Durchschneidung der Milznerven kommt es während der Vagusreizung (Vg.Rz.) noch zu einer fast gleichstarken Abnahme des Milzvolumens wie vorher, während die „Milzwirkung" der Carotissinusentlastung (C.S.E.) deutlich abgeschwächt ist (siehe Text).

langsamenden bzw. das Herz zum Stillstand bringenden und den Blutdruck senkenden Wirkung dieser Reizung. Deshalb läßt sich der „Milzeffekt" der Halsvagusreizung durch *Atropin*, das die Herz- und Blutdruckwirkung aufhebt, verhindern, nicht aber durch *Denervierung* der Milz, und deshalb blieb in den Versuchen von Mertens, in denen der Vagus *unterhalb* des Abganges der kardialen Nervenäste stimuliert wurde, die Milzwirkung aus. — Eine Entspeicherung der Milz würde ja auch nicht zur „Allgemeinen Physiologie" des Parasympathicus passen, sondern nur zu einer — gleichgültig wie bedingten — Abnahme der zirkulierenden Blutmenge und Senkung des Blutdrucks. So wird verständlich, daß es auch nach einem einfachen Aderlaß oder, wie wir in hier nicht abgebildeten Versuchen fanden, nach der Injektion blutdrucksenkender Dosen von *Histamin, Adenylsäure* und *Papaverin* zu einer Abnahme des Milzvolumens kommt.

Bemerkungen zu den Versuchsergebnissen.

1. Die in der Abb. 1 besonders deutlichen, durch Adrenalin ausgelösten wellenförmigen Volumschwankungen mit ihrem 50-sec-Rhythmus entsprechen den „spezifischen Milzwellen" der älteren Beobachter. Nach Roy[18] und in den etwas späteren Versuchen von Schaefer und Moore[19] und von Strasser und Wolf[21] liegt die Dauer der Einzelwelle etwas unter 1 min, nach neueren Untersuchungen von Mertens[16] unter

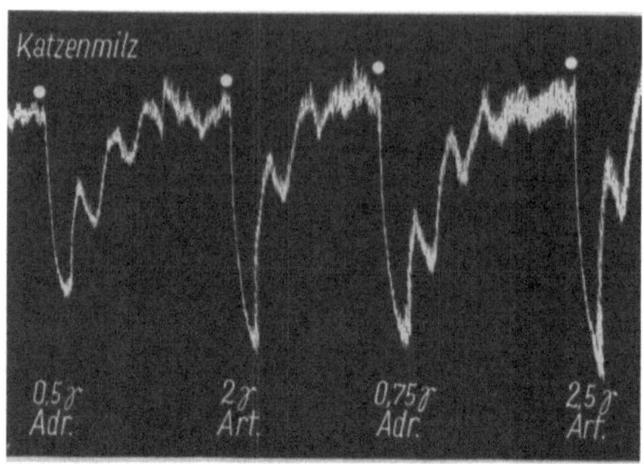

Abb. 14. *Wiederauffüllung der durch Adrenalin und Arterenol entspeicherten Milz.* Katze, 3,2 kg. Pernoctonnarkose. — Nach Adrenalin erfolgt die Wiederauffüllung in mehreren stufenförmig aufeinanderfolgenden „diastolischen" Erweiterungen und „systolischen" Kontraktionen.

Messung der Blutströmung in der Milzarterie und -vene mit Hilfe der Reinschen Thermostromuhr beträgt sie 35—50 sec.

Das Kausalitätsverhältnis, in dem die rhythmischen Schwankungen des Blutdrucks und des Milzvolumens zueinander stehen, dürfte in unserem Versuch von der Art sein, daß die Milzwellen die Ursache der Blutdruckwellen sind, indem jedesmal, wenn die Milz sich kontrahiert und dabei eine bestimmte Menge Blut zusätzlich in die Zirkulation gibt, ein Blutdruckanstieg erfolgt und umgekehrt. Im Gegensatz zu Mertens, der die Milzwellen für „vasomotorische" Wellen hält, denen rhythmische Durchblutungsschwankungen zugrunde liegen sollen, möchten wir eher annehmen, daß es sich um rhythmische Speicherungs- und Entspeicherungsvorgänge handelt, um Reaktionen also, die sich nicht an der Gefäßmuskulatur, sondern an der Milzmuskulatur selbst abspielen. Dafür würde nicht nur sprechen, daß sich die Milzwellen in dem Versuch der Abb. 1 im Sinne dieser Auffassung auf den Blutdruck auswirken, sondern auch, daß sie durch das vornehmlich an der Milzmuskulatur angreifende Adrenalin auslösbar sind. Schon Roy hat sie mit der Systole und Diastole des Herzens verglichen. Das durch Adrenalin entspeicherte Organ füllt sich, wie ein in der Abb. 14 dargestellter Versuch an der Hundemilz zeigt, nicht in einer einzigen „Diastole", sondern in einer

Stufenfolge größerer „diastolischer" Erweiterungen und kleinerer „systolischer" Kontraktionen wieder auf. Die Ursache der die Wiederauffüllung rhythmisch unterbrechenden Kontraktionen dürfte in Analogie zu anderen glattmuskeligen Organen der durch den diastolischen Einstrom des Blutes auf die Muskulatur ausgeübte Dehnungsreiz sein, wobei die Reizschwelle des durch Adrenalin kontrahierten Muskels erniedrigt ist, so daß nach nur geringfügiger „diastolischer" Wiederauffüllung schon die erste „systolische" Reaktion erfolgt. Im Einklang mit dieser Auffassung würde dann auch stehen, daß in dem Versuch der Abb. 14 die Wiederauffüllung der Milz nach der Entspeicherung durch *Adrenalin* — 0,5 bzw. 0,75 γ — mindestens 3 stufenförmige „diastolische" Erweiterungen benötigt, nach der Entspeicherung durch *Arterenol* aber schon mit der zweiten „Diastole" und deshalb in kürzerer Zeit vollendet ist, obwohl Arterenol in der Dosierung von 2 bzw. 2,5 γ zu einer stärkeren Abnahme des Milzvolumens geführt hatte als die entsprechenden Adrenalinmengen. Denn die durch *Adrenalin* verursachte Volumabnahme beruht ganz überwiegend auf einer Kontraktion der Milzmuskulatur, während auf Grund der vorangegangenen Untersuchungen anzunehmen ist, daß an der durch das gefäßwirksamere *Arterenol* hervorgerufenen Verkleinerung der Milz auch eine Drosselung der arteriellen Blutzufuhr ursächlich beteiligt ist, so daß sie nur zum Teil auf einer wirklichen Entspeicherung beruht. Diese Ansicht findet ihrerseits eine Stütze in den soeben dargelegten Unterschieden des Wiederauffüllungsmodus bei der durch Adrenalin bzw. durch Arterenol „entspeicherten" Milz.

2. Unsere Untersuchungen gingen von der Überlegung aus, daß die bekannte entspeichernde Wirkung des Adrenalins auf die Milz, so gut sie sich dem Gesamtbild der Kreislauf- und Stoffwechselwirkungen dieses ergotropen Wirkstoffs einfügt, nicht zu dem Wirkungscharakter des vagotropen und histiotropen Arterenols passen würde. Sie haben zu dem Ergebnis geführt, daß Arterenol tatsächlich eine schwächere Kontraktionswirkung als Adrenalin auf die für die Entspeicherung der Milz in Frage kommende Kapsel- und Trabekelmuskulatur besitzt. Aus Versuchen am Streifenpräparat der isolierten Milz geht hervor, daß die Unterschiede an der *Hundemilz* besonders groß sind: hier ist Arterenol 4—5mal schwächer wirksam als Adrenalin. Dem entspricht, daß am intakten, in situ befindlichen Organ das onkometrisch gemessene Volumen erst nach mehrfach höheren Arterenol- als Adrenalindosen in gleichem Maße abnimmt. Den Volumänderungen liegen aber nicht nur Speicherungs- und Entspeicherungsvorgänge zugrunde, die sich an der Milzmuskulatur selbst abspielen, sondern auch durch die Gefäßwirkung der beiden Sympathicusstoffe bedingte Durchblutungsänderungen. Während die nach Adrenalin auftretende Milzverkleinerung praktisch nur durch die Kontraktion der Milzmuskulatur verursacht sein dürfte, also

eine echte Entspeicherungswirkung darstellt, liegt der durch Arterenol veranlaßten Abnahme des Milzvolumens nicht nur eine Kontraktion der Kapsel- und Trabekelmuskulatur zugrunde, sondern auch eine Konstriktion der Milzarterie. Deshalb kommt Arterenol am intakten Organ, an dem beide Wirkungen synergistisch sich addieren, der Wirksamkeit des Adrenalins näher als am Streifenpräparat der Milz, an dem nur die auf Adrenalin empfindlicher reagierende eigentliche Milzmuskulatur das Substrat der Wirkung ist.

An der *Katzenmilz* ist der Unterschied zwischen der Adrenalin- und Arterenolwirkung nicht so groß wie an der Hundemilz. Am Streifenpräparat besitzt Adrenalin im allgemeinen eine doppelt so hohe Wirksamkeit wie Arterenol. Bei der Katze bestehen aber wenigstens in den meisten Fällen besonders große Unterschiede in der Gefäßwirksamkeit der beiden Sympathicomimetica. Die starke vasoconstriktorische Wirkung des Arterenols kann im Bereiche der Milz an zwei Stellen angreifen: an der Arterie und an der Vene. Im ersten Fall enthält die zu einer Volumabnahme der Milz führende Arterenolwirkung zwei Wirkungskomponenten: die eine mit dem Angriffspunkt an der Entspeicherungsmuskulatur, die andere mit dem Angriffspunkt an den Milzarterien. Die eine ist schwächer, die andere stärker als die entsprechende Adrenalinwirkung. Durch die Summation beider wird unter Umständen ein gleich starker Gesamteffekt möglich, wie er nach Adrenalin hauptsächlich durch die Kontraktion der Milzmuskulatur zustande kommt. In solchen Fällen kann dann Arterenol zu einer gleichstarken Abnahme des Milzvolumens führen wie Adrenalin, nur beruht diese Volumabnahme im Falle des Adrenalins mehr auf tatsächlicher Entspeicherung des Organs als im Falle des Arterenols.

In anderen Fällen, in denen die Milz*venen* offenbar besonders empfindlich reagieren, kann es nach kleinen — „physiologischen" — Arterenoldosen zu reiner Milzerweiterung kommen, während die entsprechende Adrenalindosis eine Milzschrumpfung durch Entspeicherung verursacht. Erst höhere — „unphysiologische" — Arterenoldosen führen durch Kontraktion auch der Arterie und Milzmuskulatur zu einer Abnahme des Milzvolumens, die dann aber schwächer ist als die durch die gleiche Adrenalindosis verursachte, und im weiteren Gegensatz zu dieser meistens von einer sekundären Milzerweiterung gefolgt ist. Je nach der Reaktionslage und der Dosierung sind somit Arterenolwirkungen an der Katzenmilz viel mannigfaltiger — mitunter sogar direkt einander konträr — als die einheitliche reine Entspeicherungswirkung des Adrenalins. In jedem Falle aber ist wie an der Hunde- so auch an der Katzenmilz die Kontraktionswirkung des Arterenols auf die Milzmuskulatur und damit die spezifische Entspeicherungswirkung schwächer als diejenige des Adrenalins, und es scheint so, als überwiege häufig gerade im Bereich physiologisch in Frage kommender Dosen die konstriktorische Wirkung im Bereich der Milzvenen, der venösen „Milzsperre", die eine Entspeicherung geradezu verhindert bzw. ihr entgegenarbeitet, die Auffüllung aber oder nach erfolgter Entspeicherung die Wiederauffüllung fördert, wie es dem Gesamtbild der Herz- und Kreislaufwirkungen des vago- und histiotropen Arterenols entspricht.

3. Schon bei verhältnismäßig geringer Mehrbeanspruchung des Kreislaufs und der Sauerstoff-Transportfunktion des Blutes kommt es zur Entspeicherung mehr oder weniger großer Mengen des in der Milz gestapelten Depotblutes. Es ist anzunehmen, daß solche noch im Rahmen „physiologischer Regulationen" bleibenden Entspeicherungen vornehmlich auf *nervösem* Wege erfolgen, d. h. durch nervöse Impulse ausgelöst werden, die von reflektorisch — wie z. B. bei Carotissinusentlastung — oder direkt erregten sympathischen Centren auf sympathischen Nervenbahnen zur Milz entsandt wurden, während nur bei besonders starker Beanspruchung, die eine Stimulierung aller Sympathicusfunktionen notwendig macht, auch das *Nebennierenmark* mit einer Hormonausschüttung in Aktion tritt, so daß die dann zustandekommende Entleerung des Milzdepots sowohl nervös als auch hormonal-haematogen bedingt ist.

Untersuchungen U. S. v. EULERS [3] haben ergeben, daß die sympathicomimetische Wirksamkeit von Extrakten aus sympathischen Milznerven und aus Milzgewebe hauptsächlich auf dem Gehalt an Arterenol beruht, und PEART [17] konnte zeigen, daß bei elektrischer Reizung der Milznerven Arterenol im Milzvenenblut erscheint. Arterenol dürfte deshalb für die Milzmuskulatur der wesentliche chemische Überträger der sympathischen Nervenerregung sein und damit der Wirkstoff, der bei einer auf dem Nervenwege ausgelösten Entspeicherung die Kontraktion der Milzmuskulatur verursacht. Es erscheint sinnvoll, daß in solchen Fällen, in denen innerhalb der „physiologischen Regulationsbreite" verhältnismäßig kleine, aber vielleicht in kurzen Zeitabständen sich wiederholende Beanspruchungen des Blutdepots der Milz erforderlich werden, die Entspeicherung mit Hilfe eines Stoffes erfolgt, der nicht nur eine entspeichernde Kontraktionswirkung an der Kapsel- und Trabekelmuskulatur besitzt, sondern auch eine constriktorische Wirkung im Bereich der Milzvenen und dadurch eine schnelle Wiederauffüllung, eine „restitutio ad integrum" gewährleistet.

In voraufgegangenen Untersuchungen [7] an Katzen haben wir gezeigt, daß die — innerhalb enger Grenzen steigerungsfähige — unterschwellige *Ruhesekretion* des Nebennierenmarks überwiegend aus Arterenol besteht, die bei starker nervöser Erregung, z. B. elektrischer Splanchnicusreizung erfolgende „*Hormonausschüttung*" aber praktisch aus reinem Adrenalin. In Fällen besonders hoher Anforderung, in denen eine nervös-reflektorische Betätigung der Depotfunktion der Milz nicht genügt und auf die

„Notfallsfunktion" des Nebennierenmarks zur Bewältigung einer akuten, vielleicht einmaligen Situation zurückgegriffen wird, wird demnach die jetzt zustande kommende Entleerung des Blutspeichers der Milz — wiederum sehr zweckentsprechend — wesentlich durch Adrenalin verursacht, das überwiegend an der Entspeicherungsmuskulatur selbst angreift und dem die *Entleerung* des Depots wichtiger als die *Wiederauffüllung* ist.

Zusammenfassung.

Die Untersuchungen gingen von der Überlegung aus, daß eine Vermehrung der circulierenden Blutmenge durch Entspeicherung der Milz, so gut sie zu der Herz- und Gefäßwirkung des „ergotropen" Adrenalins paßt, der Kreislaufwirkung des „vagotropen" und „histiotropen" Arterenols (Nor-adrenalin) weniger entsprechen würde.

1. Am Streifenpräparat der isolierten Hunde-, Katzen-, Kaninchen- und Meerschweinchenmilz besitzt l-Adrenalin eine 2—5mal stärkere Kontraktionswirkung als l-Arterenol: an der Katzenmilz ist es 2—3mal, an der Hundemilz 4—5mal wirksamer.

2. Beim *Hund* führt Adrenalin stets zu einer stärkeren Abnahme des onkometrisch gemessenen Milzvolumens als Arterenol. An die nach Arterenol auftretende Volum*abnahme* schließt sich mitunter als Sekundärreaktion eine Volum*zunahme* an. In Abhängigkeit von der Reaktionslage und Dosierung kann es nach Arterenol sogar zu einer reinen Milzerweiterung kommen, während Adrenalin auch dann eine Abnahme des Milzvolumens verursacht.

Die Adrenalinwirkung hat ihren Angriffspunkt vornehmlich an der Kapsel- und Trabekelmuskulatur; demgegenüber scheinen an der „Milzwirkung" des Arterenols auch Gefäßwirkungen, vor allem die Konstriktion der Milzvenen — einer venösen „Milzsperre" — maßgeblich beteiligt zu sein. Dafür spricht auch die schnelle Wiederauffüllung der durch *Arterenol* „entspeicherten" Milz, während die Wiederauffüllung nach *Adrenalin* langsamer, in mehreren stufenförmig aufeinanderfolgenden „diastolischen" Erweiterungen und „systolischen" Kontraktionen erfolgt.

3. Bei der Katze sind die Unterschiede zwischen der Adrenalin- und Arterenolwirkung auf das onkometrisch gemessene Milzvolumen nicht so groß wie beim Hund. Auch hier ist die an sich schwächere Wirkung des Arterenols auf die eigentliche Entspeicherungsmuskulatur mit von Fall zu Fall verschieden starken Gefäßwirkungen verbunden, die, je nachdem sie an der Milz*arterie* oder an den Milz*venen* angreifen, die durch wirkliche Entspeicherung verursachten Volumenänderungen des Organs synergistisch oder antagonistisch beeinflussen können.

4. Die elektrische Reizung des peripheren Stumpfes des Halsvagus führt an Katzen und Hunden zu einer deutlichen Verkleinerung des Milzvolumens, die aber im Gegensatz zu der bei Carotissinusentlastung auftretenden Milzkontraktion auch nach *Denervierung* des Organs unvermindert bestehen bleibt, durch *Atropin* jedoch sich verhindern läßt. Sie kommt *passiv* durch die bradycardische und blutdrucksenkende Wirkung der Vagusreizung zustande.

Am isolierten Milzstreifen wirkt Acetylcholin kontraktionserregend. Seine Wirkung ist ungefähr 25 mal schwächer als diejenige des Adrenalins.

5. Die fast regelmäßig nach Adrenalin auftretenden „*Milzwellen*" wirkten sich in einigen Versuchen so auf den Blutdruck aus, daß jeder Milzkontraktion eine Blutdrucksteigerung entsprach. In diesen Fällen scheinen sie ihrem Wesen nach nicht „vasomotorisch" bedingte Durchblutungsschwankungen, sondern rhythmische Speicherungs- und Entspeicherungsvorgänge darzustellen, die durch den beim „diastolischen" Einströmen des Blutes während der Wiederauffüllung des entspeicherten Organs ausgeübten Dehnungsreiz auf die glatte Muskulatur der Kapsel und Trabekel ausgelöst werden.

Anmerkung bei der Korrektur: Nach Einreichung der Arbeit machte Herr Professor REIN uns auf eine uns entgangene Veröffentlichung „Über die Beeinflussung von Hypoxybiosen durch Milz und Leber bei Haifischen"[22] aufmerksam, in der er u. a. das Auftreten wellenförmiger Blutdruckschwankungen beschreibt, die auch hier an die Funktion der Milz gebunden sind, da sie nach Ausschaltung der Milz verschwinden, um nach Aufhebung der Milzabklemmung prompt wieder zu erscheinen — obwohl die Haifischmilz keine „Speichermilz" sein soll. Die Beeinflussung des arteriellen Blutdrucks durch die Milz würde dann also beim Haifisch auf andere Weise zustande kommen müssen als durch rhythmische Speicherungs- und Entspeicherungsvorgänge, wie wir sie als Ursache für die bei der Katze, deren Milz „Speicherfunktion" besitzt, auftretenden Blutdruckwellen angenommen haben, die invers zu den Milzwellen, ihnen aber zeitlich zugeordnet verlaufen. MERTENS hält, wie erwähnt, auf Grund seiner an Hunden durchgeführten Versuche die von ihm gemessenen Durchblutungsschwankungen in der Milzarterie und -vene für „vasomotorisch", vielleicht durch die rhythmische Betätigung eines an der Einmündungsstelle der Arterie in die Sinus lokalisierten Sperrmechanismus bedingt, da sie in der Milzarterie immer stärker als in der Vene ausgeprägt sind und häufig nur in dieser auftreten. Im Gegensatz aber zu dem von uns in der Abb. 1 abgebildeten Versuch an der Katze sind die von MERTENS beobachteten Durchblutungsschwankungen der Hundemilz in den meisten Fällen ohne Auswirkung auf den Blutdruck, und in den Fällen, in denen auch Blutdruckwellen auftreten, verlaufen sie nicht synchron mit den „Milzwellen", sondern schneller als diese. Gleichgültig aber, ob es sich bei den von uns beschriebenen Milz- und Blutdruckwellen an der Katze um Vorgänge handelt, die von den Gefäßen oder von der Kapsel- und Trabekelmuskulatur der Milz ihren Ausgang nehmen, halten wir es für durchaus möglich, daß die milzbedingten Blutdruckschwankungen nicht ausschließlich hämodynamisch und mechanisch, d. h. durch die rhythmische Entleerung bestimmter Blutvolumina aus der Milz bedingt sind, sondern daneben auch „pharmacodynamisch" oder, wie REIN es ausdrückt, „vermittelt durch Stoffe auf dem Blutwege", und es läge nahe, für einen der wichtigsten dieser aus der Milz stammenden und bei jeder rhythmischen Durchblutungsänderung oder Betätigung der Speicherfunktion in die Zirkulation abgegebenen Stoffe das ja gerade in der Milz besonders reichlich vorhandene Arterenol zu halten, wobei die letzte und eigentliche Ursache der rhythmischen Vorgänge in der Milz immer noch ungeklärt bliebe.

Literatur.

[1] Barcroft, J.: Erg. Physiol. 25, 818 (1926). — [2] Barger, G., and H. H. Dale: J. of Physiol. 41, 19 (1910). — [3] v. Euler, U. S.: Acta physiol. scand. 11, 168 (1946); 12, 73 (1946); 16, 63, 97 (1948); 19, 207 (1949). — [4] Greeff, K., et P. Holtz: Arch. internat. Pharmacodynamie 88, 228 (1951). — [5] Holtz, P.: Verh. dtsch. pharmakol. Ges. Düsseldorf 1948. — Arch. exper. Path. u. Pharmakol. 208, 168 (1949). — Pharmazie 5, 460 (1950). — Klin. Wschr. 1950, 145. — [6] Holtz P., W. Richter u. H. J. Schümann: Klin. Wschr. 1951, 393. — [7] Holtz, P., A. Engelhardt, K. Greeff u. H. J. Schümann: Verh. dtsch. pharmakol. Ges. Mainz 1950. — Arch. exper. Path. u. Pharmakol. 215, 51 (1952). — [8] Holtz, P., u. H. J. Schümann: Arch. exper. Path. u. Pharmakol. 206, 49 (1949); 211, 1 (1951). — [9] Holtz, P.: Pharmazie 5, 460 (1950). — [10] Holtz, P., u. H. J. Schümann: Arch. exper. Path. u. Pharmakol. 211, 1 (1951). — [11] Kroneberg, G.: Verh. dtsch. pharmakol. Ges. Düsseldorf 1948. — Arch. exper. Path. u. Pharmakol. 208, 169 (1949). — Klin. Wschr. 1950, 353. — [12] Kroneberg, G.: wie 11; sowie Holtz, P., u. G. Kroneberg: Biochem. Z. 320, 335 (1950). — [13] Magnus, R., and A. Schaefer: J. of Physiol. 27, III (1901). — [14] Masuda, T.: J. of Physiol. 62, 289 (1926/27). — [15] Mautner, H., u. E. P. Pick: Münch. med. Wschr. 1915, 1141. — Biochem. Z. 127, 72 (1922). — Bauer, W., H. H. Dale, L. T. Poulsson and D. W. Richards: J. of Physiol. 74, 343 (1932). — [16] Mertens, O.: Nachr. Ges. Wiss. Göttingen (Biologie) 1, 261 (1935). — [17] Peart, W. S.: J. of Physiol. 108, 491 (1949). — [18] Roy, Ch.: J. of Physiol. 3, 203 (1881). — [19] Schaefer, E. A., and B. Moore: J. of Physiol. 20, 1 (1896). — [20] Schümann, H. J.: Dr.-Dissertation Rostock 1945. — Arch. exper. Path. u. Pharmakol. 206, 475, 484 (1949); 209, 340 (1950). — [21] Strasser, H., u. A. Wolf: Pflügers Arch. 108, 590 (1905). — [22] Rein, H.: Nachr. d. Akad. d. Wiss. in Göttingen, Math.-Phys. Klasse 1949, Biologisch Physiologisch-Chemische Abteilung S. 15 (1949).

Professor Dr. Peter Holtz, (3a) Rostock, Pharmakologisches Institut der Univ.

Beispiele für die zunehmende Verknüpfung von Pharmakologie und Biochemie.

Von

J. H. Burn, Oxford.

In dieser Abhandlung, die als eine von vielen unserem verehrten Freund W. Heubner zum 75. Geburtstag[1]) gewidmet ist, möchte ich Beispiele aus der Arbeit in Oxford geben, die die zunehmende Verknüpfung von Pharmakologie und Biochemie beleuchten. Vor 40 Jahren war es schwierig, die Zusammenhänge zwischen Pharmakologie und Physiologie präzise zu umreißen. Vielleicht die eindringlichste Beobachtung war die, daß verschiedene Substanzen in ähnlicher Weise wirkten wie Adrenalin, aber die Ähnlichkeit der Eigenschaften machte die sympathicomimetischen Amine für den Physiologen nicht wichtig. Vor 30 Jahren jedoch führte Loewis Nachweis des „Vagusstoffes" als erster Schritt zur Feststellung, daß ein peripherer effektorischer Nerv eine Vorrichtung darstellt, durch welche das Zentralnervensystem eine chemische Substanz an ein Endorgan heranbringt, um dessen Tätigkeit zu regeln. Wir wissen heute vom Acetylcholin und *Nor*adrenalin, daß sie Substanzen sind, welche in diesem Sinne zur Anwendung kommen[2]). So wurde die Wirkungsweise dieser Substanzen ein fundamentales Problem der Physiologie, obwohl es hauptsächlich durch den Pharmakologen untersucht wird. Loewis Beobachtungen führten ferner zur Entdeckung der Cholinesterase und schufen damit eine engere Verknüpfung zwischen Pharmakologie und Biochemie.

---

[1]) 18. Juni 1952.

[2]) Auf Wunsch des Herausgebers werden im folgenden für die dem Stoff fernerstehenden Leser durch den Übersetzer einige Begriffserklärungen als Anmerkung gegeben. Sympathicomimetische Amine sind Aminverbindungen, die eine besondere Affinität zum sympathischen Teil des vegetativen Nervensystems haben. Sympathische und parasympathische Nerven sind anatomisch und funktionell differenzierte Teile des autonomen Nervensystems, welches, von Willen und Bewußtsein unabhängig, die Funktionen vegetativer Organe des Körpers steuert. Cholinenergische Nervenendigungen sind periphere Gebiete des Nervensystems, wo Acetylcholin als Überträgerstoff freigesetzt wird. Pressorischer Effekt = blutdrucksteigernde Wirkung; pressorische Nerven = bestimmte Nerven, die blutdrucksteigernde Reaktionen bewirken; Cilien = Wimperbelag der Zellen.

Das Enzym an den sympathischen Nervenendigungen.
Während Physiologie und Pharmakologie in einem
gewissen Abstand voneinander verbleiben, kommen
sich Pharmakologie und Biochemie immer näher, und
pharmakologische Beobachtungen werden zunehmend
zum Wegweiser für biochemische Untersuchungen.

Als erstes Beispiel soll der Nachweis der Identität
des Enzyms an den Endigungen der sympathischen
Nerven betrachtet werden. Bülbring und Burn [2]
beobachteten an der Kontraktion der Nickhaut der
Katze, daß nach Injektion von *Nor*adrenalin der
Effekt viel geringer war als nach Adrenalin. Nach
Denervierung kontrahierte sich die Nickhaut jedoch
gut auf beide Stoffe. Burn und Hutcheon [4] fanden,
daß die Pupille sich gleichartig verhielt. Burn und
Robinson [7] zeigten am mit Locke-Lösung durchströmten isolierten Kaninchenohr, daß die blutgefäß-
kontrahierende Wirkung von *Nor*adrenalin stets geringer war als die von Adrenalin und daß zur Erzielung
der gleichen Wirkung eine mittlere Menge von 5 bis
6mal mehr *Nor*adrenalin erforderlich war. Burn und
Hutcheon führten aus, es sei merkwürdig, daß die
Substanz, die aus den Arbeiten von Euler [10] und
Peart [13] als Überträger der sympathischen Impulse bekannt war, weniger wirksam sein sollte als
Adrenalin. Sie vermuteten, daß die geringere Wirkung
von *Nor*adrenalin nur eine scheinbare sein könnte und
vielleicht erklärbar wäre durch die Anwesenheit eines
Enzyms an den Nervenendigungen, welches befähigt
wäre, *Nor*adrenalin zu zerstören, und eine geringere
Affinität zu Adrenalin hätte. Wenn diese Hypothese
zutraf, mußte die vermehrte Reaktionsfähigkeit des
denervierten Gewebes anzeigen, daß die Enzymmenge
nach Degeneration der Nervenfasern abnahm.

In Verfolg dieser Hypothese war es zuerst notwendig, die Natur des Enzyms zu bestimmen. 1937
zeigten Blaschko, Richter und Schlossmann [1],
daß Adrenalin und *Nor*adrenalin Substrate für Aminooxydase waren und daß Ephedrin dieses Enzym
hemmte. 1938 zeigten Gaddum und Kwiatkowski
[11], daß Ephedrin die Wirkung des Adrenalins
und der Sympathicusreizung an Kaninchenohrgefäßen
verstärkte, und sie vertraten die Ansicht, daß Aminooxydase in den Gefäßen vorhanden sein könnte.
Thompson und Tickner [17] haben jetzt (1951)
Aminooxydase in allen Kaninchengefäßen nachgewiesen, und Robinson [14] zeigte, daß das Enzym
in Nickhaut, Iris und den Gefäßen der Katze vor-

handen ist. Diese Befunde machten die Anwesenheit von Aminooxydase an den sympathischen Nervenendigungen wahrscheinlich; damit erhob sich die Frage, ob dieses Enzym eine größere Affinität zu *Nor*adrenalin als zu Adrenalin hätte, um die relativ geringere Wirksamkeit injizierten *Nor*adrenalins zu erklären. BURN und ROBINSON [7] bestätigten die früheren Beobachtungen von BLASCHKO, RICHTER und SCHLOSSMANN [1], wonach die Rate der Sauerstoffaufnahme bei Einwirkung von Aminooxydase auf Adrenalin von ähnlicher Größe ist wie bei Einwirkung auf *Nor*adrenalin. Sie fanden keinen auffallenden Unterschied. Sie zeigten jedoch, daß in einer Mischung gleicher Teile von *Nor*adrenalin und Adrenalin unter der Einwirkung von Aminooxydase *Nor*adrenalin schneller verschwindet als Adrenalin, so daß der prozentuale Anteil des ersteren fällt und der des letzteren steigt. Auf diese Weise konnten sie nachweisen, daß die Aminooxydase eine größere Affinität zu *Nor*adrenalin als zu Adrenalin hat. Damit lieferten sie eine Erklärung für die geringere Wirkung intravenös verabreichten *Nor*adrenalins im Verhältnis zu Adrenalin auf normal innervierte Strukturen.

Die durch Denervierung verursachte Veränderung wurde weiterhin von BURN und ROBINSON [8] untersucht an der Nickhaut und der Iris der Katze nach einseitiger Entfernung des oberen Zervikalganglions und auch an den Gefäßen der Vorderextremität der Katze nach einseitiger Entfernung des Ganglion stellatum. Beim Vergleich des Aminooxydasegehaltes der denervierten Nickhaut mit dem der normalen fanden sie in der denervierten Nickhaut stets weniger, jedoch der prozentuale Gehalt variierte beträchtlich. Bei einigen Katzen enthielt die denervierte Nickhaut nur 30%, bei anderen aber 98% des Gehaltes der normalen Nickhaut, der Mittelwert betrug 65%. Eine Verminderung des Aminooxydasegehaltes wurde auch in den denervierten Gefäßen und in der denervierten Iris gefunden. Damit konnten BURN und ROBINSON zeigen, daß die größere Empfindlichkeit der Nickhaut und der Iris nach Denervierung von einem Abfall im Aminooxydasegehalt begleitet war, wie die Hypothese es verlangte. Während der ersten 10 Tage nach Denervierung fanden sie diesen Abfall mit der vermehrten Empfindlichkeit des denervierten Organs verknüpft. Bei denjenigen Katzen, bei denen die Aminooxydase nur wenig abfiel, war die Zunahme der Empfindlichkeit gering, wohingegen bei den Tieren mit starkem Abfall die Empfindlichkeit stark zunahm. War die nach der Denervierung verstrichene Zeit länger, zwischen 20 und 30 Tagen, so ging die Empfindlichkeit der denervierten Nickhaut wieder zurück, und der auf die normale Nickhaut bezogene Gehalt an Aminooxydase stieg an. Ein ähnliches Auftreten und späteres Verschwinden einer Sensibilisierung für Acetylcholin wurde von KEIL und ROOT [12] an der Katzenpupille nach Entfernung des Ganglion ciliare beobachtet. Die beschriebenen Untersuchungen haben damit zu dem Ergebnis geführt, daß die Aminooxydase ein Enzym sein muß, welches die gleiche Rolle an den sympathischen Nervenendigungen der untersuchten Organe spielt wie die Cholinesterase an den Endigungen der parasympathischen Nerven. Die Beobachtungen haben auch gezeigt, daß *Nor*adrenalin durch dieses Enzym schneller zerstört wird als Adrenalin und daß aus diesem Grunde Adrenalin besser geeignet ist, eine allgemeine Erhöhung der Sympathicusaktivität hervorzurufen, wenn es aus dem Nebennierenmark freigesetzt wird.

Schilddrüsentätigkeit und Aminooxydase.

Ein zweites Beispiel einer pharmakologischen Beobachtung, die richtunggebend für eine biochemische Untersuchung war, ist der Einfluß der Schilddrüsentätigkeit auf die Blutzuckersteigerung durch Adrenalin.

Viele Forscher, angefangen bei EPPINGER, FALTA und RUDINGER [9], haben gezeigt, daß die Adrenalin-Hyperglykämie nach Entfernung der Schilddrüse geringer wird und nach Fütterung mit Schilddrüse zunimmt. BURN und MARKS [6] beobachteten eine überzeugende Zunahme der Hyperglykämie bei Kaninchen nach Fütterung mit 0,2 g Schilddrüse täglich über 2 Wochen. Diese Veränderungen könnten erklärt werden, wenn es zu einer Veränderung im Aminooxydasegehalt der Leber, entsprechend der zirkulierenden Menge an Schilddrüsenhormon käme. Führt also Schilddrüsenentfernung zu einer Zunahme und Schilddrüsenverfütterung zu einer Verminderung der Aminooxydase? SPINKS und BURN [16] sind dieser Frage nachgegangen und haben gezeigt, daß diese Veränderungen tatsächlich eintreten. Sie fanden sowohl bei Kaninchen als auch bei Ratten, daß der Thyreoidektomie ein Anstieg der Leberaminooxydase folgt und daß bei Kaninchen nach Schilddrüsenverfütterung der Aminooxydasegehalt abfällt. In diesen Versuchen wurden die Anteile Aminooxydase auf

Milligramm Leberstickstoff bezogen. Die Veränderungen waren statistisch gesichert.

Ähnliche Beobachtungen wurden an den Blutgefäßen gemacht. Es ist seit langem bekannt, daß bei Überfunktion der Schilddrüse der pressorische Effekt[1]) von Adrenalin größer ist als normal. Es erschien möglich, diese vermehrte Reaktionsfähigkeit auf eine Verminderung des Aminooxydasegehaltes der Blutgefäße zurückzuführen. SPINKS [15] fand 1952 am Kaninchen nach täglicher Verfütterung von 0,2 g Schilddrüsenpulver über 2 Wochen am Ende dieser Periode einen signifikanten Abfall im Aminooxydasegehalt der Aorta. Zur gleichen Zeit ist der mittlere Blutdruck signifikant erhöht, und die Adrenalindosis, die einen bestimmten Anstieg des Blutdrucks verursacht, ist signifikant vermindert.

Bestrahlungseffekte und Cholinesterase.

Ein viertes Beispiel einer pharmakologischen Beobachtung, die auf eine biochemische Untersuchung hinführte, ist gegeben durch die Veränderungen, welche auf die Bestrahlung von Ratten mit einer letalen Röntgenstrahlendosis, z.B. 1000 r, folgen. Ungefähr 48 bis 72 Std danach zeigen die Ratten Diarrhoe, und bei der postmortalen Untersuchung erscheint der Darm abnorm.

Zunächst wurde die Reaktion des isolierten Darmes auf Zufügung von Acetylcholin und Histamin zur Badflüssigkeit geprüft. Darmabschnitte (Duodenum, Jejunum, Ileum und Colon) von Ratten wurden zu verschiedenen Zeitpunkten nach Bestrahlung entnommen und untersucht. Beim Jejunum und Ileum waren 48 Std nach Bestrahlung regelmäßig Veränderungen vorhanden. Die Schwellenkonzentration von Acetylcholin war viel geringer, und die Kontraktion auf eine bestimmte Konzentration war größer als bei Kontrollstücken. Es bestanden keine Anzeichen für eine Veränderung der Reaktion auf Histamin. Diese Ergebnisse wiesen darauf hin, daß der Cholinesterasegehalt in der Darmwand vermindert sein könnte. Es wurden deshalb manometrische Untersuchungen auf Cholinesterase ausgeführt, und man fand, daß eine Verminderung des Gehaltes an „Pseudo-" oder „unspezifischer" Cholinesterase eingetreten war, aber nicht an „wahrer" oder „spezifischer" Cholinesterase. Diese Verminderung betrug ungefähr 50% des normalen Gehalts und wurde nicht nur in Extrakten des gesamten Darmes, sondern auch in Extrakten der

Muskelschicht allein gefunden. Dieser Nachweis zeigt, daß Pseudocholinesterase die wirksame Cholinesterase bei der Steuerung der Darmbewegungen ist (Burn, Kordik und Mole [5]). Zu einem ähnlichen Schluß sind Koelle, Koelle und Friedenwald gekommen. Diese Autoren hatten am Katzenileum Zunahme des Tonus und gelegentlich der Amplitude gefunden, wenn dieses mit DFP (*Diisopropylfluorphosphat*) in einer Konzentration behandelt wurde, welche die Pseudocholinesterase hemmte, die wahre oder spezifische Cholinesterase aber noch nicht beeinflußte.

Der Rhythmus der Vorhöfe.

Ein weiteres Beispiel einer Untersuchung, bei welcher pharmakologische Beobachtungen biochemische Untersuchungen angeregt haben, liefert die Kontraktion des isolierten Herzvorhofs vom Kaninchen. Bülbring und Burn [3] ließen isolierte Vorhöfe sich kontrahieren, bis sie spontan aufhörten. Auf Zufügung von Acetylcholin begannen die Kontraktionen wieder. Daraus und aus früheren Beobachtungen wurden sie zu der Annahme geführt, daß Acetylcholinbildung im Vorhofgewebe für die Kontraktionen verantwortlich sein könnte. Sie stellten daraufhin ein in Aceton getrocknetes Pulver aus Vorhöfen her, dessen Fähigkeit, Cholin zu acetylieren, bereits bekannt war (Comline 1946). Sie fanden, daß die Acetylierungsfähigkeit immer parallel der Aktivität der Vorhöfe ging, aus denen das Pulver hergestellt worden war. Das Acetylierungsvermögen war hoch bei Pulver, welches aus frisch ausgeschnittenen Vorhöfen gewonnen war. Es war niedrig bei Pulver aus Vorhöfen, die nach 24 Std aufgehört hatten zu schlagen. Das Acetylierungsvermögen war wieder hoch bei Pulver aus Vorhöfen, die aufgehört hatten zu schlagen und durch Acetylcholin wieder zu Kontraktionen angeregt worden waren. Ferner fanden Bülbring und Burn, daß das Acetylierungsvermögen *in vitro* durch die Zugabe von Acetylcholin geändert wurde, ebenso wie die Kontraktionsfähigkeit des isolierten Organs durch Acetylcholin beeinflußt werden konnte. Burn vertrat die Ansicht, daß lokal in den Vorhöfen gebildetes Acetylcholin den quergestreiften Vorhofsmuskel reizte, ebenso wie das vom motorischen Nerven freigesetzte Acetylcholin den Skelettmuskel reizte. Neuerdings (1952) konnten Burn und Kottegoda zeigen, daß auf Zufügung von Eserin in einer Konzentration von 10^{-4} zum isolierten Vorhof die Schlagfrequenz verlangsamt wird, während die Amplitude zunimmt. Wenn man eine höhere Eserinkonzentration verwendet, nimmt die Amplitude ständig ab, und die Frequenz sinkt, bis die Kontraktionen aufhören. Es scheint, daß die Kontraktionen zum Stillstand gebracht werden durch das in den Vorhöfen gebildete Acetylcholin, welches sich in Gegenwart von Eserin anhäuft. Damit ist die Beweisführung für die lokale Acetylcholinbildung, welche den Rhythmus der Vorhöfe im Gange hält, sehr stark geworden. Eine gleiche Wirkung konnte am Flimmerepithel der Oesophagusschleimhaut des Frosches und der Trachealschleimhaut des Kaninchens nach Entfernung aus dem Körper gezeigt werden. Die Flimmerbewegungen in beiden Präparaten werden durch kleine Konzentrationen von Acetylcholin verstärkt und durch hohe Konzentrationen unterdrückt. Sie werden ebenso vermehrt durch niedrige Konzentrationen von Eserin und durch hohe Konzentration gehemmt. Die Cilienbewegung[1]) wird durch Atropin und auch durch d-Tubocurarin in Konzentrationen von 10^{-6} gehemmt. Biochemische Untersuchungen der Schleimhaut der Kaninchentrachea zeigen, daß a) Acetylcholin in der Schleimhaut vorhanden ist, daraus extrahiert und pharmakologisch identifiziert werden kann, b) Cholinacetylase in der Schleimhaut vorhanden ist und c) wahre oder spezifische Cholinesterase in der Schleimhaut vorhanden ist. Die Beobachtungen zeigen, daß auch hier lokal gebildetes Acetylcholin die Flimmerbewegungen aufrecht erhält. Da bei histologischer Untersuchung keine Ganglienzellen in der Schleimhaut gefunden werden und da die Flimmerbewegung durch hohe Konzentrationen von Cocain unbeeinflußt bleibt, scheint es, daß das Acetylcholin in nichtnervösem Gewebe gebildet wird. Wir haben also einen Beweis, daß Acetylcholin nicht nur ein Überträgerstoff von nervösen Impulsen ist, sondern etwas ist, was ein „lokales Hormon" genannt werden könnte.

Zusammenfassung.

1. Es wird Beweismaterial zusammengestellt, welches zeigt, daß Monoaminooxydase das Enzym an vielen sympathischen Nervenendigungen ist, welches der Cholinesterase an cholinergischen Nervenendigungen entspricht.

2. Thyreoidektomie vermehrt und Schilddrüsenverfütterung vermindert die Aminooxydase in der

---

[1]) Vgl. Fußnote 2, S. 243.

Leber. Diese Veränderungen erklären die Wirkung von Schilddrüsenentfernung und Schilddrüsenverfütterung auf die Adrenalinhyperglykämie.

3. Schilddrüsenverfütterung vermindert den Gehalt von Aminooxydase in der Kaninchenaorta. Diese Veränderung erklärt die stärkere Blutdrucksteigerung durch Adrenalin beim Kaninchen nach Schilddrüsenverfütterung.

4. Röntgenbestrahlung erhöht die Reaktion isolierter Rattendarmschlingen auf Acetylcholin. Dieser Effekt wird erklärt durch eine Verminderung des Gehaltes an „Pseudo-" oder „unspezifischer" Cholinesterase.

5. Frühere Unterlagen dafür, daß die Kontraktion des isolierten Kaninchenvorhofes auf Acetylcholinbildung in den Vorhöfen zurückzuführen ist, werden gestützt durch die Beobachtung, daß die Vorhöfe bei Einwirkung niedriger Konzentrationen von Eserin sich mit vermehrter Amplitude kontrahieren; durch höhere Konzentrationen verlieren die Kontraktionen an Höhe und werden zum Stillstand gebracht.

6. Die Cilienbewegung am Froschoesophagus und an der Kaninchentrachea ist abhängig von der örtlichen Acetylcholinbildung. Damit ergeben sich sowohl an den Vorhöfen als auch an den Cilien Beweise dafür, daß Acetylcholin mehr ist als ein Überträgerstoff von Nervenimpulsen; es wirkt als ein lokales Hormon.

Der Verfasser ist Herrn Dr. Alberty, Göttingen, für die Übersetzung dieser Arbeit zu großem Dank verpflichtet.

Literatur.

[1] Blaschko, H., D. Richter and H. Schlossmann: Biochemic. J. 31, 2187 (1937). — [2] Bülbring, E., and J. H. Burn: Brit. J. Pharmacol. 4, 202 (1949). — [3] Bülbring, E., and J. H. Burn: J. of Physiol. 108, 508 (1949). — [4] Burn, J. H., and D. E. Hutcheon: Brit. J. Pharmacol. 4, 373 (1949). — [5] Burn, J. H., P. Kordik and R. H. Mole: J. of Physiol. 116, 5 P (1952). — Brit. J. Pharmacol. 7, 58 (1952). — [6] Burn, J. H., and H. P. Marks: J. of Physiol. 60, 131 (1925). — [7] Burn, J. H., and J. Robinson: Brit. J. Pharmacol. 6, 101 (1951). — [8] Burn, J. H., and J. Robinson: J. of Physiol. 116, 21 P (1952). — Proc. Physic. Soc. 1951. — [9] Eppinger, H., W. Falta u. C. Rudinger: Z. klin. Med. 66, 1 (1908). — [10] Euler, U. S. v.: Acta physiol. scand. (Stockh.) 11, 168; 12, 73 (1946). — [11] Gaddum, J. H., and H. Kwiatkowski: J. of Physiol. 94, 87 (1938). — [12] Keil, F. C., and W. S. Root: Amer. J. Physiol. 132, 437 (1941). — [13] Peart, W. S.: J. of Physiol. 108, 491 (1949). — [14] Robinson, J.: J. of Physiol. 115, 39 (1951). — [15] Spinks, A.: Unveröffentlicht. — [16] Spinks, A., and J. H. Burn: J. of Physiol. 116, 46 P (1952). — Brit. J. Pharmacol. 7, 93 (1952). — [17] Thompson, R. H. S., and A. Tickner: J. of Physiol. 115, 34 (1951).

Department of Pharmacology, Oxford University.

Eingegangen am 24. Januar 1952.

Aus dem Pharmakologischen Institut der Freien Universität Berlin.

Über die therapeutische Verwendung von Kationenaustauschern *.

Von

HANS HERKEN und MARTIN WOLF.

Die pharmakologischen Wirkungen der Kationenaustauscher beruhen auf der Fähigkeit dieser Substanzen, im Verdauungstractus erhebliche Mengen von Kationen zu binden, deren Resorption damit verhindert wird. Die gebundenen Kationen werden mit dem unlöslichen und nicht resorbierbaren Austauscher im Stuhl ausgeschieden. Diese Wirkung hat praktische Bedeutung bei einer Reihe von Erkrankungen, die mit Ödemen einhergehen. Ohne auf die verschiedenen Theorien der Ödementstehung eingehen zu wollen, interessieren in dieser Arbeit vor allem die engen Beziehungen zwischen dem Natriumstoffwechsel und der Wasserretention, da der Organismus nur dann Wasser retinieren kann, wenn Natriumchlorid oder andere Natriumsalze in genügendem Umfange zur Verfügung stehen, damit die physiologischen Salzkonzentrationen in den Körperflüssigkeiten gewahrt bleiben. Bei der Therapie mit Kationenaustauschern kommt es daher in erster Linie darauf an, die Resorption der dem Körper angebotenen Na-Ionen zu verhindern, bzw. dem Organismus auf dem Wege über den Darm bereits retiniertes Natrium zu entziehen. Da Natriumretention auch bei bestimmten Überfunktionen der Nebennierenrinde und bei der Verabreichung von Cortison oder ACTH auftreten kann, hat das Gebiet des Mineralstoffwechsels eine neue Forschungsrichtung erfahren. Auch bei den Hochdruckerkrankungen, soweit sie durch salzarme Kost zu beeinflussen sind, sind therapeutische Möglichkeiten durch Verwendung von Kationenaustauschern gegeben.

Über dieses neue Gebiet der Therapie liegen bereits umfangreiche Untersuchungen vor. Diese Arbeiten beschäftigen sich in erster Linie mit dem Natriumentzug aus Verdauungssekret und Nahrung, während über die Verwendung der Austauscher zum Entzug von Kalium aus dem Körper nur wenig oder von Schwermetallen bei Vergiftungen bisher noch gar nicht berichtet wurde. Der Calciumstoffwechsel ist unter den üblichen physiologischen Bedingungen anscheinend nicht zu beeinflussen.

Zur Theorie der Wirkungsweise von Kationenaustauschern.

Die folgenden Ausführungen sollen sich auf die grundsätzlich wichtigen Angaben beschränken, die zum Verständnis der therapeutischen Anwendung von Kationenaustauschern notwendig sind. Die Chemie der Ionenaustauscher ist besonders eingehend in den Büchern von KUNIN und MYERS[1] sowie NACHOD[2] dargestellt worden. Mineralische Ionenaustauscher sind altbekannt und haben in Gestalt der sog. Schmelzpermutite nur in der Technik Verwendung gefunden. Erst die Herstellung von ionenaustauschenden Kunstharzen durch ADAMS und HOLMES (1935), die ein hohes Kationenbindungsvermögen

---

* Herrn Prof. Dr. WOLFGANG HEUBNER zum 75. Geburtstag gewidmet.

bei außerordentlicher Stabilität und minimaler Löslichkeit aufwiesen, ermöglichte es, an ihre Verwendung als Medikament zu denken.

Nur solche Substanzen sind also Gegenstand vorliegender Übersicht. Der erste Vorschlag, Kationenaustauscher bei der Ödembehandlung zu verwenden, stammt von W. DOCK[3]. Er wurde in der gründlichen Arbeit von IRWIN, BERGER u. a.[4] in klinischen Untersuchungen eindrucksvoll verwirklicht.

Die Grundsubstanzen dieser in die Therapie eingeführten Austauscher sind Kunststoffe mit mikroporöser Struktur. Die Poren sind nur so groß, daß kleinere Moleküle und Ionen hineindiffundieren können. An diesem Grundgerüst sind in gleichmäßiger Verteilung die eigentlichen funktionellen Gruppen in fester chemischer Bindung verankert. Diese Gruppen sind

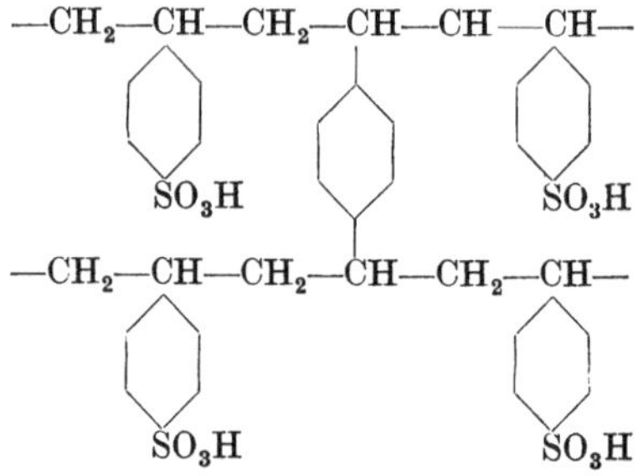

Abb. 1. Beispiel eines Kationenaustauschers. Sulfuriertes Polystyrolharz (H-Form).

Sulfosäurereste, Carbonsäurereste oder phenolische Hydroxyle, die ihre chemischen Eigenschaften als Säure und ihre Neigung zur Salzbildung trotz der Fixierung an das organische Grundgerüst entfalten. Je nach dem Angebot verschiedener Kationen in einer den Austauscher umgebenden Lösung werden die einzelnen Salze ineinander übergeführt, d. h. ihre Kationen ausgetauscht, gemäß der Gleichung

$$X^+ + AY \rightleftharpoons AX + Y^+ \quad (A = \text{Symbol für Austauscher}).$$

Sind die funktionellen Gruppen mit H-Ionen beladen, so liegt der Austauscher in seiner Säure(H-)form vor, bei Beladung mit Na-Ionen dagegen in seiner Na-Form, usw. Die Zahl der Milliäquivalente eines Ions, die von 1 g wasserfreier Substanz gebunden werden können, bezeichnet man als Kapazität des Austauschers. (1 Milliäquivalent [mval] ist das Äquivalentgewicht in Milligramm; 1 mval H = 1 mg H; 1 mval Na = 23 mg Na). Feuchtigkeit und Ionenbindungsvermögen müssen in Paralleluntersuchungen bestimmt werden, da die Austauscherharze bei völliger Entwässerung im Trockenschrank ihr Ionenbindungsvermögen weitgehend verlieren. „Lufttrockene" Austauscherharze enthalten etwa 10—25% Wasser. Im Kontakt mit wäßrigen Lösungen steigt der Wassergehalt auf 30—50% an. Von den verfügbaren Kationenaustauschern haben die Harze mit phenolischen Gruppen eine so geringe Acidität, daß sie bei den im Verdauungstrakt vorkommenden p_H-Werten keine bemerkenswerten Wirkungen entfalten. Für die Therapie kommen daher nur die Sulfo- und Carboxylharze in Frage.

Die Ionenabsorption der Austauscher zeigt einige grundlegende Unterschiede gegenüber der bekannten Adsorption durch Aktivkohle und andere Adsorbentien. Bei den Austauschern sind aus Gründen der Elektroneutralität alle aktiven Stellen immer mit Kationen besetzt, die nicht ausgewaschen werden können, wenn nicht zum Austausch andere Kationen angeboten werden. Deswegen kann z. B. auch die H-Form die Wasserstoffionenkonzentration von reinem Wasser nicht ändern, da dieses als einziges Kation nur H-Ionen enthält und somit nur ein Austausch von H^+ gegen H^+ stattfindet, dagegen werden Salzlösungen durch die H-Form mehr oder weniger angesäuert. Die Austauscherbeladung ist nicht abhängig von der absoluten Konzentration der umgebenden Lösung, sondern nur vom Verhältnis der Ionenkonzentrationen, unter der Voraussetzung, daß die beteiligten Ionen die gleiche Wertigkeit besitzen. Durch den Zerkleinerungsgrad wird sie nur unwesentlich beeinflußt.

Die Austauschgleichgewichte lassen sich wohl am besten mit Hilfe des Massenwirkungsgesetzes formulieren. Sie sind als Verteilungsgleichgewicht der Ionen zwischen 2 Phasen anzusehen. Die numerische Kenntnis der Gleichgewichtskonstanten einer Austauschreaktion gestattet die Berechnung der absorbierten Mengen der einzelnen Ionen, wenn das Verhältnis der Konzentrationen in der mit dem Austauscher im Kontakt stehenden Lösung bekannt ist. Mit der Konstanten der Reaktion

$$Na^+ + AH \rightleftharpoons H^+ + ANa \quad (A = \text{Symbol für Austauscher})$$

läßt sich auch eine Gleichung für die sog. Titrationskurven aufstellen. Diese Kurven werden experimentell gewonnen, indem man 1 g der H-Form eines Austauschers in Wasser oder eine Salzlösung bekannter Konzentration gibt und aus einer Bürette 0,1 n-Lauge zufließen läßt. Nach der Einstellung des Gleichgewichtes wird der p_H-Wert gemessen. Die p_H-Werte werden als Funktion der zugegebenen Laugenmenge aufgetragen. Der Verlauf der so gewonnenen Kurven ist für ein Sulfoharz und ein Carboxylharz in Wasser, 0,01 n- und 1 n-Kaliumchloridlösung in Abb. 2 und 3 dargestellt. Aus den Diagrammen läßt sich entnehmen, daß bei Sulfoharzen sowohl in 0,01 n- wie 1 n-Salzlösung bereits bei einem p_H von 4 die H-Ionen des Austauschers vollständig verdrängt sind. Bei den Carboxylharzen ist dies erst bei einem p_H-Wert von 11 (in 0,01 n-KCl), bzw. von 9 (in 1 n-KCl) der Fall. Sulfoharze werden demnach unter physiologischen Bedingungen im Darmtrakt ausschließlich in Salzform vorhanden sein, während bei den Carboxylharzen erhebliche Mengen in der H-Form vorliegen können, so daß immer nur ein Teil ihrer Kapazität für den Kationenentzug ausgenutzt wird. Weiter ergibt sich hieraus, daß Carboxylharze auch bei Verabreichung in Salzform, z. B. mit NH_4-Ionen beladen, im sauren Magensaft in weit höherem Prozentsatz in ihre H-Form verwandelt werden als die Sulfoharze.

Die Größen der Gleichgewichtskonstanten steigen in vergleichbaren Reihen mit der Wertigkeit und dem Atomgewicht der in den Austauscher eintretenden Ionen, d. h. also für die hier in Betracht kommenden Ionen in der Reihe Na^+, NH_4^+, K^+, Ca^{++}. Solange nur COULOMBsche Kräfte für die Haftfestigkeit eines Ions am Austauscher maßgebend sind, ist die Gleichgewichtskonstante von der Art der funktionellen Gruppen wenig abhängig. Erst wenn andere Bindungskräfte eine Rolle spielen, wird ihre Größe erheblich durch die Art der Gruppen beeinflußt. Die Verschiedenheit der Affinität des

H-Ions zu den Sulfo- und Carboxylgruppen ist schon aus den Titrationskurven ersichtlich. Entsprechendes gilt vom Calcium, das von den Carboxylharzen wahrscheinlich zum Teil komplex gebunden wird. Zu diesen hat es daher eine weit größere Affinität als zu den Sulfoharzen.

Die benötigte Zeit zur Einstellung des Gleichgewichtes beträgt im allgemeinen nur wenige Minuten, spielt also meist für unsere Betrachtungen keine Rolle. Eine Ausnahme macht

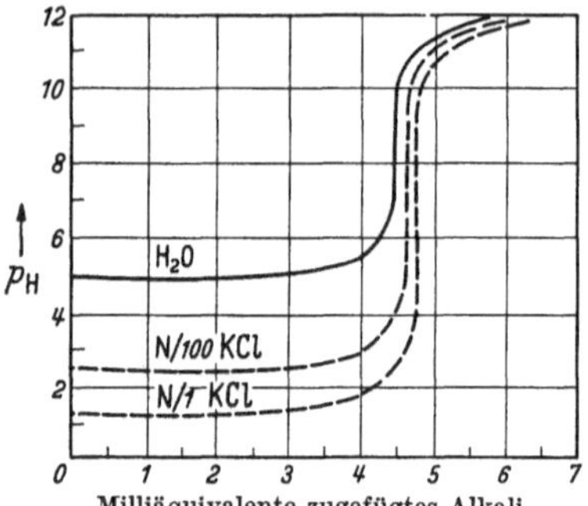

Abb. 2. Titrationskurve des Sulfoharzes Amberlite IR-120.
(Kapazität = 4,2 mval/g). (1).

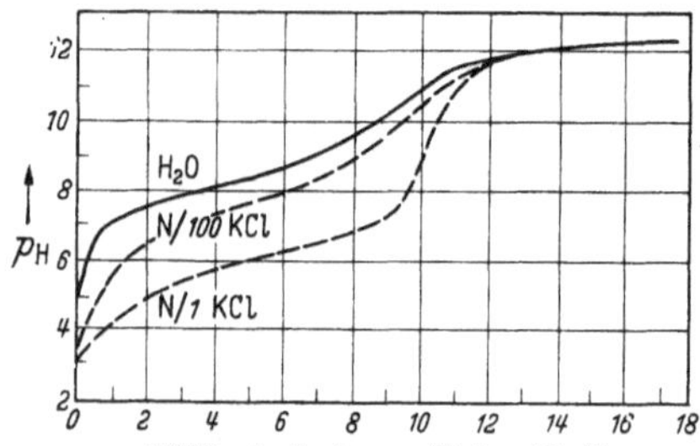

Abb. 3. Titrationskurve des Carboxylharzes Amberlite IRC-50.
(Kapazität = 10,0 mval/g). (1).

aber die Umwandlung der H-Formen der Carboxylharze in die Salzformen. Das Gleichgewicht wird nach Kunin und Barry[5] hier erst nach 7 Tagen erreicht. Bei der Bestimmung der Halbwertzeit des Ionenaustausches fand Stach[6] für die Reaktion $Ca^{++} + 2\,AH \rightarrow A_2Ca + 2\,H^+$ bei Sulfoharzen einen Wert von 0,15—3,3 min, bei Carboxylharzen von 60 bis 70 min.

Bei der großen Affinität der Carboxylharze zu den H-Ionen (vgl. auch Titrationskurven) und der langen Zeit, die die Kationen benötigen, um diese vom Austauscher zu verdrängen, werden oral genommene Carboxylharze mit dem Kot in erheblichen Mengen als H-Form ausgeschieden. Dies gilt auch, wenn sie als NH_4- oder K-Form genommen werden da, sie ja im Magensaft zu einem erheblichen Teil in die H-Form überführt werden. Bei den Sulfoharzen werden die Geschwindigkeitsphänomene der Gleichgewichtseinstellung bei ihrer therapeutischen Anwendung keine Rolle spielen.

Der Kationenentzug aus dem Verdauungstrakt durch Sulfoharze ist also klarer zu übersehen und nicht von Schwankungen der p_H-Werte von Magen- und Darminhalt abhängig, wie dies bei den Carboxylharzen der Fall ist. Es gibt zwar Carboxylharze mit einer Kapazität bis zu 10 mval, ihre effektive Natriumaufnahme im Verdauungstrakt ist jedoch nicht größer als die eines Sulfoharzes mit 4—5 mval (vgl. auch Tabelle 5).

Verträglichkeit der Kationenaustauscher.

Bei der Prüfung der Toxicität von Ionenaustauschern interessiert zunächst, welche Wirkungen der Grundsubstanz zukommen, die die eigentlichen funktionellen Gruppen trägt. Durch die Beladung des Austauschers mit Natrium und Kalium in vitro lassen sich die wirksamen Receptoren ausschalten, so daß keine wesentliche Beeinflussung des Mineralstoffwechsels im Organismus mehr erwartet werden kann. Die Toxicität solcher Präparate ist bei der Unresorbierbarkeit des Trägers bedeutungslos. In eigenen Versuchen, die wir mit einem Austauscher durchführten, haben wir uns davon überzeugen können. Es handelte sich dabei um ein sulfuriertes Polystyrolharz, dessen Kapazität etwa 4,5 mval/g betrug, mit dem wir in besonders abgewandelter Form auch die noch zu besprechenden klinischen Untersuchungen durchführten*. Ein Gemisch aus 80% der Na- und 20% der K-Form des Austauschers verursachte bei gesunden Ratten in einem Zeitraum von 14 Tagen keine Gewichtsabnahme, wenn sie ein Futter erhielten, das zu 10% aus diesem Austauscher bestand. Beim Menschen würde dies einer Menge von 900 g Austauscher täglich entsprechen. Auch die Waschflüssigkeit von 1,5 kg des technischen Rohproduktes, die im Vakuum auf 125 ml eingeengt wurde, war ungiftig und konnte im Verlauf von 8 Tagen 10 Ratten mit der Schlundsonde appliziert werden, ohne daß Vergiftungssymptome oder Gewichtsabnahme festzustellen waren. Diese Beobachtungen stimmen mit den Angaben verschiedener amerikanischer Autoren überein[7-10], die auf die gute Verträglichkeit der Substanzen wiederholt hinweisen.

Bei den Austauschern, die zu therapeutischen Zwecken Verwendung finden, muß die Vorbeladung so gewählt werden, daß der Mineralhaushalt in der gewünschten Weise beeinflußt wird. Es ist leicht einzusehen, daß die Wirkung solcher Austauscherformen bei ihrer chronischen Applikation nur dann richtig beurteilt werden kann, wenn der Mineralgehalt der gleichzeitig verabreichten Nahrung bekannt ist. In chronischen Versuchen ist daher die Wirkung am größten, wenn die Tiere bei genau definierter Diät fast salzlos ernährt werden. Unter solch extremen Bedingungen kann die Beeinflussung des Mineralhaushaltes natürlich toxische Ausmaße annehmen; diese Wirkungen werden später noch ausführlich diskutiert.

Bei normaler Ernährung dagegen sind anscheinend bei langanhaltender Verabreichung kaum Nebenwirkungen zu erzielen. Die umfangreichen Toxicitätsstudien von FLANAGAN u. a.[9] an Ratten und Hunden mit der NH_4-Form eines Carboxylharzes sind vor allem wegen der außerordentlichen Dauer der Beobachtungszeit bemerkenswert. Die Autoren untersuchten 146 Ratten, von denen 87 ein Futter erhielten, das zu

* Wir danken der Firma Dr. Siegmund & Co., Berlin-Mariendorf, für die freundliche Überlassung der für diese Versuche benötigten Austauscher.

10% aus dem Austauscher bestand; die restlichen 59 dienten
als Kontrolltiere. Drei Generationen wurden bei dieser Kost-
form beobachtet, davon die erste 500 Tage, die zweite 300
und die dritte 225 Tage. Das Wachstum der Ratten, die den
Austauscher erhielten, war etwas verzögert; diese Differenz
der Wachstumskurven konnten die Autoren auf die geringere
Calorienzufuhr der Versuchstiere zurückführen, da der bei-
gemengte Austauscher lediglich zur Befriedigung des Sätti-
gungsgefühls beitrug, aber natürlich keinen Nährwert hatte.
In der 3. Generation wurden daher die Gewichtskurven auf
100 g aufgenommene Nahrung berechnet; dann ergab sich
kein Unterschied mehr zwischen Versuchs- und Kontrolltieren.
Die Fertilität war ebenfalls nicht beeinträchtigt. Während
und nach Abschluß der Versuche wurden noch folgende Untersuchungen durchgeführt, die sämtlich keine Unterschiede
zwischen den Gruppen ergaben: Blutstatus; Reststickstoff;
Kalium- und Natriumbestimmungen in Leber, Gehirn, Herz,
Skeletmuskel und Knochen; Kalium, Natrium und Calcium
im Serum; Calciumbestimmung im Knochen; Gewichte
von Hypophyse, Schilddrüsen, Pankreas, Nebennieren und
Hoden; histologische Untersuchungen fast aller Organe.

Entsprechende Prüfungen mit gleichen Ergebnissen wurden an 6 Hunden vorgenommen, die 170 Tage 3 g Austauscher
pro die und Kilogramm Hund erhielten. Überdies ergaben
sorgfältige morphologische Untersuchungen des Verdauungstraktes, daß dieser frei von Erosionen, Ulcerationen und Aus-
tauscherresten war. Die histologische Analyse lieferte keine
Anzeichen einer Enteritis oder Beteiligung der Lymphdrüsen
des Verdauungstraktes.

Auch bei Dauerbehandlung von Patienten mit Kationenaustauschern über 2 Jahre sahen Emerson jr. u. a.[11] und
Voyles jr. und Orgain[12] keine toxischen Erscheinungen.

Bei stark saurem Harn, der als Folge der Therapie mit
ansäuernden Austauschern auftreten kann, beobachteten
Friedman u. a.[13] granulierte Cylinder, die sie klinisch für bedeutungslos halten. Auf diesen Befund, von dem nur in dieser
Arbeit berichtet wird, werden wir bei der Besprechung der
Veränderungen im Säure-Basenhaushalt des Körpers noch
eingehen.

Solange keine Kationenaustauscher mit erheblich höherem
Ionenbindungsvermögen (Kapazität) zur Verfügung stehen,
beträgt die therapeutisch wirksame Tagesdosis etwa 30—60 g.
Obwohl die NH_4-Form geschmacklos ist, können sich wegen
der körnigen Beschaffenheit gewisse Schwierigkeiten bei der
Applikation ergeben. Eine Abfüllung in Kapseln[4] bietet keinen
Vorteil, da bis zu 60 Kapseln täglich genommen werden müssen.
Die Beimischung des Austauschers zu breiförmigen Speisen
ist empfohlen worden. Eine Mischung mit 10% Agar und
einem Geschmackskorrigens erwies sich in eigenen Versuchen[14]
als besonders günstig, da hiermit eine mögliche Obstipation
vermieden wird.

Gelegentlich[4] wird über Anorexie und Nausea während
der Austauscherbehandlung berichtet. Hierbei ist jedoch zu
berücksichtigen, daß anfänglich meist die H-Formen der Austauscher klinisch verwendet wurden, die bei den Sulfoharzen
eine sofortige starke Ansäuerung in Mund und Oesophagus
bewirken. Dies kann bei empfindlichen Personen Schleimhaut-
irritationen hervorrufen. Es ist auch nicht mit Sicherheit
auszuschließen, daß die angeführten Nebenerscheinungen
durch die Grundkrankheit mitbedingt waren. (Stauungsgastri-

tis, Digitalisintoxikation). Nach unseren Erfahrungen wurden Austauscherdosierungen bis zu 100 g täglich von gesunden Versuchspersonen vertragen.

Offenbar üben die kleinen Granula keinen mechanischen Reiz auf die Schleimhäute des Magen-Darmtraktes aus, denn Ulcuskranke mit und ohne Gastritis, die mehrere Tage 60 g mit 10% Agar Agar einnahmen, gaben während dieser Zeit keine Veränderung ihrer Beschwerden und keine Störung ihrer Verdauungstätigkeit an[14].

Auch bei chronischer Anwendung sind kaum Nebenwirkungen vorhanden, die durch die Grundsubstanz des Austauschers verursacht werden. Bei den in der Therapie angewandten Austauschern läßt sich die Wirkung der ionenbindenden funktionellen Gruppen, die durch übermäßigen Kationenentzug eventuell zu unerwünschten Mangelerscheinungen führen kann, jederzeit durch entsprechende Variation im Mineralgehalt der Kost ausgleichen. Die Therapie ist daher wie kaum bei einem anderen Pharmakon besonders eindrucksvoll zu steuern.

Natriumstoffwechsel und Natriumbindung im Verdauungstrakt.

Das Natrium der normalen Kost, etwa 5 g Natrium oder 12,7 g Kochsalz, wird unter physiologischen Bedingungen nahezu vollständig im Darm resorbiert und im Harn ausgeschieden, nur geringe Mengen erscheinen im Kot. Die Salzverluste durch den Schweiß und die Perspiratio insensibilis schwanken erheblich. Ohne daß es zu sichtbarer Schweißbildung kommt, werden nach FREYBERG und GRANT[15] beim Gesunden etwa 500 mg Natrium oder 1,27 g Kochsalz täglich durch die Haut eliminiert. Bei weitgehender Reduzierung der Natriumzufuhr (Kempner-Diät mit 300—330 mg Natrium, annähernd 0,8 g Kochsalz täglich) sinkt die Ausscheidung im Harn nach Angaben von KEMPNER, zitiert nach VOYLES[12], auf etwa 11 mg Natrium täglich. Bei dieser Diät wird offenbar auch der Mineralgehalt der Perspiratio insensibilis vermindert, da es sonst bei einer Zufuhr von 300 mg und einer Ausscheidung durch die Haut von 500 mg zu einer ständig negativen Natriumbilanz kommen würde, die aber nicht festzustellen ist.

Es scheint jetzt Klarheit darüber zu bestehen, daß eine Natriumverarmung des Organismus, die als "low salt syndrome" beschrieben wurde, durch Kochsalzbeschränkung in der Kost nicht verursacht werden kann. Dagegen wurde sie wiederholt bei Störung der tubulären Rückresorption des Natriums (salt loosing nephritis) und bei Dauerbehandlung mit Quecksilberdiuretica beobachtet[16], besonders dann, wenn die Natriumzufuhr in der Kost gering war.

Auch bei jahrelanger Dauerbehandlung mit Kationenaustauscher sind Natriummangelerscheinungen nur im Zusammenhang mit den oben erwähnten Nierenschädigungen beschrieben.

Das Gleichgewicht zwischen Kochsalzaufnahme und -ausscheidung ist im Verlauf von ödematösen Erkrankungen naturgemäß gestört, da bei der Ödembildung entsprechende Kochsalzmengen retiniert werden, die bei der Ausschwemmung der Ödeme zusätzlich ausgeschieden werden müssen. Diese zusätzliche Menge beträgt z. B. bei 10 Liter Ödemflüssigkeit 80—90 g Kochsalz.

Der oral gegebene Kationenaustauscher greift nun in den Natriumhaushalt maßgeblich ein, indem er sich mit den im

Darmtrakt befindlichen Kationen ins Gleichgewicht setzt. Um
diesen Vorgang besser überblicken zu können, ist es erforderlich, sich über die Natriummengen im Verdauungstrakt ein
Bild zu machen. Das Natrium des Verdauungstraktes stammt
aus 2 Quellen, den Verdauungssekreten und der Nahrung. Die
gesamte Menge der verschiedenen Verdauungssekrete wird mit
etwa 5—6 Liter pro die angegeben. Der Mineralgehalt zeigt
erhebliche Unterschiede. Tabelle 1 ist nach Angaben von
LOHMANN[17] und CANTAROW und PETERS[18] zusammengestellt.

Tabelle 1.

	Menge pro die Liter	Kalium mval pro die	Natrium mval pro die
Speichel	(1)— 1,5	21,6	13,1
Magensaft	1,5	7,5	75
Pankreassaft	(1)— 1,5	7,5	210
Galle	0,5—(1,1)	2,5	72
		39,1	370,1

Die nicht eingeklammerten Zahlen wurden für die Berechnung der täglichen Kationenmengen benutzt. Der Darmsaft
mit 200 ml täglich ist von unwesentlicher Bedeutung.

Unter Zugrundelegung der angeführten Zahlen für den
Natriumgehalt der Verdauungssekrete errechnet sich ein Na-
triumgesamtbetrag von 8,5 g Natrium = 21,6 g Kochsalz täglich, die im Darm wieder resorbiert werden, d. h. rund das
Doppelte der durchschnittlichen Tageswerte der Normalkost.
Der Salzgehalt der üblichen salzarmen Kost der Klinik beträgt etwa 2—4 g Natriumchlorid pro die. Erst bei streng
salzarmer Diät (KEMPNER) wird der Salzgehalt der Kost gegenüber dem der Verdauungssekrete größenordnungsmäßig unbedeutend.

Mit der Gleichgewichtskonstanten der reversiblen Reak-
tion $K^+ + ANa \rightleftharpoons Na^+ + AK$ läßt sich die zu erwartende
Beladungsrelation Na/K bei verschiedenen Konzentrationsverhältnissen berechnen. Führt man eine solche Berechnung
für die Natrium- und Kaliummengen durch, wie sie im Verdauungstrakt unter Berücksichtigung der täglich aufgenommenen Nahrung und der Verdauungssekretproduktion wenigstens für das Duodenum zu erwarten sind, so errechnet man
stets weniger Kalium und mehr Natrium, als am Austauscher
nach Passage des Verdauungstraktes tatsächlich gebunden sind.
Unter der Voraussetzung, daß die für die Verdauungssekrete
angegebenen Werte richtig sind und daß mit der Gleichgewichtskonstanten auch unter physiologischen Bedingungen zuverlässig gearbeitet werden kann, ist die gefundene Mehr-
beladung mit Kalium nicht durch die größere Affinität dieses
Kations zum Austauscher zu erklären. Die Versuche sprechen
vielmehr dafür, daß das Konzentrationsverhältnis Na/K in
den unteren Darmabschnitten nicht mit demjenigen des Duo-
denums übereinstimmt.

Untersuchungen über die Natriumbilanzen während Austauschergaben in Tierversuchen und bei gesunden Versuchspersonen ergaben im allgemeinen positive Werte. Nur unter
besonderen Versuchsbedingungen wurden an Tieren negative

Tabelle 2. *Natriumstoffwechsel und Austauscher in Tierversuchen, bei Versuchspersonen und Patienten.*

	Bilanzstudien		Gewebsnatrium	Serumnatrium
	negative Bilanzen	positive Bilanzen		
Tierversuche (meist 10% Austauscher im Futter)	schon in Kontrollen negativ (Ernährung), mit Austauscher weiter verstärkt [19, 20]; in Kontrollen positiv, mit Austauscher negativ. Futter 2,61 mval Na/100 g [10]	Futter 2,3 mval Na/100 g [8] Futter 7 mval Na/100 g [10] Futter 9 mval Na/100 g [19] und bei noch höherem Na-Gehalt	Mäßige Verarmung im Muskel [7] Kein Unterschied zu Kontrollen Futter 2,3 mval Na/100 g [8] Kein Unterschied zu Kontrollen (besonders große Versuchsreihen) [9]	
Studien an Versuchspersonen, bzw. Patienten ohne Ödeme (meist 30—60 g Austauscher pro die) Studien an Patienten mit Ödemen (meist 30—60 g Austauscher pro die)	während Ödemausschwemmung und Gewichtsabnahme [11, 21, 22]; bei Nephrosen [23]	Bei 112 mval Na pro die [4] bei wechselnder Na-Zufuhr [21, 22]		Unbeeinflußte Werte [4, 21, 22, 25, 30] (Ausnahme: entsprechende Nierenschäden s. klinischer Teil)

Natriumbilanzen beobachtet. Dagegen stimmen alle Untersucher darin überein, daß durch Austauschergaben bei Ödemkranken meist schon bei der üblichen kochsalzarmen Diät negative Natriumbilanzen und Ausschwemmung der Ödeme zu erzielen sind. Der Natriumgehalt des Serums wird offensichtlich unter therapeutischen Bedingungen nicht beeinflußt. Negative Bilanzen ohne Ödemausschwemmung mit ihren Folgen sind nur bei gleichzeitiger salzverlierender Niere beschrieben worden.

Befunde verschiedener Untersucher sind in Tabelle 2 und 3 zusammengestellt.

Tabelle 3. *Einige Angaben über fäkale Natriummengen während der Austauschertherapie.*
Dosierungen zwischen 20 und 60 g pro die; die Natriummengen sind auf Natriumchlorid berechnet.

	In der Nahrung g	Im Kot g
20—60 g Sulfoharz [4]	6,5	3
100 g Sulfoharz [24]	6,8	5,8
Verschiedene Dosen von Carboxylharz [21, 22]	verschieden	0,9—1,5
40—60 g Carboxylharz [11] . .	1,3—2	0,9—2,1
45—60 g Sulfoharz [14]	3,4 (s. unter: kardiale Ödeme)	2,3—3,5

Kationenaustauscher und Kaliumstoffwechsel.

Störungen des Kaliumstoffwechsels spielen bei verschiedenen Erkrankungen eine wesentliche Rolle.

Das Kalium der Nahrung wird ähnlich wie das Natrium vorwiegend durch die Nieren ausgeschieden, die somit der Hauptregulator des Kaliumhaushaltes sind. Die Kaliumausscheidung durch die Nieren kann allerdings nicht soweit gedrosselt werden, wie die des Natriums. Die Kaliumkonzentration im Harn kann nicht niedriger sein als im Serum[26]. Dieser Befund blieb nicht unwidersprochen[27], doch besteht Übereinstimmung darüber, daß ein kaliumfreier Urin nicht gebildet werden kann.

Der Durchschnittswert für Serumkalium ist neuerdings an 400 gesunden Versuchspersonen zu 16,3 mg-% ($\pm$ 1,7 mg-%) bestimmt worden[28].

Auch der Kaliumhaushalt des Organismus kann durch Austauscher beeinflußt werden. Es sind hier natürlich die kaliumfreien und die mit mehr oder weniger Kalium beladenen Austauscherformen getrennt zu betrachten.

Die Ergebnisse der verschiedenen Untersucher besagen im wesentlichen übereinstimmend, daß mit den kaliumfreien Austauscherformen (H- und NH_4-Form) ziemlich leicht ein Kaliumentzug zu erreichen ist.

Die erzielten negativen Bilanzen gehen anfangs fast immer auf Kosten des intracellulären Kaliums.

Für die klinische Anwendung besonders bedeutungsvoll sind die Mischungen zwischen ansäuernden und kaliumbeladenen Austauschern. Die Benutzung dieser Mischungen geht auf einen Vorschlag von CRISMON zurück[7]. Sie ermöglichen den bei Ödemkranken erforderlichen Natriumentzug, ohne gleichzeitig körpereigenes Kalium zu entfernen.

In den Tabellen 4 und 5 sind die Befunde verschiedener Autoren zusammengestellt, und zwar getrennt nach der Verwendung kaliumfreier und partiell mit Kalium beladener Austauscher.

Zu den in den Tabellen aufgeführten Kaliumbilanzstudien sei noch bemerkt, daß jeder Gewebszerfall und jede dadurch bedingte Gewichtsabnahme wegen des hohen Kaliumgehaltes der Zellen zu negativen Bilanzen führen muß. Das aus den Zellen freiwerdende Kalium wird auf dem Wege über die Extracellularflüssigkeit im Urin ausgeschieden. In Tabelle 5 sind daher bei den Kaliumbilanzstudien von PETERS u. a.[22] auch seine Kontrollversuche angeführt*.

In einigen Versuchen wurde die fäkale Kaliumausscheidung mit der Kaliumvorbeladung der Austauscher verglichen. McCHESNEY und McAULIFF[8] fanden bei Ratten je Gramm Austauscher 1—1,15 mval Kalium in den Faeces. Bei einer Vorbeladung des Austauschers mit 0,93 mval Kalium je Gramm war die zusätzliche Kaliumaufnahme gering, bei einer Vorbeladung von 1,4 mval Kalium je Gramm hatte der Austauscher einen Teil seines Kaliums im Verdauungstrakt abgegeben.

McCHESNEY[29] führte Versuche an Ratten durch, um die optimale Kaliumbeladung eines zum klinischen Gebrauch vorgesehenen Austauschers zu bestimmen. Bei einer Austauschervorbeladung bis 50% findet er fäkale Kaliummengen von etwa 0,5—0,9 mval/g Austauscher. Diese Kaliummengen sind geringer als die Vorbeladung. Die Bilanzen hatten bei 18%igen Mischungen die gleiche Größe wie bei den Kontrollen. Es wurden sowohl Sulfo- wie auch Carboxylharze untersucht.

In eigenen Untersuchungen[14] an Patienten konnten wir feststellen, daß die zusätzliche Kaliumaufnahme des Austauschers bei Anwendung eines Gemisches von 20% Kalium- und 80% Ammoniumform (Sulfoharz) verhältnismäßig gering war. Sie betrug nur etwa ein Drittel bis die Hälfte des mit der Nahrung zugeführten Kaliums. Der Widerspruch zu den Tierversuchen von McCHESNEY erklärt sich durch die verschiedenen Versuchsbedingungen.

Bei der therapeutischen Verwendung der ausreichend mit Kalium vorbeladenen Austauscher (20—30%) läßt sich weder experimentell noch klinisch irgendein bedeutungsvoller Kaliumentzug feststellen. Bei Zuständen, in denen latent eine Störung des Kaliumhaushaltes vorliegt, muß auf die Symptome einer Kaliumverarmung geachtet werden. Solche Bedingungen sind z. B. gegeben, wenn bei bestimmten Nierenerkrankungen, ACTH- und Cortisonbehandlung, sowie nach eingreifenden Operationen und nach längerer Anwendung von Quecksilberdiuretica[31, 32] vermehrte Kaliumverluste eintreten, oder wenn bei Nahrungskarenz die Kaliumzufuhr minimal wird.

Die Symptome einer beginnenden Kaliumverarmung des Organismus sind verhältnismäßig unbestimmt, sie bestehen vor allem in Anorexie, Nausea und zunehmendem Schwächegefühl. Erst bei erheblichem Abfall der Serumkaliumwerte kommt es zu Apathie, Somnolenz und schließlich zu schlaffen Lähmungen. Die ersten uncharakteristischen Symptome werden oft von der Grundkrankheit überdeckt.

---

* Im Zustand der Dekompensation sollen zusätzliche Störungen des Kaliumhaushaltes auftreten, die eine Beurteilung von Kaliumbilanzen und die Feststellung einer Kaliumverarmung durch einen Belastungstest erschweren[54].

Tabelle 4. *Kaliumstoffwechsel bei Verwendung kaliumfreier Austauscher.*

	Bilanzstudien		Gewebskalium	Serumkalium
	negative Bilanzen	positive Bilanzen		
Tierversuche (meist 10% Austauscher im Futter)	Futter 0—0,03 mval K je 100 g, bereits in Kontrollen negative Bilanzen[19]; Futter 8,64 mval K/100 g[10]; ungenügende Nahrungsaufnahme und Gewichtsverluste, bereits in Kontrollen negative Bilanzen[20]	Futter 12,2 mval K je 100 g[8]; Futter 17,71 mval K je 100 g[19]	erniedrigtes Muskel-K[7, 8] kein Einfluß, große Versuchsreihen, Ergebnisse statistisch ausgewertet[9]	keinen Einfluß[20]
Beobachtungen an Menschen (30—60 g Austauscher pro die)	an 8 Patienten sowohl negative wie auch positive Bilanzen[21]			einige subnormale Werte[4] an 8 Patienten verringert[21]

Tabelle 5. *Kaliumstoffwechsel bei Verwendung partiell mit Kalium beladener Austauscher (20—50% Kaliumform).*

	Bilanzstudien		Serumkalium
	negative Bilanzen	positive Bilanzen	
Tierversuche (meist 10% Austauscher im Futter)		an Ratten[8], an Ratten[29], bei 18% K-Form Bilanzen gleiche Größe wie in Kontrollen	
Beobachtungen an Patienten (meist 30—60 g Austauscher pro die)	bei Austauscherapplikation[22] 2 dieselben in austauscherfreien Kontrollversuchen[22] 1	16 2	keine subnormalen Werte[22,30,14], gelegentliche Verringerung nur im Sinne einer Normalisierung anfänglich erhöhter Werte, wohl im Zusammenhang mit eintretender Kompensation[30,14]

Bestimmungen des Serumkaliums lassen Hypo- und Hyperkalämien erkennen, aber normale Serumkaliumwerte können nicht immer einen Kaliummangel ausschließen. Eine Kaliumverarmung ist durch einen Ausscheidungstest zu erkennen, da bei intakten Kaliumvorräten der Zellen einige Gramm oral gegebenes Kaliumchlorid innerhalb 24 Std im Urin ausgeschieden werden[33]. Die engen Zusammenhänge zwischen Natrium und Kaliumstoffwechsel lassen aber besonders bei extrem salzarmer Kost, während der Austauschertherapie und bei gleichzeitigen Störungen des Natriumstoffwechsels den diagnostischen Wert einer solchen Kaliumbelastung noch fraglich erscheinen.

Da bei der Kreislaufdekompensation die Serumkaliumwerte an sich schon erhöht sind (KISCH zitiert nach HEUBNER[34]), ist es nicht angebracht, wesentlich höher mit Kalium vorbeladene Austauscher zu verwenden, zumal die klinischen Zustände, die erhöhte Kaliumzufuhr erforderlich machen, verhältnismäßig selten auftreten.

Veränderungen des Säure-Basengleichgewichtes im Organismus durch Kationenaustauscher.

Kationenaustauscher geben für jedes im Verdauungstrakt gebundene Kation ein anderes ab. Daher müssen auch die Wirkungen der vom Austauscher abgegebenen Kationen betrachtet werden.

Die H- und NH_4-Form der Austauscher führen zu einer Ansäuerung des Organismus. Die H-Form gibt im Austausch H-Ionen ab, die der Organismus neutralisiert. Die ansäuernde Wirkung der NH_4-Form beruht auf der enteralen Bildung von Ammoniumchlorid, das nach seiner Resorption in der Leber folgende Umsetzung erfährt:

$$NH_4Cl + CO_2 \rightarrow (NH_2)_2CO + HCl.$$

Bei beiden Formen werden also im Organismus bestimmte Säuremengen entwickelt. Diese bewirken bei unverändertem Serumnatrium und p_H-Wert eine Vermehrung der Cl-Ionen und eine Verminderung der Alkalireserve. Bei intakter Nierenfunktion bleiben diese Veränderungen der Serumwerte in bestimmten unbedenklichen Grenzen.

Es erscheint uns nicht unwichtig, die Unterschiede der durch Austauschergaben hervorgerufenen kompensierten Acidose mit der acidotischen Stoffwechsellage beim Diabetes mellitus zu vergleichen. Abb. 4 zeigt das Säure-Basengleichgewicht im Serum bei den verschiedenen Zuständen. Vereinfachend sind die gesamten Basen als Natrium gezeichnet. Bei der Austauscherbehandlung kommt die Verminderung der Alkalireserve durch die Vermehrung der Cl-Ionen zustande, bei der mäßigen diabetischen Acidose sind dagegen die Chloridwerte unverändert. Die Verringerung der Alkalireserve wird hier vorwiegend durch andere im intermediären Stoffwechsel zusätzlich gebildete nicht flüchtige Säuren verursacht. Die bei der Austauschertherapie beobachteten Alkalireservewerte sind also mit denen beim Diabetes nur bedingt zu vergleichen.

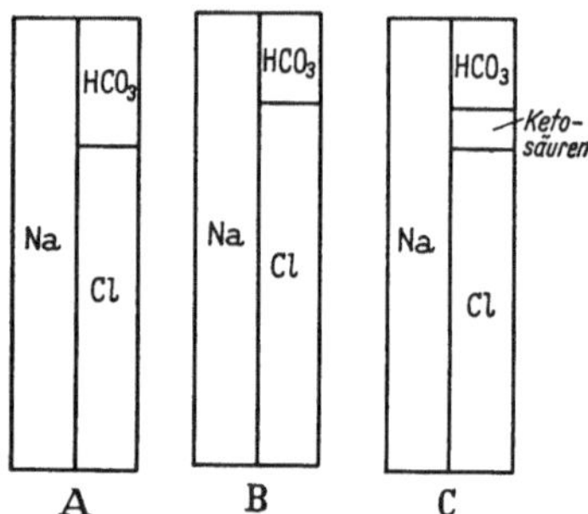

Abb. 4. Elektrolytverteilung im Serum. A Normale Elektrolytverteilung; B kompensierte Acidose während der Austauschertherapie; C beginnende diabetische Acidose.

Sie erreichen bei intakter Nierenfunktion selten Werte unter 30 Vol.-%.

Irwin, Berger u. a.[4] und besonders Danowski u. a.[20-22] geben für die hier besprochenen Veränderungen der Serumwerte zahlreiche Analysen an.

Die Ansäuerung des Organismus wird durch die renale Ausscheidung von Anionen als Ammoniumsalze in Grenzen gehalten. Das benötigte Ammonium wird in der Niere gebildet. Wieweit NH_4-Ionen bei Verwendung der NH_4-Form der Austauscher direkt für diese renale Ausscheidung des Cl-Ions zur Verfügung stehen, ist nicht klar. Fest steht nur, daß sich bei intakter Organfunktion keine toxischen Mengen Ammonium im Körper ansammeln können, die bekanntlich nur bei parenteraler Applikation von Ammoniumsalzen zu erreichen sind.

Die Veränderung der Ionenverhältnisse im Urin sind am eindrucksvollsten in einem Diagramm aus der Arbeit von Irwin, Berger u. a.[4] dargestellt (Abb. 5). Das Ammonium nimmt während der Austauscherapplikation den Platz der Na- und K-Ionen ein, soweit ihre Ausscheidung während der Austauschergaben in den Kot verlegt ist. Die anderen Werte (Ca, Cl, SO_4, PO_4) sind unverändert. Eine Vermehrung der Cl-Ionen im Harn tritt aber bei der Ausschwemmung von Ödemen auf, da die Cl-Ionen der Ödemflüssigkeit renal eliminiert werden.

Eine Säuerung des Urins leistet in keinem Fall einen bemerkenswerten Beitrag zur Ausscheidung des die fixen Basen

übersteigenden Cl-Ions, da auch in extremen Fällen nur ein
p_H von 4,5 gemessen wurde[13].

Für die Praxis kann dies bei gleichzeitiger Sulfonamid-
gaben von Bedeutung sein, da diese Chemotherapeutica im
sauren Harn schlecht löslich sind
und durch Kristallbildung Nierenschäden verursachen können.

Bei Anwendung ansäuernder
Austauscher oder Ammonium-
chloridmedikation beschrieben
FRIEDMAN u. a.[13] einen eigenartigen Befund. Sie fanden nämlich im sauren Harn auffallend viel
granulierte Cylinder. In eingehenden klinischen und tierexperimen-
tellen Untersuchungen haben sie
jedoch festgestellt, daß dieser Erscheinung keine krankhafte Veränderung zugrunde liegt. Eine
Patientin, die seit 30 Monaten mit
etwa 60 g Austauscher täglich behandelt wurde, hatte ständig eine
Cylindrurie, die bei Absetzen des
Mittels binnen 24 Std sistierte.

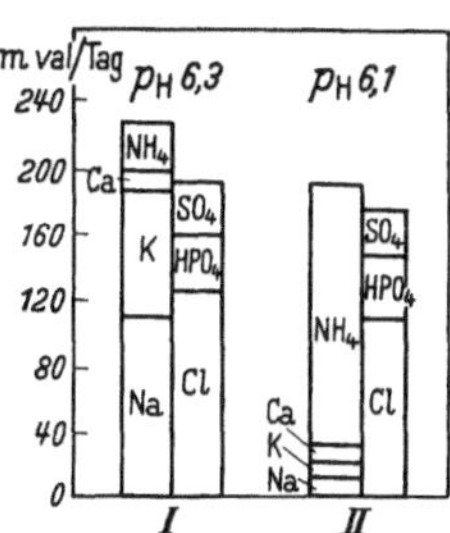

Abb. 5. Ionenverteilung im
Urin während der Kontroll-
und Austauscherperiode[4].
I Mittelwerte während der
Kontrollperiode; *II* Mittelwerte während der letzten
4 Tage der Austauscherperiode.

Auch an einer Gruppe von 9 Ratten, die täglich 1—4 g
Austauscher mit dem Futter erhielten, konnten die gleichen
Autoren die Ausscheidung von Cylindern beobachten. Nach
einer Versuchsdauer von 30—80 Tagen wurden einzelne
Tiere getötet. Bei der histologischen Untersuchung der Nieren
ergaben sich auch im Vergleich mit den histologischen Präparaten einer Kontrollgruppe keine pathologischen Veränderungen. Die Verfasser der Arbeit betonen, daß das Auftreten
von granulierten Cylindern im Harn kein Grund zur Unterbrechung der Austauschertherapie ist.

In eigenen Versuchen[14] wurden bei Patienten mit kardialen Ödemen, die täglich 45—60 g Austauscher erhielten, in
zahlreichen Sedimentuntersuchungen auch während mehr-
monatiger Behandlung nur bei einer Patientin 2mal vereinzelte
Harncylinder gefunden.

Auch in anderen klinischen Arbeiten finden sich keine
Hinweise für das Auftreten solcher Sedimentbefunde während
der Austauschertherapie.

Bindung von Calcium, Magnesium und sonstigen Kationen
an Austauscher.

Bei der im chemischen Teil schon erwähnten höheren Affinität des Calciums zu den Kationenaustauschern, die bei den
Carboxylharzen besonders ausgeprägt ist, könnte man trotz
der geringen Konzentration des Calciums in den Verdauungssekreten eine Beeinflussung des Calciumstoffwechsels durch
orale Austauschergaben erwarten. Auf Grund solcher Überlegungen sind von einigen Autoren[11, 12, 35] bei langfristiger Anwendung der Austauscher zum Natriumentzug oft prophylak-
tisch Calciumsalze oral oder parenteral gegeben worden. Zahlreiche Experimentalarbeiten lassen aber solche Vorsichtsmaß-
nahmen unnötig erscheinen, da nur in Tierversuchen unter
extremen Bedingungen (hohe Austauscherdosierung und sehr
mineralarmes Futter) negative Calciumbilanzen beobachtet
wurden.

Ähnlich liegen die Verhältnisse beim Magnesium und den Spurenelementen.

Calcium- und Magnesiumbilanzen bei Ratten wurden unter extremen Bedingungen negativ[10,19], aber bei dem üblichen salzarmen Futter positiv[8,10,19].

Calcium- und Magnesiumbilanzen am Menschen unter klinischen Bedingungen wurden von Emerson jr. u. a.[11] aufgestellt und ergaben positive Werte.

Irwin, Berger u. a.[4] bestimmten die fäkale Calciumausscheidung während der Austauscherapplikation und fanden keinen signifikanten Unterschied gegenüber der Kontrollperiode.

Da jedoch im Kot reichlich Phosphate dieser Kationen vorhanden sind, kann der Austauscher gewisse Mengen derselben binden, ohne Bilanzen und fäkale Ausscheidung zu beeinflussen. So fanden wir in Austauscherproben, die aus den Faeces ausgeschlemmt wurden, 9—17 mg Calcium und 2—4 mg Magnesium je Gramm Austauscher.

Untersuchungen von Irwin, Berger u. a.[4], Danowski u. a.[20-23] und eigene Bestimmungen ergaben keine Veränderungen der Serumcalciumwerte.

Es wurden 2 Fälle von Tetanie während bzw. nach der Austauschertherapie beschrieben[11,35]. In dem einen Fall[11] nimmt das Serumcalcium erst nach Absetzen des Austauschers subnormale Werte an. Im andern Fall[35] werden keine Serumcalciumbestimmungen angegeben, die Tetanie trat hier nach Absetzen des Austauschers und nachfolgender Behandlung mit Quecksilberdiuretica auf. In beiden Fällen erscheint die Genese unklar.

Die Frage der Beeinflussung des Calciumhaushaltes durch Austauscher ist im Wachstum und bei Gravidität im Tierversuch eingehend mit negativem Ergebnis geprüft worden[9]. Auch bei nephrotischen Kindern[23,36,37] und bei graviden Frauen[38,39] wurde während der Austauscherbehandlung keine Störung des Calciumstoffwechsels beobachtet.

Die Bindung anderer Kationen wurde von Flanagan[9] an Hunden untersucht. In den fäkalen Ausscheidungen von Kupfer, Magnesium, Kobalt, Eisen und Mangan mit und ohne Austauschergaben wurden keine bemerkenswerten Unterschiede gefunden.

Klinischer Teil.

Kardiale Ödeme.

Kardiale Ödeme treten im Vergleich zu Ödemen anderer Genese am häufigsten auf. Daher befassen sich auch die meisten therapeutischen Arbeiten über die Verwendung von Kationenaustauschern mit der Ödemausschwemmung bei dekompensierter Herzinsuffizienz. Die verwandten Austauscher, ihre Dosierung, der Natriumgehalt der Kost und die sonstigen klinischen Bedingungen variieren in den einzelnen Untersuchungen und Berichten erheblich. Von allen Autoren wird jedoch eine gute Wirksamkeit auch in solchen Fällen angegeben, bei denen die üblichen therapeutischen Maßnahmen nicht von Erfolg begleitet waren.

In der Klinik wurden anfänglich vorwiegend kaliumfreie Formen benutzt. Die dabei gelegentlich auftretenden Symptome einer Kaliumverarmung wurden später durch Verwendung eines teilweise mit Kalium vorbeladenen Austauschers vermieden.

Die Wirkung der reinen NH_4-Form läßt sich im Vergleich zu einem partiell mit Kalium vorbeladenen Austauscher besonders deutlich durch eine eigene Untersuchung demonstrieren[14]. Eine Patientin mit konstriktiver Perikarditis mit Einflußstauung und Ascites wurde in 2 aufeinanderfolgenden Perioden zuerst mit der reinen NH_4-Form entwässert. In der 2. Periode wurde ein Gemisch von 20% K- und 80% NH_4-Form angewandt*. Es ist bemerkenswert, daß in der austauscherfreien Zwischenperiode bei unveränderter salzarmer Kost und fortgesetzter Digitalismedikation eine erneute Gewichtszunahme durch Wasserretention erfolgte. Die Gewichtskurven und die vom Austauscher pro die gebundenen Natrium- und Kaliummengen, sowie die Serumnatrium- und Serumkaliumwerte sind in Abb. 6 dargestellt. Sämtliche Natrium- und Kaliumbestimmungen wurden mit dem Flammenphotometer durchgeführt. Es ergibt sich, daß bei der NH_4-Form die Kaliumaufnahme 130% der Natriumbindung beträgt, während sie bei der partiell mit Kalium vorbeladenen Form des Austauschers nur 27% des gebundenen Natriums ausmacht. Ein Vergleich mit dem in der täglichen Nahrung enthaltenen Kalium (etwa 2 g) zeigt, daß mit der reinen NH_4-Form etwas mehr Kalium vom Austauscher gebunden wurde, als die Kost enthielt, während in der 2. Periode die mit der Nahrung zugeführte Kaliummenge 2—3mal so groß ist wie das vom Austauscher aufgenommene Kalium.

In weiteren eigenen Untersuchungen[14] wurden kardiale Ödeme, von denen 2 gegen Quecksilberdiuretica praktisch resistent waren, mit dem gleichen Austauschergemisch behandelt. Der Natrium- und Kaliumgehalt der Kost wurde hier durch die renalen Natrium- und Kaliumausscheidungen von 2 gesunden Versuchspersonen mit durchschnittlich 1,35 g Natrium = 58,5 mval und 2,0 g Kalium = 51 mval in 7- bzw. 14tägiger Versuchsdauer bestimmt. Die Verluste durch Perspiratio insensibilis, Schweiß und die fäkalen Natrium- und Kaliumausscheidungen blieben unberücksichtigt.

Bei allen Fällen wurde eine gleichmäßige Ödemausschwemmung mit Gewichtsabnahme von etwa 500 g täglich erreicht. Auf Quecksilberdiuretica konnte in allen Fällen verzichtet werden. Eine vollständige Ödemausschwemmung war auch möglich, wenn die seit Monaten gegebenen Digitalispräparate während der Austauscherbehandlung abgesetzt wurden. Zweifellos ist die Ausschwemmung von Ödemen bei Digitalis refraktären Fällen für die Therapie ein besonderer Vorteil. Eine Flüssigkeitsbeschränkung war nicht erforderlich.

Die ersten klinischen Berichte über die Behandlung von kardialen Ödemen mit Kationenaustauscher erschienen 1949. Inzwischen ist die Zahl der Arbeiten so angewachsen, daß im Rahmen dieser Übersicht nicht auf alle eingegangen werden kann[4, 24, 40—46].

Die erzielten klinischen Ergebnisse sind durchweg gut. In vielen Fällen erfolgte allein durch den Austauscher eine gleichmäßige Ödemausschwemmung. Auch die Natriumbeschränkung in der Kost konnte häufig gemildert werden. Hypokalämien wurden bei Anwendung der reinen H- und NH_4-Form beobachtet[4, 11, 44]. Eine 100%ige K-Form wurde von Chapman[47] angewandt. Auch ein Gemisch aus gleichen Anteilen K- und NH_4-Form erwies sich als günstig[11]. Erwähnens-

---

* Für die Überlassung dieses für therapeutische Zwecke vorgesehenen Kationenaustauschers „Natrantit" danken wir der Herstellerfirma Dr. Siegmund & Co., Berlin-Mariendorf.

wert ist die gleichzeitige Anwendung von Kationen- und Anionenaustauscher, über die MARTZ[48] berichtet. Zu einem Gemisch der K- und NH_4-Form gab er Anionenaustauscher. Diese sollen Cl-Ionen im Verdauungstrakt binden und so bei genügender Dosierung eine zu weit gehende Ansäuerung des Organismus bei Patienten mit Nierenfunktionsstörungen verhindern.

Über Dauerbehandlung mit Kationenaustauscher bis zu 2 Jahren liegen inzwischen Berichte vor[11-13]. FRIEDMAN[13] be-

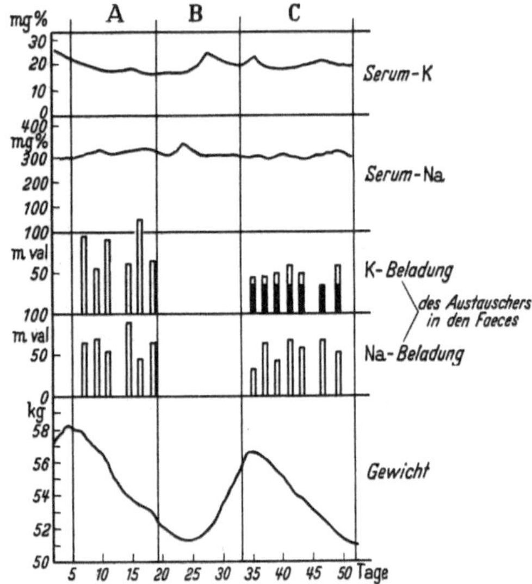

Abb. 6. Konstriktive Perikarditis mit Einflußstauung und Ascites. A 225 mval NH_4-Form pro die; B Zwischenperiode ohne Austauscher: C 135 mval NH_4-Form und 35 mval K-Form pro die. (Das von vornherein am Austauscher vorhandene Kalium ist durch dunkle Schraffierung hervorgehoben.)

schreibt eine Patientin, die seit über 2 Jahren Kationenaustauscher nimmt und gelegentlich ambulant ärztlich überwacht wird. Sie richtet sich in der Dosierung nach der Gewichtskurve. Eine Dauerbehandlung von 3—9 Monaten von 3 Patienten mit langjährigen Dekompensationserscheinungen führten VOYLES u. a.[12] durch. In jedem Fall konnte, teils ohne gleichzeitige Anwendung von Quecksilberdiuretica, Kompensation des Kreislaufes und gesteigerte körperliche Leistungsfähigkeit erreicht werden. Bei allen 3 Patienten waren vor Beginn der Behandlung Anzeichen einer leichten Niereninsuffizienz vorhanden. In einigen vorwiegend klinisch-kasuistischen Arbeiten[30, 49] werden gute Ergebnisse bei der Behandlung dekompensierter Vitien und Hypertonien und einer konstriktiven Perikarditis berichtet. Es handelt sich hier um rein klinische Arbeiten, in denen die Autoren nur gelegentlich Bestimmungen der Serumelektrolyte und der Alkalireserve vornahmen.

Neuerdings haben WOOD u. a.[56] an einem umfangreichen Krankengut (50 Fälle, meist kardiale Ödeme) die therapeutische Anwendung von Kationenaustauschern vorwiegend vom

Standpunkt des Klinikers beschrieben. Bei Verwendung partiell mit Kalium beladener Austauscher beobachteten sie keine Kaliummangelerscheinungen und berichten über Erfolge bei sonst therapieresistenten Fällen. Bei Behandlung von Patienten mit Nierenschäden wurden Komplikationen beobachtet; diese verschwanden nach Absetzen des Austauschers und verursachten keine irreversiblen Schäden.

Lebercirrhose und portale Stauung.

Als Hauptursache der Ascitesbildung bei Lebercirrhosen werden vor allem ein Druckanstieg in der Pfortader und Hypoproteinämie mit Verschiebungen im Albumin-Globulinverhältnis angenommen, die den kolloid-osmotischen Druck der Eiweißkörper im Serum vermindern.

Jedoch konnte gezeigt werden, daß eine strikt natriumarme Kost zur Ausschwemmung des Ascites führt[50, 51]. DANOWSKI[16] berichtet über einen Patienten, der selbst mit einem Albuminwert von 0,36 g-% bei einer extrem salzarmen Kost 1 Jahr lang ödemfrei blieb.

Da die Zubereitung einer eiweißreichen Kost, die bei Lebercirrhose angezeigt ist, mit zugleich sehr niedrigem Natriumgehalt auf große Schwierigkeiten stößt, gewinnt die Therapie mit Kationenaustauscher hier auch Bedeutung.

In der Arbeit von IRWIN, BERGER u. a.[4] wird über eine Patientin mit Lebercirrhose und Ascites berichtet, die bei langfristiger Anwendung von Quecksilberdiuretica ihr Gewicht nur mäßig verringerte. Durch Kationenaustauschertherapie ohne sonstige Diuretica wurde dann in 22 Tagen eine vollständige Ausscheidung der Ödeme und des Ascites erreicht.

Ähnliche Erfolge erzielten MARTZ u. a.[48] bei der Behandlung von 5 Fällen.

GABUZDA u. a.[55] behandelten 12 fortgeschrittene Lebercirrhosen und erreichten in 10 Fällen eine gute Diurese und Ausschwemmung der Ödeme und des Ascites. Bei Verwendung der NH_4-Form traten gehäuft Apathie, Verwirrungszustände und abnorme Verhaltensweisen auf. Auch ein grober Tremor wurde beobachtet. Diese Störungen waren reversibel und verschwanden nach Absetzen des Austauschers. Es liegt nahe, einen gestörten Ablauf der Harnstoffbildung aus dem Ammonium als Ursache der geschilderten Symptome anzunehmen. Bei Verwendung der H-Form wurden keine psychischen oder neurologischen Störungen gesehen. Auch wir haben bei der Behandlung von 2 Fällen ähnliche Beobachtungen gemacht, sahen jedoch im Gegensatz zu GABUZDA in einem Falle die gleichen Erscheinungen auch bei Verwendung der reinen H-Form[14].

In einigen anderen Arbeiten[30, 56] wird ebenfalls über die erfolgreiche Behandlung von Lebercirrhosen mit Austauschergemischen, die vorwiegend die NH_4-Form enthielten, berichtet, ohne daß psychische Veränderungen bei den Patienten auftraten.

Mit dem vorhandenen Material läßt sich die Indikation für die Austauscherbehandlung der Lebercirrhose noch nicht sicher abgrenzen. Nach eigenen Erfahrungen ist hier besondere Vorsicht angezeigt.

Nephrotische Ödeme.

Über die Behandlung von Nephrosen mit Kationenaustauschern sind uns bisher 3 klinische Arbeiten bekannt.

Wie schon bei Besprechung des Säure-Basengleichge-
wichtes erwähnt, muß die Niere bei der Austauschertherapie
vermehrt Ammonium zur Eliminierung der Cl-Ionen bilden.
Diese Funktion ist aber offenbar bei einem großen Prozentsatz der Nephrosen erhalten. Bei ausgeprägteren degenera-
tiven Veränderungen des Tubulusapparates ist mit Störungen
der Rückresorption von Natrium und Kalium zu rechnen, so
daß vermehrte Ausscheidung im Harn zu einer Natrium- und
Kaliumverarmung des Organismus führen kann. Daher ist bei
der Behandlung der Nephrosen eine genaue Überwachung notwendig.

LIPPMAN[37] behandelte 14 Patienten mit Nephrosen verschiedenen Grades. Bei 12 Patienten waren Zeichen einer
Niereninsuffizienz vorhanden, und 2 davon waren urämisch.
Er verwandte ein Sulfoharz in der NH_4-Form und führte zur
Verhütung von Acidosen und Hypokalämien eine intermit-
tierende Behandlung durch. Auch nach erfolgter Ausschwemmung ließ er in der Medikation eine Pause eintreten, bis das
Körpergewicht um etwa 1 kg anstieg, und begann die Behandlung wieder mit einer Erhaltungsdosis. Unter der Behandlung
beobachtete er erhebliche Gewichtsabnahmen, in einem Fall
etwa 20 kg in 20 Tagen. In den meisten Fällen war eine Verringerung der Austauscherdosis nach Erreichung des Normal-
gewichtes möglich. An Komplikationen sah er einmal eine
unkompensierte Acidose bei einem Alkalireservewert von
9,2 Vol.-%. Es wurden häufig niedrige Serumnatriumwerte
vor und während der Behandlung gefunden; diese sind keine
Kontraindikation für die Austauschertherapie, es wurde sogar
ein Anstieg der Natriumwerte während der Austauscherperiode beobachtet. Bei einer Patientin trat eine Kaliumverarmung des Organismus ein, die durch insgesamt 30 g
Kaliumchlorid in 7 Tagen behoben wurde.

PAYNE und WILKINSON[36] berichten über die Behandlung
von 6 nephrotischen Kindern mit einem Sulfoharz in der H-
Form, dessen Kapazität nur 2,5 mval betrug. Die Autoren
wandten kleinere Austauscherdosen an, bei einer Kost, die
etwa 500 mg Kochsalz (8 mval Na) und 1,2 g Kalium (30 mval)
pro die enthielt. Auch in dieser Arbeit werden niedrige
Serumnatriumwerte von 290—310 mg-% vor Beginn der Behandlung angegeben. Sie stiegen teilweise während der Behandlung an. Die Diurese war durchweg vermehrt, und bei
den meisten Kindern wurde völlige Ödemfreiheit erreicht.
Der niedrigste Wert der Alkalireserve lag bei 36 Vol.-%;
irgendwelche Komplikationen traten nicht auf.

MATEER u. a.[23] befassen sich ebenfalls mit der Behandlung der Nephrosen durch Kationenaustauscher. Die hier angewandte Kost war mit etwa 100 mg Natrium pro die extrem
salzarm und führte in einer längeren Vorperiode schon zu vermehrter Diurese und Ausschwemmung der Ödeme. Zusätzliche Austauschermedikation verursachte keine weitere Steigerung der an sich schon guten Diurese.

Präeklampsie und Eklampsie.

In den Vorstadien der Eklampsie kommt es stets zu ab-
normer Kochsalz- und Wasserretention, die auf strikte Einschränkung der Kochsalzzufuhr in der Diät anspricht. Es lag
daher nahe, die natriumentziehende Wirkung der Kationenaustauscher auch für die Behandlung der Wasserretention
in der Gravidität und zur Prophylaxe der Eklampsie nutz-
bar zu machen. Darüber liegen bisher 2 Arbeiten vor.

ODELL u. a.[38] untersuchten die Wirkung von Kationenaustauschern bei 20 Graviden mit abnormem Gewichtsanstieg und präeklamptischen Symptomen. Bei einer Austauscherdosierung von 45 g täglich trat innerhalb von 5 Tagen ein durchschnittlicher Gewichtsverlust von 3,5 kg ein. Dabei war der Kochsalzgehalt der Kost, der 1 g bzw. 3 g betrug, ohne Einfluß. Nach Ausschwemmung der Ödeme war der durch Hypophysenhinterlappenpräparate auszulösende Blutdruckanstieg geringer als vor Beginn der Behandlung.

PENMAN[39] stellte in einer vergleichenden Untersuchung fest, daß bei Präeklampsie durch Reduzierung des Kochsalzgehaltes der Kost auf 400 mg pro die wohl eine Diurese, aber keine vollständige Ausschwemmung der Ödeme zu erzielen war. Bei einer täglichen Austauschergabe von 45 g und einer Diät mit 2 g Kochsalz täglich wurden die Ödeme stets völlig ausgeschwemmt.

Kationenaustauscher und ACTH- und Cortisontherapie.

Unter den unerwünschten Nebenwirkungen der ACTH- und Cortisonbehandlung (Hypertension, Diabetes, Depressionen) haben die Störungen des Mineralstoffwechsels, nämlich Natriumretention und vermehrte Kaliumausscheidung, besondere Bedeutung. Gerade bei den akuten rheumatischen Erkrankungen des Kindesalters stößt eine längere Behandlung mit diesen Hormonen auf Schwierigkeiten. Natriumretention und Ödembildung, sowie Hypokalämie und daraus resultierende Neigung zu Rhythmusstörungen belasten das bereits durch den rheumatischen Krankheitsprozeß geschädigte Herz zusätzlich und können zum Absetzen der Hormonbehandlung zwingen.

In der einen Arbeit[22], die bisher über gleichzeitige Anwendung von Kationenaustauschern und ACTH und Cortison vorliegt, wurde ein Austauschergemisch mit 20% der K-Form benutzt. Durch die enterale Natriumbindung wurde eine Natriumretention verhindert. Die geringe Kaliumvorbeladung des Austauschers reichte jedoch nicht aus, um Kalium im Darm abzugeben und so die vermehrte Kaliumausscheidung zu kompensieren. Ein Austauschergemisch mit wesentlich höherer Kaliumbeladung dürfte hier bessere Ergebnisse erwarten lassen.

Kationenaustauscher und Hochdruck.

Über die Behandlung des arteriellen Hochdruckes mit Kationenaustauscher liegen noch keine ausführlichen klinischen Arbeiten vor, jedoch wird von einzelnen Autoren über eindrucksvolle Einzelbeobachtungen berichtet, aus denen sich aber noch keine endgültigen Schlüsse ziehen lassen.

So berichten EMERSON jr. u. a.[11] über eine Patientin, deren seit 10 Jahren bekannter Hochdruck von 240/120 mm Hg während einer 9monatigen Behandlung mit Kationenaustauscher auf 185/95 fiel. Drei Monate nach Absetzen des Austauschers stieg der Blutdruck erneut auf 260/130 mm Hg an. Auch VOYLES jr. u. a.[12] sahen bei Dauerbehandlung von Hochdruckpatienten, die gleichzeitig Ödeme hatten, Abfall der Blutdruckwerte. Bei der großen Bedeutung, die den streng salzarmen Diäten bei einigen Formen des arteriellen Hochdruckes zukommt, ist anzunehmen, daß hier die Anwendung von Kationenaustauschern neue und erweiterte Behandlungsmöglichkeiten erschließt.

Kationenaustauscher und Kaliumintoxikationen.

Bei anhaltender Oligurie im Endstadium der Niereninsuffizienz und bei akuten Anurien verschiedener Genese (lower nephron syndrome) kommt es ziemlich regelmäßig zu einer Hyperkalämie. Das mit der Nahrung aufgenommene Kalium kann nämlich mit den geringen Harnmengen nur unvollkommen bzw. gar nicht ausgeschieden werden. Zusätzlich wird durch katabolische Prozesse und Störungen des Zellstoffwechsels Kalium frei und tritt in die Extracellularflüssigkeit über. So bildet die Hyperkalämie bei Werten von 32—40 mg-% eine der Hauptindikationen für die Anwendung der künstlichen Niere.

An ihrer Stelle verwandten Elkinton u. a.[52] Kationenaustauscher zum enteralen Kaliumentzug. Bei 3 praktisch anurischen Patienten wurde Austauscher oral oder als Clysma gegeben. Bei minimaler Kaliumzufuhr ließ sich so stets eine negative Kaliumbilanz erreichen. Die Serumkaliumwerte fielen binnen 3 Tagen auf Werte ab, die an der oberen Grenze der Norm lagen.

Weiterhin wurden 2 urämische Endzustände behandelt[11]. Durch rektale Gabe von 50 g Austauscher täglich wurde der Serumkaliumspiegel in kurzer Zeit von 36 mg-% auf 24 mg-% reduziert.

Die Einführung der Ionenaustauscher in die Therapie hat zweifellos neue Möglichkeiten zur wirksamen Beeinflussung des Wasserhaushaltes und des Mineralstoffwechsels im menschlichen Organismus geschaffen. Bei diesem weitgehenden Einfluß auf den Mineralstoffwechsel und das Säure-Basengleichgewicht des Organismus halten wir eine sorgfältige Überwachung der Patienten besonders im Beginn der Behandlung für erforderlich. Die Therapie ist symptomatisch. In letzter Zeit sind auch Anhaltspunkte dafür gewonnen worden, daß bereits eine natriumarme Kost Rückwirkungen auf hormonale Vorgänge im Körper ausübt, die sich in einer veränderten Ausscheidung bestimmter Nebennierenrindenhormone im Harn äußern[53].

Zahlreiche Untersuchungen bei Erkrankungen der Nebenniere und der Hypophyse haben die hormonale Steuerung des Mineralstoffwechsels besonders herausgestellt. Die bei diesen Krankheiten gefundenen Funktionsänderungen zeigen deutlich, daß es keineswegs nur osmotische Vorgänge sind, denen bei der weiteren Forschung besondere Beachtung geschenkt werden muß. Die Entwicklung neuer Methoden, mit denen die Veränderungen im Mineralstoffwechsel heute erfaßt werden können, haben die engen Beziehungen zwischen den Abweichungen im physiologischen Ionenverhältnis innerhalb des Organismus und bestimmten Krankheitssymptomen immer klarer hervortreten lassen. Hier können bei Verwendung entsprechend beladener Ionenaustauscher weitere Verbesserungen für die Therapie solcher Zustände erwartet werden.

Literatur. [1] Kunin, R., and R. J. Myers: Ion exchange resins. New York u. London 1950. — [2] Nachod, F. C.: Ion exchange, theory and application. New York 1949. — [3] Dock, W.: Trans. Assoc. Amer. Physicians **59**, 282 (1946). — [4] Irwin, L., E. Y. Berger, B. Rosenberg and R. Jackenthal: J. Clin. Invest. **28**, 1403 (1949). — [5] Kunin, R., u. R. E. Barry: Ind. Engng. Chem. **41**. 1269 (1949). — [6] Stach, H.: Angew. Chem. **63**, 263 (1951). — [7] Crismon, J. M.: Federat.

Proc. 8, 30 (1949). — [8] McChesney, E. W.. and J. P. McAuliff: Amer. J. Physiol. 160, 264 (1950). — [9] Flanagan, T. L., M. F. Sax and A. E. Heming: J. of Pharmacol. 103, 215 (1951). — [10] Hegsted, D. M., D. Wilson, G. McPhee and F. J. Stare: Amer. J. Physiol. 164, 695 (1951). — [11] Emerson jr., K., S. S. Kahn, J. W. Vester and K. D. Nelson: A. M. A. Arch. Int. Med. 88, 605 (1951). — [12] Voyles jr., C., and E. S. Orgain: New England J. Med. 245, 808 (1951). — [13] Friedman, I. S., S. Zuckerman and T. D. Cohn: Amer. J. Med. Sci. 221, 672 (1951). — [14] Dietrich, H., H. Herken u. M. Wolf: Ärztl. Wschr. 1952, 549 und unveröffentlicht. — [15] Freyberg, R. H., and R. L. Grant: J. Clin. Invest. 16, 729 (1937). — [16] Danowski, T. S.: Amer. J. Med. 10, 468 (1951). — [17] Lohmann, K.: In d'Ans u. Lax, Taschenbuch für Chemiker und Physiker. Berlin 1943. — [18] Cantarow, A., and J. P. Peters: In Dunkan, Diseases of Metabolism. Philadelphia u. London 1947. — [19] Ch'En, J. S., and S. Freeman: J. Labor. a. Clin. Med. 35, 99 (1950). — [20] Danowski, T. S., L. Greenman, F. M. Mateer, W. B. Parsons, F. A. Weigand, H. Mermelstein and J. H. Peters: J. Clin. Invest. 30, 984 (1951). — [21] Greenman, L., J. H. Peters, F. M. Mateer, F. A. Weigand, D. Wilkins, R. Tarail, G. Rhodes and T. S. Danowski: J. Clin. Invest. 30, 995 (1951). [22] Peters, J. H., T. S. Danowski, L. Greenman, F. A. Weigand, C. E. Clarke, K. Garver, F. M. Mateer and R. Tarail: J. Clin. Invest. 30, 1009 (1951). — [23] Mateer, F. M., L. H. Erhard, M. Price, F. A. Weigand, J. H. Peters, T. S. Danowski, R. Tarail and L. Greenman: J. Clin. Invest. 30, 1018 (1951). — [24] Friedman, I. S., and I. J. Greenblatt: Zit. nach E. W., McChesney, F. C. Nachod u. M. L. Tainter: J. Amer. Pharmaceut. Assoc. 40, 193 (1951). — [25] Danowski, T. S., L. Greenman, J. H. Peters, F. M. Mateer, F. A. Weigand and R. Tarail: Ann. Int. Med. 35, 529 (1951). — [26] Tarail, R., and J. R. Elkinton: J. Clin. Invest. 28, 99 (1949). — [27] Mateer, F. M., L. Greenman, J. H. Peters, R. C. Gow and D. S. Danowski: Federat. Proc. 8, 107 (1949). — [28] Elliot jr., H. C. and H. L. Holley: Amer. J. Clin. Path. 21, 831 (1951). — [29] McChesney, E. W.: J. Labor. a. Clin. Med. 38, 199 (1951). — [30] Hay, S. H., and J. E. Wood: Ann. Int. Med. 33, 1139 (1950). — [31] Berliner, R.: Amer. J. Med. 9, 541 (1951). — [32] Blumgard, H. L., D. R. Gilligan, R. C. Levy, M. G. Brown and M. C. Volk: Arch. Int. Med. 54, 40 (1934). — [33] Danowski, T. S.: Amer. J. Med. 7, 525 (1949). — [34] Heubner, W.: Der Mineralbestand des Körpers. Berlin 1931. — [35] Dock, W., and N. R. Frank: Amer. Heart J. 40, 638 (1950). — [36] Payne, W., and R. Wilkinson: Lancet 1951 II, 101. — [37] Lippman, R. W.: A. M. A. Arch. Int. Med. 88, 9 (1951). — [38] Odell, L. D., G. A. Janssen, J. C. Novelli and D. G. Ralston: Amer. J. Obstetr. 62, 121 (1951). — [39] Penman, W. R.: Amer. J. Med. Sci. 222, 193 (1951). — [40] Cobbey jr., T. S., R. H. Williams, N. McRae and B. T. Towery: Federat. Proc. 8, 352 (1949). — [41] Currens, J. H., T. Counihan and M. Rourke: J. Clin. Invest. 29, 807 (1950). — [42] Danowski, T. S., L. Greenman, F. Mateer, J. H. Peters, F. A. Weigand, H. Mermelstein and C. E. Clarke: J. Clin. Invest. 29, 807 (1950). — [43] Kahn, S. S., and K. Emerson jr.: J. Clin. Invest. 29, 827 (1950). — [44] Krauss, H.: J. Clin. Invest. 29, 829 (1950). — [45] Barker, R. A., and J. R. Mackay: Lancet 1951 II, 758. — [46] Lyons, R. H., J. Horn, Don C. Nouse and J. McCabe: Amer. J.

Med. 11, 517 (1951). — [47] Chapman, D. W., and C. Pannill: J. Labor. a. Clin. Med. 36, 808 (1950). — [48] Martz, B. L., K. G. Kohlstaedt and O. M. Helmer: J. Labor. a. Clin. Med. 36, 962 (1950). — [49] Kleiber, E. E., and G. Pickar: Ann. Int. Med. 34, 407 (1951). — [50] Philipps, R. W., and A. M. Philipps: A. M. A. Arch. Int. Med. 87, 636 (1951). — [51] Kark, R. M., R. W. Keeton, N. O. Calloway, G. R. Morey, R. A. Chapman and R. H. Kyle: A. M. A. Arch. Int. Med. 88, 61 (1951). — [52] Elkinton, J. R., J. K. Clark, R. D. Squires, L. W. Bluemle jr. and A. P. Crosley jr.: Amer. J. Med. Sci. 220, 547 (1950). — [53] Pfeffer, K. H., u. Hj. Staudinger: Klin. Wschr. 1952, 257. — [54] Friedberg, C. K.: New England J. Med. 245, 812 (1951). — [55] Gabuzda jr., G. J., G. B. Phillips and C. S. Davidson: New England J. Med. 246, 124 (1952). — [56] Wood jr., E. J., D. H. Ferguson and P. Lowrance: J. Amer. Med. Assoc. 148, 820 (1952).

Aus der Medizinischen Klinik der Universität Freiburg i. Br.
(Direktor: Prof. Dr. HEILMEYER).

Triäthylenmelamin (TEM), ein neuer Stoff zur Behandlung von Leukämien *.

Ergebnisse einer Prüfung an 29 Fällen **.

Von

LUDWIG und INGEBORG HEILMEYER.

Triäthylenmelamin (TEM) wurde erstmals in Deutschland während des 2. Weltkrieges synthetisiert, wo es bei der Knitterprüfung von Stoffen Verwendung fand. Chemisch stellt es ein 2,4,6-Triäthylenimino-1,3,5-Triazin dar.

$$
\begin{array}{c}
\mathrm{H_2C} \\
\mathrm{H_2C}
\end{array}\!\!>\!\mathrm{N}-\mathrm{C} \cdots \mathrm{N} \cdots \mathrm{C}-\mathrm{N}\!<\!\!\begin{array}{c}\mathrm{CH_2}\\\mathrm{CH_2}\end{array}
$$

Es ist eine weiße krystalline Substanz, welche in Wasser und den meisten Lösungsmitteln löslich ist. Die Lösungen sind bei Zimmertemperatur stabil, polymerisieren aber rasch beim Erwärmen. Leider wurde in Deutschland diese Substanz pharmakologisch nicht ausgewertet. Im Rahmen eines größeren Forschungsprogramms über cytostatische Wirkungen von Stoffen vom Typ des Urethans und des Stickstofflostes fanden ROSE, HENDRY und WALPOLE 1950 die auffallende zellwachstumshemmende Wirkung des TEM. Die Autoren fanden eine Hemmung des Wachstums des Walkercarcinoms (Stamm 256) der Ratte bei einer Totaldosis von 0,1 mg auf 100 g Ratte bei intraperitonealer oder intravenöser Gabe von TEM in den ersten 10 Tagen des Experimentes. LEVIS und CROSLEY fanden ein verzögertes Wachstum transplantierter Carcinome und Sarkome bei Mäusen. BURCHENAL, CROSLEY, STOCK und ROADS fanden TEM bei experimentellen Mäuseleukämien wirksam und stellten dabei eine lebensverlängernde Wirkung

---

* Herrn Prof. Dr. WOLFGANG HEUBNER zum 75. Geburtstag gewidmet.
** Die Zahl erhöhte sich bis zur 1. Korrektur auf 39 Fälle und zwar 24 chronische Myelosen, 9 chronische Lymphadenosen und 6 Myeloblastenleukämien. (Siehe Nachtrag am Schluß dieser Arbeit.)
Anmerkung bei der 2. Korrektur: Inzwischen wurden 10 weitere Leukosen, davon 8 mit Erfolg, behandelt.

fest. Die ersten klinischen Beobachtungen stammen von Karnofsky, Burchenal, Bernstein, Southam. Sie beobachteten Rückgänge bei Hodgkin, Lymphosarkom und bei einigen Leukämien bei oraler Darreichung. Zum ersten Mal wurden diese Befunde auf dem 5. internationalen Krebskongreß im Juli 1950 mitgeteilt.

Der eine von uns (L. Heilmeyer) erhielt durch Herrn Burchenal von diesen Beobachtungen 1950

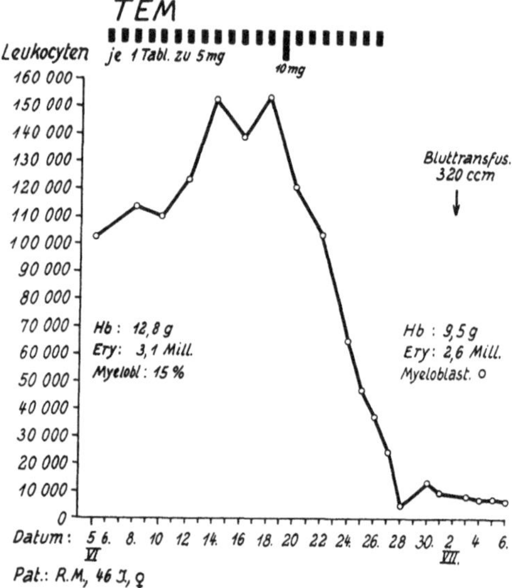

Abb. 1. Chronische myeloische Leukämie (1. Behandlung des Falles 1).

Kenntnis. Das Präparat, das bis heute noch nicht im Handel ist, wurde freundlicherweise von der Firma Lederle zum Teil auch von der Ciba A.G., Basel, zur Verfügung gestellt, wofür an dieser Stelle gedankt sei. Dadurch waren wir in der Lage, eine systematische klinische Prüfung durchführen zu können. Es wurden auch an der Freiburger Klinik einige maligne Tumoren behandelt. Der Erfolg war aber nur in 1 Falle eines Retothelsarkoms des Bauchraumes eklatant, bei dem ein kindskopfgroßer Tumor nach insgesamt 5mal 5 mg TEM nahezu vollkommen verschwand. Dabei machten wir die Beobachtung, daß die anfangs starke Leukocytose von 17000 nach 3 Tabletten TEM auf 5000 und nach weiteren 2 Tabletten à 5 mg bis unter 2000 absanken, wobei sowohl die Granulocyten wie die Lymphocyten betroffen waren. Diese und ähnliche Beobachtungen unter TEM-

Behandlung veranlaßten uns, den Stoff bei Leukämien systematisch zu prüfen. Eine solche Prüfung an einem größeren Leukämiematerial ist, soweit uns die Literatur zugänglich ist, bis heute noch nicht erfolgt. Es liegen nur Mitteilungen über einzelne Fälle außer von BURCHENAL und Mitarbeitern von SHIMKIN und Mitarbeitern, BIERMANN sowie von L. und I. WRIGHT, ferner von DUBOIS, FERRIÈRE und ROHR vor. Nur RHOADS, KARNOFSKY, BURCHENAL und CRAVEC haben

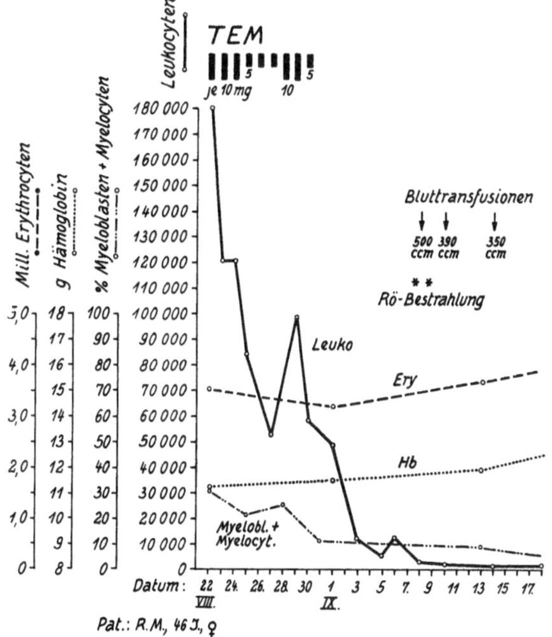

Abb. 2. Chronisch myeloische Leukämie (2. Behandlung des Falles 1).

über 10 Fälle und zwar 4 chronische myeloische Leukämien mit 3 erfolgreichen Behandlungen und 6 chronisch lymphatischen Leukämien mit 5 erfolgreichen Behandlungen berichtet. In unserer Klinik kamen insgesamt im Laufe des Jahres 29 Leukämien, darunter 17 myeloische, 9 lymphatische und 3 Myeloblastenleukämien zur Behandlung. Nachfolgend geben wir eine Darstellung der Behandlung unseres gesamten Leukämiematerials mit den wichtigsten Daten.

I. Myeloische Leukämien.

Fall 1. M. R., 46jährige Frau, Krankheitsbeginn Februar 1949, Juli 1949 Urethanbehandlung mit gutem Erfolg. Oktober 1949 Röntgenbestrahlung, ebenfalls mit gutem Erfolg. Mai 1950

Arsen. Erste Behandlung mit TEM am 5. 6. 51, täglich 5 mg, Gesamtdosis 110 mg, Leukocytenverlauf s. Abb. 1, zunächst weiterer Anstieg der Leukocyten von 102000 auf 152000, dann rascher Abfall in 10 Tagen auf normale Werte. Der Fall war schon insofern weit fortgeschritten, als bei der Aufnahme sich im Differentialblutbild 15% Myeloblasten und eine Anämie von 12,8 g Hämoglobin und eine Erythrocytenzahl von 3,1 Mill. fanden. Unter TEM zunächst geringer Rückgang von Hb (9,5 g) und Erythroccyten (2,5 Mill), später langsamer Anstieg auf die Ausgangswerte. Pat. wurde dann nach Hause entlassen und kam wieder am 22. 8. zur Aufnahme mit 180000 Leukocyten und neuerdings großem Milztumor mit 30% unreifen Zellen im peripheren Blut. Dieses Mal wurden größere Tagesdosen von 10 mg 3 Tage lang, dann 3 Tage 5 mg und nochmals 3 Tage 10 mg, insgesamt = 70 mg gegeben. Der Erfolg ist auf Abb. 2 zu sehen. Man sieht den raschen Abfall der Leukocyten in 13 Tagen auf normale Werte, wobei auch die unreifen Formen wieder zurückgehen. Dabei zeigt sich eine starke Nachwirkung des Mittels insofern, als 14 Tage nach dem Absetzen der Leukocytenrückgang noch weiter anhält und diese bis auf 2000 absinken. Hämoglobin und Erythrocyten sind dagegen nicht abgefallen, sie zeigen sogar eine gewisse Zunahme und steigen besonders unter Bluttransfusionen noch weiter an. Besonders schön war in diesem Falle sowohl bei der 1. wie bei der 2. Behandlung der Rückgang des Milztumors, der aus Abb. 3 zu ersehen ist. Nach dieser 2. Behandlung hält die Remission reichlich 2 Monate an, danach nehmen die Leukocyten bis auf 26 000 zu, fallen aber nach 6mal 5 mg wieder zu normalen Werten ab. Am 14. 12. erscheint die Pat. neuerdings in der Klinik, diesmal mit einem finalen Myeloblastenschub mit 256 000 Leukocyten bei 78% Myeloblasten. Über die Reaktion der Myeloblasten auf TEM s. Abschnitt Myeloblastenleukämien. Das Auftreten des Myeloblastenschubs nach 3jähriger Leukämiedauer ist an sich nichts Ungewöhnliches und kann nicht ohne weiteres dem Mittel zur Last gelegt werden. Diese Frage kann erst an einem größeren Material entschieden werden. In diesem Falle möchten wir um so weniger glauben, daß die TEM-Behandlung den Myeloblastenschub ausgelöst hat, da die Pat. schon vor der ersten TEM-Behandlung 15% Myeloblasten im peripheren Blut hatte. Der Entdifferenzierungsprozeß, den wir im Laufe chronischer Leukämien regelmäßig sehen, war hier also schon ziemlich weit fortgeschritten. Unter TEM gingen jeweils gerade die unreifen Zellen stark zurück, kamen aber im Rezidiv vermehrt wieder. Die Verträglichkeit des Medikamentes war gut.

Fall 2. I. M., 61jährige Frau, Krankheitsbeginn Januar 1947, damals 200000 Leukocyten festgestellt. Mai 1947 500000 Leukocyten. Nach Urethan und Röntgenbestrahlung Rückgang der Milz und Normalisierung des Blutbildes. In den folgenden Jahren 3 weitere Röntgenbestrahlungen, jedes Mal erfolgreich. Aufnahme am 19. 9. 51. Befund: Milz sehr groß, 3 Querfinger unter dem Nabel, 306 000 Leukocyten, 27% unreife Zellen, jedoch nur vereinzelte Myeloblasten. 6,4 g-% Hämoglobin, 2,9 Mill. Erythrocyten. Behandlung mit TEM s. Abb. 4. Unter den ersten TEM-Dosen leichter Anstieg der Leukocyten auf 360 000. Auch unter der TEM-Behandlung stark schwankende Werte, die zur Erhöhung der Dosis bis maximal täglich 3mal 5 mg zwangen. Normalisierung des Blutbildes in 6 Wochen mit Rückgang der unreifen Formen und Anstieg von Hämoglobin und Erythrocyten. Interessant das Verhalten der Blutplättchen, die stark erhöht waren (700000). Nach kurzem Abfall zeigen sie unter TEM-Behandlung einen steilen Anstieg bis über 1 Mill., um dann allmählich mit Normalisierung des Blutbildes auf normale Werte zurückzukehren. Die tägliche Harnsäureausscheidung zeigt anfangs unter TEM sehr hohe Werte und kehrt allmählich mit Normalisierung des Blutbildes nach Absetzen des Mittels zur Norm zurück.

Epikrise. Nach einer Gesamtdosis von 290 mg TEM in 42 Tagen wird eine komplette Remission herbeigeführt. Auch der Milztumor geht deutlich, jedoch nicht vollständig zurück. Verträglichkeit gut, keine Übelkeit, kein Erbrechen.

Fall 3. H. M., 54jähriger Mann. Beginn der Erkrankung Sommer 1949. 1. Behandlung Oktober 1949 mit Urethan und Röntgenbestrahlung. Rückgang der Leukocyten von 207000 auf 14000. 2. Behandlung April 1950. Leukocytenrückgang von 73000 auf 19000 durch Behandlung mit Urethan und Röntgenbestrahlung. 3. Behandlung Januar 1951 Röntgenbestrahlung, Leukocytenrückgang von 208000 auf 22000. 4. Behandlung mit TEM am 31. 11. 51. Milz in Nabelhöhe, 185000 Leukocyten, 30% unreife Zellen, aber nur vereinzelte Myeloblasten. Hämoglobin 12,5 g. Erythrocyten 4,6 Mill. Nach TEM-Behandlung anfänglicher Anstieg, dann rascher Rückgang der Leukocyten in 12 Tagen bis auf 60000. Dann Stop. Nach Erhöhung der Dosis erneuter Abfall bis auf 12000. Danach nochmaliger Anstieg, durch Röntgenbestrahlung Normalisierung des Blutbildes. Milz unter TEM wesentlich verkleinert, nur noch 2 Querfinger unter dem Rippenbogen zu tasten. Harnsäureausscheidung unter TEM stark ansteigend. Normalisierung nach Abfall des Blutbildes zur Norm.

Epikrise. Mit insgesamt 180 mg TEM fast völlige Remission, die aber nicht anhält und erst durch Röntgenbestrahlung vollständig wird. Verträglichkeit anfangs gut. Nach Erhöhung der Dosis bis 15 mg pro die trat Übelkeit auf. Patient gibt aber an, daß die Behandlung angenehmer sei als die mit Röntgenstrahlen. Nach 2 Monaten noch volle Remission.

Fall 4. St. R., 56jährige Frau. Beginn der Erkrankung Februar 1951. Klinikaufnahme September 1951 mit 90000 Leukocyten. Davon 30% unreife Zellen, aber nur vereinzelt Myeloblasten. Hb 11,3 g-%, Erythro 3,6 Mill. Nach nur 4mal 5 mg TEM in 3 Tagen Absturz der Leukocyten auf normale Werte mit Rückgang der unreifen Formen und Anstieg des Hämoglobins. Die anfänglich deutlich vergrößerte Milz ist nach der Behandlung nicht mehr palpabel. Während des steilen Leukocytenabsturzes tritt Erbrechen auf, das nach Absetzen des Mittels sofort aufhört. Die Remission hält aber nicht an, die Leukocyten steigen nach wenigen Tagen wieder bis auf 25000. Da TEM gerade nicht mehr zur Verfügung stand, wurde Röntgenbestrahlung gegeben. Während der Bestrahlung weiterer Anstieg der Leukocyten bis auf 88000 in 16 Tagen. Danach Zugabe von 5mal 5 mg TEM in 5 Tagen. Sofortiger Rückgang der Leukocyten.

Epikrise. Enorm rasches Ansprechen auf TEM in wenigen Tagen, jedoch rasches Rezidiv, das durch Röntgenbestrahlung nicht verhindert werden kann. Auf erneute TEM-Gabe rasches Ansprechen. TEM erweist sich in diesem Falle der Röntgenbestrahlung deutlich überlegen.

Fall 5. H. W., 53jähriger Mann, Beginn der Erkrankung 1949, mehrfach mit Röntgenbestrahlung mit gutem Erfolg behandelt. Klinikaufnahme 12. 4. 51. Befund 182000 Leukocyten, 13 g Hämoglobin und 4,4 Mill. Erythrocyten, 11% unreife Leukocyten, keine Myeloblasten. Milz steht in Nabelhöhe, hart, druckempfindlich. Unter 14mal 5 mg TEM (5 mg

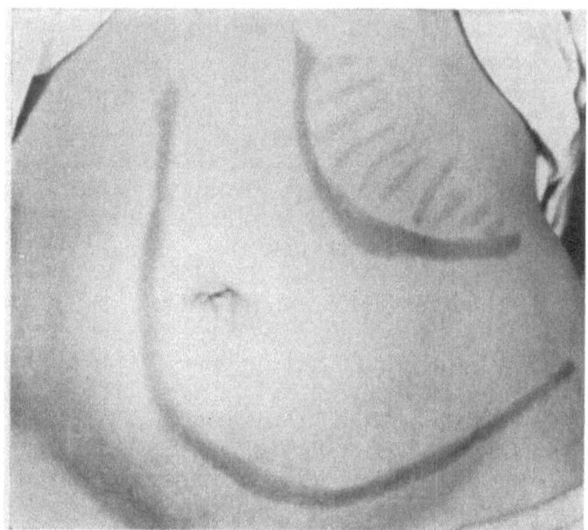

Abb. 3. Milzrückgang nach TEM. Myeloische Leukämie (Fall 1).

täglich) nach anfänglichem Schwanken der Leukocytenwerte Abfall bis auf 20000 in 3 Wochen. Leichter Wiederanstieg der Leukocyten nach 14 Tagen auf 48000. Anschließend Röntgenbestrahlung. Wiederabfall auf 20000. Der Milztumor ist unter TEM-Behandlung vollkommen verschwunden. Verträglichkeit des Medikamentes sehr gut.

Epikrise. Gutes Ansprechen auf kleine Dosen von TEM (Gesamtdosis 70 mg); fast völlige Remission, die aber nur 2 Wochen anhält.

Fall 6. Sch. M., 39jähriger Pfarrer. Beginn der Erkrankung Oktober 1949. Mehrfach mit Arsen behandelt und immer wieder etwas gebessert. Seit Januar 1951 zunehmende Verschlechterung des Befundes. Fieber bis 38°, das ebenso wie Herde in den Lungen als leukämisch gedeutet wird. Klinikaufnahme im April 1951 mit *doppelseitiger exsudativer Lungentuberkulose* in beiden Oberfeldern. Die Milz steht handbreit unter dem Rippenbogen. Leber stark vergrößert und derb. Gleichzeitige chemotherapeutische Behandlung der Tuberkulose mit PAS und Streptomycin und der Leukämie mit TEM, da Röntgenbestrahlung bei der schweren aktiven Tuberkulose kontraindiziert war. Blutbild bei Behandlungsbeginn 112000 Leukocyten, davon 16% Pro- und Myelocyten, 13,1 g Hämoglobin, 3,8 Mill. Erythrocyten. Unter 5 mg TEM täglich

nach 14 Tagen (Gesamtdosis 70 mg) Rückgang der Leukocyten auf 23000. Verkleinerung von Milz und Leber. Gleichzeitig Entfieberung und enorme Besserung des Allgemeinzustandes und des Appetits. Starke Gewichtszunahme. TEM
wird jeden 2. Tag nurmehr 5 mg gegeben. Nach insgesamt
165 mg TEM völlige Normalisierung des Blutbildes, ausgezeichneter Allgemeinzustand, Milz gerade noch am Rippenbogen tastbar, Anstieg von Hämoglobin und Erythrocyten.
Nachkontrolle nach 16 Tagen ergibt vorübergehenden Wiederanstieg der Leukocyten auf 21000 mit nachfolgendem Wiederabfall auf normale Werte (Abb. 5).

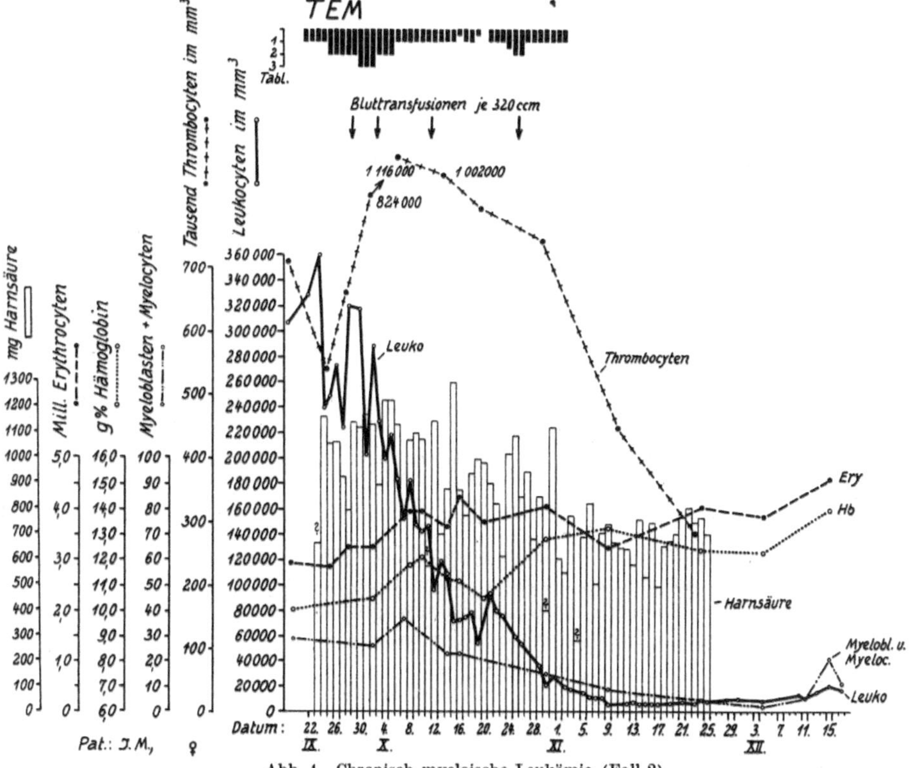

Abb. 4. Chronisch myeloische Leukämie (Fall 2).

Epikrise. In diesem besonders schweren, durch
eine floride doppelseitige Lungentuberkulose komplizierten Fall, führt TEM (165 mg) zu völliger Remission
(Abb. 5).

Fall 7. H. L., 39jähriger Mann. Erstmalige Feststellung
der Erkrankung Frühjahr 1951. Klinikaufnahme im September 1951. Milz 2 Querfinger unter dem Rippenbogen. Blutbild bei Beginn der Behandlung 140000 Leukocyten, davon
29% unreife Zellen, nur ganz vereinzelt Myeloblasten, 9,6 g-%
Hämoglobin. 4,2 Mill. Erythrocyten, 140000 Thrombocyten.
Nach 5mal 5 mg TEM keine deutliche Veränderung des Blut-

bildes. Nach 8mal 10 mg deutlicher Abfall der Leukocyten bis 103000. Es wird dann 3 Tage je 15 mg gegeben, dabei Abfall bis auf 42000. Nach noch 1mal 10 mg Rückgang der Leukocyten bis auf 2000, wobei alle unreifen Zellen aus dem peripheren Blut verschwinden. Auch die Thrombocyten, die anfänglich unter TEM zunahmen bis auf 180000, fielen nach Absetzen des Mittels bis auf 42000 ab. Hämoglobin und Erythrocyten praktisch unverändert. Der Fall konnte $4^1/_2$ Monate weiter verfolgt werden, wobei die Leukocyten niedrig normal blieben (zuletzt 6000). Verträglichkeit gut, Milz eben noch am Rippenbogen tastbar. Der Pat. wurde voll arbeitsfähig und hatte nach Abschluß der Kur 6,5 kg an Gewicht zugenommen.

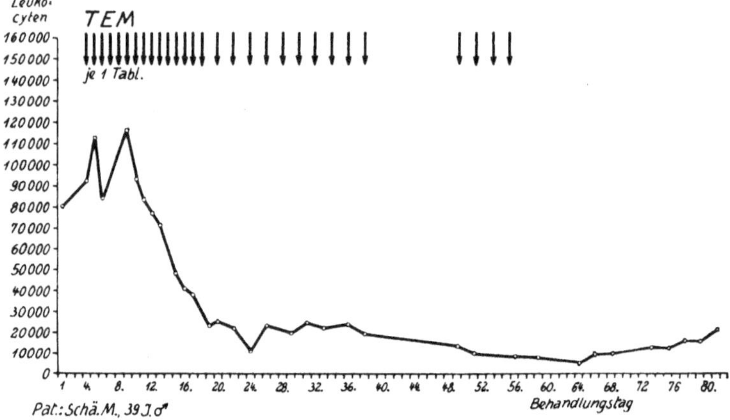

Abb. 5. TEM-Wirkung bei einer durch doppelseitige exsudative Lungentuberkulose komplizierten chronischen Myelose. Herbeiführung einer vollständigen Remission.

Epikrise. Nach insgesamt 160 mg TEM vollständige Remission bis auf unternormale Leukocytenwerte, die aber störungslos vertragen wurden. Länger dauernde Remission von bis jetzt $4^1/_2$ Monaten.

Fall 8. A. H., 60jährige Frau. Beginn der Erkrankung Frühjahr 1951. Anschließend $10^1/_2$ Wochen Urethanbehandlung, die nur eine unvollständige Remission bewirkt (Leukocytenrückgang von 97000 auf 46000). September 1951 Klinikaufnahme mit 86000 Leukocyten, davon 30% unreife Zellen, nur vereinzelte Myeloblasten. Hämoglobin 12 g, Erythrocyten 3,6 Mill., Milz steht handbreit unter dem Rippenbogen. Behandlung mit 9mal 5 mg TEM = 45 mg Gesamtdosis in 9 Tagen. Danach Normalisierung des Blutbildes bis auf vorübergehend unternormale Werte (2000 Leukocyten) und Rückgang aller unreifen Formen. Nachkontrolle nach $2^1/_2$ Monaten ergibt normale Leukocytenwerte (6000) mit Fehlen aller unreifen Formen und weiterer Besserung des roten Blutbildes. Auch nach 5 Monaten sind die Leukocytenzahlen noch normal. Hämoglobin und Erythrocyten sind weiter angestiegen.

Epikrise. Die geringe Dosis von 45 mg TEM führt zu voller Remission bei bestem Allgemeinbefinden. Die Remission ist nach 5 Monaten noch eine voll-

kommene. TEM zeigt sich in diesem Falle der Urethanbehandlung weit überlegen.

Fall 9. B. K., 38jähriger Mann, erste Feststellung der Erkrankung Juni 1950. Unter Röntgenbestrahlung Rückgang
der Leukocyten von 350000 auf 14000. Klinikeinweisung am
10. 9. 51. Die Milz steht handbreit unter dem Rippenbogen.
Die Leber ist vergrößert, druckempfindlich. Das Blutbild bei
Behandlungsbeginn: Leukocyten 67000, davon 32% unreife
Zellen mit nur wenigen Myeloblasten, 10 g Hämoglobin,
3,3 Mill. Erythrocyten, 122000 Thrombocyten. Nach insgesamt 10mal 5 mg TEM in 8 Tagen Abfall der Leukocyten
bis auf 2000 mit Rückgang der unreifen Zellen auf 13% und
Verminderung der Thrombocyten auf 58000. Da in den weiteren
Wochen die Leukocyten niedrig bleiben, vorübergehend
sogar bedenkliche Werte von 800 erreichen, werden mehrere
Bluttransfusionen durchgeführt. Dabei Anstieg des Hämoglobins bis auf 15,0 g, der Erythrocyten bis 5,2 Mill. Während
des steilen Leukocytenabfalls etwas Brechreiz, der aber nach
2 Tagen wieder verschwindet. Milztumor stark zurückgegangen. Milz steht noch 1 Querfinger unter dem Rippenbogen. Im Laufe weiterer 4 Wochen erholen die Leukocyten
sich allmählich bis auf 3000. Der Pat. wird bei bestem Wohlbefinden nach Hause entlassen.

Epikrise. Nach nur 50 mg TEM in 8 Tagen
Remission auf unternormale Werte, die sogar im
Laufe von 5 Wochen nach Absetzen des Mittels bis
auf bedenkliche Werte zurückgehen. Dabei jedoch
keinerlei Erscheinungen einer Agranulocytose und
gutes Wohlbefinden. Nach weiteren 2 Wochen allmähliche Erholung des Blutbildes unter Transfusionen.

Fall 10. W. G., 51jährige Frau. Erste Feststellung der
Leukämie im November 1950 mit 79000 Leukocyten. April
1951 165000 Leukocyten. Behandlung mit Arsenspritzen.
Bei der Klinikaufnahme am 10. 7. 51 240000 Leukocyten,
davon 20% unreife Zellen, darunter einige Myeloblasten.
Hb 12 g, Erythro 4,4 Mill. Unterer Milzpol steht in Nabelhöhe,
Leber etwas derb, leicht vergrößert. Unter 7mal 5 mg TEM
Rückgang der Leukocyten auf 146000. Bei weiterer Gabe von
5 mg täglich jedoch Wiederanstieg auf 192000. Deshalb wird
die Dosis auf 10 mg, vereinzelt auf 15 mg täglich erhöht.
Dabei Rückgang auf 123000 Leukocyten nach insgesamt
185 mg TEM in 24 Tagen. Nach 15—20 mg täglich nur
geringer Rückgang bis auf 110000. Aus zwingenden äußeren
Gründen mußte die Pat. dann nach Hause entlassen werden.
Verträglichkeit des Medikaments sehr gut. Milztumor nur
wenig verändert.

Epikrise. Trotz enormer Dosis von insgesamt
315 mg TEM in 37 Tagen wird keine volle Remission
erzielt. Lediglich Rückgang der Leukocytenzahl auf
etwa die Hälfte der ursprünglichen Werte. Hämoglobin und Erythrocyten bleiben unverändert. Auffällige TEM-Resistenz.

Fall 11. Fl. H., 46jährige Frau. Erste Feststellung der Erkrankung im Februar 1950 mit starker Anämie, mäßiger Milz-

und Lebervergrößerung. Damals Hb 7,0 g-%, Erythro 2,0 Mill., Leuko 11200. Für Osteomyelosklerose kein weiterer Anhalt. Mit mehrfachen Bluttransfusionen allmählicher Anstieg der Leukocyten im Laufe von $2^1/_2$ Jahren auf 40000 mit 37% unreifen Zellen, darunter 30% eosinophile Myelocyten. Bei Behandlungsbeginn 33000 Leukocyten, davon 20% eosinophile Myelocyten und 17% neutrophile unreife Zellformen. Hb 11,1 g, Erythro 3,6 Mill. Unter 7mal 5 mg TEM Rückgang der Leukocyten in 26 Tagen auf 8000. Verminderung der unreifen Neutrophilen auf 8%, während die eosinophilen Myelocyten gleichbleiben. Erythrocyten und Hämoglobin zeigen trotz laufender Bluttransfusionen vorübergehenden Rückgang auf 9 g Hb und 3 Mill. Erythrocyten.

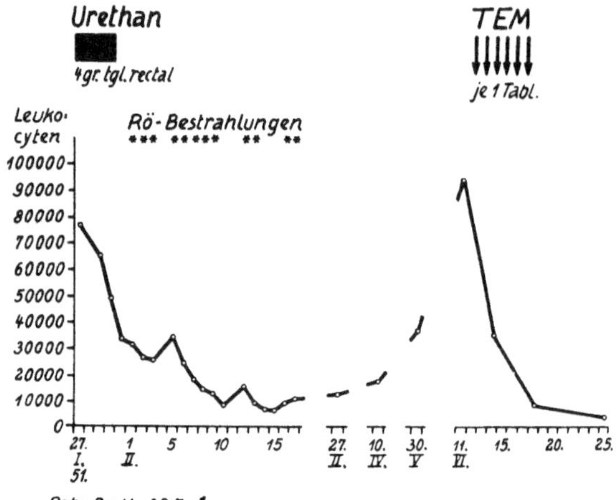

Abb. 6. Chronische Myelose (Fall 12). Man erkennt, daß 5mal 5 mg TEM in 7 Tagen dieselbe Wirkung auf das Blutbild haben wie die kombinierte Urethan-Röntgenbehandlung in 19 Tagen.

Epikrise. Bei dieser atypischen chronischen Myelose mit starker Vermehrung unreifer Eosinophiler tritt auf geringe TEM-Dosen deutlicher Abfall der Leukocyten ein, jedoch keine Besserung des roten Blutbildes. Verträglichkeit gut.

Fall 12. H. Br. (s. Abb. 6), 26jähriger Mann. Erste Feststellung der Erkrankung im November 1950. 1. Behandlung mit Urethan und Röntgenbestrahlung wird gut vertragen und führt zu voller Remission. Rezidiv jedoch schon nach 6 Wochen. 2. Urethan- und Röntgenbestrahlung führt wiederum zu voller Remission des Blutbildes, die 3 Monate anhält. Die Größe des Milztumors geht jedoch nur etwa auf die Hälfte zurück. 3. Klinikaufnahme am 11. 6. 51. Der Milztumor reicht bis in Nabelhöhe und ist sehr hart. Mäßiger Allgemeinzustand. Leukämische Temperaturen bis 38,5° abends. Blutbild: 94000 Leukocyten, davon 15% unreife Zellen mit einigen Myeloblasten. Hb 15,5 g, Ery 4,4 Mill. Nach 6mal 5 mg TEM in 6 Tagen Rückgang der Leukocyten auf 8000, der nnreifen Zellformen auf 2%. Gleichzeitig leichter Rückgang von Hb auf 13 g und der Ery auf

3,6 Mill. Deutliche Besserung des Allgemeinbefindens, Verschwinden der Temperaturen, guter Appetit. Milztumor noch unverändert groß, aber viel weicher. Im Laufe der nächsten 14 Tage weiterer Rückgang der Leukocyten bis 4000 (Abb. 6). Allgemeinbefinden sehr gut. Der Milztumor hat sich etwas verkleinert. Wiederanstieg der Leukocyten nach 4 Wochen auf 51000, nach 4 Tabletten TEM erneuter Rückgang bis 8000 und Besserung des Befindens. Nach $3^1/_2$ Wochen neuerdings Anstieg der Leukocyten auf 45000, nach 9mal 5 mg TEM Rückgang auf 10000. (Jedoch nach den ersten 3mal 5 mg vorübergehender Leukocytenanstieg auf 77000.) Nach weiteren 4 Wochen Wiederanstieg bis 60000, der trotz 5mal 5 mg TEM weiter bis auf 104000 geht. Unter weiteren 8mal 5 mg TEM schneller Rückgang der Leukocyten wieder auf 8000. Die Remission hält wiederum 4 Wochen an, danach beträgt die Leukocytenzahl 94000, die durch 8mal 5 mg TEM in 8 Tagen wieder zur Norm zurückgebracht werden können. Vier Wochen später sind die Leukocyten bereits wieder auf 18000 und 1 weitere Woche später auf 120000. Dieses Mal kommt es zu einem Leukocytensturz nach nur 3mal 5 mg bis auf 60000 und nach weiteren 2mal 5 mg bis auf 14000.

Epikrise. Chronische Myelose, die auf kleine Dosen TEM anspricht, wobei die Remissionen jeweils etwa 4 Wochen anhalten. Mit TEM gelingt es jedesmal in ungefähr gleicher Dosierung zwischen 25—60 mg das Blutbild zu normalisieren. Die Verträglichkeit ist gut. Der Patient ist dauernd als Gärtner arbeitsfähig, was während der Röntgenbestrahlung nicht möglich war. Auch dürfte die Röntgenbestrahlung, die ihn sehr angriff, nicht so häufig durchführbar sein.

Fall 13. D. R., 54jähriger Mann, bei dem die Leukämie erstmals im Oktober 1950 festgestellt wurde. $^1/_2$ Jahr vorher fühlte er sich schon nicht mehr leistungsfähig. Erste Behandlung im Dezember 1950 mit Arsen. Klinikaufnahme im April 1951 mit stark vergrößerter Milz, die in Höhe des Darmbeinkamms steht. Leukocyten 419000, davon 12% Myeloblasten und 19% Promyelocyten. Behandlung mit Urethan und Röntgenbestrahlung. Entlassung am 8.6.51. Milz am Rippenbogen eben noch zu tasten. Leukocyten 6300, davon 1% Myeloblasten und 1% Promyelocyten. Erneute Klinikaufnahme am 11. 12. 51. Milz $1^1/_2$ Querfinger unter dem Nabel, Leukocyten 192000, *davon 25% Myeloblasten* und Promyelocyten. Hb 10,0 g, Ery 3,0 Mill., Thrombo 146000. Nach 2 Tagen je 5 mg TEM wird die Dosis auf 10 mg täglich erhöht, nach vorübergehendem kurzen Anstieg der Leukocyten steiler Abfall in wenigen Tagen bis auf 6000. Gleichzeitiger Rückgang der unreifen Zellformen auf 5%. Hämoglobin und Erythrocyten bleiben ziemlich unbeeinflußt. Die Thrombocyten steigen unter TEM-Gaben auf 331000 an, um nach Absetzen des Mittels auf die ursprünglichen Werte abzufallen. Die Milz ist während der Behandlung gut 2 Querfinger kleiner geworden. In den Tagen des steilen Leukocytenabfalls klagt Pat. über Appetitlosigkeit und Übelkeit.

Epikrise. Bei einer Gesamtdosis von 135 mg TEM in 15 Tagen kommt es zu einem steilen Leukocytenabfall bis zur Norm, einem erheblichen Rückgang der

unreifen Zellformen und einem Rückgang des Milztumors. Die Harnsäureausscheidung steigt unter der
Behandlung erheblich an, um nach Abfall der Leukocyten langsam auf normale Werte zurückzugehen.

Fall 14. S. A., 24jähriger Mann. Beginn der Leukämie
im Sommer 1949. Erste Behandlung im Dezember 1949 bis
Januar 1950 mit Röntgenbestrahlung. Milz auf die Hälfte
verkleinert. Leukocytenzahlen normalisiert. Zweite Behandlung August bis September 1950 mit Urethan + Röntgenbestrahlung mit dem gleichen guten Erfolg. 3. Behandlung März
bis Mai 1951. Befund: Milz reicht bis ins kleine Becken.
Leukocyten 106 000. Erhebliche Anämie von 60% Hämoglobin. Unter Bluttransfusionen und Röntgenbestrahlung Rückgang der Leukocyten auf 8000. Unvollständiger Rückgang
des Milztumors. Wiederaufnahme am 12. 7. Dieses Mal in
sehr schlechtem Allgemeinzustand mit Anämie (Hb 14,2 g,
Erythro 3,8 Mill). 96 000 Leukocyten. Die Milz reicht wieder
bis ins kleine Becken. Trotz des sehr schlechten fast *finalen
Zustandes* wird TEM-Behandlung noch versucht. Nach 2mal
5 mg Anstieg der Leukocyten auf 151 000. Erhöhung der Dosis
auf täglich 10 mg bringt vorübergehenden Rückgang der
Leukocyten auf 96 000. Unter weiteren TEM-Gaben erneuter
Anstieg bis auf 213 000. Dabei Übelkeit, Erbrechen, Verschlechterung des Allgemeinzustandes.

Epikrise. Chronische Leukämie, die bereits 3mal
mit Röntgenbestrahlung und Urethan vorbehandelt
ist, kommt in sehr schlechtem Allgemeinzustand mit
Anämie zur TEM-Behandlung. Trotz Dosen von 75 mg
TEM bei einer Tagesdosis von 10 mg kein Rückgang
der Leukocyten. Unter Verschlechterung des Allgemeinzustandes tritt Exitus ein.

Ähnlich der folgende *Fall 15.* R. K., 31jähriger Mann.
Leukämiebeginn Weihnachten 1950. Erste Behandlung schon in
schlechtem Allgemeinzustand mit einer Gesamtzahl von 400 000
Leukocyten und 60% Hämoglobin. Langdauernde Behandlung mit Urethan (insgesamt wurden 587 g in einem auswärtigen Krankenhaus gegeben) bringt keinen wesentlichen
Erfolg. $^{1}/_{2}$ Jahr später Aufnahme in der hiesigen Klinik in
sehr schlechtem Allgemeinzustand mit allgemeiner Schwäche,
hochgradiger Atemnot bei kleinsten Belastungen, starker
Cyanose, kleinem Puls und Fieber über 38°. Milz reicht bis
in Nabelhöhe. Leber 2 Querfinger vergrößert. Leukocyten
435 000, davon 28% unreife Zellen bei 10% Myeloblasten.
Schwere Anämie von 7,3 g Hb und 2,2 Mill. Erythrocyten.
Thrombocyten 170 000. Trotz des schlechten Allgemeinzustan-
des und der hochgradigen Anämie wird neben Bluttransfusionen
TEM-Behandlung versucht. Vorübergehender Rückgang der
Leukocyten bis 360 000 unter Gaben von 5—15 mg TEM
täglich. Dabei auch Rückgang der Temperaturen. In dieser
Zeit Anstieg der Harnsäureausscheidung in 1 Tag bis 3000 mg!
Gleichzeitig Rückgang des Milztumors. Allgemeinzustand
jedoch schlechter. Es tritt ein leukämischer Priapismus auf,
der allen therapeutischen Maßnahmen trotzt (Thrombose der
Corpora cavernosa). Die Thrombocyten waren unter der
Behandlung auf 230 000 angestiegen. Unter weiteren TEM-
Gaben von 15 mg täglich neuerlicher Anstieg der Leukocyten

bis 510000. Trotz Erhöhung der TEM-Dosen auf 20 mg täglich weiterer Anstieg bis 640000! Dabei Kollaps und schließlich Exitus. Dauernd enormer Zellzerfall. Harnsäurewerte liegen zwischen 1000 und 2000 mg täglich.

Epikrise. Chronische myeloische Leukämie im finalen Zustand mit schwerer Anämie, Fieber und enormem Zellzerfall. Nach vorübergehendem Ansprechen der Leukocyten rasches Resistentwerden, enormer Anstieg der Zellzahl bis 640000, dabei Verschlechterung des Allgemeinzustandes, Kollaps und Exitus.

Fall 16. Du. L., 44jähriger Ingenieur aus Belgrad, seit April 1951 myeloische Leukämie festgestellt mit 130000 Leukocyten. Erste Behandlung im Juni 1951 mit Stickstofflost insgesamt 33 mg, das schlecht vertragen wurde und kurzer Röntgennachbestrahlung mit nur geringem Erfolg. Anfang Dezember 1951 war das Blutbild Hb 75%, Ery 3,6 Mill., Leuko 28000. Klinikaufnahme am 5. 1. 1952: Hb 14,0 g, Ery 4,6 Mill., Leuko 88000, davon 8% Promyelocyten, 18% Myelocyten, 22% Jugend, 23% Stab, 25% Segm, 1% Eosino, 1% Baso, 6% Lympho, Thrombo 161000, Milz 3 Querfinger unterm Rippenbogen, ebenso Leber deutlich vergrößert und etwas derb. Sternalpunktat: Typischer Befund bei myeloischer Leukämie mit 2% Myeloblasten, 33% Promyelocyten. Sehr zellreiches Mark mit starkem Zurücktreten der Erythropoese, nur 6% kernhaltige rote Zellen. Behandlung: Zunächst 5 mg TEM täglich 7 Tage lang, dabei anfänglicher Anstieg der Leukocyten auf 118000, danach Abfall auf 73000, wenig später Wiederanstieg auf 122000. Nach Erhöhung der Dosis auf 10 mg täglich 9 Tage lang stufenweiser Abfall der Leukocyten bis auf 83000. Wegen des geringen Effektes Erhöhung der Dosis auf 15 mg täglich, dabei weiterer stufenweiser Abfall auf 66000. Um bei dem sehr resistenten Fall weiterzukommen, werden versuchsweise 2 g Urethan täglich zugelegt, danach prompter Abfall der Leukocyten auf 12000 innerhalb von 14 Tagen. Nebenerscheinungen gering. Vorübergehende leichte Appetitlosigkeit. Nach Angaben des Pat. sind die Nebenerscheinungen viel geringer als bei der ersten Behandlung mit Stickstofflost und Röntgenbestrahlung.

Epikrise. Sehr resistenter Fall von chronischer myeloischer Leukämie. Nach insgesamt 200 mg TEM in 21 Tagen nur geringer Abfall der Leukocyten. Es werden deshalb 2 g Urethan täglich zugelegt, damit prompter Abfall der Leukocyten bis zur Norm. Die Kombination TEM + Urethan wird relativ gut vertragen und zeigt sichere Wirkung trotz hoher Resistenz des Falles. Rotes Blutbild während der Behandlung unverändert. Thrombocyten zeigen leichten Abfall auf 80000. Rückgang der unreifen Zellformen auf 2%.

Fall 17. Sle. M., 43jährige Frau, seit Januar 1949 chronische Myelose festgestellt. April und Mai 1949 erste Röntgenbehandlung kombiniert mit Urethan. Rückgang der Leukocyten in 6 Wochen auf 12000, ebenso Rückgang des Milztumors, jedoch Behandlung sehr schlecht vertragen, dauernd starke Übelkeit und Brechreiz. Danach unregelmäßige „Urethankuren" mit 1,5 g Urethan täglich, jedoch häufige Pausen bis zu mehreren Monaten. Dabei schwankten die Leukocytenzahlen zwischen 20000—90000, die Milz war mäßig vergrößert. Zuletzt hatten 10tägige „Urethankuren" keinen Einfluß mehr auf das Blutbild. Seit Herbst 1951 wurde kein Urethan mehr genommen. Während dieser Zeit riesige Größenzunahme der Milz mit starken Verdrängungserscheinungen und Anstieg der Leukocytenwerte auf über 200000. Aufnahme in die Klinik am 24.1.51. Relativ guter Allgemeinzustand, riesiger Milztumor fast bis ins kleine Becken reichend. Hb 14,8 g, Ery 4,8 Mill., Leuko 283000, davon 1% Myeloblasten, 16% Promyelocyten, 118000 Thrombocyten. Zunächst Behandlung mit 10 mg TEM täglich, da nach 9 Tagen nur geringer Rückgang der Leukocyten bis auf 218000, einmalige Zulage von 1 g Urethan. Danach Absturz der Leukocyten bis auf 143000. Nach weiterer kombinierter Behandlung mit 10 mg TEM und 1 g Urethan täglich Rückgang der Leukocyten bis auf normale Werte. Bereits unter TEM allein ging die Milz auf die Hälfte ihres ursprünglichen Volumens zurück in 9 Tagen, in weiteren 3 Tagen Rückgang auf ein Drittel und in weiteren 4 Tagen verschwand die Milz unter dem Rippenbogen. Das rote Blutbild ebenso wie die Thrombocyten blieben unverändert. Im Gegensatz zur früheren Behandlung mit Urethan und Röntgenbestrahlung wurde die jetzige Behandlung mit nur flüchtiger Übelkeit gut vertragen.

Epikrise. Eine seit 3 Jahren bestehende und seit $2^1/_2$ Jahren laufend behandelte und zuletzt gegen Urethan weitgehend resistente chronische Myelose spricht auf TEM 10 mg täglich deutlich jedoch mit langsamem Abfall der Leukocyten an. Unter Zusatz kleiner Urethandosen (1 g täglich), die früher keinen Erfolg mehr hatten, erfolgt steiler Abfall der Leukocyten innerhalb von 14 Tagen. Der riesige Milztumor verschwindet völlig innerhalb von 16 Tagen! Die jetzige Behandlung wird viel besser als die vorausgegangene Behandlung (mit höheren Urethandosen und Röntgenbestrahlung) vertragen.

Diskussion der Ergebnisse bei myeloischer Leukämie.

1. Die Dosis. Auffallend ist die außerordentliche Verschiedenheit der Dosis, die zur Herbeiführung einer Remission notwendig ist. Während der Fall 10 mit einer Gesamtdosis von 315 mg und einer Tagesdosis bis zu 20 mg nur zur halben Remission gebracht werden konnte, gelang in Fall 4 mit 20 mg eine fast vollständige Normalisierung. Das bedeutet einen Unterschied der wirksamen Dosis um das 16fache. Wenn man aber bedenkt, daß zur Normalisierung des Falles 10 mindestens noch weitere 100 mg TEM notwendig gewesen wären, so dürfen wir eine Variationsbreite um das 20fache annehmen. Das ist eine so große Spannweite, wie sie bei kaum einem anderen Heilmittel bekannt ist. Dabei handelt es sich bei den beiden genannten Fällen nicht um Ausnahmen, sondern verschiedene andere Fälle liegen in ihrer Dosierung nahe den Genannten. Von den TEM-empfindlichen Fällen bis zu den wenig empfindlichen, gibt es in unserem Material alle Übergänge. Es ist klar, daß diese Tatsache ein außerordentliches Feingefühl und eine scharfe Beobachtungsgabe bei Anwendung des Mittels erfordert. Eine Gewöhnung an das Medikament tritt manchmal, aber nicht immer in Erscheinung. Fall 1 benötigte bei der 1. Behandlung 110 mg, bei der 2. 70 mg, was wahrscheinlich darauf zurückzuführen ist, daß bei der 2. Behandlung mit hohen Tagesdosen begonnen wurde. Im Fall 12, bei dem insgesamt 6 Rezidive behandelt wurden, war die Ansprechbarkeit beim letzten Rezidiv genau so groß, eher größer, als bei der 1. Behandlung. Wir werden allerdings später sehen, daß mit dem Auftreten von Paramyeloblasten sich andere Verhältnisse ergeben können. Bei finalen Fällen (Fall 14 und 15) kann eine Resistenzzunahme beobachtet werden. Fall 15 sprach schließlich auf 25 mg täglich nicht mehr an!

2. Verträglichkeit und Nebenerscheinungen. Die Verträglichkeit des Mittels, das in allen Fällen oral verabreicht wurde, und zwar meistens morgens nüchtern, war im allgemeinen eine sehr gute. Zweifellos ist die Verträglichkeit sehr viel besser als die von Urethan und Lost. Erbrechen wurde nur selten beobachtet. Übelkeit trat meist nur dann auf, wenn der Leukocytenzerfall sehr rasch erfolgte. Wir hatten den Eindruck, daß ein Teil der genannten Nebenerscheinungen durch Zerfallsprodukte der Leukocyten ausgelöst wurden, da wir bei langsamem Abfall der Leukocyten nur wenige oder gar keine Nebenerscheinungen, bei raschem Abfall dagegen öfter Übelkeit und Erbrechen auftreten sahen. Andere Nebenerscheinungen außer Appetitstörungen, Übelkeit und Erbrechen wurden nicht beobachtet. Bei finalen Fällen sahen wir unter TEM eine Verschlechterung des Allgemeinzustandes und Kreislaufschwäche. Jedoch dürften diese Erscheinungen durch den enormen Zellzerfall bedingt sein.

3. Wirkungen auf das Blutbild. Dem Abfall der Leukocyten geht namentlich bei niedriger Dosierung oft ein Anstieg voraus (Fall 1—4, 7, 13 und 16). Besonders schön ist das aus Fall 1 ersichtlich, bei dem unter einer Tagesdosis von 5 mg zunächst ein Anstieg in den ersten 8 Tagen erfolgte, während bei der zweiten Behandlung, die sofort mit einer Tagesdosis von 10 mg begann, ein sofortiger Abfall erfolgte. Nicht selten

sieht man auch nach einem kurzen Abfall einen neuer-
lichen Anstieg (Fall 5—7, 9, 10 und 14—16). Dieses
Verhalten entspricht einem Gesetz der Leukocyten-
regulation, welches besagt, daß durch Zerfallsprodukte
ein Reiz zur gesteigerten Neubildung von Leukocyten
ausgelöst wird. Das rote Blutbild wird im allgemeinen
wenig beeinflußt (Fall 1—5, 7, 9, 13 und 15). Vereinzelt
sieht man einen geringfügigen Rückgang (Fall 10, 11
und 14), mitunter aber auch leichte Anstiege (Fall 6
und 8), letztere aber erst nach Abschluß der Behandlung, was auf eine Entlastung des Knochenmarks durch
Rückgang der Leukocytenwucherungen hinweist. Eine
Gefährdung des roten Blutbildes ist auf Grund der
vorliegenden Beobachtungen nicht anzunehmen. Die
Thrombocyten wurden in Fall 2, 7, 9, 13, 15—17 verfolgt. Dabei sieht man nach einem vorübergehenden
oft steilen Anstieg (Fall 2, 7, 13 und 15) manchmal
einen deutlichen Abfall der Thrombocyten bis auf
Werte von 40000 (Fall 7) oder allmählichen geringen
Rückgang (Fall 16 und 17). Zu einem gefahrdrohenden
Abfall oder zu den Zeichen einer hämorrhagischen
Diathese ist es in keinem Fall gekommen.

4. Wirkungen auf den Milztumor. TEM bewirkt
ebenso wie Urethan und Röntgenbestrahlung auch
einen Rückgang des Milztumors in allen Fällen. Jedoch ist der Rückgang meist nicht vollständig, manchmal aber wie in Fall 4 und 17 erstaunlich rasch.
Hinsichtlich der Wirkung auf den Milztumor dürfte
sich TEM von Urethan und Röntgenstrahlen nicht
wesentlich unterscheiden.

*5. Nachwirkungen und Überwirkungen auf die Leuko-
cytenzahlen.* Die Abnahme der Leukocytenzahlen
geht in allen Fällen nach Absetzen des Mittels noch
weiter. Diese Nachwirkungsdauer ist verschieden lang
und ist verschieden intensiv. So fallen die Leukocyten in Fall 1 nach Absetzen des Mittels von 50000
auf 2000 in 11 Tagen. In Fall 3 nach Absetzen von
76000 auf 12000 in 7 Tagen. In Fall 4 von 83000 auf
18000 in 5 Tagen. In Fall 8 von 25000 auf 2000 in
10 Tagen. In Fall 9 von 9000 auf 1000 in 5 Tagen.
In Fall 13 von 40000 auf 6000 in 4 Tagen nach
Absetzen des Medikamentes. Über 11 Tage hinaus
sahen wir in keinem Fall einen weiteren Abfall der
Leukocyten, jedoch war in Fall 7—9 die Wirkung
über das Ziel hinausschießend, d. h. es kam zu einem
Abfall bis zu leukopenischen Werten zwischen 2000
und 800 im Falle 9. Hier hielt diese Überwirkung
6 Wochen an. Trotz dieser enorm niedrigen Leuko-

cytenwerte traten keine agranulocytotischen Erscheinungen auf und das Allgemeinbefinden war nicht gestört. Es wurden in dieser Zeit allerdings mehrfache Transfusionen gegeben. Mit dem Auftreten vorübergehender aplastischer Zustände des Knochenmarks muß also ähnlich wie bei Stickstofflost gerechnet werden. Doch scheinen diese Zustände wie beim Stickstofflost reversibel zu sein.

6. Die Remissionsdauer. Die Dauer der Remission ist in den einzelnen Fällen sehr verschieden. Sie betrugen im Falle 1 jeweils 8 Wochen, im Falle 4 14 Tage, im Falle 5 6 Wochen. Bei Fall 9 war nach 7 Wochen noch keine Verschlechterung des Blutbildes nachweisbar, im Fall 7 war das Blutbild nach $4^1/_2$ Monaten, im Fall 8 noch nach 5 Monaten normal, im Fall 12 kam es regelmäßig nach 4 Wochen zum Rezidiv. Die Remissionen sind im allgemeinen kürzer als nach Röntgenbestrahlung und liegen ähnlich wie bei Stickstofflost.

7. Die Harnsäureausscheidung. Die Harnsäureausscheidung wurde in 4 Fällen laufend kontrolliert. Sie verhält sich wie unter Röntgenbestrahlung, Urethan und Stickstofflost. Mit dem Abfall der Leukocyten tritt eine wesentliche Steigerung der Harnsäureausscheidung auf als Ausdruck des zellzerstörenden Einflusses des Mittels.

8. Kombination mit Urethan und Röntgenbestrahlung. Tritt unter TEM kein genügender Rückgang ein (Fall 16 und 17), so kann durch Zulage relativ kleiner Urethandosen (1—2 g pro die) eine wesentliche Beschleunigung des Leukocytenrückgangs auch in vorher urethanrefraktären Fällen erzielt werden (Fall 16 und 17), ähnlich mit zusätzlicher Röntgenbestrahlung (Fall 3).

II. Chronische Lymphadenosen.

Fall 1. B. W., 49jähriger Pat. Beginn der Erkrankung September 1950. Erste Behandlung März 1951 mit Urethan und Röntgenbestrahlung. Rückgang der Leukocyten von 352 000 auf 12 300. Milz nicht wesentlich verkleinert. Sie steht 3 Querfinger unter dem Rippenbogen. Auch die Lymphknoten, besonders in der Leistenbeuge sind nicht wesentlich verändert. Klinikaufnahme am 24. 9. 51 mit 165 000 Leukocyten, davon 97 % Lymphocyten, Hb 8,3 g, Ery 1,9 Mill., schlechter Allgemeinzustand, hochgradige Anämie. Lymphknoten am Hals, der Axilla beiderseits und in den Leistenbeugen. Leber derb, reicht bis in Nabelhöhe. Milz 1 Querfinger unter Nabelhöhe. Es bestehen auch mediastinale Lymphome. Behandlung mit Bluttransfusionen und TEM. Letzteres wird gut vertragen. Deutlicher Rückgang der

Mediastinaltumoren, Rückgang der Milz. Leukocyten nach 4mal 5 mg TEM ansteigend auf 322000. Unter weiteren TEM-Gaben Abfall bis 21000 in 18 Tagen. Trotz Bluttransfusionen zunächst kein Anstieg von Hämoglobin und Erythrocyten. Unter weiteren TEM-Gaben (5 mg täglich) neuer leichter Anstieg der Leukocyten bis 50000. TEM wird deshalb erhöht auf 10 mg täglich. Dabei bleibt die Leukocytenzahl etwa unverändert. Unter 15 mg TEM täglich Abfall der Leukocyten auf 20000. Keine weitere Verkleinerung von Milz und Lymphknoten zu beobachten. Am 17. 11. tritt ein Infekt der Luftwege auf mit Mattigkeit und subfebrilen Temperaturen. Allmählich hohes Fieber um 39°. Antibiotica völlig wirkungslos. Septisches Krankheitsbild. Durchfälle, Thrombopenie, hämorrhagische Diathese. TEM wird bei Beginn des Infektes abgesetzt. Danach schneller Anstieg der Leukocyten bis auf 90000. Auf Wunsch der Angehörigen wird der Pat. in sehr schlechtem Zustand nach Hause entlassen.

Epikrise. Schwer anämischer Fall, der bei der Behandlung resistent wird. Trotz großer Dosen von TEM gelingt es nicht eine volle Remission zu erzielen. Finaler septischer Infekt verhindert die weitere Behandlung. Die Möglichkeit, daß TEM zur Auslösung des Infektes durch Resistenzschwäche geführt hat, muß erwogen werden. Gesamtdosis 370 mg in 50 Tagen.

Fall 2. B. H., 55jähriger Mann. Beginn der Erkrankung Sommer 1950. Bisher ohne Therapie. Erste Behandlung Juli 1951 mit TEM. Starke Drüsenschwellungen am Hals, besonders sub- und retromandibulär, kleine Drüsen in der Axilla. Milz eben tastbar. Blutbild 34000 Leuko, davon 78% Lympho, Hb 12,0 g-%, Ery 4,5 Mill. Unter 125 mg TEM in 15 Tagen kein deutlicher Rückgang der Leukocyten (sie schwanken zwischen 23000—30000), jedoch deutlicher Rückgang der Drüsenschwellungen am Hals. Zusätzliche Röntgenbestrahlung führt zum vollkommenen Rückgang aller Drüsenschwellungen. Die Milz ist nicht mehr palpabel. Leukocyten fallen bis auf 10000 ab.

Epikrise. Unter TEM wird nur ein Teilerfolg hinsichtlich der Drüsenschwellungen erzielt. Voller Erfolg erst durch zusätzliche Röntgenbestrahlung.

Fall 3. Sü. K. 74jähriger Mann. Über den Beginn der Erkrankung kann nichts Sicheres ausgesagt werden. Drüsenschwellungen am Hals bestehen sicher schon 10 Jahre. November 1949 wurde vom Arzt die Leukämie festgestellt. Behandlung mit Röntgenbestrahlung von Milz, Hals und Achseldrüsen. Zweite Röntgenbestrahlung im Mai 1950. Das Blutbild bessert sich. Die Drüsenschwellungen gehen kaum merklich zurück. Am 16. 10. 51 erste Behandlung in der hiesigen Klinik mit ACTH und Röntgenbestrahlung. Auch hier läßt sich nur ein geringfügiger Rückgang der Drüsenschwellungen erzielen. Die Leukocyten fallen von 33000 auf 8000. Wiederaufnahme am 28. 5. 51. Befund: Faustgroße Lymphdrüsenschwellungen beiderseits an der Axilla, mäßig hart. Am Hals supraclaviculär beiderseits gut hühnereigroße weiche Lymphdrüsenschwellungen, in beiden Leistenbeugen bis pflaumengroße Lymphdrüsen. Milz 4 Querfinger unter dem Rippenbogen, Leber $1^1/_2$ handbreit unter dem Rippenbogen vergrößert und verhärtet. Blutbild: 158000 Leukocyten, davon 97% Lymphocyten. Hb 14,2 g, Ery 4,8 Mill. Unter 7mal 5 mg TEM in 8 Tagen Abfall der Leukocyten auf 10000. Leichter Rückgang der relativen Lymphocytose auf 91%, jedoch auch Rückgang von Hämoglobin auf 10,8 und Erythrocyten auf 3,5 Mill. Nach einer Bluttransfusion jedoch wieder rascher Anstieg des roten Blutbildes. Allgemeinbefinden wesentlich gebessert. Drüsenschwellungen im allgemeinen etwas zurückgegangen, ebenso

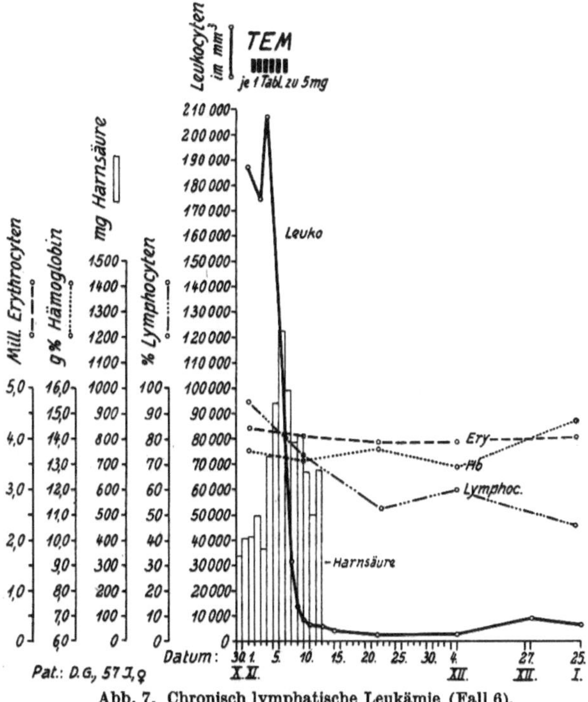

Abb. 7. Chronisch lymphatische Leukämie (Fall 6).

die Milzgröße. In der Gesamtwirkung hat die kleine TEM-Dosis besser gewirkt als die früheren Röntgenbestrahlungen. Nachkontrolle September 1951. Gutes Befinden. Leukocyten 25000. Wiederaufnahme am 3.11. wegen Pneumonie. Blutbild 72000 Leuko, Hb 12,5, Ery 3,6 Mill., Drüsenschwellungen wie früher. Nach Abklingen des infektiösen Prozesses wird eine 2. TEM-Behandlung durchgeführt, wobei es zunächst zu einem Anstieg der Leukocyten auf 120000 kommt, dann aber zu einem Abfall bis auf 35000. Trotz weiterer TEM-Gaben steigen die Leukocyten aber wieder langsam an, auch unter Erhöhung der Dosis auf 10 mg täglich. Auf dringenden eigenen Wunsch wird der Pat. nach Hause entlassen, trotz einer Leukocytenzahl von 80000.

Epikrise. Relativ kleine TEM-Dosen von 35 mg bewirken bei der 1. Behandlung eine weitgehende Remission. Vorübergehend kommt es allerdings zu einem deutlichen Rückgang des roten Blutbildes. Der

Erfolg ist im ganzen besser als der früherer Röntgenbestrahlungen. Die Remission hält 5 Monate an. Bei der 2. Behandlung zeigt sich nach anfänglich gutem Erfolg ein Resistentwerden der Leukämie gegen das Medikament.

Fall 4. Schö. W., 70jähriger Mann. Beginn der Erkrankung Oktober 1945. Dreimalige vorausgehende Behandlung mit Urethan sowie mit Urethan + Röntgenbestrahlung, was jedesmal zu voller Remission führt. Wiederaufnahme am 13. 7. 51. Blutbild: Leuko 115000, davon 94% Lympho, Hb 14,5 g, Ery 3,9 Mill. Die Milz ist deutlich vergrößert, aber wegen Adipositas schwer palpabel. Periphere Drüsenschwellungen bestehen nicht. Nach nur 3mal 5 mg TEM in 3 Tagen Abfall der Leukocyten auf 3500 am 8. Tag nach Absetzen des Mittels. Rotes Blutbild unverändert. Relative Lymphocytenzahl geht auf 82% zurück. Die Remission hält auch nach 4 Monaten noch weiter an (letztes Blutbild am 22. 11.: 10000 Leukocyten, davon 88% Lymphocyten, Hb 14,0, Ery 4,1 Mill.).

Epikrise. Äußerst TEM-empfindliche Leukämie. Rückgang der Leukocyten in 3 Tagen von 115000 auf 11000 bei einer Gesamtdosis von 15 mg TEM mit anschließendem weiteren Rückgang auf 3500. Sehr lange anhaltende Remission. TEM erweist sich der früheren Urethan- und Röntgenbestrahlung an Schnelligkeit der Wirkung weit überlegen (1. Behandlungsdauer mit Urethan und Röntgenbestrahlung $2^1/_2$ Monate, 2. Behandlungsdauer mit Urethan und Röntgenbestrahlung 4 Wochen, 3. Behandlungsdauer mit TEM 3 Tage).

Fall 5. M. H., 44jähriger Mann. Erste Feststellung der Leukämie Mai 1951. Damals wurden 72000 Leukocyten gefunden. Klinikaufnahme am 17. 8. 51. Befund: 89000 Leuko, davon 95% Lympho, Hb 15,9%, Ery 4,5 Mill. Drüsenschwellungen an Hals, Kieferwinkel, Achselhöhle und Leistenbeuge bis Walnußgröße. Die Milz steht handbreit unter dem Rippenbogen. Nach 7mal 5 mg TEM in 6 Tagen Abfall der Leukocyten auf 5000. Sie bleiben in der Folgezeit bis zum 30. 9. 51 zwischen 5000—9000. Gleichzeitig auch Rückgang der relativen Lymphocytenwerte auf einen Normalwert von 41%. Leichter Rückgang von Hb und Ery auf 13 g und 3,5 Mill. Drüsenschwellungen sind auf Erbsengröße zurückgegangen.

Epikrise. TEM-empfindliche Lymphadenose, die nach 35 mg TEM in 6 Tagen zu voller Remission führt. Über die Remissionsdauer kann nichts angegeben werden. Nach 5 Wochen war das Blutbild noch vollkommen unverändert.

Fall 6. Da. G. (s. Abb. 7), 57jährige Frau. Beginn der Leukämie 1946. Mehrfache Urethanbehandlung zwischen 1946—1948, die jeweils zu voller Remission führt. Aufnahme in die Klinik nach zwischenzeitlicher ambulanter Arsen- und Urethanbehandlung am 30. 10. 51 mit 186000 Leuko, davon 94% Lympho, Hb 13,5 g, Ery 4,2 Mill., taubeneigroße Drüsen in den Axillen. Milz handbreit unter dem Rippenbogen. Nach 3mal 5 mg TEM leichter Anstieg der Leukocyten auf 206000. Nach weiteren 3mal 5 mg Abfall auf 13000, der nach 13 Tagen bis auf 2000 weitergeht. Gleichzeitiger Rückgang der relativen Lymphocytenzahl auf 52%! Hämoglobin und Erythrocyten unverändert! Die gleichzeitig täglich bestimmte *Harnsäureausscheidung* steigt auf dem Höhepunkt der TEM-Wirkung von durchschnittlich 400 mg der Vorbeobachtungsperiode bis maximal 1200 mg an. Dann allmählicher Rückgang. Während des steilen Abfalls der Leukocyten von 206000 auf 13000 in 3 Tagen, tritt starke Übelkeit mit Erbrechen auf. Gleichzeitig fand sich eine leichte Eiweißtrübung im Harn. Die Milz ist bereits am 13. 11. (also nach 8 Tagen) nicht mehr palpabel. Die Remission hält 8 Monate später noch unverändert an (5000 Leukocyten!). Befinden nach Abklingen der Behandlungsnachwirkung sehr gut.

Epikrise. Hochempfindliche Lymphadenose mit rasantem Lymphocytensturz in 3 Tagen von 200000 auf normale Werte mit weitgehender Normalisierung des Differentialblutbildes (Abb. 7). Lang anhaltende Remission. TEM erweist sich an Schnelligkeit der Wirkung der früheren Urethanbehandlung weit überlegen. Als Folge des raschen Zellzerfalls tritt Erbrechen und leichte Eiweißtrübung im Harn auf.

Fall 7. P. H., 50jähriger Mann. Seit 1 Jahr Drüsenschwellungen am Hals, in der Axilla und in den Leistenbeugen. Seit einem Vierteljahr schnelle Größenzunahme der Drüsen. Allgemeine Leistungsminderung. Großes Schlafbedürfnis. Nach hausärztlicher Untersuchung Einweisung in die Klinik. Bei der Aufnahme Drüsenschwellungen bis zu Taubeneigröße unter dem Kinn, vor dem Sternocleidomastoideus beiderseits in der Axilla, an beiden Ellbogen und in der Leiste, Milz und Leber sind nicht vergrößert. Leukocyten 25500, davon 75% Lymphocyten, Hb 15,5 g, Ery 4,3 Mill. Behandlung mit TEM: Die ersten 3 Tage 5 mg, dann 3 Tage 10 mg und noch 2 Tage je 5 mg. Bereits nach 5 Tagen ist der Halsumfang um 2 cm kleiner geworden. Die Leukocyten fallen im Laufe von 10 Tagen zur Norm ab. Gleichzeitiger Rückgang der relativen Lymphocytenzahlen auf 55%. Da noch eine weitere Verkleinerung der Drüsen erzielt werden soll, wird eine Röntgennachbestrahlung durchgeführt. Die Leukocyten gehen unter der Bestrahlung noch weiter von 8000 auf 3500 zurück. Im Differentialblutbild finden sich nur noch 30% Lymphocyten. Hämoglobin und Erythrocyten bleiben unter der Behandlung unverändert.

Epikrise. Chronische Lymphadenose, die gut auf kleine Dosen TEM anspricht. Normalisierung des Blutbildes nach einer Gesamtdosis von 55 mg TEM. Röntgennachbestrahlung zur weiteren Verkleinerung der Lymphdrüsen, die unter TEM bereits eingesetzt hatte.

Fall 8. La. E., 49jähriger Kaufmann. Feststellung einer Lymphocytenvermehrung 2 Jahre vor der Klinikaufnahme. Arsenbehandlung wurde nicht vertragen. Dezember 1951 Zunahme der Lymphocyten, deshalb Klinikeinweisung. Bei Klinikaufnahme am 7. 1. 52 guter Allgemeinzustand, keine

sichtbaren Drüsenschwellungen, Leber und Milz nicht nachweisbar vergrößert. Blutbild: 15,2 g Hb, 4,8 Mill. Ery,
50400 Leuko, davon 87% Lympho, zahlreiche Gumprechtsche
Schollen, 158000 Thrombo, 9°/$_{00}$ Retikulocyten. Sternalpunktat: Zellreiches Mark, im Bröckelausstrich 55% Lymphocyten
zum Teil mit großen Nukleolen, die übrigen Markbestandteile
normal. Auf Grund dieser Befunde muß eine markbeschränkte
Lymphadenose angenommen werden. Es wurde eine Behandlung mit täglich 5 mg TEM begonnen, dabei vorübergehender
Anstieg der Leukocyten bis 68000, schwankende Werte zwischen 50000—60000. Nach Erhöhung der Dosis auf 10 mg
TEM 6 Tage lang kein weiterer Rückgang der Leukocyten.
Weitere Erhöhung auf 15 mg täglich ergibt nur geringgradigen
weiteren Rückgang auf 40000 mit baldigem Wiederanstieg
auf 50000. Nach Zulage von 1 g Urethan täglich vorübergehender Rückgang bis auf 32000, jedoch bald wieder erneuter
Anstieg auf 40000 Leukocyten. Pat. muß aus äußeren Gründen
die Klinik verlassen. Das rote Blutbild bleibt unbeeinflußt,
geringer Rückgang der Thrombocyten von 112000 auf 88000
am Ende der Behandlung.

Epikrise. Äußerst resistenter Fall von chronischer
Lymphadenose. Nach 200 mg TEM in 20 Tagen kein
wesentlicher Einfluß auf die Leukocytenzahlen. Nach
insgesamt 290 mg TEM und 7 g Urethan in 26 Tagen
nur geringgradiger Leukocytenrückgang auf 43000.
Rotes Blutbild unbeeinflußt. Geringer Rückgang der
Thrombocyten. Verträglichkeit gut, flüchtige geringgradige Übelkeit.

Fall 9. V. Th., 69jähriger Kaufmann. Lymphatische
Leukämie wurde 1947 erstmals mit 220000 Leukocyten und
Milztumor, jedoch ohne Drüsenschwellungen festgestellt.
Arsenbehandlung ohne Erfolg. Erste Röntgenbestrahlung am
22. 4. 50 führte in 8 Wochen zu befriedigendem Rückgang der
Leukocyten und des Milztumors. Eine zweite Behandlung im
September 1950 mit ACTH war ohne Erfolg. Anschließende
Röntgenbestrahlung brachte Rückgang von 147000 Leuko-
cyten auf 21600 in 3 Wochen. Dritte Behandlung März 1951
mit Röntgenstrahlen führte zu einem Rückgang von 149000 auf
6000 in 6 Wochen. Jetzige Klinikaufnahme mit 61000 Leuko
davon 96% Lympho, Hb 12,5 g, Ery 3,6 Mill. Milztumor
bis 2 Querfinger unter Nabelhöhe, keine Drüsenschwellungen.
Behandlung mit insgesamt 4mal 5 mg TEM in 8 Tagen, darauf
Rückgang der Leukocyten auf 9200 und vollständiger
Schwund des Milztumors. Verträglichkeit sehr gut, viel
besser als Röntgenbestrahlung.

Epikrise. Hochsensible chronische Lymphadenose,
die schon 5 Jahre besteht. Die minimale Dosis von
20 mg TEM führt zum Rückgang der Leukocytenzahlen auf normale Werte und zum Verschwinden des
Milztumors. TEM-Behandlung erweist sich in diesem
Falle der ACTH-Behandlung als deutlich überlegen.
Hinsichtlich Schnelligkeit des Erfolgs und Verträglichkeit war sie auch der Röntgenbestrahlung vorzu-
ziehen.

Diskussion der Ergebnisse der TEM-Behandlung bei chronischer Lymphadenose.

1. Dosis. Auch bei den Lymphadenosen begegnen wir der schon bei den Myelosen beobachteten Erscheinung einer außerordentlichen Verschiedenheit der notwendigen Dosis. Sie schwankt in unseren 9 Fällen zwischen 15 mg und 370 mg, doch scheint die Häufigkeit sensibler Fälle, die auf kleinste Dosen ansprechen, soweit man aus dem kleinen Material etwas sagen kann, höher zu sein. Fünf Fälle sprechen auf Dosen von 15—35 mg voll an bei einer Tagesdosis von jeweils 5 mg. Im Fall 1 wurden im Laufe der Behandlung immer größere Dosen notwendig, um einen weiteren Abfall zu erzielen. Auch im Fall 3 war bei einer späteren nochmaligen Behandlung eine viel höhere TEM-Dosis notwendig. Fall 8 erwies sich als völlig resistent. Trotz 290 mg TEM in 26 Tagen wird praktisch kein Rückgang erzielt.

2. Verträglichkeit. Die Verträglichkeit war in allen Fällen mit Ausnahme des Falles 6 gut. Bei letzterem trat nur während des außergewöhnlich starken Zellzerfalls Übelkeit und Erbrechen auf. Da die TEM-Dosen gerade in diesem Fall sehr klein waren, ist anzunehmen, daß diese Erscheinungen durch den Zellzerfall ausgelöst sind.

3. Wirkung auf das Blutbild. Die Wirkung auf die Lymphocyten war in 6 von 9 Fällen eindeutig. In Fall 5—7 kam es sogar zu einer weitgehenden Normalisierung des Blutbildes. In 2 Fällen (Fall 3 und 5) wurde das rote Blutbild leicht beeinträchtigt. In Fall 1 kam es nach sehr großen Dosen von TEM bei gleichzeitigem septischen Infekt zu einer Thrombopenie mit hämorrhagischer Diathese. In Fall 8 wurde ein geringer Thrombocytenrückgang beobachtet.

4. Wirkung auf Milz und Drüsenschwellungen. In allen Fällen wurde ein Rückgang von Drüsenschwellungen und Milzgröße beobachtet, auch in Fall 2, bei dem das Blutbild nicht nennenswert beeinflußt wurde. Ein vollständiger Rückgang der Milz wurde nur in Fall 6 und 9 gesehen. In Fall 7 wurde eine Röntgennachbestrahlung durchgeführt, um einen weiteren Rückgang der Drüsenschwellungen zu erzielen.

5. Nachwirkungen und Überwirkungen. Auch bei den Lymphadenosen sehen wir eine weitere Verminderung der Lymphocytenzahl nach Absetzen des Mittels (Fall 4—6). Die längste Nachwirkung war in Fall 4 zu beobachten. Sie betrug 13 Tage. Einen übermäßigen Abfall unter die Norm sahen wir nur in Fall 6 (Leukocyten 2000), was jedoch keinerlei Störungen auslöste.

6. Remissionsdauer. Diese betrug im Fall 3 5 Monate, Fall 4 war noch nach 4 Monaten rezidivfrei, Fall 5 war nach 4 Wochen, Fall 6 nach 2 Monaten rezidivfrei. Es scheint so, als ob die Lymphadenosen längere Remissionen zeigen würden als die Myelosen.

7. Gefahren. Fall 1, der sehr große Dosen benötigte, läßt die Möglichkeit offen, daß durch TEM eine Resistenzschwäche gegen Infekte eintrat. Jedenfalls sollte bei weiteren Behandlungen auf diese Frage besonders geachtet werden. Eine Gefährdung scheint bei den ungeheuer raschen Lymphocytenstürzen TEM-empfindlicher Lymphadenosen dadurch gegeben, daß durch den Zellzerfall toxische Erscheinungen ausgelöst werden, die durch Übelkeit, Erbrechen und leichte Albuminurie gekennzeichnet sind. Auch an die Möglichkeit von Harnsäuresteinbildungen muß in solchen Fällen gedacht werden.

III. Unreifzellige Leukämien.

Fall 1. R. W. (Abb. 8), 30jähriger Mann, seit Juni 1951 auffallende Müdigkeit. Ende August hohes Fieber. Bei der Einweisung in die Klinik 260 000 Leukocyten, davon 35% reine Paramyeloblasten. Milz 3 Querfinger unter dem Rippenbogen. Hb 11,5 g, Ery 3,6 Mill. Sternalmark: Starke Myeloblastendurchsetzung. Dem Markbefund nach liegt ein finaler Myeloblastenschub einer chronischen Myelose vor. Durchschnittliche Tagestemperatur 38,8°, nach 11mal 5 mg TEM (täglich 5 mg) Rückgang der Leukocyten auf 20 000, Rückgang der Myeloblasten auf 21%. Die Tagestemperatur sinkt auf 37°. Die Remission hält jedoch nicht an. Bereits 8 Tage später steigt die Gesamtleukocytenzahl auf 60 000, die Zahl der Myeloblasten auf 77% an. Es wird deshalb ein ACTH-Stoß versucht. Pat. erhält in 4 Tagen 200 mg, jedoch ohne jede Wirkung. Die Leukocyten steigen auf über 400 000 mit 95% Myeloblasten an. Temperatur 39°. Nochmalige Gaben von TEM 10 mg täglich, in 10 Tagen Rückgang der Leukocyten auf 25 000, der Myeloblasten auf 35%. Jedoch hält auch diese Remission nur wenige Tage an. Bereits 8 Tage später neuerlicher Anstieg der Leukocyten bis 175 000, der Myeloblasten bis 87%. Dieses Mal sind größere Dosen von TEM nötig, täglich 3mal 5 mg vermag das Ansteigen der Leukocyten nicht zu verhindern. Erst durch täglich 5mal 5 mg TEM vorübergehender Rückgang der Leukocyten, bei Verminderung der Dosis auf 10 mg täglich erneuter Anstieg von Leukocyten und Myeloblasten. Danach wird der Pat. wegen Aussichtslosigkeit der Behandlung nach Hause entlassen.

Epikrise. Mit TEM gelingt es bei einem finalen Myeloblastenschub, eine 2malige weitgehende Remission herbeizuführen. Doch ist das 2. Mal eine höhere Dosierung notwendig als beim 1. Mal. Beim 3.

Behandlungsversuch ist die Remission nur noch un-
vollständig und ganz flüchtig. Außerdem ist dabei
eine weitere Erhöhung der Dosis auf 25 mg TEM
täglich notwendig (Abb. 8).

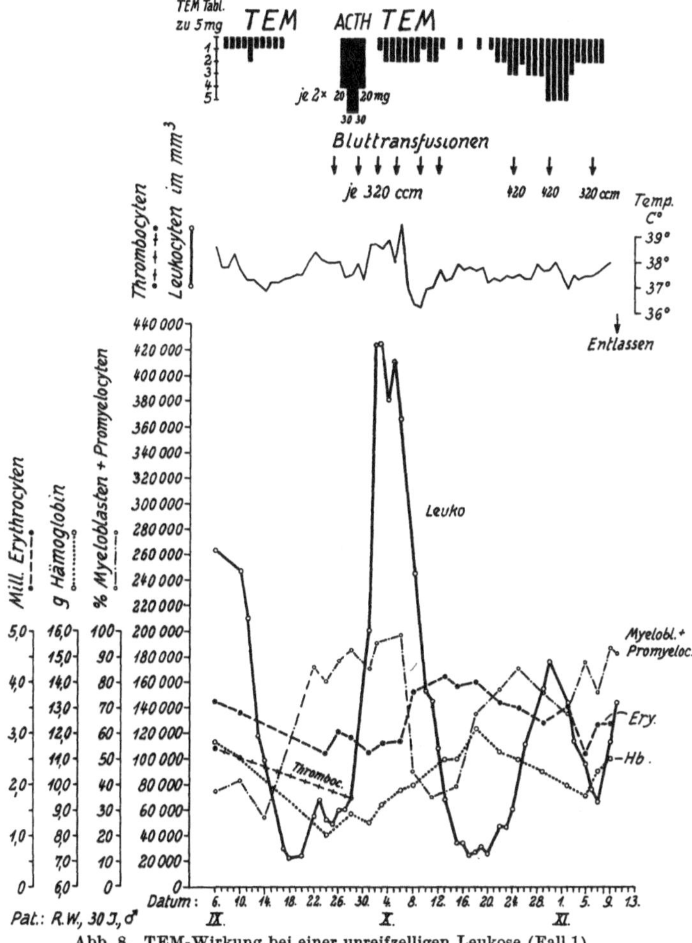

Abb. 8. TEM-Wirkung bei einer unreifzelligen Leukose (Fall 1).

Fall 2. M. R., 46jährige Frau. Finaler Myeloblastenschub des Falles 1 der chronischen Myelose. Die Vorgeschichte des Falles ist bereits geschildert (s. Fall 1). Bei
der poliklinischen Untersuchung wurde ein finaler Myeloblastenschub festgestellt mit 256000 Leukocyten, davon 78%
Myeloblasten. Aus äußeren Gründen wurde die Pat. poli-
klinisch behandelt und erhielt täglich 5 mg TEM 6 Tage
lang. Daraufhin stürzten die Leukocyten auf 400 ab, die
relative Myeloblastenzahl auf 26%. Gleichzeitig Rückgang des
Hämoglobins von 8,5 auf 5,3 g und der Erythrocyten von
4,0 auf 1,3 Mill. Im Sternalmark finden sich ausnahmslos

Paramyeloblasten. Es treten septische Temperaturen auf, Erbrechen und petechiale Hautblutungen. Trotz größter Bluttransfusionen bis 1000 cm³ täglich keine Besserung des Befindens. Deshalb wird die Pat. moribund nach Hause verlegt.

Epikrise. Bei einem finalen Myeloblastenschub, der sich im Gefolge einer chronischen Myelose entwickelt hat, genügen 6mal 5 mg TEM, um die peripheren Leukocyten fast völlig zu vernichten. Das ist um so erstaunlicher, als die Patientin schon früher mehrmals TEM bekommen hatte. Es waren bei der 1. Behandlung, solange die Leukocyten noch vorwiegend reifzellig waren, bedeutend größere Dosen notwendig (110 und 70 mg Gesamtdosis). Die unreifen Zellen reagierten wesentlich empfindlicher auf das Mittel.

Fall 3. K. F., 57jähriger Mann. Beginn der Erkrankung im August 1951 mit allgemeinem Krankheitsgefühl, Kopfschmerzen, zunehmender Blässe. Mitte September Auftreten von Schüttelfrösten und höherem Fieber. Gleichzeitig Auftreten von Mundfäule. In einem auswärtigen Krankenhaus wurden mehrere Bluttransfusionen gemacht, ohne eine Besserung des Befindens herbeizuführen. Am 3. 12. Aufnahme in die Klinik. Es bestand eine schwerste Gingivitis und Stomatitis mit ausgedehnten Ulcerationen und Nekrosen des Zahnfleisches. Leber 1 Querfinger unter dem Rippenbogen, Milz nicht vergrößert. Hautblutungen in Form einer Purpura an beiden unteren Extremitäten. Es wurden zunächst mehrere cariöse Zähne entfernt, was zu längeren schwer stillbaren Blutungen führte. Erholung unter mehreren Bluttransfusionen. Blutbild: Leukocyten zwischen 10000—20000, davon bis zu 70% Myeloblasten und Promyelocyten. Es wurde ein vorsichtiger Versuch mit TEM unternommen. Nach 1¹/₂ Tabletten in 2 Tagen Rückgang der Leukocyten von 21000 auf 8000 und Rückgang der unreifzelligen Leukocyten von 72 auf 50%. Nach 4 Tagen neuerlicher Anstieg der Leukocyten auf 16000 bei 60% unreifen Zellformen. Auf 2mal 1 Tablette TEM in 2 Tagen Rückgang der Leukocyten auf 5000, der unreifen Zellen auf 30%. Gewisse Besserung des Allgemeinbefindens.

Epikrise. Kleinste Dosen von TEM haben einen Einfluß auf Gesamtleukocytenzahl und besonders auf die unreifen Zellformen, die auf kleinste Dosen deutlich absinken. Dabei Besserung des Gesamtbefindens.

Diskussion der Ergebnisse.

TEM hat auch einen deutlichen Einfluß auf unreifzellige Leukämien. Die unreifen Zellen reagieren meist empfindlicher als die reifen Leukocytenformen. Jedoch bedürfen die Myeloblastenleukämien einer noch viel sorgfältigeren Überwachung bezüglich der Überwirkung, wie sie im Fall 2 infolge der nur ambulanten Behandlung eingetreten ist. Versuche mit sehr kleinen Dosen wie im Fall 3 können aber vorübergehend nützlich sein. Eine endgültige Beeinflussung des Krankheitsbildes ist jedoch nicht möglich.

Zusammenfassung. Triäthylenmelamin wurde systematisch bei 29 Fällen von Leukämie auf seine Brauchbarkeit als Therapeuticum geprüft. Es erweist sich bei chronisch myeloischen, chronisch lymphatischen und unreifzelligen Leukämien als wirksam. Die Verträglichkeit ist besser als die des Urethans. Die TEM-Behandlung wurde meist auch angenehmer als die Röntgenbestrahlung empfunden. Eine Schwierigkeit in der Behandlung liegt in der außerordentlich verschiedenen Empfindlichkeit der einzelnen Fälle, die um das 20fache different sein kann. Es empfiehlt sich deshalb ein vorsichtiges Vorgehen mit zunächst kleinen Dosen bei täglicher Kontrolle der Leukocytenzahl. Bei Eintritt eines starken Leukocytenabfalls ist das Mittel sofort abzusetzen, da der Tiefstand der Leukocyten häufig erst 8—13 Tage nach Absetzen des Medikaments erreicht wird. Die Nebenerscheinungen bestehen in Appetitstörungen, Übelkeit und selten in Erbrechen; sie scheinen aber weniger durch das Mittel als durch die Zerfallsprodukte der Leukocyten bedingt zu sein. An Nebenwirkungen auf das Blutbild sieht man manchmal eine geringe Abnahme von Hämoglobin und Erythrocyten, sowie der Thrombocyten, letztere oft nach vorübergehendem Anstieg. Die erreichte Remissionsdauer liegt zwischen wenigen Wochen bis zu 8 Monaten. Gefahren können bei hoher Dosierung in einer Verminderung der Resistenz gegen Infekte, in einer Verschlechterung des Allgemeinzustandes und in der Entwicklung einer Agranulocytose oder hämorrhagischen Diathese bestehen. Doch dürften diese Gefahren bei vorsichtiger Anwendung und genauer Kontrolle des Blutbildes nicht größer sein als bei Urethan oder Röntgenbestrahlung. Eine ambulante Behandlung mit TEM sollte *nicht* durchgeführt werden. Finale Fälle mit schlechtem Allgemeinzustand, mit hochgradiger Anämie sollten *nicht* mit TEM behandelt werden, es ist dabei nutzlos und kann eher verschlechternd wirken. Im allgemeinen gelten für die TEM-Behandlung die gleichen Richtlinien wie für die Behandlung mit Röntgenbestrahlung oder Urethan. Unter Berücksichtigung aller genannten Faktoren kann TEM als Mittel zur Behandlung von Leukämien empfohlen werden.

Nachtrag bei der Korrektur: Inzwischen sind 10 weitere Leukämien mit TEM behandelt worden und zwar 7 chronische Myelosen und 3 Myeloblasenleukämien. Von den 7 Myelosen sprachen 6 prompt auf die Behandlung an. Von den 3 Myeloblastenleukämien besserten sich 2. Die 3. war völlig unbeeinflußbar und kam nach 4 Wochen ad exitum.

Literatur. Burchenal, I. H., M. L. Crosley, C. C. Stock and C. P. Rhoads: Arch. of Biochem. **26**, 321 (1950). — Dubois-Ferrière: Hämatologenkongr. 1951 in Chur. Schweiz. med. Wschr. **1951**, Nr 50. — Karnofsky, Burchenal, Bernstein and Southam: The oral use of TEM. V. Congr. Internat. du Cancer Juli 1950, S. 185. — Levis, M. R., and M. L. Crosley: Arch. of Biochem. **26**, 319 (1950). — Roads, Karnofsky, Burchenal and Cravec: Trans. Assoc. Amer. Physicians **63**, 136 (1950). — Rohr: Augsburger Ärztefortbildungskurs Dez. 1951. — Rose, F. L., I. A. Hendry and A. L. Walpole: Nature (Lond.) **165**, 993 (1950). — Shimkin, Biermann, Kelly, Lowenhaupt and Furst: California Med. **1950**, 26. — Whrigt, L. and I., A. Brigot and S. Weintraub: J. Nat. Med. Assoc. **1950**, 43.

Aus dem Pharmakologischen Institut der Universität Göttingen
(Direktor: Prof. Dr. L. LENDLE).

Über die Wirkung des Kohlendioxyds auf die Thermoreceptoren der Haut*.

Von

G. SCHINDEWOLF und R. WEIGMANN.

In einer Untersuchung über den adäquaten Reiz für Thermoreceptoren (WEIGMANN und HEEDE 1952) zeigte sich, daß in gewissen Hauttemperaturbereichen weder Kalt- noch Warmreceptoren auf die entsprechenden Temperaturreize ansprechen. Dieser Temperaturbezirk entspricht dem den Balneologen bekannten „Indifferenzbereich". Wir stellten uns die Frage, ob diese Temperaturspanne durch CO_2 in irgendeiner Weise verändert wird und hofften, für das in einem relativ kühlen CO_2-Bad auftretende Wärmegefühl eine Erklärung geben zu können.

Die Frage der Wirkung von Kohlensäure auf die Thermoreceptoren der Haut wird schon seit langem immer wieder diskutiert. Es stehen sich im großen und ganzen 2 Meinungen gegenüber. Die eine, von GOLDSCHEIDER 1898 erstmalig vertreten, nimmt eine direkte, erregende Wirkung auf die Warmreceptoren an. In einem kurzen Referat über einen Vortrag von GOLWITZER-MEYER (1951) wird angegeben, daß auf Grund elektrophysiologischer Untersuchungen durch die Kohlensäure eine Herabsetzung der Empfindlichkeit der oberflächlich in der Haut liegenden Kältepunkte bewirkt wird. Dieser Auffassung steht die von SENATOR und FRANKENHÄUSER (1904) (Änderung der Wärmeleitfähigkeit und Wärmestauung) und die von DALMADY (1920) gegenüber, die die Wärmewirkung des Kohlensäurebades aus rein physikalischen Eigenschaften heraus erklären wollen. Dieser physikalischen Auffassung läßt sich die von LILJESTRAND und MAGNUS (1921), BRUNS und KÖNIG (1920) und andere anfügen, die eine durch Kohlensäure bedingte Änderung der Hautdurchblutung und damit des Temperaturgefälles in der Haut als Ursache der Warmempfindung betrachten.

Schon GOLDSCHEIDER (1911) hat die Auffassung von SENATOR und FRANKENHÄUSER widerlegt. Es ist allerdings nicht zu leugnen, daß physikalische Momente, z. B. durch Gasblasen bedingte Wärmeisolierung der Haut, in geringem Maße die thermischen Verhältnisse an der Hautoberfläche beeinflussen können. Da GOLDSCHEIDER und EHRMANN (1924) aber auch mit der gasförmigen Kohlensäure eine Beeinflussung der Warmreceptoren fanden und die spezifische Wärme der Kohlensäure sich nicht wesentlich von der der Luft unterscheidet, spielen hier also physikalische Änderungen für die Warmempfindung wohl kaum eine Rolle. Wieweit bei der

---

* Herrn Prof. Dr. W. HEUBNER zum 75. Geburtstag gewidmet.

Kohlensäurewirkung eine Durchblutungsänderung in der Haut für die Temperaturempfindung eine ursächliche Bedeutung hat, ist schwer zu entscheiden. Goldscheider lehnt diese Möglichkeit ab. Er fand nämlich, daß die Warmempfindung schon vor einer Hautrötung auftritt. Diese Frage ist grundsätzlich mit dem noch ungeklärten Problem der Umwandlung eines thermischen Reizes in chemische oder physikalisch-chemische Vorgänge in den Thermoreceptoren verknüpft. So wissen wir vom Menthol, daß es, ohne eine Durchblutungsänderung in der Haut hervorzurufen, eine Steigerung der Temperaturempfindung (Goldscheider 1898, Talaga 1945, zum Teil auch Hensel 1950) bewirkt.

Während die Frage nach der Bedeutung der Durchblutungssteigerung durch Kohlensäure für unser Problem schwer zu beantworten ist, können wir die schon von Goldscheider (1898) angenommene direkte Wirkung auf den Nerven mit einer exakteren Methode überprüfen. Goldscheider hat als Wärmereiz verschieden temperiertes Kohlendioxyd auf die Haut aufströmen lassen. Damit kann er kaum etwas über die tatsächliche an der Hautoberfläche herrschende Temperatur aussagen. Die von ihm gefundenen Schwellenwerte, für die Warmreceptoren sind nicht zu vergleichen mit denen, die durch Thermoreize, etwa mit einer Metallthermode gewonnen werden.

Wir prüften daher die Kohlensäurewirkung mit der von Talaga beschriebenen Methode an einzelnen Temperaturpunkten der Haut. Da in der älteren Literatur die verschiedenen Autoren sich praktisch nur mit der Beeinflussung der Warmpunkte durch die Kohlensäure beschäftigten, dehnten wir die Untersuchungen auch auf die Kaltpunkte aus; denn die im CO_2-Bad (und auch bei gasförmigem CO_2) beobachtete Warmempfindung in der Haut könnte einmal auf einer Erregbarkeitssteigerung der Warmreceptoren beruhen, daneben wäre es noch möglich, daß gleichzeitig die Kaltreceptoren eine Anlähmung erfahren.

Versuchsanordnung.

Die Versuche wurden an jungen, gesunden Versuchspersonen, meist Studenten, durchgeführt. Die Erregung der Temperaturpunkte geschah mit einer kleinflächigen Thermode (Durchmesser 1 mm), die von verschieden temperiertem Wasser durchströmt werden konnte (Weigmann und Heede 1952).

Es wurden auf dem Handrücken 4 einzelne, mindestens 3 cm weit auseinanderliegende Kalt- bzw. Warmpunkte (Kp. bzw. Wp.) aufgesucht und durch einen Kreis von 5 mm Durchmesser markiert. Die Reizschwelle wurde bei den Kp. durch langsames, schrittweises Senken und bei den Wp. durch Steigern der Temperatur in der Thermode ermittelt. Dabei blieb die Thermodentemperatur während der Testung konstant. Diese Temperatur wurde thermoelektrisch in der Nähe der auf die Haut zu setzenden Spitze gemessen. Außerdem folgte jeder Schwellenbestimmung eine Messung der Hauttemperatur (HT) an den einzelnen Versuchspunkten. Die Schwellenbestimmungen wurden vor der Einwirkung des

Kohlendioxyds 3mal[1] in Abständen von 10 min und nachher von 15 min durchgeführt, solange bis die Reizschwellentemperatur den Ausgangswert wieder erreicht hatte. Dies war meist nach $1^1/_4$—$1^1/_2$ Std der Fall. Die Versuchspersonen hatten während der Testung den Blick vom Versuch abzuwenden, um durch die Manipulationen während der Messung nicht beeinflußt zu werden.

Zu den Versuchen wurde das übliche technische Kohlendioxyd verwendet. Es wurde geprüft: 1. trockenes CO_2 (Durchleitung durch wasserfreies Calciumchlorid), 2. feuchtes CO_2 (Durchleitung durch wassergefüllte Waschflasche), 3. feuchtes „CO_2-Bad" (gesättigte wäßrige CO_2-Lösung und CO_2-Durchperlung).

Das gasförmige CO_2 hatte Zimmertemperatur. Die Badtemperatur entsprach der jeweiligen HT.

Das Kohlendioxyd applizierten wir auf einen oder zwei der markierten Punkte. Wir benutzten dazu ein Glasrohr von 15 cm Länge und 2 cm Durchmesser, auf das zum gasdichten Aufsetzen an einem Ende ein kurzes Stück Gummischlauch gezogen war. Am anderen Ende war das Glasrohr durch einen doppelt durchbohrten Gummistopfen verschlossen. Durch die eine Bohrung wurde ein Glasrohr bis 5 mm an die Haut eingeführt zur Zuleitung des CO_2. Durch die 2. Bohrung strömte das CO_2 ab.

Bei dem „CO_2-Bad" brachten wir in dem vorher beschriebenen Glasrohr kohlendioxydgesättigtes Wasser auf die zu untersuchenden Temperaturpunkte (etwa 5 cm³ Flüssigkeit) und durchperlten mit CO_2 aus der Gasflasche. Das Wasser wurde vorher auf Hauttemperatur erwärmt. Im Laufe der Einwirkung sank die „Badetemperatur" um etwa 1—1,5⁰. Nach der Applikation wurde die Haut sorgfältig durch Abtupfen getrocknet und die Schwellenbestimmung durchgeführt. Wurden 2 Punkte behandelt, so erfolgte die Applikation durch getrennte Apparaturen gleichzeitig. Spontan geäußerte Sensationen wurden notiert.

Um spontane Schwankungen der Reizschwellentemperatur, die uns möglicherweise einen CO_2-Einfluß vortäuschen könnten, auszuschließen, haben wir bei jedem Versuch 2 unbeeinflußte Punkte mit verfolgt. In allen diesen Versuchen wurden hier höchstens unbedeutende Schwankungen um die Mittellage festgestellt. Daß auch der Gasstrom, sozusagen als physikalisches Moment, keinen Einfluß auf die Reizschwellentemperatur hat, konnte durch Kontrollversuche mit Aufblasen eines Luftstromes gesichert werden.

Die Ergebnisse der Schwellenbestimmungen wurden folgendermaßen ausgewertet:

Für jeden einzelnen Versuchspunkt ermittelten wir die unter Kohlendioxydeinwirkung zu den einzelnen Testzeiten auftretende Abweichung von dem Mittelwert der Schwelle vor der Applikation. Aus diesen Werten wurden für die einzelnen Zeiten aus den Gesamtversuchen eine Reihe Mittelwerte gebildet und die dazugehörigen dreifachen mittleren Fehler berechnet. Letzterer ist bei den 3 auf die Kohlensäureapplikation folgenden Schwellenwertsbestimmungen klein (im Durchschnitt 0,15) und nimmt dann stetig zu. Diese Zunahme

---

[1] In manchen Versuchen schwankte zu Beginn die Schwellentemperatur wegen Übergang von kühler Außentemperatur auf Zimmertemperatur in größerem Ausmaß. In diesen Fällen wurden so lange Schwellenbestimmungen gemacht, bis die Werte einigermaßen übereinstimmten. Dann erst ließen wir CO_2 einwirken.

der Streuung könnte man sich folgendermaßen erklären: Bei einer verschiedenen Hautdurchblutung bei den einzelnen Versuchspersonen wird das Kohlendioxyd verschieden rasch vom Applikationsort entfernt und damit auch die Wirkungsdauer variiert. In einigen Versuchen schwankte die Hauttemperatur sehr stark. Da nach einer früheren Feststellung (Weigmann und Heede 1952) die Schwellentemperatur von der Hauttemperatur in gewisser Weise abhängig ist, sind die in solchen Versuchen gefundenen Reizschwellen unsicher. Wir haben daher bei der Zusammenfassung der Befunde derartige Versuche fortgelassen. Bis auf ganz wenige Ausnahmen ist die Reaktion auch in diesen Versuchen gleichsinnig mit der bei den übrigen.

In den graphischen Darstellungen wurden die Abweichungen der Reizschwellen von dem Mittelwert der 3 Schwellenbestimmungen vor der CO_2-Applikation eingetragen. Eine Steigerung der Schwellenintensität wurde nach oben, eine Senkung nach unten eingezeichnet. Es bedeutet also bei der Kaltempfindung ein Absinken und bei der Warmempfindung ein Ansteigen eine Anlähmung der Receptoren.

Versuchsergebnisse.

Kaltpunkte.

Bei der Verwendung trockenen oder feuchten Kohlendioxyds gingen wir von der Überlegung aus, daß ihre Diffusion und damit ihre Wirksamkeit von der Hautfeuchtigkeit beeinflußt würde.

A. Trockenes Kohlendioxyd (Abb. 1). Wir ließen trockenes Kohlendioxyd in einer Versuchsserie 1 min lang (4 Versuche = 8 Kp.) in einer anderen 5 min lang (8 Versuche = 16 Kp) auf die Haut einwirken. Sofort nach dem Einwirken sank die Kaltschwelle rasch ab, und zwar nach 5 min langer stärker als nach 2 min langer Einwirkungsdauer. In beiden Fällen geht die Reizschwelle nach 40 min wieder auf die Ausgangslage zurück.

Die HT stieg nach CO_2-Behandlung etwas über die Ausgangslinie an (bei 1-min-Einwirkung maximal um $0,4^0$ und bei 5 min Einwirkung maximal um $0,7^0$). Die gemessenen Reizschwellentemperaturen würden nach früher festgestellten Beziehungen bei einer gleichgebliebenen HT noch etwas tiefer liegen. Da es uns hier nur um eine grundsätzliche Feststellung der CO_2-Wirkung ging, sehen wir von der theoretischen Möglichkeit einer Korrektur ab. Die nach der CO_2-Einwirkung aufgetretene Steigerung der HT ließ sich experimentell auf einfache, das Applikationsfeld nichtirritierende Weise nicht vermeiden.

B. Feuchtes Kohlendioxyd (Abb. 1). Auch hier wurde das CO_2 1 min lang (8 Versuche = 16 Kp.) und 5 min lang (5 Versuche = 10 Kp.) verwendet. Die Wirkung ist wesentlich der des trockenen CO_2 ähnlich.

Die Schwelle sinkt sofort nach der Einwirkung (bei
den 5-min-Werten stärker als bei den 1-min-Werten)
ab. Der Wiederanstieg erfolgt bei den ersteren ziemlich rasch (in 45 min), während bei den 1-min-Werten
die Schwelle nur allmählich ansteigt, ohne die Aus-

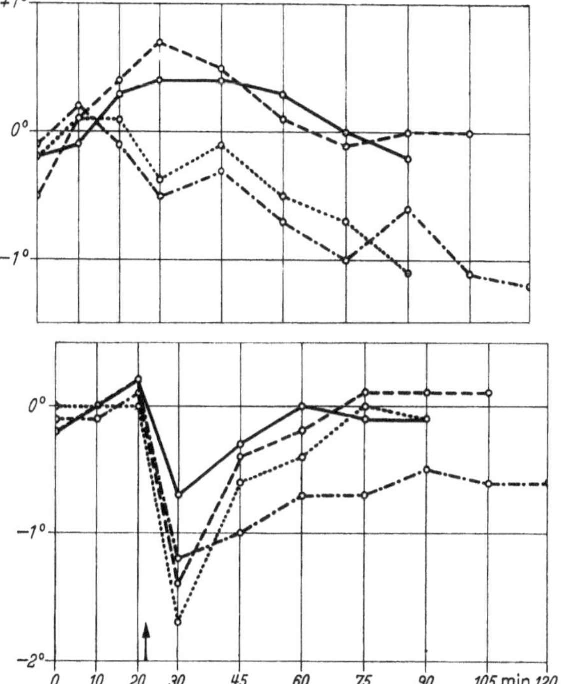

Abb. 1. Einfluß von gasförmigem Kohlendioxyd auf die Kaltschwellentemperatur (unten) und die Hauttemperatur (oben). ——— Trockenes CO_2
1 min; — · — · — feuchtes CO_2 2 min; — — — trockenes CO_2 5 min;
· · · · feuchtes CO_2 5 min.

gangslage am Versuchsende (75 min nach CO_2-Appli-
kation) zu erreichen.

Bei diesen Versuchen zeigt die HT eine Tendenz
langsam und gleichmäßig abzufallen, und zwar in
beiden Versuchsserien. Ob dieser Abfall der HT mit
der Beobachtung, daß die Schwellentemperatur nicht
auf 0 zurückgeht, im Zusammenhang steht, ist schwer
zu sagen. Es müßte dann auch die Schwelle der 5-min-
Werte unter der Ausgangsschwelle bleiben, oder wir
müssen das Ansteigen der Reizschwellentemperatur
als eine Erregbarkeitssteigerung deuten (die Reizschwellen würden ja in diesem Fall bei einer Hebung
der HT auf die Ausgangslage über der Nullinie liegen).
Da wir bei unseren Versuchen in keinem Fall nach

einer Anlähmung der Thermoreceptoren eine Erregbarkeitssteigerung fanden, möchten wir diese hier zunächst als fraglich hinstellen und eine Klärung weiteren Versuchen überlassen. Es bleibt also noch ungewiß, ob das Verharren der Reizschwelle unterhalb der Nulllinie ein durch die Versuchspersonen bedingtes Zufalls-

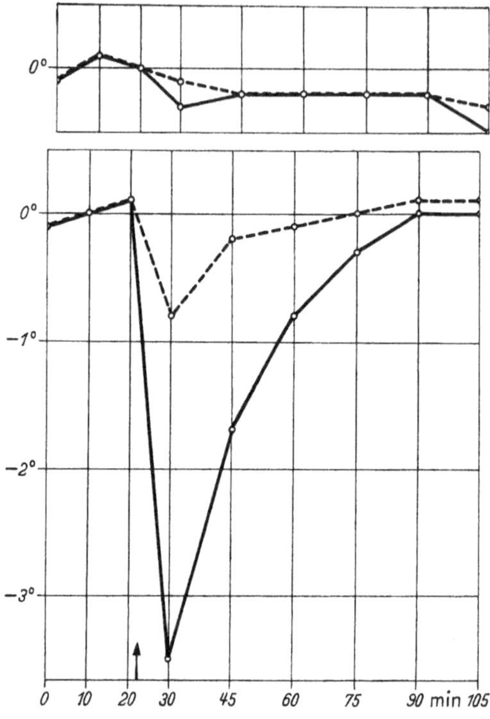

Abb. 2. Einfluß von in Wasser gelöstem CO_2 (——) und von Wasser (- - - -) auf die Kaltschwellentemperatur (unten) und auf die Hauttemperatur (oben).

ergebnis darstellt, oder ob es sich um eine grundsätzliche CO_2-Wirkung handelt.

C. „CO_2-Bad" (Abb. 2). Die Wirkung des auf eine kleine Fläche um den aufgesuchten Kp. beschränkten „CO_2-Bades" war sehr deutlich (8 Versuche = 8 Kp.). Gleich nach der Applikation sinkt die Schwelle um 3,5° ab, um dann allerdings sofort wieder anzusteigen und nach etwa 1 Std den Ausgangswert zu erreichen.

Die HT liegt im Durchschnitt nur um 0,2° (maximal 0,3°) niedriger als die Ausgangswerte.

Da bei dieser Versuchsanordnung allein schon die Durchfeuchtung der Haut die Schwelle beeinflussen könnte, wurden Kontrollversuche bei denselben Versuchspersonen nur mit Wasser und Luftdurchperlung durchgeführt. Auch hierbei sinkt die Reizschwelle etwas ab (im Durchschnitt 0,8°, Abb. 2). Selbst wenn wir einen Teil der Wirkung des „CO_2-Bades" auf die

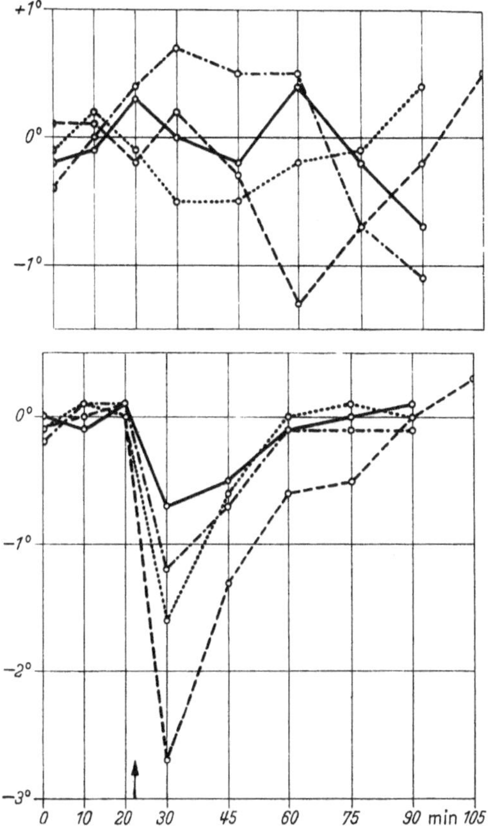

Abb. 3. Einfluß von gasförmigen Kohlendioxyd auf die Warmschwellentemperaturen (unten) und die Hauttemperatur (oben). — Trockenes CO_2 2 min; — · — · — feuchtes CO_2 2 min; — — — trockenes CO_2 5 min, · · · · feuchtes CO_2 5 min.

Hautdurchfeuchtung zurückführen, ist der CO_2-Effekt deutlich stärker als bei Anwendung von gasförmigem Kohlendioxyd.

Die Versuche ergaben also, daß *sowohl gasförmiges Kohlendioxyd als auch in Wasser gelöstes Kohlendioxyd die Kaltreceptoren deutlich anlähmt.*

Warmpunkte.

In diesen Versuchen ließen wir CO_2 2 min lang einwirken, da nach 1 min kein deutlicher Effekt zu sehen war.

A. Trockenes Kohlendioxyd (Abb. 3). Kurz nach der Einwirkung sank die Schwellentemperatur bei den 2 min-Versuchen um 0,7⁰ ab (5 Versuche = 10 Wp.) und kehrte dann im Verlauf von $^3/_4$ Std zur Ausgangsstelle wieder zurück. Die 5-min-Werte verhielten sich ähnlich, nur ist der Effekt gleich nach der CO_2-Applikation sehr viel deutlicher (Abfall von 2,7⁰ bei 3 Versuchen = 6 Wp.).

Die HT stieg bei diesen Versuchen anfangs nur wenig an, um gegen Ende der Beobachtungszeit all-

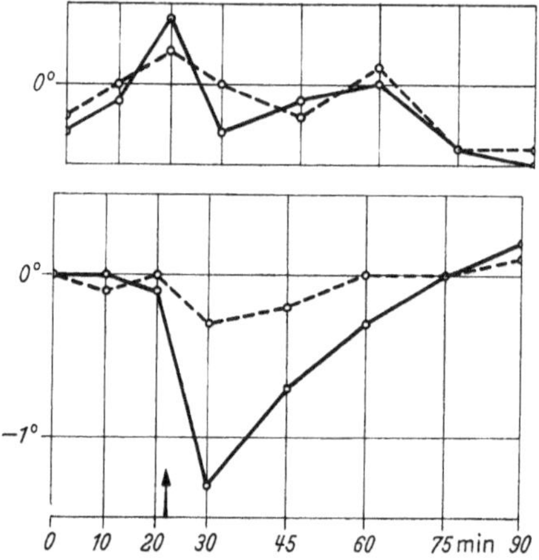

Abb. 4. Einfluß von in Wasser gelöstem CO_2 (—) und von Wasser (— —) auf die Warmschwellentemperatur (unten) und die Hauttemperatur (oben).

mählich abzusinken. Auch bei den Kontrollpunkten sank die HT allmählich ab[1].

B. Feuchtes Kohlendioxyd (Abb. 3). Bei 5 Versuchen = 10 Wp. mit 2 min langer CO_2-Einwirkung zeigt sich sofort ein Abfall der Schwelle um 1,2⁰ und ein darauf folgender rascher Anstieg; schon nach einer $^1/_2$ Std ist die Ausgangsschwelle wieder erreicht. Der Abfall ist bei den 5-min-Versuchen 1,6⁰ und die Rückkehr zur Ausgangslage erfolgte schon nach 40 min.

Die HT ist nach der 2-min-CO_2-Applikation um 0,7⁰ höher als die Ausgangstemperatur. Dies würde eine geringgradige Hebung der Schwellentemperatur zur Folge haben, so daß dadurch der Effekt um ein Geringes abgeschwächt wäre. Es ist aber trotzdem die Wirkung auf die Wp. deutlich zu erkennen. Bei den 5-min-Versuchen ist im Gegenteil ein kleiner Ab-

---

[1] Es wurde bei unseren Untersuchungen mehrmals beobachtet, daß gegen Ende der ungefähr 2 Std dauernden Versuche die HT langsam absank. Wir haben den Eindruck, daß dieser Abfall mit auftretendem Hungergefühl im Zusammenhang steht. Die bisherigen Versuche lassen eine Klärung dieser Frage nicht zu.

fall der HT festzustellen, der bei einer eventuellen Korrektur die CO_2-Wirkung erhöhen würde.

C. „CO_2-Bad" (Abb. 4). Auch bei den Wärmeversuchen wurde das „CO_2-Bad" 5 min lang angewendet. In einer Kontrollreihe, in der wir luftdurchperltes Wasser auf die Haut einwirken ließen, zeigte sich nur eine geringgradige Abnahme der Schwelle ($0,3^0$). Wir können auch hier diesen Wassereffekt bei der Beurteilung der CO_2-Wirkung praktisch vernachlässigen. Die erste Schwellenbestimmung nach der CO_2-Einwirkung war im Durchschnitt um $1,3^0$ niedriger als die Ausgangsschwelle. Innerhalb 45 min stieg die Schwelle wieder auf den Anfangswert an. Wenn bei den nachfolgenden Bestimmungen der Wert etwas über dem der Ausgangsschwelle lag, so könnte dadurch eine auf die initiale Erregbarkeitssteigerung folgende Anlähmung angenommen werden. In 2 Selbstversuchen zeigte sich jedoch, daß bei längerer Verfolgung der Schwelle ($1^1/_2$ Std nach CO_2-Applikation) kein derartiges Ansteigen vorkommt, sondern die Reizschwelle nur um die Nullinie herum schwankt.

Wir fanden bei unseren Untersuchungen, *daß gasförmiges und in Wasser gelöstes CO_2 die Warmempfindung in der Haut deutlich erhöht.*

Nebenbefunde.

Bei der Applikation von Kohlendioxyd konnte in keinem Fall Rötung der behandelten Stelle beobachtet werden. Bei 4 Versuchspersonen trat eine Kühlempfindung auf. Da diese Sensation in 2 Fällen auch für die Kontrollpunkte angegeben wurde, ist schwer zu entscheiden, ob sie auf einem CO_2-Effekt beruht oder psychisch bedingt ist. In 3 Versuchen wurde nach CO_2-Behandlung Stechen oder Brennen empfunden, in einem Fall Warmgefühl.

Beim „CO_2-Bad" beobachteten wir in 6 von 8 Versuchen eine Hautrötung von verschiedener Intensität im Versuchsfeld. An den mit luftdurchperltem Wasser behandelten Punkten wurde diese Rötung nicht beobachtet. Eine Versuchsperson gab an den behandelten Stellen ein Warmgefühl an, 2 ein Brennen oder Stechen, das sich bisweilen durch eine Steigerung der Warmempfindung entwickelte und bei 1 Versuchsperson bis in den Oberarm ausstrahlte. An den Kontrollstellen mit Wasser wurde in keinem Fall eine Warmempfindung, im Gegenteil einmal eine Kühlempfindung angegeben, die möglicherweise durch Wasserverdunstung zu erklären ist. An den nebenher mitlaufenden unbeeinflußten Punkten traten keine Sensationen auf.

Besprechung der Versuchsergebnisse.

Die Versuche mit gasförmigem und in Wasser gelöstem Kohlendioxyd zeigen, daß die Reizschwelle für die Kalt- und Warmempfindung gesenkt wird, das

bedeutet aber bei den Kaltpunkten eine Anlähmung,
bei den Warmpunkten eine Erregbarkeitssteigerung.
In einer früheren Untersuchung (Weigmann und
Heede) konnten wir die Beziehungen von der Reizschwellentemperatur zur Hauttemperatur feststellen
und dabei die den Balneologen bekannte Indifferenz-
breite bestätigen. In der Abb. 5 sind diese Verhältnisse noch einmal graphisch dargestellt. Unterhalb
einer Hauttemperatur von etwa $23{,}5^0$ und über $36{,}5^0$
bleibt die Reizschwelle für Kaltempfindung konstant,
und entsprechend bei der Warmempfindung unter
$29{,}5^0$ und über $38{,}5^0$. Wir haben also bei Hauttemperaturen unter $23{,}5^0$ bei Reiztemperaturen unter 23^0
stets Kaltempfindung und bei Hauttemperaturen
über etwa $38{,}5^0$ bei Reiztemperaturen über 39^0 stets
eine Warmempfindung. In dem zwischen den beiden
Kurven liegenden Bereich, dem „Indifferenzbereich"
ist bei den Versuchen an einzelnen Thermoreceptoren
weder eine Kalt- noch eine Warmempfindung zu beobachten, während links oder rechts davon Kalt
bzw. Warm empfunden wird. Die in der Abbildung
eingetragenen Reizschwellentemperaturen für das
„Kohlensäurebad" bei der jeweils dazugehörigen
Hauttemperatur liegen sowohl bei den Kalt- als
auch bei den Warmpunkten links von den dazugehörigen Kurven[1]. Das bedeutet eine Verschiebung
der Indifferenzzone nach links. Gleichzeitig wird
durch diese Versuche gezeigt, daß das im „CO_2-
Bad" auftretende Wärmegefühl durch eine Empfindlichkeitssteigerung der Warm- und eine Anlähmung
der Kaltreceptoren zustande kommt. Wir können also
durch unsere Versuche die Befunde von Goldscheider für die Warmpunkte und Golwitzer-
Meyer für die Kaltpunkte bestätigen.

Über den Wirkungsmechanismus des Kohlendioxyds ist schwer etwas auszusagen. Es ist naheliegend, die Erregbarkeitssteigerung der Warmreceptoren durch eine Säurewirkung im Gewebe zu
erblicken. Nach den Untersuchungen der Mitarbeiter
Monniers (Coraboeuf 1951) hat aber CO_2 eine
von der Säurewirkung unabhängige spezifische
Eigenwirkung auf den Nervus ischiadicus des Frosches. Wenn wir bei den Schmerzreceptoren die
Säurewirkung als ein schmerzauslösendes Moment

---

[1] Daß die „Indifferenzzone" bei einer größeren Hautfläche nicht so
breit ist wie aus diesen Versuchen hervorgeht, beruht darauf, daß unserer
Kurve Mittelwerte aus zahlreichen Versuchen zugrunde liegen und in der
Haut sicher eine Anzahl von Thermoreceptoren vorkommt, deren Schwelle
gegenüber dem Mittelwert erheblich streuen kann.

kennen, dann müßte CO_2 auch bei den Schmerzreceptoren eine Erregbarkeitssteigerung zustande
bringen. Wir beobachteten aber bei den nebenher-
laufenden Untersuchungen von Schwellenbestimmungen der Schmerzreceptoren stets eine Anlähmung.
Auch die CO_2-Wirkung auf die Kaltpunkte läßt sich
erst dann klären, wenn wir über die grundsätzlichen
Prozesse, die zur Entstehung einer Kaltempfindung

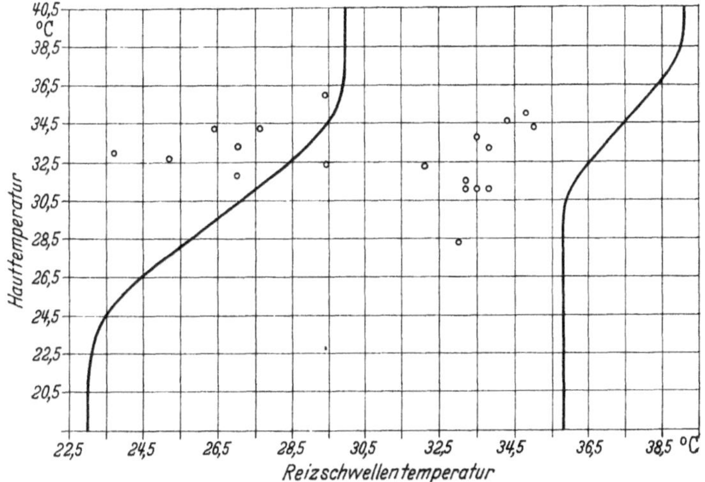

Abb. 5. Beziehung der Reizschwellentemperatur (Abszisse) zur Hauttemperatur (Ordinate) bei Kalt- (links) und Warmreceptoren (rechts). Die
eingezeichneten Kreise sind die im „CO_2-Bad" gewonnenen Werte.
Zwischen den beiden Kurven liegt die Indifferenzzone, die durch CO_2
nach links verschoben wird.

führen und die sich in der Umgebung der perzipieren-
den Nerven abspielen, eine genauere Kenntnis haben.

Zusammenfassung. Es wurden mit einer sehr kleinflächigen Thermode die Temperaturreizschwellen einzelner Kalt- und Warmpunkte in der Haut des Hand-
rückens unter der Einwirkung von trockenem und
feuchtem Kohlendioxyd und in Wasser gelöstem CO_2
(„CO_2-Bad") untersucht. Dabei ergab sich eine Anlähmung der Kaltreceptoren und eine Erregbarkeitssteigerung der Warmreceptoren. Hierdurch wird der
„Indifferenzbereich" nach links, d. h. in den Bereich niedriger Reizschwellentemperaturen verschoben.
Durch diese Befunde läßt sich die im relativ kühlen
CO_2-Bad auftretende Warmempfindung erklären.

Literatur. BRUNS, O., u. F. KÖNIG: Z. physik. Ther. **24.**
1 (1920). — DALMADY, Z. v.: Z. physik. Ther. **24,** 137, 195
(1920). — CORABOEUF, E.: C. r. Soc. Biol. Paris **145,** 544

(1951). — Goldscheider, A.: Gesammelte Abhandlungen, Bd. 1, S. 305—311. Leipzig 1898. — Med. Klin. **1911**, 766. — Goldscheider, A., u. Ehrmann: Pflügers Arch. **206**, 303 (1924). — Golwitzer-Meyer, Kl.: Dtsch. Therapiewoche **1951**. Zit. nach Med. Welt **20**, 1224 (1951). — Hensel, H., u. Y. Zotterman: Acta physiol. scand. (Stockh.) **24**, 27 (1951). — Liljestrand, G., u. R. Magnus: Pflügers Arch. **193**, 527 (1921). — Senator u. Frankenhäuser: Ther. Gegenw. **1904**. Zit. nach Vogt, Lehrbuch der Bäder- und Klimaheilkunde, Bd. I, S. 535. Berlin 1940. — Talaga, G.: Über die Veränderungen der Reizschwellen in den Hautsinnesorganen durch Menthol. Diss. Göttingen 1949. Pharm. Inst. Weigman, R., u. G. Heede: Pflügers Arch. **254**, 272 (1952).

Aus dem Pharmakologischen Institut und der Nervenklinik
der Freien Universität Berlin.

Hirnelektrische Untersuchungen nach Einwirkung der krampfhindernden Hexachlorcyclohexane*.

Von

H. COPER, H. HERKEN, L. ROSENKÖTTER und H. SELBACH.

Bei Untersuchungen der pharmakologischen Eigenschaften einiger Hexachlorcyclohexane haben wir gefunden, daß diese Substanzen am Warmblüter krampfhindernde Wirkungen ausüben, die sich durch ihre ungewöhnlich lange Dauer von allen bisher bekannten

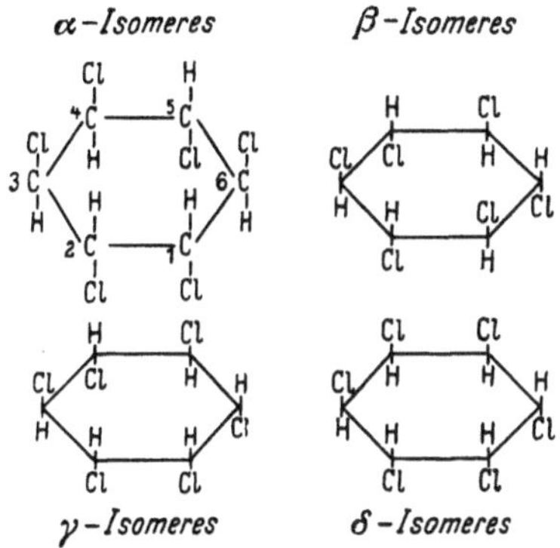

Abb. 1. (Formel) Hexachlorcyclohexan schematisch.

Pharmaka ähnlicher Wirkungsart abgrenzen[1]. Es handelt sich dabei um chlorierte Kohlenwasserstoffe folgender Struktur: Abb. 1. Die verschiedenen Isomeren unterscheiden sich voneinander nur durch die räumliche Anordnung von Wasserstoff und Chloratomen am Ringsystem. Bei Anwendung von Lipoidlösungsmitteln waren α-, β-, γ- und δ-Isomeres wirksam. Doch fanden sich Unterschiede im Ausmaß und der Dauer der Wirkung. 14—17 Tage nach der einmaligen Applikation des γ-Isomeren blieben bei bestimmter Fütterung noch 50% der vorbehandelten Ratten ohne Krampferscheinungen, wenn mit einer Cardiazoldosis getestet wurde, die bei *allen* unbehandelten Kontrolltieren den typischen tonisch-klonischen Krampf hervorrief. Diese Beobachtung gewann besonderes Interesse durch die Feststellung, daß bei den Versuchs-

---

* Herrn Prof. Dr. WOLFGANG HEUBNER zum 75. Geburtstag.

tieren weder die Motilität noch die Funktion von Atmung und Vasomotorenzentrum im Stadium der Krampfresistenz verändert war. Weiter ließ die normale Temperaturregulation und die Erhaltung der

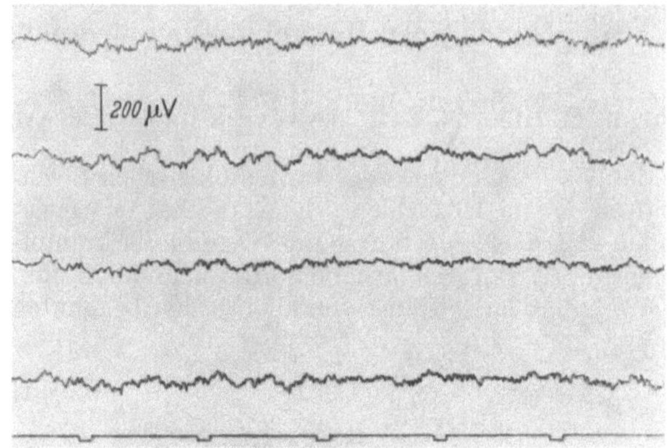

Abb. 2. Normales Elektroencephalogramm des Kaninchens. Frontale und occipitale Ableitungen. Zeitschreibung 1 sec.

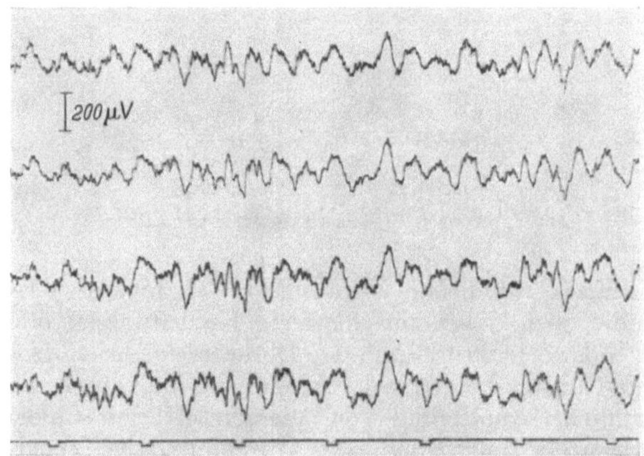

Abb. 3. Elektroencephalogramm am 4. Tage nach der einmaligen intraperitonealen Applikation von 50 mg/kg des γ-Isomeres. Zeitschreibung 1 sec.

Weckwirkung des Cardiazols darauf schließen, daß durch bestimmte Dosen Hexachlorcyclohexan offenbar nur ein eng umschriebener Funktionsausfall im Nervensystem verursacht wird[2]. Nur bei dem γ-Isomeren konnten vorübergehende Vergiftungserscheinungen in Gestalt von initialen Krämpfen beobachtet werden. In diesem Stadium fanden McNamara und St. Krop[3] auch im Elektroencephalogramm pathologische Erregungsabläufe. Die krampfhindernde Wirkung tritt später ein und erreicht je nach der Fütterung der Versuchstiere am 4.—7. Tag nach der einmaligen Verabreichung von Gammexan ihr Maximum[2]. Der auffällige Befund einer Trennung von Krampf und Weckwirkung des Pentamethylentetrazols, der nach Einwirkung der chlorierten Kohlenwasserstoffe deutlich wird, hat uns veranlaßt, die hirnelektrischen Erregungsabläufe näher zu untersuchen. Hierbei wurde zunächst geprüft, welche Abweichungen sich im Elektroencephalogramm zu dem Zeitpunkt nachweisen lassen, in dem die krampfhindernde Wirkung deutlich ist.

Versuchstiere waren Kaninchen, denen 4 Silberelektroden je 2 frontal und occipital 1 cm neben der Sutura sagittalis in das Schädeldach eingeschraubt wurden. Vorher wurde das Periost sorgfältig entfernt, so daß der Kopf der differenten Silberelektroden unmittelbar auf dem Knochen aufsaß. Das Ende berührte direkt die Dura. Die indifferente Elektrode lag am Ohr der Versuchstiere. Die Diagramme wurden durch unipolare Ableitungen von jeder der 4 Elektroden gleichzeitig mit dem Gerät Elektro-Frequenz Schwartzer (Ahlfeld) geschrieben. Die Eichspannung betrug in allen Fällen 200 μV. Zum Vergleich nahmen wir von allen Tieren Elektroencephalogramme vor der Behandlung mit Hexachlorcyclohexan auf (Abb. 2).

Nach Einwirkung einer krampfhindernden Dosis des α-Isomeren ließen sich nur sehr geringfügige Veränderungen der Hirnstromkurven feststellen. Dagegen erzeugten die β- und γ-Komponenten deutliche Abweichungen vom Normalen. Sie bestanden beim β-Isomeren in einer Beschleunigung des 5—6-Hz-Grundrhythmus und in einer Steigerung der Amplitudenhöhe dieser Wellen. Auch die Frequenz der β-Wellen war verändert. Nach der Injektion von Gammexan fanden sich noch am 4. Tag amplitudengroße Wellen des Grundrhythmus (Abb. 3), ähnlich den Abweichungen, die H. W. MÜLLER[4] mit kleinen, nicht krampferzeugenden Dosen Cardiazol am Kaninchen hervorrufen konnte. Im Gegensatz zu seinen Versuchen ließen allerdings die mit Gammexan behandelten Tiere äußerlich keine Zeichen erhöhter Erregbarkeit erkennen. Bemerkenswert ist auch hier wieder die besondere *Dauer* der Hexachlorcyclohexanwirkung am Zentralnervensystem. Ausführliche Wiedergabe der Elektroencephalogramme wird an anderer Stelle erfolgen. Auf Grund der bisherigen Feststellungen ist anzunehmen, daß die beobachteten Abweichungen wahrscheinlich keine ursächliche Bedeutung für das Zustandekommen der krampfhindernden Wirkung haben, weil die Verabreichung antikonvulsiver Dosen des α-Isomeren im Elektroencephalogramm keine Reaktion erkennen ließ.

In den folgenden Versuchen benutzten wir zur Erzeugung von Erregungserscheinungen eine 1%ige Lösung von Cardiazol, die bei den unbehandelten Kontrolltieren bei einer Dosis von 12—15 mg/kg regelmäßig zur Auslösung eines generalisierten Krampfanfalles führte, wenn diese Menge in 1—$1^1/_2$ min intravenös injiziert wurde. Bei Anwendung einer 1%igen Lösung läßt sich der Ablauf der hirnelektrischen Erscheinungen besser verfolgen als bei der Injektion konzentrierterer Cardiazollösungen. Nach Vorbehandlung von 18 Kaninchen mit den isomeren Hexachlorcyclohexanen vertrugen 15 Tiere eine Dosis von 20 mg/kg Cardiazol intravenös ohne Auftreten von Krampferscheinungen. Unter den 3 chlorierten Kohlenwasserstoffen ist Gammexan die giftigste Komponente. Das δ-Isomer mit der schwächsten krampfhindernden Wirkung wurde hier nicht untersucht. Einzelheiten der Applikation gehen aus der Tabelle 1 hervor.

Die Cardiazoldosen wurden bei 7 Tieren aus den angeführten Serien auf 30—45 mg/kg intravenös gesteigert, ohne daß generalisierte Krämpfe beobachtet wurden. Die wirkliche Erhöhung der Krampfschwelle ließ sich bei diesen Versuchen nicht exakt ermitteln, weil die hohen Cardiazoldosen unter unseren Versuchsbedingungen nicht in $1^1/_2$ min injiziert wurden.

Die hirnelektrischen Erscheinungen, die nach Injektion krampferzeugender Cardiazoldosen auftreten, sind vielfach beschrieben worden[5]. Der Ablauf der Erregungsvorgänge läßt sich nach Teilinjektionen besonders gut verfolgen. H. W. Müller[4] fand in

Tabelle 1. *Versuche mit Cardiazol an Kaninchen nach Vorbehandlung mit Hexachlorcyclohexan.*

Zahl der Versuchstiere	HCH-Menge in mg/kg intraperitoneal	Cardiazol in mg/kg intravenös	Symptome generalisierter Krampfanfall	Tod
6	Kontrollen	12—15	6	0
8	200 α-Isomeres	20	1	0
4	100 β-Isomeres	20	1	0
4	50 γ-Isomeres	20	1	1
2	100 β-Isomeres 60 γ-Isomeres	20	0	0

dem aktivierten Elektroencephalogramm zunächst amplitudengroße Wellen des Grundrhythmus, die zu Gruppen zusammentreten. Nahe an der Krampfschwelle entstehen sehr hohe regelmäßige, beiderseits synchrone Wellen, denen träge Wellen folgen. Später wechseln rasche Schwankungen mit steilem Ablauf und träge Wellen einander ab. Die „spikes" nehmen an Größe zu und rücken mit fortlaufender Cardiazolinjektion immer enger aneinander, so daß ein hirnelektrisches Bild entsteht, das R. Jung[6] als

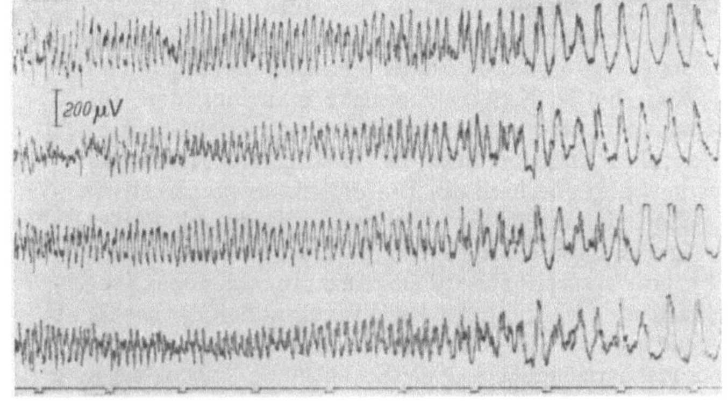

Abb. 4. Kaninchen 100 mg/kg β-Isomeres intraperitoneal. 4 Tage später intravenös 42 mg/kg Cardiazol. Krampfstromablauf ohne klinisches Äquivalent. Zeitschreibung 1 sec.

„Uhrwerkstadium" des Krampfanfalles beschrieben hat. Den einzelnen elektroencephalographisch festgehaltenen Erregungserscheinungen entsprechen bestimmte klinische Äquivalente, die ihre letzte Steigerung in dem tonisch-klonischen Krampfanfall finden.

Die hirnelektrischen Untersuchungen bei den mit Hexachlorcyclohexan vorbehandelten krampfresistenten Versuchstieren liefern nun ein überraschendes Ergebnis. Auch hier finden sich im Elektroencephalogramm nach Cardiazolinjektionen ganz ähnliche Erregungsabläufe, wie sie eben beschrieben wurden. Allerdings ist der Ablauf der Erregungsvorgänge im Vergleich zu den unbehandelten Tieren zeitlich gedehnt, das Aneinanderrücken der „spikes" außerordentlich verzögert. Die nächsten Abbildungen stammen von einem klinisch krampfresistenten Tier, das 100 mg/kg β-Isomeres intraperitoneal erhalten hatte. Das Elektroencephalogramm, das während der intravenösen Cardiazolinjektion aufgenommen wurde, schien uns deswegen besonders interessant, weil hier nach der Applikation der hohen Dosis von 42 mg/kg Cardiazol ein typisches Krampfstrombild registriert werden konnte, ohne daß die entsprechenden klonischen oder tonischen Erregungserscheinungen der Muskulatur damit verbunden waren (Abb. 4). Die Wirkung der Injektion zeigte sich lediglich in einer Steigerung der Atemfrequenz und einer vermehrten Schreckerregbarkeit des Versuchstieres.

Diese Ergebnisse ließen zunächst vermuten, daß der Angriffspunkt der Hexachlorcyclohexane in der Peripherie des Nervensystems zu suchen sei. Versuche an decerebrierten Tieren und die Prüfung der Rückenmarksreflexe an Ratten in der Versuchsanordnung von Koll[7], die H. Kewitz[8] im Pharmakologischen Institut vornahm, ergaben jedoch einen ausschließlich cerebralen Angriffspunkt der Hexachlorcyclohexane, der in einem oberhalb des Tentoriums gelegenen Hirnabschnitt lokalisiert ist. Der Nachweis unveränderter Erregungsabläufe im Gehirn krampfresistenter Tiere gibt eine ausreichende Erklärung für die oben beschriebene Erhaltung der Weckwirkung des Cardiazols gegenüber der Barbitursäurenarkose. Der Befund demonstriert eindrucksvoll die spezielle Pathogenese generalisierter Krampfanfälle im Rahmen eines allgemeinen Erregungszustandes des Zentralnervensystems.

Literatur. [1] Herken. H.: Ärztl. Wschr. **1950**, 193. — Arch. exper. Path. u. Pharmakol. **211**, 143 (1950). — Klin. Wschr. **1950**, 582. — [2] Herken, H.: Arzneimittelforschg **1**, 356 (1951). — [3] McNamara, and St. Krop: J. of Pharmacol. **92**, 140 (1948) — [4] Müller, H. W.: Z. exper. Med. **116**, 319 (1950). — [5] Kornmüller, A. E.: Klinische Elektro-Encephalographie. 1944. — [6] Jung, R.: Arch. f. Psychiatr. **183**, 206 (1949). — [7] Koll, W.: Arch. exper. Path. u. Pharmakol. **184**, 365 (1936). — [8] Kewitz, H.: Vortr. auf der Tagg. der Dtsch. Pharmakol. Ges. 1951.

Allobiotische Wirkungen am Zentralnervensystem*.

Von
HANS HERKEN.

Bei der Entwicklung und Formulierung des von WOLFGANG HEUBNER vor 30 Jahren geschaffenen Begriffes der Allobiose[1] spielten vor allem Gedankengänge eine Rolle, die sich auf Grund von experimentellen Untersuchungen besonders mit der Frage der zeitlichen Abhängigkeit der Wirkung eines Pharmakons von seiner Gegenwart im Organismus beschäftigten. Ausgangspunkt für diese Überlegungen waren die nach Einwirkung bestimmter gewebeschädigender Substanzen festgestellten langanhaltenden Veränderungen in den betroffenen Zellen, die zwischen den Extremen der völlig reversiblen und der sicher irreversiblen Schädigung abgestufte Grade von funktionellen Störungen erkennen ließen, die in den speziellen Fällen nicht mehr an die Anwesenheit des auslösenden Agens gebunden sein konnten. Bei den allobiotischen Wirkungen handelt es sich also um Änderungen des Zellstoffwechsels, die nicht mit dem Absinken der Konzentration des Pharmakons am Einwirkungsort wieder zur Norm zurückkehren.

Die Einführung des Allobiosebegriffes hat sich inzwischen als fruchtbare Grundlage für die Deutung und Abgrenzung zahlreicher Arzneimittelwirkungen erwiesen[2]. Die chronischen Folgezustände nach akuten Vergiftungen, manche Vorgänge, die allgemein unter dem Begriff der Kumulation zusammengefaßt wurden, aber auch Fragen der Gewöhnung an Arzneimittel und der Sucht sind eng verknüpft mit dem Problem der Allobiose.

Je nach der Natur des angewandten Giftes lassen sich große Unterschiede in der Nachhaltigkeit bei allen Intensitätsgraden der Einwirkung aufzeigen. Wie HEUBNER schon in seiner ersten Publikation am Beispiel der Phosgen- und Dichlordiäthylsulfidwirkung

---

* Herrn Prof. Dr. W. HEUBNER zum 75. Geburtstag gewidmet.

demonstrierte, kann man ,,durch höhere Dosierung der weniger nachhaltigen Wirkung wohl stärkere Grade der Schädigung setzen, doch wird dadurch das besondere Merkmal der langsamen Rückkehr in physiologische Bahnen nicht erzeugt". Unter den chemischen Verbindungen sind zweifellos die cancerogenen Substanzen mit ihrer auffällig langen Latenzzeit bis zum Eintritt des Effektes die prägnantesten Vertreter allobiotischer Wirkungen, so daß ein eingehendes Studium solcher Vorgänge nicht nur theoretische, sondern auch praktische Bedeutung hat.

Ein besonders sinnfälliges Beispiel für die verschiedene Dauer von Nachwirkungen bieten weiter die Folgeerscheinungen nach dem Auftreffen von Strahlen verschiedener Art auf die Haut, die bekanntlich bei den Röntgenstrahlen viel eher als beim sichtbaren Licht zu irreversiblen Schäden führen können. Hier läßt sich besonders gut zeigen, daß das betroffene Gewebe auch nach Entfernung des einwirkenden Agens in einem veränderten Zustand zurückbleibt, der eine Zeitlang eine selbständige Entwicklung verfolgt (W. Heubner).

Die bisherigen Versuche, an die Grundlagen dieses Problemes heranzukommen, waren nicht sehr erfolgreich. Der komplizierte Stoffwechsel des Warmblüterorganismus erschwert natürlich das Auffinden der speziellen biochemischen Veränderungen, die den allobiotischen Wirkungen zugrunde liegen müssen. In neuerer Zeit sind nun interessante Stoffwechselveränderungen an Bakterien nach Einwirkung von ultravioletten Strahlen festgestellt worden, die zum tieferen Eindringen in das Problem der Allobiose von erheblicher Bedeutung sind. Es ist schon lange bekannt, daß ultraviolettes Licht ebenso wie Röntgenstrahlen mutagene Effekte ausüben können. Auch die chemisch oder physikalisch erzeugte Mutation darf zweifellos als spezieller Fall einer allobiotischen Wirkung angesehen werden. Eine Rückkehr des Stoffwechsels zur Norm ist durch Rückmutation möglich. Nach Bestrahlung von Bakterien (Escherichia coli) hat B. D. Davis[3] mit Hilfe der von ihm angegebenen Penicillin-Methode verschiedene Mutanten isolieren können, die durch Störungen in der Synthese lebenswichtiger Bausteine charakterisiert waren. Die Methode beruht auf dem Prinzip, daß Bakterien während der Teilung besonders penicillinempfindlich sind. Die mutierten Mikroorganismen können auf dem üblichen Minimalnährboden nicht wachsen. Sie sind daher resistenter als der sich teilende Ausgangsstamm und können mit Hilfe von

Penicillin isoliert werden. Ihre größere Resistenz wird wieder aufgehoben, wenn dem Nährboden diejenigen Substanzen zugesetzt werden, deren enzymatische Synthese im Stoffwechsel des Mikroorganismus durch die Strahlenbehandlung gestört wurde. Bei sorgfältiger Variation der Nährböden gelang es DAVIS auf diese Art, eine ganze Reihe von Mutanten zu züchten, die sich durch ihre Bedürftigkeit gegenüber nahezu sämtlichen Aminosäuren, Vitaminen, Purinen und Pyrimidin auszeichneten, die von den nicht bestrahlten Stämmen von Escherichia coli aus den Substanzen des Nährmediums in den zum Wachstum ausreichenden Mengen synthetisiert werden. Einzelne Mutanten mit alternativen oder multiplen Stoffwechselbedürfnissen erlaubten Einblicke in den Gang bestimmter Biosynthesen. So wuchsen Phenylalanin, Tyrosin, Tryptophan und p-Aminobenzoesäure bedürftige Abarten von Escherichia coli auch in alleiniger Gegenwart von Shikimisäure, die im Stoffwechsel von Verbindungen mit aromatischen Ringsystemen offensichtlich als gemeinsame Vorstufe eine zentrale Bedeutung hat. Die Struktur dieser partiell dehydrierten Cyclohexancarbonsäure wird uns ebenso wie die des ringförmigen Zuckers Inosit (Hexaoxycyclohexan) im Zusammenhang mit später zu besprechenden Befunden über die Wirkung chlorierter Cyclohexane noch beschäftigen.

Diese Experimente an Bakterien lassen zugleich die besonderen Schwierigkeiten hervortreten, die der Erforschung biochemischer Abweichungen bei allobiotischen Wirkungen in den Organzellen des Warmblüters entgegenstehen, da die im Stoffwechsel der betroffenen Gewebe ausfallenden Substanzen in den meisten Fällen an anderen Stellen des Körpers synthetisiert werden können. Hinzu kommt noch die äußerst schwierige Beurteilung, zu welchem Zeitpunkt ein Arzneimittel völlig aus dem Organismus entfernt ist. Eine solche Entscheidung wird nur bei Anwendung stabil im Molekül verankerter Isotopen möglich sein.

Im Verlauf von Untersuchungen über die Wirkung einiger Hexachlorcyclohexane auf das Zentralnervensystem des Warmblüters haben wir tagelang anhaltende, krampfhindernde Wirkungen beobachten könneb, bei denen verschiedene Anhaltspunkte dafür gewonnen wurden, daß es sich hier tatsächlich um allobiotische Effekte handelte[4].

In der 1. Abbildung ist die Dauer der Hexachlorcyclohexanwirkung, die bei der üblichen Fütterung

von Ratten mit einer Mischkost erreicht wird, dargestellt. Von den Verbindungen existieren verschiedene
Isomere, die sich durch die räumliche Anordnung von
Wasserstoff- und Chloratomen am Ringsystem voneinander unterscheiden. Die krampfhindernde Wirkung
wurde mit einer Dosis Cardiazol getestet, die bei allen
nicht vorbehandelten Kontrolltieren den typischen,
sicher zu reproduzierenden Krampfanfall auslöst.

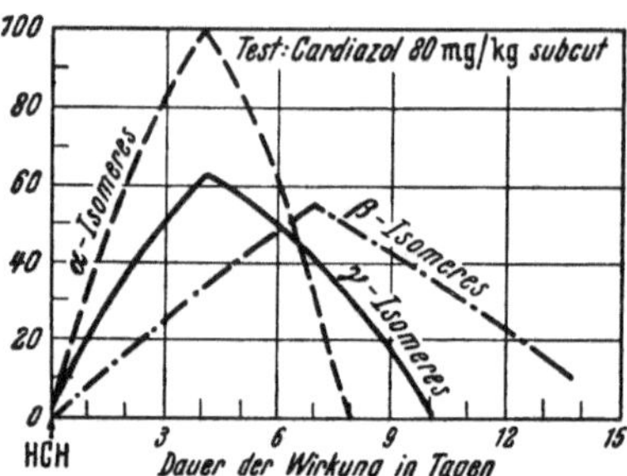

Abb. 1. Krampfhindernde Wirkung der Hexachlorcyclohexane
in % bei gemischtem Futter.

Die Aufklärung der Wirkungsweise krampfhin-
dernder Pharmaka ist natürlich auch für die Praxis
von besonderem Interesse. Wegen ihrer weitgehenden
Ähnlichkeit mit dem epileptischen Anfallssyndrom
sind chemisch und elektrisch induzierte Krämpfe zur
Testung von Arzneimitteln herangezogen worden, die
zum Teil bei der Behinderung pathologischer Erregungszustände praktische Bedeutung bekommen haben. Der besondere Nachteil der bisher bekannt
gewordenen Substanzen liegt in ihrer verhältnismäßig
kurzen Wirkungsdauer, die im Experiment nur einige
Stunden anhält und mit dem Abbau oder der Ausscheidung der Substanzen beendet ist, wonach die
frühere Erregbarkeit des Zentralnervensystems wiederhergestellt wird.

Die Beantwortung der Frage, ob die langanhaltende
Wirkung einer einzigen Gabe mit Recht als allobiotischer Effekt aufgefaßt werden kann, wurde durch
folgende Versuche im wesentlichen geklärt. Eine große
Einzelgabe der sehr wirksamen γ-Komponente hat
nämlich eine stärkere Wirkung als verzettelte Dosen.

Wie aus dem Vergleich der angeführten Ergebnisse
hervorgeht, nimmt die krampfhindernde Wirkung
mehrfach verabreichter Gaben mit der Vergrößerung
des zeitlichen Abstandes zwischen den einzelnen Appli-
kationen wieder ab. Dies ist schon ein sehr wichtiger

Tabelle 1. *Krampfhindernde Wirkung des γ-Isomeren nach ein- und mehrmaliger Vorbehandlung.*

HCH-Gabe mg/kg γ-Isomeres	Zahl der Versuchs-tiere	Zahl der Tiere mit Krämpfen	Hemmende Wirkung in %
40	8	8	0
60	6	3	50
80	13	5	62
3×20 an aufeinander-folgenden Tagen	8	7	12
4×20 an aufeinander-folgenden Tagen	7	5	29
3×30 an aufeinander-folgenden Tagen	6	4	34
2×40 an aufeinander-folgenden Tagen	14	4	72
2×40 2. Gabe n. 48 Std.	8	7	12

Hinweis dafür, daß hier tatsächlich weniger eine echte Kumulation als eine nachhaltige Stoffwechselveränderung auftritt, die nicht mehr an die Gegenwart des Giftes in den betroffenen Zellen gebunden ist. Beim γ-Isomeren ließ sich übrigens auch nach einer längeren Fütterungsperiode nur sehr wenig dieser Substanz im Körper nachweisen.

Für unsere Betrachtungen ist noch interessant, daß die γ-Komponente am Warmblüter vorübergehende initiale Krämpfe auslösen kann. Der nachhaltige krampfhindernde Effekt erreicht dagegen erst am 3. bis 5. Tage sein Maximum. Die initialen Krämpfe sind für das Zustandekommen der allobiotischen Wirkung ohne Bedeutung. Sie lassen sich überdies durch Vorbehandlung mit dem β-Isomeren völlig ausschalten, ohne daß die krampfhindernde Wirkung verlorengeht[5]. Es kommt sogar zu einer Verstärkung dieses Effektes, denn bei gleichzeitiger Verabreichung beider Isomeren wirken auch solche Dosen, die allein die Cardiazolkrämpfe nicht verhindern konnten[6]. Für das Vorliegen einer echten Allobiose im Sinne der von W. HEUBNER gegebenen Definition sprechen schließlich auch noch die Versuche von H. KEWITZ und H. REINERT[7]. Bei Anwendung des Elektroschocks fanden sie ebenfalls einen bemerkenswerten Synergismus zwischen β-Hexachlorcyclohexan und der γ-Komponente, der in einer erheblichen Verlängerung der krampfhindernden Wirkung zum Ausdruck kam. Auch hier müssen bereits nach Einwirkung des β-Isomeren langanhaltende Stoffwechseländerungen in den Zellen zustandekommen, denn die γ-Komponente allein war gegenüber dem Elektroschock überhaupt nicht wirksam.

Unter gleichen Versuchsbedingungen hat das in der Praxis häufig angewandte Antiepileptikum Diphenylhydantoin nur eine Wirkungsdauer von 1½ Stunden.

Tabelle 2. *Hemmung von Elektrokrämpfen durch β- und γ-HCH Schockdosis 12 mA (100%ige Krampfdosis für unbehandelte Kontrolltiere).*

HCH-Gabe in mg/kg	Maximale krampfhindernde Wirkung nach Tagen	Hemmende Wirkung in %	Ende der krampfhindernden Wirkung nach Tagen
200 β-Isomeres	3	68	11
200 β-HCH +100 γ-HCH am 4. Tag nach β-Gabe	10	89	26

Das erheblich voneinander abweichende Verhalten elektrisch und chemisch ausgelöster Krämpfe gegenüber krampfhindernden Pharmaka ist schon lange bekannt. Nur wenige Substanzen sind bei beiden Krampfformen gleich wirksam. Dazu gehört nach einer Aufstellung von Toman und Goodman[8] das Prominal. Es ist aber durchaus nicht das wirksamste Antiepileptikum. Andere Barbiturate hemmen vorzugsweise, bestimmte Hydantoine fast ausschließlich nur Elektrokrämpfe, die Oxazolidine, Trimethadion und Paradion sind mehr gegen die Cardiazolkrämpfe gerichtet. Die praktischen Konsequenzen sind folgende: Die im Experiment gegenüber dem Elektroschock wirksamen Pharmaka werden beim großen Krampfanfall der Epileptiker empfohlen. Die stärker Cardiazolkrämpfe behindernden Substanzen sollen beim Petit Mal günstig wirken. Schon diese Feststellungen machen es sehr wahrscheinlich, daß den äußerlich erkennbaren Erregungserscheinungen verschiedenartige Funktionsänderungen in den Zellen des Zentralnervensystems zugrunde liegen.

Bei den weiteren Experimenten war daher die Frage zu entscheiden, ob eine Differenzierung der wichtigsten krampferzeugenden Pharmaka mit Hilfe der beobachteten krampfhindernden Wirkung der Hexachlorcyclohexane möglich war. Untersuchungen mit Substanzen aus der Gruppe der sogenannten Analeptika ergaben, daß dies durch Vorbehandlung mit den verschiedenen Isomeren tatsächlich erreicht werden kann[9].

Tabelle 3. *Krampfhindernde Wirkung nach einmaliger Vorbehandlung mit Hexachlorcyclohexanen*

Krampfgifte in mg/kg	Kontrollen	Vorbehandlung mit		
		α-Isomerem 150 mg/kg	β-Isomerem 100 mg/kg	γ-Isomerem 80 mg/kg
80 Cardiazol	48/48	0/16 =100%	7/15 = 54%	6/15 = 60%
6 Pikrotoxin	18/18	16/16 = 0%	16/16 = 0%	7/15 = 54%
250 Coramin	10/12	0/8 =100%	0/8 =100%	0/7 =100%

Die Zahlen geben die Anzahl der Tiere mit Krämpfen zur Zahl der Versuchstiere an. Test am 4. Tag nach HCH-Gabe.

Cardiazol, Pikrotoxin und Coramin gehören nach allen bisher vorliegenden Erfahrungen zu den Substanzen, die auf höhere Abschnitte des Zentralnervensystems eine ziemlich umfassende Erregung ausüben. Wie die Ergebnisse der Tabelle beweisen, lieferten die chemischen Eingriffe am Zentralnervensystem mit den Hexachlorcyclohexanen bemerkenswerte Differenzierungen, die mit den bisher bekannten mechanischen Ausschaltungs- oder Durchschneidungsexperimenten nicht zu erreichen waren. Besonders auffällig ist der gefundene Unterschied bei den Versuchen mit Cardiazol und Pikrotoxin, die bei den Kontrolltieren in den verabreichten Dosen generalisierte Krämpfe von gleichem Erscheinungsbild erzeugen. Nach Verabreichung des γ-Isomeren erleiden beide Pharmaka einen gleichen Wirkungsverlust, der sich bei mehr als 50% der Tiere in der Verhinderung von generalisierten Krämpfen äußert. Das gegenüber Cardiazol sehr wirksame α-Isomere kann die Pikrotoxinkrämpfe nicht verhüten. Die δ-Komponente zeigte nur gegenüber dem Coramin eine deutliche Wirkung. Das chemische Ausschaltungsexperiment mit den Hexachlorcyclohexanen lieferte demnach wichtige Anhaltspunkte dafür, daß die beobachteten Krämpfe auch bei gleichem Erscheinungsbild auf dem Wege über verschiedene Stoffwechseländerungen in den betroffenen Ganglienzellen zustande kommen. In analoger Form muß dies auch für die krampfhindernden Wirkungen der Hexachlorcyclohexane gelten.

Bei der komplizierten funktionellen Struktur des ZNS ist es natürlich außerordentlich schwierig, Aussagen darüber zu machen, welche Neuronen am Zustandekommen dieser Effekte beteiligt sind. Für die weitere Erforschung des Wirkungsmechanismus der krampfhindernden Substanzen war es aber sehr wesentlich, diejenigen Faktoren herauszufinden, die für das Zustandekommen der allobiotischen Effekte am Zentralnervensystem notwendig sind.

In der Literatur liegen zahlreiche Beobachtungen vor, nach denen bestimmte Hirnfunktionen bei Tieren durch die Nahrung beeinflußt werden können. Es handelt sich dabei aber meist um Symptome allgemeinerer Art wie Änderung der Erregbarkeit, erhöhte Schreckhaftigkeit und vermehrte Bissigkeit, die mit objektiven Methoden nur schwer zu erfassen sind. Eingehendere Untersuchungen über die Beeinflussung umschriebener durch Pharmaka ausgelöster Funktionsänderungen des Gehirns durch bestimmte Faktoren in der Nahrung sind meines Wissens bisher nicht durchgeführt worden, wenn man von allgemeinen Schädigungen absieht, wie sie bei langanhaltender vitaminfreier oder sonstiger Mangelernährung auftreten können. Einige Beobachtungen, die bei Fütterungsexperimenten mit verschiedener Diät an Ratten gemacht wurden, haben uns einen neuen Weg gewiesen. Die Beeinflussung der zentralnervösen Wirkungen einiger Hexachlorcyclohexane durch die Ernährung gab Veranlassung, die weiteren Experimente mit genau definierten Diäten durchzuführen. Wenn es auf dem Wege über die Diät gelingt, bestimmte Arzneimitteleffekte am Gehirn zu ändern, so ergeben sich ebenso wie bei den schon erwähnten Versuchen an Bakterien zweifellos neue Möglichkeiten, die biochemischen Grundlagen der diskutierten allobiotischen Wirkungen besser als bisher zu studieren.

Auf Grund struktureller Ähnlichkeit sind die Beziehungen der Hexachlorcyclohexane zu dem auch im Warmblüterorganismus vorkommenden Inosit häufig diskutiert worden. Der bei Wachstumsversuchen an Inosit-bedürftigen Mutanten von Neurospora crassa beobachtete Antagonismus zwischen diesem Hexaoxycyclohexan und dem γ-Isomeren konnte jedoch nicht bestätigt werden. Im Zusammenhang mit unseren Untersuchungen war aber interessant, daß I. Folch[10] aus dem Gehirn ein Kephalin isolieren konnte, das an Stelle von Glycerin Inosit enthielt. Über die Bedeutung dieser spezifischen Lipoide, die sehr wahrscheinlich im Zentralnervensystem wichtige biologische Funktionen ausüben, ist noch sehr wenig bekannt. Durch die Untersuchungen von BEST[11] und Mitarbeitern wurde lediglich festgestellt, daß Inosit im Warmblüterorganismus „lipotrope" Wirkungen ausübt, die es im Gegensatz zu dem stärker wirksamen Cholin nur unter ganz bestimmten Bedingungen entfaltet.

Aus diesem Grunde wurden unsere weiteren Versuche mit einer genau definierten Kost durchgeführt, wobei in den Parallelversuchen die Wirkung der lipotropen Substanzen Inosit und Cholin auf die krampfhindernden Effekte der Hexachlorcyclohexane geprüft wurde. Bei der Zusammenstellung der Diät hielten wir uns im wesentlichen an die Angaben von BEST[11] und Mitarbeiter. Folgende Kost wurde verfüttert:

Grunddiät	Grunddiät + 75 mg/kg Cholin	Grunddiät + 70 mg/kg Inosit
Casein 8%		
Gelatine 12%		
Glukose...... 72%		
Salzmischung. 5%		
Stärke 2%		
Vitaminpuder 1%		

Diese Versuchsanordnung führte zu einem bemerkenswerten Ergebnis. Beim α- und γ-Isomeren war der Zusatz von Inosit und Cholin ohne Einfluß auf den Ablauf der krampfhindernden Wirkung. Dagegen wurde die gleiche Wirkung des β-Isomeren nur durch Inosit deutlich abgeschwächt. Bei diesen Experimenten ließ sich weiter beobachten, daß die durch β-Hexachlorcyclohexan gesetzte zentrale Funktionsänderung bei männlichen und weiblichen Tieren Unterschiede im Ausmaß und der Dauer des antikonvulsiven Effektes

Tabelle 4. *Hemmung der Cardiazolkrämpfe durch β-HCH bei verschiedener Diät. (In allen Versuchen wurden 20 Tiere getestet.)*

	Weiße Ratten			
	männlich		weiblich	
Diät	Maximale krampfhindernde Wirkung nach Tagen	Hemmende Wirkung in %	Maximale krampfhindernde Wirkung nach Tagen	Hemmende Wirkung in %
Grunddiät	7	45	4	70
Grunddiät + Inosit	7	15	4	32

erkennen läßt, die aber bei beiden Geschlechtern durch das Inosit der Diät antagonistisch beeinflußt wird. Demnach scheinen auch hormonale Faktoren am Zustandekommen der allobiotischen Wirkungen beteiligt zu sein.

Die geschlechtsgebundenen Abweichungen bei dieser zentral-nervösen Funktionsstörung werden noch Gegenstand weiterer Untersuchungen sein. Es war natürlich notwendig, die auffällige Abschwächung der krampfhindernden Wirkung des β-Isomeren an einer größeren Zahl von Versuchstieren statistisch zu sichern. Bei Auswertung der Ergebnisse an einem gemischten Versuchsmaterial von 111 Tieren (männliche und weibliche weiße Ratten im Gewicht von 130 bis 150g) wurde nach der χ^2-Methode von K. PEARSON ein Wert von 12,6 erhalten. Die beobachtete Abweichung kann daher nicht als zufällig angesehen werden.

Dieser antagonistische Effekt von Inosit und dem β-Isomeren ist natürlich besonders auffallend. Er kann nicht in der üblichen Weise durch gegenseitige Verdrängung auf Grund einer Struktur-Isomerie erklärt werden. Dies läßt sich sehr leicht beweisen, wenn man die räumliche Anordnung der Atomgruppierungen im β-Hexachlorcyclohexan mit der Konfiguration von ringförmigen Zuckern vergleicht.

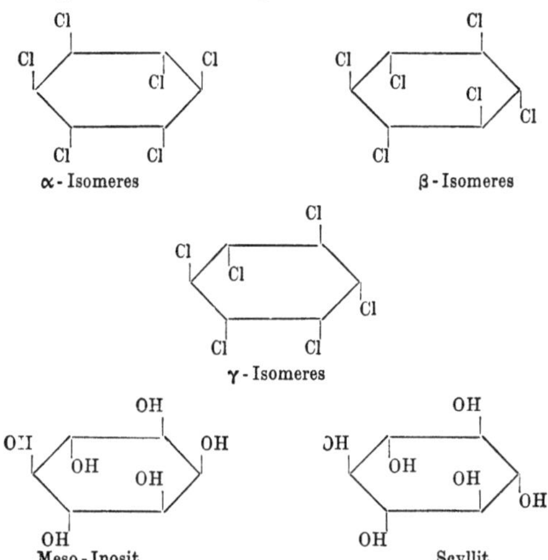

Abb. 2. Struktur einiger Hexachlor- und Hexaoxycyclohexane.

Danach entspricht das β-Hexachlorcyclohexan in seiner räumlichen Anordnung dem Scyllit. Die Formeln zeigen weiter eine gewisse strukturelle Verwandtschaft mit der schon erwähnten Shikimisäure, deren Einfluß auf krampfhindernde Wirkungen von uns noch nicht untersucht werden konnte.

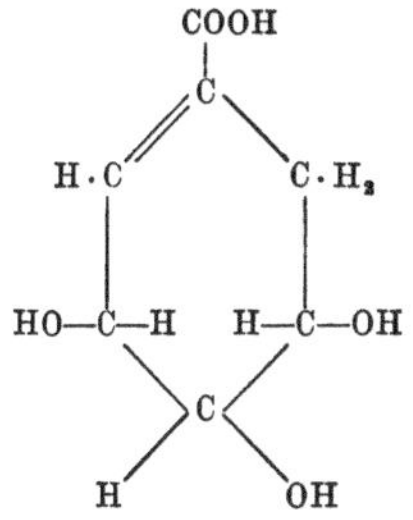

$$\text{COOH}$$

Abb. 3. Trioxycyclohexencarbonsäure (Shikimisäure).

Es läßt sich sehr schwer beurteilen, ob hiermit ähnliche Wirkungen zu erzielen sind. In den Versuchen an Bakterien hatte DAVIS allerdings schon festgestellt, daß die Shikimisäure nicht durch Inosit ersetzt werden kann. Ich möchte daher zunächst annehmen, daß es sich bei unserer Beobachtung um eine neue bisher unbekannte Wirkung dieses ringförmigen Zuckers handelt, die vielleicht mit seinen lipotropen Eigenschaften in Zusammenhang gebracht werden kann. Natürlich ist auch nicht ausgeschlossen, daß die Synthese des von FOLCH isolierten Kephalins durch β-Hexachlorcyclohexan verhindert wird, dem man dann allerdings eine spezifische Bedeutung für das Zustandekommen der Cardiazolkrämpfe zuerkennen müßte. Auf jeden Fall bestätigen aber die bisher vorliegenden Versuche eindrucksvoll die oben erwähnte Vermutung, daß die beobachteten krampfhindernden Wirkungen der einzelnen Isomeren keineswegs gleichwertig sind, sondern durch verschiedene Abweichungen im Stoffwechsel der Nervenzellen verursacht werden. Bei den anderen Isomeren ist es uns bisher noch nicht gelungen, definierte Substanzen mit antagonistischer Wirkung darzustellen. Der eingeschlagene Weg scheint aber auch in anderer Richtung erfolgversprechend zu sein. So konnten z. B. auch die nach Applikation des γ-Isomeren auftretenden initialen Krämpfe durch reine Haferfütterung stark unterdrückt werden, ohne daß die später eintretende krampfhindernde Wirkung beeinträchtigt wurde. Die Ernährung mit der erwähnten Grunddiät machte eine erhebliche Verlängerung und Verstärkung dieses allobiotischen Effektes möglich, wie aus dem Vergleich der nächsten Kurven mit der Abb. 1 hervorgeht. Diese Wirkung kann nicht durch verbesserte Resorptionsbedingungen für die lipoidlöslichen Substanzen erklärt werden, denn der Zusatz von Fett zur Diät beeinflußt die Wirkungsdauer der einzelnen Komponenten nicht gleichmäßig. Eine Verlängerung des antikonvulsiven Effektes zeigte sich nur beim β-Hexachlorcyclohexan. Das γ-Isomere wirkt genau so wie bei der Grunddiät. Der Ablauf der Wirkung des α-Isomeren wird bei fettreichem Futter sogar verkürzt.

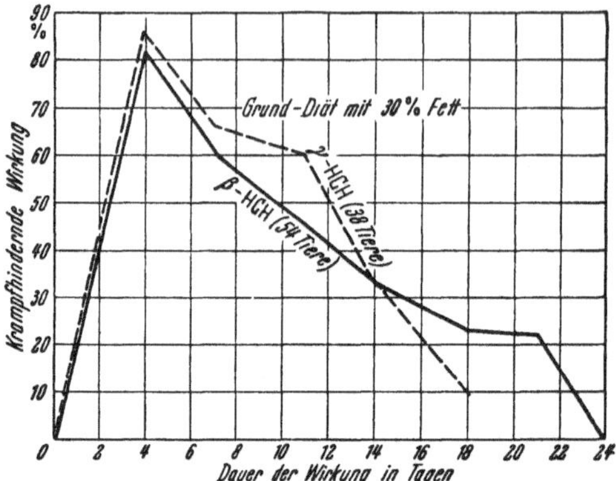

Abb. 4. Hemmung der Cardiazolkrämpfe nach einmaliger Vorbehandlung mit β- und γ-Hexachlorcyclohexan.

Im Stadium der Krampfresistenz scheinen die Nebenwirkungen bei allen geprüften Isomeren gering zu sein. Dies läßt sich schon aus der Erhaltung der physiologischen Motilität, der normalen Temperaturregulation, der Ansprechbarkeit des Wärmezentrums auf Antipyretika sowie der unveränderten Funktion von Atmung und Blutdruck entnehmen. Besonders auffällig war auch die Erhaltung der Weckwirkung des Cardiazols bei den krampfresistenten Tieren[12]. Alle diese Beobachtungen sprechen dafür, daß durch die verwendeten Dosen Hexachlorcyclohexan offenbar nur ein engumschriebener Funktionsausfall verursacht wird.

In Versuchen an Rückenmarkpräparaten und supratentorial decerebrierten Tieren gelang der einwandfreie Beweis, daß für das Zustandekommen der krampfhindernden Wirkung der Hexachlorcyclohexane beide Vorderhirnhälften notwendig sind. Dieser Hirnabschnitt ist für die Erzeugung der Cardiazolkrämpfe nur von untergeordneter Bedeutung. Die Hexachlorcyclohexane scheinen demnach ein umschriebenes Funktionssystem von Ganglienzellen zu beeinflussen, das als übergeordnetes Hemmungsgebiet gegenüber pathologischen Erregungen tiefer liegender Abschnitte des Zentralnervensystems wirksam wird.

Bei den isomeren Hexachlorcyclohexanen handelt es sich zweifellos um Substanzen mit bemerkenswerten bisher unbekannten biologischen Eigenschaften, von deren genauer Erforschung neue Einblicke in bestimmte Funktionen des Zentralnervensystems zu erwarten sind. Die Abhängigkeit ihrer Wirkung von der Nahrung eröffnet neue Wege zur Aufklärung der biochemischen Grundlagen allobiotischer Wirkungen. Die bisher vorliegenden Befunde zeigen bereits deutlich, daß es in Zukunft nicht ausreicht, den Wirkungsmechanismus zentralnervöser Pharmaka allein mit Hilfe von mechanischen Ausschaltungsexperimenten oder auch elektrophysiologischen Methoden zu untersuchen, wenn die gesetzten Funktionsänderungen im Gehirn durch Faktoren aus der Nahrung antagonistisch beeinflußt werden können.

Literatur: [1] HEUBNER, W.: Nachr. Ges. Wiss. Göttingen. Math.-Physikal. Klasse 1922, 96 und 1929, 1. — [2] FLURY, F., u. W. NEUMANN: Klin. Wschr. **1942**, 557. — [3] DAVIS, B. D.: Experientia Vol. **VI**, 41 (1950); J. biol. Chem. **191**, 315. (1951). — [4] HERKEN, H.: Naunyn-Schmiedebergs Arch. **211**, 143 (1950); Ärztl. Wschr. **1950**, 193; Arzneimittelforschung **1**, 356 (1951). — [5] COPER, H., H. HERKEN u. I. KLEMPAU: Naunyn-Schmiedebergs Arch. **212**, 463 (1951). — [6] HERKEN, H., u. I. KLEMPAU: Naturwiss. 1950, 493. — [7] KEWITZ, H., u. H. REINERT: Naunyn-Schmiedebergs Arch. **215**, 93 (1952). — [8] TOMAN, J. E. P., u. L. S. GOODMAN: Physiolog. Rev. **28**, 409 (1948). — [9] COPER, H., H. HERKEN u. I. KLEMPAU: Naturwiss. **38**, 69 (1951). — [10] FOLCH, I.: J. biol. Chem. **139**, 973 (1941); **146**, 35 (1942). — [11] BEST, C. H., COLIN C. LUCAS, Jessie H. RIDOUT u. J. M. PATTERSON: J. biol. Chem. **186**, 317 (1950). — [12] HERKEN, H., H. KEWITZ u. I. KLEMPAU: Naunyn-Schmiedebergs Arch. **215**, 217 (1952).

Anschrift des Verfassers: Prof. Dr. Hans Herken, Berlin-Dahlem, Pharmakolog. Inst. d. Univ., Thielallee 69/73.

Ärztliche Fragen über Digitalis an die experimentelle Pharmakologie*.

Von

GERHARD STROOMANN.

Wenn man als Arzt von jeher die medikamentöse Behandlung auf die experimentelle Pharmakologie aufzubauen versucht, treten immer wieder unausgeglichene Fragestellungen auf, die ihren Grund bei der Digitalistherapie zu einem großen Teil darin haben, daß im Experiment noch selten pathologische Kreislaufverhältnisse, modellartig den Krankheitsfällen nachgebildet, verwirklicht worden sind. Den Arbeiten an isolierten Organen sind die Versuche am Ganztier gefolgt, aber auch da handelt es sich, außer der Operationsschädigung, noch weitgehend um normale Verhältnisse.

1. Nehmen wir zuerst die Hauptfrage: die Digitalisindikation als solche.

Sie ist z. B. von ROMBERG vorsichtig abgewogen formuliert: „Die Digitaliskörper sind demnach indiziert bei zu schwacher, den Kreislauf nicht in normaler Weise unterhaltender Arbeit des Herzmuskels" (siehe Lehrbuch der Herzkrankheiten). 1916 hat EDENS auf Grund umfangreicher ärztlicher Beobachtungen und ohne Experimente seine erste neue Digitalisindikation aufgestellt, die damals vor allem auch eine Unterscheidung zwischen Digitalis purpurea und Strophanthin, zwischen oraler und intravenöser Darreichung bedeuten sollte: „In den üblichen Dosen — — wirkt die Digitalis — — nur bei einer Insuffizienz des hypertrophen Herzens. Intravenös wirkt das Strophanthin fördernd auf die Herzleistung auch dann, wenn keine oder nur eine unwesentliche Hypertrophie besteht."

Der Begriff der Hypertrophie war damals in der Klinik durch Arbeiten von v. WEIZSÄCKER und durch die Herzmeßmethoden aus der Schule von MORITZ, hier namentlich durch DIETLEN, entwickelt worden. Die STUMPFsche Kymographie brachte erste Resultate; v. WEIZSÄCKER erfaßte in schönen Arbeiten früh die Beziehungen zum Energiestoffwechsel. *Ein experimenteller Vergleich von Digitalis und Strophanthin am hypertrophen Herzen hat nicht stattgefunden.* Das hyper-

---

* Herrn Professor Dr. HEUBNER zum 75. Geburtstag gewidmet.

trophe Herz galt nicht ohne weiteres als ein geschädigtes Herz. Heute kommt in den Arbeiten von LINZBACH zum Ausdruck, daß das hypertrophe Herz keine Vermehrung, sondern eine Verdickung seiner Muskelfasern erleidet. Dies bedeutet, daß zwar die Masse der kontraktilen Substanz vermehrt, die Oberfläche für den Stoffwechselaustausch aber stark vermindert ist. Es liegt der Digitalis gegenüber also ein geschädigtes Herz vor. Die Pharmakologie des geschädigten Herzens ist von PAUL TRENDELENBURG zusammen mit ANITSCHKOW (Schädigung durch Leberblut), oxydiertem Salvarsan (KRAYER), Histamin (RÜHL) begründet worden. Bei unserer Fragestellung handelt es sich um *die Pharmakologie des hypertroph geschädigten Herzens* und die Unterscheidung von Strophanthin und Digitalis bei bestehender Hypertrophie.

2. ALBERT FRAENKEL hat immer ausschließlicher mit Strophanthin behandelt in der Idee, quantitative Digitalistherapie zu üben, also möglichst exakt dosierte. Im Anfang der Strophanthintherapie war das eindrucksvollste Geschehen, auch für FRAENKEL selbst, wenn man bei starker *hepatischer Stauung* von nicht wirksamer Digitalis per os zu dem erlösend vollwirksamen intravenösen Strophanthin überging. Das war also so, daß das Medikament quantitativ an das Herz gelangte, während bei der oralen Digitalistherapie vorher große Resorptionsverluste durch die gestaute Magen-Dünndarmschleimhaut anzunehmen waren. Auch dieser Unterschied der Digitalis, und des Strophanthins hat, soweit wir sehen, bis heute nur klinische, keine experimentellen Grundlagen. Wir meinen *Tierexperimente mit hepatischer-Stauung*, im Augenblick, da durch die erfolgreiche Wiederaufnahme des Digitoxins schon wieder eine Rückeroberung der hepatisch gestauten Fälle für die Digitalis per os vor sich geht.

3. Durch EDENS ist später die Digitalis-Anwendung auf die *coronaren Störungen*, die Angina pectoris und den Herzinfarkt ausgedehnt und damit die Furcht vor Strophanthin bei diesen Fällen der allgemeinen Praxis vielleicht zu sehr genommen worden. FRAENKEL selbst betonte noch 1933, daß Angina-pectoris-Erscheinungen keine Indikation für Strophanthin bieten, es sei, daß frische Zeichen von Herzinsuffizienz nachgewiesen sind. „Wieder und immer wieder bekennen wir uns zu der Lehre, daß Strophanthin wie Digitalis ein Herzmittel ausschließlich und einzig zur Bekämpfung der als *Herzinsuffizienz* gekennzeichneten Schädi-

gung des Herzens ist." Ärztlich kann man aus den *Verlaufsformen* beisteuern, daß oft genug anginöse Beschwerden bei sonst völlig *herz-suffizienten* Kranken, die auch keine latente Stauung aufweisen, nur mit Strophanthinserien, nicht mit Digitalis oral, ihre coronaren Zeichen verlieren. Es sind Anginöse mit und ohne Hochdruck, die so beeinflußt werden. Wobei der Hypertonus mit und ohne Insuffizienz eine besonders geeignete Voraussetzung für Strophanthin ist (nach Edens wegen der Hypertrophie des Herzmuskels).

Es ist bekannt, daß Edens die *coronare Wirkung* des Strophanthins zuerst mit einer mittelbaren Wirkung, die dem Minutenvolumen folgt, erklärte. Er bildete sich seine Vorstellungen am Krankenbett und aus den Experimenten von Rein. Die Pharmakologie rechnete lange mit einer konstriktorischen Coronarwirkung des Strophanthins. Erst Weese hat 1950 experimentell am Ganztier nachgewiesen, daß das Strophanthin in verwertbaren Dosen *keine Konstriktion* verursacht, aber es konnte auch kein erweiternder Einfluß auf die Coronargefäße nachgewiesen werden. Seit den Gremelsschen Experimenten über die *Herz-Energetik* nach Digitalis und Strophanthin hat sich die vordringliche Bewertung des Minutenvolumens gewandelt. *Strophanthin setzt den Sauerstoffbedarf des Herzens herab.* Es tritt eine bessere Utilisation ein (Gollwitzer-Meier, Kroetz, Schimert). Heinz Zimmermann, der Mitarbeiter von Edens im Ausbau der Strophanthintherapie, hat die Edenssche *Coronar*-Lehre „im Lichte neuer Forschungsergebnisse" dargestellt: daß nach Strophanthin in jedem Falle *zuerst* die energetischen Veränderungen eintreten, auch ohne daß eine dynamische Wirkung folgen muß. Damit ist wohl die lang vermißte Grundlage für die Strophanthinwirkung bei coronarer Erkrankung geschaffen, und es fehlen nur, soweit wir sehen, die entsprechenden Experimente beim künstlichen *Herzinfarkt*. Oettel, der bei dem Ausfall von Coronarästen mit Erweiterung der nicht geschädigten Äste auf Strophanthin durch einen nutritiven Reflex rechnet, nennt es einen **Kunstfehler**, die Medikation (allerdings in sehr niederer Dosierung) zu unterlassen.

4. Zur Entscheidung, ob *beim Gesunden* eine Digitaliswirkung (am besten mit Strophanthin geprüft) eintreten kann oder ob ein nachweisbarer Digitaliseffekt ein Zeichen latenter Herzschwäche ist, kann man ärztlich darauf hinweisen, daß beim gesunden Menschen Pulsverlangsamungen auf Strophanthin teil-

weise, aber nicht regelmäßig beobachtet werden und ebenso eine Vergrößerung der Blutdruckamplitude. Wir wissen es aber bis jetzt nicht aus dem Experiment. KRAYER hat es 1931 sehr klar so ausgedrückt: Beim optimal arbeitenden gesunden Herzen wird eine Verbesserung des Minutenvolumens durch von 95 Proz. auf 98 Proz. des Möglichen erhöhtes Zuflußgefälle kaum methodisch erfaßbar sein.

Etwas anderes ist der *energetische* Einfluß der Digitaliskörper beim Gesunden, der je nach der *vegetativen Ausgangslage* verschieden sein wird. Vagusabschwächung bzw. der Ausfall oder die Verminderung des Vagusstoffes Acetylcholin kann durch Strophanthin korrigiert werden. Das Herz wird wieder für das Acetylcholin und damit für die Vaguswirkung *sensibilisiert*. Umgekehrt setzt erhöhter Sympathicustonus und dabei vermehrter Sympathicusstoff die Ansprechbarkeit auf Strophanthin herab.

Praktisch dürfte die einmalige *probatorische Strophanthininjektion* zuviele Fehlerquellen enthalten. Dagegen kann eine gut beobachtete Serie von Strophanthin manche Aufschlüsse vermitteln. Hier sei eine zufällige Beobachtung angeschlossen: Bei einer Morphin-Entziehungskur haben, ohne daß bei dem Patienten irgendwelche Insuffizienz, Coronar- oder Rhythmusstörung vorlag, tägliche Strophanthin-Injektionen eine bis dahin nicht gesehene Beschleunigung und Vollständigkeit der Entgiftung ermöglicht. Professor v. HATTINGBERG konnte das in einem weiteren Falle von Morphinentziehung bestätigen. Der Mechanismus soll dem Experiment überlassen bleiben. Daß dem Morphin eine vagusdämpfende Wirkung zukommt, die also durch Strophanthin zu korrigieren wäre, ist geläufig und experimentell feststehend.

5. Mit großer Vorsicht sei eine langjährige Beobachtung angedeutet: Bei hepatischer Stauung, besonders wenn sie auch am linken Lappen vorhanden ist, bedeutet eine Strophanthinwirkung nicht nur eine Entleerung, die diuretisch zum Ausdruck kommt. Es zeigt sich auch ein plötzlich vermehrter und sicherer Einfluß des Strophanthins am Herzen selbst. Es ist, als ob die physiologische Funktion wieder eingetreten wäre. Mit jeder Zurückhaltung darf man vielleicht an die großen Experimente von REIN denken: der oxydative Stoffwechsel, von Milz-Leber über die Arteria hepatica auf das Herz wirkend, könnte in solchem Zeitpunkt eine Regulation erfahren.

Das sind nur einige Fragestellungen über Digitalis. Sie sagen doch wohl aus, daß die Pharmakologie den Gesichtspunkten der Klinik im allgemeinen zögernder gefolgt ist als die Klinik dem Experiment. Während Fraenkel mit dem Strophanthin ärztliche Pharmakologie zu praktizieren trachtete, hat Edens, selbst nicht experimentierend, am Krankenbett seine Digitalis-Indikationen zuerst rein klinisch entworfen, immer im Hinblick auf das Experiment, aber oft lange im Gegensatz zur Theorie (die Anwendung bei Coronarstörungen ohne Herzinsuffizienz). Die durch Gremels am Herzen experimentell entwickelten Stoffwechselmomente haben die energetischen Bedingungen der Digitaliswirkung geschaffen und außerdem die vegetative Ausgangslage veranschaulicht. Viel früher hat Otto Loewi den Zusammenhang zwischen Digitalis und Calcium pharmakologisch studiert und damit die Rolle der Elektrolyte aufgewiesen, die jetzt auch für das Kalium immer wichtiger erscheint, mit dem man die Digitalisintoxikation vermeiden und behandeln kann.

Wie schon gesagt, möchten wir annehmen, daß die Leber bei der Digitaliswirkung nicht nur innerhalb der Stauung bewertet werden muß, sondern daß im Verlauf einer Digitalisierung durch Entstauung auch zusätzliche physiologische Effekte am Herzen durch körpereigene „Leber-Milz-Stoffe" im Sinne von Rein wirksam werden können.

Alle Ergebnisse ermöglichen es immer noch nicht, die regelmäßig vom Patienten gestellte Frage voll zu beantworten, wenn man ihm zum ersten Male Digitalis verordnet: ob jetzt sein Herz nicht im Prinzip verändert und ob Digitalis dann noch im Augenblick der Gefahr voll wirken werde. Diese Frage gewinnt an Bedeutung auch durch die häufige prophylaktische Anwendung von Digitalis. Büchner hat 1934 die Herzmuskelnekrosen durch hohe Dosen von Digitalisglykosiden beschrieben. Man hält sie bei therapeutischen Dosen für unmöglich. Man spricht aber weiter von der verschiedenen Empfindlichkeit gegen Digitalis. Es ist nicht abgemacht, ob je nach der Muskelveränderung und der vegetativen Ausgangslage nicht doch schon geringe Dosen Digitalis das Herz schädigen können. „Die biochemischen Vorgänge, die der Wirkung der Digitaliskörper auf die Leistungen des Herzens zugrunde liegen, sind noch nicht geklärt" (Edens 1937). Wohl kann man den Unterschied der Haftfähigkeit für die Strophanthinwirkung hervorheben.

Aber die Art der Veränderung der Muskelfaser (ob sie in der Richtung der Hypertrophie beeinflußt wird!) ist nicht völlig „geklärt".

Die hier angeschnittenen Fragen würden bei weiterer Klärung durch die experimentelle Pharmakologie die Indikation der Digitalisanwendung klarer umreißen lassen.

Anschrift des Verfassers: Prof. Dr. Gerhard Stroomann, Bühler-höhe/Baden.